CLINICAL NEUROPHYSIOLOGY

臨床神経生理学

柳澤信夫
東京工科大学教授
信州大学名誉教授
関東労災病院名誉院長

柴﨑　浩
京都大学名誉教授
医仁会武田総合病院顧問
国際臨床神経生理学会連合（IFCN）プレジデント

医学書院

臨床神経生理学

発　行	2008年11月15日　第1版第1刷Ⓒ
著　者	柳澤信夫・柴﨑　浩 _{やなぎさわのぶお}　_{しばさきひろし}
発行者	株式会社　医学書院 代表取締役　金原　優 〒113-8719　東京都文京区本郷1-28-23 電話 03-3817-5600(社内案内)
印刷・製本	大日本法令印刷

本書の複製権・翻訳権・上映権・譲渡権・公衆送信権(送信可能化権を含む)
は㈱医学書院が保有します．

ISBN978-4-260-00709-2　Y9500

JCLS〈㈱日本著作出版権管理システム委託出版物〉

本書の無断複写は著作権法上での例外を除き，禁じられています．
複写される場合は，そのつど事前に㈱日本著作出版権管理システム
(電話 03-3817-5670，FAX 03-3815-8199)の許諾を得てください．

序

　臨床医学を支える基礎学問領域のなかで，神経・筋疾患における生理学ほど臨床に直結した分野はない．神経症候を肉眼的観察のみにたより，詳細な記述が学問体系として成立したのちに，個々の症候のメカニズムの解明，客観的・定量的評価法を開発し，現代の臨床神経学を学問的体系として肉付けをしたのが20世紀以降の臨床神経生理学である．

　1920年代末に脳波[2,6]と筋電図[1]がヒトで初めて記録されて以来，各々の理論的側面と検査技術およびその臨床応用が急速に発展した．さらに1940年代から誘発電位[5]，1960年代中ごろから事象関連電位[10,11]，1960年代末から脳磁図[4]，さらに1970年代後半からポジトロン断層法（PET），1990年より核磁気共鳴機能画像法（fMRI）などの脳機能画像法[7]が出現して，今日これらの手法はすべてヒトを対象とした神経科学の研究および臨床に用いられるようになった．すなわち，これらを総括的に臨床神経生理学的手法としてとらえられる時代になった[8,9]．

　とくに近年の技術的進歩と神経科学の発展に伴って，末梢神経系および中枢神経系の機能検索法と，それによって得られる正常知見，および各疾患における病態生理の解釈が著しく進歩した．末梢神経インパルス伝導については，チャネルの機能とその障害に関する電気生理学的検査法が開発され，末梢神経障害の病態生理の理解がより深いものとなった．中枢神経系に関する最近の技術的進歩については，事象または課題に伴った律動性脳波活動パワーの変動（事象関連脱同期化または同期化），脳磁図の臨床応用，磁気刺激法とくに反復磁気刺激法の開発[3]，視床や基底核などの深部構造からの神経活動の記録と深部脳刺激による精神・神経疾患の治療，brain-computer interface，デジタル脳波計の発達と普及，脳波自動判読法，などの進歩があげられる．また，従来の電気生理学的手法と神経機能画像法との連携も大きな主題である．

　一方，脳科学に関連した理論的進歩としては，運動抑制系（inhibitory motor system），脳領域間機能連関（functional connectivity），および可塑性（plasticity）の生理学的意義とその臨床応用が注目されている．

　筆者らは『神経生理を学ぶ人のために』と題した著書を1990年に出版し[12]，1997年にはその第2版を出版した[13]．近年におけるこの領域の著しい発展を考慮に入れて，その内容を大幅に改訂・更新することが適切と判断し，ここに新たに『臨床神経生理学』を出版することにした．

　本書は『神経生理を学ぶ人のために』の初版および第2版の内容を土台にしてはいるが，とくに高次脳機能の検査，脳機能イメージング，眼球運動検査，自律神経機能検査，および睡眠時無呼吸症候群を新たに加え，さらに経頭蓋磁気刺激法の内容を拡充した．

　また，『神経生理を学ぶ人のために』では，前半を筋・末梢神経・脊髄機能の検索，後半を脳機能の検索に大きく分けた形にしたが，本書では中枢神経系と末梢神経系の区分にかかわらずそれらを統合的に取り扱い，両者の機能を総括的に検索するという建前をとった．すなわち，まずB章では，基本的・代表的検査法の基礎的理論と実際の記録法，および正常所見を解説し，それぞれの検査手技で何がわかるかを明らかにすることに努めた．とくに，検査法の細かい分類にかかわらないで，それぞれの機能ごとに中枢神経系と末梢神経系を統合させた形で関連する検査手法をまとめることにより，できるだけダイナミックに取り扱うことにした．そしてC章では，代表的な精神・神経疾患の各々について，その臨床生理学的検索法，それによってわかること，および臨床的研究への応用について述べた．

　なお，本書では，器質性障害を「傷害」，機能性障害を「障害」と使い分けることにした．

柳澤の執筆部分について，本書で新たに資料提供，ご教示をいただいた森田　洋(針筋電図)，間野忠明(微小神経電図法)，玉川　聡(経頭蓋磁気刺激)，清水夏繪(眼球運動検査)，浦谷　寛(睡眠時無呼吸症候群)の諸先生に感謝申し上げる．また図表の引用をご快諾いただいた方々(氏名は各図表に付記)にも厚く御礼申し上げる．

柴崎はこれまで数多くの優れた共同研究者に恵まれたが，そのなかでも代表者として，アルファベット順に京都大学福山秀直教授，米国 NIH の Mark Hallett 博士，英国の故 AM Halliday 博士，京都大学池田昭夫准教授，徳島大学梶　龍兒教授，国立生理学研究所柿木隆介教授，アイオワ大学木村　淳教授，Case Western Reserve 大学の Hans Luders 博士，札幌医科大学長峯　隆教授，佐賀大学工学系研究科中村政俊教授，および放射線医学総合研究所米倉義晴理事長に深甚の謝意を表したい．

なお，本書の編集は医学書院医学書籍編集部井上弘子，同制作部和田耕作両氏の綿密な配慮がなければ実現しなかったことを付記して，ここに謝意を表する．

2008 年 10 月

柳澤信夫・柴﨑　浩

文献

1) Adrian ED, Bronk DW. The discharge of impulses in motor nerve fibres. Part II. The frequency of discharge in reflex and voluntary contractions. J Physiol 1929；67：119-151.
2) Berger H. Über das Elektrenkephalogramm des Menschen. Arch für Psychiatrie 1929；87：527-570.
3) Chen R, Cros D, Curra A, Di Lazzaro V, Lefaucheur J-P, Magistris MR, et al. The clinical diagnostic utility of transcranial magnetic stimulation：report of an IFCN committee. Clin Neurophysiol 2008；119：504-532.
4) Cohen D. Magnetoencephalography：evidence of magnetic fields produced by alpha-rhythm currents. Science 1968；161：784-786.
5) Dawson GD. Investigations on a patient subject to myoclonic seizures after sensory stimulation. J Neurol Neurosurg Psychiatry 1947；10：141-162.
6) Lücking CH (ed). Hans Berger：Über das Elektrenkephalogramm des Menschen, Die vierzehn Originalarbeiten von 1929-1938. Deutsche Gesellschaft für Klinische Neurophysiologie, 2004.
7) Ogawa S, Lee TM, Kay AR, Tank DW. Brain magnetic resonance imaging with contrast dependent on blood oxygenation. Proc Nat Acad Sci 1990；87：9868-9872.
8) Shibasaki H. Human brain mapping：hemodynamic response and electrophysiology. Clin Neurophysiol 2008；119：731-743.
9) 柴崎浩. 非侵襲的脳機能計測法の現状と将来. 臨床神経生理学 2008；36：114-121.
10) Sutton S, Braren M, Zubin J, John ER. Evoked potential correlates of stimulus uncertainty. Science 1965；150：1187-1188.
11) Walter WG, Cooper R, Aldridge VM, McCallum WC, Winter AL. Contingent negative variation：an electric sign of sensori-motor association and expectancy in the human brain. Nature 1964；203：380-384.
12) 柳澤信夫, 柴崎浩. 神経生理を学ぶ人のために, 第 1 版, 医学書院, 東京, 1990.
13) 柳澤信夫, 柴崎浩. 神経生理を学ぶ人のために, 第 2 版, 医学書院, 東京, 1997.

目次

A 神経系の機能検索（総論）

1. 臨床神経学における生理学の意義 ……………………（柳澤・柴﨑）… 3
2. 生理学的検査の利点と限界 …………………………………………… 4
3. 臨床神経生理学の将来展望 …………………………………………… 4

B 基本的検査法の理論と実際

Ⅰ．脳波と脳磁図 ……………………………………………（柴﨑）… 9
1. 歴史 …………………………………………………………………… 9
2. 脳電位と脳磁場の発生原理 ………………………………………… 10
3. 記録法の原理 ………………………………………………………… 15
4. 電流発生源の解析 …………………………………………………… 19

Ⅱ．臨床脳波の記録と判読 ………………………………（柴﨑）… 23
1. 記録法 ………………………………………………………………… 23
2. 判読法 ………………………………………………………………… 27
3. 正常脳波 ……………………………………………………………… 37
4. 異常脳波 ……………………………………………………………… 40

Ⅲ．筋電図 ……………………………………………………（柳澤）… 43
1. 歴史 …………………………………………………………………… 43
2. 神経・筋の構造 ……………………………………………………… 44
3. 活動電位 ……………………………………………………………… 44
4. 電極と記録装置 ……………………………………………………… 47

Ⅳ．針筋電図 …………………………………………………（柳澤）… 52
1. 基本的注意 …………………………………………………………… 52
2. 記録条件と記録上の注意 …………………………………………… 52
3. 記録の順序 …………………………………………………………… 53
4. 運動単位の発射順序（recruitment order） ……………………… 54
5. 運動単位の波形観察手技 …………………………………………… 54
6. 正常筋電図 …………………………………………………………… 56
7. 異常筋電図 …………………………………………………………… 57
8. 所見の記載法 ………………………………………………………… 70
9. single fiber EMG（SFEMG） ……………………………………… 72

- 10 macro EMG ……………………………………………………………… 74
- 11 運動単位の発射パターン ………………………………………………… 76

V. 運動神経伝導検査 ……………………………………………（柳澤）… 81
- 1 末梢神経伝導速度測定の基礎と原理 ……………………………………… 81
- 2 装置 ………………………………………………………………………… 82
- 3 運動神経伝導速度(MCV) ………………………………………………… 83
- 4 伝導ブロック検査（インチング法）……………………………………… 87
- 5 複合筋活動電位(CMAP)の波形分析 …………………………………… 88
- 6 異常所見 …………………………………………………………………… 89
- 7 F波による近位運動神経伝導検査 ………………………………………… 92
- 8 神経伝導速度検査における一般的注意事項 ……………………………… 95
- 9 神経伝導速度検査の適応と意義 …………………………………………… 98

VI. 微小神経電図法(microneurography) …………………………（柳澤）…100
- 1 記録電極および記録方法 …………………………………………………100
- 2 筋紡錘活動 …………………………………………………………………100
- 3 筋交感神経活動 ……………………………………………………………102
- 4 皮膚交感神経活動 …………………………………………………………103
- 5 筋および皮膚の侵害刺激受容器(nociceptor)の活動 ……………………103

VII. 神経筋伝達の検査 ……………………………………………（柳澤）…105
- 1 神経筋伝達試験(Harvey-Masland試験) …………………………………105

VIII. 感覚神経機能の客観的・計量的検査(感覚受容器から大脳皮質へ)
……………………………………………………………（柴﨑）…109
- 1 誘発電位の歴史 ……………………………………………………………109
- 2 誘発電位の原理 ……………………………………………………………109
- 3 誘発電位の種類 ……………………………………………………………111
- 4 誘発電位の記録法 …………………………………………………………112

IX. 体性感覚機能の生理学的検査 …………………………………（柴﨑）…116
- 1 体性感覚末梢神経系(体性感覚神経伝導検査) ……………………………116
- 2 体性感覚中枢神経系(体性感覚誘発電位) …………………………………119

X. 視覚機能の生理学的検査 ………………………………………（柴﨑）…145
- 1 網膜電図(electroretinography, ERG) …………………………………145
- 2 視覚誘発電位(visual evoked potential, VEP) …………………………148

XI. 聴覚機能の生理学的検査 ………………………………………（柴﨑）…161
- 1 記録法 ………………………………………………………………………161
- 2 正常波形と各頂点の発生源 ………………………………………………162
- 3 臨床応用 ……………………………………………………………………164

XII. 中枢性運動機能とその障害の検査 ……………………………（柳澤）…169
- 1 運動皮質の興奮性と錐体路伝導検査 ……………………………………169
- 2 反射機能の検査 ……………………………………………………………176
- 3 表面筋電図による筋緊張，運動の検査 …………………………………197

|　　|4 起立・重心および歩行検査 …………………………………………209|

XIII. 眼球運動検査 ………………………………………………(柳澤)…223
1 原理と手技 ……………………………………………………223
2 検査法 …………………………………………………………223
3 所見と病変部位 ………………………………………………224

XIV. 自律神経系の検査 ……………………………………………(柳澤)…227
1 心血管反射計測法 ……………………………………………228
2 発汗試験 ………………………………………………………229
3 膀胱機能検査 …………………………………………………230

XV. 高次脳機能の生理学的検査 …………………………………(柴﨑)…232
1 事象関連電位の概念と歴史 …………………………………232
2 識別・認知機能を反映する脳活動 …………………………232
3 記憶に関連する脳活動(記憶関連電位:memory-related potential) ……249
4 言語に関連する脳活動 ………………………………………250
5 過誤を反映する脳活動 ………………………………………250
6 随伴陰性変動(contingent negative variation, CNV) ……250
7 皮質領域間機能連関(cortico-cortical functional connectivity) ………252

XVI. 皮質律動波の解析 ……………………………………………(柴﨑)…260
1 事象関連脱同期化(ERD)と事象関連同期化(ERS) ………260
2 皮質皮質間コヒーレンス(cortico-cortical coherence) ……263
3 皮質筋コヒーレンス(cortico-muscular coherence) ………265
4 高周波振動(high frequency oscillations)の意義 …………265

XVII. 随意運動に伴う脳電位——運動関連脳電位 …………………(柴﨑)…269
1 概念と歴史 ……………………………………………………269
2 記録法 …………………………………………………………270
3 正常波形 ………………………………………………………273
4 各電位成分の頭皮上分布とその生理学的意義 ……………274
5 運動前陰性緩電位の振幅および出現時間に及ぼす因子 …281
6 随意的筋弛緩(陰性運動)に伴う運動関連脳電位 …………283
7 臨床応用と適応 ………………………………………………285
8 brain-computer interface ……………………………………288

XVIII. 不随意運動に伴う脳電位——jerk-locked back averaging(JLA)
　　　　　　　　　　　　　　　　　　　　　　…………(柴﨑)…293
1 概念と歴史 ……………………………………………………293
2 記録法 …………………………………………………………293
3 jerk-locked back averaging 法の問題点 ……………………296
4 jerk-locked back averaging による皮質ミオクローヌスの検索 ………297

XIX. 神経活動と脳機能イメージング …………………………(柴﨑)…302
1 神経血管カップリング(neurovascular coupling) …………304
2 多面的アプローチ(multi-disciplinary approach) …………304

C 精神・神経・筋疾患の生理学的アプローチ

- Ⅰ．てんかんおよび突発性大脳機能異常の生理学的検索 ……………（柴﨑）…311
  - 1 てんかん患者にみられる脳波異常 ……………………………………311
  - 2 難治性てんかん患者の術前検索 ………………………………………316
  - 3 片頭痛の生理学的検索 …………………………………………………322
- Ⅱ．睡眠時無呼吸症候群 …………………………………………………（柳澤）…325
  - 1 概念 ………………………………………………………………………325
  - 2 睡眠の生理と病態生理 …………………………………………………326
  - 3 記録法，装置 ……………………………………………………………327
  - 4 病型と所見 ………………………………………………………………328
  - 5 閉塞性 SAS の治療 ……………………………………………………332
- Ⅲ．精神疾患 …………………………………………………………………（柴﨑）…333
- Ⅳ．大脳半球の非突発性器質性疾患における生理学的異常 …………（柴﨑）…335
  - 1 大脳半球の広汎な病変 …………………………………………………335
  - 2 大脳半球の限局性病変 …………………………………………………349
- Ⅴ．動作学と行動計測 ………………………………………………………（柳澤）…351
  - 1 動作学的検査 ……………………………………………………………351
  - 2 行動計測と自立支援 ……………………………………………………359
- Ⅵ．筋緊張の異常 ……………………………………………………………（柳澤）…361
  - 1 筋緊張を規定する神経機序 ……………………………………………361
  - 2 筋緊張異常の諸型と生理学的検索法 …………………………………362
- Ⅶ．不随意運動 ………………………………………………………………………364
  - 1 基底核障害による不随意運動の検査法 ………………………（柳澤）…364
  - 2 表面筋電図による病態検査 ……………………………………………364
  - 3 基底核性不随意運動の機序 ……………………………………………369
  - 4 ミオクローヌス …………………………………………………（柴﨑）…376
- Ⅷ．運動ニューロン疾患 ……………………………………………………（柳澤）…381
  - 1 筋萎縮性側索硬化症（ALS）の診断 …………………………………381
- Ⅸ．ニューロパチー …………………………………………………………（柳澤）…384
  - 1 神経伝導速度測定の注意事項 …………………………………………384
  - 2 閾値電気緊張法（threshold electrotonus）……………………………385
  - 3 末梢神経の超音波検査 …………………………………………………386
  - 4 慢性炎症性脱髄性多発ニューロパチー
    （chronic inflammatory demyelinating polyneuropathy, CIDP）………387
  - 5 多巣性運動性ニューロパチー（multifocal motor neuropathy, MMN）…388
  - 6 糖尿病性ニューロパチー（diabetic neuropathy）……………………389

X. 神経筋接合部の異常 ……………………………………………………(柳澤)…391
  1 神経筋伝達の機序 ……………………………………………………391
  2 重症筋無力症 …………………………………………………………391
  3 Lambert-Eaton 症候群（筋無力症様症候群） ………………………393

XI. 筋疾患──チャネル病 ……………………………………………………(柳澤)…395
  1 イオンチャネルと細胞興奮 …………………………………………395
  2 筋のイオンチャネル病 ………………………………………………397

XII. 術中モニター ……………………………………………………………(柴﨑)…400
  1 脳機能の術中モニター ………………………………………………400
  2 聴覚機能の術中モニター ……………………………………………400
  3 脊髄機能の術中モニター ……………………………………………400

XIII. 精神・神経疾患の生理学的治療 …………………………………………(柴﨑)…403
  1 経頭蓋磁気刺激法による治療の試み ………………………………403
  2 深部脳刺激法 (deep brain stimulation) ……………………………404
  3 その他の刺激療法 ……………………………………………………406

XIV. 心因性疾患 ………………………………………………………………(柴﨑)…410

索引 …………………………………………………………………………………413

A

神経系の機能検索（総論）

1 臨床神経学における生理学の意義

　神経生理学は，神経系および筋の疾患の診断，病態の把握，障害の定量化，治療効果の判定など，神経内科学，精神医学，脳外科学，リハビリテーション医学および関連医学領域において欠くことのできない診療手段である．さらに近年の脳科学の発達に伴って，感覚の受容，認識，判断，行動の決定，遂行における脳活動の研究において，神経心理学および脳機能画像とともに生理学的手法が用いられるようになった．

　臨床医学における生理学は，形態学（病理学），生化学と並んで補助診断法あるいは疾患によっては診断確定の技術として有用である．さらに生理学的検査法は，運動と感覚，また近年は認知機能にかかわる高次神経機能を継時的，量的に把握することから，症候の理解に極めて有用な役割を果たす．生理学で対象とする現象は，生きている生体としてのヒトの行動，身体部位の時々刻々の活動であり，生命現象の基本である．いいかえれば，複雑かつ多彩な神経症候も生理学的所見に基づいて脳・神経機能の変化として理解することができる．そのような立場は臨床，研究において極めて大切である．一例をあげてみると不随意運動の診断と分類における表面筋電図の役割がある．

ヒトにおけるすべての運動は骨格筋の収縮によって生ずることから，多数の活動を同時記録して時間経過をみることにより，複雑かつ奇妙な運動の各病型の特徴，異なる型の不随意運動の混在，定量的評価などを明らかにして，客観的かつ定量的データとして，視覚化し保存することができる．生理学的検査の特徴は生体の活動を電気現象としてとらえ客観化，定量化，分析の対象とすることにある．

　現在，神経系のレベルによって利用される代表的な生理学的検査法には，図 A-1 に示すものがある．これらは各々開発された経過と記録される内容によって診断をはじめとする臨床的意義が異なる．

　生理学的検査法を臨床で用いる場合に念頭におくべきいくつかの事柄がある．目的に応じて検査法を選択し，その検査法のもつ利点と限界を知ったうえで結果の意味付けを行わなければならない．当然のことながら，これらの検査は，患者にとって身体的にも経済的にも負担になるばかりでなく，医師や技術者にとっても大きな負担となることから，必要かつ十分な検査を行うことが求められる．

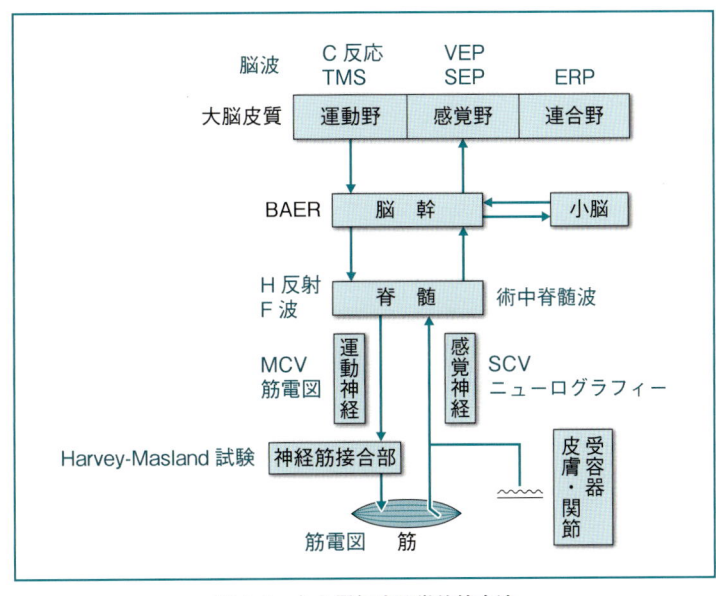

図 A-1　主な電気生理学的検査法

2 生理学的検査の利点と限界

　神経細胞の興奮，インパルスの伝導，筋の収縮はすべて電気の流れを生じ，それを種々の方法で記録するのが電気生理検査である。19世紀には神経筋系の活動が電気の発生を伴うことが明らかとなり，Du Bois Reymond(1843)は筋の損傷により電流が発生することを明らかにして，これを損傷電流と呼んだ。現在針筋電図で認められる刺入電位やミオトニー放電はこの損傷電流である。しかし電位変化の時間経過の正確な記録は，GasserとErlanger(1922)[3]が陰極線オシロスコープを生理学に導入することによって可能となり，筋電図，神経伝導速度，各種誘発電位の潜時，波形の正確な記録と所見の解釈を可能にした。

　筋電図についてみると，Piper(1912)が表面電極を用いて骨格筋の随意収縮により活動電位を記録したが，実際の臨床応用はAdrianとBronk(1929)[1]が同心電極を開発して，単一運動単位の発射電位を記録したことに始まる。

　一方脳波は，Hans Berger(1929)によって初めて臨床応用につながる記録が行われた[2,4]。100億を超える神経細胞からなる1,400 gのvolume conductor(容積導体)である脳の活動を，頭蓋を隔てて電場電位として記録することの意味は，同じ生体電気現象の記録とはいえ，筋電図，神経伝導速度とは全く異なる。複雑かつ高度な脳機能と記録できる電気現象は，trade-offの関係にあるのが現状である。

　すべての電気生理学的検査には，記録される所見と実際の生体内で生じている細胞活動との一致および乖離が存在する。このことは不確実な所見はいくら重ねても不確実さは変わらないことを意味する。神経疾患の診断における電気生理学的検査の意義は，あくまでも知見の歴史的積み重ねの結果確実に診断できることと，あいまいなことを区別することにより，初めて正確な意味付けができることを理解することが大切である。

　現在までに明らかにされ，利用されてきた神経生理学的手技は，
1) 臨床検査法として，脳・末梢神経・筋疾患の診断に必要で，その意義が確立されているもの（例：脳波，針筋電図，神経伝導速度，誘発電位など）
2) 過去には有用であったが，他の検査法にとって代わられ，現在は歴史的意義のみをもつもの（例：クロナキシーなど）
3) 病態生理学的な意義が大きく，患者の診断における有用性よりも症例あるいは集団の臨床研究に役立つもの（例：H反射，F波，重心検査，事象関連電位，運動関連脳電位など）

に分けることができる。

　これらの各検査法はその目的に応じて使い分ける。

　本書では個々の検査について技術的な側面と所見に沿って正しい検査法と所見を示すとともに，不必要な検査を重ねないための心得なども述べた。

3 臨床神経生理学の将来展望

　臨床神経生理学の将来については，①研究・理論面，②技術面，および③実際面の各分野においてさらに大きな発展が期待される。まず，①研究・理論面については，基礎生理学および情報理論との連携が臨床神経生理学の発展にとって不可欠であり，この両者は相補的に発展していくものと考えられる。次に②技術面では，各検査機器および解析法のさらなる改良・進歩が期待されることはもちろんである。とりわけ，脳波領域と筋電図・神経伝導領域とは，一方ではそれぞれの中でますます細分化されて各検査手技がより深く発展し，他方では両領域が密接に統合して発展していくことが想定される。ちなみに，後者の臨床応用例としては，求心系機能検索については，末梢刺激に対する反応を末梢神経系から視床を経て皮質受容野へ達する一連のインパルス伝導として1つの検査手技で検索する方法，また遠心系機能検索としては，運動皮質の磁気刺激によって中枢伝導から末梢神経のインパルス伝導を一括して統合的に検査しようとする方法などがあげられる。さらに，難治性てんかんや高次脳機能障害の患者の脳機能検索には，感覚運動連関，識別，判断，学習，記憶などの高次脳機能を対象として，電気生理学的検査法と脳機能画像法との併用がさらに発展し，実用化されることが期待される。

また③実際面では，神経疾患診療の場において，形態画像所見に過度にとらわれることなく，神経機能の理解と客観的評価の重要性を認識することが大切である。とくに将来の診療経費・効率の観点からは，利用可能な生理学的検査手法をすべて適用してその結果検出された異常から診断を考えようとするのではなくて，十分な臨床的考察に基づいて検査法を選択し，あらかじめその適応を決定することが非常に重要と考えられる。また，筋電図・神経伝導検査は臨床に精通した神経内科医によって行われることが極めて重要であるが，脳波についてはある程度自動判読に任せられる余地が十分あるものと考えられる。もちろんこの場合，最終診断と処置の決定は担当医によってなされなければならず，脳波の自動判読結果はあくまでも参考に過ぎないことを忘れてはならない。さらに，将来の臨床神経生理学の大きな発展領域として，磁気刺激や深部脳刺激法をはじめとして，精神・神経疾患の治療法としての発展が大いに期待される。

文献

1) Adrian ED, Bronk DW. The discharge of impulses in motor nerve fibres. Part II. The frequency of discharge in reflex and voluntary contractions. J Physiol (London) 1929 ; 67 : 119-151.
2) Berger H. Über das Elektrenkephalogramm des Menschen. Arch Psychiatri 1929 ; 87 : 527-570.
3) Erlanger J, Gasser HS. Electrical signs of nervous activity, University of Pennsylvania Press, 1937, p221.
4) Lücking CH (ed). Hans Berger : Über das Elektrenkephalogramm des Menschen, Die vierzehn Originalarbeiten von 1929-1938. Deutsche Gesellschaft für Klinische Neurophysiologie, 2004.

B

基本的検査法の
理論と実際

I 脳波と脳磁図

　本章では脳波と脳磁図が発展してきた歴史を簡潔にふり返り，その発生原理と記録装置，および記録法の理論面を解説する。脳波と脳磁図は本質的には同一の電流発生源をみているものであるが，記録原理の違いによって異なった特徴をもつので，とくにその相違点を明らかにすることを本章の目的とする。脳波または脳磁図の記録をみたときに，実際に脳のなかのどのような電気活動をみているかがわかるようになることが期待される。

1 歴史

　大脳皮質から自発電気活動を初めて記録したのはリバプールの生理学者 Richard Caton である。彼は 1875 年，ウサギとサルの皮質表面の 2 カ所に電極を置くか，あるいはひとつの電極を灰白質に置き他の電極を頭蓋骨の表面に置き，弱い電流を記録した。彼は律動性の安静時脳電位を記録しただけでなく，光刺激による電位変化を視覚皮質から記録した。1912 年にはロシアの Neminsky が Einthoven の検流計を用いて，イヌの皮質および頭蓋骨から電位を記録した。脳波の父と呼ばれるのはドイツの精神科医 Hans Berger である（図 B-1）[2,12]。彼は Caton や他の研究者の報告を読んで，1902 年頃から動物実験を始め，1929 年にヒトの頭皮上から初めて脳波を記録できたことを発表した。実際彼は，自分の息子の前頭部と後頭部に電極を置いて記録し，α（アルファ）波と β（ベータ）波を命名した。さらに 1932 年にはヒト

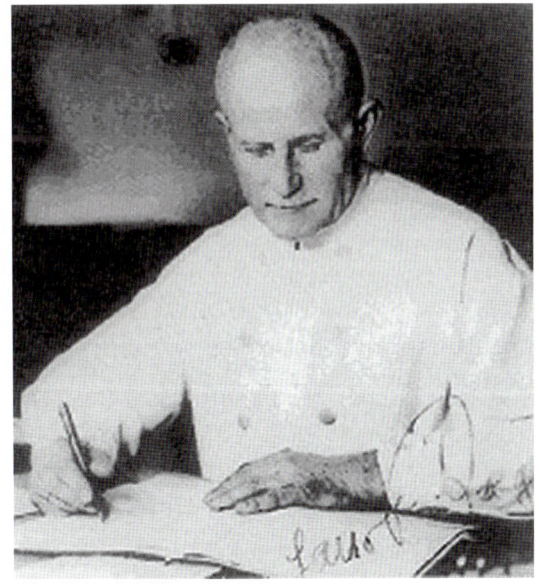

図 B-1　脳波の父と呼ばれるドイツの Hans Berger 博士（1873-1941）
(Karbowski, 2002[12] より引用)

の皮質電位（electrocorticogram）を初めて記録した。そして 1938 年まで次々と成績を発表し，Elektrenkephalogram の概念を確立した。その業績は最近ドイツ臨床神経生理学会によってまとめられた[15]。ヒトの脳波の概念を確立したのはイギリスの Adrian と Matthews であった。1934 年彼らは，自分達でつくった増幅器とインク描きオシログラフを用いて，英国生理学会で実際にヒトの頭皮上脳波を記録してみせた。そのとき，Adrian 自身が被検者になったという。彼らは α 波の性状を明らかにし，また閃光刺激を用いた。

なお，Adrian は Sherrington とともにニューロンの活動に関する研究で 1932 年にノーベル賞を受賞したが，これは末梢神経系の電気生理学的研究に基づくもので，脳活動の研究はそれ以降に行った．

とくに，1934 年に Matthews が開発した push-pull 増幅器（→15 頁参照）はその後の脳波学の発展に著しく貢献した．同じく 1934 年には，アメリカ合衆国でも Jasper と Davis がヒトの脳波を確認した．1935 年には，アメリカ合衆国の Gibbs，Davis および Lennox が 3 Hz 棘徐波を初めて記録し，また Loomis，Harvey および Hobart が正常者の睡眠波形を初めて記録した．1936 年には，イギリスの Walter が脳腫瘍における焦点性徐波および δ（デルタ）波を記載した．1937 年には Gibbs は昏睡状態において著明な徐波化をみつけ，Loomis らは睡眠深度を初めて分類した．また同年，Gibbs と Lennox は有名なてんかんの分類を発表した．技術的には 1938 年 Grinker と Hill が鼻咽頭電極を初めて用い，また Gibbs と Grass は 1939 年周波数分析装置を開発した．さらに突発性異常の賦活方法として，1938 年 Walter と Cook はメトラゾールを使用し，1940 年 Gibbs と Fuster は睡眠による賦活法を提唱し，1941 年 Davis と Wallace は過呼吸，さらに 1946 年 Walter と Dovy は閃光刺激による賦活法をそれぞれ開発した．このように，Berger によるヒトの脳波の記録以来 10 年余りの間に臨床脳波学は急速な発展を遂げた．わが国では，1940 年頃より本川をはじめとして脳波学が台頭し，急速に発展した[18]．

脳波に対して，ヒトの大脳皮質から発生する微小な磁場を磁場計測装置によって記録したものが脳磁図（magnetoencephalogram，MEG）である．1960 年代後半から米国の Cohen[3] によって実用化され，はじめ 1 チャネルから記録する装置であったが，近年頭全体を覆って多数のチャネルから同時に記録できるようになり，臨床応用が急速に進んでいる領域である[21]．とりわけ近年わが国における機器の普及は著しい．

2 脳電位と脳磁場の発生原理

頭の外から記録される通常の脳波あるいは脳磁図はすべて大脳皮質の大型錐体神経細胞から発生したものであって，後述の短潜時誘発電位のように深部構造で発生したものが頭蓋表面から直接記録されることはむしろ例外である．しかし，たとえば α 波のような律動（rhythm）の形成と調節には，深部構造とくに視床が強く関与しているものと考えられている．

1）大脳皮質における電位と磁場の発生

脳波も脳磁図も，ともに大脳皮質大型錐体神経細胞の尖頂樹状突起（apical dendrite）の電気活動を反映している．もちろん，頭蓋外から記録する通常の検査では，単一の神経細胞の活動が記録できるわけではなくて，多数の神経細胞の活動の総和を観察していることは言うまでもない．しかも，一定の皮質内で，どのくらいの割合の尖頂樹状突起が同じ方向に並んでいるかも重要な要素である．いくら多くの神経細胞が同時に活動しても，その尖頂樹状突起が一定方向に配列していない場合には，表面からまとまった電気活動として検出することは不可能である．

実験的に細胞内外における電気活動の変化をみると，興奮性シナプス後電位（excitatory post-synaptic potential，EPSP）がある閾値に達すると活動電位（action potential）が発生する（図 B-2）．頭皮上から記録される脳電位は，シナプス後電位の総和であって，活動電位は記録されないことが判明している．Adrian と Matthews は 1935 年，動物の皮質を電気刺激して皮質から記録すると，その反応が刺激の強さに応じて連続的に変化することを発見した．すなわち，活動電位は全か無かの法則（all-or-none law）に従うことを考慮すると，このように連続的に変化する現象はシナプス後電位の特徴である．さらに 1936 年 Forbes が，そして 1940 年 Renshaw，Forbes および Morison がともに微小電極を用いて，活動電位は速やかに減衰して皮質表面までは到達しないことを証明した．また，Li と Jasper は 1953 年，ネコの皮質で細胞外ユニット電位を記録し，活動電位は縦方向に 60 μm しか波及しないことを示した．

細胞外電位と細胞内電位の関係に関する実験的研究の結果，バルビタールによって誘発される紡錘波の表面陰性相，および θ（シータ）波と δ 波の表面陰性相は，いずれも細胞レベルの脱分極に相

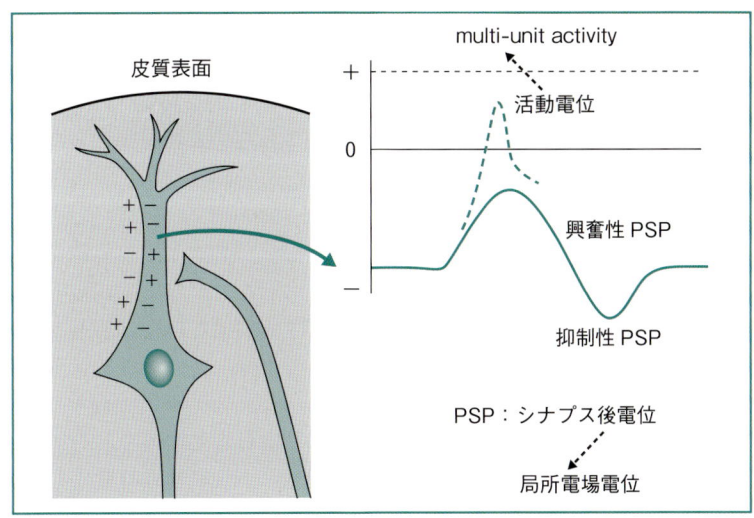

図 B-2　樹状突起内から記録したシナプス後電位と活動電位を示す模式図
通常細胞内には約 60 mV の陰性電位が記録される。いま興奮性入力によって脱分極が起こると興奮性シナプス後電位(excitatory postsynaptic potential, EPSP)が生じ,それが閾値に達すると活動電位(action potential)が発生する。逆に過分極が起こると抑制性シナプス後電位(inhibitory PSP, IPSP)が生じる。シナプス後電位は連続的に変動するが,活動電位は「全か無かの法則」に従う。いま皮質内に電極を挿入して細胞外から記録すると,複数の神経細胞から生じた活動電位が多発ユニット活動(multi-unit activity)として,そしてシナプス後電位の集合が局所電場電位(local field potential)として検出される。

当することが明らかになった(**図 B-3**)。鋭波については,周期(持続)が 100 ms 以上の比較的鈍な脱分極は表面陰性の鋭波を伴っているが,周期が 20〜80 ms の鋭い脱分極は表面陽性鋭波を伴うことがわかっている(**図 B-3**)。突発性鋭波については,Matsumoto と Ajmone-Marsan は 1964 年,ペニシリンによって表面陰性の大きな棘波が生じたとき,細胞レベルでは大きな脱分極に複数の活動電位が重畳する現象(paroxysmal depolarization shift, PDS)を記録した(**図 B-4**)。

ペンチレンテトラゾールやストリキニーネで誘発される棘波は表面陽陰 2 相性であり,細胞レベルではそれぞれ脱分極と過分極に相当する(Li, 1966;Creutzfeldt, 1966)。またバルビタールによる浅麻酔下で,ネコの視床を 3 Hz で電気刺激したときに生じる棘徐波では,棘波は活動電位を伴う脱分極を,そして後に続く徐波は過分極をそれぞれ伴う(Pollen et al, 1964)。したがって,棘波をはじめとする突発性脳波現象でも,神経細胞の複雑なシナプス機構に同期して生じる脱分極と過分極の総和を細胞外から記録したものであって,活動電位を直接記録したものではない(Goldensohn と Purpura, 1963)。

このような現象を,いま 1 本の尖頂樹状突起を

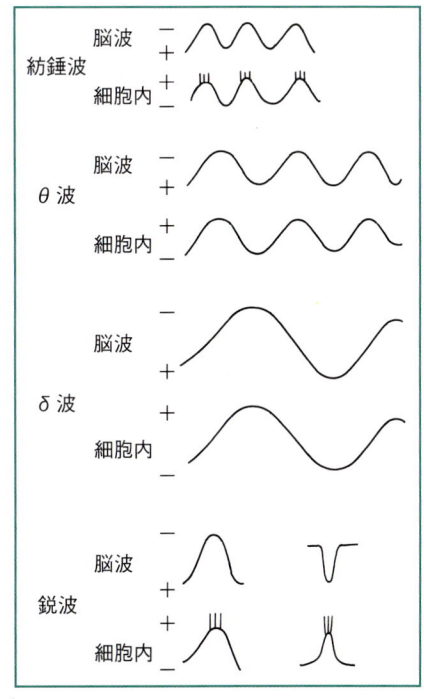

図 B-3　頭皮上脳波と皮質神経細胞内電位の関係
紡錘波,θ 波,δ 波は脱分極(細胞内陽性【＋】,細胞外陰性【−】,図の細胞内で上向き)のとき,表面陰性となる。鋭波は周期 100 ms 以上の鈍な脱分極の場合(左図)は表面陰性,鋭い脱分極の場合(右図)は陽性となる。

例にとって電流の観点から眺めると，図B-5のようになる。この図は尖頂樹状突起の深層が興奮性の入力を受けて脱分極を起こした状況を模式的に示したものである。このような状態では，細胞外では，突起の浅層（皮質表面に近い部分）が電流の噴き出し口（source）となり，深部の吸い込み口（sink）に向かって電流が流れ込む。一方，細胞内では電流は逆に吸い込み口から噴き出し口に向かって流れる。このうち，脳波（脳電位）は細胞外電流を反映したものであり，脳磁図（脳磁場）は細胞内電流の結果発生するものと考えられている。

脳電位については，脱分極（興奮）部位では細胞外電位が他の部位に比べて相対的に陰性に荷電す

るため，いま尖頂樹状突起の浅層が興奮した場合には皮質表面は深部に対して相対的に陰性になり，皮質深部では陽性となる（図B-6の右図）。そして，逆に深層が興奮した場合には皮質表面は相対的に陽性となり，深部では陰性となる（図B-6の左図）。すなわち，尖頂樹状突起の興奮部位によって，頭皮上から記録される電位の極性が異なってくる。そして，同じ方向に配列した複数の尖頂樹状突起が同時に活動した結果生じた電流発生源の集合を一つの単位として，電流双極子（electric current dipole）と呼ぶことが多い。また，尖頂樹状突起の中間層が興奮した場合には，その部分では細胞外は陰性に荷電し，それより浅層および深層ではともに細胞外は相対的に陽性となるため，この現象は実際に実験神経生理学において興奮層を同定するために用いられる。

これに対して，細胞内電流を取り巻くようにして磁流（magnetic flow）が生じ，これを記録したものが脳磁場（magnetic field）である。その磁流は，いま細胞内電流が流れる方向に右手の母指を差し出したときに，他の指が取り巻く方向に生じる（図B-5）。したがって，磁場を記録するためには，そのセンサーは尖頂樹状突起に平行に置かな

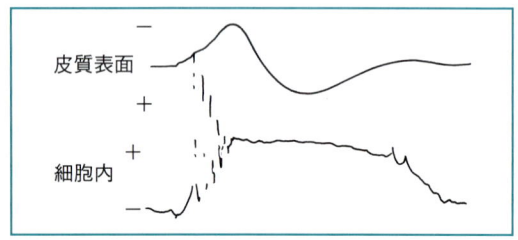

図B-4 paroxysmal depolarization shift（PDS）
てんかん原性焦点の神経細胞内電位にみられ，このとき皮質表面には陰性棘波が出現する。

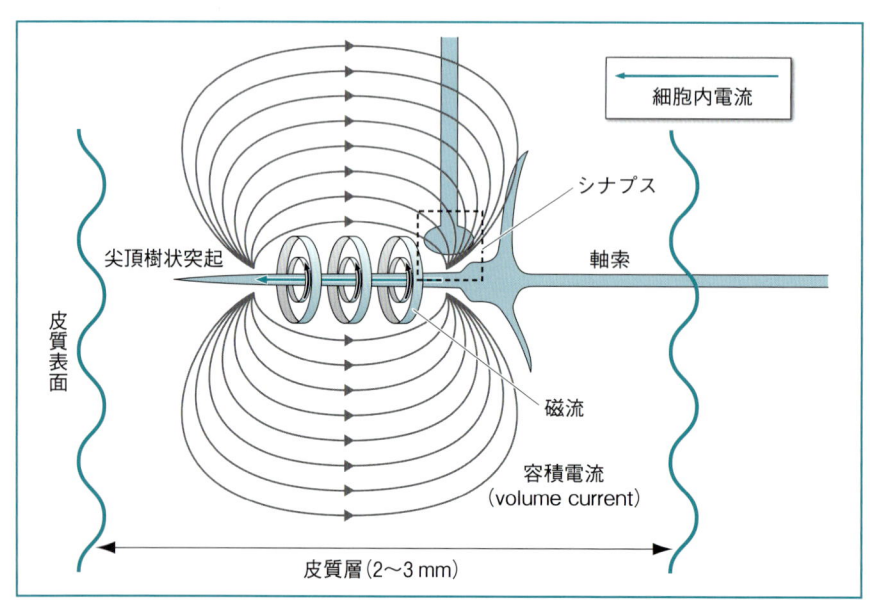

図B-5 神経細胞の尖頂樹状突起（apical dendrite）の興奮（脱分極）部位と細胞内外の電流の方向を示す模式図
この図は尖頂樹状突起の深層が脱分極した場合で，この場合細胞外では表層が噴き出し口（source）となり深層の吸い込み口（sink）へ電流が流れる。細胞内では電流は逆向きに流れ，右手の母指をその方向に差し出したときに他の指が取り巻く方向に磁流（magnetic flow）が生じる。（札幌医大長峯隆教授より提供）

ければならない。すなわち，通常のセンサーは頭表に平行に置かれるので，尖頂樹状突起あるいは電流発生源が頭表面に対して法線（垂直）方向に向いたものは記録できなくて，接線（平行）方向に向いたものだけ記録できることになる。**図B-7**では，右図のような電流発生源は脳磁図として記録されるが，左図の場合は記録されないことになる。また，電場と磁場の相違を示すと**図B-8**のようである。この図の下段では電流双極子が法線方向に向いた場合を示しており，この場合は電場のみ記録されて，磁場は記録されない。上段は2つの電流双極子が相対して生じた場合で，電場の場合は同じ極性をもった2つの電場が重なり合って1つの電場を形成したように見える。一方磁場は，上記の右ねじの法則によって，細胞内電流の左側から磁流が出てきて反対側に流れ込むため，電流双極子の左右に2つの磁場が形成される。しかも，磁場はシャント効果（➡18頁参照）の影響を受けないために，2つの現象が分離して記録される。このことは脳波との大きな相違点であり，脳磁図を解釈する際に重要な要素となってくる。

2）ペースメーカー

α波のような律動波がどのような機序で生じるかについては，視床と大脳皮質の連絡を重視する説と，皮質自身に律動を生じる機序が存在するという説があったが，前者が有力である。皮質と視床の間に反響回路があると初めて唱えたのはBishop（1936）である（corticothalamic reverberating circuits）。Bremerは1938年，皮質へ投射する求心路を遮断して皮質を分離すると律動波が著明に減少することを認め，皮質神経細胞の自動律動（auto-rhythmicity）は重要でないと考えた。Adrianは1941年，視床の10～20 Hzの律動発射が除皮質によっても影響を受けないことから，律動の発生源は皮質にはないと唱えた。WatanabeとCreutzfeldtは1966年，皮質を限局性に分離すると，その皮質表面に強い電気刺激を与えない限り律動性活動はないことを示した。

それでは，視床のどの部分がペースメーカーとしての機能を有しているのであろうか。これについては，DempseyとMorison（1942）やJasper（1949）のように，正中および内板核などの視床網様系にペースメーカーがあるとする正中線ペースメーカー説と，Andersen一派（1962～）のように外側中継核を重視する説とがある。Andersenらは，バルビタールによって誘発される紡錘波が皮質と外側視床核との間で同期していること，正

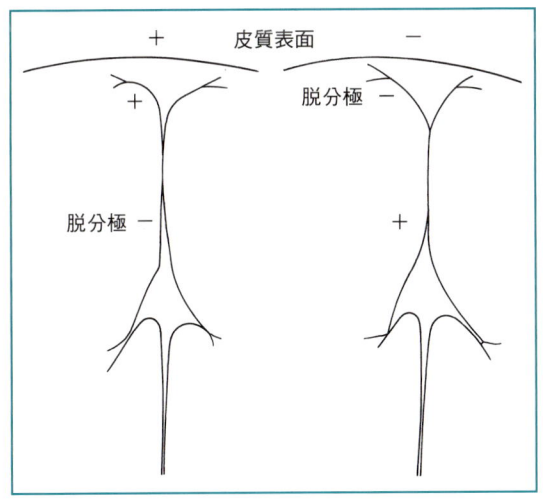

図B-6 皮質神経細胞の電位分布を示す模式図
尖頂樹状突起（apical dendrite）のどの層に興奮性シナプス後電位（脱分極）が生じるかによって，皮質表面の電位の極性が異なる。

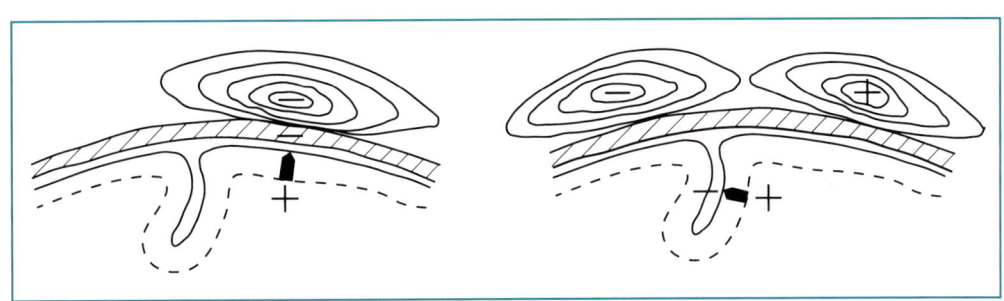

図B-7 皮質電流発生源（双極子）の方向と電場の分布の相違を示す模式図
いずれも，電流双極子の表層に脱分極が起こって，皮質表面に陰性電場が生じた場合を示す。

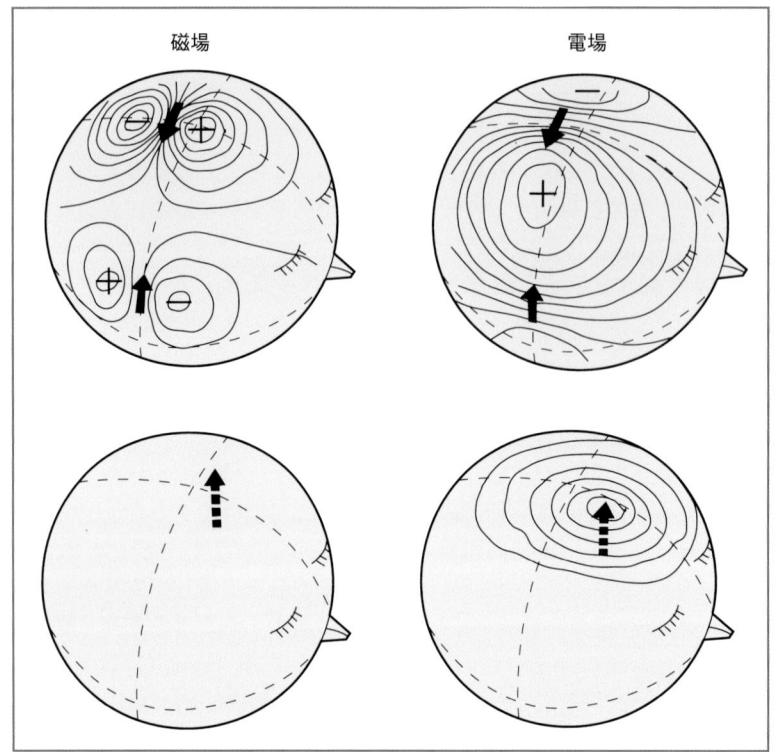

図 B-8　電流発生源（双極子）の方向と頭表面における脳電場と脳磁場の分布
矢印は細胞内電流の方向を示す。電場の＋と－はそれぞれ陽性，陰性電場を示し，磁場の＋と－はそれぞれ磁場が噴き出す方向と吸い込まれる方向を示す。
(Hari & Kaukoranta, 1985[8] より改変)

中・内板核を破壊しても紡錘波は変わらないが，外側中継核を破壊すると皮質律動が消失することを証明した。しかし実際には，すべての視床核が典型的な律動活動を生じうるものと考えられている。

視床神経細胞の律動形成については，その特異な興奮サイクルが重要視されている。まずAndersenらは，バルビタール麻酔下の動物に単発刺激を与えると，その視床神経細胞にEPSPに続いて持続80～120 msの大きな抑制性PSP（IPSP）が現われ，さらにそれに続いてEPSPとIPSPが反復出現することを認めた。そしてこのIPSPに続くEPSPをpost-inhibitory rebound（post-anodal exaltation）と呼んだ。すなわち，視床には単発の求心性発射から一連の反復発射を発生する機序が存在し，IPSPの持続によって定まる周波数（通常約10 Hz）の律動を皮質の対応する部分へ伝えるというわけである。

この説をさらに進展させて，AndersenとEccles（1962）は有名なrecurrent inhibitory mechanismを提唱した。それは，視床中継核の神経細胞軸索突起には反回副行路（recurrent collateral）があり，求心性インパルスによってその神経細胞に生じたEPSPとIPSPのサイクルを，その反回副行路のシナプス結合によって抑制性の介在ニューロンに伝え，その抑制性介在ニューロンが他の視床神経細胞を同期させ，最終的にはその結果皮質神経細胞をも同期させるというものである。しかしこれだけでは，1個の介在ニューロンがシナプス結合をする神経細胞群しか同期しないことになる。そこでもっと多数の神経細胞を同期させるために，Andersenはdistributor neuronの存在を提唱した。これがfacultative thalamic pacemaker theoryと呼ばれるもので，上記1個の介在ニューロンの律動がdistributor neuronによって他の介在ニューロンに伝えられるというものである（**図 B-9**）。すなわち，視床の各神経細胞群はそれぞれ固有のリズム活動を有していて，そのリ

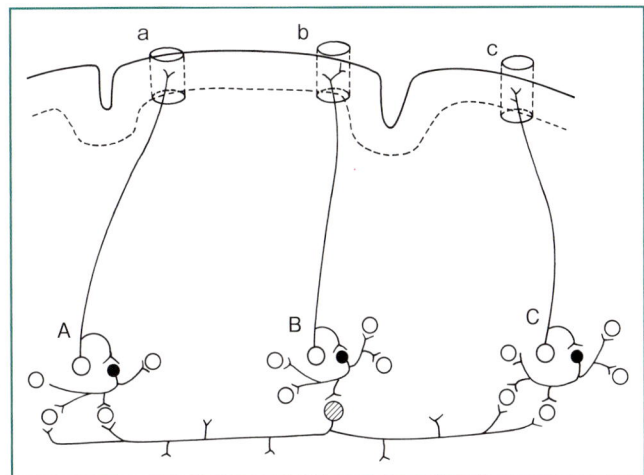

図 B-9　Andersen の facultative thalamic pacemaker theory を示す模式図

視床の神経細胞 B が求心性インパルスによって興奮し，その EPSP と IPSP のサイクルが反回副行路によって抑制性介在ニューロン(●)に伝えられ，それがさらに distributor neuron(◎)に伝えられて，視床の他の部分の神経細胞(A, C)を律動的に同期させ，その結果各々に対応する皮質神経細胞群(a, b, c)がすべて同期して律動を示す。

ズム活動の視床内における拡がりが distributor neuron を介して起こるというわけである。さらに求心性インパルスの周波数が，その神経細胞固有のリズムに近いときはそのリズム活動を助長するように働き，その結果皮質に同期化(synchronization)が生じること，また求心性インパルスの周波数が固有のリズムのそれより高いときは，そのリズムを壊すことになるので，皮質には脱同期化(desynchronization)が起こることを想定した。

脳磁図で記録される律動波のペースメーカーについても，脳波の場合と同様の考察が成り立つものと考えられる。

3　記録法の原理

1) 脳波

一般に頭皮上から脳電位を記録するには，頭皮上に 2 個の電極を置くか，あるいは頭皮上に 1 個，頭部外に 1 個の電極を置き，それぞれその 2 つの電極間の電位差を増幅器によって増幅して検出する。

a. 電極 electrode

脳波記録用の電極には皿電極，円盤電極，pad，針電極などがあるが，一般に前二者がよく用いられる。材質については銀・塩化銀電極が適当であるが，通常の脳波記録には他の電極でも支障はない。図 B-10 のように，2 個の電極(A, B)間の電位差(e)を増幅する。この回路を流れる電流 i は式(1)のように表わされる。いま増幅器の Grid 1 (G_1) と Grid 2 (G_2) の間にかかる電圧は式(2)のように表わされるので，これをできるだけ大きくするには電極抵抗 R_1 と R_2 を小さくしなければならないことがわかる。実際の記録では，電極と皮膚との接触抵抗を 5 kohm 以下にすることが望まれる。これは実際には 2 電極間の抵抗として測定することが多い。

(1)　$i = e/(r + R_1 + R_2 + Rin_1 + Rin_2)$

(2)　$i(Rin_1 + Rin_2) = \dfrac{e}{1 + \dfrac{r + R_1 + R_2}{Rin_1 + Rin_2}}$

なお，通常の電極のほかに特殊な電極として，側頭葉てんかんの焦点検出のために鼻咽頭電極や蝶形骨針電極を用いることがあり(➡314 頁)，また皮質表面からの記録には白金製硬膜下電極などが用いられる。

b. 脳波計 electroencephalograph

脳波計は増幅器(amplifier)と描記装置(writing system)からできている。実際には増幅過程は何段階かの増幅器を経て行われるが，単純化して示すと図 B-10 のようである。1934 年に Matthews が発明した push-pull 増幅器は，たとえば頭から遠く離れた電源から起こる交流アーチファクトのように，頭皮上の 2 点にとっては位相がほとんど等しいシグナル(in-phase signal)を拒絶し，脳波のように頭皮上の 2 点で位相が異なるシグナル(out-of-phase signal)を記録しやすいようにできており，体外からのアーチファクトの影響を受けにくくしたものである。すなわち，通常の脳波計では，図 B-10 で $R_1/Rin_1 = R_2/Rin_2$ の関係が保たれているとき，弁別比(discrimination ratio, in-

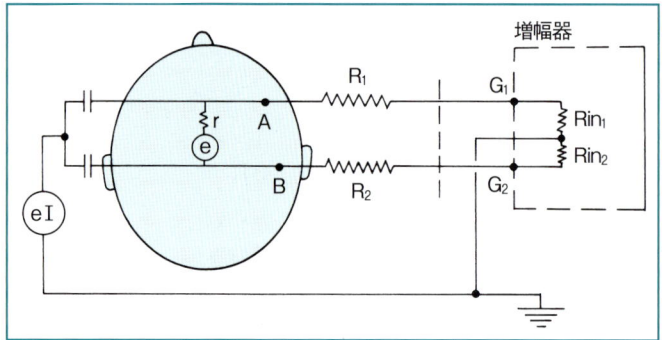

図 B-10 脳波増幅器の基本的原理を示す模式図
A, B：記録電極, R：電極抵抗, Rin：入力抵抗, e, r：頭蓋および脳を介した2電極間のそれぞれ電圧と抵抗, G：入力点すなわちGrid．

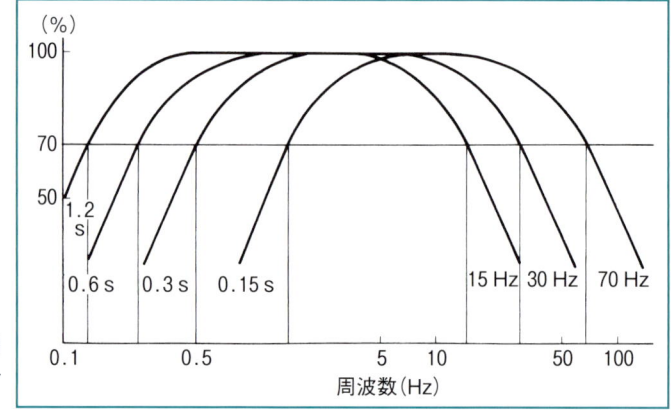

図 B-11 増幅器の周波数応答
低周波数帯域は時定数で，高周波数帯域は高周波フィルターで示してある．（Kiloh, McComas & Osselton, 1981[13] より転載）

phase rejection ratio），すなわち out-of-phase signal の gain と in-phase signal の gain の比が 80 dB（10,000）以上であればよい．この比が高いほどその増幅器の性能が良いことになる．そして，頭皮上の2点のうちどちらかの電極の装着の仕方が悪いと，$R_1/Rin_1 = R_2/Rin_2$ の関係がくずれ，その結果 push-pull のバランスがくずれて，アーチファクトが入りやすいことになる．

脳波計はどのような周波数の波でも増幅して記録できるというわけではない．一般に，10 Hz 付近の波を最も効率よく記録できるように設計してあり，極端に遅い波や速い波は記録しにくい．その特性は図 B-11 のような周波数応答（frequency response）によって表わされる．これは，10 Hz の波が100%記録できるとした場合に各周波数の波が何%記録されうるかを示したもので，少なくとも70.7%以上記録されないとその波形に歪みを生じる．この場合に，その遅い成分の増幅度を調節するのが時定数（time constant）である．時定数とは，その増幅器に入力した矩形波電位の振幅が37%まで減衰するに要する時間（秒）である．たとえば時定数0.3秒とは，いま100 μV の較正電圧を入力した場合に0.3秒かかって37 μV に減衰するという増幅器の状態である．したがって，時定数が長ければ図 B-11 の周波数応答の低周波数帯域すなわち左端の曲線が左方へ移動して徐波成分がより記録されやすくなるのに対して，時定数が短くなるとそれが右方へ移動して徐波成分がより記録されにくくなるので，低周波フィルター（low frequency filter）または high pass filter とも呼ばれる．一般的に脳波は時定数0.1または0.3秒で記録するが，脳腫瘍などのように局所性徐波を検出することが目的である場合は，必ず0.3秒にしなければならない．いま−3 dB まで記録可能な周波数下限帯域を F(Hz) で表わし，時定数を T(s) で表わすと，$F = 1/(2\pi T)$ という式が成り立つので，互いに換算することができる．反対に高周波数成分の増幅のされ方を調節するのが高周波フィルター（high frequency filter）または low pass filter であり，これは図 B-11 の右端の曲線を右方へ拡げたり，左方へ移動させて狭くしたりするものである．

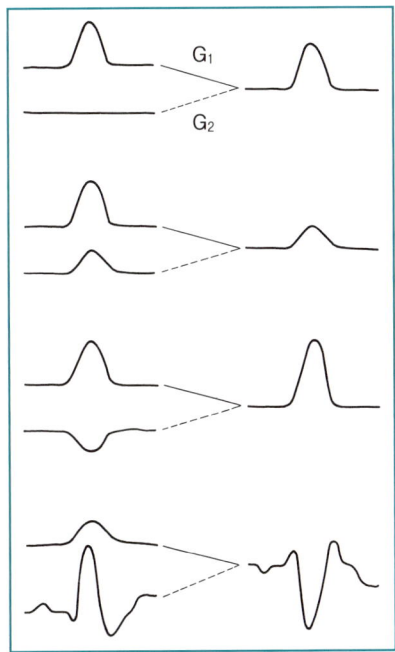

図 B-12　脳波計のペンの振れる方向を示す模式図
左側に G_1 と G_2 における電位の絶対値を，右側にそれぞれ G_1 と G_2 の間の電位差を示す．いずれも陰性を上向きに示す．

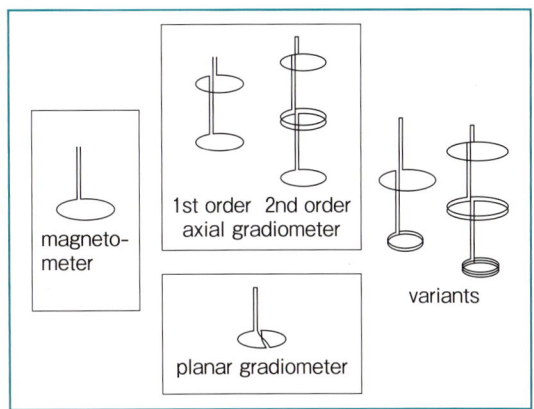

図 B-13　脳磁図記録装置に用いられるセンサーの模式図
magnetometer と gradiometer とがあり，さらに後者には axial 型と planar 型がある．planar gradiometer を用いた場合には，電流発生源の直上に単一の磁場が形成されるが，axial gradiometer では 2 つの磁場が形成される．（札幌医大長峯隆教授より提供）

なお，脳波計は国際的慣例上，G_1 に入る電位が G_2 に入る電位に比して相対的に陰性のとき，そのチャネルのペンが上向きに振れるようにできている．したがって，脳波計のペンが振れる方向は，G_1 に入力される電位と G_2 に入力される電位の差の相対的極性によって定まることを，常に念頭におかなくてはならない（図 B-12）．

c．デジタル脳波計 digital electroencephalograph

従来慣用されてきた脳波計は，脳電位の変化を連続的にアナログ信号として増幅するものであった．これに対して最近普及してきたデジタル脳波計は，脳電位を一定のサンプル間隔（サンプル周波数）でデジタル信号として記録し，光磁気ディスク等の大容量デジタル記憶媒体に保存するものである．デジタル脳波計はアナログ脳波計に比較して，①データの保存にスペースを要しないこと，②導出法，フィルター，感度および紙送り速度などを記録後に自由に変換できること，および③種々のデータ解析処理に供しやすい，といった大きな利点を有する．

具体的には，たとえばてんかんのモニターに際して発作が 1 回しかとらえられなかった場合を想定すると，それがデジタル脳波として記録してあれば，あとで種々の電極導出法に変換して判読することができる．またフィルターについても，実際の記録にあたっては周波数応答を広く設定しておき，記録後に任意のフィルターを適用して，目的とする周波数成分のデータを得ることが可能である．

2）脳磁図

脳磁場（脳磁図）の記録は SQUID（Superconducting QUantum Interference Device）という超伝導を利用した装置を用いて行う．すなわち，液体ヘリウムによって約 -270 ℃ の超低温に保った装置を用いて，磁気センサーで磁場を記録し，SQUID で電気信号に変換して，あとは脳波と同様にいろいろな処理を行うことが可能である．実際の記録にあたって最も大きな問題は，外界からの磁場の影響をいかにして少なくするかということである．すなわち，ヒトの脳から発生する磁場は一般の地球環境の磁場の 1 億ないし 10 億分の 1 といわれている．したがって，脳磁場を記録するには外界からの磁場を遮断するために非常に強固なシールドルームが必要となる．

磁場の記録に用いるセンサーには gradiometer と magnetometer があり，さらに前者には axial 型と planar 型の 2 種類がある（図 B-13）．axial

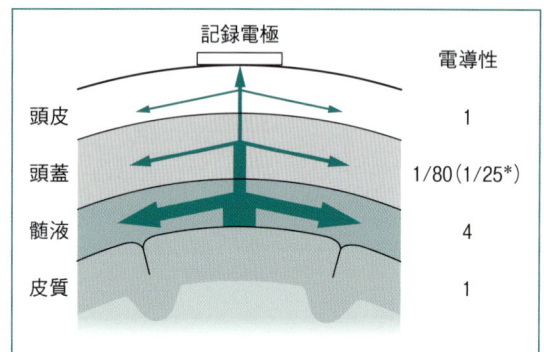

図 B-14　大脳皮質を覆う周辺組織の電導性の相違に基づくシャント効果を示す模式図

頭蓋骨の低電導性のために電位は減衰されるだけでなく，それと髄液の高電導性との関連のために頭皮上に広汎に拡がる（シャント効果）．脳磁場はこれらの影響を受けないといわれている．(Jayakar et al, 1991[11])より改変，＊は Lai et al, 2005[14])による)

表 B-1　脳波と脳磁図の比較

	脳波	脳磁図
記録電極	不可欠	不要
頭部固定	必ずしも必要でない	不可欠
シールド室	必ずしも必要でない	不可欠
頭蓋骨の影響	著明に減衰	なし
シャント効果	影響大	影響なし
電流発生源の検出		
法線方向	可能	不可
接線方向	可能	良好
浅層部	可能	良好
深部	ある程度可能	不利
記録可能な低周波帯域	0.005 Hz〜	0.1 Hz〜
機器の経費・維持費	比較的安価	非常に高価

型では磁場が噴き出してくる領域と吸い込まれていく領域にそれぞれ1つずつ磁場の頂点が記録されるのに対して（図 B-8），planar 型では電流発生源の直上に最大点をもつ磁場が1つ記録されるのみである．周波数応答も脳電位の場合と同じく自由に選択できるが，非常に緩徐な脳磁場現象に対しては雑音が混入しやすい．脳波と異なって，電極を装着して抵抗を落とす必要がなくなるが，そのかわり脳磁図では1回の記録中でもデュワー（dewar）と頭の位置が相対的に変わる可能性があるので，頭をできるだけ動かさないようにした状態で記録する必要が生じてくる．そこで通常よく行われる手段は，頭表面の3カ所に目印（head position indicator）を付け，求めた電流発生源をMR画像上に重畳する際に，それを基準として用いる方法である．

いま大脳皮質のごく限られた部位の神経細胞群が興奮しても，その結果生じるシナプス後電位の集合は頭皮上に広範に分布することは，よく知られている．これは脳を取り囲む種々の組織がもつ電導性の相違に基づくものと考えられている（シャント効果 shunt effect）．すなわち，脳のすぐ外側を覆っている髄液は脳の約4倍電気を通しやすいのに対して，その外側の頭蓋骨は約80分の1[11]，最近の報告では約25分の1[14]しか電気を通さないとされている（図 B-14）．その結果，大脳皮質で発生した電位は頭皮上では著しく減衰されるだけでなく，頭皮上に広く拡がってしまうこと

になる．さらにこの周辺構造の解剖学的関係はヒトによって，また頭の部位によって異なるので，頭皮上の電位は均一に分布するわけではなくて，著しく歪んだ形の分布を示すことになる．これに対して，脳磁場はシャント効果の影響をほとんど受けないといわれている．

脳波と比較した場合に脳磁図がもつ大きな利点は，脳磁図では電流発生源の推測を行いやすいことである．それは，脳電位の場合と異なり，脳磁場は髄液や頭蓋骨のような電導性の異なる構造の影響を受けにくく，シャント効果がほとんどないからである．なお，脳電図に比べて脳磁図のほうが脳深部の電流発生源をとらえやすいかのような誤解を受けがちであるが，実際にはその逆であり，深部の活動はむしろ脳電位のほうが検出しやすいといえる．それは，Biot-Savart の法則によると，脳磁場は電流発生源からの距離の2〜3乗に反比例して減衰するからである．なおこれに関して，脳電位は深部起源のものでも検出できるとはいっても，その発生源の推定は脳磁場よりも困難である．脳磁図と脳波の特徴の比較を表 B-1 に示す．

脳磁図が頭表面に接線方向の電流発生源に対して選択的に鋭敏であるという事実に基づいて，とくに中心溝周辺や側頭葉の機能局在の同定に有効である．すなわち，体性感覚誘発反応や運動関連脳磁場を記録することによって，中心前回および中心後回を同定し，側頭葉であれば聴覚誘発反応を記録して上側頭回を検出するといった具合である．図 B-15 には右頭頂葉の海綿状血管腫の症例

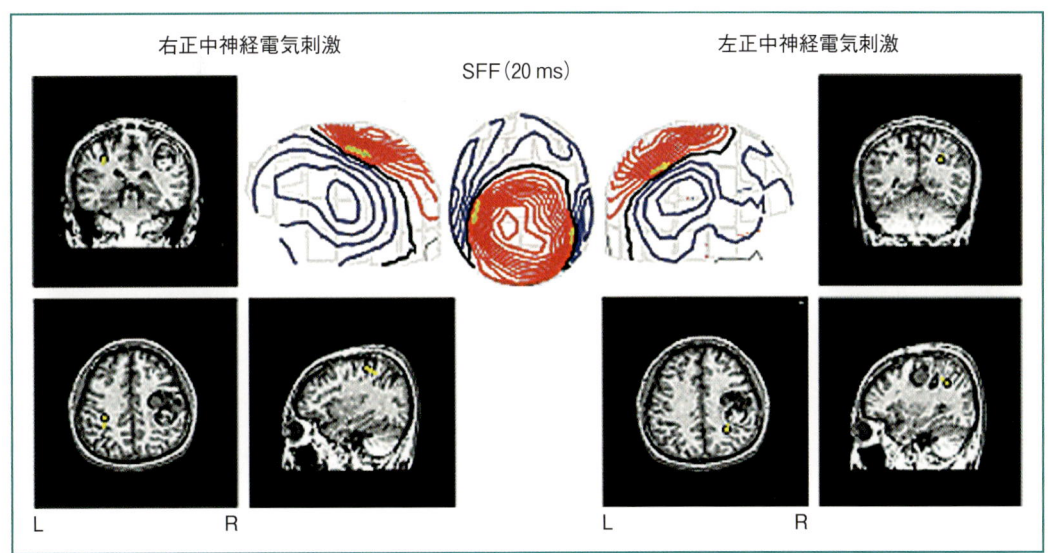

図 B-15 右頭頂葉の海綿状血管腫の症例において，体性感覚誘発脳磁図の早期皮質成分 N_{20m} の電流双極子から推測した一次体性感覚野手の領域
患側(右図)では，手の感覚領域が腫瘍のために後内方に圧排されている。(札幌医大長峯隆教授より提供)

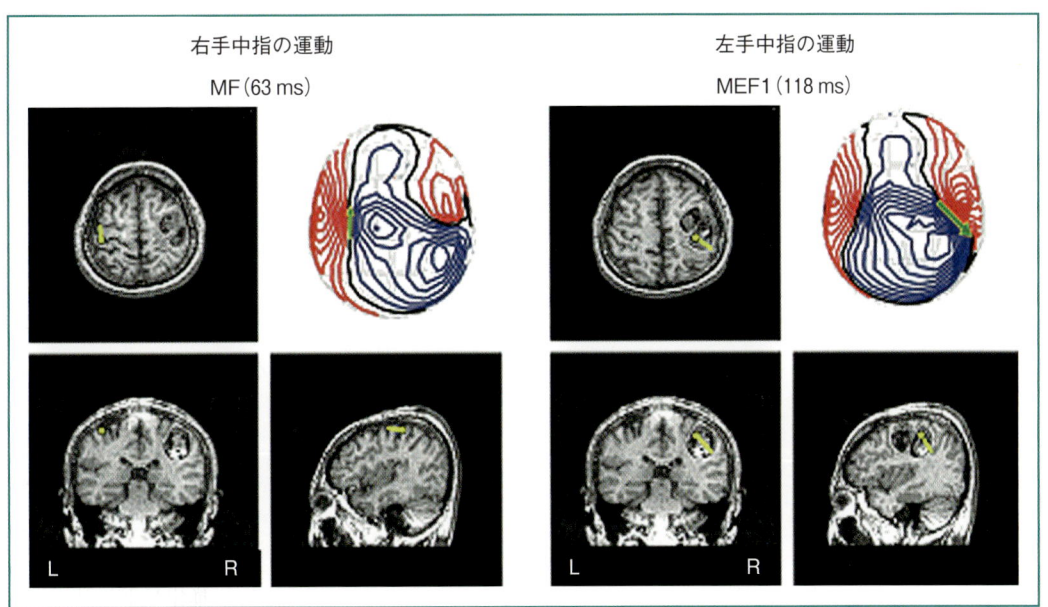

図 B-16 図 B-15 と同一症例において，手の中指の運動に伴って記録した脳磁図から求められた一次運動野手の領域の局在
患側(右図)では，手の領域が腫瘍の2つの塊の間に位置していることがわかる。(札幌医大長峯隆教授より提供)

で，正中神経を手首部で電気刺激して誘発脳磁場を記録し，その電流発生源を求めた例を示す。患側では手の一次体性感覚野が病変によって後内側に圧排されているのがわかる。また，同一症例で手指を動かしたとき，その運動に先行して現われる運動関連磁場から推定した一次運動野の中指の領域が，血管腫の2つの塊の間に位置していることがわかる(図 B-16)。

4 電流発生源の解析

脳電図でも，頭皮上に多数の電極を置いて記録

すると，その分布から計算してその発生源を比較的精確に求めることができる．ある電位の頭皮上分布からその発生源を求める過程は一般に逆問題と称されるが（**図 B-17** の左側），実際にはそれは困難であるので，その代わりに脳内のある部分に等価電流双極子（equivalent current dipole, ECD）を仮定し，それから計算によって求められる電位の頭皮上分布が実測値に最も近づくように ECD を定める（**図 B-17** の右側）．この計算に際して頭のモデルを設ける必要があるが，前述のように電位は髄液や頭蓋骨のように電導度が異なった構造に大きく影響されるため，頭皮上に広範に分布するばかりでなく，頭の形によって非常に歪んだ分布を示すので，その頭に一致したモデルの作成が大きな問題点となる．脳磁図の場合にも，上記と全く同様の方法を用いてその発生源を求めるわけであるが，脳磁場は皮質を覆う組織の影響をほとんど受けないので，計算が行いやすいわけである．とくに高次脳機能の場合にはその可能性が高いように，脳の複数の部分がほとんど同時に活動するような場合には，脳電位は頭皮上で重なり合って単一の大きな電場を形成するのに対し

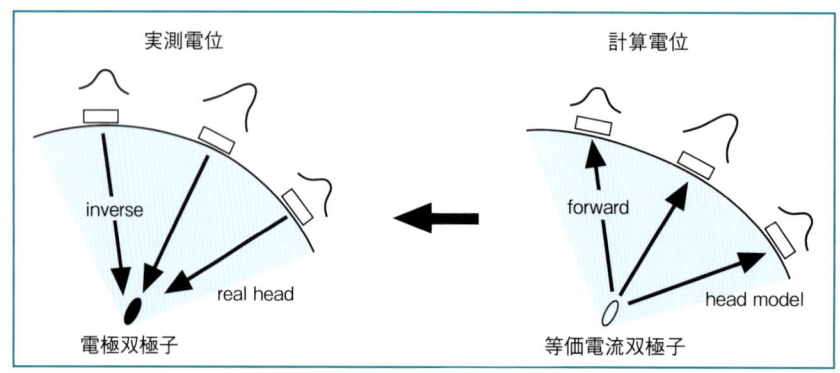

図 B-17 脳電位の頭皮上分布からその発生源を求める方法の模式図

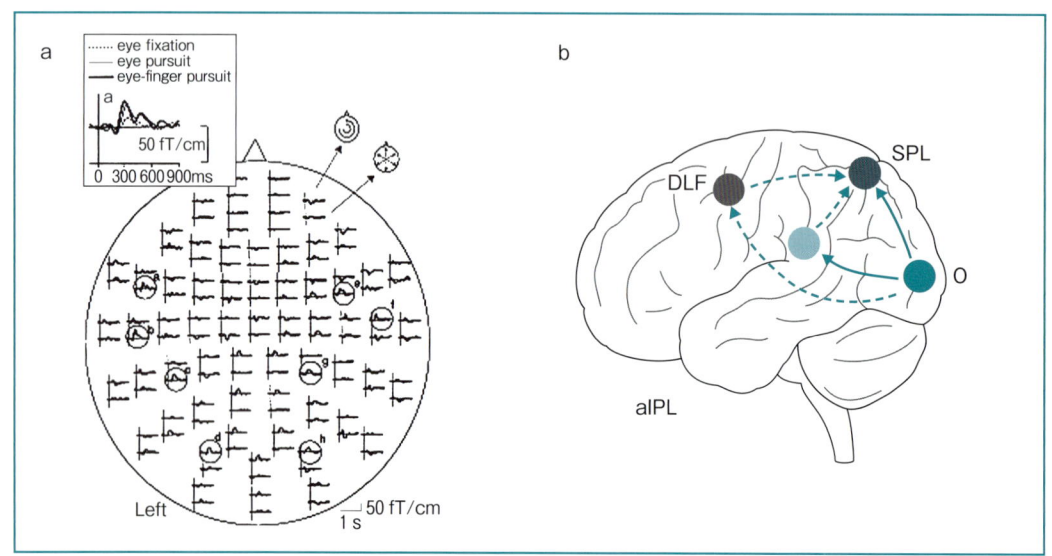

図 B-18 視標追跡課題を用いた脳磁図の記録（正常被検者）
(a) 動く視標が急に方向を変えた瞬間をトリガーとして，planar gradiometer によって同時記録した脳磁図を加算平均した波形．左右の半球に，それぞれ 4 部位で潜時の異なる頂点を認める．視標を目と指で追跡する課題（eye-finger pursuit，太い実線），目だけで追跡した課題（eye-pursuit，細い実線），および視標を固定した課題（eye fixation，点線）のデータを重畳表示してある．(b) 各頂点の分布と潜時から推測した脳活動の時間的推移を示す模式図．O：後頭葉，aIPL：前下頭頂葉，DLF：背外側前頭葉，SPL：上頭頂葉．(Nishitani, et al, 1999[17]) より改変）

て，脳磁場は複数の発生源を分離して検出しやすいといった特徴を有する(図 B-8，14 頁)。

　脳磁図の特徴は，時間的にも空間的にも優れた分解能をもっていることである。したがって多くの高次脳機能がそうであるように，複数の脳部位が次々と活動するような機能の検索に応用価値が高い[17,19]。そのような一例として，Nishitani ら(1999)は，正常者に動く視標を見せて眼および手でそれを追跡させ，視標が急峻に方向を変えた時点をトリガーとして脳磁図を加算平均することによって，脳の活動部位の経過を明らかにした(図 B-18)[17]。このような神経活動のネットワーク解析は，磁気共鳴機能画像(fMRI)(➡B-XIX 章「神経活動と脳機能イメージング」，302 頁参照)を用いた脳機能イメージングとともに，ヒトを対象とした高次脳機能の研究に盛んに用いられている。

文献

1) American Electroencephalographic Society. Guidelines in Electroencephalography, Evoked Potentials, and Polysomnography. J Clin Neurophysiol 1994；11：1-147.
2) Berger H. Über das Elektrenkephalogramm des Menschen. Arch Psychiatri 1929；87：527-570.
3) Cohen D. Magnetoencephalography：Evidence of magnetic fields produced by alpha-rhythm currents. Science 1968；161：784-786.
4) Cooper R, Osselton JW, Shaw, JC. EEG Technology, 3rd ed, Butterworths, London, 1980.
5) Daly DD, Pedley TA (eds). Current Practice of Clinical Electroencephalography, 2nd ed, Raven Press, New York, 1990.
6) Deuschl G, Eisen A (eds). Recommendations for the Practice of Clinical Neurophysiology：Guidelines of the International Federation of Clinical Neurophysiology, as Supplement 52 to Electroencephalography and Clinical Neurophysiology (2nd ed), Section 1. EEG (Technical standards and glossary), Elsevier, Amsterdam, 1999. pp 3-41.
7) Hamalainen M, Hari R, Ilmoniemi RJ, Knuutila J, Lounasmaa OV. Magnetoencephalography－Theory, instrumentation, and applications to noninvasive studies of the working human brain. Rev Mod Phys 1993；65：413-497.
8) Hari R, Kaukoranta E. Neuromagnetic studies of somatosensory system：principles and examples. Prog Neurobiol 1985；24：233-256.
9) Ikeda A, Nagamine T, Yarita M, Terada K, Kimura J, Shibasaki H. Reappraisal of the effect of electrode property on recording slow potentials. Electroencephalogr Clin Neurophysiol 1998；107：59-63.
10) Ioannides AA. Magnetoencephalography as a research tool in neuroscience：state of the art. Neuroscientist 2006；12：524-544.
11) Jayakar P, Duchowny M, Resnick TJ, Alvarez LA. Localization of seizure foci：pitfalls and caveats. J Clin Neurophysiol 1991；8：414-431.
12) Karbowski K. Hans Berger (1873-1941). J Neurol 2002；249：1130-1131.
13) Kiloh LG, McComas AJ, Osselton JW. Clinical Electroencephalography, 4th ed, Butterworth, London, 1981.
14) Lai Y, van Drongelen W, Ding L, Hecox KE, Towle VL, Frim DM, et al. Estimation of in vivo human brain-to-skull conductivity ratio from simultaneous extra- and intra-cranial electrical potential recordings. Clin Neurophysiol 2005；116：456-465.
15) Lücking CH (ed). Hans Berger：Über das Elektrenkephalogramm des Menschen, Die vierzehn Originalarbeiten von 1929-1938. Deutsche Gesellschaft für Klinische Neurophysiologie, 2004.
16) Mäkelä JP, Forss N, Jääskeläinen J, Kirveskari E, Korvenoja A, Paetau R. Magnetoencephalography in neurosurgery. Neurosurgery 2006；59：493-510.
17) Nishitani N, Uutela K, Shibasaki H, Hari R. Cortical visuomotor integration during eye pursuit and eye-finger pursuit. J Neurosci 1999；19：2647-2657.

18) 大熊輝雄. 臨床脳波学, 第5版, 医学書院, 東京, 1999.
19) Salmelin R, Hari R, Lounasmaa OV, Sams M. Dynamics of brain activation during picture naming. Nature 1994；368：463-465.
20) Salmelin R, Hari R. Characterization of spontaneous MEG rhythms in healthy adults. Electroencephalogr Clin Neurophysiol 1994；91：237-248.
21) Shibasaki H, Ikeda A, Nagamine T. Use of magnetoencephalography in the presurgical evaluation of epilepsy patients. Clin Neurophysiol 2007；118：1438-1448.
22) Shindo K, Ikeda A, Musha T, Terada K, Fukuyama H, Taki W, et al. Clinical usefulness of the dipole tracing method for localizing interictal spikes in partial epilepsy. Epilepsia 1998；39：371-379.
23) Srinivasan R, Winter WR, Nunez PL. Source analysis of EEG oscillations using high-resolution EEG and MEG. Prog Brain Res 2006；159：29-42.

II 臨床脳波の記録と判読

1 記録法

1) 被検者に関する情報で記録前に得ておいたほうがよいもの

　脳波を記録しようとするときは，まず被検者の氏名，年齢，脳波番号，記録日時，最終食事の時刻，服用中の薬剤，自然脳波（spontaneous EEG）か否か（たとえば，その脳波のために断眠したり薬剤を内服させれば自然脳波ではない），意識状態または覚醒度，頭皮または頭蓋の異常（外傷や手術による骨欠損など），てんかん発作後の状態（post-ictal state）でないかどうか，そしてその被検者の臨床診断とその脳波検査の目的を，あらかじめ十分に理解し，記載しておくことが望まれる。最終食事の時刻が必要な理由は，もし空腹時に記録されれば，過呼吸による徐波化の回復が1分以上遅延しても生理的でありうるからである。服薬中の薬剤は，当然のことながら脳波に影響を与える可能性があるので，知っておかなくてはならない。薬剤の種類によって比較的特有の所見が現われ，たとえば睡眠薬や抗けいれん剤などでは一般に徐波が混入しやすいが，とくにバルビタールやジアゼパムなどでは低振幅速波が大量に出現する。また同様に，薬剤誘発睡眠脳波や断眠後の脳波，すなわち自然脳波でない場合には，背景脳波に徐波が混入してくる。

　意識状態や覚醒度は，判読時に脳波所見から判

10の脳波を読むよりも1つの脳波を記録したほうが勉強になる！

　脳波の記録は検査技師の仕事であって判読は判読医の仕事と思い込んでいる人がもしいるとしたら，それは大間違いである。自分で実際に脳波を記録したことがない判読医が脳波を判読するとしたら，おそらくその脳波の理解は非常に限られたものになるであろう。一方，脳波の判読を試みたことがない検査技師がいるとしたら，その技師が記録した脳波は決して満足できるものではないはずである。脳波はアーチファクトとの闘いであるといっても過言ではない。それほど脳波の判読にあたってアーチファクトの検出と確認は大切であるが，これは自分で脳波を記録してみて初めて実際に確認でき，判読に際して自信をもって同定できるものである。ただし，ここで脳波の記録といっても，検査技師に電極を付けてもらったあとでただ脳波計を操作するのではなく，電極設置部位の計測から電極の取り付け，導出法と周波数応答の設定まですべて自分で行わなくては意味がない。逆に，検査技師が判読会に参加する習慣をつけると，判読医がどのような脳波記録を求めているか，どのような点に注目して判読しているかなどが明らかになるので，直ちに実際の記録に還元される。そしてこのことは結局時間の節約になり，ひいては臨床で最も大事な患者の利益につながるものである。

断されるべきものではなくて，記録に際して記載しておかなくてはならない．その理由は，たとえ昏睡状態であっても，いわゆるα昏睡のように脳波ではα周波数の律動がみられることがあるからである．もちろんその場合には，その律動の頭皮上分布の相違や反応性の欠如などから異常であることは推定できるが，それは勧められる方法ではない．また逆に，脳波に大量の徐波がみられて一見意識障害があることが推測されても，実際にはその患者の意識は全く清明であることもある．

頭蓋骨に部分的欠損があると，ちょうどその直上に置いた電極から記録される電位は見かけ上非常に高振幅となり，左右差や局在性異常と誤って判読されることになるので，記録時に記載しておかなくてはならない．とくに頭蓋骨欠損が手術操作に基づく場合には，高振幅の速波や鋭波がその部分に限局して出現し，突発性異常の様相を呈することがあり，breach rhythm と呼ばれる．

てんかん発作，とくに全身けいれん発作の直後から約1週間は，その影響を受けて背景脳波に徐波がみられるので，てんかんの患者では発作の有無をあらかじめチェックしたほうがよい．

その脳波をなぜ記録するかという検査目的を知ったうえで記録にのぞむことは極めて重要である．たとえば，脳腫瘍のように局在性徐波を検出しようとする場合には，時定数を十分に長くする必要がある．またてんかん患者では，もし通常の覚醒時の脳波に突発性異常が認められない場合には，軽眠期まで含めて記録したほうがよい．さらにてんかん患者では，閃光刺激や過呼吸によって棘波などの突発性異常のみでなく，発作そのものが惹起される可能性があるので，その可能性を念頭において記録にあたるべきである．

2) 電極配置法 electrode placement

一般に用いられているのは国際10-20法（International 10-20 System）で，これは1958年に国際脳波学会から推奨されたものである（**図B-19**）．この測定法は，まず眉間（nasion）と外後頭隆起（inion）を結ぶ線上の中間点，および両側の耳介前点を結ぶ線上の中間点から，頭蓋頂（vertex，C_z）を定める．そしてそのC_zを通る正中線上で，眉間・後頭隆起間の距離を10, 20, 20, 20, 20,

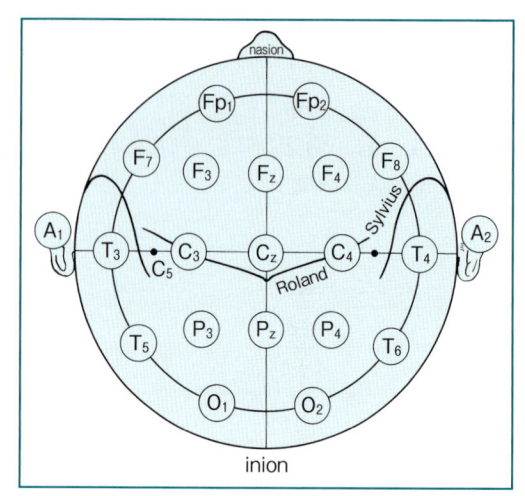

図B-19 国際10-20電極配置法
計測の仕方については本文参照．Fp_zとO_zは計測時には必要であるが，実際には電極を置かないことが多いので，図には示してない．

10%に分割し，各分割点を前からFp_z, F_z, C_z, P_z, O_zとする．そして，C_zを通る左右方向の線上でも同様にして，左から右へT_3, C_3, C_z, C_4, T_4を定める．次に，Fp_z, T_3, O_zを通る半円弧を同じく10, 20, 20, 20, 20, 10%に分割し，前から後ろへFp_1, F_7, T_3, T_5, O_1とし，右も同じくFp_2, F_8, T_4, T_6, O_2を定める．最後に，残ったF_3, F_4, P_3およびP_4はそれぞれ中間点を測定して求める．そしてさらに詳細な頭皮上分布が必要な場合には，それらの中間点にも電極を補充することが可能である．

この電極配置法の特徴は，頭蓋の大きさに関係なく脳のほぼ一定部位に相当して電極を配置できること，隣接する各電極間の距離をほぼ等しくできること，および頭蓋のほぼ全領域を覆えることであって，通常の脳波検査には理想的と考えられる．

なお，接地電極（ground electrode）は頭皮上のどこに置いてもよいが，後述（→37頁）のようにground projectionによるアーチファクトを検出しやすくする目的で，瞬目運動を最も検出しやすい前頭部に置くことが多い．

3) 導出法 derivation, montage

通常の脳波検査に理想的な導出法は，①左右対称性であること，②単純であること，③頭部の全領域を覆っていること，④各導出の電極間距離が

等しいこと，の4条件を満たすものといえる[3,8,12]。実際に頭皮上で脳波活動を記録する電極を探査電極(exploring electrode)または活性電極(active electrode)といい，それに対して基準となる電極を基準電極(reference electrode)と呼ぶ。

脳波計の Grid 1(G_1) には常に探査電極をつなぐが，Grid 2(G_2) として上記の2種類の電極のうちどちらをつなぐかによって，導出法は共通基準導出(common reference derivation)(以下，基準電極と呼ぶ)と双極導出(bipolar derivation)とに分けられる。各々の特徴は表 B-2 に示すとおりであるが，実際にはたとえば耳朶につけた基準電極は脳電位を多少なりとも記録するので，真の意味の基準電極とはなり得ない。このように本来基準電極であるべき電極が，脳電位を記録することを基準電極の活性化(activation of the reference electrode)という。基準導出のことを単極導出

表 B-2 共通基準導出と双極導出

	共通基準導出	双極導出
Grid 1→Grid 2	探査電極→基準電極	探査電極→探査電極
焦点の決定法	相対的振幅	位相逆転
検出しやすい異常	汎発性異常 非対称	局所性異常

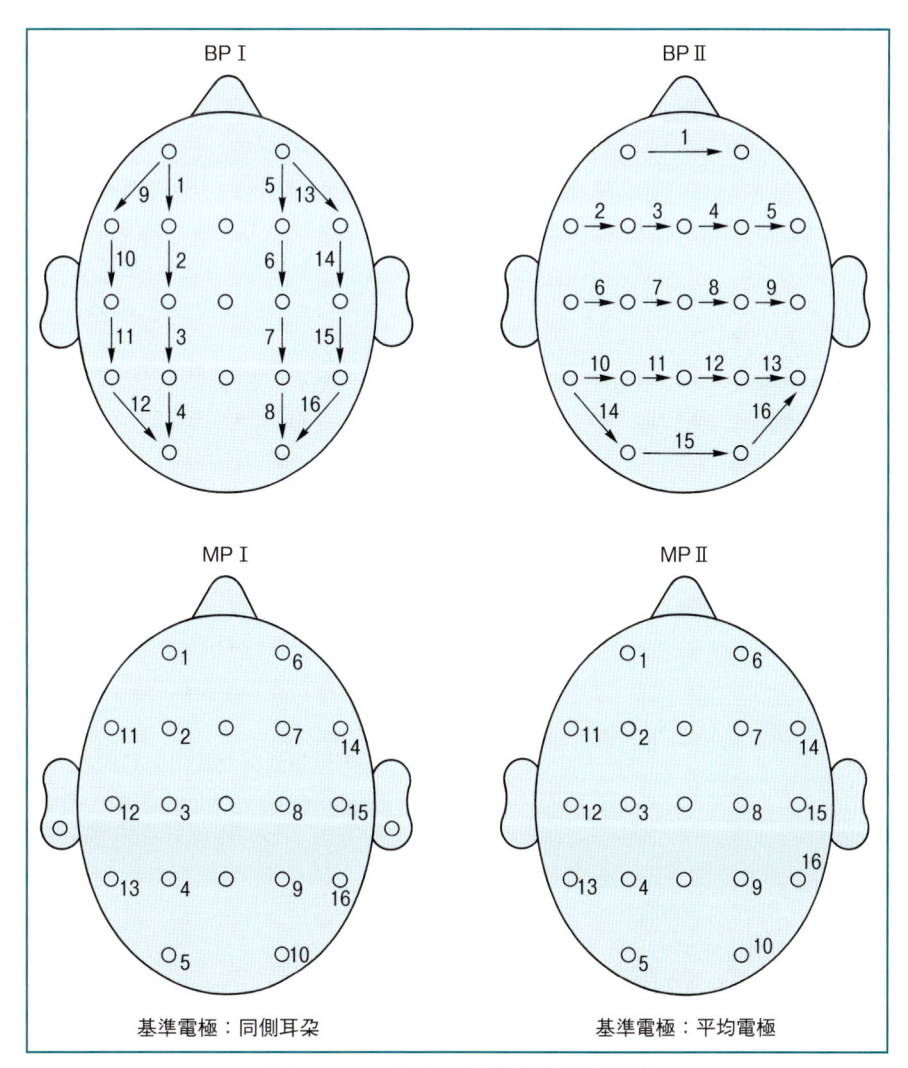

図 B-20 16チャネル脳波計用導出法の例
BP：双極導出，MP：基準(いわゆる単極)導出，図中の数字はチャネル番号を示す。

（monopolar derivation）と通称されるが，耳朶を基準にした通常の脳波は真の意味での単極導出ではないので，「いわゆる単極導出」と称したほうが適切であろう．

基準電極としては，探査電極に対して同側の耳朶が多く用いられるが，平均基準電極（average reference electrode）も用いられる．これは頭皮上に置いたすべての電極を，それぞれ高い抵抗を通して一点に結び，その電位の平均値をとって基準とするものである．耳朶を基準にした場合には側頭部まで波及したα波や側頭部の局在性異常波によって活性化されやすいのに対して，平均基準電極の場合は少数の電極で記録された大きな電位や，多数の電極で記録された電位によって活性化されることになる．

16チャネル脳波計を例にとって，実際の導出法を図B-20に示す．電極部位の名称は，英語で表わした各部位の名称の頭文字で呼ぶ．そして左半球は奇数で，右半球は偶数で表わす．種々の目的で導出法を表示するときは，慣例上，前後方向の配列では前方の電極を先に，左右方向の配列では左側の電極を先に示す．これに関連して，双極導出においては，左右方向では左の電極を G_1 に，右の電極を G_2 に入力し，前後方向では前方の電極を G_1 に，後方の電極を G_2 に入力するのが普通である．そして表示するときは，たとえば F_7-F_3，F_3-C_3 のように表わす．

前後方向の導出の場合，脳波記録用紙上で上から順に左右の導出を交互に描記させる場合もあるが，図B-20のように，左半球と右半球の導出をある程度まとめて描記させたほうがより合理的と思われる．とくに16チャネルのような多チャネル脳波計の場合，そのほうが判読者の目の疲れを防げるし，また双極導出における位相逆転の判読が容易である．

4）賦活 activation

賦活とは，普通の安静時脳波（resting EEG）で異常が出ない場合に，何らかの刺激または内外環境の変化によって異常波を誘発しようとする試みである．その種類には，閃光刺激（intermittent photic stimulation），過呼吸（hyperventilation），音刺激，痛覚刺激，断眠（sleep deprivation），自然睡眠，誘発睡眠などがある．それらの目的と，

表B-3　賦活法の目的と観察事項

閃光刺激
1. 背景脳波の反応性
2. 光誘発反応または駆動波（driving）
3. 反応の非対称
4. 突発性異常波の増強または誘発
5. てんかん発作の誘発
6. 光ミオクローヌス反応（光けいれん反応との鑑別）

過呼吸
1. 背景脳波の反応（徐波化）
2. 非対称や局所性徐波の増強または誘発
3. 突発性異常波の増強または誘発
4. てんかん発作の誘発
5. 過呼吸終了後における反応の持続

音刺激
1. 背景脳波の反応
2. 覚醒
3. K complex やその他の覚醒波形とその非対称
4. 突発性異常波の増強または誘発

睡眠
1. V波や紡錘波の出現様式と非対称または非同期性
2. 突発性異常波の増強または誘発

各賦活法について記録または判読時に観察すべき項目を表B-3に示す．閃光刺激でも過呼吸でも，それによって明らかな突発性異常波やてんかん発作が誘発された場合には，賦活をそれ以上続けないで直ちにその賦活を中止することが患者のために重要である．

閃光刺激の刺激頻度は，2 Hzおよび3 Hzの低頻度刺激から始め，10，12，15，20 Hzなどを用いる．各周波数とも，はじめ閉眼状態で約4秒，そして途中で開眼させて約4秒刺激し，再び閉眼して約4秒刺激して終わる．そしてさらに約4秒以上たってから次の周波数に進む．低周波数刺激では，各刺激に対して後頭部から誘発反応が認められ，高周波数刺激では光駆動波（photic driving）がみられるが，それらの反応は通常の脳波上では常に識別できるとは限らない．光駆動波には，与えた刺激周波数と同じ周波数の基本的駆動波（fundamental driving）が最も普通であるが，その2分の1の周波数のsubharmonic drivingもあり，さらに刺激周波数の2倍の周波数のsecond harmonic drivingや，3倍の周波数のthird harmonic drivingなどもみられる．

過呼吸は一般に3分間続ける．通常成人では軽度の徐波化が起こり，小児では著明な徐波化が起こるが，終了後1分以内で元に復する．しかし，空腹時すなわち低血糖時に過呼吸を行うと，健常

者であっても徐波化が非常に著明となり，しかも終了後1分たっても元に戻らないことがあるので，注意を要する．テタニーを呈するような低カルシウム血症の場合にも，過呼吸によってこのような過剰な徐波化が現われる．それは，過呼吸によって血中炭酸ガスとともにカルシウム濃度も低下するからである．また，血中の炭酸ガス濃度が低下すると脳への血流が低下するので，虚血に敏感な脳疾患，たとえば動脈閉塞性疾患などでは注意を要する．とくにもやもや病では過呼吸による徐波化が極めて顕著に現われることはよく知られている．しかし，脳腫瘍などでは過呼吸によって脳血流が低下する結果，かえって頭蓋内圧が低下するので，そのような場合には過呼吸自体は禁忌とはならない．

5) 較正 calibration

較正はどの脳波でも記録の前後に必ず行わなければならない．一般に $50\mu V$ が $5\,mm$ のペンの振れとなるように矩形波電圧を記録する．記録に際しても判読に際しても，較正に際しては次の7項目に注意する．

それは，①基線(baseline)が安定しており，しかも各チャネル間で等間隔になっているかどうか，②ペンの配列(pen alignment)が縦方向に揃っているかどうか，③感度(sensitivity)，④時定数(time constant)，⑤高周波フィルター(high frequency filter)，⑥ペンの慣性(pen inertia, damping)，⑦記録紙送り速度(paper speed)である．

ここでペンの慣性とは，ペンと記録用紙との摩擦によって生じる圧力を指し，これが大き過ぎるとペンの振れが平滑でなくなり，その結果本来鋭い波が見かけ上鈍く記録されることになる(overdamping)．反対に慣性が小さ過ぎるとペンが振れ過ぎるため，波の頂点が見かけ上鋭く記録されることになる(underdamping)．いずれにしても，感度，時定数，高周波フィルター，ペンの慣性については，それぞれ各チャネル間で差異がないことを確認することが重要である．

2 判読法

1) 被検者に関する情報で判読前に知っておいたほうがよいものと必要でないもの

ある脳波を判読するのに必要な情報は，上記の記録前のそれとほぼ同じであるが，被検者氏名と臨床診断およびその脳波検査の目的は，むしろ知らないほうがよい．その理由は，もし患者氏名やその臨床診断をあらかじめ知っておれば，判読に際して偏見が入るからである．むしろそのような情報なしで判読して，異常所見をすべて把握した後で臨床診断と照合するのが理想的判読法といえる．そして，判読結果と臨床データとがくい違うような場合には，後でもう一度その脳波を見直して確認するのがよい．

そのほかの情報，たとえば年齢，最終食事の時刻，服薬中の薬剤，自然脳波であるか否か，意識状態，および頭蓋骨の部分的欠損の有無は，前述の理由で判読の前に知っておいたほうがよい．

2) 波の種類

脳波上何らかの一過性かつ単一の電位変化があれば，すべてそれを波(wave)という．波はその周波数(frequency)または周期(period，持続のこと)によって，β 波($14\sim30\,Hz$)，α 波($8\sim13\,Hz$)，θ 波($4\sim7\,Hz$)，および δ 波($0.5\sim3\,Hz$)の4種類に分けられる．β 波を速波(fast wave)，θ 波と δ 波を徐波(slow wave)と呼ぶ．

3) 基本的用語

活動(activity)：1個の波または波の連続．

律動，リズム(rhythm)：ある一定の周期をもった波によってできる活動．

複合(complex)：2つ以上の波の連続で，背景脳波から明瞭に区別され，しかも特徴的な形を示すか，あるいはある程度一定の形で繰り返して起こるもの．

背景活動，背景脳波(background activity)：正常または異常な波形がその中に現われ，そしてそのような波形がそれから引き立つような，背景(setting)となる脳波活動をいう．言い換えると，背景脳波とは多少とも全汎的かつ持続的な活動で，突発性の活動や局在性の活動に対して，すべ

ての基礎となる脳波活動をいう。

後頭部優位律動(posterior dominant rhythm)：振幅が後頭部または頭頂部で最大の脳波成分の中で，時間的に最も優位な律動を指す。成人では普通α律動である。基礎律動(basic rhythm)と同じ。

その他の重要な用語については，1999年に国際臨床神経生理学会連合(IFCN)から出版されたガイドラインの用語集[3]，または日本脳波・筋電図学会の用語集[10]に則るのがよい。

4) 判読の手順

脳波の判読を一定の手順に従って行うと，漠然と判読する場合に較べて効率が高く，しかも見落としを防ぐことができる。もちろんその手順は判読医によって異なる面が多いが，その一例を次にあげる。①背景活動(背景脳波)(上記参照)に注目し，とくに後頭部優位律動の有無と，あればその周波数，振幅，organization(ほぼ律動性と同義)，それらの非対称，および外界から与えた刺激や被検者自身の注意に対する反応性を検索する。次に，②非突発性異常として，速波の非対称の有無，徐波(θ波，δ波)の有無とあればその分

表 B-4 背景脳波の自動判読に用いる脳波項目別評価と，図 B-21 に示した脳波の判読結果

	項目	脳波判読医		自動判読		脳波判読医の報告
		判定	スコア	判定	スコア	
	後頭部優位律動					Moderately abnormal waking and drowsy record because of 1) suppression of dominant rhythm and rhythmic fast activity on the left, 2) continuous slow waves diffusely, more on the left, and 3) episodic runs of high amplitude rhythmic delta waves on the left hemisphere.
1	有無	あり	0	Yes	0	
2	Organization	軽度不良	1	0.9	1	
3	非対称[ ]	2	3	1.8	3	
4	周波数[Hz]	10.5		10.5		
5	非対称[Hz]	0.8	1	1.2	2	
6	振幅[μV]	40		24.4		
7	非対称[%]	90	3	48.6	0	
8	波及[μV]	C, MT	0	5.3	0	
	β波					
9	振幅[μV]	15	0	11.7	0	
10	非対称[%]	90	3	33.9	0	自動判読の結果
	θ波					Moderately abnormal waking and drowsy record because of 1) poorly organized background activity, 2) marked asymmetry of dominant rhythm organization, poor on the left, 3) asymmetry of dominant rhythm frequency, slower on the left, 4) occasional θ waves on the left, and 5) intermittent δ waves more on the left hemisphere. [Remarks] waking and drowsy record
11	持続[%]	20	2	3.5	1	
12	電極	T_4, T_6 以外すべて		F_3, C_3, P_3		
	δ波					
13	持続[%]	50	3	11.9	2	
14	電極	O_2, T_4, T_6 以外すべて		$F_3, F_7, C_3, P_3, O_1, T_3, T_5$		
	非優位α律動					
15	持続[%]	0	0	2.5	0	
16	電極					

スコアの0は異常なし，1は軽度，2は中等度，3は高度異常を表わす。(方法の詳細については文献5, 6を参照)

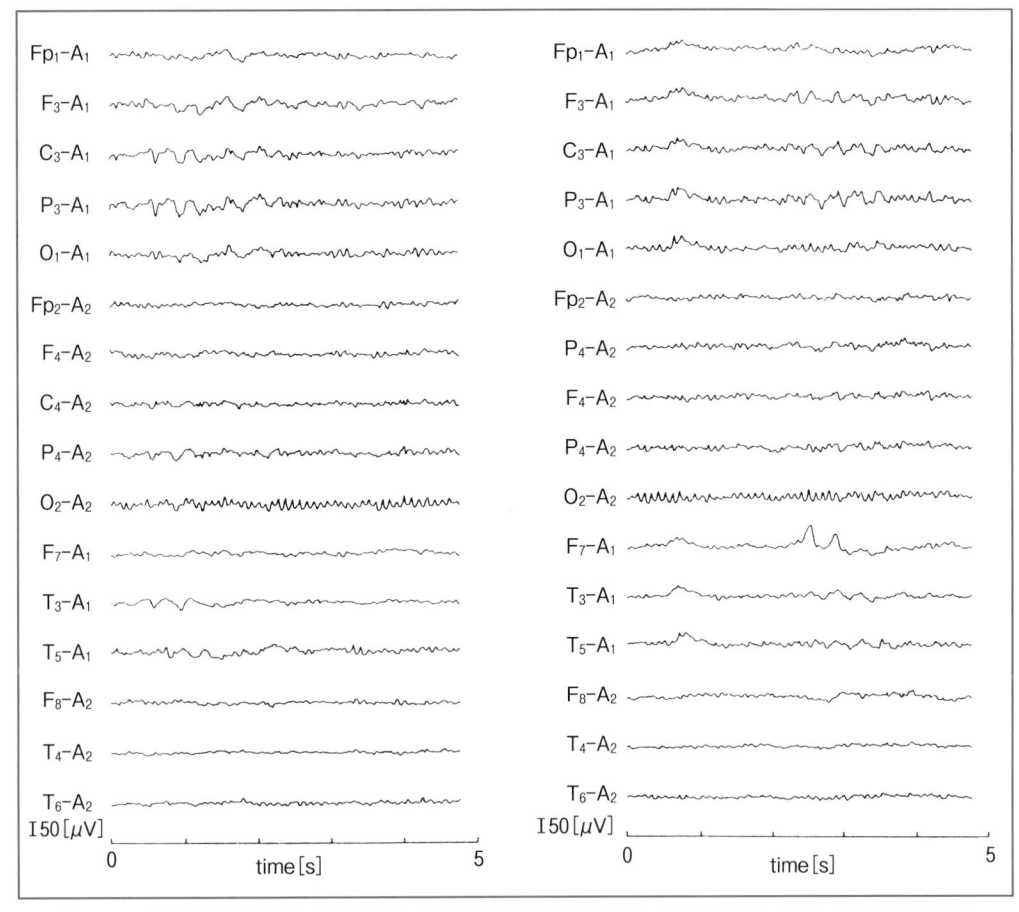

図 B-21 脳波自動判読法による結果と判読者の視察による結果との対比（表 B-4）のために用いた脳波
55歳の患者から記録した5秒間の脳波2分節。

布，および③突発性異常（棘波，鋭波，棘徐波バーストなど）の有無とあればその分布，④光刺激や過呼吸などの賦活に対する反応および異常波の誘発，の順で判読していく（**表 B-4**）。

5）脳波の自動判読

脳波の判読に際しては，次の項目で述べるように，時間的要素と空間的要素の複雑な関連を考慮に入れなければならないので，各判読者の職人芸的な能力に頼る面が多かった。そこで佐賀大学工学系研究科の中村政俊教授と筆者らは，成人の閉眼時覚醒脳波を定量的に解析して，記録終了直後に判読結果が文章で得られるような脳波自動判読システムを作成した[1, 2, 5-7, 11, 16]。これにはまず表B-4に示すように，脳波判読者の判読手順に則って各判読項目を定量的に表現し，各項目の評価点に異なった重みを付けて総合評価点を求めるものである。その一例を**図 B-21** と**表 B-4** に示す。さらに artificial neural network を用いて，脳波判読者の判読手段を学習させることにより，特定の判読者の判読結果に近い結果を得ることに成功した。最近は，種々のアーチファクトの検出や覚醒レベルの判定，さらに突発性異常波の自動検出も含められており，将来の臨床応用だけでなく判読法の学習手段としても応用できるものと期待される。ただし，このような自動判読法で得られた結果は，あくまでも医師による脳波判読の補助手段であって，決してそれだけで診断に結びつくものではないことを忘れてはならない。

6）時間的要素と空間的要素

前述のように，脳波は大脳皮質の多数の神経細胞のシナプス後電位すなわち局所電場電位の総和であるから，刻々と変化していくものであり，一

時もじっとしていない。しかし，いまある瞬間をとれば，その瞬間の電位の空間的局在および分布を描くことができる。とくにその分布は左右と前後方向の二次元で表わされるものであるが，その波形や分布，反応性などに基づいて脳表からの深さも大体見当はつけられる。ただここで深さといっても，通常脳波の場合，深部構造で生じた電位が直接頭皮上から記録されることはほとんどなく，深部の影響を受けて大脳皮質の神経細胞群から発生した電位という意味であるので，その点注意を要する。ただ例外としては，側頭葉内側下面の皮質から発生した電位は，頭皮上電極からみれば深部起源ということになる。いずれにしても，脳波の判読にあたっては，二次元の空間をもつ脳波記録から三次元の空間的分布をもつ電位が刻々と変動していく状態をdynamicに把握することが要求される。

7) 焦点の決定法

脳波の判読にあたって，ある波の局在(焦点)およびその分布を決定することは極めて大切である。まず焦点を決定してからその分布を検討する。焦点を決定するには，基準導出では振幅が最も高い点を求め，双極導出の場合は位相逆転(phase reversal)による(**表B-2**，25頁)。

位相逆転の原理を，陰性棘波を例にとって**図B-22**に示す。いまこの棘波はC_3で最高で，左上図のような頭皮上分布をもつとして，その前後方向の分布を陰性を上向きにとってグラフに表わすと右上図のようになる。この状態を同側耳朶

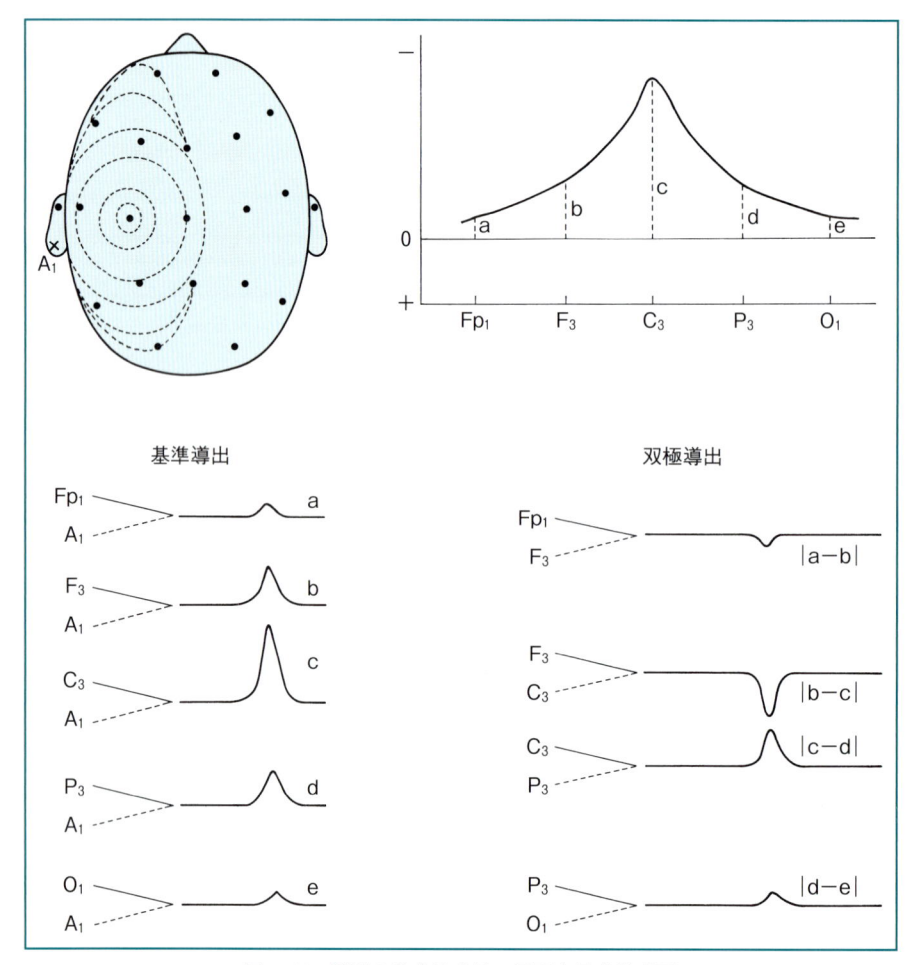

図B-22 脳波の焦点決定法の原理を示す模式図
いま陰性棘波がC_3で最大で，左上図のように頭皮上に分布している場合に，前後方向に連続した基準導出および双極導出では，その棘波がどのように記録されるかを示す。基準導出では最大振幅点，双極導出では位相逆転(phase reversal)の部位が焦点となる。

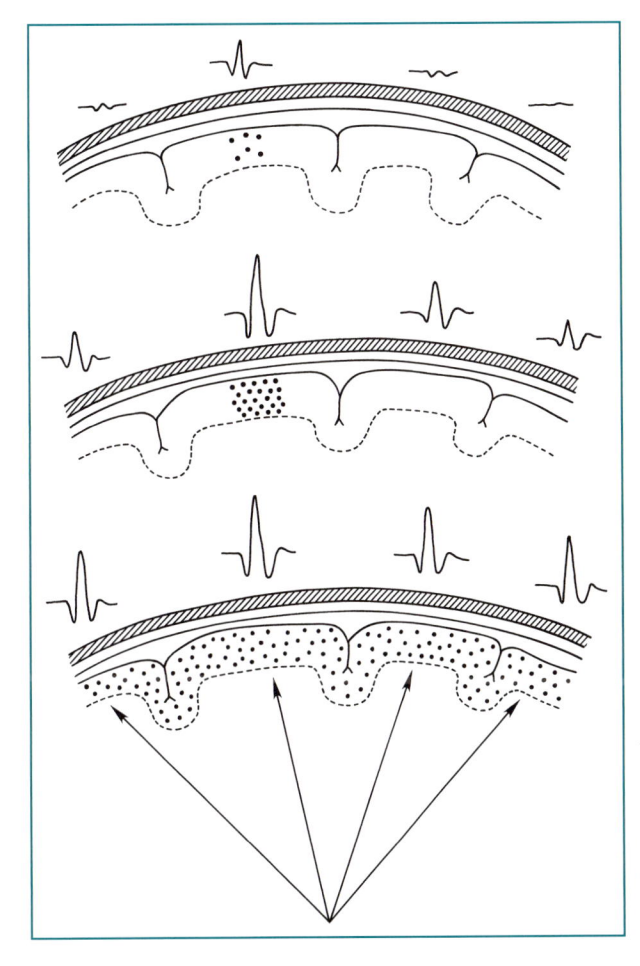

図 B-23 棘波を例にとって皮質電位発生とその頭皮上分布を示す模式図
上図のように棘波が頭皮上のある部分に非常に限局して記録される場合には，その直下の皮質で生じたものと考えられるが，中図のように発生源が限局していても，それが高電位であれば広汎に記録されうる。しかし，下図のように深部構造の影響を受けて皮質が広範に発生源となる状態も想定されるが，この場合頭皮上の各部位における波形は多少とも異なってくるものと予想される。▨は皮質の棘波発生部位を示す。

(A_1)を基準電極として記録すると，この場合 A_1 にはこの脳波の影響はほとんどないので，基準導出の各部位における棘波の振幅の高さは右上図のグラフの電位の高さと同一になる（左下図）。ところが，双極導出で前方の電極から順につないで記録すると，右下図のようになる。すなわち，この棘波は陰性であるから，Fp_1 を G_1 に F_3 を G_2 に入力すると，$Fp_1(G_1)$ のほうが $F_3(G_2)$ よりも相対的に陽性となるので，双極導出のチャネル1は下向きに振れることになる（右下図）。F_3-C_3 の場合も同様である。そしてこの場合の振幅は，グラフの記号を利用すると，それぞれ |a−b| と |b−c| となる。次に C_3-P_3 では，今度は $C_3(G_1)$ のほうが $P_3(G_2)$ よりもより陰性であるから，チャネル3は上向きに振れることになる。P_3-O_1 も同様である。そして C_3-P_3 および P_3-O_1 の振幅はそれぞれ |c−d| および |d−e| となる。すなわちこの場合，チャネル2と3の間で位相逆転が起こって

いる。このように，位相逆転とは双極導出によってある電位の最も高振幅の部位を求める方法である。

ここで注意しなければならないのは，位相逆転を検出するには，その双極導出はほぼ一直線上に並んだ電極を順番につないだものでなければならないことである。しかも，局在を頭皮上の一点に求めるには，ほぼ直角に交わる2直線上で位相逆転を証明する必要がある。いま図 B-22 では前後方向で記録して C_3 で位相逆転を認める場合を示してあるが，これだけでは，C_3 を通る水平線上のどこかに焦点が存在することを示すに過ぎない。この場合，左右方向を結ぶ線上でも C_3 に位相逆転を認めて，初めてその点（C_3）が焦点として定まるわけである。

上のようにして焦点を決定した後で，その電位の頭皮上の拡がりを検討する。この場合注意すべきことは，たとえば図 B-22 の場合，その棘波が

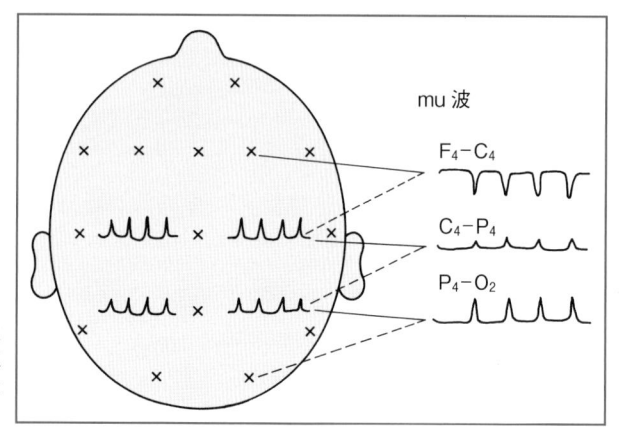

図 B-24　mu 波の分布を示す模式図
中心部（C_3, C_4）で最大であるが，それが頭頂部（P_3, P_4）まで波及しているときに前後方向の双極導出で記録すると，頭頂－後頭部導出（P_3-O_1, P_4-O_2）でも認められる．その分布と波形，および開眼時の反応に注意すれば，α 律動との鑑別は困難でない．

Fp_1 の電極にも記録できたからといって，Fp_1 の直下の皮質神経細胞もその棘波の発生に関与しているかというと，むしろそうでないことのほうが多いことである．すなわち，実際には C_3 の直下に限局した部分の皮質神経細胞が高電位の棘波を発生し，前述のシャント効果によってその電場が頭皮上に広汎に分布するために，隣接電極からも記録されることのほうが多いものと考えられる（図 B-23 の中図に相当）．

8）電流発生源の方向と電位の頭皮上分布の関係

大脳皮質においては，尖頂樹状突起は皮質表面に対して垂直に向いていることが多いので，電流発生源（双極子）の方向は皮質表面に対して法線方向に向くことになる．ところが，頭の表面からみると，皮質には無数の溝があるために実際の電流双極子の方向は頭蓋表面に対しては必ずしも法線方向に向くわけではなくて，むしろ接線方向に向く場合が多いことになる．

したがって，頭皮上の電場の分布から電流発生源を推測するにあたっては，法線方向の場合にはその直上で最大の分布を示すわけであるが，接線方向の発生源から生じた電場は，その吻側と尾側に逆極性の 2 つの電場を示すことになる（図 B-7，13 頁）．このことは通常の脳波判読に際しては問題になる場合はあまり多くないが，後述の誘発電位の場合には非常に重要になってくる．

9）mu 波

mu 波は両側中心部（C_3, C_4）またはそのどちらかに局在して出現する櫛状の律動波で，arceau（アルソー）波とも呼ばれ，α 帯域の周波数を有し，開眼では抑制されないが，拳を握る動作によって抑制されることを特徴とする．mu 波は，正常者でも極めて非対称でありうるので，異常波と間違えないようにしなければならない．通常は中心部に限局するが，頭頂部まで波及することがあり，そのような場合には，縦方向の双極導出でみると P_3-O_1 および P_4-O_2 の導出にも認められるため，後頭部優位律動と誤って判断されることがあるので注意を要する（図 B-24 の 3 チャネル目）．

10）基準電極の活性化

通常の脳波記録に際して基準電極として用いられる耳朶は，後頭部優位律動をはじめ側頭部に局在する徐波や棘波によって活性化されやすい．図 B-25a は同側耳朶を基準として記録した正常者の覚醒時脳波で，中振幅 9 Hz の律動波が前頭極部から後頭部まで全体的に分布しているように見える．ところが同じ脳波を双極導出でみると（図 B-25b），この α 律動は主に後頭部（O_1, O_2）から後側頭部（T_5, T_6）にかけて分布し，ごくわずかに中側頭部（T_3, T_4）まで波及しているに過ぎないことがわかる．

いまこの関係を模式的に示すと図 B-26 のようになる．各電極における α 波の振幅を零を基準にして示したものが下段左の図（零基準）であり，それをグラフに示したものが上段右図である．いまこの場合左耳朶（A_1）には 40 μV の電位があるとして，それを基準にした電位分布を示すと下段

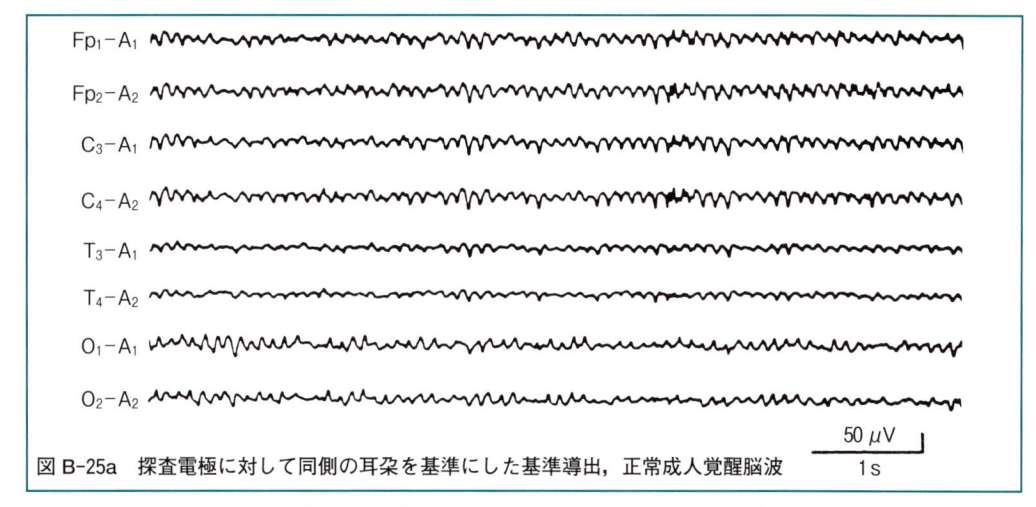

図 B-25a　探査電極に対して同側の耳朶を基準にした基準導出，正常成人覚醒脳波

耳朶電極の活性化により，実際にはα律動は存在しないFp, C電極からも，あたかもα律動が記録されているように見える。

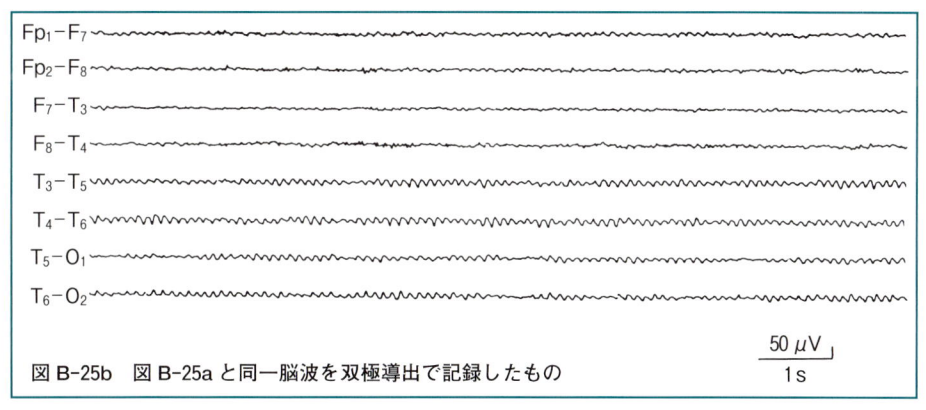

図 B-25b　図 B-25a と同一脳波を双極導出で記録したもの

前後方向の双極導出をみると，α律動はせいぜい後側頭部（T_5, T_6）までしか波及していないことがわかる。もしT_3, T_4まで波及しておれば，F_7-T_3, F_8-T_4のチャネルにもみられる。

中央の図（A_1基準）のようになる。Fp_1, F_7, T_3ではT_5, O_1とは逆の極性になっていることがわかる。図 B-25a を見るとまさに同様の現象がみられ，前頭部の律動波は耳朶電極の活性化に基づくアーチファクトであることがわかる。

同様のことは徐波についてもいえる。図 B-27a の耳朶を基準にした脳波では，一見左半球全体に徐波が存在するように見えるが，実際には図 B-27b から明らかなように，左側頭部の局在性徐波が耳朶の基準電極を活性化したに過ぎないのである。

棘波について著しい例を示すと図 B-28a，b のようなものがある。図 B-28a の基準導出では左半球優位にあたかも6 Hzの律動性陽性棘波が出現しているようであるが，双極導出でみると，実際には図 B-28b のように6 Hzの律動性陰性棘波が左前側頭部から局在性に出現していることがわかる。なお，図 B-28a で右半球にも6 Hzの小さい律動性陽性棘波がみられるが，これは左側頭部内側面から発生した陰性棘波が右の耳朶にも波及しており，それが基準電極（A_2）を活性化した結果と考えられる。

11）アーチファクト artifact

脳波の記録と判読は常にアーチファクトとの闘いだといわれる。しばしば遭遇するアーチファクトには，心電図，筋電図，瞬目運動，眼球運動，脈拍，発汗などのように生体から発生する電位，および電極の接触不良によるものなどが多い。とくに後者のなかで注意を要するものは，ある電極

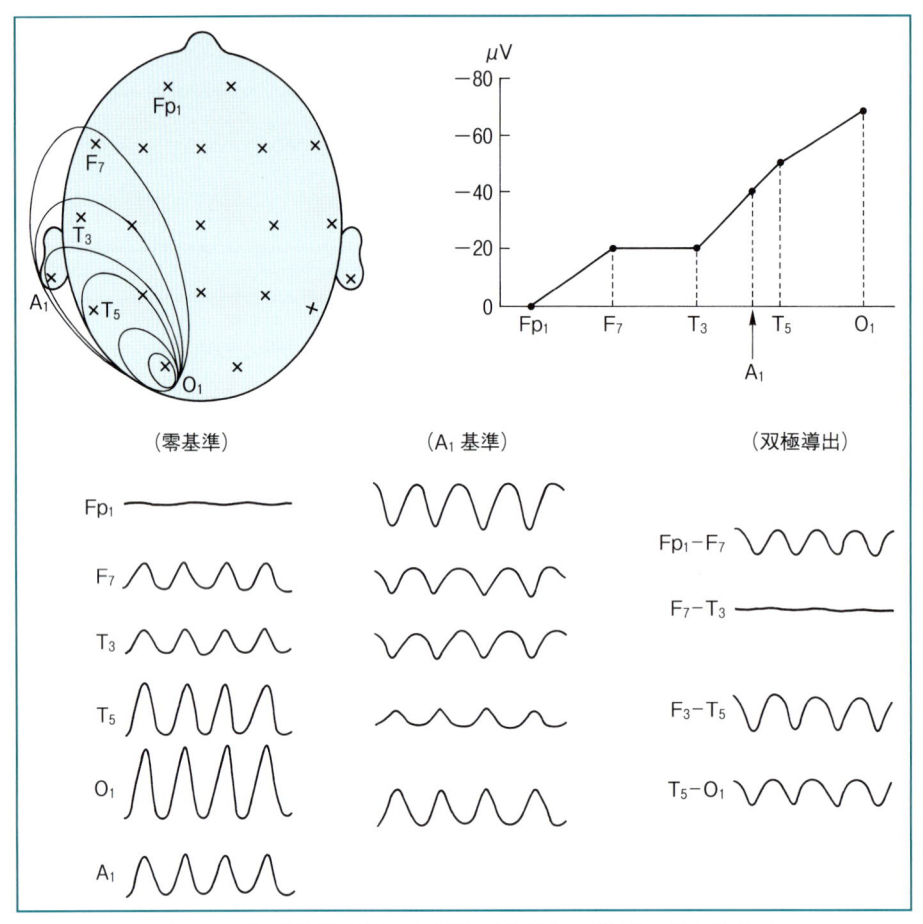

図 B-26 後頭部優位律動による耳朶基準電極の活性化を示す模式図

下段左は零を基準にした波形で，上段右のグラフはその電位分布を示す．耳朶（A_1）を基準にすると（下段中央），実際には電位がない Fp_1 にもあたかもあるように見え，しかも同部における位相は後頭部（O_1）と逆になる．下段右の双極導出では，電位が O_1 で最大であるため位相逆転はみられない．なお F_7 と T_3 では等電位（isopotential）のため，F_7-T_3 の導出は平坦となっている．

脳波の判読は職人芸であるという言葉をしばしば耳にするが，果たしてそうであろうか

　脳波は大脳皮質の大型神経細胞が発生する電位を頭の表面から記録したものである．空間的には，大脳皮質は部位によってその構築もはたらきも著しく異なっているので，脳波も頭のどこから記録されたかによって大きく異なる．また，脳活動は時間的に刻々と変動しており，しかも被検者の覚醒度の変化やアーチファクトの混入など，おそらく臨床検査の中で脳波ほど複雑なものはないといっても過言ではない．したがって，常識的には脳波の自動判読は無理と考えられる．しかし，詳細に検討してみると，脳波判読医はある一定のルールに基づいて判読を進めていることがわかる．もちろん，そのルールは判読医の間で完全に同じというわけではなく，むしろ共通のルールは存在しないと考えるほうが妥当であろう．しかし，一見複雑に見える脳波でも，波の形と大きさ，周波数，その律動性，さらに頭皮上の分布，反応性など，各要素に分解して定量化してみると，案外脳波も客観的に判読されているものであり，決して職人芸というようなものではないことがわかる．そういった原理に基づいて，筆者は約 25 年間にわたって佐賀大学工学系研究科の中村政俊教授と共同研究を進め，成人覚醒脳波の自動判読がある程度可能な段階に達している．もちろん，心電図の自動判読と同様に，あくまでも病気の診断にとっては補助的手段に過ぎないことを忘れてはならない．前述のように脳波判読法は判読医によってばらつきが大きいので，たとえ脳波の自動判読が可能になっても，それは各判読医が自分自身の判読方式を取り入れることができるものでなくてはならない．医工連携の典型例である．

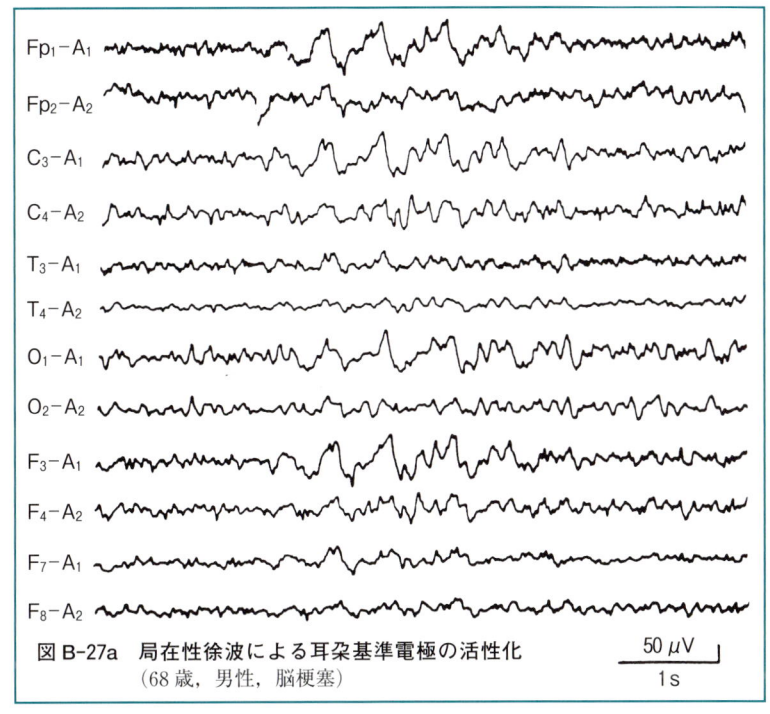

図 B-27a　局在性徐波による耳朶基準電極の活性化
（68歳，男性，脳梗塞）

図 B-27b から明らかなように，徐波は左側頭部（T_3）に限局しているが，左耳朶（A_1）にもほとんど等電位で分布しているため，T_3-A_1 導出は低振幅となり，実際には徐波の影響が全くないはずの Fp_1，F_3，C_3 や O_1 にあたかも高振幅で存在するかのように見える。

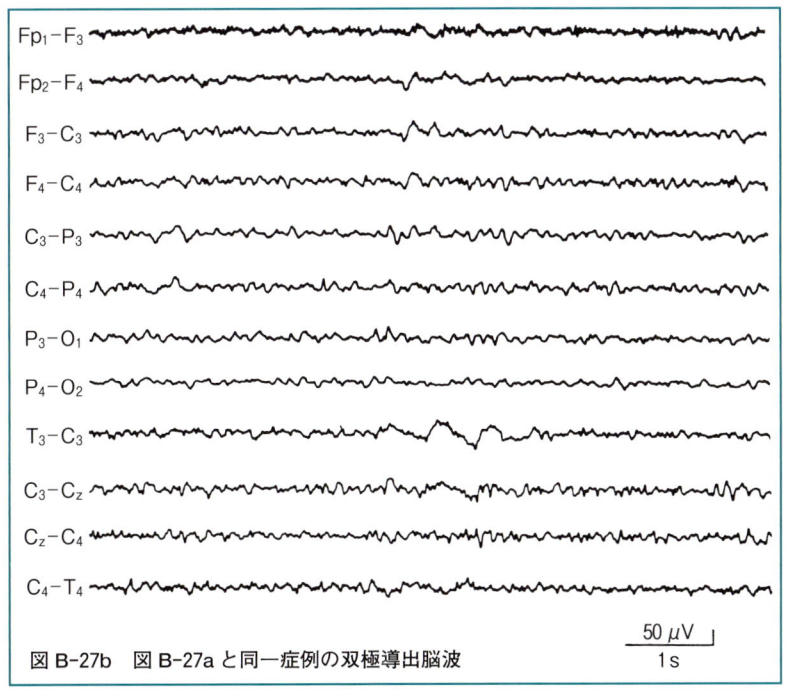

図 B-27b　図 B-27a と同一症例の双極導出脳波

徐波は T_3 にほぼ限局していることがわかる。なおこの徐波は A_2，T_4 にも低振幅ながら波及しているものと考えられる。この A_2 の活性化のために，図 B-27a では右半球にもわずかながら徐波が認められる。

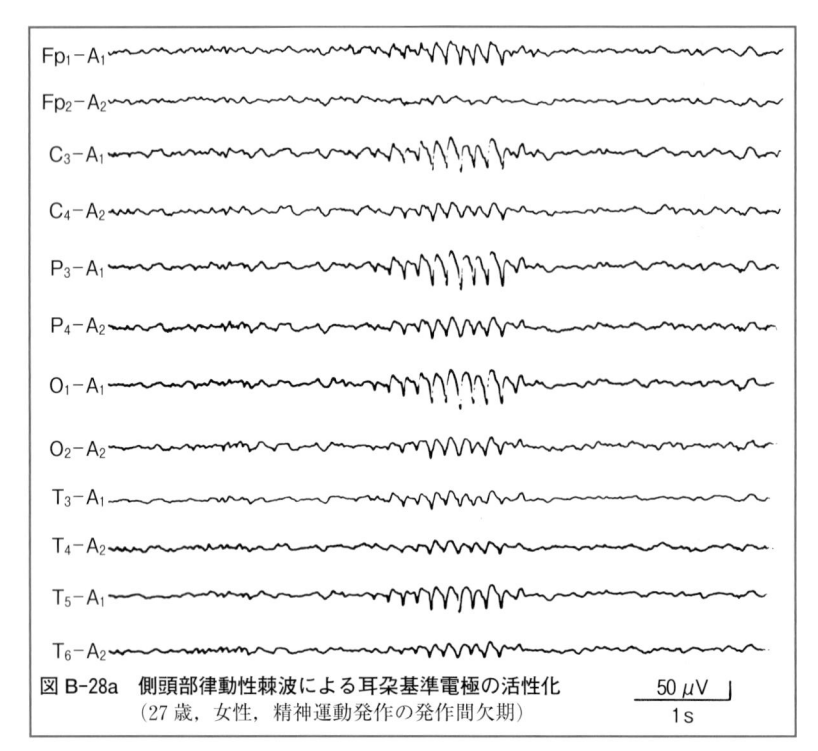

図 B-28a 側頭部律動性棘波による耳朶基準電極の活性化
（27歳，女性，精神運動発作の発作間欠期）

図 B-28b で明らかなように，実際には律動性陰性棘波が左前・中側頭部（F_7，T_3）に限局して出現しているのであるが，A_1 の活性化のため，広汎に，しかもあたかも陽性棘波が律動性に出現しているように見える。なお A_2 にも低振幅ながら波及して，同様に活性化されているものと考えられる。

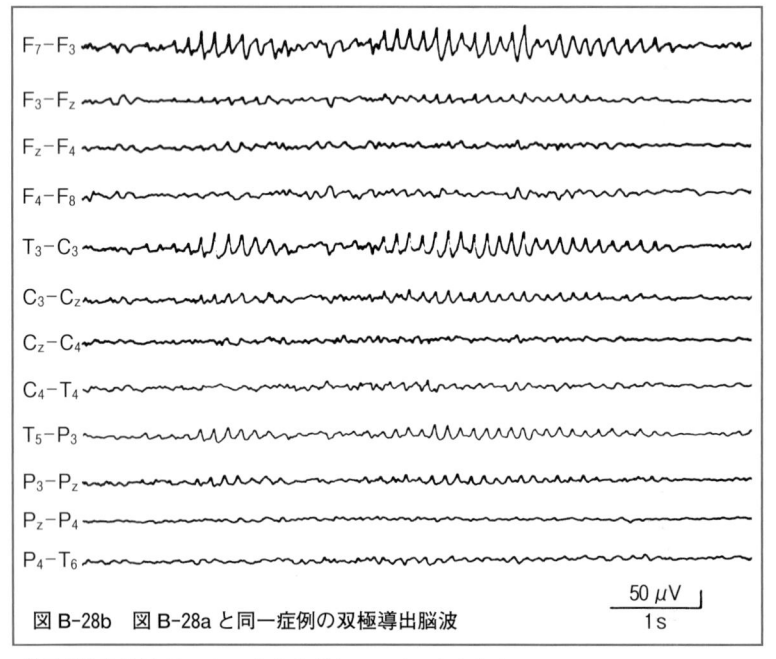

図 B-28b 図 B-28a と同一症例の双極導出脳波

律動性陰性棘波が F_7，T_3 から出現していることがわかる。

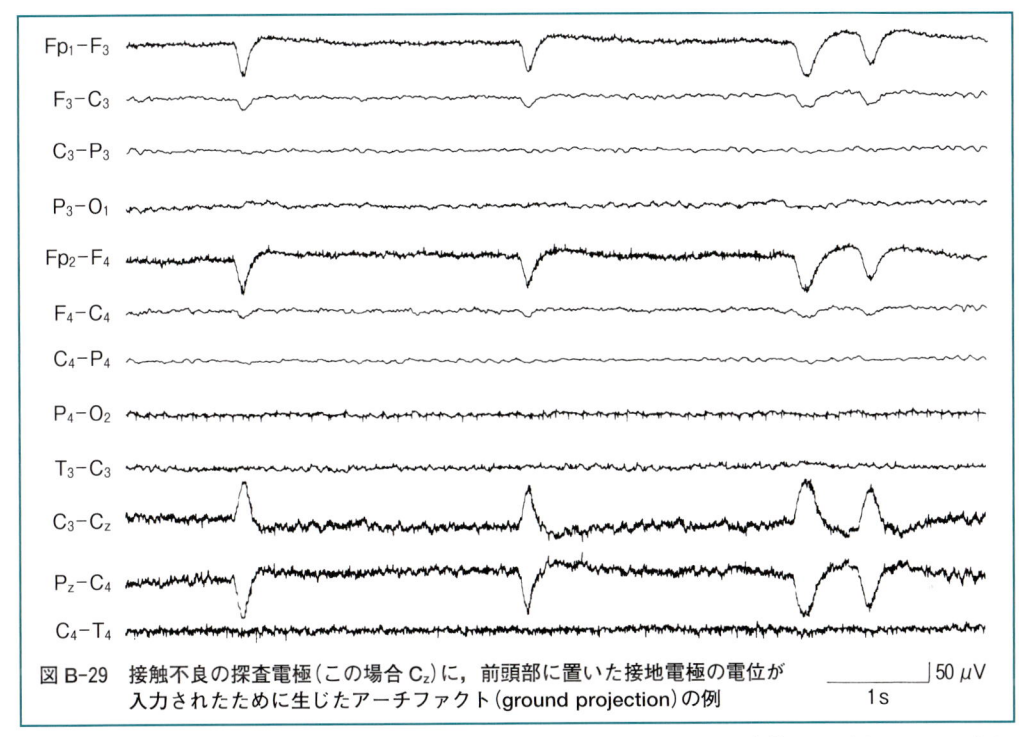

図 B-29 接触不良の探査電極（この場合 C_z）に，前頭部に置いた接地電極の電位が入力されたために生じたアーチファクト（ground projection）の例

これが瞬目によるアーチファクトであることは，Fp_1-F_3，Fp_2-F_4 のチャネルが急峻に下に振れていることから推測できる。

の接触抵抗が高過ぎる場合に，接地電極（ground electrode）から記録された電位がその電極に入力される現象（ground projection）である。その一例を図 B-29 に示す。この例は，C_z の電極の接触抵抗が高かったために，前頭部に付けた接地電極から記録された瞬目運動によるアーチファクトが C_z へ入力された結果である。この場合，たまたま瞬目運動が起こったために C_z の電極の異常が初めて検出されたわけであり，もしこのアーチファクトがなかったら検出されなかったことが予想される。なお，これは接地電極を前額部に付ける大きな理由の一つである。

3 正常脳波

1）成人覚醒脳波

正常成人（25〜65歳）の安静閉眼時における覚醒脳波は，後頭部付近の優位律動が $100\,\mu V$ 以下の organization の良好な α 波か，あるいは低振幅 β 波よりなり，非対称，徐波，突発性異常などのないものである。そして，この α 律動は開眼や各種刺激に注意を向けることによって抑制される。なお，徐波の許容量については，小量の slow α variant（2つの連続した α 波の境界が認められなくなって，1個の θ 波のように見えるもの）（図 B-30）はあってもよいし，また側頭部に低振幅非律動性 θ 波が 10％ を超えない範囲で存在する場合は正常とする。

2）成人睡眠脳波

睡眠脳波には表 B-5 に示すような段階がある[15]。睡眠は REM 期と non-REM 期に大きく分けられ，後者は徐波睡眠期とも呼ばれ，さらにI期からIV期に分けられる。瘤波（vertex sharp transients，V波）や紡錘波（sleep spindle）が対称性・両側同期性にみられ，その他の左右差や焦点性徐波，突発性異常のないものを正常睡眠脳波とする。睡眠中，後頭部に中ないし高振幅，三角形の陽性波がみられるが，これは positive occipital sharp transients of sleep（POST，以前は lambdoid waves と呼ばれた）であり，正常所見である（図 B-31）。POST はとくに小児や若年者ではしばしば非常に鋭くなるので，棘波と誤らないように注意が必要である。

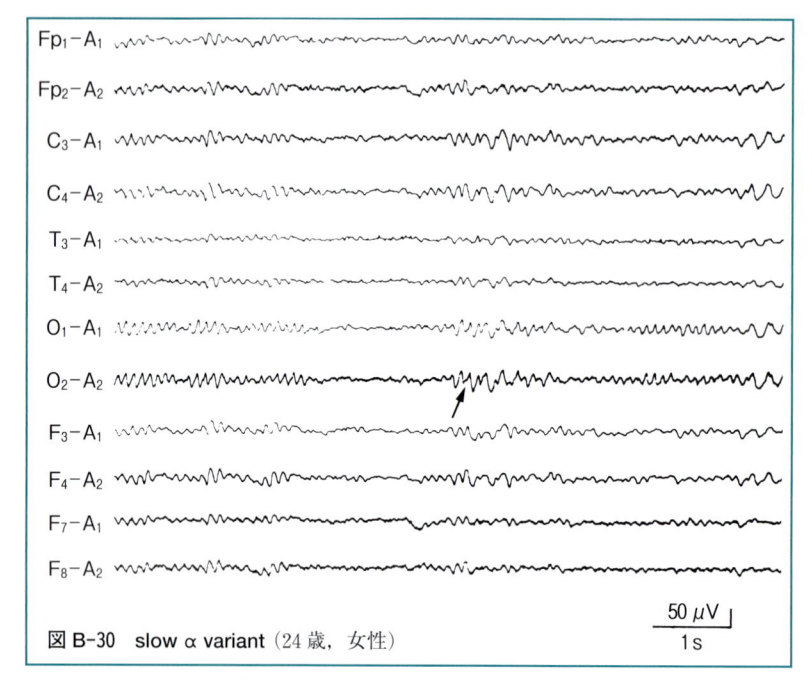

図 B-30　slow α variant（24 歳，女性）

2 つの α 波が合わさって徐波のように見えるもの（矢印）。

表 B-5　成人の睡眠深度分類（Rechtschaffen & Kales[15]，1968 に基づく）

覚醒期		C ～～～ O ～～～
第Ⅰ期	比較的低振幅，主に 2～7 Hz の混合波。後期には vertex sharp transients（V 波，瘤波）出現。	C O
第Ⅱ期	sleep spindle, K complex 出現。 75 μV 以上，2 Hz 以下の徐波が全体の 20% 以下。	C O
第Ⅲ期	徐波が全体の 20～50%。 spindle はみられる。	C O
第Ⅳ期	徐波が全体の 50% 以上。 spindle はみられる。	C O
REM 期	脳波は第Ⅰ期と同じ。 速い眼球運動出現。 下顎筋の緊張低下。	

C：中心部，O：後頭部

3）年齢による変化

　脳波は年齢によって著明な相違を示し，とくに出生直後から思春期にかけての発達に伴う変化は顕著である。また若年者ほど個体差が大であるともいえるが，平均的な変化を覚醒脳波と睡眠脳波とに分けて示すと表 B-6 のとおりである。すなわち，α 周波数の波は生後 1 歳から 1 歳半にかけて出現し始め，約 8 歳で初めて α 律動が優位に立つ。また，睡眠中の紡錘波は生後 2～3 カ月から出現し始める。紡錘波の非対称（asymmetry,

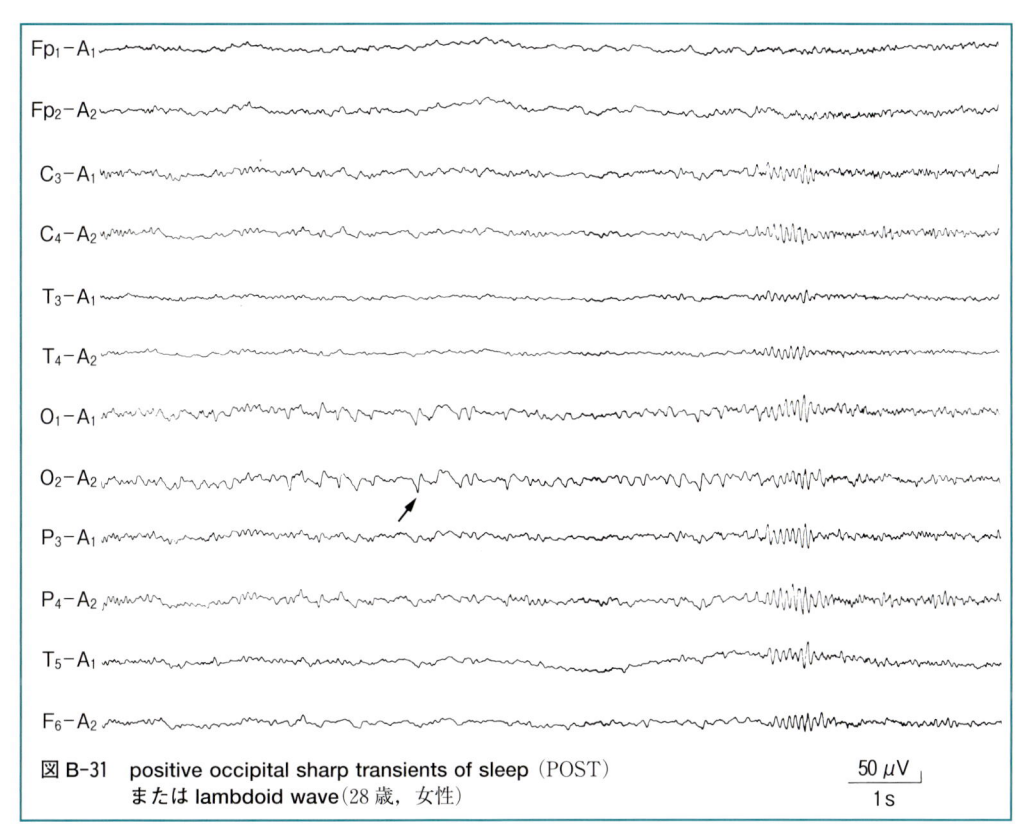

図 B-31　positive occipital sharp transients of sleep（POST）
　　　　または lambdoid wave（28歳，女性）

50 μV
1 s

O_1 および O_2 から出現している陽性鋭波を指す（矢印）．正常睡眠脳波Ⅱ期．

表 B-6　年齢による脳波の変化

覚醒脳波		睡眠脳波	
3カ月	後頭部に律動性 θ 波が出始める．	2〜3カ月	sleep spindle 出現
1〜1½歳	α 周波数出現	5〜6カ月	vertex sharp transients 出現
5〜6歳	α 波と θ 波の量がほぼ等しくなる．		軽眠期に中心部に低振幅速波
8歳	8〜9 Hz α 波が優位		hypnagogic hypersynchrony 出現
	前頭・側頭部にはかなりの θ 波があってもよい．	2歳	sleep spindle 両側同期性となる．
		3歳	vertex sharp transients が最も顕著
12歳	中および後側頭部に θ 律動があってもよい．	8歳	中振幅非律動性徐波
			前後方向における徐波の振幅の gradient（本文参照）
15〜25歳	α 波と β 波	11歳	hypnagogic hypersynchrony 消失
	posterior slow waves of youth		
	slow α variant		
	時に側頭部に θ 波		
25〜65歳	成人（37頁参照）		
65歳〜	organization 軽度不良		
	α 律動周波数の軽度低下		
	側頭部に低振幅 θ 波（とくに左）		

左右どちらかで欠如するかあるいは低振幅）はどの年齢でも異常であるが，その非同期性（asynchrony，左右の半球間で同期せず，1つの脳波のなかでも左側に優位であったり右側に優位であったりする）は2歳未満の乳幼児では正常である．

また11歳以下の小児では，入眠期や睡眠から覚醒への移行期に，中心・前頭部優位に高振幅4〜7 Hz の両側同期性律動波がバースト状に出現するが，これは入眠時過剰同期（hypnagogic hypersynchrony）と呼ばれ，生理的現象である（図 B-

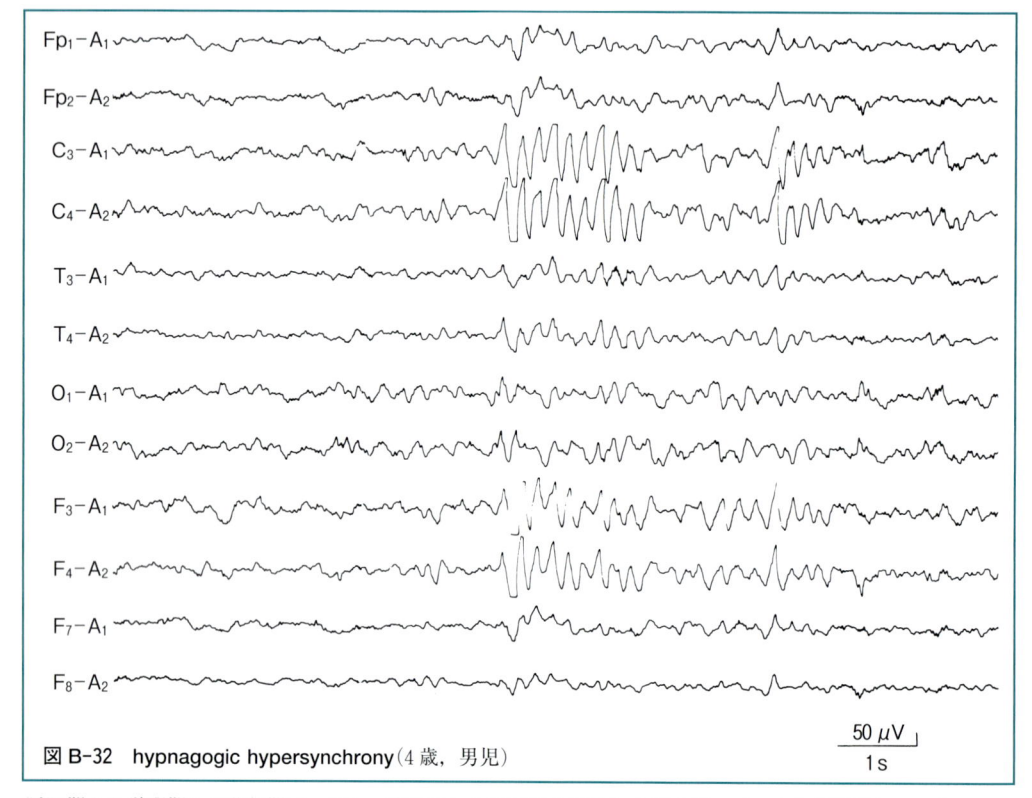

図 B-32　hypnagogic hypersynchrony（4歳，男児）

睡眠期から覚醒期への移行期に，中心・前頭部から高振幅の律動性θ波の短いバーストが出現している。

32）。これも突発性異常との鑑別が紛らわしいことがある。小児の睡眠脳波では，前述の成人の睡眠脳波の診断基準のほかに，背景脳波とくに徐波の振幅が後頭部に高くて前頭部に低いような勾配（gradient）を示すこと，徐波があまり律動性でないこと，および速波（薬剤の影響など）が重畳していること，の3点を正常脳波の条件とする。

65歳以上の高齢者では，後頭部優位律動の周波数と量が軽度ながら低下し，その organization がやや不良となり，小量の徐波が混入してくる。とくに，高齢者ではθ波が側頭部，なかでも左前側頭部に多いといわれている。

4　異常脳波

異常脳波はその時間的起こり方および頭皮上分布の仕方によって表 B-7 のように分類される。

脳波には時間的要素と空間的要素とがあり，その異常は時間的には非突発性（non-paroxysmal）と突発性（paroxysmal）とに大別され，空間的には汎発性（diffuse）と局所性とに大別される。そし

表 B-7　異常脳波の分類

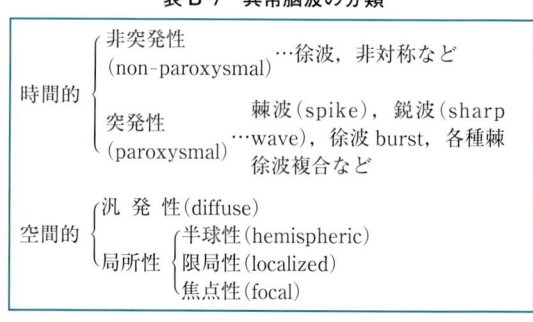

時間的	非突発性 (non-paroxysmal)	…徐波，非対称など
	突発性 (paroxysmal)	棘波(spike)，鋭波(sharp wave)，徐波 burst，各種棘徐波複合など
空間的	汎発性(diffuse)	
	局所性	半球性(hemispheric) 限局性(localized) 焦点性(focal)

て局所性異常はさらに半球性（hemispheric），限局性（localized）および焦点性（focal）の3つに分類される。

ここで焦点性異常とは，一点に限局した異常で，たとえば徐波や棘波がある一点（1個の電極または電極と電極の間）で位相逆転を示す場合をいう。これに対して限局性異常とは，位相逆転は明らかでなく，一点に焦点を定めることはできないが，それでもある領域に比較的限局した異常をいう。焦点性異常と限局性異常は必ずしもその拡がりの大きさによって区別されるものではなく，

焦点性異常であっても，周辺の多くの電極に波及して記録されることがある．それは前述のように，その異常波が非常に限局した部位の皮質神経細胞群から発生していても，それが高電圧であれば頭皮上では広範に分布するからである（**図B-23**の中図，31頁）．

異常脳波を記載するには，その時間的分類と空間的分類の組み合わせによって表現する（**図B-33**）．非突発性・汎発性異常は脳炎や中毒，代謝性疾患，無酸素性脳症，変性疾患などでみられ，非突発性・局所性異常は脳腫瘍，脳血管障害，脳膿瘍，脳硬膜下血腫などでみられる．また突発性・汎発性異常はいわゆる大発作や小発作のような全般発作（generalized epilepsy）患者にみられ，突発性・局所性異常は焦点性運動発作，Jackson発作，焦点性感覚発作，精神運動発作などの局在関連性てんかん（localization-related epilepsy）または部分てんかん（partial epilepsy）の患者にみられる．

棘波（spike）は一般にその周期が 70 ms 以下の鋭い波と定義されるが，実際には，①背景脳波からひき立つ（stand out）鋭い波であること，②隣接する記録電極の少なくとも1個に波及すること

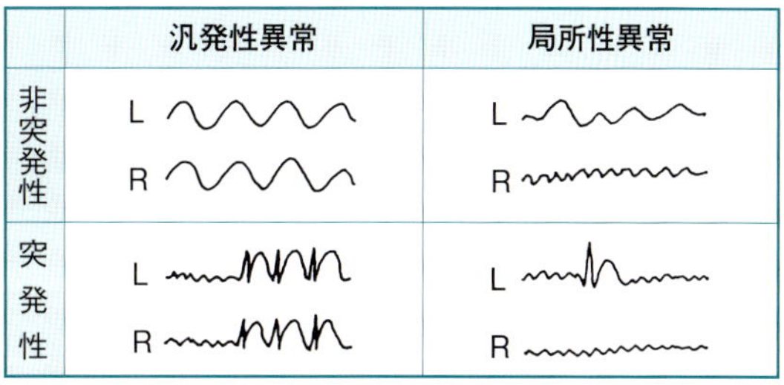

図B-33　異常脳波の分類
出現部位と時間的出現様式の組み合わせによって大きく4群に分けられる．L, R：それぞれ左および右半球．

（extension），および③アーチファクトとしては説明できないこと，の3つの条件を満たすものと考えると実際的である．この②の波及という意味は，1個の電極のみから記録された電位はその電極自体に由来するアーチファクトの可能性が否定できないからである．もちろん，まれではあるが，非常に小さい棘波の場合に，通常の国際10-20法による電極配置ではただ1個の電極からしか記録されないこともありうる．実際のてんかん患者にみられる脳波異常はC-I章「てんかんおよび突発性大脳機能異常の生理学的検索」（→311頁）に示す．

文献

1) Bai O, Nakamura M, Ikeda A, Shibasaki H. Automatic detection of open and closed eye states in the elctroencephalographic (EEG) record for background EEG interpretation by the trigger method. Front Med Biol Eng 2000；10：1-15.
2) Bai OU, Nakamura M, Nagamine T, Ikeda A, Shibasaki H. Blink artifact elimination in electroencephalographic records based on discrete cosine transform domain modeling. Front Med Biol Eng 2001；11：191-206.
3) Deuschl G, Eisen A (eds). Recommendations for the Practice of Clinical Neurophysiology：Guidelines of the International Federation of Clinical Neurophysiology, as Supplement 52 to Electroencephalography and Clinical Neurophysiology (2nd ed), Elsevier, Amsterdam, 1999. Section 1. EEG (Technical standards and glossary), pp 3-41.
4) Luders HO, Noachtar S（兼本浩祐，河合逸雄訳）．脳波アトラス，医学書院，東京，1995.
5) Nakamura M, Shibasaki H, Imajoh K, Nishida S, Neshige R, Ikeda A. Automatic EEG interpretation：a new computer-assisted system for the automatic integrative interpretation of awake background EEG. Electroencephalogr Clin Neurophysiol 1992；82：423-431.
6) Nakamura M, Sugi T, Ikeda A, Kakigi R, Shibasaki H. Clinical application of automatic integrative interpretation of awake background EEG：quantitative interpretation, report making, and detection of artifacts and reduced vigilance level. Electroencephalogr Clin Neurophysiol 1996；98：103-112.
7) Nakamura M, Chen Q, Sugi T, Ikeda A, Shibasaki H. Technical quality evaluation of EEG recording based on electroencephalographers' knowledge. Med Eng Phys 2005；27：93-100.
8) 日本脳波・筋電図学会脳波電極および導出法委員会．"臨床脳波検査用標準モンタージュ"および

"臨床脳波検査用電極と基準導出法の使用指針". 脳波と筋電図 1985；13：92-97.
9) 日本脳波・筋電図学会臨床脳波検査基準検討委員会. 臨床脳波検査基準1988. 脳波と筋電図 1989；17：81-99.
10) 日本脳波・筋電図学会用語委員会. 脳波・筋電図学用語集. 1991年11月.
11) 西田茂人, 中村政俊, 池田昭夫, 長峯隆, 柴崎浩. 脳波モデルを用いた優位律動の特徴表現と背景脳波の自動判読. 生体医工学 2005；43：447-455.
12) 大熊輝雄. 臨床脳波学, 第5版, 医学書院, 東京, 1999.
13) 大熊輝雄, 松岡洋夫, 上埜高志. 脳波判読 step by step. 入門編, 第4版, 医学書院, 東京, 2006.
14) 大熊輝雄, 松岡洋夫, 上埜高志. 脳波判読 step by step. 症例編, 第4版, 医学書院, 東京, 2006.
15) Rechtschaffen A, Kales A (eds). A Manual of Standardized Technology, Techniques and Scoring System for Sleep Stages of Human Subjects. U.S. Dept of Health, Education and Welfare, Public Health Service, NIH Publ, No. 204, 1968.
16) Sugi T, Nakamura M, Ikeda A, Shibasaki H. Adaptive EEG spike detection：determination of threshold values based on conditional probability. Front Med Biol Eng 2002；11：261-277.

III 筋電図

筋電図は脳波とともに最も古くから実用化された神経系の電気生理検査である。針筋電図における単一運動単位の波形は，脊髄運動細胞，運動神経，筋の異常を診断できる極めて有用な情報であるが，その基本データは F. Buchthal と共同研究者によって確立された。さらにその発展としての single fibre EMG と macro EMG は Stålberg によって開発され，北欧は筋電図研究のメッカとなった。わが国の筋電図学もそれらをもとに普及した。

1 歴史

筋活動に伴い電位が発生することを学問的に明らかにしたのは Galvani(1791) のカエルの実験であった。その後 19 世紀に入り，Duchenne, Erb らの神経学者は神経刺激による筋収縮と電流に関する現象を次々に記載したが，生体の電気現象を科学的に測定できたのは 20 世紀に入ってからであった。

Piper(1912) は string galvanometer を用いて骨格筋の随意収縮において各筋固有のリズムが生ずることを示した。これは近年まで表面筋電図においてパイパーリズムと呼ばれる用語として残っていた。

神経生理学者 Adrian(1916) は，病態により強さ時間曲線(strength-duration curve) が異なることをヒトの筋で明らかにした[1]。

さらに，1929 年 Adrian と Bronk は同心型針電極を開発し，単一運動単位に属する筋線維の活動電位を分離記録することに成功した[2]。その背景には Gasser と Erlanger(1922) が陰極線オシロスコープを生理学に導入することにより，現在と同じ電位波形の記録を可能にしたことがあった。

Adrian と Bronk はまた，筋電図記録においてスピーカーによる音声が運動単位の変化や電位量の判断に有用なことを示した。これは近年まで刺入時のミオトニー放電を急降下爆撃機音と呼び特徴的な所見とし，また多相性電位，高振幅電位，短持続低振幅電位の鑑別に実用的な方法であった。その後 Linsley(1935) による重症筋無力症患者の運動単位の電位変化，Denny-Brown と Pennybacker (1938) による fibrillation と fasciculation 電位の相違などの記述[4]を経て，F. Buchthal が系統的に針筋電図の基本的所見をまとめた。それは"筋電図序説"として大阪大学吉井直三郎，下河内稔両博士により邦訳され，雑誌「綜合臨牀」に 1958 年発表された[10]。

わが国の針筋電図は基本的にこのヨーロッパ流の筋電図学に準拠して普及した。単一運動単位電位の振幅(amplitude)の計り方と正常値，電位持続時間(duration)の正常値等が正常と異常を分けるのに重視される。一方米国の臨床筋電図では，陰極線オシロスコープも高性能を求めず，運動単位の波形も定性的に判断して神経原性あるいは筋原性と診断する傾向があった。現在本書で述べられている一般的な運動単位の波形診断は Buchthal 以来のヨーロッパの基準に準拠しており，臨床所見と合わせることにより十分な疾患・

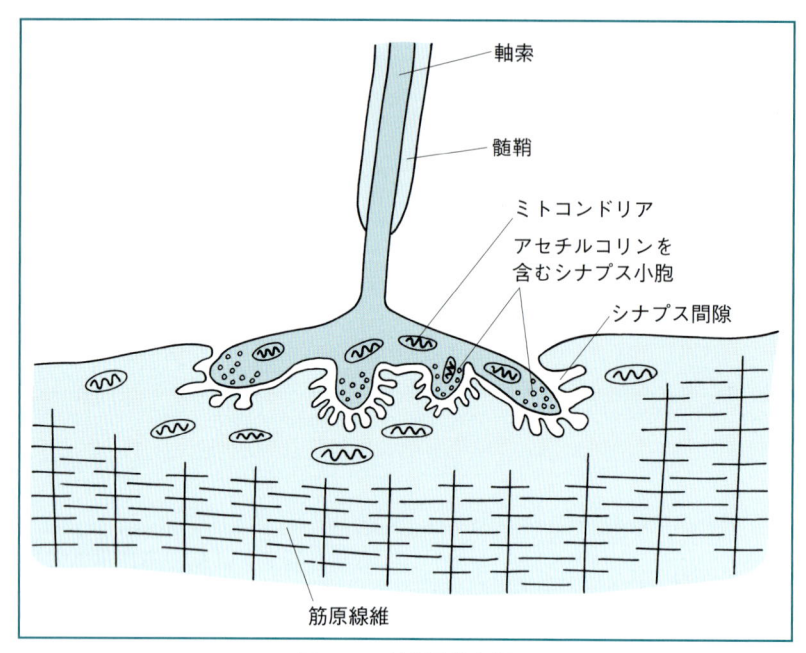

図 B-34　神経筋接合部

病変の診断ツールとして有用である。

2　神経・筋の構造

　筋電図は，筋線維が興奮する際に発生する活動電位を記録するもので，臨床筋電図はもっぱら骨格筋の活動を対象とする。

　正常の骨格筋の活動電位の発生，収縮は次の過程で行われる。随意運動に際しては，大脳皮質運動野および他の脳内中枢から遠心性下行路を伝わる刺激により，また反射性筋収縮では各種の感覚受容器からの刺激が反射回路を伝わり，脊髄運動神経細胞が興奮，発火する。その結果，発生したインパルスは末梢の運動神経線維を伝わって神経筋接合部に達し，神経終末から化学伝達物質であるアセチルコリンが放出される。アセチルコリンは神経筋接合部の筋線維側にある受容体（終板）に作用し，その部分の膜のイオンに対する透過性を変え（イオンチャネル），また化学的変化を生じ（代謝性チャネル），その結果，筋線維に活動電位が発生し，興奮収縮連関により筋線維の収縮が生ずる（図 B-34）。

　1個の脊髄運動神経細胞から出た運動神経線維は，末梢で枝分かれして数本から数百本の筋線維を支配する。この1個の脊髄運動神経細胞と，その支配する筋線維群をまとめて運動単位（motor unit），または神経筋単位（neuromuscular unit, NMU）と呼ぶ（図 B-35）。

　運動単位のうち脊髄（延髄）運動神経細胞の細胞体，運動神経，筋の障害は針電極による筋電図で，そのいずれの障害であるかを判別できる。これは臨床筋電図の基本として，従来最も広く用いられてきた方法である。

3　活動電位

　1個の運動神経細胞は数個から1,000個以上の筋線維を支配し，それらを合わせて運動単位という。筋電図は容積導体としての筋内あるいはそれに近接して電極を置き，筋線維を伝播する活動電位を，多数の筋線維について細胞外から電場電位として記録するものである。どのような電場電位を記録するかは用いる電極によって異なる。筋電図は，得ようとする情報によって異なる電極を用い，各電極による基準値（正常値）と得られた所見を比較して所見の意味付けを行うものである。

1）運動単位

　骨格筋は，多数の細長い筋線維（筋細胞）が平行

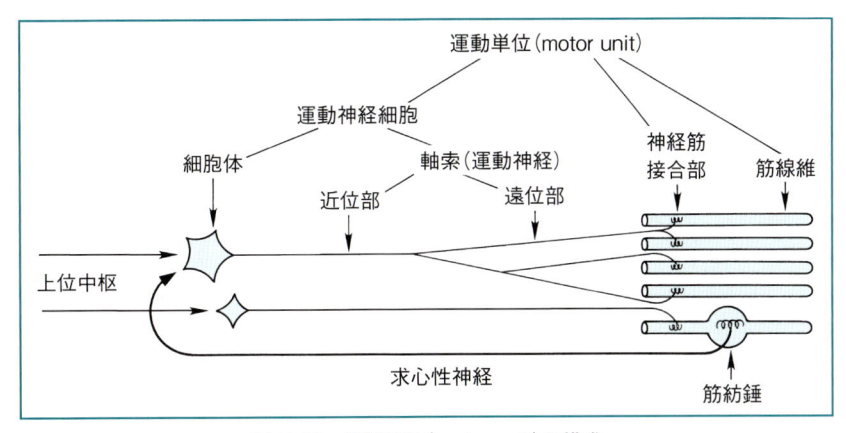

図 B-35　運動単位(motor unit)の構成

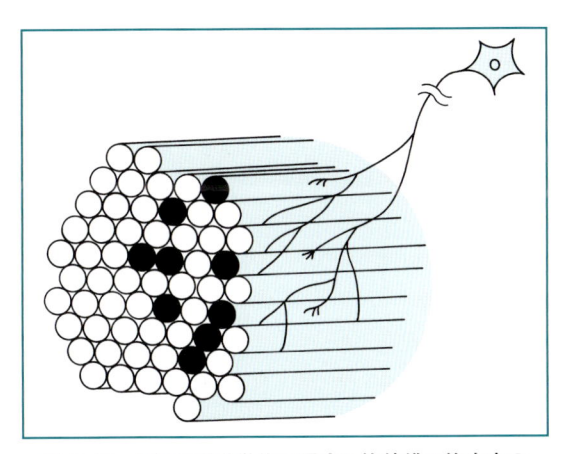

図 B-36　1個の運動単位に属する筋線維の筋束内の分布
一群となってかたまっていないことを示す模式図。

に並んで構成されている。1本の筋線維は直径が10〜100 μm，長さは筋により0.5 mm〜20 cmと幅広い。1個の運動単位に属する筋線維は，筋内では隣接してひとかたまりとなって存在するのではなく，図 B-36 に模式的に示したように他の運動単位に属する筋線維に入りまじり，一定の拡がりをもって分布している。

その拡がりは上腕二頭筋では直径5〜10 mmの範囲とされるが，島津が筋電図上，同期して発射する筋線維の範囲によって詳しく調べた結果では，前脛骨筋で横に5〜25 mm，深さで3〜8 mmである[7]。1個の運動単位に属する筋線維の数，すなわち1個の脊髄または脳幹の運動神経細胞が支配する筋線維の数は筋によって著しく異なり，例として外眼筋9，咽頭筋2〜3，側頭筋936，第1背側骨間筋340，第1虫様筋108，前脛骨筋562，腓腹筋1,934などである（GoodgoldとEberstein，1972参照）[5]。顔面筋とくに発語筋や外眼筋では，1個の運動細胞が支配する筋線維の数は少なく，四肢筋では手筋に比べて下腿筋，とくに抗重力筋として持続性に活動する腓腹筋では，1個の運動細胞が多数の筋線維を支配する。

2) 容積導体(volume conductor)内の活動電位

運動神経細胞が興奮した結果生ずる筋収縮においては，筋の活動電位は以下のように発生する。インパルスが運動神経を伝わり，その末端に到達して伝達物質であるアセチルコリンが放出される。アセチルコリンは筋線維の側の終板にある受容体(receptor)と結合して，その終板部の細胞膜のイオン透過性が増し，終板電位が発生する。それにより終板に隣接する筋細胞膜が刺激されて筋のインパルスが発生し，このインパルスは終板部から筋線維全体に伝播する。このような電気的変化に伴い，筋線維内に化学的，構造的変化が起こり，筋が収縮し，筋の短縮と張力の発生を生ずる。インパルスの筋線維の伝導速度はヒトで約5 m/secである（図 B-37）[6]。

筋線維は細長く，それを伝播するインパルスを針電極により細胞外から記録することは，筋線維をとりまく電導性をもつ媒質に電流が流れ，その結果生ずる局所の電位変化を記録することである（図 B-38）。このような媒質を容積導体(volume conductor)という。興奮する筋線維からやや離れた容積導体内の活動電位の記録は，図 B-39-A のように理解される。すなわち，インパルスの伝播をプラスを先頭にした双極子(dipole)と，マイナ

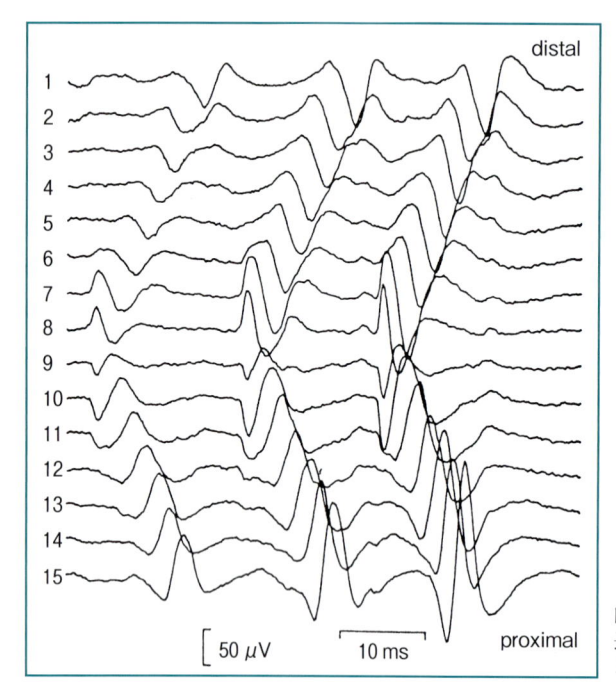

図 B-37 筋線維に沿った活動電位の伝播
内側広筋上に 5 mm 間隔に置いた表面電極からの記録。運動単位電位が，両方向性に伝播する様子がよくわかる。(Masuda & Sadoyama, 1987[6]) より引用)

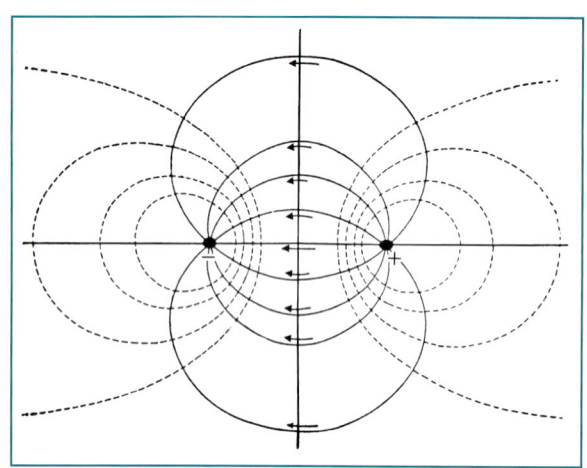

図 B-38 電導性をもつ媒体における双極子の電流と電位
(−)：sink（電流の吸い込み口），(＋)：source（電流の噴き出し口），破線は等電線を表わし実線は電流を示す。矢印は電流の流れる方向を示す。〔Fulton JF(ed). A Textbook of Physiology, 17th ed, 1955, p60 より引用〕

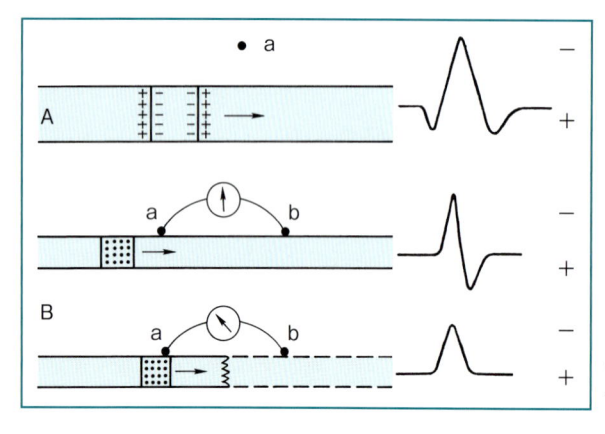

図 B-39 容積導体内の活動電位の記録
A：容積導体内の活動電位。a 点で記録される電位を右に示す。
B：興奮伝導する筋線維上に電極を置いた場合の記録。下段は a，b の電極間で興奮が終止した場合，単相性の電位が記録されることを示す。

スを先頭にした双極子が相接して伝導するものと等しいとして理解できる。また，電極を筋線維に沿って2カ所において双極導出した際に記録される電位変化は，**図 B-39-B** のようにマイナスの興奮部位が伝播するものとして理解される。インパルスが2つの電極の置かれた部位を通過すると，2相性の電位が記録される。一方，両電極の中間で興奮伝導が終わると，1極における電位変化を記録することとなり，単相性の活動電位が記録される。

これらのモデルで理解されるように，針電極を用いた実際の筋電図記録では，正常の単一運動単位の活動電位は単相性，2相性または3相性である。筋線維内の活動電位の伝播が電場電位として，どのように記録されるかは多数の電極からの同時記録により明らかにされている（**図 B-37**）。

また，通常用いる単極同心型電極で記録する単一運動単位の筋線維数は，電極先端周囲の約30線維と推定される（Buchthal ら，1957）[3]。そして記録される波形は，容積導体としての筋の中に置かれたこれら数10本の線維の電気活動を電場電位として記録したものである。

4 電極と記録装置

> 筋電図の記録電極には，目的に応じて種々のタイプがある。運動単位の波形記録には単極同心電極，単一筋線維活動記録には単一筋線維用多極針電極，筋全体の活動の計測には表面電極を用いる。電極の管理は感染，絶縁性に意を用いて行う。神経筋疾患診断のための針筋電極はもっぱら単極同心電極を用いる。

筋の活動電位の記録には導出電極，増幅器，記録装置および観察用オシロスコープ，スピーカーなどを用いる。装置の基本構成を**図 B-40** に示す。実際の装置の構成は電極からのリード線をつなぐ入力箱，増幅器，記録装置，観察用オシロスコープ，スピーカー，電気刺激装置，平均加算，デコンポジションその他の処理を行うパソコンソフトなどからなる。検査項目として針筋電図以外に神経伝導速度や神経筋伝達，さらに誘発電位記録装置を組み込んだ診断機器がセットとして市販されている（**図 B-41**）。筋電計を選ぶ基準は，その施設で行う検査項目，操作の簡便性，針筋電図の波形のスムースさ（デジタル処理をした波形は，処理条件や印刷により，生体現象としての波形が変形し，多相性と紛らわしい波形を生ずることがある），印刷された記録の保存性などである。

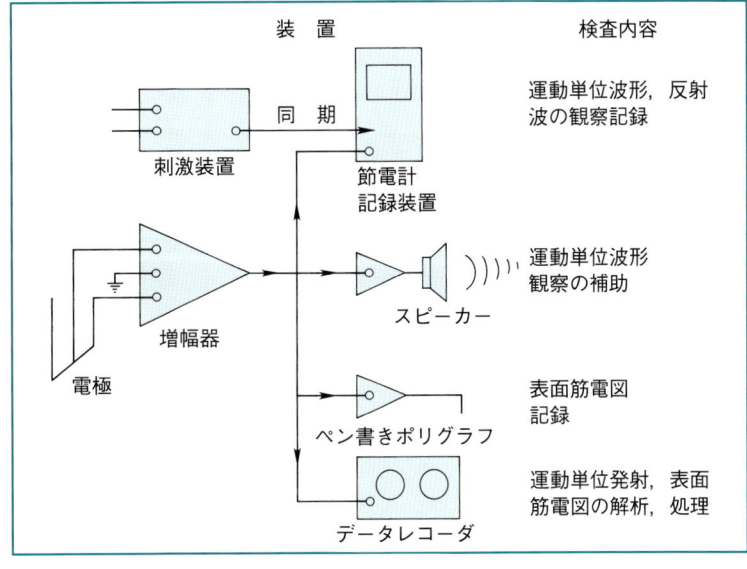

図 B-40 筋電図記録装置の構成

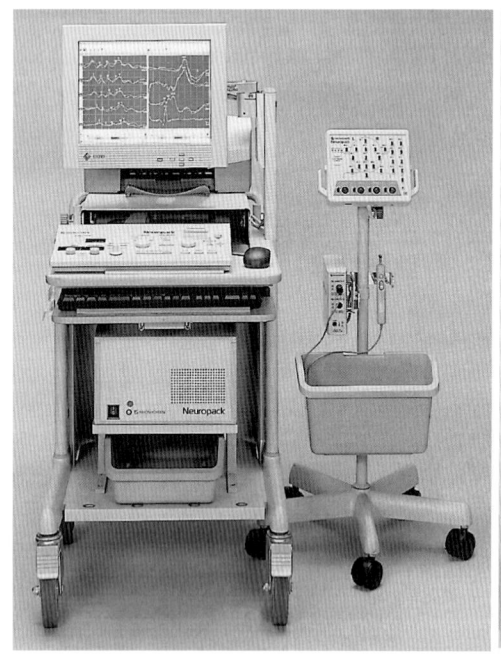

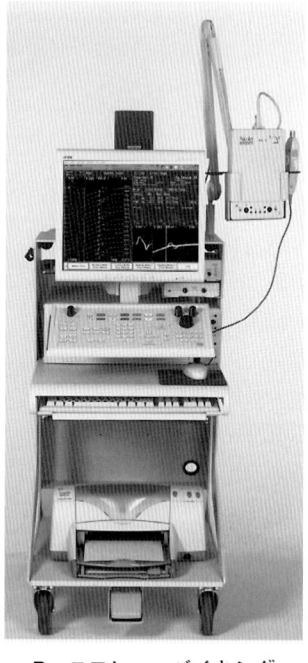

A. ニューロパック（日本光電）　　B. ニコレー・バイキングセレクト

図 B-41　わが国で汎用されている筋電図・誘発電位検査装置
装備プログラムを右に示す

標準装備プログラム

一般筋電図（EMG）
誘発筋電図

　統合型神経伝導検査（NCS）
　運動神経伝導速度（MCS）
　感覚神経伝導速度（SCS）
　反復神経刺激
　H 反射
　F 波
　瞬目反射

体性感覚誘発電位
聴覚誘発電位
視覚誘発電位

オプションプログラム

SFEMG
macroEMG
術中モニタリング
事象関連電位 他

1）導出電極

単一運動単位の活動電位の記録に用いる同心型針電極，単一筋線維活動を記録する多極針電極，運動単位の発射パターンの記録に用いる単極針電極，筋全体の活動を記録する表面電極，つり針電極などがある（図 B-42, 43）。

a. 単極同心型電極 monopolar concentric electrode

27 ゲージ（外径 0.4 mm，内径 0.2 mm）の皮下注射針の中に太さ 80〜100 μm の白金，エナメル，またはポリウレタン絶縁導線を封入して固定したものである。注射針の切口に沿って封入導線を切断し，露出した封入線の先端と外套針を両極として双極誘導する（図 B-42a-A, 43-A）。この電極は，先端の限局された部位の活動電位をとらえるので，1 個の運動単位の活動電位を分離して記録し，その波形を観察するのに適している。通常，電極先端の周辺直径約 2 mm の範囲の電位変化を主に記録する。臨床的に脊髄（延髄）運動神経細胞，末梢運動神経線維，筋線維のいずれに異常があるかを知る目的には，もっぱらこの電極が用いられる。電極のサイズ（太さ，長さ）は種々なものがオーダーメイドで作れるので，部位により，また術者の経験によって選ぶとよい（図 B-42b）。汎用型のレディメイドの電極も数種類あるので，目的とくに記録部位によって適当なものを選べばよい。電極の材質はメーカーによって異なる。

b. 双極同心型電極 bipolar concentric electrode

皮下注射針の中に 2 本の細長い導線を封入した電極である（図 B-42a-B, 43-B）。2 本の封入線を両極として導出すると，単極同心型電極よりさらに限局した部位の活動電位を記録する。これは，強い収縮時に単一の運動単位のスパイクを分離記録するのには便利だが，単極同心型電極の場合よりも多相性，低振幅かつ持続の短い電位が得られやすい。後述の単一運動単位の活動電位の波形や大きさの基準値と異常波形は，単極同心型電極で得られる記録についてのものであり，その正常・異常の基準に双極同心電極による記録をそのままあてはめて判断してはならない。ただし，封入線の一方と外套針の間で記録すれば，単極同心型電極と同じ記録が得られる。

c. 多極針電極

単一筋線維（運動単位ではない）の活動電位を記録するために開発されたもので，図 B-43-C のよ

図 B-42a 電極の種類
A：単極同心型電極，B：双極同心型電極，C：針の部分をはずせる同心型電極，D：単極針電極，E：使いすて表面電極，F：皿型表面電極。

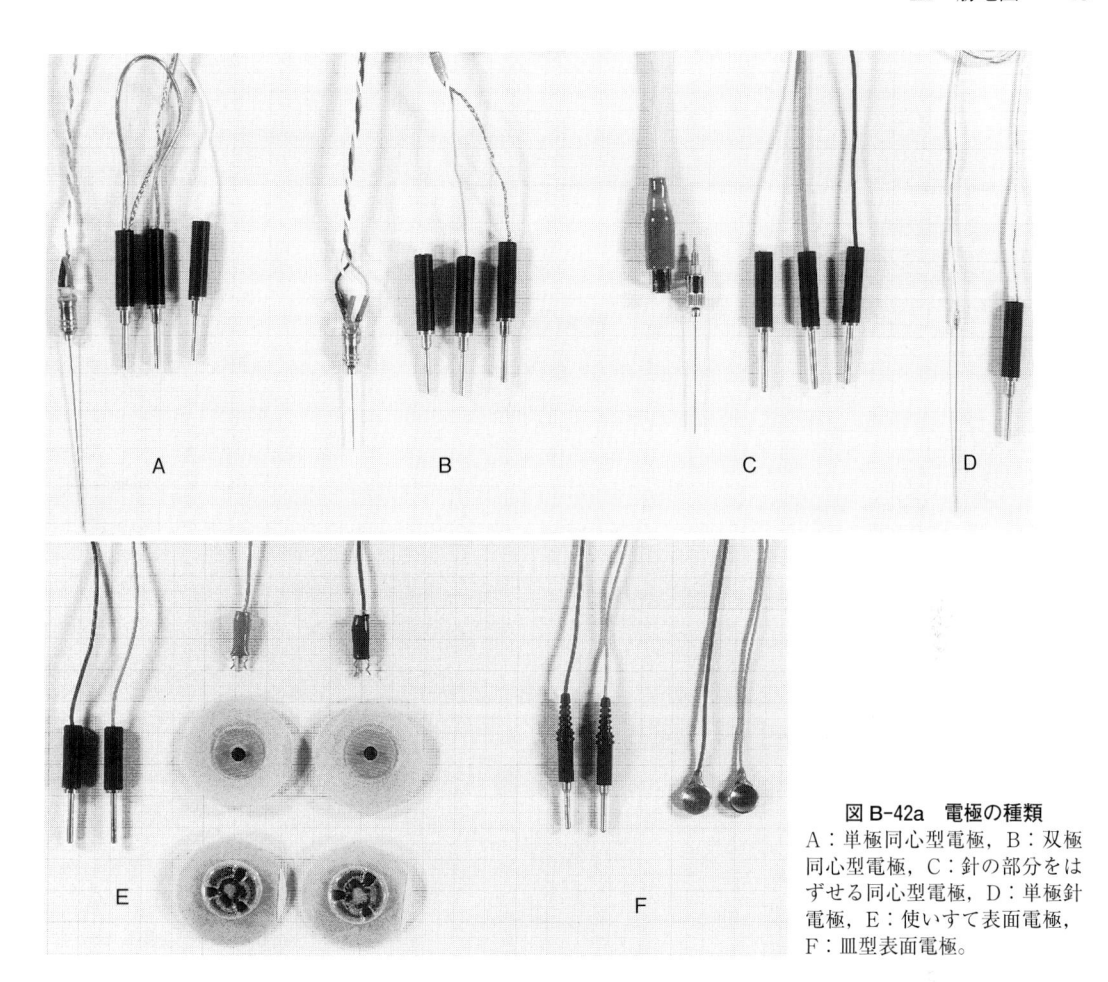

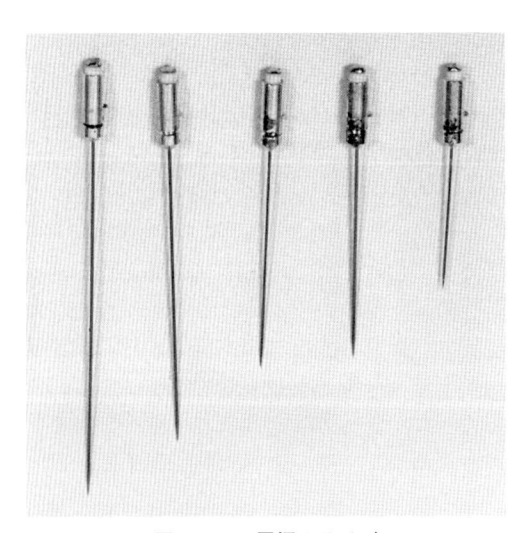

図 B-42b 電極のサイズ
標準的なサイズ（右より2，3番目）以外にも目的に応じて作成させることができる。

うに直径 0.5 mm の外套針の側面に先端の直径 25 μm のプラチナ線を露出させ，1本～数本並べた電極である。個々のプラチナ線を導出電極として使用し，不関電極は皮下または皮膚に置く。また以前から Buchthal らが用いた多極針電極は，単一筋線維ではなく単一運動単位の空間的位置関係を明らかにする目的で開発されたもので，数本の導出電極を外套針に入れ，外套針の側面に 5～10 mm 間隔であけた穴から，1本ずつ電極先端を露出させたもので，筋内の一定の距離の活動電位を同時に記録できる。またそのうち任意の2つの電極を組み合わせて双極導出もできる。また Stålberg らは，単一筋線維を記録するための電極の外套針を先端から約 15 mm 絶縁をとり除いて，macro EMG といわれる単一運動単位に属する複数の筋線維活動を記録する方法を考察した[8,9]。macro EMG については，B-IV 章の 10 「macro EMG」の項（→74頁）で述べる。

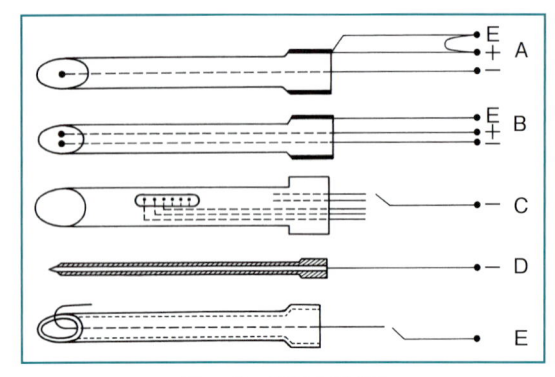

図 B-43　電極の模式図
A：単極同心型電極，B：双極同心型電極，C：多極針電極，D：単極針電極，E：釣り針電極（ガイド針の中に入れた状態），(-)は active な記録電極を示す．C，D は不関電極に表面または他の針電極を用い，E の釣り針電極は同じ型の 2 本を用いて双極導出する．

d．単極針電極

　細い針を絶縁して，先端の一部を露出したものである（図 B-42a-D，43-D）．材料は銀線（アンマ針）または，ステンレススチールを用いる．本幹の直径 0.2 mm，長さ 5 cm 程度の大きさの電極が筋に刺入する際の疼痛も少なく，かつ十分な強さを備えており使いやすい．先端まで絶縁した電極を，紙やすりやかみそりで先端の任意の範囲を露出して使用する．市販の製品を用いてもよい．2 本の電極を数 cm 離して被験筋に刺入して双極導出すると，表面電極や釣り針電極と同じく筋全体の活動を反映した記録ができる．この型の電極では，先端の露出部分が大きいほど，また電極間距離が広いほど，広範囲の活動電位を記録することになる．また先端の露出を十分小さくすれば，単一運動単位のスパイクを安定して連続記録することができ，運動単位発射パターンの観察に適する．その場合は，針電極を 1 本だけ用いて不関電極は皮膚上に置くのがよい．単極針電極は，単一運動単位の活動電位の波形の異常を調べるのには不適当である．microneurography 用の電極も単極針電極であるが，これについては別に述べる（➡100 頁）．

e．釣り針電極（埋め込み電極）

　約 100 μm のエナメルまたはポリウレタン絶縁銅線の先端を 1～2 mm 露出して，皮下注射針に通し，その先端を針先から出して曲げ，そのまま筋肉内に刺入して注射針を抜くと，銅線の先端が鉤となり筋肉に残る（図 B-43-E）．銅線の他端を細くて軽いリード線に接続して増幅器につなぎ，この釣り針電極を 2 本被験筋に刺入して双極導出する．細い柔らかい線なので，筋を収縮しても被験者に疼痛を与えない．

　釣り針電極は表面電極と同様に，筋全体の活動状態を知る目的に用いるが，機能の異なる複数の筋が近接している場合，特定の筋に電極間距離を小さくして刺入すれば，目的とする筋に限局して活動電位を分離・記録することができる．検査が終了したら，電極はそのまま引き抜けば鉤になっていた部分が延びて，抵抗なく疼痛も与えずに引き抜ける．

2）電極の管理

　本来 1 人の患者に用いた針電極は感染性廃棄物として廃棄するのが原則である．しかし電極によっては高価なために消毒をして複数の患者に用いる場合がある．その場合の消毒は，一般に侵襲性の生体検査に繰り返し用いる器具の消毒法に準拠して行う．そのような電極にはメーカーにより消毒法の手順が記載されている．

　電極の材質と使用目的から，高温で湿式の消毒は避けなければならない．同心型針電極によっては 図 B-42a-C のような先端部をとりはずし，消毒または使いすてにできるものがつくられている．

　針電極の切れが鈍くなると，皮膚を貫く抵抗が増し，組織を傷つけやすく，被験者の疼痛が大きい．切れの悪くなった電極は廃棄する．貼付型の表面電極では，リード線先端の電極への接続部位に電極のりが付着してかたまりアーチファクトの原因となるので，リード線の装着部を使用の前後にアルコールでぬぐってきれいにしておく．

文献

1) Adrian ED. The electrical reaction of muscle before and after injury. Brain 1916 ; 39 : 1-33.
2) Adrian ED, Bronk DW. The discharge of impulses in motor nerve fibres. J Physiol (Lond) 1929 ; 67 : 119-151.
3) Buchthal F, Guld C, Rosenfalch P. Multielectrode study of the territory of a motor unit. Acta Physiol Scand 1957 ; 39 : 83-104.
4) Denny-Brown D, Pennybacker JB. Fibrillation and fasciculation in voluntary muscle. Brain 1938 ; 61 : 311-334.
5) Goodgold J, Eberstein A. Electrodiagnosis of Neuromuscular Diseases. Williams & Wilkins, Baltimore, 1972.
6) Masuda T, Sadoyama T. Skeletal muscles from which the propagation of motor unit action potentials is detectable with a surface electrode array. Electroencephalogr Clin Neurophysiol 1987 ; 67 : 421-427.
7) 島津浩. 人間の神経筋単位の機能と構造との関係. 順天堂医学雑誌 1959 ; 5 : 342.
8) Stålberg E. Macro EMG, a new recording technique. J Neurol Neurosurg Psychiatry 1980 ; 43 : 475-482.
9) Stålberg E, Schwartz MS, Thiele B, Schiller HH. The normal motor unit in man. A single fibre EMG multielectrode investigation. J Neurol Sci 1976 ; 27 : 291-301.
10) 吉井直三郎, 下河内稔共訳(フリッツ・ブクタール著). 筋電図序説(1), (2). 綜合臨牀 1958 ; 7 : 1242-1251, 1440-1450. 原著 Buchthal F. An Introduction to Electromyography, Scand Univ Books, Oslo, 1957.

Ⅳ 針筋電図

1 基本的注意

　針筋電図では，電極の増幅器への接続にさいして，極性（polarity）に注意する。観察・記録は刺入電位，安静状態，最大収縮，弱収縮における運動単位波形観察の順に行う。正常では，電極刺入時に電極先で筋線維を刺激して短い刺入電位が出現する。安静状態で自発放電はなく最大収縮では干渉波がみられ，単一運動単位は 2～3 相性，振幅 3 mV 以下，持続約 10 ms の正常波形がみられる。
　病的状態の診断には，安静時の筋放電，収縮増加によるリクルートメントパターン，単一運動単位の波形異常をみる。

　針筋電図は侵襲を伴う検査である。筋内に針を刺入することで疼痛を伴い，また衛生上の注意を要する。さらに患者の理解と協力が必須である。力を完全に抜いた安静状態から，最大収縮，一定の収縮維持と，各々の状態で筋活動を記録して情報を得ることから，協力が得られない場合には診断的意義は著しく低下する。
　針筋電図は脊髄（延髄）神経細胞以下の病変による，筋萎縮，筋力低下において，病変の部位や性状の診断に極めて重要な検査である。検査の侵襲性を考え，臨床症状や他の検査とあわせて必要な部位を決めて手早く検査を行うことが大切である。なお，針筋電図検査は医師自身が実施しなければならない。

2 記録条件と記録上の注意

　電極の入力端子受けへの接続は，必ず所定のとおりに行う。active electrode の端子（図 B-43 の－で示したもの，50 頁）を入力箱の－，G_1 などと記載してある端子受けにつなぐ。他の端子もそれぞれの所定の端子受けにつなぐ。端子と端子受けの色を一致させてある機器もある。また最近の機器では 1 カ所に挿入するように作られたものもある。
　単一運動単位の波形の観察を主な目的とする針筋電図では，単極同心型電極を用い，active electrode は封入された芯（core）電極とし，不関電極は外套針（sheath）とする。記録は active electrode の電位が不関電極の電位に対して陰性（マイナス）になると，上向きの振れを生ずるようにし，市販の機器はそのように規格が定められている。したがって，とくにことわりがなくても記録された波形の上向きの振れは陰性，下向きの振れは陽性の成分を示す。
　増幅度はオシロスコープ上 1 mV/cm または 1 わくとし，時定数は 0.01～0.03 秒を用いる。掃引の速さ（sweep speed）は，10 ms/cm または 1 わくとする。通常複数のビームのうち下に時標を入れ，上に筋電図を入れて観察・記録するように設定されている。時標記録の大きさ（幅）は較正電位としても用いることができるように，1 cm またはオシロスコープ上の目盛の 1 わくに決めておくことが多い。記録の目的により増幅度は変えて

よい．fibrillation 電位の記録では増幅度を上げて，また高振幅電位でスケールアウトする場合は，増幅度を下げて観察記録する．その他の場合は，標準の増幅度を守ったほうが，記録の判定を誤まるおそれがない．

被検者ごとに，必ず検査の初めと終わりに増幅度を確かめておく．検査の途中で増幅度あるいは時定数を変えた場合は，そのつど較正電位を記録しておく．機器によっては増幅度が自動的に表示される．

観察と記録は，10 ms が 5～10 mm となる速さで行う．現在，汎用されている筋電計では，直線状の連続記録方式よりも，数チャネルのビームに連続的に表示するラスターあるいはカスケード方式により，一画面に速い掃引の記録を多く描かせるようになっている．これは，規則的な間隔で放電する運動単位電位が掃引の一定の部位に記録されるので，多相性電位や持続の短い電位の詳細な検討を容易にする便利な記録方法である．

検査室の条件も配慮を要する．現在の機器はコンパクトで，ベッドサイドでほとんどの臨床神経生理検査ができるが，静かな環境で，被検者が必要な指示に従う気構えができ，一方緊張をできるだけ除ける環境がよい．また寒冷は筋電図所見に影響し，筋電図と同時に実施する機会が多い神経伝導速度検査には皮膚温が直接影響するので，季節を問わず室温 25～28℃，皮膚温 32～34℃ に設定できる条件下で検査を行うのがよい．そのために一定の規模以上の病院では専門の筋電図室が設営されている．

3 記録の順序

1) 刺入電位

被検者に安静仰臥位，または検査される筋が安静を保てる安定した姿勢をとらせる．電極を図 B-44 のように保持し，皮膚に直角にすばやく筋内に刺入する．ゆっくり刺すと，疼痛が大きい．疼痛は，電極先端が皮膚および筋膜を貫く際や，血管，神経などに触れたときに強い．電極を筋へ刺入するときと電極を筋内で動かすときに，短い活動電位の発射がみられる．これは電極の先端により筋線維が刺激，損傷されて発生するもので刺入電位(insertion activity)という．刺入電位が持

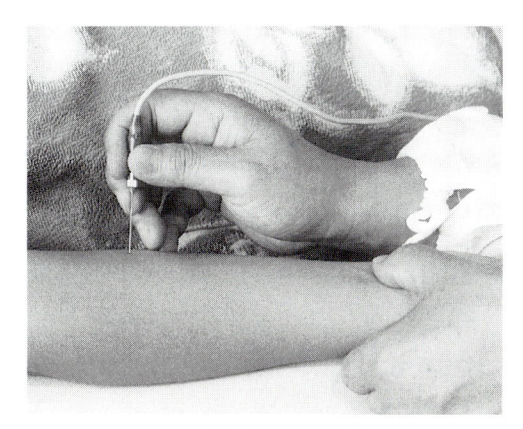

図 B-44 電極の持ち方
針の根本から軟らかいリード線が出ている電極では，その部に触れないようにする．触れるとアーチファクトを生ずることがある．外力に対して針のつけねが最も弱いので，念のため指をそえておく．電極を筋内に固定して記録するために，検者のⅣ，Ⅴ指で軽く被検部の近くに触れて，電極針，検者の手および被検筋の位置関係を一定に保つ．

続するなどの異常があれば記録する．

2) 安静時の筋放電

次に電極を筋内に置き，安静状態における活動電位の有無を調べる．正常では安静時に自然に筋電位が出現すること，すなわち自発放電(spontaneous discharge)はないので，ゆっくり電極を移動させて，2～3カ所で数秒ずつとどめて観察すればよい．異常な自発放電があれば記録する．

3) 随意収縮時の活動電位

続いて随意収縮時の活動電位を観察する．まず徐々に随意収縮の力を増すなかで，活動に参加する運動単位の数の増加の度合い，単一運動単位の発射頻度を調べる．正常人の随意収縮においては細胞のサイズの小さな運動細胞から順次興奮・発火する(size principle, Henneman, 1957)[10]．次第に収縮を強めると発火している運動単位の発火頻度が増加し，新たな運動単位の発火が加わる．このような随意収縮の増強により運動単位の発火頻度，数の増加する様子を recruitment pattern と呼ぶ．recruitment pattern は神経原性(運動ニューロン疾患)と筋原性(筋疾患)の筋萎縮の鑑別に重要である．

さらに，いったん皮下まで電極を引き抜き，抵抗を加えて等尺性に最大収縮を行わせ，改めて電

極を筋内へ刺入する．これは針電極を筋内に入れたまま強く収縮すると，筋が傷つき，また疼痛が強いためである．この最大収縮時の電位を観察し，収縮に参加する運動単位の数が十分多く正常であるか減少しているかを判定する．正常では多数の運動単位が参加して重なり合い個々の波形を独立して観察できないようになり，これを干渉波形（interference pattern）という．

続いて軽い収縮を持続させながら，電極を少しずつ進めたり引き抜いたりして単一運動単位を分離し，うまく分離できたら，そこに電極をとどめて波形を観察する．波形に異常があれば，その性状を観察し記録する．現在は運動単位を分離さえすれば複数の運動単位のうち同じもののみをとりあげて波形を再合成して明確なものとする decomposition technique があり（図 B-62, 69 頁），波形の観察が簡便となった．

以上のように刺入電位，安静時の自発放電の有無，最大収縮時に活動する運動単位の数，単一運動単位の活動電位の波形を一連の観察項目として，これらを目的とする筋のすべてについて調べる．

4 運動単位の発射順序 recruitment order

随意収縮において，運動単位の発射パターンを観察することも，二次運動ニューロン以下の診断に補助的な意義をもつ．

随意収縮においては，細胞体が小さいサイズの運動細胞から発射し，次第に収縮を強めると順次細胞の大きさに従って興奮する運動細胞の数が増加し（Henneman の size principle）[10]，また 1 個の運動細胞すなわち運動単位に属する筋線種の数が増加して，筋電位が重なり合ってくると干渉波形を示す．

正常では次第に随意収縮を強めると運動単位が複数発火して簡単に干渉波形成を生ずる（図 B-45-A）．それに対して二次運動ニューロン以下の疾患では，収縮に参加する運動単位の数，干渉波形の生じ方，筋力と発射頻度の関係など，各障害部位によって異なる性状を示す．

筋萎縮性側索硬化症（ALS）では活動する運動神経細胞すなわち筋電図上の運動単位の数が減少するために，容易に干渉波形を生じない．筋力を強める努力で高振幅電位が頻回に発射し，頻度を高めるのに第二，第三の運動単位が参加しない．これを late recruitment といい，大きな振幅の単一運動単位が頻回に発射する様子を single oscillation と呼び，いずれも運動ニューロン疾患の特徴的所見である（図 B-45-B）．

筋ジストロフィーや筋炎で，単一運動単位に属する筋線維が減少すると，運動単位の活動電位の振幅（amplitude），持続（duration）ともに減少する．すなわち小さな活動電位で発生する筋力も少なく，一方運動単位の数は減らないので，収縮を弱める努力で，大きな力が出ないのに活動する運動単位の数が増え（early recruitment），容易に干渉波形を生ずる（図 B-45-C）．

また中枢性の不全運動麻痺では，収縮を強める努力をしても，脊髄運動細胞が興奮しないので，容易に発射頻度が増えず，動員される運動単位の数も増さない．すなわち正常の弱い収縮でみられるパターンが強い収縮努力で生ずる．

以上のように運動単位の発射頻度の増加や動員される運動単位の数は運動麻痺の病変部位の見当づけに有用である．

5 運動単位の波形観察手技

単一運動単位の活動電位は，いったん分離すれば電極の先端を動かさないように注意すれば，安定して波形を観察できる．電極先端が筋内で不安定に動かないようにするには，図 B-44 に示すように，検者の手の一部を被検者の被験筋に近い身体部位に軽く押しつけるようにして電極を軽く保持すれば，電極が被験筋に対して固定される．いったん得られた電位の振幅が，さらに大きくなりうるか否か，また波形の異常がいっそう明らかになるか否かを確かめるためには，波形を観察しながら電極をゆっくり深く，あるいは浅く動かしてみる．少しずつ波形が変わり，目的に沿った観察ができる（図 B-46）．

針筋電図で，長時間運動単位の波形を検索することは被検者に苦痛を与えるので，検査は必要な範囲にとどめなければならない．針による疼痛は，皮膚および筋膜を貫通する際に強いので，ひとつの筋の中で広い範囲からの電位の観察が必要なときには，筋膜下まで電極を引き抜いて方向を

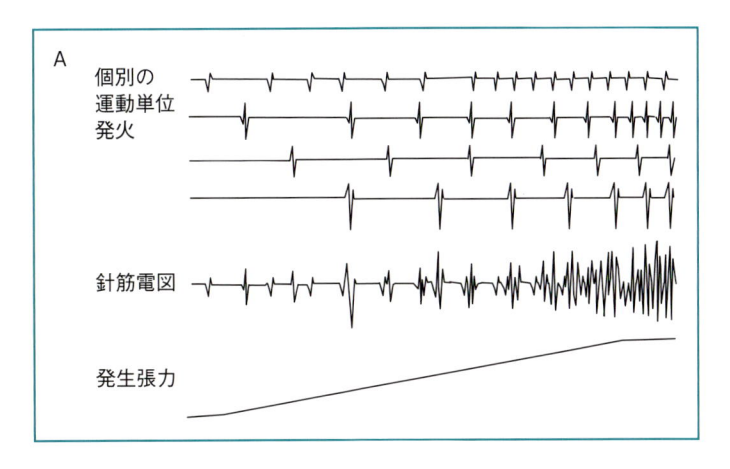

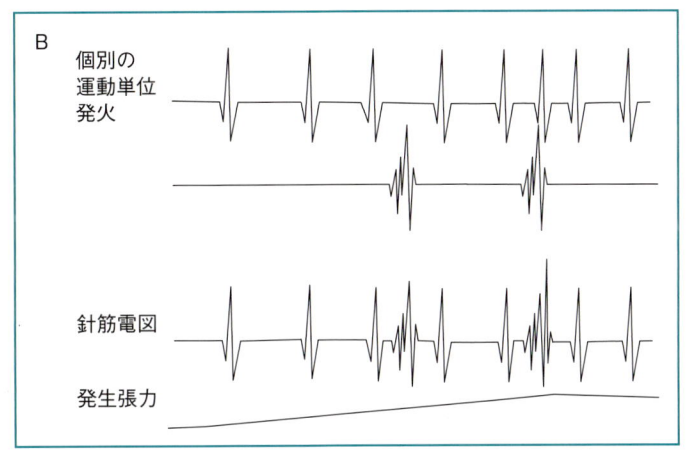

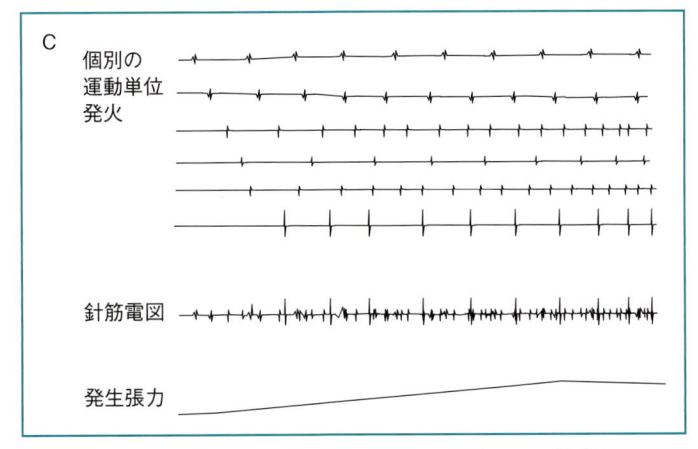

図 B-45 運動単位のリクルートメントパターンの模式図
A：正常，B：神経原性障害，C：筋原性障害。各図とも上から次第に収縮を強めた場合の，個別の運動単位発射パターン（複数），それらが合成された針筋電図パターン，および発生する張力を示す。（森田洋氏提供）

変え，再び刺入して検索するとよい。また筋内で血管，神経に触れると疼痛が増すので，その場合はさらに針を進めないで，筋膜下まで電極を引き抜いて方向を変える。被検者に与える苦痛の程度を理解するために，一度自分で自分の筋電図を記録してみるとよい。

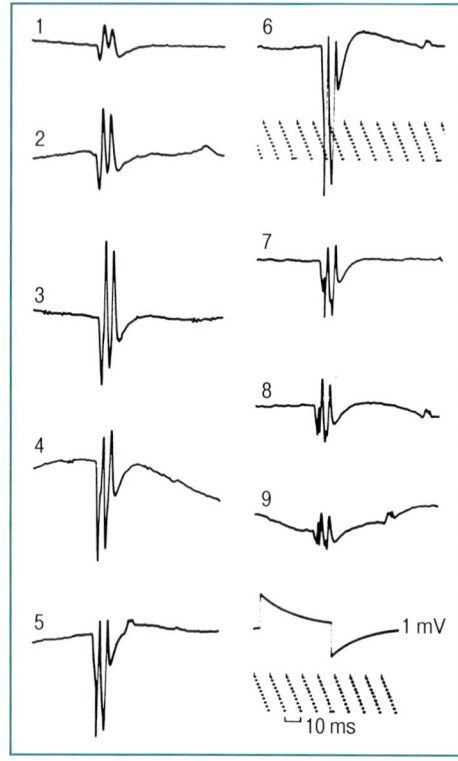

図 B-46　電極の移動による波形の変化
1から9へ，順番に少しずつ電極を動かして記録した。この記録は，1個の運動単位が短い時間間隔で続けて発射する double discharge（doublet）である。初めとあとの電位の形が一致して変化している。記録5，6，8，9にみられる別の小さな電位は，ほとんど変化していない（60歳，女性，脊椎管狭窄症，大腿四頭筋）。

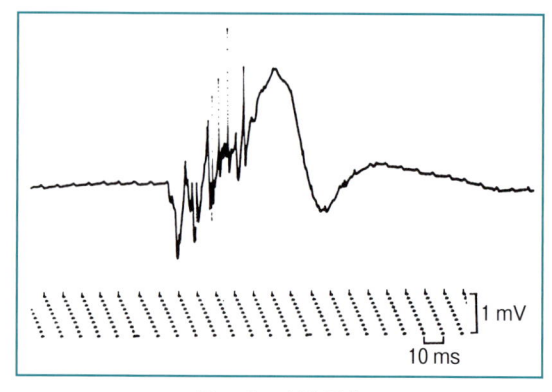

図 B-47　刺入電位
（44歳，男性，正常人，腕橈骨筋）

6　正常筋電図

単極同心電極による正常の筋電図所見は，以下のようである。

1) 刺入電位 insertion activity

電極が筋膜を貫いて筋内に刺入されたり，筋内で電極を動かすと，図 B-47 のように活動電位が一過性に現れる。これは，電極針の先端が筋線維を機械的に刺激したり損傷することによって発生する電位で，随意収縮における運動単位の活動電位に比べて持続時間が短く，振幅も小さい。数発の電位が続けて現れ，電極の動きが止まると消える。

2) 安静時の筋放電

正常では，完全に力を抜いた筋からは活動電位は記録されない。しかし，わずかな随意収縮や姿勢反射による収縮がとりきれないことがある。とくに高齢者ではそうである。このような場合は，運動単位発射が比較的規則的であるという特徴がある。できるだけ弛緩した肢位をとらせて，なお出現する筋放電については後述の fibrillation, fasciculation, その他の異常自発放電との鑑別が必要となる。

3) 随意収縮時の筋放電

a. 運動単位の波形，振幅 amplitude，持続時間 duration

単一の運動単位の活動電位の波形は，単極同心型針電極で記録すると大部分は単相性，2相性または3相性である。数％は4相性ないし5相性の電位もみられる[2,22]。電位の振幅は 100 μV～2 mV，持続時間は 5～10 ms である。振幅の測り方は，プラスとマイナスの最大の振れの差（peak to peak）を測る方法が一般的で，基線から大きいほうの振れの先端まで測る方法もある。

運動単位の活動電位は，その運動単位に属する筋線維群の放電によって生ずる容積伝導電位（volume conducted activity）を記録するもので，電場電位（field potential）とも呼ばれる。単極同心型電極では，電極先端の半径約 1 mm の範囲の電位を記録するので[9,24]，電位の大きさが，前述したような1個の運動単位に属する筋線維数によって決まるわけではない。得られる電位の形，大きさに大きく影響する因子としては，①電極直下

の筋線維の活動，②電極先端部の電場に影響を与える筋線維の分布と数，③その運動単位の筋線維の終板位置の拡がり，④結合織や脂肪など容積伝導体の性状の変化などがある．

正常では，ひとつの運動単位に属する筋線維の興奮は，ほぼ同時に開始し，記録範囲から考えて十分な速さで筋線維を興奮が伝わるので，持続時間が 10 ms 以内の 1～3 相性のきれいな電位が得られるものと考えてよい．

正常でも顔面筋や舌筋の単一運動単位の電位は，四肢筋のそれと比べて一般に持続時間が短く，振幅も小さい．また経験的に胸鎖乳突筋，三角筋，大腿屈筋も持続が短い電位が得られやすいので，後述のミオパチーにおける低振幅短持続電位の判定にあたっては注意する必要がある．

b．運動単位の発射頻度

随意収縮では，運動単位は比較的規則的な時間間隔で繰り返し発射する．収縮を強めると，運動単位の発射頻度が増加する．この発射パターンは，中枢性の運動障害では正常と異なることがあるが，運動単位の障害の場合は異常にはならない．ただし随意収縮によって生ずる筋力と記録している運動単位の発射頻度をみると，脊髄運動細胞以下の病変では，正常と異なる態度を示し，診断的意義を有する（early または late recruitment）．

c．干渉波

筋内に電極をとどめて，随意収縮を次第に強めさせながら筋電図を観察すると，運動単位の発射頻度が増加するとともに，次々に多くの運動単位が活動に参加してくる．正常では中等度から最大の収縮を行うと，多数の電位が重なりあって，個々の波形が明らかでなくなる（図 B-48）．このように，多数の電位が重なってつくられる波形を干渉波と呼ぶ．活動しうる運動細胞や運動神経線維の数が減ると，最大収縮でも干渉波が形成されず，ユニット数の減少として診断上意味をもつ．ただし，力を入れなければ干渉波は出ないので，ヒステリーと真実の麻痺との鑑別には役立たない．

7　異常筋電図

1）刺入電位

最も目立つ刺入電位の異常は，筋緊張症（ミオトニー）におけるミオトニー放電（myotonic discharge）である．筋緊張性ジストロフィーや先天性ミオトニーでは，筋内へ電極を刺入すると，長く続く刺入電位が発生する（図 B-49）．筋内で電極を動かすと，1 個の運動電位が自発性に毎秒 100 回以上の高頻度で発射を続け，次第に振幅を減じて，ついには消える．多くの場合，陽性の波

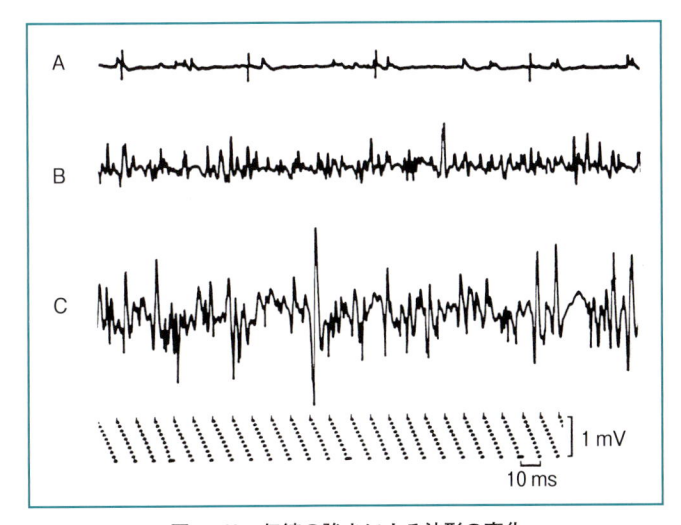

図 B-48　収縮の強さによる波形の変化
A から C へと次第に収縮を強くした記録．A では単一運動単位がよく分離されており，C は干渉波形を示す（44 歳，男性，正常人，腕橈骨筋）．

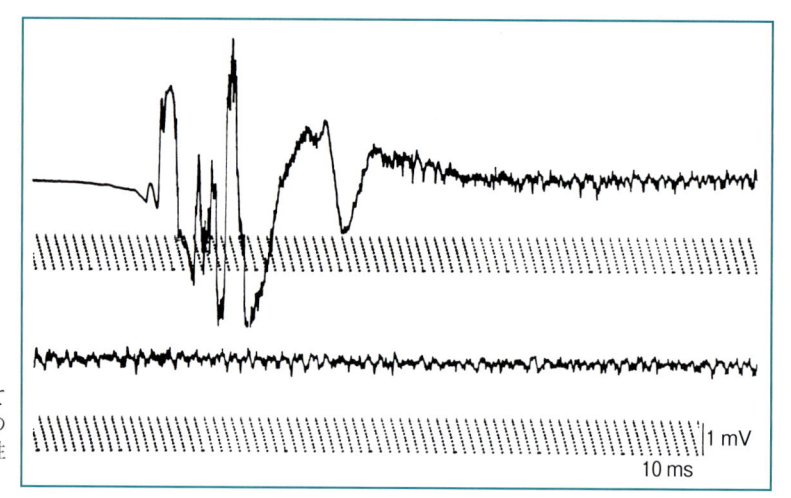

図 B-49 ミオトニーの刺入電位
刺入によるアーチファクトに続いて持続放電がみられる。下段は上段の続きの記録（42歳，男性，筋緊張性ジストロフィー，前脛骨筋）

図 B-50 ミオトニー放電
A：腓腹筋の記録。運動単位の波形は陽性のスパイクに緩徐な陰性の振れを伴い，次第に小さくなって消える。B：声帯筋の記録。増幅度が大きいことに注意（47歳，男性，筋緊張性ジストロフィー）

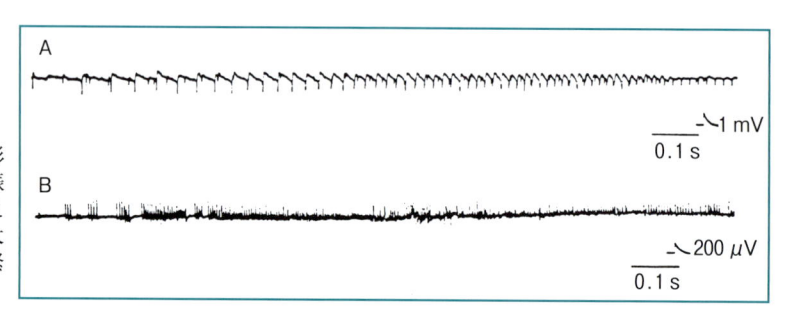

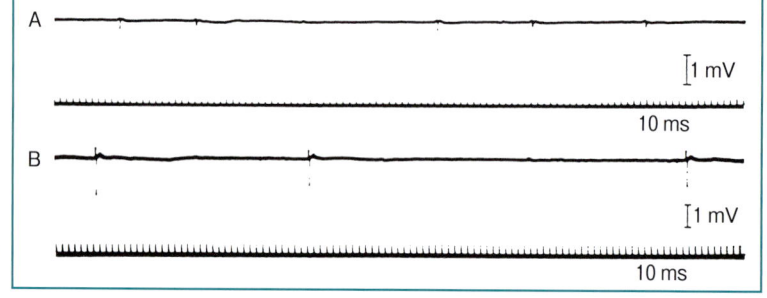

図 B-51 fibrillation と fasciculation
A：fibrillation 電位（筋萎縮性側索硬化症），B：fasciculation 電位（筋萎縮性側索硬化症）

形で変形したものが多い（**図 B-50**）。この発射をスピーカーで聴くと，「急降下爆撃機音」（dive bomber's sounds）という特有の音として聞こえる。このように長く続く刺入電位をミオトニー放電といい，その起源はミオトニーでは筋線維膜の異常により，膜の興奮性が持続し損傷電位が連続して生じやすいためと考えられる（➡ C-XI 章「筋疾患―チャネル病」，395頁参照）。急性に神経支配が断たれた筋や多発性筋炎などでも，筋線維の被刺激性が高まり，刺入電位が長く続くことがある。

一方，重症の筋ジストロフィーや廃用性筋萎縮では，正常よりも小さな刺入電位がわずかに出現し，また周期性四肢麻痺の発作時には刺入電位は出現しない。

2）安静時の異常筋放電

a．fibrillation potential（線維自発電位）

神経支配が絶たれた筋に発現する電位である。安静で完全に筋を弛緩させた状態で，振幅30～150 μV，持続時間 0.5～2 ms の小さな電位が不規則な時間間隔で，ばらばら出現するものをいう（**図 B-51-A**）。筋の動きは肉眼では見えない。多くは，陽性の振れで始まる単相性または2～3相

性の波形で，電極先端が終板部に近い場合には，陰性の振れで始まる2相性の波形となることがある．末梢神経損傷，Guillain-Barré症候群，急性灰白髄炎，運動ニューロン疾患などで出現し，神経外傷では約2週間後より出現する．

　この電位の成因は明らかでないが，一般に神経支配を絶たれた筋線維は，化学物質に対して感受性が高くなることから，流血中のアセチルコリンその他の化学物質によって，筋線維が興奮する可能性が考えられている．運動単位の活動ではないので電位が小さく，発射パターンに規則性がない．

　反射性または随意性の脊髄運動神経細胞興奮による活動電位も，遠方で記録すると電位が小さくfibrillation potentialとの鑑別が必要となる．主な鑑別点は，以下のとおりである．

　fibrillation potentialは，陽性の振れで始まる持続時間の短い電位で，繰り返し放電の間隔が著しく不規則である．随意収縮では，電位の振幅は小さくても持続時間が約10 msと長く，また一定の規則性をもって放電を繰り返し，さらにその筋を軽く収縮させると，放電頻度が増加するなどの特徴がある．

　fibrillation potentialは，被検部を温めると出やすく，冷やすと出にくい．また健康人やミオパチーでもみられることがある．

b．positive sharp wave（陽性鋭波）

　陽性の電位に続いて緩徐な陰性電位がみられるもので，持続は10 ms以上に及ぶことがある．神経支配を絶たれた筋（denervated muscle）に現われることが多く，発射は規則的である．機械的刺激に感受性が高くなっている筋線維が，電極による刺激または損傷によりスパイク放電を生じ，筋線維膜に電極先端が密着するので，陽性で大きな電位が得られ，さらに電極先端部の抵抗が高くなるために歪んだ波形になると考えられる．多発性筋炎や筋緊張性ジストロフィーにもみられる．図B-50-Aのミオトニー放電も原理的にはその1例である．

c．fasciculation potential（線維束電位）

　fasciculation（線維束性収縮）は，小さな筋線維束が自然にピクピク収縮するもので，肉眼的に観察できる．関節運動効果は伴わない．fasciculationには，筋萎縮性側索硬化症のような運動ニューロン疾患や脊髄空洞症など，脊髄または延髄運動神経細胞変性に際してみられ診断上大きな意味をもつものと，健康人で寒冷や機械的刺激により，また高齢者で自然にみられる，いわゆる良性のfasciculationの2種類がある．fasciculationもfibrillationと同じく，全く不規則な時間間隔で出現するが，繰り返し発射の間隔が1分に1回程度と著しく長い場合がある．ときには規則的な発射を示すことがある．電位の波形は正常の運動単位と同様のことが多く（図B-51-B），運動ニューロン変性の場合は，高振幅電位や振幅の大きい多相性電位として記録されることがある．fasciculationの起源については古くから議論がある．

　1938年，Denny-BrownとPennybacker[6]が運動神経細胞の自発放電による筋線維群の収縮と定義し，それが基本と考えられてきたが[19]，末梢神経由来のfasciculationの存在を支持する所見もある[21,33]．臨床的にはfasciculationを認めた場合は，運動神経細胞に病変が存在すると診断してよい．

d．ミオキミア myokymia

　ミオキミアは，筋の小部分が自然に繰り返し収縮し，しかも隣接する部位が入れかわり立ちかわり収縮して，あたかも虫がうごめくように見えるものである．一見fasciculationに似るが，活動電位はこれと異なり，1回の収縮に際して運動単位が高頻度数回連続発射する（反復発射）．図B-52に示すように，いくつかの運動単位が，ばらばらに放電する様子が記録されることがあり，これは外見上，近接する筋の小部分がばらばらに収縮を繰り返す所見に対応するものである．ミオキミアの発現機序は明らかでなく，正常人で激しい運動のあとにみられ，また甲状腺機能亢進症，電解質異常，尿毒症，テタニーなど筋の興奮性上昇が考えられる状況で出現する．一方，顔面に現われるfacial myokymiaは，脳幹の腫瘍や脱髄疾患によることがある．

e．スパスム spasm，反復放電 repetitive discharge，クランプ cramp

　スパスムは自然に出現する強い持続性筋収縮であり，破傷風，脊髄障害，テタニーなどにみられる．半側顔面スパスム（hemifacial spasm）では，神経再支配電位（reinnervation potential）と考えられる大きな活動電位の連続発射からなる，短い

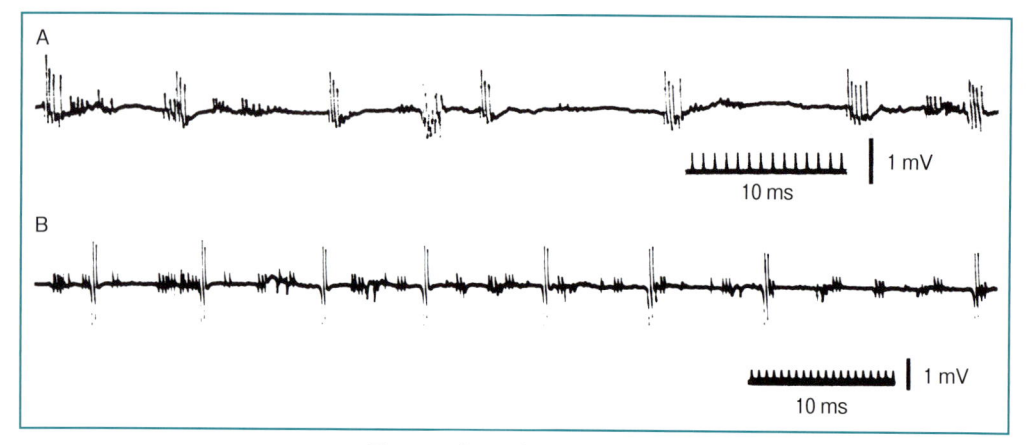

図 B-52　ミオキミアの反復放電
記録されたいくつかの運動単位はすべて反復放電を示す。A：前脛骨筋，B：大腿四頭筋（36歳，女性，下肢ミオキミア）。

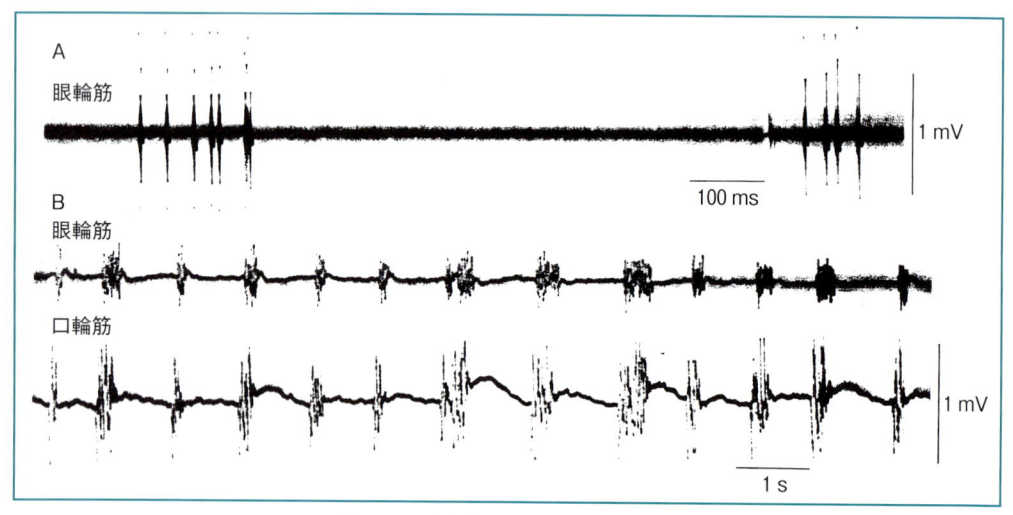

図 B-53　半側顔面けいれんの筋電図
A：針電極，B：表面電極の記録。Aで同一運動単位の繰り返し放電がわかる（36歳，男性，経過4年）。

収縮が繰り返される（**図 B-53**）。顔面神経が動脈により圧迫，あるいは拍動刺激を受けて異常興奮する機序が考えられており，動脈と顔面神経を離してその間にスポンジを入れる Jannetta の手術で改善する。

スパスムは脊髄あるいは，それ以上の中枢の障害による運動神経細胞の異常興奮によるものと，末梢神経障害による顔面スパスムがあり，いずれの場合も収縮の間筋放電が続く。一方テタニーでは，1個の運動単位が2発ないし3発と短い間隔で繰り返し発射する反復放電がみられる。その機序としては，末梢神経末端の興奮性増加があり，筋の活動電位が神経末端を刺激して繰り返して発射を生ずると考えられている。潜在性テタニーで，上腕圧迫による阻血試験を行うと反復放電が手筋に現われ，補助診断法として有用である。

反復放電は，テタニーのほかミオキミア（**図 B-52**），顔面スパスム，神経圧迫でも出現する。

クランプは有痛性の強い自発性筋収縮で，こむらがえりはその1例である。全身こむらがえり病，運動ニューロン疾患，多発性硬化症，電解質異常などで出現し，筋電図では毎秒200〜300 Hz の高頻度で運動単位が発射する。多発性硬化症による有痛性クランプでは，末梢感覚刺激によって近接する筋に次々に筋収縮が拡がる[25]（**図 B-54**）。これに対して，McArdle 病のクランプでは活動

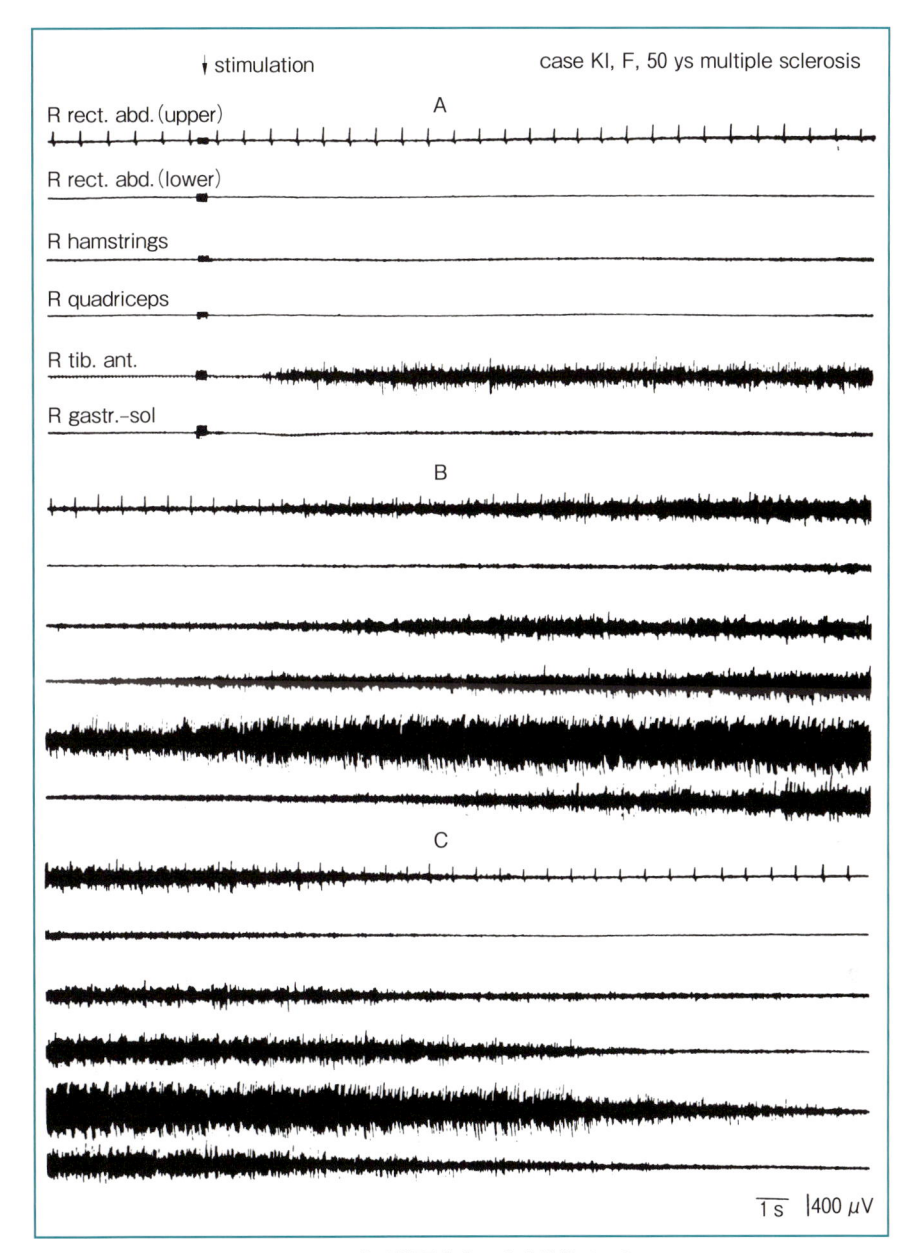

図 B-54 多発性硬化症の有痛性筋けいれん
総腓骨神経の電気刺激（矢印）により前脛骨筋にクランプが始まり周辺の筋に拡がる。A, B, Cは連続記録, 表面電極による多数筋の同時記録。針電極では多数の運動単位の同時発射による干渉波形を認める。(進藤ほか, 1980[25]より引用)

電位が出現しない。

f. nerve potential と endplate noise

nerve potential は電極が偶然, 運動神経に触れ, これを刺激して発生すると考えられるもので筋内で電極を動かすとき, fibrillation に似た持続時間の短い小さな電位が 50～100 Hz の高頻度で短い burst 状に発射するものである。個々の電位は陰性, 陽性の2相性の波形を示す。

endplate noise は, 終板部で記録される振幅 100 μV 以下, 持続時間 2 ms 以下の陰性波で, 高頻度で短い burst 状に出現する。これは終板部で自然に発生している微小終板電位（miniature endplate potential）を細胞外から記録したものと考えられる。

nerve potential, endplate noise ともに偶然に記録されるもので，また正常で出現するので診断的意義は少ないが，nerve potential は脱神経状態では出現しない。

3）随意収縮における異常

> 単極同心型電極による運動単位の波形異常は，2次運動ニューロンおよび筋の病変を診断するうえで重要な所見である。脊髄運動細胞障害は，高振幅電位，末梢神経障害は多相性電位，筋障害は低振幅短持続電位を特徴とする。従来単一運動単位の電位波形の安定した記録にはある程度専門的な技術を必要としたが，近年の技術的進歩により，弱収縮をした筋に電極を刺入し一定時間（約30秒），電位分離の努力をせずに，ただ記録するだけで多くの運動単位について個々の波形を記録できる装置が開発され，利用される。

a．運動単位波形の異常

運動単位波形の観察がもつ臨床的意義は，おもに以下の2つである。

第一に運動神経細胞以下の病変部位の診断に役立つ。筋萎縮，筋力低下が存在する場合，病変が運動神経細胞の細胞体，末梢神経，筋のどの部位に由来するかは筋電図によって明らかとなる。慢性の高度の筋萎縮では，臨床的観察や筋生検では原因となる病変部位の診断が困難なことがあり，その場合には，筋電図がほとんど唯一の有効な検査法である。神経細胞体と末梢神経の障害では，高振幅電位（high amplitude potential）および多相性電位（polyphasic potential）が出現し，これらの電位が目立つ筋電図を神経原性パターン（neurogenic pattern）と呼ぶ。一方，筋の一次的な病変では，低振幅短持続の電位（low amplitude, short duration potential）が出現するので，これを筋原性パターン（myogenic pattern）と呼ぶ。この両者の判別が最も重要である。

第二に針電極による波形の観察は，病変の拡がりや局在を明らかにするのに役立つ。全身の筋をおかす障害で，身体の一部にしか症状が現われていない場合に，筋電図により subclinical な病変を明らかにして，障害の分布を知ることができる。たとえば上肢のみの筋萎縮で診断に迷う場合，臨床所見に異常のない下肢筋に高振幅電位が多発すれば，運動ニューロン疾患と診断されるなどがその例である。また脊髄腫瘍，脊髄空洞症，単神経炎など限局性の病変の場合に，筋電図の異常所見が現われる範囲から病変部位を推定することができる。脊髄腫瘍の高位診断には，傍脊柱筋の神経原性パターンの分布を調べる。

運動単位の波形を調べる場合は，以上の諸点に留意し，目的に応じて検索の範囲および検索をどれだけ詳細に行うべきかを決める。

i）高振幅電位 high amplitude potential

正常よりも振幅が大きく，持続時間が長い電位を高振幅電位（high amplitude potential）またはgiant spike という。

病的な高振幅電位の診断基準は統一されていない。振幅は 2 mV 以上[17]，3 mV 以上[15,34]，5 mV 以上[16]などの基準があり，一方，出現のパターンを重視して，振幅に明確な基準をもうけない立場もある。peak to peak で 3 mV 以上を異常と診断することでよい。電位の持続時間は一般に 10 ms 以上であるが，実際にはこれと同じ病的過程を反映する高振幅電位で，持続時間が 6〜10 ms のものもある。一方，持続時間が 2〜3 ms と短い高振幅電位は別の意義をもつ。

❶運動神経細胞変性における高振幅電位

高振幅電位では，運動神経細胞の変性で出現するものが最も大きな診断的意義をもつ（図 B-55-A，B）。その発現機序は，以下のように考えられる。運動神経細胞が変性脱落すると，その細胞が支配していた筋線維が，近接する健全な神経線維によって再支配され，その運動単位に属する筋線維の数，拡がり，分布の密度が増大する（図 B-56-A）。そのような運動単位では，興奮により電極先端部の電位変化に寄与する筋線維の数が増えて，高振幅電位が生ずる。

もうひとつの考えは，臨床筋電図の開祖であるBuchthal が提唱したもので[3,4]，運動神経細胞の変性過程では複数の運動神経細胞が同期して発射し（synchronization），高振幅電位を生ずるというものである（図 B-56-B）。この考えによれば，運動ニューロン疾患でしばしばみられる高振幅で，多相性の電位を同期が不完全なためとして説明できる（incomplete synchronization）。実際には，多相性の高振幅電位が電極の位置を変える

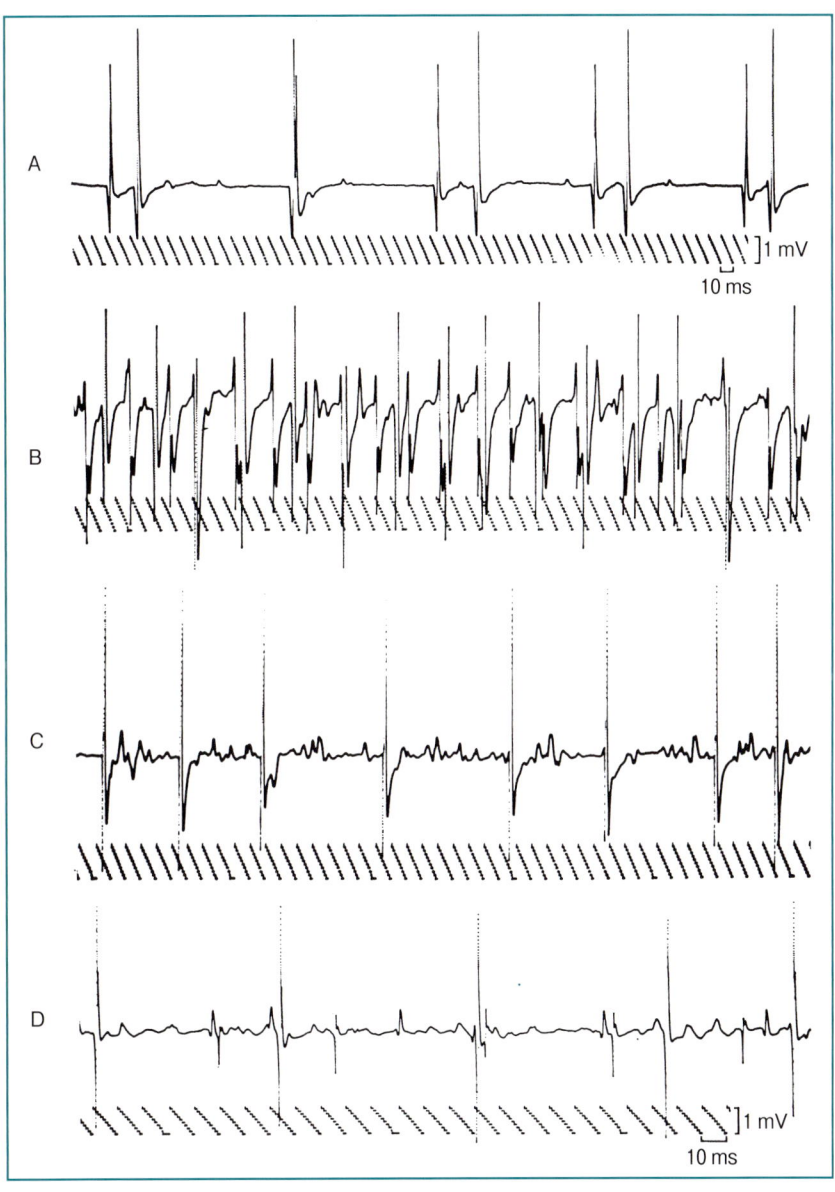

図 B-55　各種疾患による高振幅電位
A, B：運動神経細胞変性（A：26 歳，男性，脊髄性進行性筋萎縮症，中殿筋，B：61 歳，男性，筋萎縮性側索硬化症，大腿屈筋）。C：末梢神経障害（31 歳，女性，家族性アミロイドポリニューロパチー，背側骨間筋）。D：ミオパチー（53 歳，女性，顔面肩甲上腕型筋ジストロフィー，三角筋）。D では活動電位の持続時間が短く，記録の掃引時間を A, B, C より速くしてあることに注意。

と，きれいな 2〜3 相性の電位のように見えてくることがある。

　高振幅電位の起源については，以上の 2 つの考えがあるが，実際の過程がどのようなものかを推定する知見は少ない。神経切断後の回復過程で，神経再支配が起こる事実は実験的に証明されており，ヒトの末梢神経障害でも，再支配によると考えられる高振幅電位が出現する[35]（**図 B-55-C**）。さらに筋萎縮性側索硬化症で，1 個の脊髄運動神経細胞が支配する筋線維数が正常より増大していることを示す形態学的知見がある[32]。

　一方，病的な運動神経細胞の同期性興奮は，直接の証明はないが可能性は十分あり，近年もそれを支持する研究がみられる。

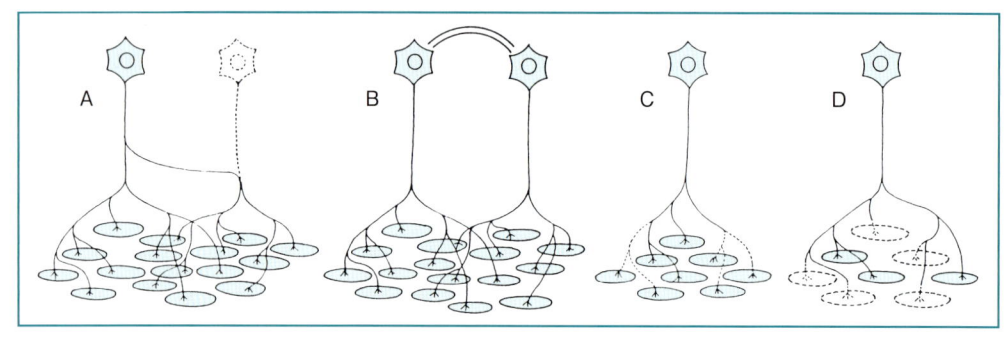

図 B-56　異常波形の起源の模式図
A，B：高振幅電位，A は神経再支配，B は同期活動。C：多相性電位，神経炎の場合を示す。末端部の障害の差により伝導性に差が生じて多相性になる。D：低振幅短持続電位，ミオパチーで筋線維が個々に壊れ，1 個の運動単位に属する筋線維数が少なくなる。

筋電図上，高振幅電位が次のように出現すれば，筋萎縮性側索硬化症，脊髄性進行性筋萎縮症などの運動ニューロン疾患が疑われる。すなわち，①ひとつの筋で高振幅電位が多数記録される，②多数筋，とくに両側上下肢で高振幅電位が記録される，③最大収縮で活動する運動単位の数が少なく，高振幅電位が連続発射する。このなかで，③がとくに診断的価値が高い。最大収縮で 1 個の高振幅電位の繰り返し発射だけが記録され，他の運動単位の活動による干渉波が形成されないときは，高振幅電位の single oscillation といい，運動ニューロン疾患が強く疑われる。また出現する複数の運動単位のほとんどが，高振幅電位のこともある（図 B-55-B）。このように高振幅であるほかに最大収縮の発射パターンが診断的価値が高いために，これらを重視し，個々の運動単位振幅の大きさに厳しい判定基準を決めないという立場が成り立つ。

脊髄性進行性筋萎縮症（SPMA），Kugelberg-Welander 病では，典型的な高振幅電位が多発する。筋萎縮性側索硬化症の一型である進行性球麻痺では，舌筋の筋電図が診断的意義をもつ。舌筋は，正常で四肢筋に比べて短持続低振幅の電位を呈するので，数 100 μV の電位は高振幅電位と判定してよい。また進行性球麻痺では，臨床症状を示さなくても，四肢筋に高振幅電位がみられることがあり，その場合も診断的意義が大きい。

なお，高振幅電位は運動ニューロン疾患で必ず出現するわけではない。進行の緩徐な例で，発症後長期間を経た場合に多く出現し，経過の速い筋萎縮性側索硬化症ではみられないことがある。発病 1 年以内，とくに半年以内では高振幅電位を認めなくとも診断の否定的根拠にはならない[14]。

脊髄空洞症，脊髄腫瘍，急性灰白髄炎後遺症，その他の脊髄の限局性病変では，限局した筋に高振幅電位が出現する。背部の傍脊柱筋を上下にわたって調べて，高振幅電位や多相性電位が一定の部位だけに出現した場合には，脊髄または根の病変レベルと範囲を推定できる。なお傍脊柱筋はその脊椎レベルより上の脊髄および根神経に支配されるので病変部位の推定には注意を要する。

❷末梢神経障害における高振幅電位

末梢神経損傷の回復後や多発神経炎で，ときに高振幅電位がみられる。その波形は，運動神経細胞障害の場合に似る（図 B-55-C）。発現機序は，前述の神経再支配によると考えられる。末梢神経障害では，高振幅電位は運動ニューロン疾患ほど頻発せず，多相性電位が頻発する。

したがって，筋電図パターンの上から多発神経炎と運動ニューロン疾患との鑑別は比較的容易だが，脊髄および根を圧迫する脊髄腫瘍，椎間板ヘルニア，変形性脊椎症などでは，得られた神経原性パターンから脊髄実質，または根の障害のどちらであるかを判定するのは困難である。

❸その他の高振幅電位

高振幅電位が多数出現すれば，まず脊髄（または延髄）の運動神経細胞の病変を考え，第二に末梢神経または根の障害を考える。しかし，これら以外にも高振幅電位が出現する場合があるので注意を要する。

持続時間が短く，振幅のみが 2〜3 mV 以上の高振幅電位が，ミオパチーで時折出現する（図 B-

55-D)。これは持続時間が短いことから，reinnervation や synchronization は考えにくい。筋の変性過程で，①筋線維の消失や結合織や脂肪の増加で，容積導体の性状が変化する，②1個の運動単位に属する筋線維が，1カ所に集まってしまう grouping 現象を生じている部位から記録する，③前項に関連して筋線維群の終板が相互に近接している運動単位の活動を記録しやすくする，などの理由が推定されるが，起源は実証されていない。

また，陽性の振れのみの単相性高振幅電位は，たとえ5 mV を超えても異常所見とはいえない。このような電位は，正常筋でも電極の先端が筋線維に接した場合，十分に出現しうるからである。このような陽性の高振幅電位においては，緩徐な陰性の振れがあとをひくような波形の歪みがみられることが多い（図 B-57）。この形は，ミオトニー放電（図 B-50-A）の個々の電位に似る。

ii）多相性電位 polyphasic potential

単一運動単位の活動電位の波形が，いくつにも峰わかれしたものを多相性電位という。相の数は峰の数である。4相性以上を多相性電位という。正常では，大部分の波形が単相性〜3相性であり，4または5相性の波は5〜10%に認められるのみである[2,22]（図 B-58-A）。

多相性電位は，末梢神経障害で最も目立つが，運動ニューロン疾患さらに筋疾患（ミオパチー）でも出現し，それぞれに波形の上で特徴がある。

❶末梢神経障害における多相性電位

末梢神経障害では，5相性以上の多相性電位が頻発する。典型的なものは10相性以上におよび，持続時間が10〜20 ms 以上と長く，また振幅は1

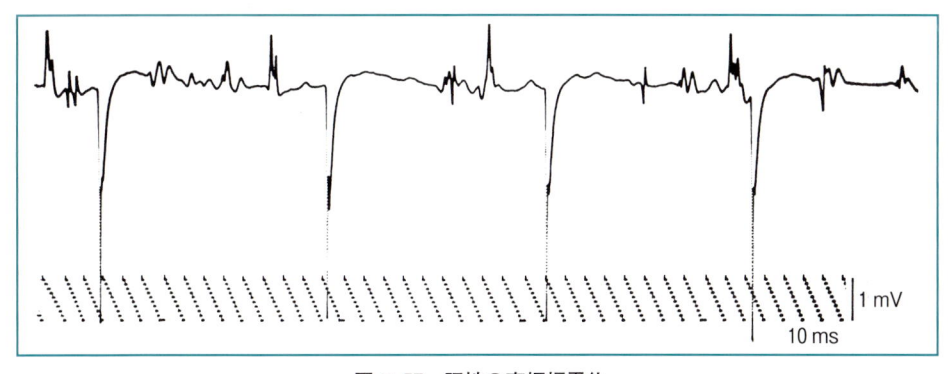

図 B-57 陽性の高振幅電位
陽性のスパイクに続いて緩徐な陰性の振れがみられる（55歳，女性，顔面肩甲上腕型筋萎縮症，前脛骨筋）。このような陽性の高振幅電位は病的といえない。

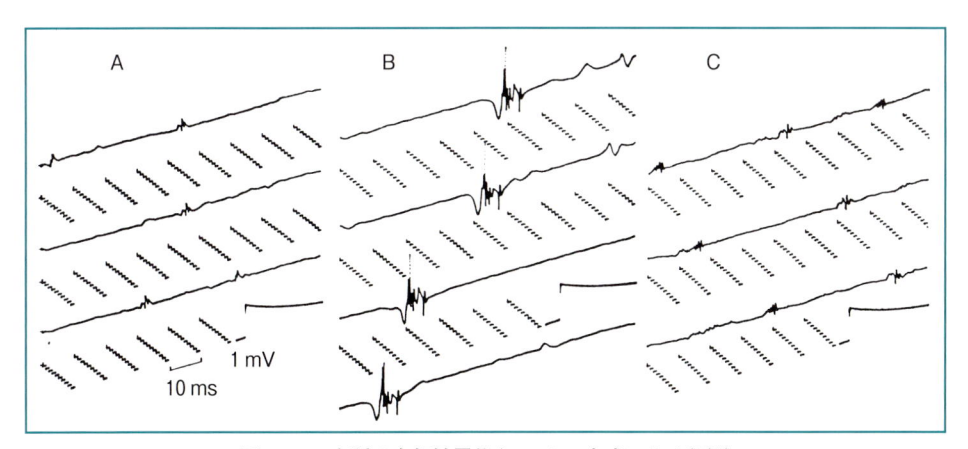

図 B-58 各種の多相性電位（ラスター方式による記録）
A：正常人，4〜5相性の小さな電位（29歳，男性，前脛骨筋）。B：末梢神経障害，10相性以上で持続時間が長い（67歳，女性，家族性アミロイドポリニューロパチー，前脛骨筋）。C：ミオパチー，低振幅で持続時間は正常範囲（20歳，男性，多発性筋炎，大腿四頭筋）

mV以下と，正常よりやや小さいものが多い（図B-58-B）。末梢神経障害による多相性電位の発現機序は，以下のように考えられる。図B-56-Cのように，1本の運動神経は末端で分岐して，多数の筋線維を支配する。末梢神経障害では，この分岐した先の神経線維が障害により伝導性が異なり，運動単位に属する複数の筋線維の興奮が時間的にずれる結果，多峰性の複雑な形の電位が現われ，持続時間も長くなる。

❷運動ニューロン疾患における多相性電位

脊髄運動神経細胞の変性による運動ニューロン疾患の多相性電位には，いくつかのタイプがある。線維束性収縮に一致して記録される自発放電に多相性かつ高振幅のものがあり，これは従来からincomplete synchronization potentialとして知られてきた。随意収縮では，高振幅電位が電極の位置を少しずらすと，4～5相性の多相性電位に変わることは，しばしば経験される。また運動ニューロン疾患では，振幅が大きくならず持続時間が長い，末梢神経障害におけるものと同様の，多相性電位も出現する（図B-59）。

運動ニューロン疾患で，多相性で持続の長い電位が出現する機序は，次のように考えられる。①神経再支配または運動細胞の同期発射により，興奮する筋線維数が増加する，②神経再支配の結果，大きくなった運動単位に属する筋線維の分布が拡がる。とくに終板部位の拡がりは電位の持続時間の延長に影響する，③再生したばかりの神経線維末端では伝導が遅延する。

❸ミオパチーにおける多相性電位

ミオパチーで時折みられる多相性電位は，持続時間が長くならず正常範囲を超えずに，振幅も小さい（図B-58-C）。その機序としては，筋線維のばらばらな破壊の過程で，単一運動単位の個々の筋線維の興奮のずれが生ずるため，と推測される。

なおミオパチーには多発性筋炎のように，末梢神経病変が合併するものもあり，また筋の1次性障害が考えられる筋ジストロフィーにおいても，神経末端に病変を生ずる可能性がある。したがって，ミオパチーの多相性電位の発現に神経末端の病変が関与する可能性は否定できない。

❹多相性電位にまぎらわしい電位

多相性電位は，図B-58，59のように，繰り返し出現する波形が細部にわたり同じ形であることが多い。しかし，ごくわずかなずれは認められる。多相性電位と鑑別を要するものには，群化放電（grouping discharge），反復放電（repetitive discharge），連結放電（coupled discharge）などがある。群化放電は，複数の運動単位がまとまって繰り返し発射するもので，個々の運動単位発射の時間的ずれは毎回異なり，全体として一定の形をとらない。また放電の時間の幅も数10 msと長い（図B-60-A）。反復放電は，同じ運動単位が繰り返し発射するものであるが，時間間隔が短いと多相性電位に似る。相ついで発射する運動単位発射の波形は同一で，2発目以降は振幅がやや減少することがある。反復放電であることは，電極を動かすと第1および第2発目以降の波形が同じように変化することで確かめられる（図B-46）。

連結放電は，異なる運動単位が一定の時間間隔で繰り返し発射するものである。図B-60-Bのように，短い時間間隔で発射し，多相性電位とまぎらわしいものから，発射の時間間隔が変動する不完全なものまで種々である。運動ニューロン疾患や末梢神経障害でまれに出現するが，診断的意義は少ない。

また，多相性電位に他の電位がさまざまに重な

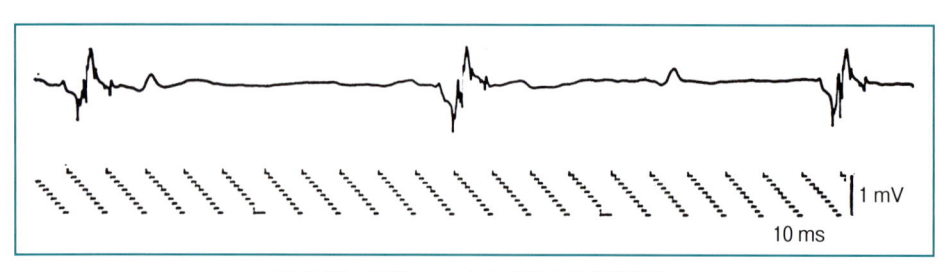

図B-59　運動ニューロン疾患の多相性電位
（39歳，男性，筋萎縮性側索硬化症，大腿四頭筋）

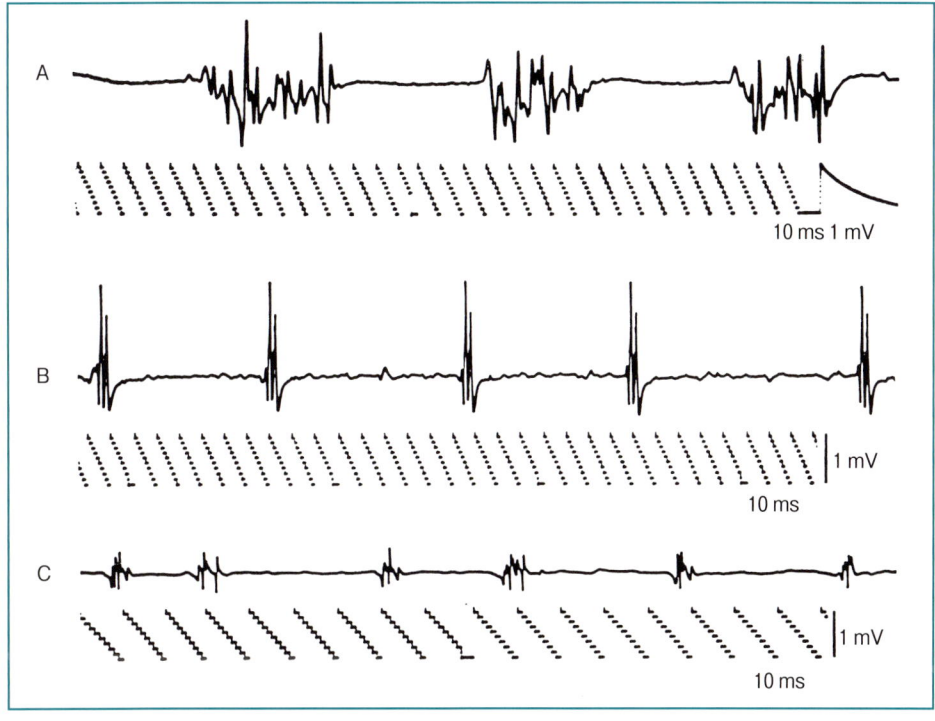

図 B-60　多相性電位にまぎらわしい電位
A：群化放電(30歳，男性，甲状腺機能亢進症，総指伸筋)。B：連結放電(61歳，男性，筋萎縮性側索硬化症，尺側手根屈筋)。C：多相性電位を含むいくつかの電位が重なったもの(39歳，男性，筋萎縮性側索硬化症，上腕二頭筋)

り，波形がいっそう複雑になることがある(図 B-60-C)。

iii) 低振幅短持続電位 low amplitude, short duration potential

低振幅で，持続の短い運動単位波形をいう。筋ジストロフィーその他のミオパチー，多発性筋炎，廃用性筋萎縮など，筋線維に一次的な病変が生ずる病態でみられる。電位の振幅は 500 μV 以下，持続時間が 2〜3 ms のものが多い(図 B-61)。注意すべきことは，前述の高振幅電位や多相性電位が，多数の運動単位発射の中でわずかに存在していても注目され，その出現の頻度に応じて意味づけをするが，低振幅短持続の電位は，一定数以上存在しないと明らかな波形異常として観察されない。すなわち，波形異常に加えて異常波形を呈する運動単位の数が，判定の根拠として重要である。低振幅短持続波形の発現機序は，1個の運動単位に属する筋線維の数や一定範囲に存在する同一運動単位に属する筋線維の数(fiber density)が減るためと考えられる[5](図 B-56-D)。

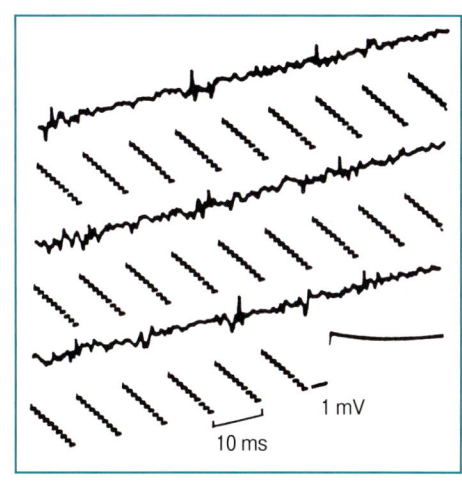

図 B-61　ミオパチーの低振幅短持続電位
(8歳，男性，Duchenne 型筋ジストロフィー，尺側手根屈筋)

筋ジストロフィーでは，個々の運動単位が低振幅短持続となるが，運動神経細胞や神経線維は脱落しないので，運動単位の数は減らない。その結果，強い収縮の努力でわずかな力しか出ないが，

筋電図上は多くの運動単位が活動し，低振幅，短持続の電位が多数出現して，特徴的な干渉波形がみられる（図B-61）。

低振幅短持続電位は，ミオパチー以外の障害では出現せず，診断的意義は大きいが，正常の顔面筋，胸鎖乳突筋，三角筋，大腿屈筋などでは持続時間が短く，振幅の小さい電位が出やすいので，これらの部位では所見の判定に慎重を要する。

b．コンピューター加算による運動単位波形の解析

1個の運動単位を分離してその波形を確認するには，一定の技術を必要とするため，神経内科を専攻する医師といえども，すべての人が容易に実施できるものではない。難しい点は，適度の随意収縮を保たせたままで，安定した運動単位発射を観察することと，画面の上を掃引される記録をみながら異常波形を判定することであり，これらを行うにはある程度の経験が必要である。また脳波と異なり，筋電図は医師が直接検査を施行する必要があるが，その理由はもっぱら運動単位発射の波形の判定を，その場で検者自身が行い，それを記録しなければならないからである。

筋電図検査を簡便にするために，針電極を収縮している筋に刺入して，単一運動単位を分離する努力なしに運動単位の正常・異常を判定することができるようにならないかというのが，関係者の長年の夢であった。

その要望に応えて，コンピューターを用いて干渉波形から個々の運動単位波形を識別加算して，その波形を描出するプログラムが実用化された[18]。これは，automatic decomposition EMGと呼ばれる。具体的には，多数の運動単位が混在する中等度の干渉波形から，異なる運動単位を4個から最大15個まで識別し，個々の運動単位波形を画面に描出する（図B-62）。そして，各々の波形について持続時間，振幅，相の数などを自動的に計算して表示する。これらのデータは逐次貯蔵媒体に記録できるので，検査後の再チェックや解析も可能である。本法は運動単位分離の努力が必要でなく，将来技術者のみで記録が可能となる利点を有するのみでなく，従来単一運動単位を分離するために弱収縮でしか検査できなかったものが，最大収縮の30%程度までの強い収縮で運動単位分離が可能となった。

ただし現在も従来の方法で単一運動単位を分離し，波形を観察しスピーカーによる音の特徴を把握する方法が基本である。そのように得られた単一運動単位の波形について振幅，持続時間，相の数，繰り返し発射パターンなどを計算するソフトがあり，一般の筋電計に組み込まれている。

c．waning現象

重症筋無力症では，最大収縮を持続させようとしても，急速に脱力が進行して筋放電量も減少する。繰り返し発射する単一運動単位をみると，発射頻度は減らないが電位の振幅が次第に減少する。これを，活動電位振幅のwaning（漸減）現象という。重症筋無力症では，神経筋伝達の障害があり，その検索には運動神経を連続刺激して，誘発される複合筋活動電位（CMAP）の最大振幅変動をみるHarvey-Masland試験が有用であるが，この検査を行えない筋でも，運動単位電位のwaning現象の観察が病態の把握に役立つ。ただし，その判定にあたっては，正常筋でも電極先端のわずかな動きで波形が変わることから，熟練した検査者が複数の運動単位でwaning現象を確かめる必要がある。waning現象は，重症筋無力症のほかに多発性筋炎や内分泌性ミオパチーでも出現する。

d．干渉波形とrecruitmentの異常

最大収縮を行うと，正常筋では多数の運動単位が活動して干渉波が出現するが，脊髄運動神経細胞や末梢運動神経障害が著しいと，最大収縮時に活動する運動単位の数が減り，干渉波を形成しない。この場合，収縮の努力を強めると単一運動単位の発射頻度は増える。また複数の運動単位が活動に加わるが，その加わり方（recruitment）は単一運動単位の発射頻度の増え方に比して遅い。これをlate recruitmentという。中枢性運動麻痺や転換性障害の脱力では，収縮の努力によって生ずる単一運動単位の発射頻度の増加や運動単位の参加様式は正常と変わらない。

また，筋原性障害では弱い収縮でも発射頻度の増加や運動単位の参加が増える（early recruitment）。

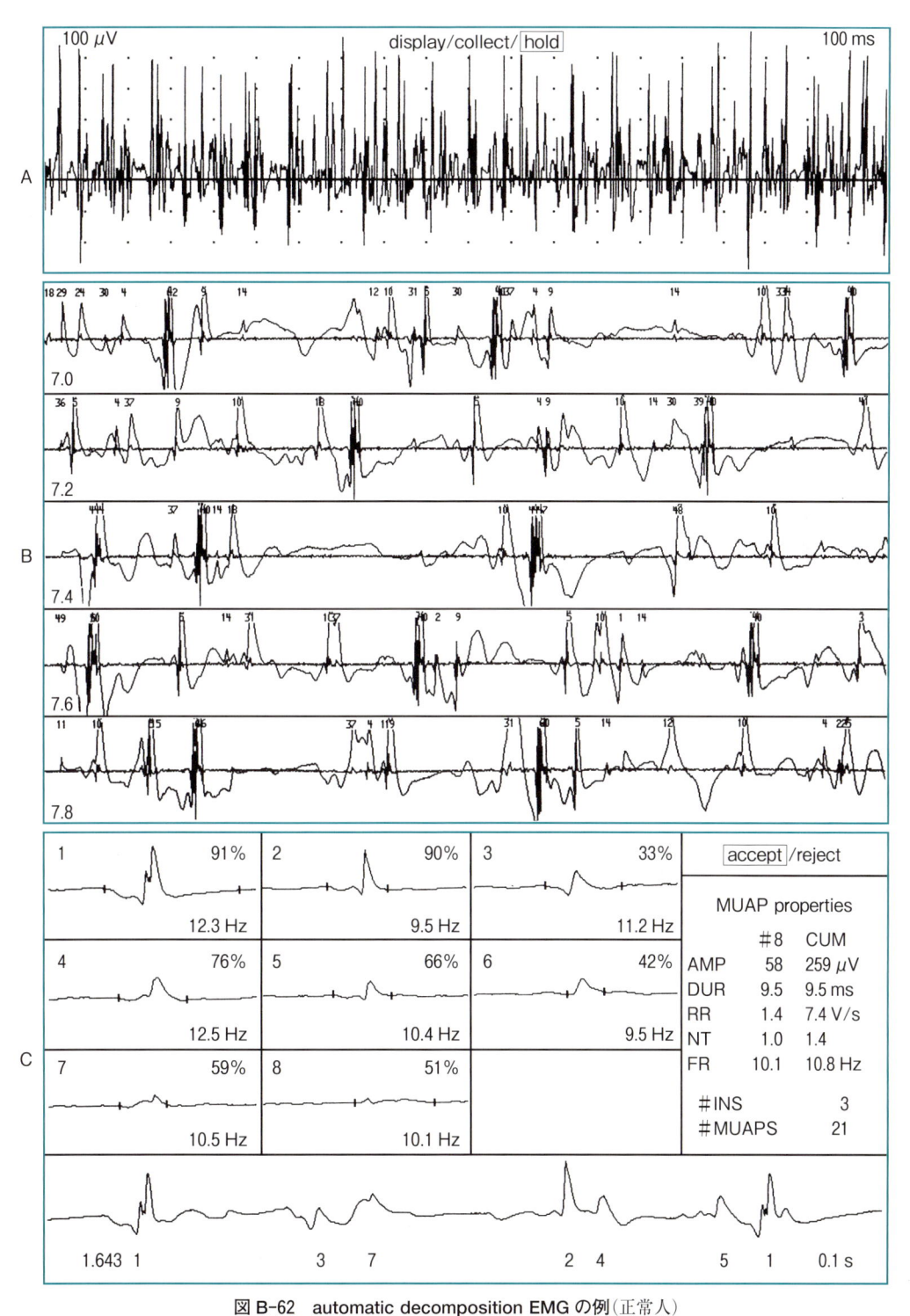

図 B-62 automatic decomposition EMG の例（正常人）
A：同心針電極による原波形，B：解析中の display，C：解析結果（解析された運動単位波形），8個のユニットが分離された。平均振幅，電位幅などの値が右に提示されている。（Nicolet Viking Quantitative EMG, Nicolet Japan）

8 所見の記載法

検査に際しての必要事項と所見を記載する用紙が必要である。**図 B-63** にその例を示す。この例では，申し込み用紙を兼ねるカードの一面に簡単な病歴と現症，検査目的を記載する。この様式は著者自身が責任者をしていた大学のもので，少し古い。しかし検査依頼者と検査実施者が異なる場合の大切な要件として，検査目的と，その背景にある臨床的事項を正確に伝えることがあるので，それを示す目的で提示した。検査所見は**図 B-64** に示すような表として，各筋の所見を記載し，さらにコメントまたは要約として検査目的に対する所見の要約と検査者の判断を記載し，最後に検査者の氏名明記，署名(本表ではその欄は省略)を行う。

図 B-64a は日本臨床神経生理学会のサンプルで，**図 B-64b** は信州大学病院で使用されている筋電計のパソコンのフォーマットからの出力である。所見は，半定量的評価は“なし 0 または－”，“軽度 1＋”，“中等度 2＋”，“高度 3＋”の 4 段階とするのがよく，文字表示はその意味を表の下に明記する(**図 B-64a**)。筋電計に付属するパソコンフォーマットから出力する表は，あらかじめ施設として設定しておくと便利である。

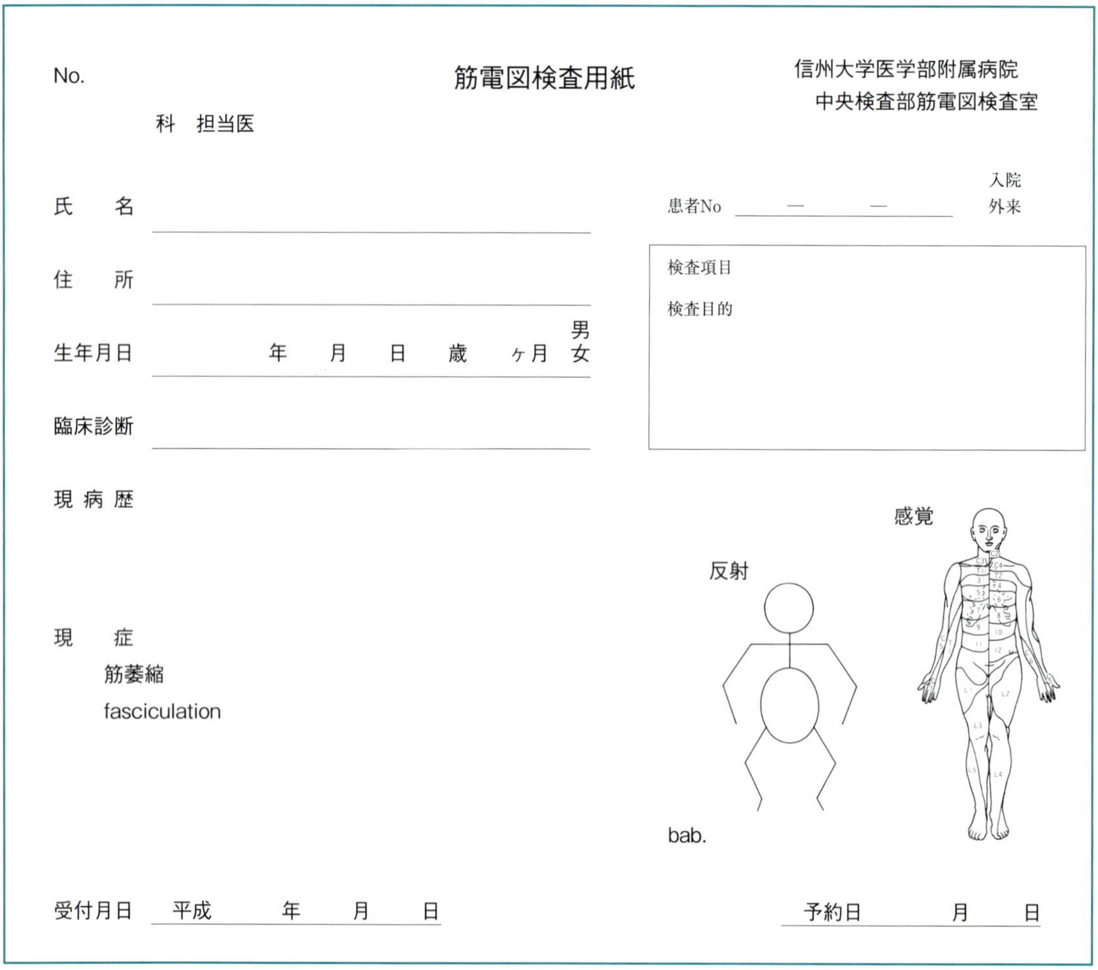
No.
筋電図検査用紙
信州大学医学部附属病院
中央検査部筋電図検査室
科　担当医
氏　　名
患者No　—　—
入院
外来
住　　所
検査項目
検査目的
生年月日　年　月　日　歳　ヶ月　男 女
臨床診断
現 病 歴
現　　症
筋萎縮
fasciculation
反射
感覚
bab.
受付月日　平成　年　月　日
予約日　月　日

図 B-63　検査申込用紙の例

針筋電図 Needle EMG report

ID	神経生理番号	依頼医 Dr.
	臨床診断	ALS 疑い
	症状	球麻痺，四肢麻痺

筋肉	刺入電位	自発活動					随意活動						comment
		myotonic discharge	fibrillation	positive sharp	fasciculation	crd	high amp.	polyphasic	long duration	short duration	recruiment	interference	
Lt. Sternocleidomastoideus	−		2+	2+	−	−	+	3+	3+	+	SL	R	
Lt. Extensor Digitorum Communis	−		3+	3+	−	−	−	3+	3+	+	L	R	
Lt. Tibialis Anterior	−		3+	3+	2+	−	−	2+	2+	−	L	R	
Rt. Paraspinalis	−		3+	3+	−	−							no MUP
Lt. Trapezius	−		2+	2+	−	−	−	2+	2+	−	SL	F	

−：なし　+：軽度　2+：中等度　3+：高度　〈recruitment〉N：normal　SE：slightly early　E：early　SL：slightly late　L：late
〈interference〉F：full　R：reduced　D：discrete

〈comment〉

いずれの被検筋においても多数の自発電位，運動単位電位の減少，多数の不安定な鋸歯状電位がみられ，急性の脱神経と再生所見が混在する．TA では fascisulation potential が頻発していた．傍脊柱筋（胸椎下端）では MUP が記録できず．頸部では aculte denervation が主体であった．以上の所見は ALS として矛盾しない．

〈conclusion〉
急性進行性の ALS がもっとも考えやすい．

examiner　氏名

図 B-64a　検査所見用紙の例
（日本臨床神経生理学会）

Patient Information

ID		In/Out	
Name		Refer. Dept.	
Date of Birth		Doctor	
Age			
Sex		Exam. Date	
Height		Exam. No.	
Weight		Examiner	

EMGFindings Summary

Muscle/Side		Recruit	単位量	正常電位	多相性電位	高電位	低電位	ミオトニー	偽ミオトニー	反復放電	線維束攣縮	fibl	陽性鋭波
Biceps Brachii	R	正常	3	3	0	0	0	―	―	―	―		
Triceps Brachii	R	正常	2.5	3	0	0	0	―	―	―	―		
Flex. Carpi Ulnaris	R	正常	2	2	1	0	0	―	―	―	―		
Extn. Carpi Radialis	R	正常	2.5	2.5	±	0	0	―	―	―	―		
Quadriceps	R	正常	1.5	1.5	0	0	0	―	―	―	―		
Tibialis Anterior	R	正常	1.5	1.5	0	±	0	―	―	―	―		
Soleus	R	正常	1.5	1.5	1	0	0	―	―	―	―		

図 B-64b　検査所見用紙の例
（信州大学医学部附属病院臨床検査部神経生理検査室）

9 single fiber EMG (SFEMG)

1) 原理

Ekstedt と Stålberg は[7,8]，外套針の側面に先端の直径 25 μm という小さなプラチナ線を露出させたものを導出電極に用いて単一筋線維の活動を分離し，安定して記録することに成功した．これを single fiber EMG (SFEMG) という．電極を弱い収縮を続ける筋に刺入して活動電位を探すと，2 相性の単一筋線維の活動電位が記録できる．これは持続時間 2 ms 以内，振幅 0.5～数 mV の安定した 2 相性波形である．通常は 1 個だけが記録されるが，電極をわずかに動かすことにより同じ運動単位に属する複数の単一筋線維の活動電位が同時に記録できる．これを用いて神経筋伝達の異常（jitter 現象）および筋内の単一運動単位に属する筋線維の分布を調べることができる．

2) jitter 現象

図 B-65-A に示したような位置に電極があると，1 個の運動単位に属する 2 個の筋線維の発射を記録できる．軽い収縮を続けさせた状態で，同じ運動単位に属する 2 個の筋線維の発射の時間差（inter-potential interval, IPI；図 B-65-C）をみると，1 回ごとに微妙に揺れ動く．この IPI の変動を jitter 現象と呼び，個々の筋線維の毎回の興奮の時間的変動を表わすものと考えられる．jitter 現象を生ずる因子としては，①運動神経線維の末梢の分岐部から，各筋線維の神経筋接合までのインパルス伝達時間の変動，②神経筋伝達時間の変動，③終板部で生じた興奮が筋線維を伝導する時間の変動，などがあげられる．正常筋の jitter は主に，②の神経筋伝達時間の変動による．

jitter の程度を定量的に表わすのは，次の方法による．jitter は，時間間隔の変動であるから，その度合いを表わす最も一般的な方法は，標準偏

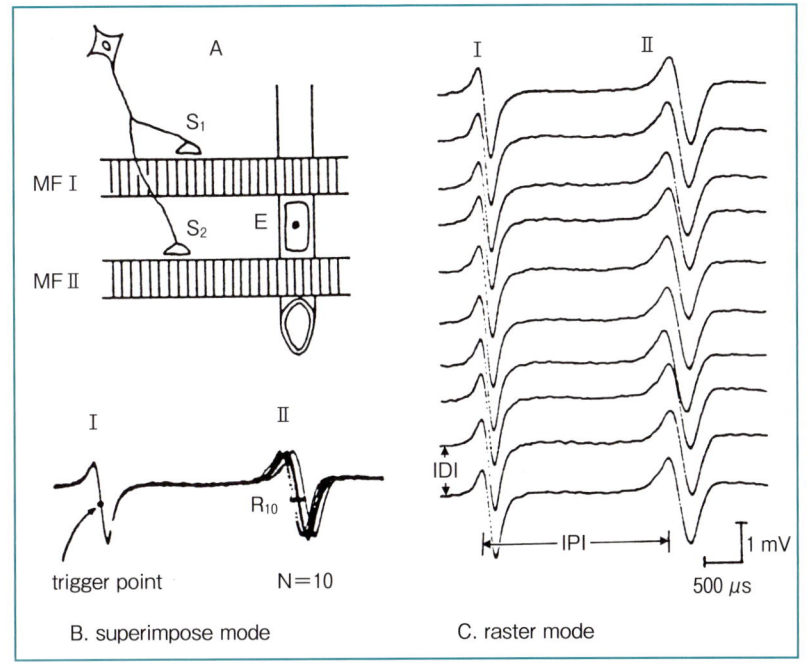

図 B-65　single fiber EMG による jitter 現象の記録
A：電極（E）が 2 本の筋線維（MF I，II）の間にあると，両者の活動電位が記録できる。運動単位の興奮で MF I と II はともに発射するが，その時間間隔はわずかにばらつく（jitter 現象）。一方の筋線維の発射に合わせて記録を重ね（B），あるいはラスター方式で（C）記録して，発射の時間的変動を観察・計測する。（西谷裕，小西哲郎氏提供）

差（SD）である。しかし IPI を連続して測定すると，ゆっくりした変動があり，この変動が標準偏差に影響する。したがって，jitter の度合いをみるには，一定の収縮における対の発射の系列において，隣り合う 2 個の IPI の差を次々に求めて，平均した mean consecutive difference（MCD）がより適当である。

正常筋の jitter は，MCD が 5〜50 μs であり，筋によって幾分異なる。

神経筋伝達が障害される重症筋無力症では，jitter は大きく，また，しばしば 1 対の筋線維の一方が興奮しないことがある（図 B-66）。これを blocking 現象という。その度合いは，臨床症状が重いほど著しい。そして Tensilon 試験を行うと，MCD は減少し blocking も減り，正常のパターンに近づく。

jitter 現象は，重症筋無力症で最も著しいが，運動ニューロン疾患や神経外傷でも jitter が大きく，しばしば blocking を生ずる。これは神経末端の伝導障害と，一部は神経筋伝達の障害による可能性がある。筋ジストロフィーを含むミオパチーの一部にも，jitter の増大や blocking がみられ，症状が重いほど jitter が大きい[29]。

3）筋線維密度

先端 25 μm の電極では，その面する半径約 300 μm の半球内で，興奮する筋線維を記録できる。1 個所で記録される同一運動単位に属する筋線維の数を筋内の複数の個所で調べ，その平均値をその筋の筋線維密度とする。記録で得られたスパイクが単一筋線維であること，および同一運動単位に属することは，一定の基準で判定する[29]。

このようにして測った筋線維密度は，運動ニューロン疾患，末梢神経障害および筋ジストロフィーで正常より増大しており，重症筋無力症では正常と同じである。末梢神経障害では神経再支配（reinnervation）により，1 個の運動単位に属する筋線維の分布密度が増大することは，従来から推測されており，上記の所見はそれを支持するものである。一方，ミオパチーにおける筋線維密度の

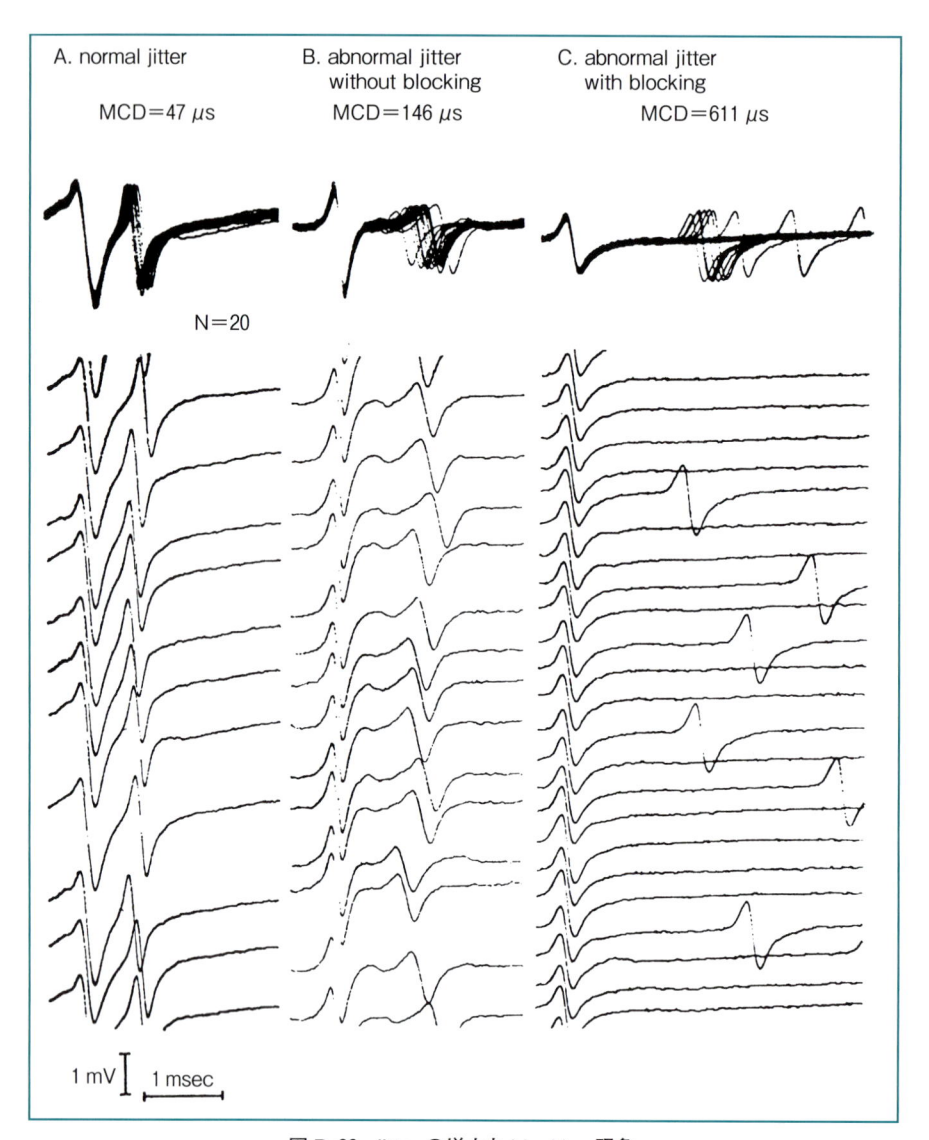

図 B-66　jitter の増大と blocking 現象
A：正常筋の jitter。B，C：重症筋無力症。jitter が増大し，一方の筋線維の興奮が生じない（blocking）こともある。C が B より著しい。（西谷裕，小西哲郎両氏提供）

増大の理由づけは簡単でない。筋萎縮による一定範囲の筋線維数の増大，同一運動単位筋線維が狭い範囲にまとまる grouping，肥大筋線維の splitting など，従来の形態学的知見に関連づけて，その理由が推測されている。

SFEMG は原理的に優れた方法であり，神経・筋疾患の補助診断法として利用できるが，通常の針筋電図よりもさらに被検者の理解と協力および検査者の技術を必要とする時間のかかる検査である。ただし現在の筋電計には SFEMG を記録，計測するソフトが組み込まれている。

利点としては重症筋無力症における jitter 現象は Harvey-Masland 法より鋭敏であり，また同一運動単位に属する筋線維の筋肉分布を調べる唯一の方法である。なお，筋原性疾患と神経原性疾患の鑑別には通常の針筋電図ほど有効ではない。

10　macro EMG

1個の運動単位の拡がり，すなわち1個の脊髄運動神経細胞が支配する筋線維の分布は，神経原性筋萎縮，神経再支配，さらにミオパチーにおい

て異常になることが予測される（図 B-56）。従来，単一運動単位の拡がりは，ひとつの同心電極で運動単位発射を記録しながら，それと同期した発射をする運動単位活動を他の電極で探し，その範囲を決める方法で行われた[23]。

E. Stålberg らは，単一筋線維筋電図（SFEMG）を開発したが[7,29]，続いて SFEMG と同じ特殊電極を用いて，運動単位に属する筋線維密度を計測する方法を開発し，macro EMG と名付けた[26]。

その原理と記録例を図 B-67 に示す。電極は SFEMG 電極で，直径 25 μm のプラチナ線をカニューレ針の先端から 7.5 mm のところで側壁から露出して，単一筋線維記録に用いる。一方，直径 0.55 mm の外套電極は先端から 15 mm まで露出して，それより近位部を絶縁する。この外套針を関電極として，皮膚上に置いた表面電極あるいは皮下に同心電極を刺入して，これを不関電極として記録すると，広範囲の筋活動を記録することができる。記録は弱い随意収縮で，SFEMG または運動単位波形観察の場合と同様の条件で行う。そのようにして，SFEMG として記録される筋線維活動をトリガーとして，外套針から記録される筋活動を平均加算すると，単一筋線維の属する運動単位の活動電位が記録される（図 B-67-D）。

なお，トリガーとして用いる筋線維活動が，運動単位に属する筋線維群の興奮とどのような時間関係にあるかは不明なことから，macro EMG はトリガーとして用いる単一筋線維よりも先行した時点から加算を開始する必要がある。Stålberg は，トリガー点より 40 ms 先行した時点から，

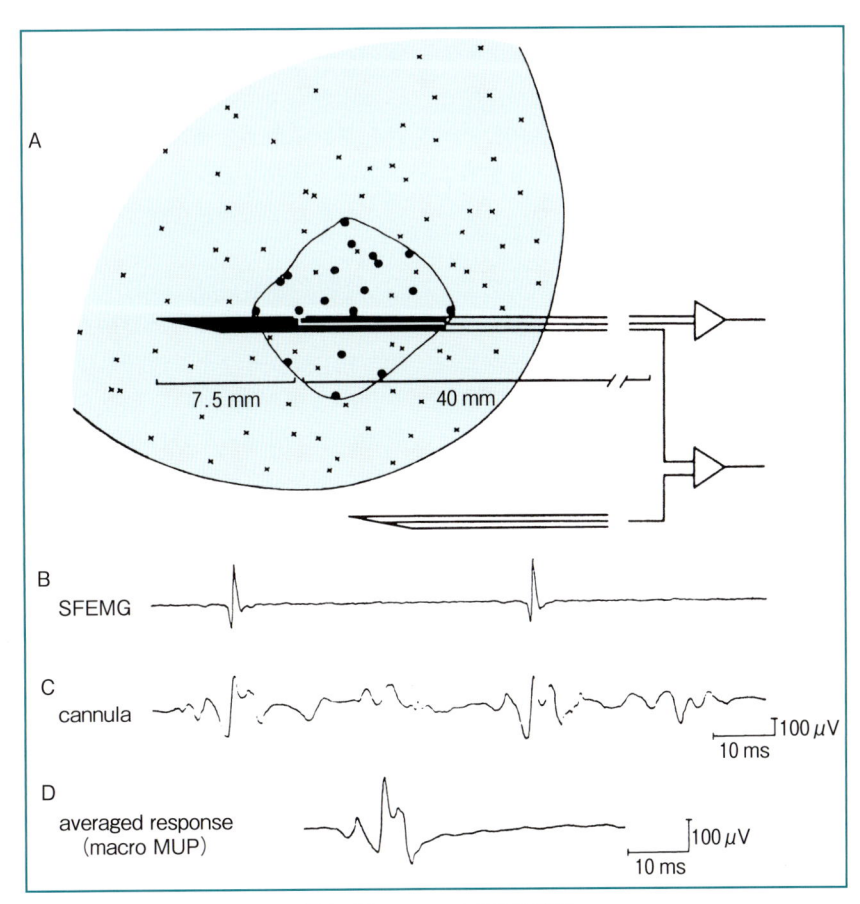

図 B-67　macro EMG の原理
A：外套を 15 mm（黒い部分）露出して 1 個の運動単位に属する筋線維（黒丸）の活動を記録する。記録電位を C に示す。
B：電極先端から 7.5 mm の窓から露出したプラチナ電極による SFEMG 記録。
D：B の単一筋線維活動でトリガーし，C を平均加算すると，その筋線維の属する運動単位の電位（macro MUP）が得られる。（Stålberg, 1982[27] より引用）

全体で 80 ms の区間を平均加算することを提唱した。このようにして得られた電位を，macro 運動単位電位(macro MUP)と呼ぶ[27]。

特定の患者のある筋の macro EMG の特徴を明らかにするためには，このようにして少なくとも 20 個の macro MUP を記録して計測する。

なお，異なる macro MUP を記録する場合，電極の外套部の先端から 15 mm までは必ず筋内にあるようにしなければならない。

macro MUP の計測内容は，①peak to peak amplitude と，②複合電位の面積の 2 つについて行う。これらの計測ソフトは現在の筋電計にはオプションとして利用可能である。

macro EMG は H 反射とは異なり，随意収縮による複数の運動単位の活動電位から単一運動単位波形を平均加算で描出するものである。したがって基線に筋電図波形が重なるので，MUP の範囲のみを実際にみて計測するのが最も正確である。しかし自動計測の場合は，あらかじめ計測範囲を決める必要があり，Stålberg は[26,28] SFEMG スパイクの 40 ms 前から前方 80 ms の間平均加算した部分の－30 ms から＋30 ms までの 60 ms を積分計測することを提唱している。

macro EMG の知見はなお少なく，臨床的意義は確立されていない。理論的には，peak to peak amplitude という，電極の近くで同期する筋線維の数で規定される値と，MUP の大きさ(面積)という，露出した電極の近傍にいかに多くの筋線維が存在するかによって規定される値を考えると，後者がより有意義と考えられるが，Stålberg は simulation 実験などの結果から，振幅(amplitude)が最も重要な指標であるとしている[28]。

神経筋疾患における macro EMG の異常としては，予測されるようにミオパチーでは振幅の減少，神経再支配を生ずる慢性の多発ニューロパチーや単神経炎では振幅，面積ともに増加が認められる。運動ニューロン疾患では，病期と病勢の進展の度合いによって macro MUP の振幅は正常から高値を示す[28]。

11 運動単位の発射パターン

運動単位発射の時間系列を調べることにより，中枢性運動障害や微細な反射性筋収縮について有用な情報が得られる。単一運動単位の発射を安定して長時間記録するには，単極針電極でユニットを探し，不関電極は皮膚に置くとよい。

収縮の強さにより，運動単位の発射パターンは変わる。弱い収縮では，連続する発射の間隔が長く，発射間隔のばらつきが大きい。収縮を強めると発射間隔が短くなり，発射間隔変動が少なく，規則的に発射するようになる。

また，末梢神経や脳を刺激して，その時点を基準として運動単位の発射の時系列を記録し解析する方法があり，peristimulus time histogram (PSTH)と呼ばれる。

1) 収縮の指標としての運動単位発射パターン

運動単位の発射間隔は，微細な収縮の変化をよく表わすので，これを指標にして，臨床観察では認められない，種々の潜在性の筋活動の変化を調べることができる。たとえば，臨床的に病的な反射とされる緊張性頸反射，緊張性迷路反射，バビンスキー徴候などが健康成人にも潜在的に存在することが，この方法で確かめられる。

2) 発射間隔変動法(時実)

種々の強さで，一定の筋収縮をさせて記録した 50〜100 個の連続する運動単位発射の系列について，平均発射間隔($\bar{\tau}$)と標準偏差(S)を計算し，縦軸に S，横軸に $\bar{\tau}$ の目盛りのグラフにプロットすると，どの骨格筋についても得られる運動単位の各点は，K 曲線と T 曲線という 2 つの曲線のいずれか一方に沿って分布する傾向が強い[30]。K 曲線に沿う運動単位は，弱い収縮で平均発射間隔($\bar{\tau}$)が長くなると，個々の発射間隔のばらつきが大きくなり，S が増大し，全体としてグラフ上で左よりの位置を占め，K 曲線の立ちあがりは鋭い。これに対して T 曲線は，もっとゆるやかな傾斜で上昇する。

種々の骨格筋について，この K，T 曲線を調べると，外眼筋や顔面筋などのすばやい運動を行う筋では，グラフ上左よりの位置を占め，下肢の抗重力筋や外肛門括約筋など持続性の収縮を行う筋では，右よりの位置を占め，他の筋はその中間に分布する[30,31] (図 B-68)。この曲線の分布のパターンは，各筋の大脳皮質における運動野の拡が

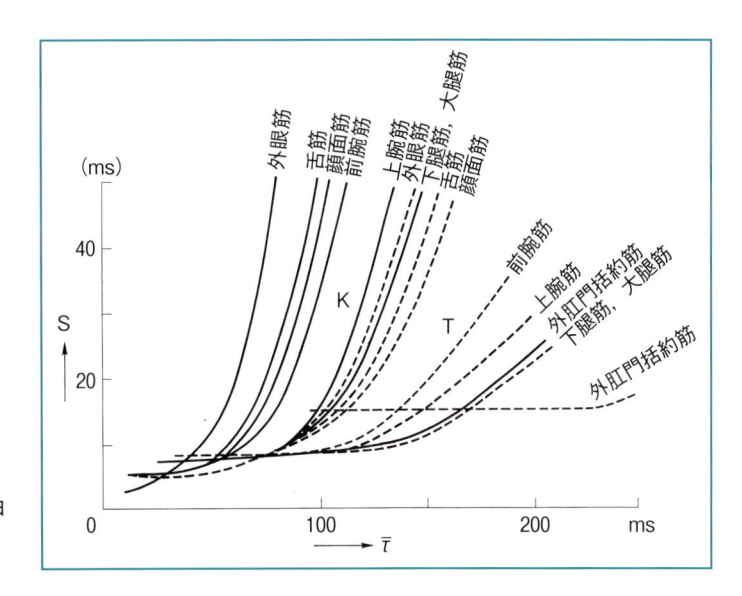

図 B-68　種々の筋の運動単位の $\bar{t}$-S 曲線
（時実，1955[30]）より引用）

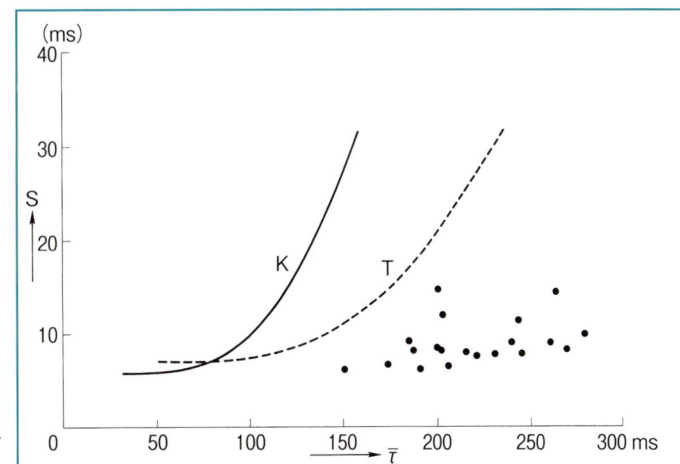

図 B-69　脊髄性筋固縮におけるヒラメ筋の $\bar{t}$-S 点
K, T 曲線は正常を表わす。筋固縮では極めて規則的な運動単位発射がみられる。(Tokizane & Shimazu, 1964[31]）より引用）

りや，動物の細胞内記録で得られた運動神経細胞の性質などによく対応しており，この方法によって得られた単一運動単位の発射，すなわち運動神経細胞の発射パターンは，運動神経細胞の機能状態をよく反映したものと考えられる。

K 曲線に沿う運動単位は kinetic unit, T 曲線に沿うものは tonic unit と呼ばれるが，パーキンソン病や脊髄障害による固縮筋では，正常より tonic な性質が強くなり，$\bar{t}$-S 点は右方に集まり（図 B-69)，ハンチントン舞踏病や脊髄癆，ガンマ線維ブロックなどにより緊張の低下した筋などでは，運動単位がより kinetic な性質を示すようになる。

3) peristimulus time histogram (PSTH)

ヒトの単一運動細胞におけるシナプス後電位の様子が，律動的に発火する運動単位の発射パターンをみる peristimulus time histogram によって明らかにされる。この方法は，P. Ashby[1]）によって開発されたもので，反射研究法としての利点が大きく，臨床応用の可能性もある。その原理は以下のようである。

1 個の神経細胞が随意収縮の努力で規則的に発射しているとき，その細胞に対して求心性に，あるいは上位中枢からインパルスが到来すると，そのインパルスによって細胞発射の確率が変わることによって，インパルスの神経細胞への効果を測定することができる。神経刺激を繰り返し与えることによるこの発射確率の変化を，初期は post-

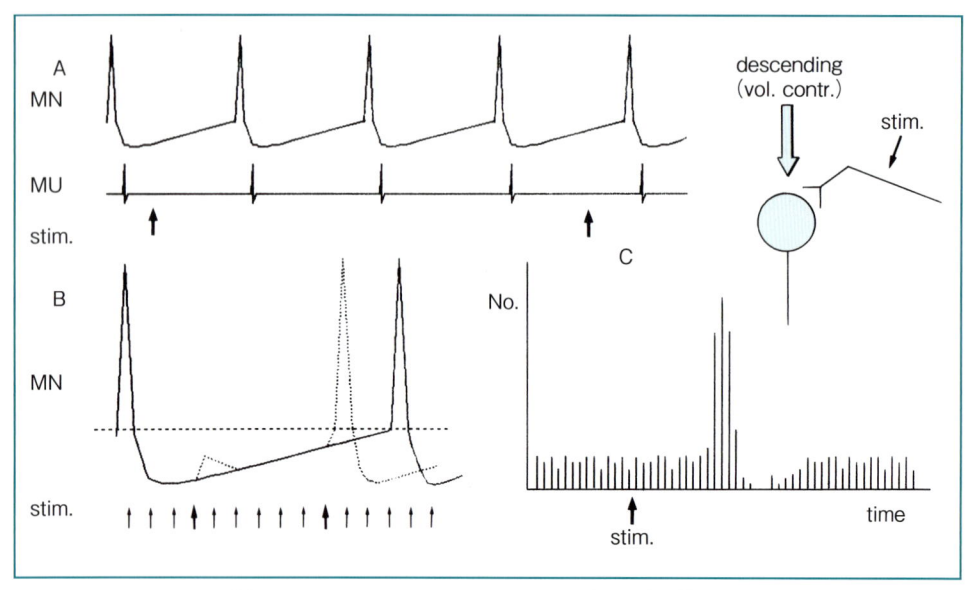

図 B-70　peristimulus time histogram(PSTH)の模式図
A，B は運動細胞(MN)の膜電位変化と運動単位(MU)の発射の関係を示す。C は随意収縮努力が反射に与える影響を PSTH で調べる原理を示す。(進藤政臣，柳川宗平両氏提供)

stimulus，次いで peristimulus time histogram (PSTH)と呼ぶようになった。図 B-70 に細胞内の電位変化と，PSTH の関係を模式的に示す。

　ある筋を一定の強さで収縮させると，運動単位(MU)が規則的に発射する。その際にみられる，親の運動神経細胞(MN)の細胞電位は図 B-70-A の上段に示すような経過をとる。このような律動性発射をしている運動神経細胞に対して，神経結合を有する神経からの求心性入力を電気刺激によって与えると，求心性入力による膜電位変化が，ある場合は元来の発射に影響を与えることなく終わり，ある場合は膜電位を発火レベルを超えて脱分極させて細胞発射を惹き起こす(図 B-70-B 点線)。

　このような刺激を多数与えて，運動単位発射の確率を神経刺激を基準に表示すると，図 B-70-C に示すような発射確率のヒストグラム，すなわち PSTH が得られる。この結果は，一見して神経刺激が目的とする運動神経細胞に対し，興奮とそれに引きつづく抑制をもたらすことを示している。

　なお図 B-70-C の右上は，随意的に下行性入力によって一定の発射を続ける運動神経細胞に神経刺激による求心性入力が加わる様子を，細胞と線維結合の図によって示したものである。

　このようにして得られた PSTH の形が，シナプス電位をどのように反映するかは簡単でない。しかし，数学的解析やコンピューターシミュレーションの結果，発射確率が増加する効果については，PSTH の形はシナプス後電位(PSP)の 1 次微分の形に近似することが確かめられた[12,13]。

　そして，このようにして PSTH から得られたシナプス後電位は，一般に細胞内電位の所見によく一致する[13]。

　Ashby らは，この方法により下腿三頭筋をはじめ，いくつかの筋を支配する運動細胞に対する反射性結合を正常人で明らかにしている。この方法は，痙縮その他の反射結合が変化した病態の解析に有力な方法の一つである。

　なお PSTH と同じ原理で，局所刺激が持続放電するニューロン活動の増加，抑制を観察する記録法は近年中枢神経のニューロン活動の実験や，ヒトの経頭蓋磁気刺激や深部脳刺激の効果を調べる目的で用いられるようになった。

文献

1) Ashby P, LaBelle K. Effects of extensor and flexor group 1 afferent volleys on the excitability of individual soleus motoneurones in man. J Neurol Neurosurg Psychiatry 1977 ; 40 : 910-919.
2) 吉井直三郎, 下河内稔共訳(フリッツ・ブクタール著). 筋電図序説(1), (2). 綜合臨牀 1958 ; 7 : 1242-1251, 1440-1450. 原著 Buchthal F. An Introduction to Electromyography. Scand Univ Books, Oslo, 1957.
3) Buchthal F, Clemmesen S. The electromyogram of atrophic muscles in cases of intramedullary affections. Acta Psychiatr Neurol 1943 ; 18 : 377-388.
4) Buchthal F, Høncke P. Electromyographical examination of patients suffering from poliomyelitis ant. ac. up to 6 months after the acute stage of the disease. Acta Med Scand 1944 ; 116 : 148.
5) Buchthal F, Rosenfalck P, Erminio F : Motor unit territory and fiber density in myopathies. Neurology 1960 ; 10 : 398-408.
6) Denny-Brown D, Pennybacker JB. Fibrillation and fasciculation in voluntary muscle. Brain 1938 ; 61 : 311-334.
7) Ekstedt J, Häggqvist P, Stålberg E. The construction of needle multielectrodes for single fiber electromyography. Electroencephalogr Clin Neurophysiol 1969 ; 27 : 540-543.
8) Ekstedt J, Stålberg E. Single fiber electromyography for the study of the microphysiology of the human muscle. Desmedt JE (ed). New Developments in Electromyography and Clinical Neurophysiology. Vol.1, Karger, Basel, 1973, p87.
9) Goodgold J, Eberstein A. Electrodiagnosis of Neuromuscular Diseases. Williams & Wilkins, Baltimore, 1972.
10) Henneman E. Relations between size of neurons and their susceptibility to discharge. Science 1957 ; 126 : 1345-1347.
11) Isch F. Les applications de l'electromyographie en neurologie. Rev Med (Paris) 1962 ; 3 : 1.
12) Knox CK, Kubota S, Poppele RE. A determination of excitability changes in DSCT neurons from spike train analysis. J Neurophysiol 1977 ; 40 : 626-646.
13) Knox CK, Poppele RE. Correlation analysis of stimulus evoked changes in excitability of spontaneously firing neurons. J Neurophysiol 1977 ; 40 : 616-625.
14) 近藤清彦. 筋萎縮性側索硬化症の電気生理学的研究－筋電図, 運動神経伝導速度と臨床像との関連－. 信州医学雑誌 1982 ; 30 : 86.
15) Kugelberg E, Taverner D. A comparison between the voluntary and electrical activation of motor units in anterior horn cell diseases on "central synchronization" of motor units. Electroencephalogr Clin Neurophysiol 1950 ; 2 : 125-132.
16) Magora A, Gonen B : The amplitude of spike in the interpretation of electromyographic recordings. Electromyogr Clin Neurophysiol 1975 ; 15 : 377-396.
17) Marinacci AA. The electromyogram in industrial medicine. Ind Med Surg 1954 ; 23 : 345-348.
18) McGill KC, Cummings KL, Dorfman LJ. Automatic decomposition of the clinical electromyogram. IEEE Trans Biomed Eng 1985 ; 32 : 470-477.
19) Norris FH. Synchronous fasciculation in motor neuron disease. Arch Neurol 1965 ; 13 : 495-500.
20) Richardson AT. A standard technique for clinical electrodiagnosis. Ann Phys Med 1952 ; 1 : 88-102.
21) Roth G. The origin of fasciculations. Ann Neurol 1982 ; 12 : 542-547.
22) Sacco G, Buchthal F, Rosenfalck P. Motor unit potentials at different ages. Arch Neurol 1962 ; 6 : 366-373.
23) 島津浩. 人間の神経筋単位の機能と構造との関係. 順天堂医学雑誌 1959 ; 5 : 342.
24) 島津浩. 筋電図の基礎. 日本の医学の1959年－第15回日本医学会総会学術集会記録－, 第Ⅴ巻, 1959, p363.
25) 進藤政臣, 谷島定一, 岩本奈津他. 多発性硬化症における Spinal seizure－8例の臨床生理学的検討－. 最新医学 1980 ; 35 : 311.
26) Stålberg E. Macro EMG, a new recording technique. J Neurol Neurosurg Psychiatry 1980 ;

43：475.
27) Stålberg E. Macro-electromyography in reinnervation. Muscle Nerve 1982；5：135.
28) Stålberg E. Macro EMG. Muscle Nerve 1983；6：619-630.
29) Stålberg E, Ekstedt J. Single fiber EMG and microphysiology of the motor unit in normal and diseased human muscle. Desmedt JE (ed). New Developments in Electromyography and Clinical Neurophysiology, Vol.1, Karger, Basel, 1973. p113.
30) 時実利彦．骨格筋の機能分化－運動の corticalization と spinalization. 科学 1955；25：229, 291.
31) Tokizane T, Shimazu H. Functional differentiation of human skeletal muscle. University of Tokyo Press, 1964.
32) 塚越廣, 柳澤信夫, 豊倉康夫他．筋萎縮性側索硬化症における頸髄前角外側核神経細胞の定量と上肢筋萎縮の関係．神経内科 1977；6：227.
33) Wohlfart G. Collateral regeneration in partially denervated muscles. Neurology 1958；8：175-180.
34) Wohlfart G. Clinical considerations on innervation of skeletal muscle. Am J Phys Med 1959；38：223-230.
35) Yahr MD, Herz E, Moldaver J, Grundfest H. Electromyographic patterns in reinnervated muscle. Arch Neurol Psychiatry 1950；63：728-738.

V 運動神経伝導検査

　運動神経伝導速度は，神経を2カ所で刺激して，その支配筋に誘発される筋電図CMAPの潜時差から計算する。CMAPの最大反応を用いて計測することと，筋自体に大きな障害がないことが重要である。神経に沿って等間隔に数カ所に刺激電極を置いて順次伝導速度を調べると，特定部位の伝導障害を検出することができる。また2カ所の神経刺激で得られるCMAPの面積と電位の時間的拡がりを計測することにより伝導障害の様子を推測することができる。なおこの検査は比較的侵襲が少なく，熟練した検査技師にまかせて，その結果を医師が判断することができる。しかしすべての検査と同じく，医師自身が実地修練により原理やおちいりやすい誤りを知っておかなければならない。

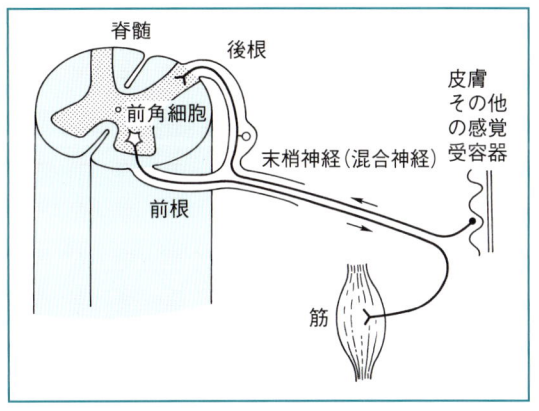

図 B-71 末梢神経に含まれる運動神経線維と感覚神経線維
矢印は興奮の伝導する方向を示す。

1 末梢神経伝導速度測定の基礎と原理

　末梢神経伝導速度は運動神経，感覚神経ともに測定できる。しかし，すべての太さの神経線維の活動を記録，計測できるわけではないので，どのような神経要素の活動が反映されるかを十分に知り，臨床応用を行う必要がある。
　まず，末梢神経伝導速度を測定するのに必要な神経の解剖と生理につき簡単に述べる。図 B-71 に示すように，脊髄の前角細胞から出た神経線維は前根を通り，末梢運動神経を通って筋を支配する。一方，皮膚や関節，筋紡錘などから発した感覚神経線維は，末梢神経，後根を通り脊髄に達する。前者を遠心性線維と呼び，後者は求心性線維と呼ぶ。両者は脊髄近くでは前根と後根に分かれるが，末梢では同じ神経幹内を走り混合神経と呼ばれ，さらに末梢にいくとそれぞれ運動，感覚神経に枝分かれする。
　これらの末梢神経には，有髄線維や無髄線維，直径の太い線維から細い線維など種々の神経線維が混在しており，末梢神経線維は髄鞘の有無，線維の太さ，活動電位の形，伝導速度その他により表 B-8 のように分類される。通常，臨床上用いられる伝導速度の検査は，有髄で直径の太いA群α線維およびA群β線維を対象に行われる。
　神経線維のある部位が興奮し，そこにスパイク電位が発生すると，神経線維に沿ってスパイク電位が伝導する。これを興奮伝導と呼び，以下のよ

表 B-8　末梢神経線維の分類 (Guyton, 1976)[6]

種類		機能	線維の直径(μm)	伝導速度(m/s)
有髄	A α	運動，筋紡錘求心性線維	13〜22	70〜120
	β	触覚，圧覚，運動感覚	8〜13	40〜70
	γ	触覚，筋紡錘遠心性線維	4〜8	15〜40
	δ	痛覚，温度覚	1〜4	5〜15
	B	交感神経節前線維	1〜3	3〜14
無髄	C	交感神経節後線維，痛覚	0.2〜1.0	0.2〜2

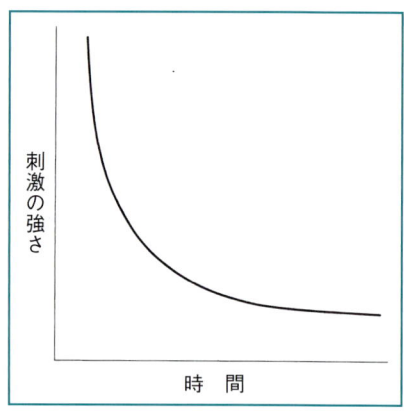

図 B-72　強さ時間曲線
神経線維を興奮させるのに必要な電気刺激の強さと通電時間の関係。刺激時間が長いほど興奮の閾値は低くなる。

うな特徴をもつ。

①多数の神経線維が平行して走行している場合，そのうちの1本に興奮伝導が起こっても，他の線維にスパイク電位として興奮が伝播することは原則として起こらない（絶縁性伝導；isolated conduction）。

②神経線維の性状，とくに太さが一様である限り，一局所で起こった興奮の強さは減衰せずに伝えられる（不減衰伝導；decrementless conduction）。

③神経線維のある部位を刺激すると，興奮はその部位から両方向に伝導される（両方向性伝導；two-way conduction）。

④直流電流を用いて刺激するとき，刺激回路の閉鎖（すなわち刺激開始）とともに，興奮は刺激電極の陰極近傍の細胞膜から発生する（陰極閉鎖刺激；cathodal closing stimulation）。

⑤刺激のonとoffが，瞬間的にスイッチを入れて切ることによって生ずる矩形波刺激では，興奮を惹き起こす電流または電圧の強さ（閾値）と，通電時間との関係は図 B-72のようになる。これを強さ時間曲線（strength-duration curve）という。通電時間が短い場合は閾値が大で，逆に長い場合は閾値が小となる。また，この閾値の大きさは神経線維の直径によって異なり，直径の太い線維ほど閾値は低い。この原理は，あらゆる神経電気刺激を用いる検査法にあてはまる重要な原理である。ただし，これはあくまで矩形波電気刺激の場合であり，漸増電流（三角波）を用いた場合は，その傾斜がゆるやかになるにしたがい，細い線維ほど興奮の閾値は低くなる。1本1本の神経線維については，閾値以上の刺激では刺激の強さにかかわらず，一定の大きさのスパイク電位を発生し，閾値以下では全くスパイク電位を発生しない（全か無の法則；all or none principle）が，伝導速度検査のような神経幹への刺激では，刺激を漸次強めていくと閾値の低い線維から順に興奮していくため，神経幹の合成活動電位は次第に大きくなり，全か無の法則は成立しない。

⑥有髄線維の伝導速度は，神経線維の直径に比例する（無髄線維や筋細胞では伝導速度は直径の平方根に比例する）。

⑦一定の温度の範囲内では，温度が高くなるとともに伝導速度が増加する。

⑧運動神経伝導速度は，誘発される筋活動を計測することから，間接的な所見となる。臨床および病理所見との対比から所見の意味付けが行われる。

2 装置

神経伝導速度の検査に必要な電極は，刺激電極および記録電極，アース電極，装置として増幅器，オシロスコープ，刺激装置，記録装置，平均加算装置その他のソフトが挙げられる。現在，モジュール型筋電計として，増幅器，オシロスコープ，刺激装置，記録装置，平均加算その他の処理装置がセットになったものが一般に用いられる（ニューロパック，ニコレー・バイキングなど）（図 B-41，48頁）。

増幅器は，感覚神経伝導速度では小さな電位を記録するため，S/N比の良いものが必要で，ノイズレベルは10μV以下，入力インピーダンス

は100～200 MΩ以上のものが望ましい。運動神経伝導速度は誘発筋電位を測定するので0.1～10 mVの観察記録を増幅度の目安とする。オシロスコープは，記録(関)電極が基準(不関)電極より陰性になったときに上向き，陽性になったときに下向きに振れるようにセットされている。

刺激装置には患者の安全のため，アイソレーターが必要である。モジュール型のものには内蔵されている。刺激は定電圧のほか，定電流刺激の可能なものが望ましい。

刺激および記録電極は目的によって異なるので，各々の検査項目で述べる。

3 運動神経伝導速度(MCV)

1) 測定原理

末梢神経幹を電気刺激すると，そこに含まれるα運動線維が興奮し，興奮は神経線維に沿って伝導されて，その神経線維が支配する骨格筋が収縮する。筋収縮に先立って活動電位を発生するので，その電位記録が可能である。

このように末梢神経の電気刺激により，α運動線維が興奮することによって惹き起こされる筋活動電位を複合筋活動電位(compound muscle action potential, CMAP)またはM波という。このとき刺激の開始から，CMAPの最初の振れまでの時間すなわち潜時(latency)は，刺激点から筋までの末梢神経線維を興奮が伝導するのに要する時間と，神経筋接合部で神経末端から伝達物質のアセチルコリンが放出され，化学伝達により筋線維の受容体を経て興奮が伝わり終板電位を発生する(神経筋伝達；neuromuscular transmission)のに要する時間と，さらに終板電位発生から筋活動電位が発生して筋線維に沿って興奮が伝播し，記録電極部で電位変化として記録されるまでの時間が合計されたものである。

したがって，同一末梢神経を近位部と遠位部の2カ所で電気刺激してCMAPを導出し，近位部刺激と遠位部刺激の際の潜時の差を求めれば，これが近位部刺激点から遠位部刺激点まで，興奮が伝導されるのに要する時間となり，遠位部神経刺激点以降に生ずる複雑な興奮伝達に要する時間は，近位および遠位の刺激のいずれでも，同一として考慮に入れずに計算できる。このようにして得られた刺激点間の距離を潜時の差で除せば，運動神経伝導速度(motor nerve conduction velocity, MCV)が求められる(図B-73)。単位は，通常m/sで表わす。

$$\text{MCV}(\text{m/s}) = \frac{\text{近位刺激電極と遠位刺激電極の間の距離}(\text{mm})}{\text{近位刺激によるCMAP潜時} - \text{遠位刺激によるCMAP潜時}(\text{ms})}$$

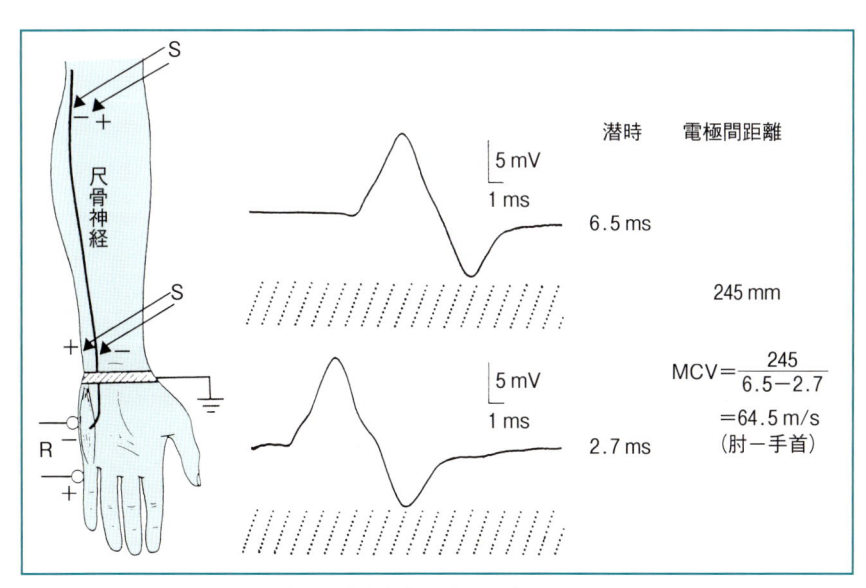

図B-73 運動神経伝導速度(MCV)の測定(正常人，29歳，男性)
S：刺激，R：記録，－：探査電極，＋：基準電極

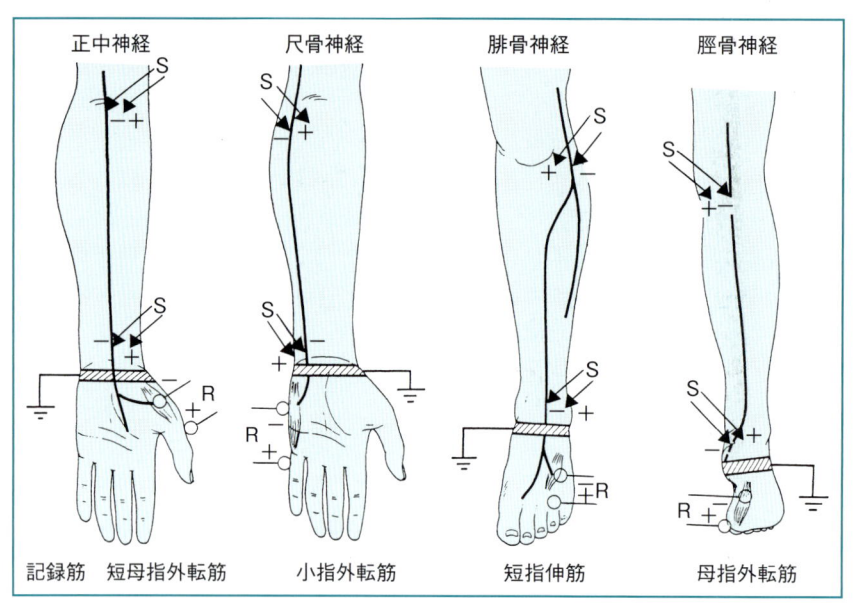

図 B-74 運動神経伝導速度検査の神経刺激部位(S)と筋記録部位(R)
(進藤, 柳澤[16], 1981 より引用)

正中神経　記録筋：短母指外転筋
尺骨神経　記録筋：小指外転筋
腓骨神経　記録筋：短指伸筋
脛骨神経　記録筋：母指外転筋

　注意すべき点は，1本の末梢神経幹には多数のα運動神経線維が走っており，1本1本のα運動神経線維の直径や性状は均一ではないため，神経線維により伝導速度も微妙に異なることである（表 B-8, 82頁）。筋の電気活動を，それを覆う皮膚の表面から記録した場合，CMAPの幅が数 ms 以上あるのはこのためで，当然伝導速度の速い神経線維に支配されている筋線維の興奮は，CMAPの初期成分として現われ，伝導速度の遅い神経線維に支配されている筋線維の興奮は，CMAPの中でも後ろのほうの成分を構成する。末梢神経への刺激点が筋から離れるほど，伝導速度の違いによる筋興奮の発生時間の違いが大きくなり，したがって一般的に筋に近い遠位部刺激に比べ，近位部刺激のときのCMAPのほうが幅広く，また振幅は小さくなる傾向がある。

　臨床的に用いられるMCVは，通常最も速い伝導速度成分についてのもので，正確には運動神経最大伝導速度と呼ぶ。具体的には潜時の計測の際，CMAPの始まり（立ち上がり）までの時間を計測する。通常の運動神経伝導速度は，診断的意義，検査の所要時間などから，前腕，下腿について最大伝導速度を調べる。刺激の強さは最大CMAPを得る以上として，ほぼすべてのα運動神経線維を興奮させる。その際刺激電極はできるだけ神経に近付けることにより電極直下で神経を興奮させる部位を選ぶ。神経から離れた部位で刺激すると，神経興奮の部位が，不関電極との位置関係や皮膚から神経までの生体組織の条件によって異なるので，近位と遠位の刺激電極の距離が必ずしも神経興奮を生じた部位間の距離と同一にならない。したがって刺激部位は図 B-74 に示すように決められた位置とすることが大切である。

　一方，神経走行の局所に病変が存在して生ずる伝導ブロックを調べるために，一定範囲の神経に沿って局所の異常を明らかにするための検査法がある。これは神経に沿って数 cm ずつ刺激電極を動かして刺激効果をみるもので inching 法とも呼ばれる。この方法については後に述べる。

　なお遠位部刺激点よりさらに末梢の神経伝導速度は，潜時のうちに前述のように神経筋接合部での伝達などが含まれてしまうため，測定できない。しかしこれについても，遠位部刺激の際の潜時を，遠位潜時(distal latency)あるいは終末潜時(terminal latency)と呼び，潜時そのものを伝導速度に準じるものとして，末梢神経障害のパラメーターとして用いることもある。遠位潜時は，刺激点と筋間の距離が一定でないこと，神経筋接合部での伝達時間が病的状態では変化する可能性があることなどにより，個体間の比較の信頼性に限

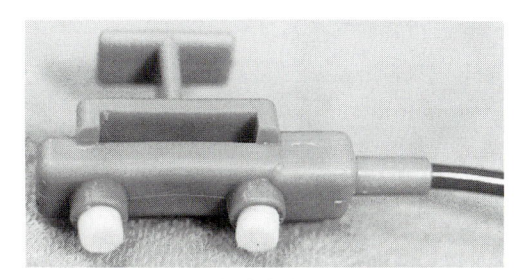

図 B-75　神経伝導速度用刺激電極の例
pair 電極

界があり，MCV の値ほど意味をもたせることができないので，末梢神経遠位部の病変診断に定性的データとして利用すべきである。

臨床的に日常多く計測される神経は，上肢では尺骨神経，正中神経，下肢では脛骨神経，腓骨神経であり，それぞれの刺激部位と記録する筋を図 B-74 に示した。

2）刺激

刺激電極は表面電極を用いることが多く，図 B-75 のように陽極と陰極が一定距離で固定され，扱いやすくなっている電極を用いるとよい。場合によっては，基準（不関）電極は表面電極を用い，刺激電極（関電極，活性電極）は針電極を用いてもよい。針電極は，一般針筋電図用の針電極の外套を用いるとよい。刺激電極の設置の方法には 2 種類あり，神経の真上に神経の走行に沿って陽極と陰極を置く方法と，一方の電極を神経の真上に置き，他方を神経の走行に直角に置く方法である。前者に比べ後者のほうが，潜時がわずかに長くなるといわれるが，いずれの方法でもデータに与える影響は，実際上ほとんどない。

大事な点は前述のように，電気刺激を加えたときの神経の興奮は，陰極の部分から起こるということであり，したがって神経の走行に平行に置く場合は，陰極を遠位側にくるように，また垂直に置く場合は陰極が神経の真上にくるように，設置することである。近位部と遠位部の刺激電極間距離は，両部位の陰極電極間距離を計測する。

刺激は，定電流または定電圧矩形波を用い，持続時間 0.5〜1.0 ms，1〜2 Hz の頻度で刺激する。刺激電極を設置し，刺激の強さを少しずつ上げていくと，図 B-76 に示すように CMAP の振幅が少しずつ増高していき，やがてそれ以上刺激

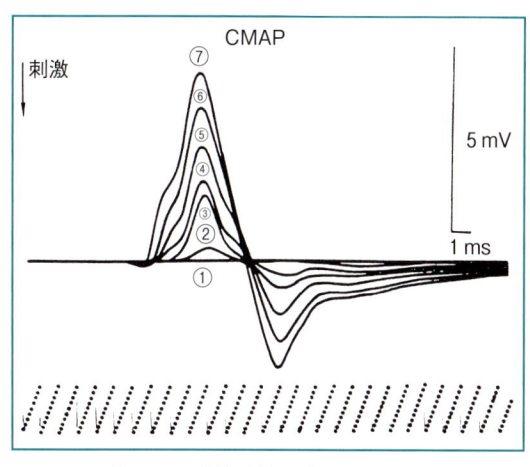

図 B-76　電気刺激の強さと CMAP
①→⑦と刺激の強さを漸増したときの記録
刺激は，表面電極（図 B-75）で行い，幅 0.5 ms の矩形波，① 28 V，② 38 V，③ 42 V，④ 44 V，⑤ 46 V，⑥ 50 V，⑦ 70 V
70 V 以上（最大上刺激）では，CMAP の振幅は変化しない。
①→⑦と潜時が短縮する（正常人，28 歳，男性，尺骨神経，肘で刺激）。
（進藤，柳澤，1981[16]より引用）

を強くしても，CMAP の大きさは変化しなくなる。これは電気刺激により，興奮の閾値の低い直径の太い神経線維が低い刺激強度でまず興奮し，また刺激電極の近くに存在する神経線維のほうが，遠くに存在する神経線維に比べ低い閾値で興奮することによる。刺激の強さを増すにしたがって興奮する神経線維の数が増え，すべての α 運動神経線維が興奮すると，CMAP の振幅はそれ以上は大きくならなくなる。

大切なことは図 B-76 からわかるように，CMAP が増大するとともに，その潜時が短くなることで，MCV として最大伝導速度を求めるためには，潜時が最も短くなる点，すなわち CMAP の振幅が最大になるような刺激強度を用いることであり，通常刺激効果を安定させるため CMAP 振幅が最大になる刺激強度の 20〜25％ 増しの強度で刺激する。これを最大上刺激（supramaximal stimulation）という。なお刺激が強すぎると，刺激電極の陰極直下より離れた部位で神経線維が興奮してしまい，したがって潜時が実際より短くなるという懸念はあるが，図 B-77 に示すように，CMAP が最大になる刺激強度の 3 倍までの刺激強度では，一般に潜時に変化はないので，最大上刺激の強さをどの程度に設定するか

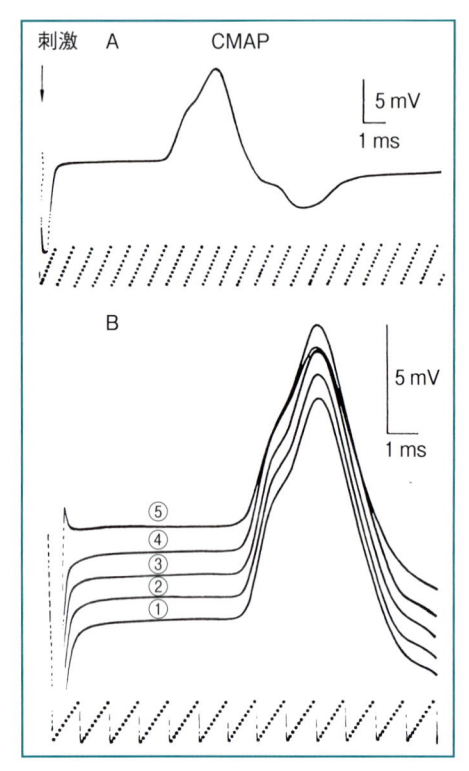

図 B-77　運動神経の最大上刺激効果

運動神経電気刺激によるCMAP。CMAPの振幅の最大になる刺激(M_{max})は75 V, 0.5 ms。同じ記録で，掃引を早く感度を上げて記録したもの。
① 80 V ($M_{max}×1.07$)，② 100 V ($M_{max}×1.33$)，
③ 125 V ($M_{max}×1.67$)，④ 150 V ($M_{max}×2$)，
⑤ 225 V ($M_{max}×3$)
M_{max}の3倍までの刺激では潜時に変化はみられない(正常人，32歳，男性，尺骨神経，肘で刺激)。
(進藤，柳澤，1981[16])より引用)

は，あまり気にしなくてよい。しかし刺激が強すぎると，被検者の疼痛が強くなるため，最大CMAPを得る強さの20〜25%増しが実用的である。

3) 記録

記録電極は，使いすて貼付電極を用いる。電極は筋を覆う皮膚に貼付し，必要に応じてビニールテープで固定するが，現在の電極は安定した記録ができるように作られている。しかしあらかじめ皮膚をベンジンやアルコールなどでよくふき，汗や皮脂をぬぐい去って電気抵抗を下げるように努める。記録電極は，関電極を神経筋接合部付近すなわち筋腹中央付近に置き，基準(不関)電極は，筋腹から離れた骨などの部分に貼付するほうが，

波形が単純となりわかりやすい。CMAPの立ちあがりがなだらかで，潜時が決めにくいときには，筋腹上に置いた電極の位置を少しずらしてやると，わかりやすくなることがある。刺激点と記録する筋との間には，患者の安全と刺激のアーチファクトの混入を避けるため，リング状のアースをとることが必要である。増幅器の感度は，正常では上下肢とも2〜10 mV/div.でよいが，神経障害が強い例では100〜200 μV/div.くらいに感度を上げることも，ときに必要となる。時定数はCMAPの幅が10 ms前後であるから，0.03秒以上あれば十分である。オシロスコープの掃引は，正常では上下肢ともオシロスコープの端から端まで30 msくらいでよいが，伝導速度が低下している例では，とくに下肢の場合50 msを要することもある。実際的には，30 msに設定しておき，必要に応じて適宜変えればよい。

なおMCV測定にあたっては，近位部および遠位部刺激の際，CMAPの幅や振幅には多少の違いはあったとしても，CMAPの波形自体は基本的に同様であることが多く，もしも両者の刺激で得られるCMAPの波形が異なっていたら，記録電極や刺激電極の位置，あるいは刺激条件などが不適切である可能性があるので，それらを改めてチェックし直す必要がある。とくに神経障害が高度な例ではこのようなことが時折みられ，刺激強度を増すことにより同様の波形が得られることがある。脱髄など局所性伝導障害がある場合，その近位と遠位の刺激ではCMAPを構成する神経線維が異なる可能性があるのでCMAPの波形，振幅や面積，持続時間を測定する。また，いずれかの部位とくに遠位で，目的とする神経とは異なる神経が同時に刺激されることにより，目的とする筋以外の筋からの電位変化を合わせて記録して波形が異なる可能性も留意する必要がある。

最近は異なる部位で刺激して得た波形について，電位の立ち上がりから一定の時間をくぎり，その部位の電位の大きさを比較して，2つの電位が同一神経刺激によるものか否かを判定するプログラムを機器に組み込んだものもある。

4) 基準値(正常値)

MCVの正常値を**表B-9**に示した。伝導速度は，一定の範囲内で温度が高くなるほど速くな

表 B-9　運動神経伝導速度（MCV）の基準値（正常値）（進藤，柳澤，1981[16]）より引用）

伝導刺激 $\left(\dfrac{\text{m/s}}{\text{平均} \pm \text{SD}}\right)$	例数	年齢	報告者
正中神経（肘～手首）			
59.3±3.5	30	10～35	Mayer, 1963[12]
55.9±2.6	16	36～50	Mayer, 1963[12]
54.5±4.0	18	51～80	Mayer, 1963[12]
58.8(46～70)	145		Mulder, et al, 1961[14]
57.0±5.7	50		Lenman & Ritchie, 1977[11]
56(50～68)	120		Kaeser, 1970[7]
47～60			鳥居順三，1980[17]
尺骨神経（肘～手首）			
58.9±2.2	30	10～35	Mayer, 1963[12]
57.8±2.1	16	36～50	Mayer, 1963[12]
53.3±3.2	18	51～80	Mayer, 1963[12]
59.9(44～76)	255		Mulder, et al, 1961[14]
59.2±5.8			Lenman & Ritchie, 1977[11]
58(49～66)	120		Kaeser, 1970[7]
49～68			鳥居順三，1980[17]
61.4±5.2	35	14～78	進藤，柳澤，1981[16]
腓骨神経（膝～足首）			
49.5±5.6	30	10～35	Mayer, 1963[12]
43.6±5.1	16	36～50	Mayer, 1963[12]
43.9±4.3	18	51～80	Mayer, 1963[12]
50.2(36～66)	146		Mulder, et al, 1961[14]
52.0±4.8	54		Lenman & Ritchie, 1977[11]
50(42～62)	118		Kaeser, 1970[7]
43～62			鳥居順三，1980[17]
脛骨神経（膝～足首）			
45.5±3.8	30	10～35	Mayer, 1963[12]
42.9±4.9	16	36～50	Mayer, 1963[12]
41.8±5.1	18	51～80	Mayer, 1963[12]
50.0±5.5	31		Lenman & Ritchie, 1977[11]
41～61			鳥居順三，1980[17]
47.2±3.1	35	14～78	進藤，柳澤，1981[16]

り，また年齢によっても変化する。ここに示した値は正常値についてのデータが最もよく検索された 1960～1980 年のものを列挙してあり，その後とくに新しいデータはなく，これらを正常値としてよい。ただし機器や電極，検査室の温度条件や被験者の年齢などにより微妙な差は生ずるので，施設毎に基準値のデータを蓄積し，定期的に精度管理を行う。

4　伝導ブロック検査（インチング法）

運動神経の節性脱髄や，急性期の外傷や圧迫などにより局所性の病変がある場合に，その部位をはさんで近位と遠位で神経刺激を行うと伝導遮断が明らかとなる。図 B-78 にこの原理を図示する。伝導遮断のある部位より近位の神経刺激では筋電位は誘発されず，遠位部の刺激では正常の所見が得られる。したがって伝導遮断部位を明らかにするために，運動神経に沿って数 cm おきに刺激をしてその反応をみる。この検査をインチング（inching）法という。手筋の運動神経麻痺のうち局所の神経障害によるものとして手根管症候群の頻度が多い。臨床症状から疑われれば，手根管の近位と遠位で刺激効果を比較すればよい。その他神経外傷などで病変部位の見当付けができる場合は，その部位をはさんで近位遠位の刺激検査を行うとよい。

一方軸索病変は一般に神経の遠位部に生ずるために，支配筋の筋電図を用いる通常の伝導速度検査で近位，遠位のいずれの刺激でも異常が検出さ

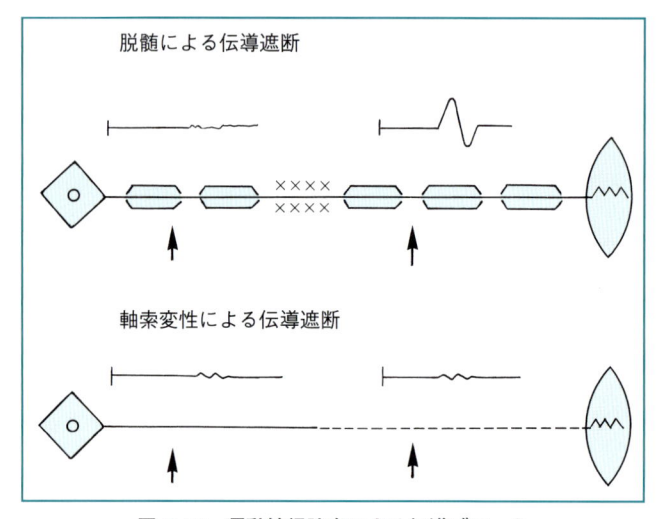

図 B-78　運動神経障害による伝導ブロック
上向きの矢印は神経刺激部位を，その上の電位は誘発される筋反応を示す．一般に脱髄では，脱髄部位より末梢の伝導性は正常で，正常の筋電位が誘発される．

れることからインチング法の適応とはならない．

インチング法が有用なのは，節性脱髄などを主病変とする脱髄性ニューロパチー，Guillain-Barré 症候群や局所の神経障害を生ずる外傷，手根管症候群などである．以下にその例を示す．**図 B-79** は multifocal motor neuropathy で限局した神経病変が生検で確かめられ，運動神経のみに伝導ブロックが認められた貴重な記録である[8]．この例では同時に計測された感覚神経は正常の伝導性を示している（**図 B-79 右**）．**図 B-80** は圧迫による橈骨神経麻痺にみられた伝導ブロックを示す[15]．この例もインチング法によって病変部位が同定され，そこに脱髄病変を認めた貴重な例である．

5　複合筋活動電位(CMAP)の波形分析

運動神経伝導速度（MCV）の測定においては，誘発される筋活動電位のうち最も速い成分は，最も速い伝導速度を有する神経線維の伝導によるとの推定のもとに，2カ所で最大の神経刺激で得られる CMAP の陰性電位の開始点によって最大運動神経伝導速度を測定する．この方法では，2カ所で神経の最大刺激をした際に最大伝導速度を示す神経線維が必ず同一であることを確認する方法はないが，その値が正常値より低下すれば，早い伝導速度を有する，すなわち直径の太い神経線維に障害があると診断することが妥当であり，これは臨床的に有用な電気生理学的指標として用いられてきた．

しかし当時から，中等度から細い運動神経の障害を伝導速度検査で診断できないかが課題であった．その指標としては，複合活動電位の振幅や持続時間が対象となり，その後多くの知見が重ねられ，とくに慢性炎症性脱髄性多発ニューロパチーの診断には，MCV，DL（distal latency）に加えて，活動電位の振幅および持続時間が電気生理学的基準に加えられるようになった．

慢性炎症性脱髄性多発ニューロパチー（CIDP）や Guillain-Barré 症候群のような脱髄性ニューロパチーでは，最大運動神経伝導速度測定のための強い刺激により，遅い潜時で，複数のピークをもつ，持続の長い複合筋活動電位が出現する（**図 B-81，91 頁**）．この複合電位については，はじめの陰性の振れの開始を最大伝導測定速度に用い，最大の振幅を最大振幅として計測し，最初の陰性電位の開始から最後の陽性電位の終了（陽性電位の山が基線を陰性側に横切る時点）までを持続時間として計測する（**図 B-81 に表示**）．複合電位の終了を陽性電位からの基線への復帰とすることは，増幅器の時定数により活動電位は実際に陰性の要素が陽性側に振れるからである．不関電極を筋か

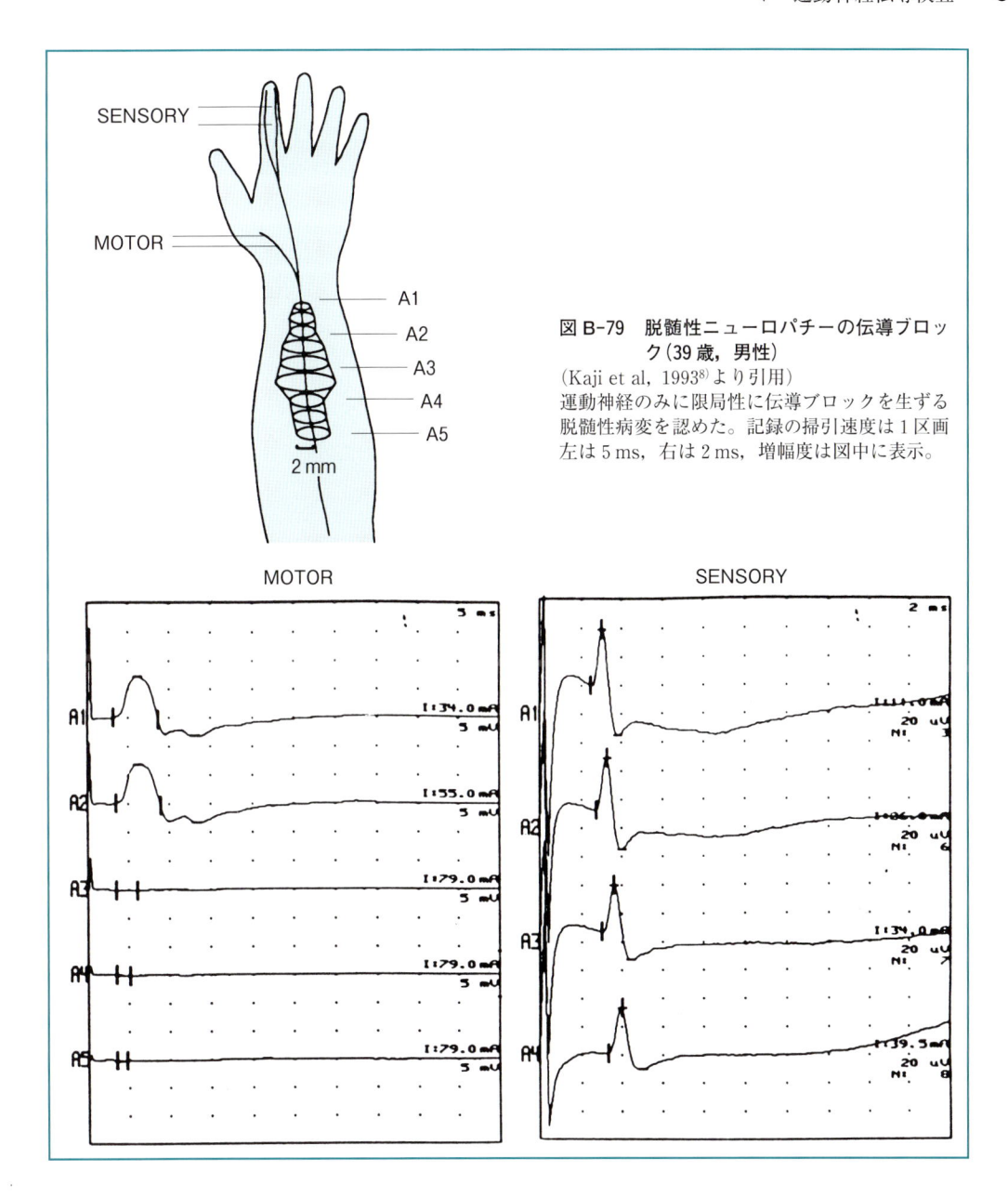

図 B-79　脱髄性ニューロパチーの伝導ブロック（39歳，男性）
(Kaji et al, 1993[8])より引用)
運動神経のみに限局性に伝導ブロックを生ずる脱髄性病変を認めた．記録の掃引速度は1区画左は5 ms，右は2 ms，増幅度は図中に表示．

ら離して置いた場合は，アクティブな陽性電位は筋電位以外の影響が加わった可能性がある．

6　異常所見

運動神経の伝導速度は，指標となる活動電位は筋電図であり，神経線維の活動電位そのものではない．脱髄または軸索変性により神経伝導速度は低下したり，筋活動電位の量が減少する．これらの異常所見から病変の性状を推測することは限界があるが，可能である．

脱髄では，運動神経伝導速度が低下する．脱髄性末梢神経障害の代表である Guillain-Barré 症候群の1例を図 B-81 に示す．発病2週間では，尺骨神経の伝導速度は正常で，近位部の神経刺激による活動電位の減衰も認められない．一方，脛骨神経は伝導速度は正常だが，筋から離れた近位部の神経刺激による活動電位の面積は，筋に近い遠位部刺激によるものの60%以下に減少している．この所見は，近位と遠位の刺激部位の間の神経線維に伝導遮断が存在することを示す．発病6週間後には，症状はなお改善が認められず2週とほぼ

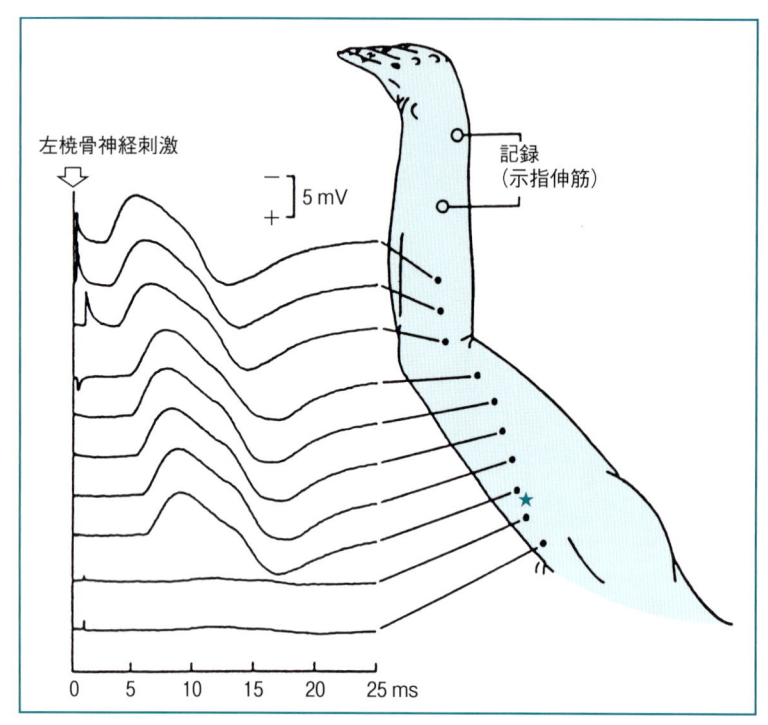

図 B-80 橈骨神経の圧迫性麻痺における伝導ブロック
(尾崎，1996[15]より引用)
糖尿病患者で★部を数時間圧迫した結果生じた麻痺患者のインチング法の所見。
圧迫部位より近位の神経刺激で示指伸筋の電位は誘発されない。

同程度であるが，運動神経伝導速度は上下肢ともに著明に低下し，近位部刺激による活動電位量も減少している。ただし，尺骨神経では伝導速度の低下が著しいのに比し，電位量の減少は少ない。これらの所見は病態をよく説明する面もあり，そうでない点もある。発病初期の下肢における活動電位面積減少は，神経線維病変による伝導遮断が存在することを示し，最大神経伝導速度が正常であることから α 運動線維のうち大径線維の伝導性は保たれていることが推測される。一部の運動線維の伝導遮断が脱髄による伝導ブロックか軸索変性によるかは，この所見のみからは推測できない。

一方，発病 6 週における上下肢の伝導速度低下は Guillain-Barré 症候群の経過によく合致する。Guillain-Barré 症候群は発病 2～4 週間症状が進行し，ピークに達したのち数週～2, 3 カ月症状が固定し，その後徐々に回復する。神経伝導速度は一般に症状に遅れて低下を示し，回復過程でも臨床症状の改善に遅れて改善する。この伝導速度低下の持続は，髄鞘が再生しても伝導遅延が続く結果と考えられる。図 B-81 の症例も，尺骨神経で 24 m/s と最大伝導速度が著しく低下していても，活動電位面積は 67% と比較的よく保たれているのは，伝導遅延が目立つ所見と考えられる。さらに発病 6 週の誘発筋電図の波形をみると，発病 2 週のものに比べて，運動神経の近位部である肘部での刺激のほうが遠位の手首部の刺激より電位の持続が明らかに長い。これは伝導性が遅延している神経線維が増加していることを示す。一方，脛骨神経をみると 2 週，6 週ともに遠位刺激による波形の持続が延長しており，異なる点は 6 週で伝導速度の早い線維群が減少していることにある。また活動電位の面積は 31.6% と減少している。6 週では脱髄と伝導遮断が主に伝導速度の早い，すなわち太い線維群に目立つことが推測される。

それではこの例における発病 2 週の尺骨神経伝導速度の正常所見は尺骨神経そのものが正常であることを示しているのであろうか？尺骨神経支配領域に脱力が存在することからそのようなことは考えにくい。図 B-82 に同じ患者について発病

尺骨神経

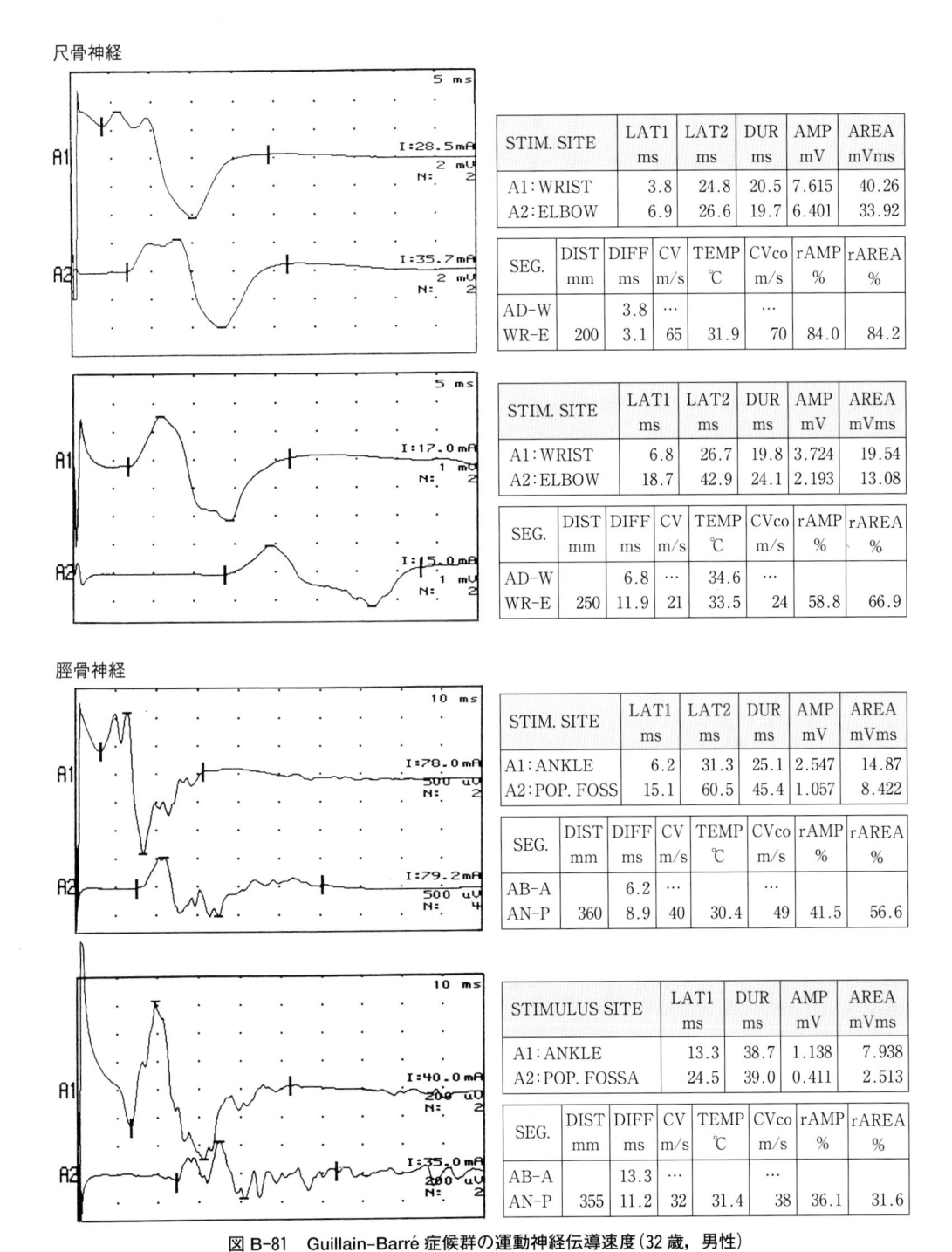

STIM. SITE	LAT1 ms	LAT2 ms	DUR ms	AMP mV	AREA mVms
A1:WRIST	3.8	24.8	20.5	7.615	40.26
A2:ELBOW	6.9	26.6	19.7	6.401	33.92

SEG.	DIST mm	DIFF ms	CV m/s	TEMP ℃	CVco m/s	rAMP %	rAREA %
AD-W		3.8	…		…		
WR-E	200	3.1	65	31.9	70	84.0	84.2

STIM. SITE	LAT1 ms	LAT2 ms	DUR ms	AMP mV	AREA mVms
A1:WRIST	6.8	26.7	19.8	3.724	19.54
A2:ELBOW	18.7	42.9	24.1	2.193	13.08

SEG.	DIST mm	DIFF ms	CV m/s	TEMP ℃	CVco m/s	rAMP %	rAREA %
AD-W		6.8	…	34.6	…		
WR-E	250	11.9	21	33.5	24	58.8	66.9

脛骨神経

STIM. SITE	LAT1 ms	LAT2 ms	DUR ms	AMP mV	AREA mVms
A1:ANKLE	6.2	31.3	25.1	2.547	14.87
A2:POP. FOSS	15.1	60.5	45.4	1.057	8.422

SEG.	DIST mm	DIFF ms	CV m/s	TEMP ℃	CVco m/s	rAMP %	rAREA %
AB-A		6.2	…		…		
AN-P	360	8.9	40	30.4	49	41.5	56.6

STIMULUS SITE	LAT1 ms	DUR ms	AMP mV	AREA mVms
A1:ANKLE	13.3	38.7	1.138	7.938
A2:POP. FOSSA	24.5	39.0	0.411	2.513

SEG.	DIST mm	DIFF ms	CV m/s	TEMP ℃	CVco m/s	rAMP %	rAREA %
AB-A		13.3	…		…		
AN-P	355	11.2	32	31.4	38	36.1	31.6

図 B-81　Guillain-Barré 症候群の運動神経伝導速度（32歳，男性）
上は尺骨神経，下は脛骨神経の記録。それぞれの上段は発病後2週，下段は発病後6週の記録を示す。尺骨神経において6週後の神経伝導速度遅延と肘部刺激での活動電位の減少が著しい。
また脛骨神経では，膝窩部の刺激による活動電位持続時間の延長が著しく，CMAPの終了時点を明確に同定するのが困難である。

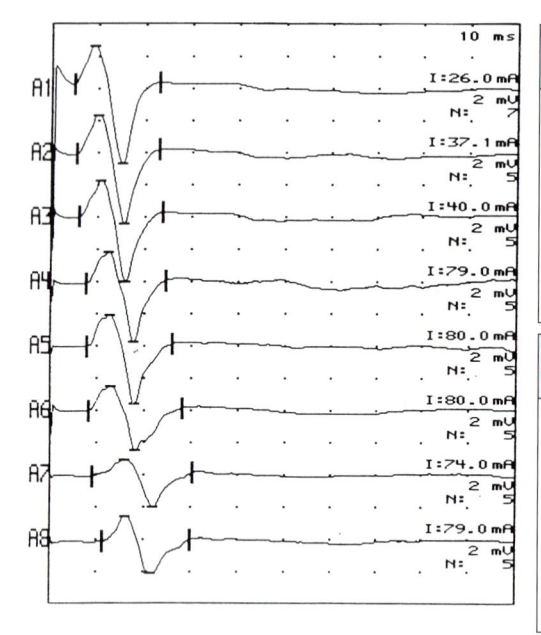

STIMULUS SITE	LAT1 ms	DUR ms	AMP mV	AREA mVms
A1:WRIST	4.8	18.0	7.464	30.31
A2:	5.5	17.4	6.823	26.86
A3:	6.0	17.6	6.297	24.35
A4:	7.6	16.7	5.612	21.51
A5:	7.9	18.0	5.615	22.64
A6:ELBOW	8.3	19.7	4.083	19.41
A7:	9.1	21.1	3.026	13.64
A8:	11.2	18.7	3.646	16.65

SEGMENT	DIST mm	DIFF ms	CV m/s	rAMP %	rAREA %
R1-WRIST		4.8	...		
WRIST-A2	50	0.7	71	91.4	88.6
A2-A3	50	0.5	100	92.3	90.6
A3-A4	80	1.6	50	89.1	88.3
A4-A5	25	0.3	83	100.0	105.2
A5-ELBOW	10	0.4	25	72.7	85.7
ELBOW-A7	20	0.8	25	74.1	70.2
A7-A8	30	2.1	14	120.4	122.0

図 B-82 Guillain-Barré 症候群の運動神経近位部における伝導障害。インチング法
図 B-81 と同一症例。発病後 10 日の記録。図の右に尺骨神経にそった刺激部位（手首から肘の近位 20 cm まで）の各種データを示す。図表に示すように A6, 7, 8 で潜時が遅れ活動電位が減少し、肘より近位で神経伝導速度が 25, 14 m/s と著しく低下している。一方手首から肘の近傍までは伝導速度は正常である。

10 日後に行われた尺骨神経伝導速度のくわしい検査所見を示す。これは図 B-81 に示した 2 週の検査の 3 日前に行われたものである。図の左側に実測した電位を，右側の欄に手首から上腕までの 8 カ所で刺激した電位の実測値を示す。活動電位の振幅および面積は，記録部位により近い直近部位の刺激結果と比較したパーセント表示である。電位波形および計測値から明らかなように，肘近傍で 25 m/s，さらに近位部で 14 m/s と著しい伝導速度低下が認められる。一方，肘下 1 cm より遠位部の刺激では神経伝導速度は正常である。Guillain-Barré 症候群では近位部の運動神経に節性脱髄を生ずることが特徴的な病変である。図 B-82 に示した発病初期においては，運動神経の近位部に限局した病変が存在することが示されている。

通常の神経伝導速度検査においては，上に述べたように刺激部位と記録する筋の間にある病変のみを検出することに留意しなければならない。さらに近位部の病変を調べるためには，F 波や H 反射を用いる方法もあるが（後述），所見はさらに間接的に病変を反映するものとなる。

7　F 波による近位運動神経伝導検査

F 波は，α 線維の逆行性興奮による運動細胞の発射による筋電図である。発現の神経経路は明らかなものの，一定条件の刺激で記録される運動単位が，次々に異なることが所見の解釈上問題となる。しかし，運動神経の近位部の伝導性を調べる検査としての有用性がある。

混合神経の電気刺激を強めて，M 波（下行する運動神経興奮による CMAP）の最大反応を得る以上の強さ，すなわち supramaximal の刺激を行うと，上下肢の遠位刺激では H 反射と同様の潜時で小さな活動電位が出現する。これを F 波という。F 波は，α 線維を逆行性に伝導したインパルスによって惹き起こされた運動細胞の発火の結果であり，刺激部位より近位部の α 線維の伝導速度の測定に有用である。強い刺激を用いることと反応の不安定さから容易な検査ではないが，Guillain-Barré 症候群など神経根の病変の検査として有用性がある。

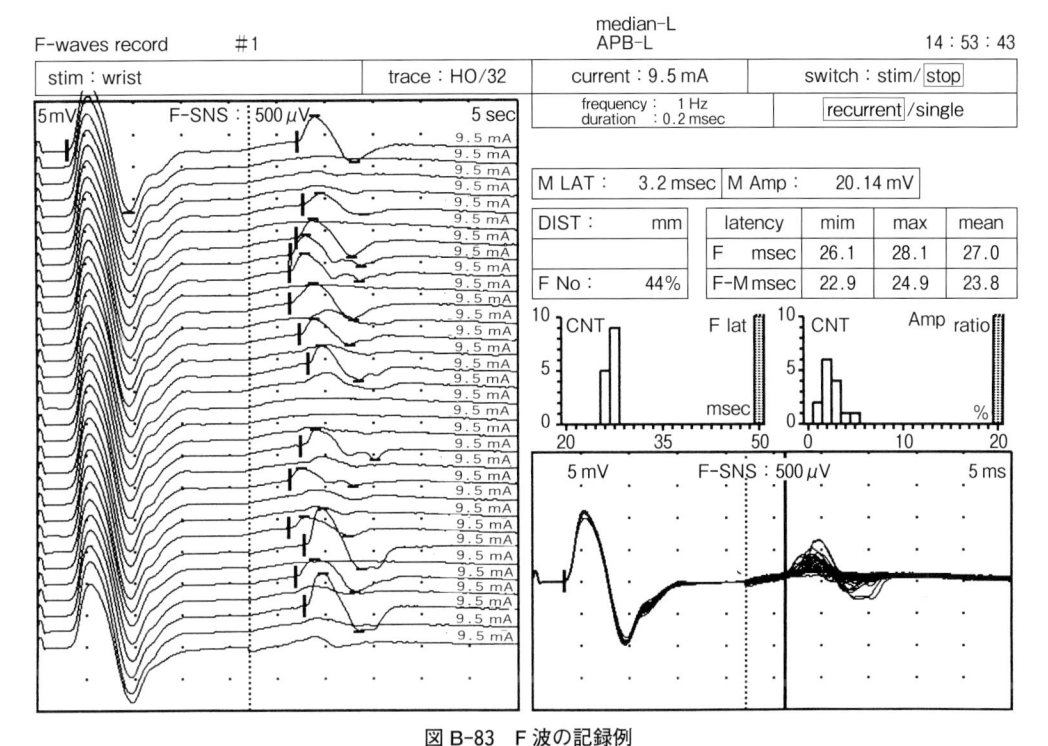

図 B-83 F波の記録例
正常人，正中神経刺激によるF波。刺激条件，CMAPの潜時と振幅。F波の出現頻度。F波の潜時の最小と最大値，平均値。F波の潜時と振幅のヒストグラムなどが右欄に表示されている（Nicolet，Viking装置による記録）。

1）方法

　運動神経伝導速度測定や，通常のCMAP（M波）誘発と同じ方法を用いる。ただし，インパルス上行のanodal blockを避けるために，刺激電極は脊髄により近い神経の上に陰極となる電極を置き，陽極はそれより遠位に置く。F波は，通常の神経伝導速度測定と同様に，上肢では正中神経，尺骨神経，下肢では脛骨神経，腓骨神経刺激で誘発する。F波の記録例を図B-83に示す。

　刺激の強さは，M波最大値を得るより大きくして（supramaximal stimulation），同一部位でF波を数回以上記録してその潜時を測定し，最小潜時をもってその部位のF波潜時とする。F波はα線維の逆行性伝導による反射波であり，少数の筋線維の活動しか得られないため，興奮する細胞の違いによる伝導速度の差が無視できない。このことを念頭において所見を解釈する。

　①F波の潜時は刺激部位から興奮がα線維を上行して脊髄運動細胞に達して細胞を発火させ，そのインパルスが順行性にα線維を下行して筋を興奮させる（図B-84）。したがって，ひとつの刺激によって得られるF波とM波の潜時の差は，刺激点からα線維を上行し，細胞が発火して再びα線維を下行して刺激点に達するのに要する時間を示すことになる。通常神経細胞の発火は，逆行性発火（antidromic firing）を含めてinitial segmentの興奮によることから，簡単に考えると，上記のように計算した中枢潜時の1/2をもってα線維の伝達時間とすることができる。実際の計算では，逆行性インパルスが運動神経細胞を興奮させるのに要する時間1 msを考慮する。F波は，発火するであろう数多くの運動細胞のうち，ごくわずかな細胞のものしか得られないことから，逆行性発火の伝播過程や運動細胞に特別の条件が必要なことが推測され，さらにはF波を生ずる中枢過程に何らか特別に潜時を延長させるものがある可能性は否定できない。しかし逆行発火の遠位への伝播が，インパルス発生・伝播の困難さを有する機序のなかで，単なる偶然によって少数のα線維が下行性の興奮を伝播するのであれば，M波とF波の潜時差から，刺激部位より中枢側のα線維の伝導時間が計算できる。Kimu-

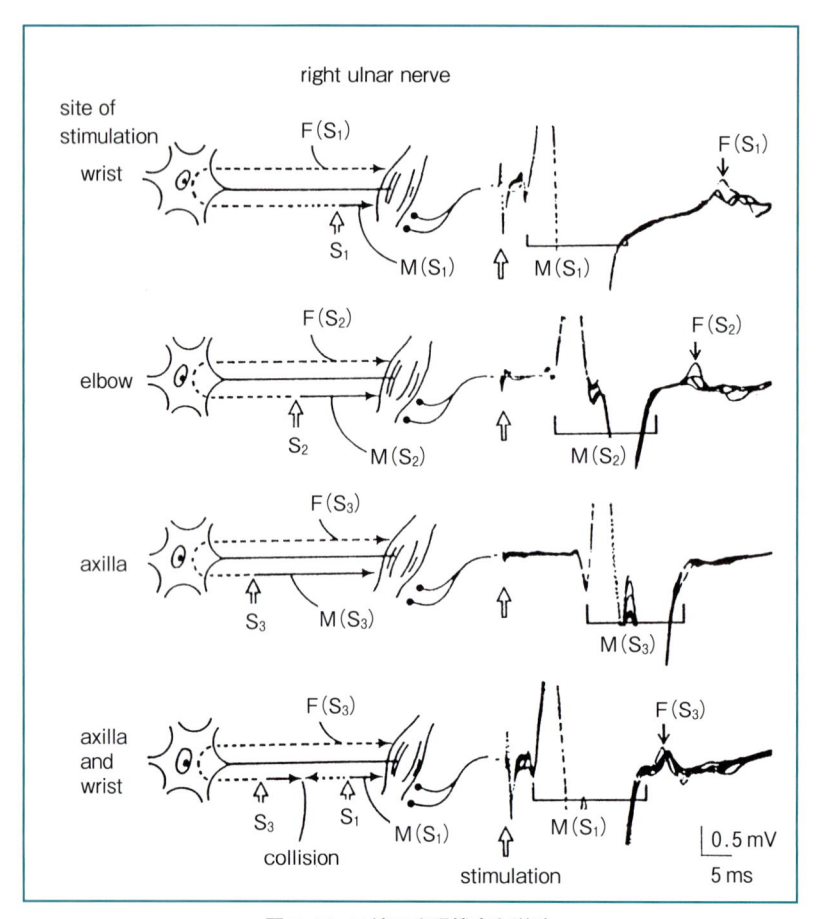

図 B-84 F 波の出現機序と潜時
尺骨神経刺激により小指外転筋に誘発される M 波（記録の水平枠で示した部分）と F 波（下向き矢印）を手首，肘，腋窩で尺骨神経を刺激した場合について，伝導路の模式図と実際の記録を示す．刺激部位が記録部位から遠ざかるにつれて M 波の潜時は延長し，F 波の潜時は短縮して，ついには両者が重なって，分離できなくなる（腋窩）．
(Kimura et al, 1975[10]より引用)

ra ら[9,10]は F 波による α 線維の伝導速度を以下の式によって求めている．

$$F 波伝導速度(m/s) = \frac{刺激点とその神経の脊髄に入る髄節の後突起までの距離 \times 2 (mm)}{(F 波潜時 - M 波潜時 - 1)(ms)}$$

以上に述べた発現機序からわかるように，神経に沿って刺激部位を中枢側（近位）に移すほど F 波の潜時は短縮し，M 波の潜時が延長し，ついには両者の潜時が重なり，電位も重なるようになる（**図 B-84**）．M 波と F 波が重ならずに記録するためには，上肢は手首，下肢は足首のレベルで刺激するとよい．

2) 所見

部位，年齢によって F 波の潜時は異なるので，各施設で正常値を得る必要がある．刺激部より近位の伝導速度の推定が臨床上有用である．実際の利用法としては，上・下肢の遠位部で刺激して，その部位より中枢側の運動神経全体にわたって異常の有無を調べるスクリーニング法として用いることが多い．著しい潜時の延長があればニューロパチーが疑われ，潜時が正常であれば，伝導ブロックなど明らかな遅延を生ずる病変はないと診断される．

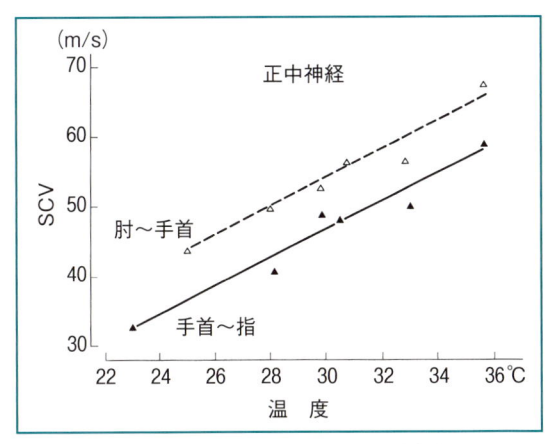

図 B-85　神経近傍の体温と伝導速度
SCV は正中神経近傍の温度により，約 2.1 m/s/℃ 変化し，22～36℃ の範囲内では，ほぼ直線的な相関を示す。（19 歳，男性，Buchthal & Rosenfalch, 1966[3]）より改変）

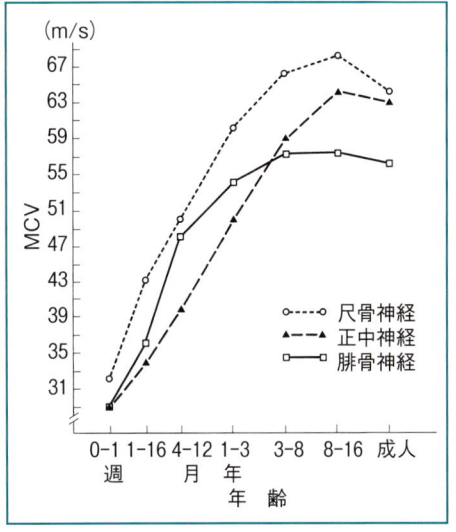

図 B-86　年齢と運動神経伝導速度
MCV（平均値）は新生児，乳児，幼児，学童とほぼ直線的に増加，学童期～思春期にかけて成人のレベルに達する。（Gamstorp, 1963[4]）より改変）

8　神経伝導速度検査における一般的注意事項

1）電極間距離，潜時の計測

　距離と潜時の計測は，伝導速度の算出にあたっては最も重要で，これらを正確に計測しないとデータの誤差が大きくなる。距離の計測は記録または刺激点に，マジックインクなどで印をつけておいて行うが，一般的には皮膚の上から巻尺で測る方法と，キャリパーなどを用いて，2 点間の直線距離を測る方法とがある。剖検時に，実際に神経長を計測して検討すると，両方とも実長との間に高度の相関関係を示すが，直線距離のほうがより実長に近い値を示すといわれる。潜時の計測は，刺激の開始から誘発電位の始まりまでを計測するが，MCV で CMAP の開始点が不明瞭な場合，記録電極の位置を少しずらすなどにより，なるべく波形を明瞭にするよう努力すべきである。

2）温度

　伝導速度は温度によって影響を受け，ある一定の範囲内では温度の上昇とともに伝導速度が増加する。Buchthal と Rosenfalch[3]は，神経近傍の温度が 21～36℃ の範囲内では，温度が 1℃ 上昇すると伝導速度は 1.8～2.2 m/s 増加するとしており（図 B-85），McLeod[13]は，20～31℃ の範囲内で 1℃ あたり 2.4～2.8 m/s 変化すると報告している。われわれは MCV，SCV の測定時，室温を 30℃ 以上に保っており，このときの皮膚温は上下肢とも 32～35℃ くらいの範囲内にほぼ一定している。現在は国際的にこの条件が提唱されている。

3）年齢

　神経伝導速度が年齢により変化することには，多くの報告がある。小児に関しては，Gamstorp[4]によると，新生児の伝導速度は成人の約 1/2 であり，以後年齢の増加とともに早くなり，学童期から思春期に成人の値になる（図 B-86）。一方，成人になると加齢により伝導速度が低下し，Behse と Buchthal[2]によると，15～65 歳の間では 10 歳の加齢とともに，伝導速度は 1 m/s 遅延するといわれる。加齢による伝導速度の低下の程度は，報告者により種々であるが，加齢に伴って低下することは確実であり，伝導速度の判定には年齢に対する考慮が必要である。

4）刺激および誘発電位の spread に関する注意

　神経伝導速度とくに運動神経伝導速度測定においては，刺激が近傍の神経に波及（spread）しないことと，記録した電位が目的とする筋以外の筋

の電位の波及を含まないことを，常に考慮する必要がある。このことは，異なる神経が比較的近くを走る上肢において（図B-74，84頁），とくに注意しなければならない。正常人の場合，これらの刺激の波及や記録電位の波及は，大きな問題とならないが，手根管症候群など神経障害があるために強い刺激を要したり，記録の感度を上げた場合に，これらが思わぬ陥し穴となる。

この点に関して著者の施設で行ったコントロール実験において，以下の所見が得られている[1]。なお以下の記述においては，誘発された**電位の波及**による記録の問題と，電気刺激が他の神経を興奮させる**刺激の波及**の両者を別々に論じていることに注意していただきたい。まず肘部において，尺骨神経刺激による小指外転筋活動記録が，正中神経の支配する短母指外転筋にどう影響するかをみた（図B-87）。

尺骨神経を，針電極を神経幹近くに置いて刺激し，小指外転筋と短母指外転筋をおおう皮膚上から通常の神経伝導速度測定法と同じようにしてCMAPを導出する。刺激を次第に強めると，尺骨神経支配の小指外転筋の電位は次第に大きくなり最大値に達するが，正中神経が支配する短母指外転筋上からの記録では，同時に常に一定の比率の大きさで小指外転筋と同じ波形の電位が記録される（図B-88）。同図の例では振幅で計測して，短母指外転筋電位の大きさは常に小指外転筋電位の47%である。この短母指外転筋から記録される電位は，小指外転筋からの電位波及（potential spread）である。その根拠は正常人であり，小指外転筋と同じ波形であることによる。なお，この

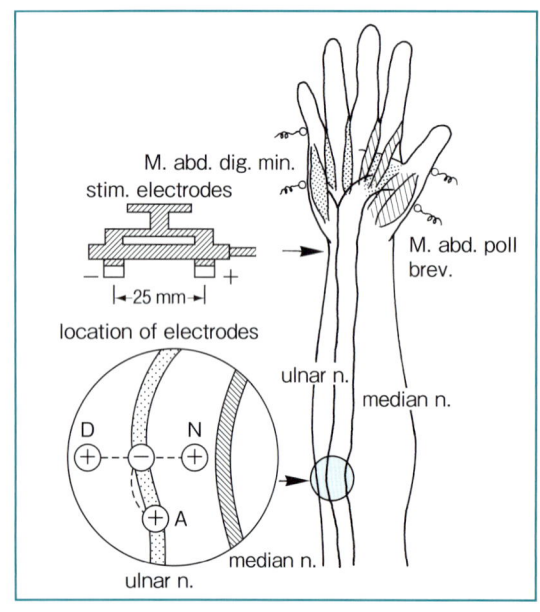

図 B-87 上肢の神経走行と刺激，記録部位
（浅和他，1985[1]より引用。説明は本文参照）

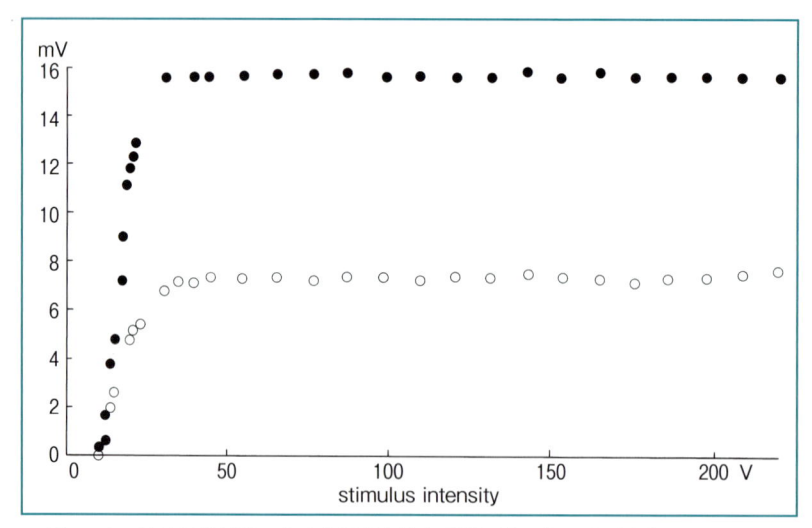

図 B-88 尺骨神経刺激による小指外転筋誘発筋電位の短母指外転筋記録への電位波及

尺骨神経のみを針電極で刺激して得られた小指外転筋の電位（●）の約47%の電位が，同一の波形で正中神経支配の短母指外転筋の記録電極から記録される（○）。これは短母指外転筋の活動電位ではなく，容積導体として連続した部位から減衰して記録される小指外転筋の活動電位である。正常成人。（浅和他，1985[1]より引用）

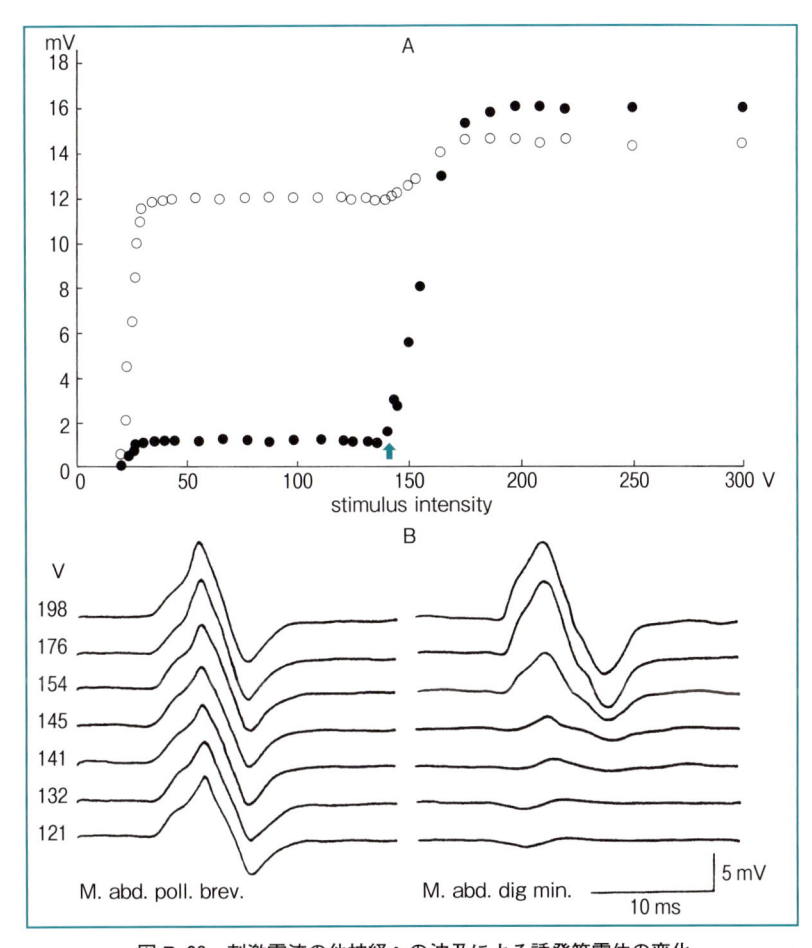

図 B-89　刺激電流の他神経への波及による誘発筋電位の変化
正中神経刺激により短母指外転筋（○）に最大活動電位が出現するが，さらに刺激を強くすると尺骨神経が刺激されて小指外転筋（●）に新たな筋電位が誘発される（141 V 以上）。正常成人。（浅和他，1985[1]）より引用）

例のように尺骨神経幹近傍に針の刺激電極を置いた場合は，刺激の強度を最大上刺激の 3 倍以上に上げても，刺激が正中神経に波及しない。このことは図 B-88 において刺激を強めても，新たな電位の変化がみられないことからも明らかである。このような記録電位の波及は，正常人 10 名の平均で，尺骨神経刺激による小指外転筋から短母指外転筋へ 41.4±16.1%（平均±SD），正中神経刺激による短母指外転筋から小指外転筋へは，7.0±1.6% であった。

一方，電気刺激の他神経への波及は刺激法と電極の位置によって大きく異なる。

神経幹近くに針電極を刺入して刺激する場合は，他神経に刺激を波及させずに最大上刺激が得られる。しかし，通常の運動神経伝導速度測定に用いる表面電極では，電極の位置によって刺激の波及が異なって生じる。図 B-87 の円内に示すように陰極を神経をおおう皮膚上に置き，陽極を他の神経から離して直角に（図 B-87-D），または他の神経に近づけて直角に（図 B-87-N），さらに神経幹上近位（図 B-87-A）に置いたときの 3 条件で比べてみると，他神経への刺激波及の閾値は N が最も低く，次いで A，そして D が最も波及しにくいという結果が得られた。

具体的な刺激波及の様子を図 B-89 に示す。肘で正中神経を刺激して次第に刺激強度を上げた場合に，正中神経支配の短母指外転筋（M. abd. poll. brev.）と，尺骨神経支配の小指外転筋（M. abd. dig. min.）の活動電位は図 B-89-B のように変わる。すなわち，121 V が正中神経の最大刺激

であり，この刺激では小指外転筋には，わずかな記録電位のspreadがみられる．そして，下から三段目の141 Vの刺激から小指外転筋に新たな電位が出現し，176 Vでほぼ最大値に達する．また小指外転筋の電位が増大するとともに，短母指外転筋の電位もわずかに増大する．この電位の大きさと刺激強度の関係をグラフに目盛ると，図B-89-Aのようになる．白丸の短母指外転筋の活動電位は30 V以下の刺激で最大値に達しプラトーを続けるが，矢印の141 Vで，短母指外転筋からの記録電位の波及（spread）により，わずかに認められた小指外転筋の電位が急に増大し最大値に達する．この矢印は，刺激が尺骨神経に及んだ閾値である．そして尺骨神経刺激による小指外転筋の活動電位増加に伴って，短母指外転筋の電位も増大する．この短母指外転筋電位の増大分は，小指外転筋からの電位波及である．

それでは，このような刺激の他神経への波及は日常の検査ではどのようにしたら判定できるだろうか．図B-89のように漸次刺激を上げた場合の，電位の出方に注意することが重要である．そして目的とする神経刺激によって，筋電位がなかなか誘発できないために刺激の強さを上げたときには，常に刺激の他神経への波及に意を用いるべきである．刺激の波及が気になる場合は，面倒でも針電極を用いて目的とする神経幹の近傍を刺激して検索するとよい．さらに，刺激波及が疑われる神経を直接刺激して得られる活動電位が本来目的とする神経が支配する筋へ波及する割合と，目的とする神経を強く刺激した場合に，他の神経支配の筋電位を増加させる割合が同じならば，刺激の波及が疑われる．

以上のような上肢の神経刺激による筋電位の波及と神経刺激の波及は，とくに手根管症候群やMartin-Gruber吻合（anastomosis）の検索に際して，とりわけ注意すべき点である．

9 神経伝導速度検査の適応と意義

末梢神経伝導速度検査の対象は，末梢神経障害にあることは言うまでもない．臨床的には，①末梢神経障害の有無が問題になるとき，②末梢神経障害の存在は明らかであっても，障害程度を客観的にとらえたいとき，③末梢神経障害がどのような性質をもつ障害か，すなわち伝導速度が早期に低下するものか，または比較的よく保たれるものか，障害が近位部か遠位部か，伝導ブロックが特定の部位にあるか，運動神経優位か感覚神経優位か，などを診断したいとき，などが伝導速度検査の適応となる．

運動神経伝導速度は，本章の初めに述べたように基本的に最大伝導速度を測るものであり，これは神経線維のなかで，直径の太い線維の機能を反映している．さらにMCVはα運動神経のみを問題としており，SCVは皮膚や関節受容器からの感覚神経線維のみを問題としていて，末梢神経に含まれる他の多くの神経線維の状態については反映されにくい．たとえば，温痛覚に関与する感覚神経，筋紡錘からのgroup Ia線維，γ運動神経線維，自律神経線維などについては，MCV，SCVの検査からはうかがい知ることはできない．活動電位の幅の拡がりや面積から軸索病変や直径の小さい線維の病変を推測するようになったが，これは経験的な対応によるものでなお意義づけのためにデータの蓄積が必要である．

以上のように，MCVは臨床上末梢運動神経機能を客観的かつ定量的に示しており，その有用性は高い．伝導速度が低下していれば，何らかの形の末梢神経障害が存在すると考えてよい．しかし逆に伝導速度が正常だからといって，末梢神経障害の存在を否定するものではない．末梢神経障害のなかでも糖尿病性ニューロパチー，Guillain-Barré症候群，慢性炎症性脱髄性ニューロパチー（CIDP），Charcot-Marie-Tooth病のように脱髄が主体をなす疾患では，伝導速度は比較的早期から低下しやすく，アルコール性ニューロパチー，脚気，アミロイドニューロパチーのように軸索変性が主体をなすものでは，病初期には伝導速度は正常値を示すことが多い．また大部分の末梢神経障害では，直径の太い線維の減少が主体をなすが，アミロイドニューロパチーや遺伝性感覚性根神経炎などでは，小径線維の減少が主体で，伝導速度低下は早期にみられないことがある．いまだ末梢神経伝導速度の所見については，末梢神経障害のすべての病態について解明されているとは言えない．伝導速度検査にあたっては，以上のような検査の目的と限界を常に考慮しつつ，測定結果の判断を下すことが必要である．

文献

1) 浅和照子, 進藤政臣, 柳川宗平. ヒト上肢における筋電位の potential spread および刺激の current spread の検討. 脳波と筋電図 1985；13：142.
2) Behse F, Buchthal F. Normal sensory conduction in the nerves of the leg in man. J Neurol Neurosurg Psychiatry 1971；34：404-414.
3) Buchthal F, Rosenfalch A. Evoked action potentials and conduction velocity in human sensory nerves. Brain Res 1966；3：1.
4) Gamstorp I. Normal conduction velocity of ulnar, median and peroneal nerves in infancy, childhood and adolescence. Acta Paediat Suppl 1963；146：68.
5) Goodgold J. Anatomical correlations of clinical electromyography. Williams & Wilkins, Baltimore, 1974, p62, 136.
6) Guyton AC. Structure and function of the nervous system. 2nd ed, Saunders, Philadelphia, 1976, p93.
7) Kaeser HE. Nerve conduction velocity measurements. Vinken PJ, Bruyn GW (eds). Handbook of Clinical Neurology, vol. 7, North Holland Publishing, Amsterdam, 1970, p116.
8) Kaji R, Oka N, Tsuji T, Mezaki T, Nishio T, Akiguchi I, et al. Pathological findings at the site of conduction block in multifocal motor neuropathy. Ann Neurol 1993；33：152-158.
9) Kimura J. F-wave velocity in the central segment of the median and ulnar nerves. A study to normal subjects and in patients with Charcot-Marie-Tooth disease. Neurology 1974；24：539-546.
10) Kimura J, Butzer JF. F-wave conduction velocity in Guillain-Barré syndrome. Assessment of nerve segment between axilla and spinal cord. Arch Neurol 1975；32：524-529.
11) Lenman JAR, Ritchie AE. Clinical electromyography, Pitman Medical, London, 1977, p60.
12) Mayer RF. Nerve conduction studies in man. Neurology 1963；13：1021-1030.
13) McLeod JG. Digital nerve conduction in the carpal tunnel syndrome after mechanical stimulation of the finger. J Neurol Neurosurg Psychiatry 1966；29：12.
14) Mulder DW, Lambert EH, Bastron JA, Sprague RG. The neuropathies associated with diabetes mellitus. A clinical and electromyographic study of 103 unselected diabetic patients. Neurology 1961；11：275-284.
15) 尾崎勇. 運動神経伝導検査. 臨床検査 1996；40：779-785.
16) 進藤政臣, 柳澤信夫. 末梢神経伝導速度. 臨床検査 1981；25：269.
17) 鳥居順三. 誘発筋電図. 中西孝雄, 島村宗夫編. 臨床神経生理学入門. 真興交易医書出版部, 東京, 1980, p175.

VI 微小神経電図法
(microneurography)

microneurographyは，神経幹に電極を刺入して単一神経活動を記録するもので，高度の技術を必要とする。Ia線維活動の記録から，随意運動のみでなく各種の中枢性不随意運動においてもα-γ協調が存在することが明らかとなった。筋紡錘由来のIa線維と，筋および皮膚神経内の交感神経遠心線維の記録が有意義な情報を提供する。筋紡錘活動の記録については，定量的評価法の確立が今後の課題である。また筋交感神経活動の記録は，正常および起立性低血圧における神経性血圧調節機序について有用な情報を与える。皮膚交感神経や求心性C線維記録は，発汗異常や有痛性ニューロパチーの機序の解明に有用な情報を提供している。

ヒトの末梢神経から，単一または集団線維活動の記録が可能となってから，筋紡錘求心線維および筋交感神経遠心線維の活動について知見が重ねられ，運動発現の神経機序および自律神経活動について，貴重な知見が得られている。

1 記録電極および記録方法

先端の直径約1μm，抵抗約10MΩのタングステン電極を毛穴など抵抗の少ない皮膚の部位を貫いて，末梢神経幹内に刺入して神経線維の発射活動を記録する。高度の技術を要する検査法であり，主に研究目的に用いられる。

2 筋紡錘活動

1) 方法

筋紡錘の伸張受容器由来の求心性線維であることの同定は，動物実験の知見をもとに，以下のような基準によって行われる。

①皮膚や関節の機械的刺激のみには反応せず，筋の伸張に対して伸張の初期にみられる動的反応（dynamic response）と，持続伸張に対して生ずる静的反応（static response）の両者が認められること，②筋を伸張して持続性発射のみられる状態で電気刺激を行い，筋を単収縮させると，筋収縮時に発射が休止し弛緩期に動的な発射増加がみられること，③振動刺激に1：1に対応した発射を示すこと，などである。また，伸張受容器のひとつであるGolgi腱器官との鑑別は，Golgi器官は静的伸張に対して急速な発射のadaptationを生ずることと，神経の1回刺激による筋の単収縮時に，筋紡錘は発射を休止するのに対して，Golgi器官は発射を増加することで可能である。

2) 筋紡錘発射と運動反応

従来，動物で中枢性に駆動される運動においては，随意運動のみならず呼吸運動などの自律性運動のいずれにおいても，α運動細胞の興奮に並行してγ運動細胞も興奮し，筋紡錘発射を調節する機序が存在する。これを，α-γ協調（α-γ coactivation）あるいはα-γ連合（α-γ linkage）と呼ぶ。

ヒトの四肢の随意運動においても，このα-γ

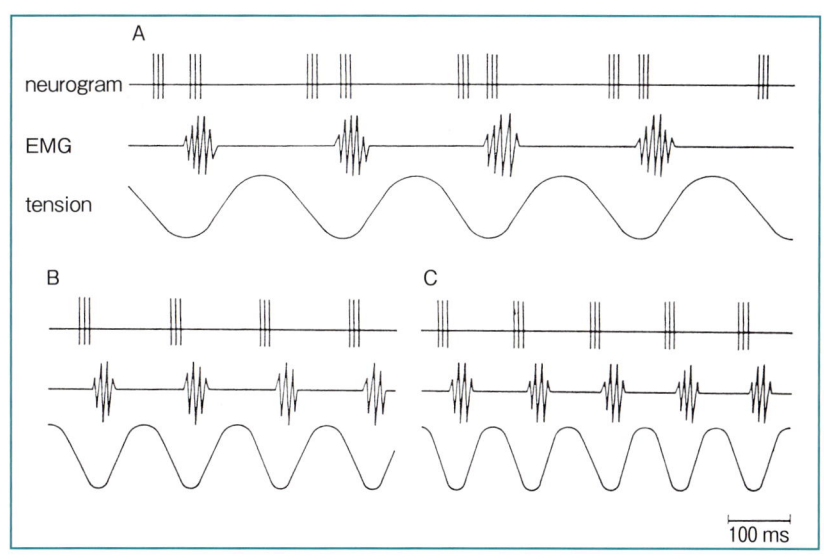

図 B-90　筋の群化放電と筋紡錘発射の関係を示す模式図
各図について，上段：筋紡錘発射，中段：筋電図，下段：発生する筋張力。A：パーキンソン病の振戦，B：クローヌス，C：生理的振戦　（間野，1981[11]）より引用）

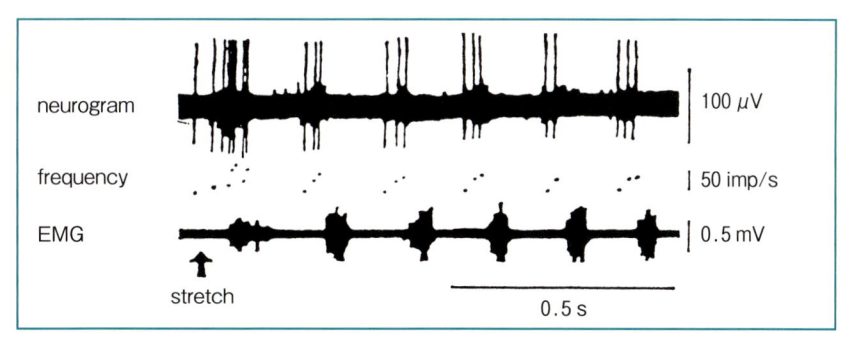

図 B-91　足クローヌスにおける筋紡錘発射と筋放電の関係
上段：筋紡錘記録，中段：筋紡錘発射の瞬間的頻度，下段：下腿三頭筋筋電図。矢印は筋伸張刺激を示す。（間野，1981[11]）より引用）

協調が存在する[8,17,21]）。また呼吸運動における外肋間筋の収縮にも $α$-$γ$ 協調が存在する[1,13]）。さらに興味深いことに，多くの不随意運動でも $α$-$γ$ 協調がみられる。たとえばパーキンソン病の振戦では，筋紡錘発射は $α$-$γ$ 協調に対応した発射と筋の収縮弛緩による二次的な発射の2組の求心性の群化放電がみられる[6,16]）（図 B-90-A）。

舞踏病運動やアテトーゼの場合も，骨格筋と筋紡錘の双方に，ほぼ同期した活動が認められる[16]）。

一方，高度の痙縮におけるクローヌスの出現時には，錘外筋の収縮に 30～40 ms 常に先行して，筋紡錘発射がみられる[20]）（図 B-90-B，図 B-91）。これは反射亢進が著しい状態では，筋の伸張刺激による筋紡錘発射が，腱反射と同じ機序により脊髄運動細胞を発火させて筋収縮を生じ，さらに筋収縮に伴う筋紡錘発射の休止とそれに続く伸張刺激による筋紡錘発射の増強という，従来から考えられているクローヌスの機序が，実際に存在することを明らかにした知見である。

ただし，痙縮あるいは固縮などの筋緊張亢進状態で，筋紡錘の活動性にどのような異常があるかについては結論が得られていない。痙縮筋では，筋紡錘の伸張感受性が亢進しているという報告[20]）と，正常と変わらないという報告[5]）がある。固縮筋では，筋紡錘の伸張感受性は正常と変わらないという所見が多く[3,18]），一方固縮による骨格筋活動に並行して筋紡錘発射がみられることから[10]），

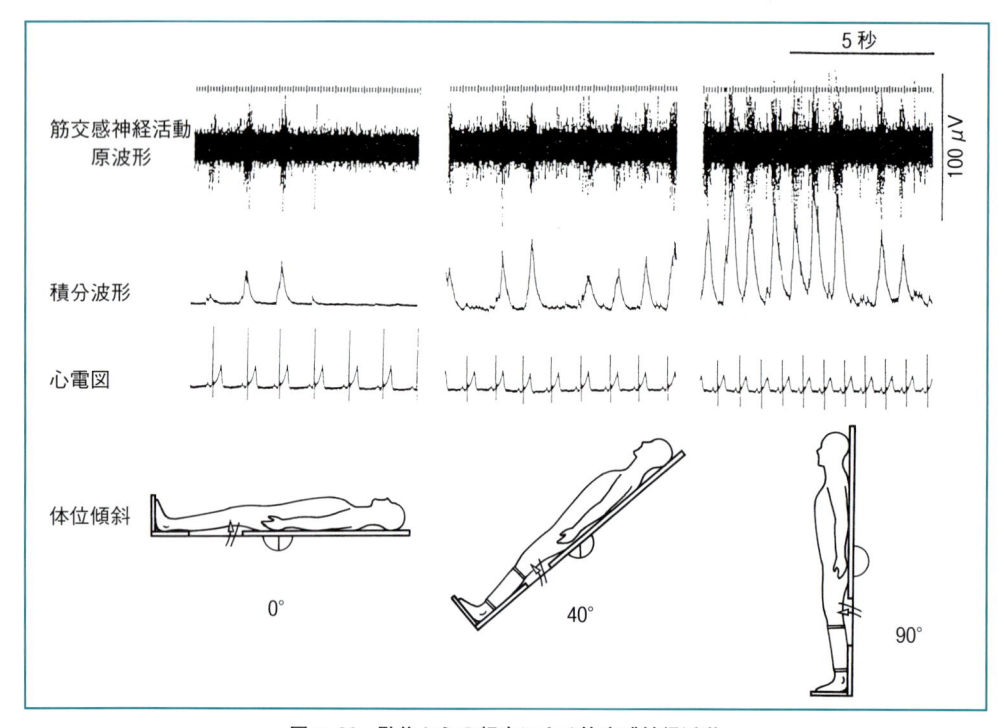

図 B-92 臥位からの起立による筋交感神経活動
起立位により下腿三頭筋支配の筋交感神経活動が増強する。(間野，岩瀬，1989[14]より引用)

α-γ協調が存在すると考えられる。

　微小電極法による筋紡錘発射記録は，高度の技術を必要とする。それは，ヒトの神経幹に電極を直接刺入して，単一線維活動を一定時間安定して連続記録を行うことの困難さと，筋神経といえども筋紡錘の求心線維を pick up する確率が少ないことによる。また本法は筋紡錘発射の定量的評価ができない。そのために，筋緊張亢進における筋紡錘発射の異常の有無が明らかにされ得ない可能性がある。しかし本法によりヒトの随意運動，不随意運動のα-γ協調の存在が初めて明らかにされた意義は大きい。

3 筋交感神経活動

　筋神経から，節後交感神経線維の単一線維活動が記録される[7]。筋交感神経は骨格筋の血管平滑筋を支配し，その活動は末梢血管を収縮し，血圧を上昇させる。したがって起立性低血圧など血圧調節障害における交感神経活動の記録は，病態の解明，治療の評価などに有用と考えられる。

　筋交感神経活動の同定は，動物実験の知見をもとに，以下の基準によって行われる[1]。
① 筋神経から記録され，脈拍に同期する繰り返し発射がみられる。
② 血圧変動に応じて発射し，血圧低下により増加し血圧上昇により減少する。
③ 発射は呼吸性変動を示す。
④ Valsalva 手技によって血圧低下とともに著明に発射が増加する。

　筋交感神経活動は，起立によって増強する[4](**図 B-92**)。また，高地のシミュレーションによっても増強する[19]。薬物に対する反応としては，末梢血管のα受容体作動薬であるフェニレフリンによって発射は抑制され，ニトログリセリンによって促進される。一方，ノルエピネフリンの前駆物質である L-threo-DOPS は，筋交感神経活動を促通する。

　末梢血管運動障害を示す病態の代表である起立性低血圧では，2つの型の反応がみられる。臥位からの受動的起立において，安静臥位の低い基礎活動と高い反応を示す場合と，高い基礎活動と低い反応を示す場合の両型がある[10]。なお，Shy-Drager 症候群においては，安静臥位で交感神経

活動がほとんどみられず，受動的起立における増加反応もわずかに認められるのみである．その程度は症例によって異なるが，これは Shy-Drager 症候群の病変が，はじめ節前性の交感神経系に認められ，病態が進行すると節後交感神経に及ぶ経過を反映しているのかもしれない．

以上のように，筋交感神経活動記録は神経性血圧調節の指標として有用であり，病態の解明に資するところが大きい．

4 皮膚交感神経活動

皮膚交感神経は，皮膚の血管と汗腺を支配する血管収縮神経と発汗運動神経を含み，体温，発汗，皮膚の色調などを調節する．マイクロ電極による皮膚交感神経記録の同定は，次の基準によって行う[12,15]．

①皮膚神経束から記録される遠心性活動である．刺入した神経が皮膚神経であることは，同時に皮膚受容器からの求心性活動を記録することで確かめる．遠心性線維であることは遠位の神経ブロックで確かめる．
②不規則なバースト状の自発性活動を示し，皮膚の血管収縮または発汗を伴う．
③感覚刺激，精神活動（暗算など），末梢神経の電気刺激によりほぼ一定潜時で発射が誘発される．

臨床応用としては，手掌・足底部多汗症では発汗運動神経活動が増加し，その活動は精神活動時に顕著に亢進する[9]．その他 Guillain-Barré 症候群の発汗過多や Fabry 病の発汗低下ではそれに応じた皮膚交感神経活動の亢進，低下がみられる．

交感神経性皮膚反応（sympathetic skin response）とともに，今後交感神経性筋ジストロフィーなど交感神経系が関与する疾患の病態の解明や評価への有用性が期待される．

5 筋および皮膚の侵害刺激受容器 (nociceptor) の活動

近年 C 線維の記録が可能となり，痛覚過敏症や有痛性ニューロパチーにおける C 線維発射パターンの検索が進められている[2]．Bostock, Ochoa らは有痛性ニューロパチーにおける痛覚受容器の異常や発火閾値の低下，正常ではみられない double discharges の出現など C 線維レベルでの異常神経反応を明らかにした．

文献

1) Burke D, Eklund G. Muscle spindle activity in man during standing. Acta Physiol Scand 1977 ; 100 : 187-199.
2) Bostock H, Campero M, Serra J, Ochoa JL. Temperature dependent double spikes in C-nociceptors of neuropathic pain patients. Brain 2005 ; 128 : 2154-2163.
3) Burke D, Hagbarth KE, Wallin BG. Reflex mechanism in Parkinsonian rigidity. Scand J Rehabil Med 1977 ; 9 : 15-23.
4) Burke D, Sundlöf G, Wallin BG. Postural effects on muscle nerve sympathetic activity in man. J Physiol 1977 ; 272 : 399-414.
5) Hagbarth KE, Wallin BG, Löfstedt L. Muscle spindle responses to stretch in normal and spastic subjects. Scand J Rehabil Med 1973 ; 5 : 156-159.
6) Hagbarth KE, Wallin BG, Löfstedt L, Aquilonius SM. Muscle spindle activity in alternating tremor of Parkinsonism and in clonus. J Neurol Neurosurg Psychiatry 1975 ; 38 : 636-641.
7) Hagbarth KE, Vallbo AB. Pulse and respiratory grouping of sympathetic impulses in human muscle nerves. Acta Physiol Scand 1968 ; 74 : 96-108.
8) Hagbarth KE, Vallbo AB. Discharge characteristics of human muscle afferents during muscle stretch and contraction. Exp Neurol 1968 ; 22 : 674-694.
9) Iwase S, Ikeda T, Kitagawa H, Hakusui S, Sugenoya J, Mano T. Altered response in cutaneous sympathetic outflow to mental and thermal stimuli in primary palmo-plantar hyperhidrosis. J Auton Nerv Syst 1997 ; 64 : 65-73.
10) 岩瀬敏，間野忠明，齋藤満他．ヒトの低血圧発作と筋交感神経活動の変化．自律神経 1989 ; 26 :

31.
11) 間野忠明. 筋紡錘の病態生理. 神経進歩 1981; 25: 444.
12) 間野忠明. Microneurography—最近の進歩と臨床応用—. 脳波と筋電図 1999; 27: 35-48.
13) 間野忠明, 平沢弥一郎, 山崎良比古他. ヒトの立位での重心動揺と抗重力筋の筋紡錘活動について. 名大環研年報 1978; 29: 12.
14) 間野忠明, 岩瀬敏. 筋交感神経活動. 神経進歩 1989; 33: 346.
15) Mano T, Iwase S, Toma S. Microneurography as a tool in clinical neurophysiology to investigate peripheral neural traffic in humans. Clin Neurophysiol 2006; 117: 2357-2384.
16) 間野忠明, 真野行生, 山崎良比古他. 舞踏病運動時の筋紡錘活動について. 最新医学 1978; 33: 232.
17) 間野忠明, 祖父江逸郎. 固有感覚障害の新しい機能検査法—Microneurography—. 神経内科 1976; 4: 17.
18) Mano T, Yamazaki Y, Takagi S. Muscle spindle activity in Parkinsonian rigidity. Acta Neurol Scand (Suppl) 1979; 60: 176.
19) Saito M, Mano T, Iwase S, Koga K, Abe H, Yamazaki Y. Responses in muscle sympathetic activity to acute hypoxia in humans. J Appl Physiol 1988; 65: 1548-1552.
20) Szumski AJ, Burg D, Struppler A, Velho F. Activity of muscle spindles during muscle twitch and clonus in normal and spastic human subjects. Electroencephalogr Clin Neurophysiol 1974; 37: 589-597.
21) Vallbo AB. Muscle spindle response at the onset of isometric voluntary contractions in man. Time difference between fusimotor and skeletomotor effects. J Physiol 1971; 218: 405-431.

VII 神経筋伝達の検査

　神経筋伝達を調べる連続神経刺激法（repetitive nerve stimulation, RNS）をHarvey-Masland試験という。

　Harvey-Masland試験は，異なる頻度で運動神経の最大上刺激を行い，CMAPの振幅の変動から，神経筋伝達の障害を明らかにする検査である。症状が類似する重症筋無力症とLambert-Eaton症候群は全く対照的な反応を示し，この2疾患の確定診断上，必須の検査である。高頻度刺激は疼痛を伴うので20～30発刺激を得るようにプログラムする。

1 神経筋伝達試験（Harvey-Masland試験）

　重症筋無力症や肺癌による筋無力症様症候群など，神経筋伝達に障害を有する疾患の診断や病態の把握には，運動神経連続刺激による誘発筋電図が有用である。

　神経筋伝達は，電気的インパルスが神経終末に達し，化学伝達物質が放出され，筋の受容器に結合して，後シナプス膜に変化を生じて活動電位を生じ筋収縮をもたらす（図B-34，44頁）。この神経筋伝達を誘発筋電図を用いて検査する方法をわが国ではHarvey-Masland試験という。

1）電極の設置，検査部位

　運動神経をCMAPの最大値を得る以上の強さ（supramaximal）で連続刺激し，筋電図を記録しうる部位ならば，どこでもテストできる。しかし，刺激部位の決定と記録上の便宜から，通常尺骨神経を肘部で刺激し，小指外転筋で記録する。顔面に筋無力症が目立ち，四肢で明らかな所見のない場合は，耳介後部で顔面神経を刺激し，顔面筋から記録することもできる。

　刺激は活性電極を尺骨神経の上に置き，不関電極をそれと直角の部位に置く。記録電極は，小指外転筋の中央に表面電極を1個置き，他の電極を小指の付け根あるいは手の付け根に置く。記録電極を近接して双極導出すると，テタヌス刺激の際に，電極と筋の関係がずれる場合があり，第1刺激とその後の刺激に対する反応の記録条件が異なり，神経筋伝達の電気現象以外に記録電位の変化を生ずる要因が加わることになり，その結果検査が不正確となる。どのように固定しても，テタヌス刺激による電極と筋の間に多少のずれは生ずるが，添え木や検者の手を用いて手指の変形を防げば，実際上は十分検査できる。

2）刺激方法

　刺激条件としては，幅0.5～1 msで活性電極が陰性となる矩形波刺激を用いる。矩形波の幅が小さいと，大きな電流を必要とするために，高頻度刺激では疼痛が増す。通常1 ms幅の刺激を用いる。はじめにCMAPの波形を観察しながら，約1 Hzの頻度で弱い刺激から次第に刺激を強くし，最大CMAPを生ずる強さの20％増の強さを刺激強度と決める。刺激頻度は1，2，5，10，20，30，50，100 Hzとする。刺激時間については，現在汎用される刺激装置は刺激数をコントロ

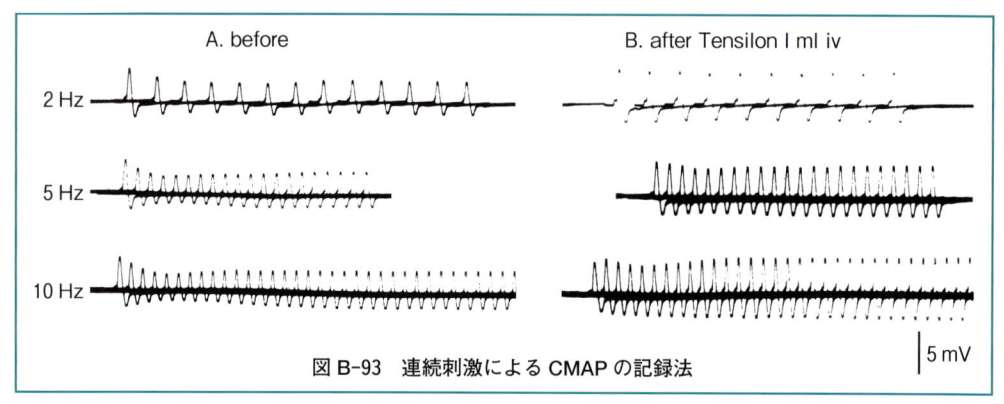

図B-93 連続刺激によるCMAPの記録法

1個ごとのCMAPの波形がわかるような記録で重ねると，アーチファクトの混入を容易に検出できる。現在の装置は，この記録方式を内蔵している。重症筋無力症患者の小指外転筋記録。Aは安静時，Bはテンシロンテストでエドロフォニウム静注後，waningの改善を認める。上から2,5,10 Hzの刺激（柳澤ほか，1973[5]）より引用）

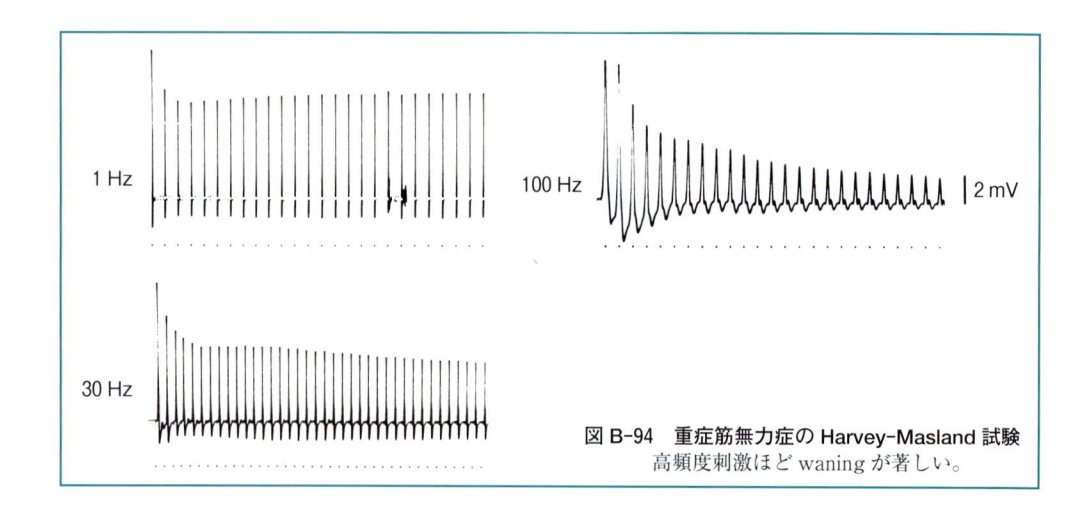

図B-94 重症筋無力症のHarvey-Masland試験

高頻度刺激ほどwaningが著しい。

ールできるので，10〜30回連続刺激をすることでよい。

一般に，連続刺激による活動電位の漸減現象（waning）は，低頻度では第4刺激に対する反応が最も小さく，第10刺激までの記録で十分といえる。しかし，著しい神経筋伝達の障害があれば数発の刺激で完全な抑制がみられ，またLambert-Eaton症候群は，数十回の刺激まで誘発筋電位が漸増する。したがって通常は20ないし30回刺激をして筋電図を記録するのでよい。神経筋伝達試験による重症筋無力症やLambert-Eaton筋無力症様症候群の診断には，患者への負担を考えて必要最低限の検査を用いる。ただし治療効果や病態の判定量的診断を行うためには1〜100 Hzの試験を行うのがよい。

3）記録方法

活動電位の大きさは，CMAPを整流して面積を測るのが正確であるが，通常はpeak to peakの振幅を測定することでよい。ただし振幅を測定する場合でも，個々の波形がわかるような条件で記録（図B-93）を行うと，刺激条件やアーチファクトによる波形の変化を容易に検出できる。

4）結果の解釈

a．正常人

1〜20 Hzの低頻度刺激では，連続刺激による電位変化は目立たない。30 Hz以上では繰り返し刺激で，次第に電位が増加する漸増現象（waxing）が軽度にみられる。

b．重症筋無力症

本症の基本的特徴である神経筋伝達障害は，連

続刺激による活動電位の漸減現象(waning)として現われる(図B-94)。漸減の意味は，第1刺激による反応に対して第2，第3刺激の反応が，次第に減少することである。重症筋無力症における連続神経刺激の反応は，この漸減現象のパターンを含めて，以下の特徴がある。

①刺激頻度が上昇するほど，漸減の度合いが著しくなる。また筋無力症の症状が著しいほど，漸減の程度は著しい。ほとんど電位が0に近く減少することもある。

②刺激頻度が上昇すると，いったん漸減した電位が再び増大し，第1刺激による反応を超えることもある。すなわち，waxing は Lambert-Eaton 症候群のみでなく，重症筋無力症や多発筋炎などの疾患でも生ずる。とくに治療経過の長い重症筋無力症では，waxing 現象が目立つ。しかし，その程度は基準となる電位(第1刺激による電位)の2倍以下である。

③したがって，重症筋無力症では連続刺激の初期に waning，次いで waxing を生ずることが多い。その場合は，多くの場合に第4刺激に対する反応が最小となる(図B-93，94-左上)。一般に第1刺激の反応(M_1)と，第4刺激の反応(M_4)の比をもって waning の目安とすることができる。

治療効果を判定するための日を変えた検査の比較も，M_4/M_1 比を用いると信頼できる結果が得られる(図B-95)。一方，第1刺激の反応の絶対値が，神経筋伝達の指標になるか否かについては確立された考えはない。一般に，電極位置のわずかなずれにより，10～20％の値の変化は考慮せねばならない。最大 CMAP の絶対値を指標に用いる場合は，30秒～1分間隔で数回記録して，その平均値をその日の値とするとよい。異なる日の記録の比較は，1日のうち一定の時間に検査を行い，検査室の温度を一定にする，またあらかじめ安静を保ったのちに行うべきである。

日を変えた検査の再現性については十分な知見がないので，正常対照の同様の記録と比較検討するのがよい。

なお，連続高頻度刺激や最大収縮のあと，いったん回復した神経筋伝達が再び増悪する現象があり "post-tetanic exhaustion" と呼ばれる[1]。

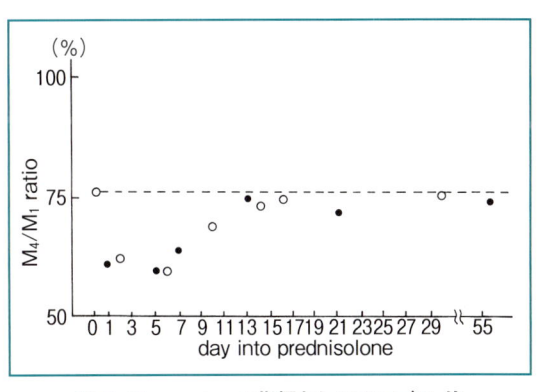

図 B-95　waning の指標としての M_4/M_1 比
重症筋無力症で，プレドニゾロン隔日投与の治療経過を2Hz 刺激における第4 CMAP と第1 CMAP の比でみたもの。黒丸はプレドニゾロン投与日，白丸は非投与日の反応を示す。初期増悪に対応して M_4/M_1 比が低下し，約2週間で回復する様子を示す。(柳澤ほか，1976[5] より引用)

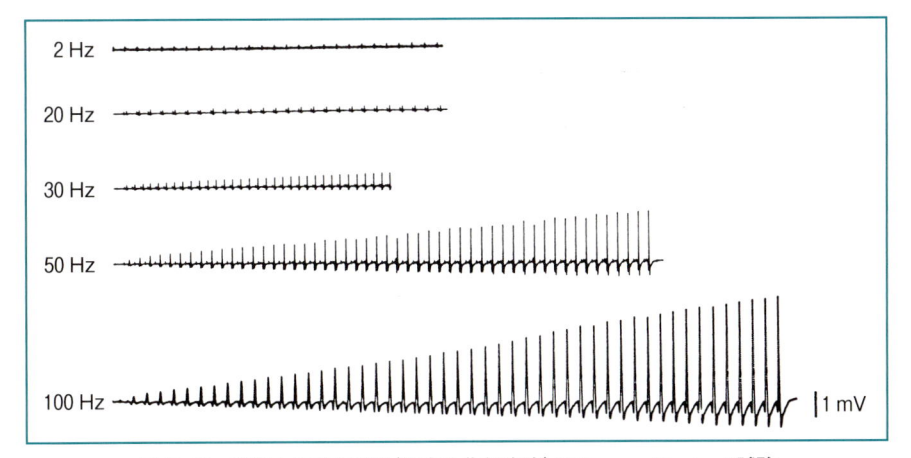

図 B-96　筋無力症様症候群(肺未分化細胞癌)の Harvey-Masland 試験
第1反応が著しく小さく，高頻度刺激で第1反応の4倍以上の waxing がみられる。

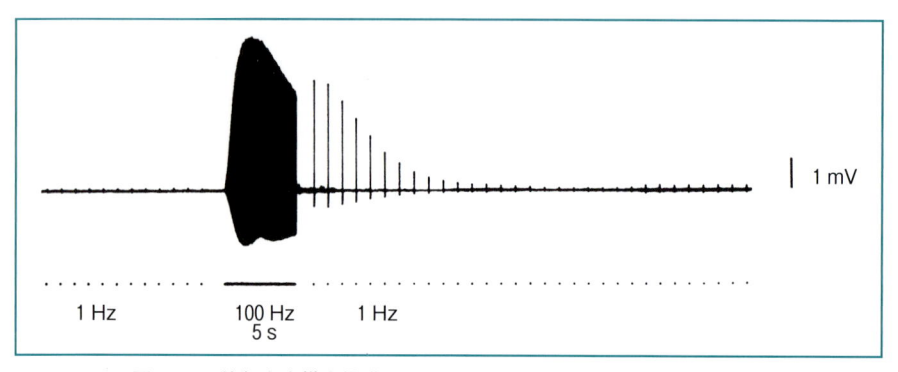

図 B-97　筋無力症様症候群における CMAP の posttetanic facilitation
1 Hz 刺激の途中に 100 Hz 5 秒の刺激を挿入すると，CMAP の著しい増大が一過性に生じる。

c．肺癌に伴う筋無力症様症候群
　（Lambert-Eaton 症候群）

　連続刺激による著しい漸増現象（waxing）が特徴である。本症では，第 1 刺激に対する反応が小さく，頻度の多い刺激になるほど waxing の度合いは増加する（図 B-96）。第 1 刺激による反応の 4 倍を超える異常な waxing は，筋無力症様症候群として診断的意義を有する。

　waxing を最もよく生じさせる方法に，テタヌス刺激がある。約 100 Hz で 5〜10 秒連続刺激をしたのち，毎秒 1 回の頻度で CMAP を記録する。筋無力症様症候群では，テタヌス刺激直後の CMAP が著しく増大する（posttetanic facilitation）（図 B-97）。

d．その他の神経筋疾患

　神経筋伝達の障害はそのほかにも急性脊髄灰白質炎（ポリオ），筋萎縮性側索硬化症などで報告されている[2-4]。これらは鑑別診断の際に疾患名を念頭におくだけでよい。

文献

1) Desmedt JE. Nature of the defect of neuromuscular transmission in myasthenic patients : "post-tetanic exhaustion". Nature 1957 ; 179 : 156-157.
2) Hodes R. Electromyographic study of defects of neuromuscular transmission in human poliomyelitis. Arch Neurol Psychiatry 1948 ; 60 : 457.
3) Mulder DW, Lambert EH, Eaton LM. Myasthenic syndrome in patients with amyotrophic lateral sclerosis. Neurology 1959 ; 9 : 627-631.
4) Pinelli P, Buchthal F. Duration, amplitude and shape of muscle action potentials in poliomyelitis. Electroencephalogr Clin Neurophysiol 1951 ; 3 : 497-504.
5) 柳澤信夫，庄司進一，塚越廣他．Prednisolone 大量投与療法－電気生理学的検討－特集「筋無力症－'73 年における現況」．日本臨牀 1976 ; 31 : 321-326.

VIII 感覚神経機能の客観的・計量的検査
（感覚受容器から大脳皮質へ）

　この章では脳の求心系（感覚）機能について，末梢受容器から末梢神経，中枢感覚神経路を通って大脳皮質受容野に至るまでのインパルス伝導をダイナミックに取り扱うことを目的とする。まず誘発電位の概念と原理，記録法の実際を総括する。そして次の章からは体性感覚神経路，視覚系および聴覚系について，それぞれの原理と記録法，正常所見と発生源，異常の判定法，および臨床応用について述べる。

　感覚求心経路の生理学的検査は，従来は末梢神経系と中枢神経系とを分けて検査していたが，近年は末梢感覚神経伝導から大脳皮質受容野までのインパルス伝導を一つの検査で dynamic に検索できる時代になっている。

1 誘発電位の歴史

　誘発電位の歴史は，1947年にイギリスのDawsonが，ミオクローヌスてんかん患者の末梢神経に電気刺激を与えると，高振幅の脳波反応が現われることを見出したのに始まる[2]。当時はまだ加算平均装置がなかったので，Dawsonは刺激時点に合わせて脳波記録を複数回重畳させ，その中に含まれた誘発電位を背景脳波の中から検出する方法を用いて，その反応の頭皮上局在を明らかにした（図B-98）。

　さらに1954年，Dawsonは電算機による加算平均装置を初めて自ら作製し，体性感覚誘発電位の基礎を確立した。その後1964年にCiganekらおよびGastautらによって閃光刺激による視覚誘発電位が発表された。しかし，誘発電位の研究と臨床応用が急速に普及したのは何といっても1970年以降である。視覚誘発電位に関しては，Hallidayらが白黒格子縞模様による図形反転刺激を用い始め，とくに多発性硬化症における潜在性視神経病変の検出に有効であることを示し，世界中に普及した。また，JewettとWillistonが1971年，脳幹聴覚路で生じた電位が頭皮上から直接記録されるという画期的な発見をして以来，短潜時誘発電位が注目を集め，広く臨床に応用されるようになった。

2 誘発電位の原理

　誘発電位（evoked potential, EP）とは，一定の刺激によって末梢または中枢神経系の当該部位に誘発される電位反応をいい，誘発反応（evoked response）とも呼ばれる。通常その皮質反応は極めて小さいため，頭皮上から記録すると背景脳波に隠されて検出できない。そこで，同じ刺激を反復して与え，各刺激の開始時点をトリガーとしてその直後の脳波を加算平均する方法（averaging）を用いる。この手段によって，刺激と直接には関連しない雑音（noise）は相殺（cancel out）され，その刺激に直接関連した信号（signal）のみが引き立ってくる（stand out）わけである（図B-99）。前述のように，Dawsonははじめ重畳法によってこの原理を明らかにし，1954年加算装置を初めて作製し，その後電算機の発達とともに急速に発展し

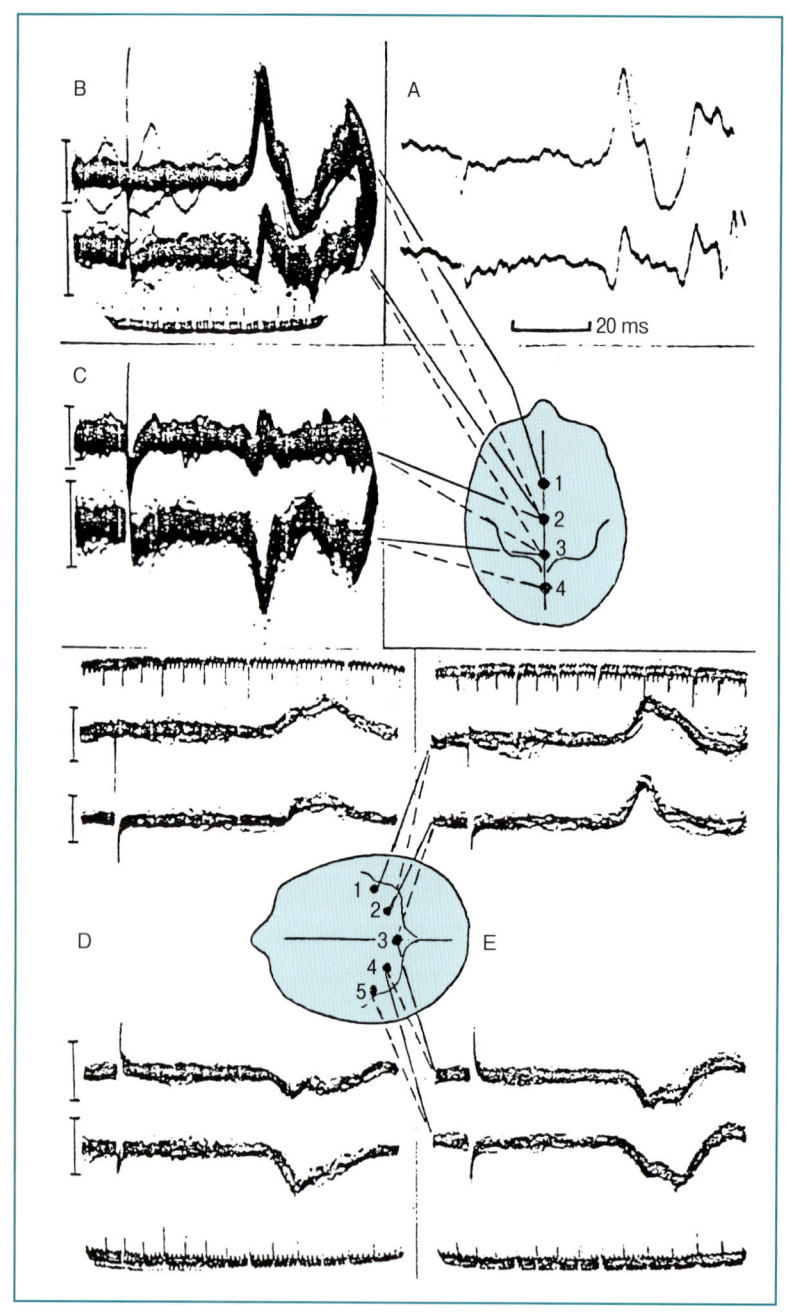

図 B-98 ミオクローヌスてんかん患者における脛骨神経電気刺激に対する脳波反応
A：単一刺激に対する反応，B〜E：50回の刺激に対する反応を重畳させたもの。較正電圧は A〜C が 20 μV，D，E は 40 μV。30 μV にも及ぶ陽性電位が正中線中心・頭頂部から出現している。(Dawson, 1947[2]) の原著より引用)

た領域である。加算平均法は，同一の刺激によって誘発される信号は毎回ほぼ一定していること，そして背景となる脳波活動はその誘発電位とは無関係であるという仮定に基づいている。実際には，各刺激に対する電位反応には刺激ごとに多少の変動が生じていることが想定されるし，また刺激間間隔が十分に長くないと先行する刺激の影響が背景脳波に残っていることも考えられる。し

がって，良質の誘発電位を記録するには加算回数が多いほど良いわけであるが，得られる波形の質は加算回数そのものに比例するというわけではなく，信号・雑音比(signal-to-noise ratio)は加算回数の平方根に比例する。

3 誘発電位の種類

刺激を与えた時点から誘発電位のある頂点が出現するまでに要する時間を，その頂点の潜時(latency)といい，誘発電位はその潜時によって大きく3種類に分けられる(表B-10)。皮質下構造で誘発される電位は当然潜時が短く，短潜時誘発電位(short latency EP)と呼ばれる。これを記録するためには，当該感覚神経経路を上行してくるインパルスを活動電位として，あるいは皮質下感覚神経核で生じたシナプス後電位(PSP)を，それぞれその近くに置いた電極によって記録する方法と，いわゆる容積導体(volume conductor)を介して頭皮上に広く分布した遠隔電場電位(far-field potential)を頭皮上に置いた電極から単極導出で記録する方法とがある(図B-100)。

与えた刺激に直接関連する一次感覚皮質で誘発される電位，すなわち早期皮質成分(early cortical components)は中潜時誘発電位(middle latency EP)に相当するが，このうちの初期成分を短潜時誘発電位に含める分類もある。当然この成分は，当該皮質の電位を反映する頭皮上(通常は直上)に電極を置いて記録しなければならない(図B-100のc)。前述の遠隔電場電位に対して，これは近接電場電位(near-field potential)と呼ばれるべきものである。

潜時がもっと長い成分すなわち長潜時誘発電位(long latency EP)は後期皮質成分(late cortical components)に相当し，これは刺激の種類にかかわらず中心・頭頂部正中線上で最大振幅を示し，広汎に分布する。すなわち刺激特異性も部位特異性もない。これは一般に刺激の認知に関連した電位成分という意味で，事象関連電位(event-related potential)と称される。これに対して，上述の短潜時および中潜時誘発電位は刺激に直接関連するので，刺激関連電位(stimulus-related potential)と呼ばれる。

もう一つの分け方は刺激の種類によるものである。体性感覚，視覚，聴覚の3つが主体である。まれに嗅覚誘発電位や味覚誘発電位，さらに前庭刺激誘発電位の報告もあるが，これらはまだ必ずしも実用化されていない。

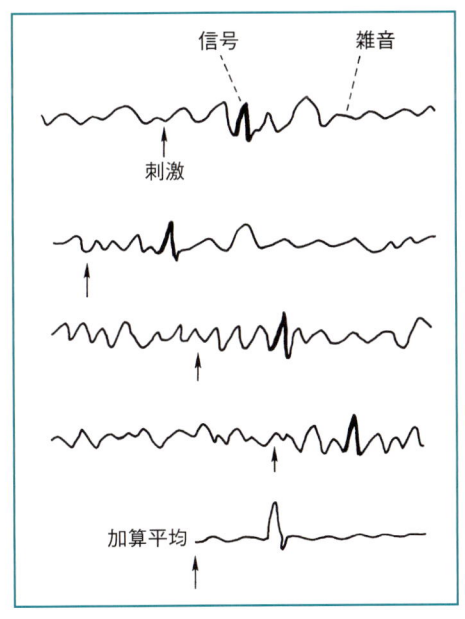

図B-99 加算平均法(averaging)の原理を示す模式図
刺激が加えられた時点(矢印)をトリガーとして多数回加算平均すると，雑音(noise)が相殺され，信号(signal)だけが引き立ってくる(最下段)。単一刺激でも反応は出現しているわけであるが(太線の部分)，背景脳波に埋もれて識別できないだけである。

表B-10 誘発電位(evoked potential，EP)

1. 短潜時誘発電位(short latency EP)	皮質下成分
2. 中潜時誘発電位(middle latency EP)	早期皮質成分
3. 長潜時誘発電位(long latency EP)	後期皮質成分

注：早期皮質成分の初期成分を短潜時誘発電位に分類する方法もある。

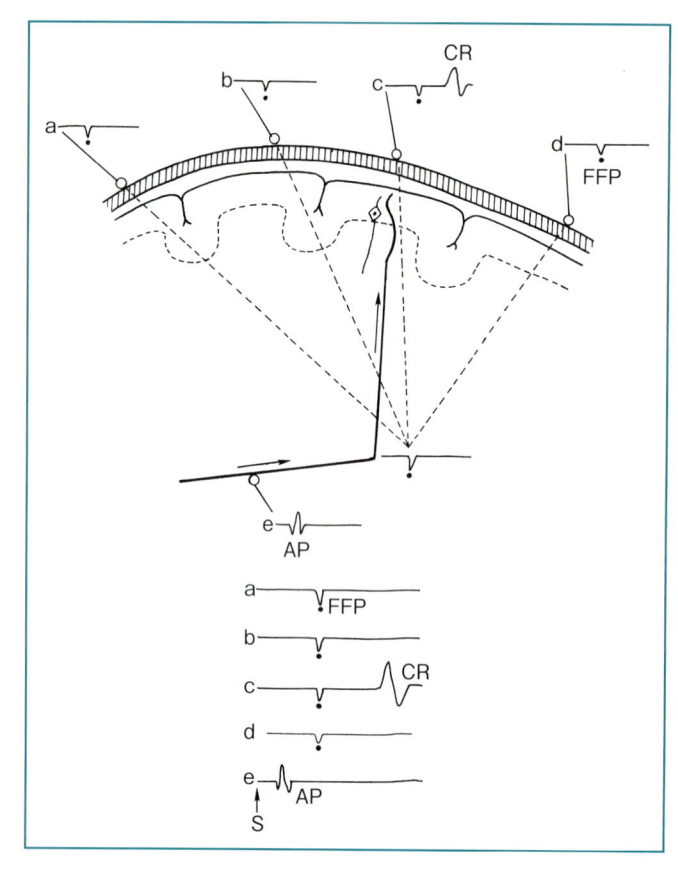

図 B-100　短潜時誘発電位の種類を示す模式図

電極 e からは，インパルスがその直下を通過する際に，活動電位(AP)が記録される。そして走行中何らかの機序を介して遠隔電場電位(FFP)が生じ，頭皮上に広汎に分布する(・印)。そしてインパルスが皮質へ到達すると，その受容野(電極 c)に限局して皮質電位(CR)が記録される。S：刺激。
矢印を付けた太線は，皮質受容野への投射線維を示す。

4　誘発電位の記録法

1) 被検者の状態

被検者は一般に覚醒中で安静にした状態で，各々の検査に適した楽な姿勢で検査する。一般に皮質誘発電位は睡眠の影響を受けるが，短潜時誘発電位は睡眠時でもほとんど影響を受けない。薬剤の影響もほぼ同様と考えてよい。

2) 刺激頻度

一般に短潜時または中潜時成分を目的とする場合には一定の頻度(間隔)で反復刺激を与える。しかし，後述のような事象関連電位を代表とする長潜時成分を目的とする場合には，規則正しい刺激提示では次の刺激が予測できたり，また慣れが生じるので，それを防ぐために不規則な，できればランダムな刺激提示が望まれる。実際の刺激頻度としては，短潜時成分を記録する場合には 10 Hz 位まで高くしてよいが，中潜時成分の場合にはせいぜい 2 Hz とし，長潜時成分の場合にはもっと低い刺激頻度を用いる。

いま中潜時またはそれ以降の成分を目的として，しかも規則正しい刺激頻度を適用する場合には，それが背景にある脳波律動の周期と一致または調和する(harmonic な関係を示す)ことが実際には稀でない。この場合には，加算回数を増やしても信号・雑音比を上げることができないのは当然である。たとえば背景脳波に 11 Hz の α 波が存在する場合を想定すると，その周期は 91 ms となるので，その整数倍の 91，182，273，364，455，546 ms などを外して，その中間値を刺激間間隔として選ぶとよい[7]。

3) 記録電極

中潜時成分の記録には，それぞれの刺激に対応する皮質感覚野の直上に探査電極(exploring electrode)または活性電極(active electrode)を置き，基準電極はそれとは直接関係のない頭皮上か耳朶に置く。中潜時成分の記録に際しても，もち

ろん頭部外電極(noncephalic electrode)が基準電極として理想的ではあるが，その頭部外電極から記録される心電図アーチファクトの影響が大きくて不利である。しかし，頭皮上における等電圧分布図の作成(mapping)のためには頭部外電極を使えれば理想的である。このためには，石山らが開発した平衡型基準電極(balanced reference electrode)がある。これは，胸骨上縁と第7頸椎棘突起上に電極を置き，それぞれ高い抵抗を介して連結し，両電極における電位が逆極性であることを利用して心電図アーチファクトを相殺しようとするものである。著者らは電算機を用いた心電図アーチファクト除去法を開発し，とくにそれを体性感覚誘発電位記録装置と組み合わせたシステムを作成した。この方法は，脳波記録中に心電図のR頂点をトリガーとして各チャネルごとに脳波(心電図アーチファクトを含む)を刻々と加算平均し，加算された心電図波形を当該記録から逐次差し引いていくものである(図B-101)[6]。この脳波記録時の心電図アーチファクト除去法は，わが国の脳波形では広く使用されており，その原理は，後述の核磁気共鳴画像法(MRI)と脳波の同時記録に際して，脳波上からMRのアーチファクトを除去するためにも応用されている。

短潜時成分を記録するための探査電極は，その感覚神経路の走行上に置いて活動電位またはPSPを近接電場電位として直接記録するか，頭皮上に置いて遠隔電場電位を記録する方法が用いられる。後者の場合，探査電極は頭皮上のどの部分に置いてもよいわけであるが，基準電極は頭部外に置く必要があることは，**図B-100**からも明らかである。この場合も，上述の心電図アーチファクト除去法が有効に応用できる。

4) 増幅器の周波数応答

短潜時成分の記録には，低周波数帯域を削減すると徐波成分を除去することができるとともに，頭部外基準電極から導入される心電図アーチファクトを除去するのに役立つ。一方，高周波数帯域は広くしておく必要があるので，たとえば30〜3,000 Hz(-3 dB)といった周波数応答が用いられる。反対に，長潜時成分の記録には，低周波数

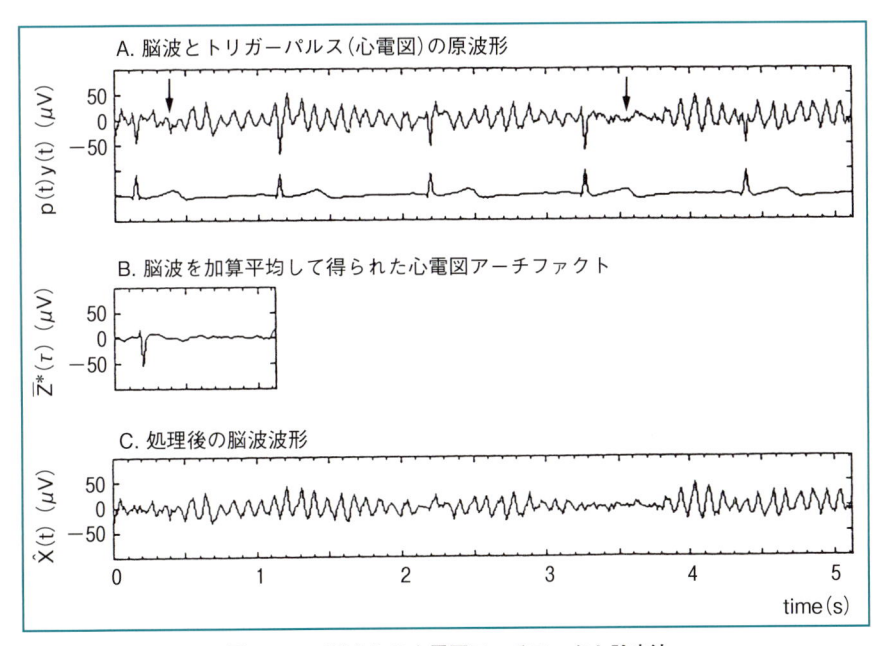

図B-101 著者らの心電図アーチファクト除去法
A：下顎(chin)を基準にしてO_1から記録した脳波を上段に，前胸部からの心電図記録を下段に示す。心電図のR頂点をトリガーとして上段の脳波記録を加算平均すると，Bのような結果が得られる。これをAの記録中の心電図アーチファクトの推定波形として，心電図の各頂点と同期させ，差し引いた結果がCである。Aの脳波で一見徐波のように見える波(矢印)は，徐波ではなくて心電図のT波によるアーチファクトであることがわかる。(Nakamura, Shibasaki, 1987[6])より引用)

帯域を広くする必要があるので，時定数を 3 s 以上とし，たとえば 0.03～1,000 Hz（−3 dB）といった周波数応答を用いる。中潜時成分の記録には一般に 1～1,000 Hz（−3 dB）が用いられる。なお，短潜時成分と中潜時成分を同時に記録する目的で 1～3,000 Hz（−3 dB）といった広い周波数応答で記録することもある。また，このように広い周波数応答で記録しておいて，データをデジタル化して，あとで種々のフィルターをかける方法も用いられる。前述（→17頁）のデジタル増幅器を用いる場合には，このようにはじめから広い周波数応答で記録しておくと，あとの演算を有効に進めることができる。

低周波数帯域の表現には，時定数（s）を用いる場合と記録可能な周波数下限（Hz）で表わす場合があるので，注意を要する。周波数下限帯域 F（Hz）と時定数 T（s）の関係は，16 頁にも述べたように，$F = 1/(2\pi T)$ によって換算できる。

5）デジタル変換とサンプル周波数

記録したデータの解析処理を行うために，アナログ信号からデジタル信号に変換する。その際のサンプル周波数（sampling rate）またはサンプル間隔（ordinate period）は検出しようとする誘発電位の目的によって異なるが，通常は Nyquist 周波数に従って，用いた高周波フィルターの 2 倍以上の周波数を用いる。しかし実際にはこのように杓子定規に考える必要はなく，有効信号の周波数上限の 2 倍以上の周波数を用いるのでよい。たとえば 1～1,000 Hz の周波数帯域に有効信号が含まれる場合，サンプル周波数は少なくとも 2,000 Hz，サンプル間隔は 0.5 ms 以下とする[11]。

6）加算平均

信号・雑音比を上げるために，上述のようにして得られたデジタル信号を，刺激パルスの立ち上がり時点を基準（トリガー fiducial point）として，必要な分析時間にわたって必要回数だけ加算平均を行う。これは記録中に実時間（on-line）で行うこともできるし，データを保存して記録後に off-line で行うこともある。一般に，短潜時成分の記録には 1,000 回以上といった多数の加算回数を要するが，中潜時成分は 100～200 回でよい。同一検査を 2 回以上施行して，別々に加算平均し，波形の再現性を確認することが極めて大切である。

7）頂点の命名法

誘発電位の各頂点の名称は，その極性（N か P）と正常者の平均潜時に基づいて定められる。たとえば，潜時 15 ms の陽性頂点であれば P_{15} と表わす。

文献

1) American Electroencephalographic Society. Guidelines on Evoked Potentials. J Clin Neurophysiol 1994；11：40-73.
2) Dawson GD. Investigations on a patient subject to myoclonic seizures after sensory stimulation. J Neurol Neurosurg Psychiatry 1947；10：141-162.
3) Deuschl G, Eisen A (eds). Recommendations for the Practice of Clinical Neurophysiology：Guidelines of the International Federation of Clinical Neurophysiology, as Supplement 52 to Electroencephalography and Clinical Neurophysiology (2nd ed), Elsevier, Amsterdam, 1999. Section 2. Evoked potentials (Technical standards and glossary), pp 45-90.
4) Halliday AM (ed). Evoked Potentials in Clinical Testing. 2nd ed, Churchill Livingstone, Edinburgh, 1993.
5) Kimura J. Electrodiagnosis in diseases of nerve and muscle：principles and practice. 3rd ed, Oxford University Press, New York, 2001.
6) Nakamura M, Shibasaki H. Elimination of EKG artifacts from EEG records：a new method of non-cephalic referential EEG recording. Electroencephalogr Clin Neurophysiol 1987；66：89-92.
7) Nakamura M, Nishida S, Shibasaki H. Spectral properties of signal averaging and a novel technique for improving the signal-to-noise ratio. J Biomed Eng 1989；11：72-78.

8) 中村政俊,柴崎浩．Averaging(1)加算平均法の利用上の注意．脳と精神の医学 1993；4：233-237.
 9) 中村政俊,柴崎浩．Averaging(2)加算平均法の利用法の根拠．脳と精神の医学 1993；4：361-367.
10) 中村政俊,柴崎浩．Averaging(3)加算平均法の多様な使用法．脳と精神の医学 1993；4：483-489.
11) 中村政俊．ディジタル信号のサンプリングとフィルター生体信号のディジタル処理における要点－．脳波と筋電図 1996；24：1-10.
12) 日本脳波・筋電図学会誘発電位検査法委員会．誘発電位測定指針．脳波と筋電図 1985；13：97-104.

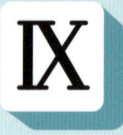

IX 体性感覚機能の生理学的検査

通常の検査で用いられる強度の電気刺激では，体性感覚神経のなかでも大径線維しか興奮させることができない。すなわち，振動覚，関節位置覚，皮膚触覚に関連する求心性神経系について，刺激部位から近位側の末梢神経，脊髄，脳幹，視床，感覚皮質までのインパルス伝導を検査することができる。

1 体性感覚末梢神経系（体性感覚神経伝導検査）

1）測定原理

神経線維を電気刺激したときの興奮と伝導は，前述の運動神経の場合と同じである。MCV では指標として筋の電位変化を用いるのに対し，感覚神経伝導速度（sensory nerve conduction velocity, SCV）は，刺激した神経線維から直接活動電位を記録する（誘発神経電図）。神経線維は刺激されるとその興奮は両方向に伝導する（両方向性伝導）ため，上下肢の近位部，遠位部のどちらで刺激し，どちらで記録してもよい。感覚神経であるので，遠位部で刺激して近位部で記録する方法を順行性（orthodromic）記録法，反対に近位部で刺激して遠位部で記録する方法を逆行性（antidromic）記録法という。

いずれの場合も指趾で刺激または記録をするとよい。指趾を電気刺激すると，筋またはα運動神経が存在しないため，感覚神経を選択的に刺激することができ，感覚神経だけの活動電位を記録することができる。

SCV 検査の対象となる感覚神経は，皮膚および固有感覚受容器からの感覚神経線維である。刺激開始からの潜時を計測して電極間距離を除し，伝導速度を算出するのは MCV の場合（➡83頁参照）と同様であるが，潜時には MCV の場合のような神経筋伝達時間などを含まないので，潜時は伝導時間を直接反映すると考えてよい。したがって近位部，遠位部の2点で記録した場合，同一神経の近位部，遠位部に区別して SCV を測定できる（図 B-102）。

$$\text{SCV(m/s)} = \frac{\text{刺激部位と記録部位の距離(mm)}}{\text{刺激から活動電位発生までの時間(ms)}}$$

個々の感覚神経線維と神経幹との関係や，最大伝導速度の意味，アースの設置とその重要性などは，MCV の場合と同じである。

通常検査される末梢神経は上肢では尺骨神経，正中神経，橈骨神経，下肢では脛骨神経，腓骨神経，腓腹神経などである。順行性記録法における各神経の刺激部位と，記録電極の設置部位を図 B-103 に示した。刺激と記録部位を逆にすれば逆行性に測定できる。順行性記録法は理論的にオーソドックスな方法であるが，逆行性記録法は測定手技がより簡便であることから，研究者によっては後者の臨床応用上の重要性が強調されている。

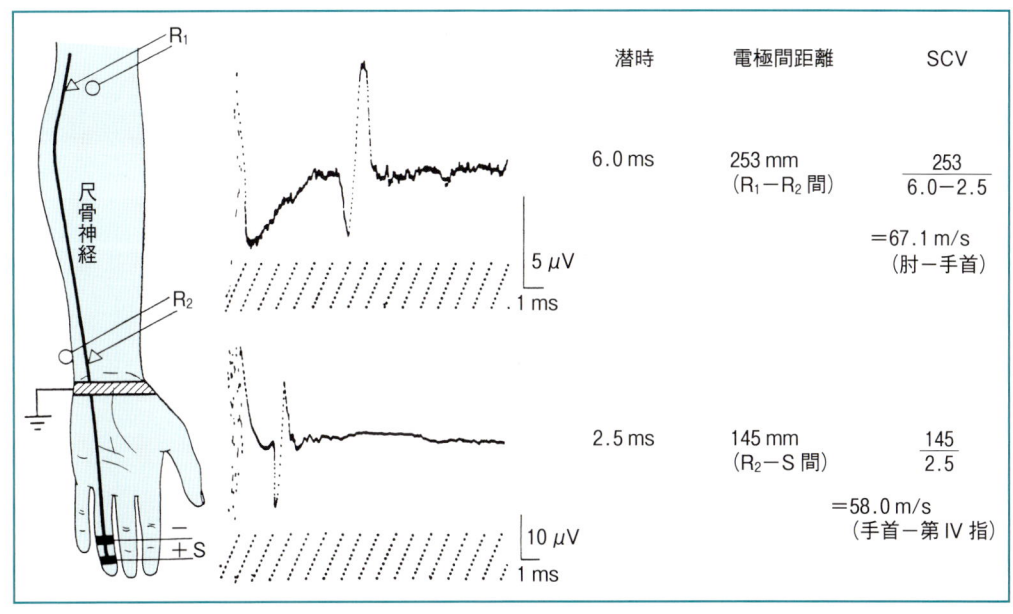

図 B-102 順行性感覚神経最大伝導速度（SCV）の測定（正常人，52歳，男性）
S：刺激，R：記録，−：探査電極，＋：基準電極

2）順行性感覚神経伝導速度

a．刺激

電極は**図 B-104**のようなリング電極を用いると便利である。電極の設置は，陽極を遠位側に，陰極を近位側に置く。上肢では手指の中節，末節にそれぞれ陰極，陽極を約2cm離して装着し，下肢では足趾に2極をなるべく離して装着する。刺激は定電流または定電圧矩形波，持続時間0.1〜0.3msで，1〜2Hzの頻度で刺激する。刺激の強さは，MCVと同じ理由で最大刺激を用いるが，SCVの場合得られる電位の振幅が小さく，1回の掃引では明確に確認しにくいこともしばしばある。その場合には，繰り返し刺激して反応電位を加算する。

前述のように，電気刺激に対する神経線維の興奮の閾値は線維の直径の太いものほど低く，刺激強度を増していくと，直径の太い感覚神経から興奮してくる。さらに強度を増すと直径の細い痛覚線維（**表 B-8**，82頁参照）が興奮するが，この時点では，最大伝導速度に関与する直径の太いA線維はほとんどすべて興奮していると考えられる。したがって，軽い痛みを感ずる程度の刺激強度を用いることで十分である。

b．記録

記録電極は2つの表面電極を用いることもあるが，多くは基準電極として表面電極を用い，探査電極は単極針電極を用いる。針電極は直径200〜300μm，長さ3〜5cmのステンレスまたはタングステン電極がよい。2つの電極は，神経の走行に平行または直角に設置し，平行に置く場合は，探査電極は遠位側に置く。電極間距離は，刺激電極−遠位部記録電極間，遠位部記録電極−近位部記録電極間とも探査電極から探査電極までの距離を計測する。神経から得られる電位は数10μV以下で，MCVの筋活動電位の1/50〜1/100と小さいので，針電極はなるべく神経幹に近づけるようにすることが重要である。得られる電位の振幅は，針電極と神経幹との距離に反比例して低下する。

記録電極をできるだけ神経に近づけるためには，その電極を用いて神経を電気刺激しながら，最も低い閾値で神経の支配領域に筋収縮が起こるかあるいはしびれ感が放散するように針電極の位置を探し，そこを記録部位にするとよい。閾値は刺激の持続時間（幅）によって異なるが，0.1ms，2V以下の刺激で感覚が得られるようであればよい。増幅器の感度は20μV/div程度とし，S/N比の高い増幅器を用いる。記録感度が高いため，刺激その他のアーチファクトを拾いやすいので，アースはきちんと設置する必要がある。時定数や

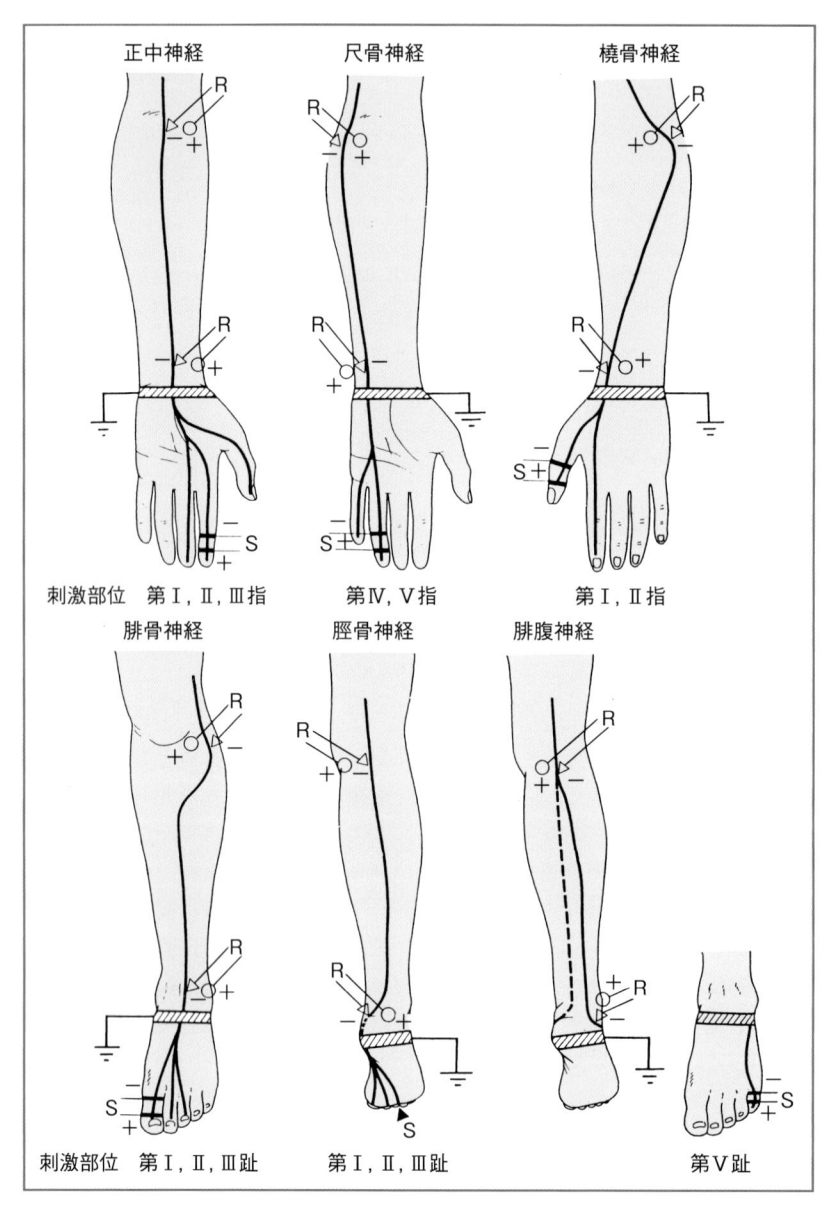

図 B-103　順行性感覚神経伝導速度検査の刺激部位(S)と記録部位(R)
(進藤と柳澤，1981 より引用)

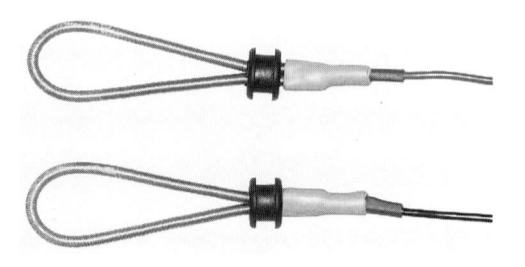

図 B-104　神経伝導速度検査用リング電極
（刺激，記録両用）

オシロスコープの掃引速度は MCV の場合と同じでよい。誘発電位は，正常であれば，図 B-105（上図）のように1回の掃引で十分判定可能であるが，同図下のように加算平均すると波形はより明瞭に判別できる。各種の末梢神経障害時には電位が誘発されにくく，加算平均法によらないと誘発電位がノイズの中に隠されて同定できないことがしばしばある。加算回数は通常 16〜256 回で，電位の大きさによって適当に選ぶ。

3) 逆行性感覚神経伝導速度
a. 刺激

普通は表面電極(図 B-75, 85頁参照)を用いて刺激する。刺激効果が十分得られないときには順行性記録法の記録電極のような，単極針電極を用いてもよい。刺激の種類，持続時間，強さ，頻度については順行性記録法と同じであり，刺激電極の設置法，電極間距離の計測は MCV と同じである。

b. 記録

図 B-104 に示したリング電極を用い，表面から神経の電位変化を記録する。電極の設置法は順行性記録法の刺激電極と同じである。皮膚の表面から記録するため，ベンジンなどで皮脂や汗をよくぬぐい去り，電極抵抗を十分下げ，アースをきちんと設置する。これらの点は電位が小さいので，MCV 以上に十分注意する必要がある。増幅器の感度設定，時定数，オシロスコープの掃引速度，加算平均装置の有用性と加算回数などは順行性記録法と全く同じである。

本法により記録される誘発電位は，順行性のものに比べ振幅が大きい傾向がある。本法は，混合神経を刺激するため，刺激による筋収縮が同時に起こる。したがって，ときとして動きによるアーチファクトが入りやすく，手足をしっかり固定することが必要で，また増幅器の感度が高いために，筋収縮によるわずかな電位を指趾の記録電極から拾ってしまい，神経の誘発電位と誤る可能性もある。これを防ぐためには，筋の活動電位を同時記録することにより，神経活動電位を鑑別する必要もときに生ずる。

4) 感覚神経伝導速度の正常値

表 B-11 に順行性に測定した SCV の正常値を示した。逆行性によるものも理論的には同じである。SCV が年齢や温度の影響を受けることは MCV と同様である。

2 体性感覚中枢神経系 (体性感覚誘発電位)

体性感覚誘発電位(somatosensory evoked potential, SEP)とは種々の体性感覚刺激によって中枢神経系および一部末梢神経系にも誘発される

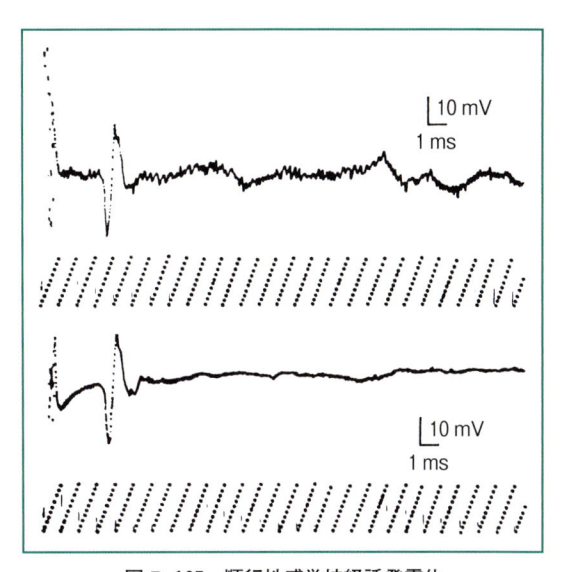

図 B-105 順行性感覚神経誘発電位
上：1回掃引による記録，下：32回の加算平均による記録。S/N 比が改善している(53歳，女性，尺骨神経，手首での記録)。

電位で，その発生機序は他の誘発電位に比して比較的明らかであるため，臨床応用が盛んに行われている[5]。

1) 記録法
a. 刺激法

刺激には末梢神経の電気刺激が多く用いられる。上肢の場合は正中神経を手首部で，下肢の場合は脛骨神経を足首部で，あるいは腓骨神経を膝部で，電気ショックで刺激する。刺激電極としては双極電極を神経の走行に沿って置くが，その場合陰極を近位側に置く。電気ショックは幅 0.2～0.5 ms の矩形波パルスとして，刺激強度は運動閾値の 10～15% 上，または感覚閾値の 2 倍を用いる。刺激頻度は，短潜時成分を目的とする場合は最高 5 Hz，中および長潜時成分の場合は約 2 Hz とする。しかし，二次体性感覚野の反応を十分に記録する必要がある場合には，刺激間間隔を少なくとも 3 秒としなければならない[49]。

自然刺激として種々の機械的刺激が試みられている。橋本が開発した air-puff による刺激は皮膚触覚を比較的選択的に刺激する方法として注目される[15,16]。それは，高速度で気流を皮膚に吹きかける方法で，神経走行に関係なく，身体表面のどこでも刺激できる利点がある。また柿木らは，レ

表 B-11　順行性感覚神経伝導速度(SCV)の正常値(進藤と柳澤, 1981 より引用)

	伝導速度(m/s, 平均±SD)			例数	年齢	報告者
	腋窩〜肘	肘〜手首	手首〜指			
正中神経	70.4±4.8	67.7±4.4	67.5±4.7	30	10〜35	Mayer, 1963 a)
	70.4±3.4	65.8±3.1	65.8±5.7	16	36〜50	Mayer, 1963 a)
	66.2±3.6	62.8±5.4	59.4±4.9	18	51〜80	Mayer, 1963 a)
	67.8±7.2	64.8±5.2		66	18〜25	Buchthal & Rosenfalch, 1966 b)
	67.6±10.2	55.5±2.6		11	40〜61	Buchthal & Rosenfalch, 1966 b)
	60.9±7.8	53.5±4.7		24	70〜88	Buchthal & Rosenfalch, 1966 b)
		58(48〜70)		141	20〜59	Kaeser, 1970 c)
		58(48〜70)		101	18〜71	Thomas, et al., 1967 d)
		52.6	45.2	20	35 以下	Downie & Newell, 1961 e)
		46.8	39.1	21	35 以上	Downie & Newell, 1961 e)
尺骨神経	69.1±4.3	64.8±3.8	64.7±3.9	30	10〜35	Mayer, 1963 a)
	70.6±2.4	67.1±4.7	66.5±3.4	16	36〜50	Mayer, 1963 a)
	64.4±3.0	56.7±3.7	57.5±6.6	18	51〜80	Mayer, 1963 a)
	62.5±7.3	63.9±5.1	54.8±1.7	9	18〜25	Buchthal & Rosenfalch, 1966 b)
	64.4±9.9	54.2±5.1		8	70〜89	Buchthal & Rosenfalch, 1966 b)
		49.8	43.2	20	35 以下	Downie & Newell, 1961 e)
		46.1	38.4	20	35 以上	Downie & Newell, 1961 e)
		67.8±6.6	61.6±6.5	35	14〜78	進藤, 柳澤, 1981 f)
橈骨神経			56.3±5.3	12	18〜25	Buchthal & Rosenfalch, 1966 b)
			58.0±6.0			Trajoborg & Sindrup, 1969 g)
	殿部〜膝	膝〜足首	足首〜足趾			
腓骨神経		53.0±5.9		30	10〜35	Mayer, 1963 a)
		50.4±1.0		16	36〜50	Mayer, 1963 a)
		56.1±4.0		18	51〜80	Mayer, 1963 a)
		56.3±3.7			15〜30	Behse & Buchthal, 1971 b)
脛骨神経		56.9±4.4		30	10〜35	Mayer, 1963 a)
		49.0±3.8		16	36〜50	Mayer, 1963 a)
		48.9±2.6		18	51〜80	Mayer, 1963 a)
		56.4±4.0			15〜30	Behse & Buchthal, 1971 b)
	62.3±5.1	53.9±3.2	41.8±6.5	9	18〜25	Buchthal & Rosenfalch, 1966 b)
		56.5±6.0	46.4±5.8	35	14〜78	進藤, 柳澤, 1981 f)
腓腹神経		57.3±3.5			15〜30	Behse & Buchthal, 1971 b)
			38.8±7.1	35	14〜78	進藤, 柳澤, 1981 f)

a) Neurology 13：1021, b) Brain Res 3：1, c) Handbook of Clinical Neurology 7：116, d) Arch Neurol 16：635, e) Neurology 11：876, f) 臨床検査 25：269, g) J Neurol Neurosurg Psychiatry 32：354, h) J Neurol Neurosurg Psychiatry 34：404.

ーザー光線を用いて温痛覚受容器のみを刺激する従来の方法を改良して，実際に臨床応用できるように実用化した[23]。また，急激な温度変化を利用した刺激法も工夫されている。美馬らは，Desmedt と Ozaki の方法[10]に従って，手指関節を他動的に屈曲させて比較的選択的に筋紡錘を興奮させて SEP を記録する方法を開発し，その臨床応用を成功させた[42,44]。さらに辻らは，磁気刺激によって脊髄神経根などの末梢神経を刺激して SEP を記録した[71]。

b．記録電極

近接電場電位を記録する場合には，探査電極をインパルスの走行に沿って置く。上肢刺激の場合，刺激側の鎖骨上窩(Erb 点)，頸椎棘突起上(Cv_2，Cv_6 または Cv_7)，および刺激と反対側頭皮上の手の感覚領野に置く。手の感覚領野は Cz の 2 cm 後部と耳介前点を結ぶ線上で正中線から 7 cm 外側の点，または C_3 または C_4 の 2 cm 後方(C_3' または C_4')とする(図 B-106)。基準電極としては両側耳朶連結または刺激と同側の耳朶，ある

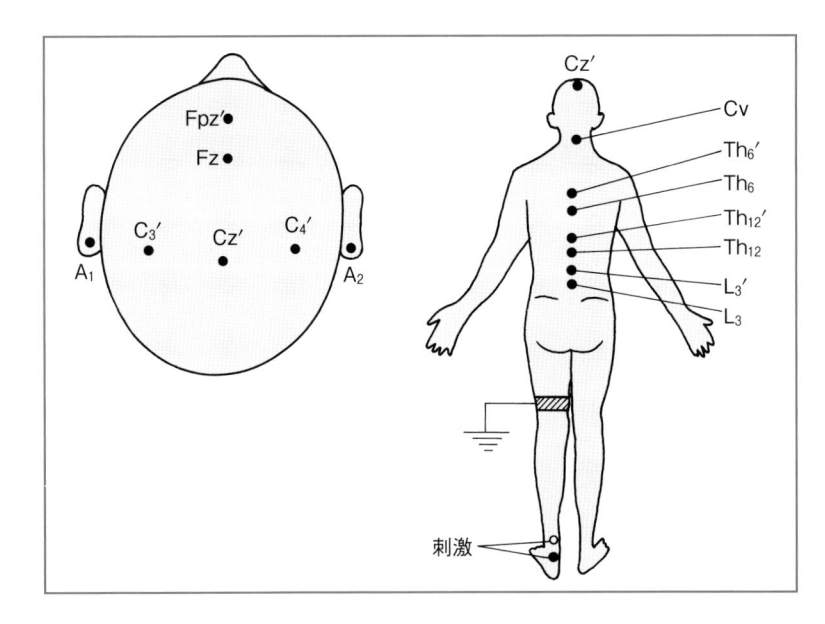

IX 体性感覚機能の生理学的検査   121

図B-106　SEP記録用電極配置法
C_3', C_4': それぞれ C_3 および C_4 の 2 cm 後方で，手の感覚領野に相当する。Cz': Cz の 2 cm 後方で，足の感覚領野に相当する。Fpz': Fpz と Fz の中点。Cv: 頸椎棘突起上。Th_6', Th_{12}', L_3': それぞれ Th_6, Th_{12}, L_3 の 4 cm 吻側。

いは Fz を用いる。また非刺激側の Erb 点を基準にするのも良い方法である。短潜時遠隔電場電位の記録には，探査電極は C_3' および C_4' に置き，基準電極は非刺激側の手背，Erb 点または肩に置く。

下肢刺激の場合，腰椎棘突起上(L_3)，胸椎棘突起上(Th_{12}, Th_6)，頸椎棘突起上(Cv_7)，および頭皮上足の感覚領野すなわち Cz の 2 cm 後方(Cz')に置く。基準電極には両側耳朶連結または Fpz'(Fpz と Fz の中点)を用いるが，胸・腰椎棘突起上の探査電極に対しては非刺激側の腸骨稜や膝蓋を基準にすることもあるし，または各探査電極の 4 cm 吻側に置いて双極導出として記録することも可能である(**図B-106** の Th_6-Th_6'，Th_{12}-Th_{12}'，L_3-L_3')。短潜時遠隔電場電位の記録には，探査電極は Cz' に置き，基準電極は手背または非刺激側の膝蓋に置く。接地電極は，電気刺激の場合，刺激肢の近位部を生理的食塩水でしめらせた包帯か帯電極で巻くと刺激のアーチファクトを削減できる。電気刺激以外の刺激では，脳波の記録と同様に前額部に置いてよい。

増幅器の周波数応答は，短潜時 SEP の記録には 30～3,000 Hz(-3 dB)，皮質 SEP の記録には 1～1,000 Hz(-3 dB)を用いる。また，加算回数は短潜時 SEP の場合 1,000 回以上，皮質 SEP の場合 200 回以上とする。

2) 正常波形

正中神経を手首部で電気刺激すると，インパルスは約 9 ms 後に上腕神経叢を通過するので，鎖骨上窩 Erb 点に電極を置いて，その直下を通過する活動電位を記録することができる(**図B-107**)。これは結局，末梢神経の伝導時間を測定しているのと同じことになる。インパルスは潜時 11 ms で頸髄に入って後索を上行し，20 ms で大脳皮質感覚野に到達する(**図B-107**)。途中潜時約 13 ms では，頸髄後角(灰白質)にシナプス後電位(PSP)が誘発され，その双極子(dipole)が頸椎後方へ陰性，前方へ陽性の電位分布を示すため，棘突起上に置いた電極は陰性電位を記録し(**図B-107** の c の N_{13})，頸髄の前方(たとえば食道)に置いた電極は陽性電位を記録する(**図B-107** の d の (P_{13}))。ところがほぼ同じ潜時で，脳幹の内側毛帯を上行する活動電位によって頭皮上に陽性の遠隔電場電位(**図B-107** の a，b の P_{13}，P_{14})が形成されるために，頸椎棘突起上に置いた電極を G_1 に，頭皮上電極を G_2 に導入した導出では，その差(N_{13} と P_{13}～P_{14} の差)として比較的大きな陰性電位(N_{13})が記録されることになる(**図B-108**)。園生らによると，頸椎後部から記録される N_{13} は上部と下部の 2 成分に分けられ，前者は楔状束核の PSP であり，後者は上記の頸髄後角介在ニューロンの PSP であるという[62]。

脛骨神経を足首部で電気刺激すると，インパル

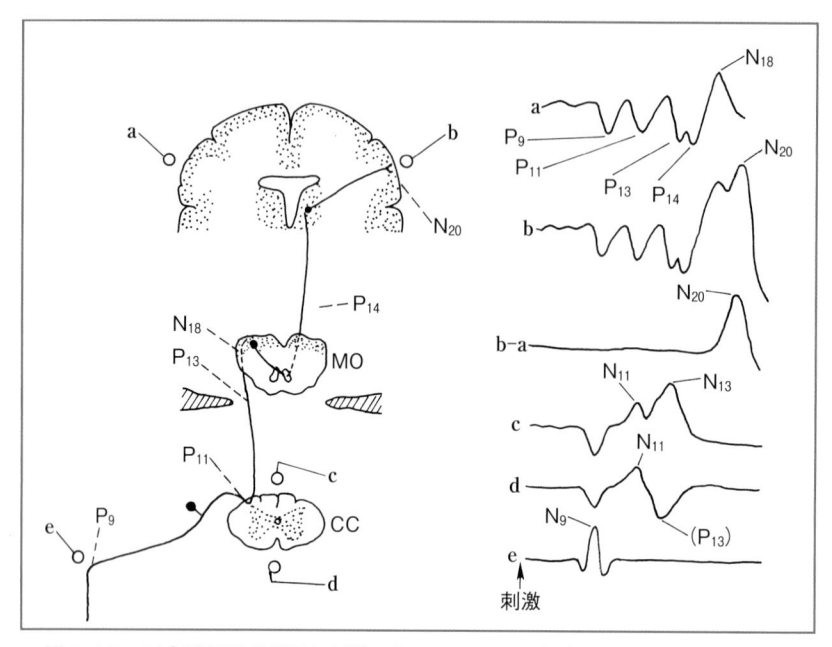

図 B-107　正中神経手首部電気刺激による SEP の，記録部位による波形の相違と各電位成分の発生源を示す模式図

CC：頸髄，MO：延髄。右側に示した波形のうちで，b-a 以外は各々の電極を G_1 に，頭部外電極（たとえば刺激と反対側の手背）を G_2 に入力した導出を示す。なお左図の P_9, P_{11}, P_{13}-P_{14} は頭皮上から遠隔電場電位として記録される各頂点（右図の P_9, P_{11}, P_{13}, P_{14}）に相当するという意味であって，実際にその近くに電極を置いて陽性頂点が記録されるというわけではない。

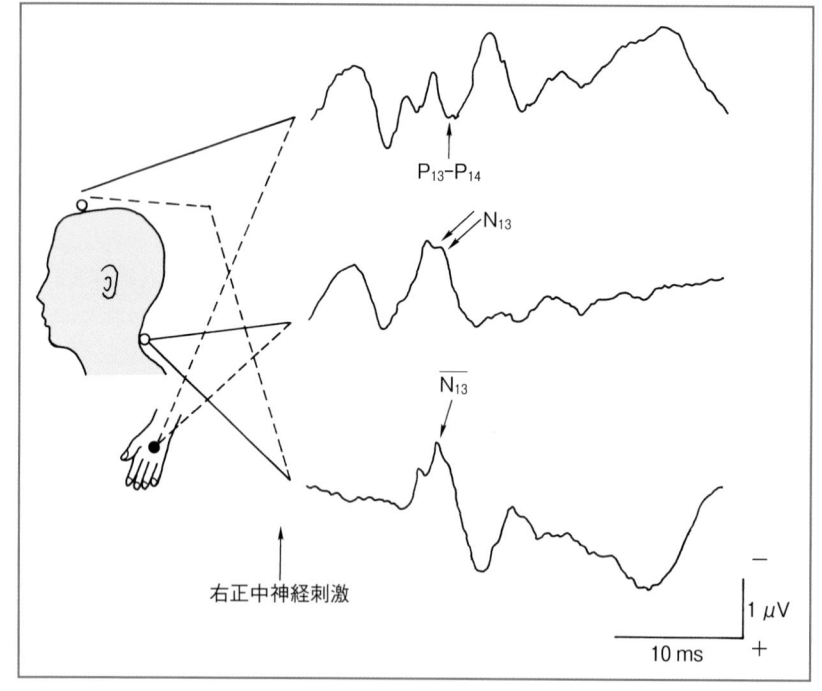

図 B-108　正中神経手首部電気刺激による SEP の，頸椎棘突起上電極と頭皮上を結んだ導出（最下段）で記録される $\overline{N_{13}}$ の発生機序を示す模式図

$\overline{N_{13}}$ は，頸椎電極から記録された陰性電位（中段の N_{13}）と頭皮上の陽性遠隔電場電位（上段の P_{13}-P_{14}）の差を記録していることになる。512 回加算。

スは約7 msで膝窩部を通過し，20 msで腰髄に到達する（図B-109）。腰椎から下部胸椎にかけて棘突起上から記録される電位は，馬尾を通過する活動電位と，腰髄灰白質で生じたPSP，および後索を上行する活動電位の3者の複合と考えられる。そして約28 msで頸髄後索を通過し，日本人の場合約33 msで大脳皮質感覚野に到達するものと考えられる（図B-109）。

遠隔電場SEPは，正中神経刺激ではP_9，P_{11}，P_{13}-P_{14}の3つまたは4つの陽性頂点と1つの陰性頂点（N_{17}またはN_{18}）が認められ，脛骨神経刺激でも同様にP_{17}，P_{24}，P_{27}-P_{31}の3つまたは4つの陽性頂点と1つの陰性頂点（N_{35}）が識別される（この値は西洋白人を対象としたもの）（図B-110）。正中神経SEPのN_{18}は遠隔電場電位であると考えられ，その発生源は視床という説もあったが，深部記録の結果脳幹下部の起源と考えられている。

3）遠隔電場SEPが固定頂点を形成する機序

活動電位が神経線維を上行してくるのは連続的過程であるにもかかわらず，図B-110のように固定潜時の陽性頂点が頭皮上から記録される理由は長い間謎であった。中西は1982年，液体で満たした管をいくつかの区分に仕切ってその中に神経線維を通し，電気刺激を与えると，伝導媒体のインピーダンスが突然変わるたびに活動電位が記録されることを証明した[50]。また，木村らは1983年，ヒトの前腕の末梢感覚神経を電気刺激して，インパルスが逆行性に前腕から手首を通って手に入る瞬間と，手から手指の付け根を通って手指に入る瞬間に，指先に置いた電極からそれぞれ陽性頂点を記録した[35,36]。すなわち，2つの異なった容積導体の境界部をインパルスが通過する際に，固定潜時の遠隔電場電位が誘発されることが証明されたわけである。同様の現象はCunninghamら（1986），Stegemanら（1987）によって電算機モデルを作って証明された[65]。またDesmedtら（1983）は，肩の位置を変えることによって，正中神経SEPの遠隔電場成分のP_9（上腕神経叢起源）の潜時が変化することを示した[8]。すなわちこのことは，神経線維の走行の変化も遠隔電場頂点の発生に影響を及ぼすことを示すものと考えられる。

このような解釈のもとに，頭皮上から頭部外電極を基準として記録した正中神経刺激による短潜時SEPの発生源を模式的に示すと，図B-107のようである。すなわち，P_9はインパルスが上腕から肩を通って鎖骨上窩へ侵入する時点，P_{11}は後根から頸髄に侵入する時点，P_{13}は後索を上行するインパルスが頸部から頭蓋内に侵入する時点または楔状束核内における楔状束線維の遠位部，N_{17}またはN_{18}は視床内の内側毛帯遠位部または楔状束核で，それぞれ生じるものと推定される。下肢のSEPについても同様の推察が成り立つ。すなわち木村らの説に従えば（図B-110），P_{17}はインパルスが下肢の付け根を経て骨盤内に侵入した時点，P_{24}は後根から腰髄へ侵入した時点，P_{27}はインパルスが後索を通って頭蓋内へ侵入した時点，P_{31}は内側毛帯（？），N_{35}が視床または脳幹の核で生じるというわけである。

4）電気刺激によるSEPはどのような種類の感覚線維を介するか

末梢神経幹には種々の太さの神経線維が含まれるので，それに経皮的に電気刺激を加えると，刺激強度に応じて太い線維から順に興奮することになる（表B-8，82頁）。ちなみに，温痛覚が完全に脱失した脊髄空洞症やWallenberg症候群の患者でも，電気刺激によるSEPは正常である（図B-111）。また，一般にSEPの異常は臨床的には固有感覚障害と相関する。したがって，電気刺激によるSEPは脊髄視床路を介さず，後索・内側毛帯系を介すことがわかる。それでは，固有感覚のなかのどのような種類の感覚線維を介するかについて，Burkeら（1981）は，脛骨神経の電気刺激によるSEPは腓腹神経の電気刺激によるSEPよりも潜時が短く，また脛骨神経のgroup I筋求心線維を選択的に電気刺激した場合のSEPと同潜時であることから，主として筋求心線維を介すると唱えた[4]。これに対してJones（1981）および柿木（1987）は，脛骨神経の電気刺激と同時に足底に触覚刺激を与えると，干渉の結果SEPの早期皮質成分の振幅が低下することから，皮膚感覚線維の重要性を唱えた。橋本（1987）が開発したair-puffによるSEPは，受容器興奮に要すると考えられる時間を差し引けば，手の場合電気刺激によるSEPと同潜時であることから，後者は主とし

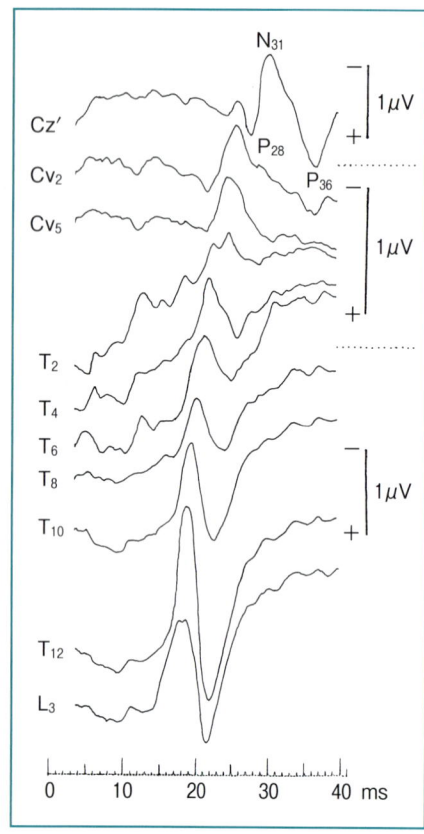

図 B-109　両側の脛骨神経を足首部で同時に電気刺激して得た SEP
基準電極：手背。3,000 回加算。（Kakigi et al, 1982[19] より引用）

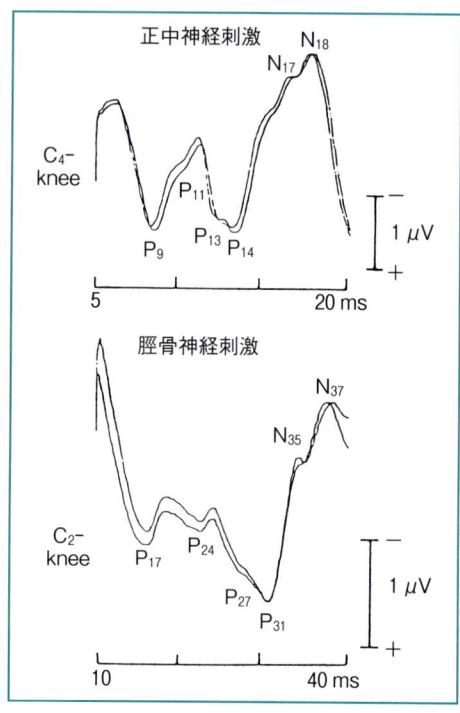

図 B-110　正中神経手首部および脛骨神経足首部電気刺激による短潜時 SEP の比較
いずれも非刺激側の膝（knee）を基準にしたもの。もちろん潜時は異なるが，非常に近似した遠隔電場電位頂点が認められる。西洋白人を対象とした数値であるため，P_{31} は図 B-109 の P_{28} に相当する。（Kimura, 1984 より引用）

て皮膚感覚線維を介するものと考えられる（図 B-112）[15]。

亀山ら（1988）は，正中神経の motor point を刺激しても電気刺激の場合のような明らかな SEP を記録することができないことから，筋求心線維は電気刺激 SEP にあまり関与していないと結論した[31]。結局，電気刺激による SEP は皮膚触覚線維と筋求心線維の両者がともに関与しているものと考えられるが，少なくとも手の場合には前者がより重要と思われる。すなわちこの場合，手と足とでは多少異なるものと考えられる。

5）自然刺激による SEP

従来用いられた機械的刺激の多くは複合神経線維の興奮を惹き起こすものであった。しかし最近 20 年間に発展した温痛覚 SEP はすでに臨床応用の域に達しており，関節他動運動および触覚刺激による SEP もその正常所見が明らかにされてきた。

a．温痛覚 SEP

CO_2 レーザー光線による温痛覚受容器の選択的刺激の試みは，イスラエルの Mor と Carmon が 1975 年に初めて試み，その後ドイツの Bromm と Treede[3] によって実用化され，わが国の柿木らによって臨床応用が盛んになった[23-27,30,60]。刺激として 10〜20 mjoule/mm^2 の CO_2 レーザーを皮膚の狭い範囲に照射し，ちくっとした痛みを感じる程度の刺激を与えるものである。柿木ら（1989）は手の刺激によって潜時約 320 ms で頭皮上から記録される陽性電位について研究し，それ

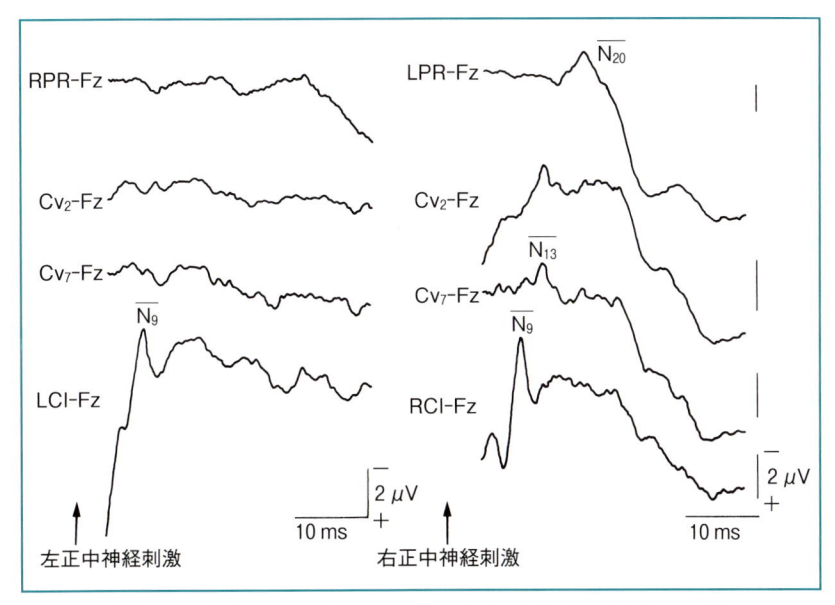

図 B-111 脊髄空洞症における正中神経電気刺激 SEP(52歳, 女性)
右手は温痛覚が髄節性に脱失しているが, SEP は正常である. それに対して左手は温痛覚のみならず深部感覚も障害されており, その刺激による SEP は $\overline{N_9}$ までは正常であるが, 頸髄起源の電位は認められず, 低振幅の皮質電位が遅れて出現している. 320回加算. RPR と LPR:それぞれ右と左の post-rolandic area. なお右手刺激の場合でも, 後頸部-前頸部導出で記録すれば, 頸髄後角起源の電位(N_{13}-P_{13})に異常が認められる可能性がある.

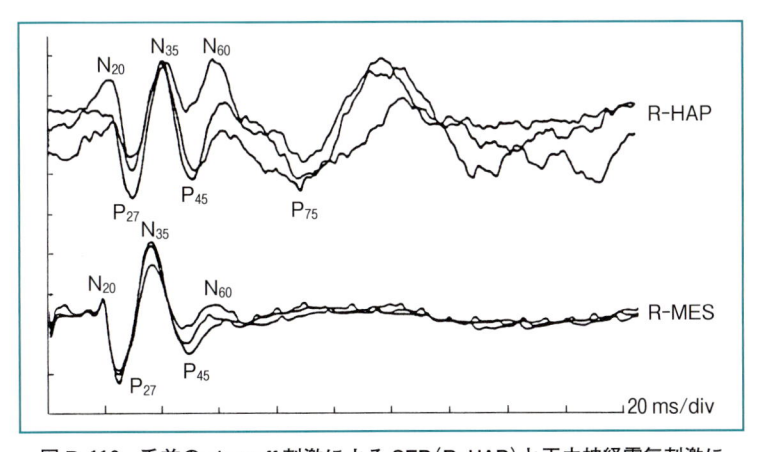

図 B-112 手首の air-puff 刺激による SEP(R-HAP)と正中神経電気刺激による SEP(R-MES)の比較
初期陽性頂点の潜時が前者の方が少し長いが, これは受容器興奮に要する時間による差と考えられる. 電圧1目盛りは上段の場合 $1.25\,\mu V$, 下段の場合 $5\,\mu V$ に相当する. (Hashimoto, 1987[15])より引用)

が刺激強度の変化とよく対応し, さらに虚血実験でも温痛覚の変化によく対応することを示した[23]. このインパルスは, 少なくとも末梢神経レベルではその推定伝導速度は 10〜15 m/s であり[24], Aδ線維を通り, 脊髄では脊髄視床路を通ることが明らかにされた[25]. この痛覚 SEP の臨床応用の例として, 脊髄空洞症[26], 温痛覚が著しく障害される多発ニューロパチー[27], 延髄外側症候群(Wallenberg 症候群)[32]ではその電位が誘発されないことが報告されている.

著者らは, 手の刺激の場合頂点潜時約 150 ms で, また足刺激の場合頂点潜時約 190 ms で出現

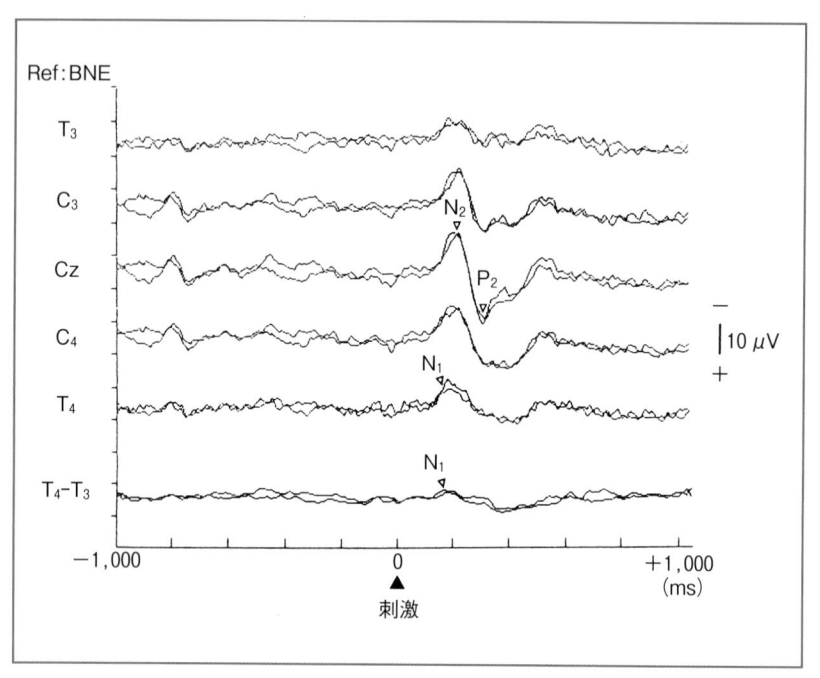

図 B-113　左手背の CO_2 レーザー刺激による SEP
右中側頭部電極(T_4)より小さい陰性電位(N_1)が，それに続いて頭蓋頂(C_z)で最大の N_2 と P_2 が出現する．基準電極(Ref)は平衡型頭部外電極(BNE)．なお N_1 は T_4-T_3 の双極導出でより明らかに証明される．なおこの場合刺激時点(0)の1秒前まで視覚警告刺激が与えてある．(Miyazaki et al, 1994[46]) より引用)

する低振幅の陰性電位(N_1)に注目し，それが手の場合は反対側中心・側頭部に，足の場合は中心部正中線上に局在することから，主として一次体性感覚野(SI)の反応であることを示した(図 B-113〜115)[46,76]．温痛覚の入力が SI にもあることは，脳磁図および硬膜下電極による記録によって証明された[33]．さらにそれに続いて，手の刺激では潜時約 230 ms，足の刺激では約 280 ms でいずれも中心部正中線上に陰性電位(N_2)が出現するが，これは左右対称性に分布することから，両側の二次体性感覚野に起源するものであろうと考えられる．そして，さらにその後に上記の陽性電位(P_2)が出現するわけであり，これは刺激が予想できた場合に振幅が増大することから，刺激の認知にも多少関連した電位であると考えられている[46]．なお，P_2 の頭皮上分布はやはり左右対称性で，N_2 と同様かそれよりやや後方に位置する(図 B-114)．

b．関節運動覚 SEP

1991年 Desmedt と Ozaki は手の人差指と中指を同時に屈曲させる装置を作製し，それによって誘発電位を記録することに成功した[10]．美馬ら(1996)は中指の近位指節間関節を 20 ms 間に4度他動的に屈曲させる装置を考案し，潜時 25 ms より始まり3頂点よりなる SEP を記録した(図 B-116)[42]．そしてその電位は，その中指の付け根の圧迫による虚血性麻酔では変化しないが，肘部の圧迫による麻酔では消失することから，その刺激は前腕部に位置する手指伸筋の筋紡錘を興奮させていることを証明した．さらに美馬らは，潜時 40 ms の P_2 は手指の屈曲角度とは関係なく，屈曲速度と関係することを示した[42]．

6) 電気刺激 SEP による傷害部位診断はどこまで可能か

前述のように，中西および木村らの研究により，遠隔電場 SEP の発生機序がほぼ明らかになった．しかし，この記録には頭部外電極を基準にしなければならないので，とくに患者の検査となるとアーチファクトのため困難が生じる．そこで両側耳朶連結電極や前頭部正中線上(F_z)を基準にして記録することになる．この方法によって

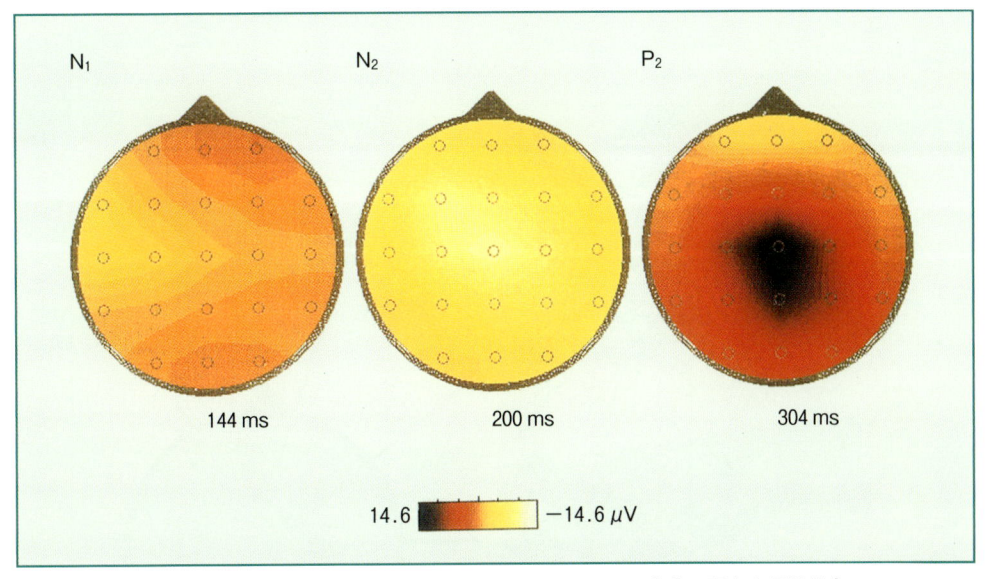

図 B-114　右手背の CO_2 レーザー刺激による SEP の 3 成分の頭皮上電位分布
N_1 は左中心部に局在し，N_2 は中心部正中線で最大で広く分布し，P_2 はやや頭頂部より正中線上に比較的限局している。(Miyazaki et al, 1994[46]) より引用）

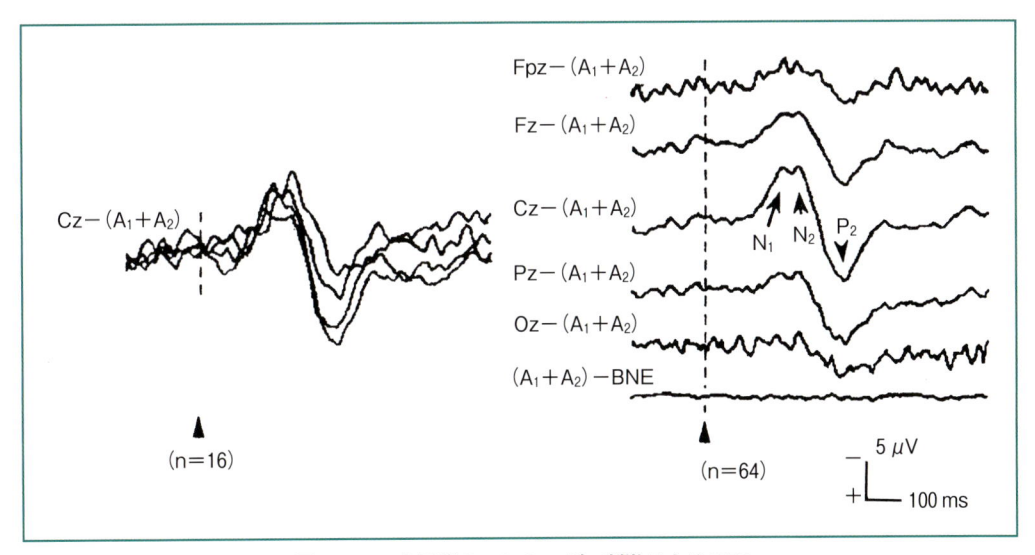

図 B-115　左足背の CO_2 レーザー刺激による SEP
N_1，N_2，P_2 の 3 頂点はいずれも中心部正中線上で最大である．左図は各 16 回刺激の加算波形を 4 つ重畳したもの，右図はその総加算波形．基準電極：両耳朶連結（A_1+A_2），BNE：平衡型頭部外電極．(Xu et al, 1995[76]) より引用）

も，上腕神経叢や後根のインパルス伝導を検索することは可能である．
　たとえば Jones (1979) は，上腕神経叢外傷により上肢の完全な感覚脱失を示す症例において，いま正中神経 SEP の N_9 が記録されなければ，病変は後根神経節よりも末梢側にあり，神経吻合術の適応となるが，N_9 が出現すれば，病変は後根神経節よりも中枢側にあり，かえって手術の適応とはならないことを報告した．筆者ら (1982) は Crow-Fukase 症候群において，N_9 の振幅低下とともに後根のインパルス伝導を反映すると考えられる頂点間潜時（$N_9 \sim N_{13}$）が遅延していることを認め，後根の脱髄と末梢神経遠位部の軸索変性および脱髄を主体とする病理学的所見によく対応す

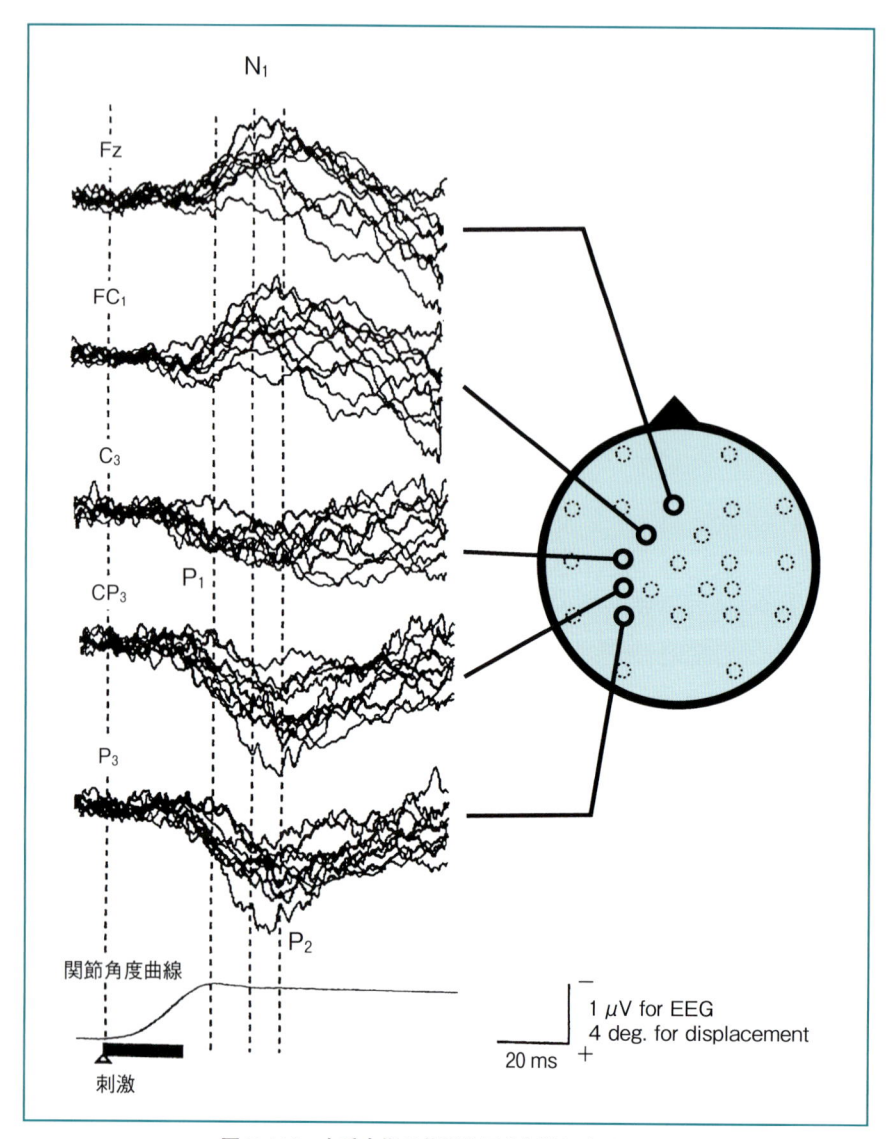

図 B-116 右手中指の他動的屈曲刺激による SEP
各 140 回の加算波形を 10 名分重畳したもの。刺激は下段の角度曲線に示すように，近位指節間関節を 20 ms の間に 4 度屈曲させたもの。左中心部(C_3)に小さい P_1 を，前頭部(F_z)に N_1，左頭頂部(P_3)に P_2 を認める。(Mima et al, 1996[42])より引用)

ることを示した(図 B-117)[55]。ただし，同じく Crow-Fukase 症候群の症例でも，主として末梢部でインパルス伝導が遅延していると考えられるものもある(図 B-118)。

7) 早期皮質成分の発生機序

正中神経 SEP の早期皮質成分のなかで，N_{20} は刺激と反対側頭頂部に限局して出現する最初の頂点であり，インパルスの皮質到達時点を反映するものと考えられる。いまこれを前頭部から同時記録すると，N_{20} とほぼ等潜時で陽性頂点が認められる(図 B-119)。これは，中心溝後壁の 3b 野に誘発された電流双極子(dipole)が，頭蓋表面に対して接線方向に向かっているため，後方に陰性，前方に陽性の分布を示すためと解釈される(図 B-120)。

次の頭頂部陽性電位の P_{25} については，Dinner ら(1987)は硬膜下記録により，初期の陽性頂点は中心後部の狭い範囲に限局していることから，感覚皮質の 1, 2 野で生じた法線方向に向かう双極

IX 体性感覚機能の生理学的検査　129

子に一部運動皮質4野で生じた電位が加わったものであり，前頭部の陰性電位は低振幅で広く分布することから，中心溝の3a野と4野で接線方向に生じた双極子の陰性極であると解釈している（図B-121)[11]。またWoodら（1988）もヒトの硬膜下電極を用いた記録により，P_{25}に相当する電位は中心後部の非常に限局した部分から記録されることを証明した（図B-122)[75]。以上，SEPの少なくとも早期成分については，大部分の電位は中心後回起源であるが，一部は中心前部に起源するものと考えられている。

Desmedtら（1985)[9]およびMauguiereら（1983)[40]は，とくに前頭部で記録されるP_{22}成分に注目し，その潜時が中心後部のN_{20}とは異なること，および限局性病変によって2つの電位が独立に変化することから，N_{20}は中心後回の体性感覚野で生じるが，P_{22}は運動皮質4野と補足運動野で生じた法線方向に向かう双極子の結果と考えている。このように，早期皮質成分が頭蓋に対して接線方向に向かう双極子と法線方向に向かう双極子の両者を反映していることは，近年の脳磁場記録によっても証明されている。脛骨神経SEPの最初の皮質成分はP_{36}（西洋白人の場合P_{40}）のように見えるが，実際にはそれに先行して陰性頂点が埋もれている可能性が高い（図B-109，124頁）。正中神経SEPのN_{20}と違ってこの陰性電位

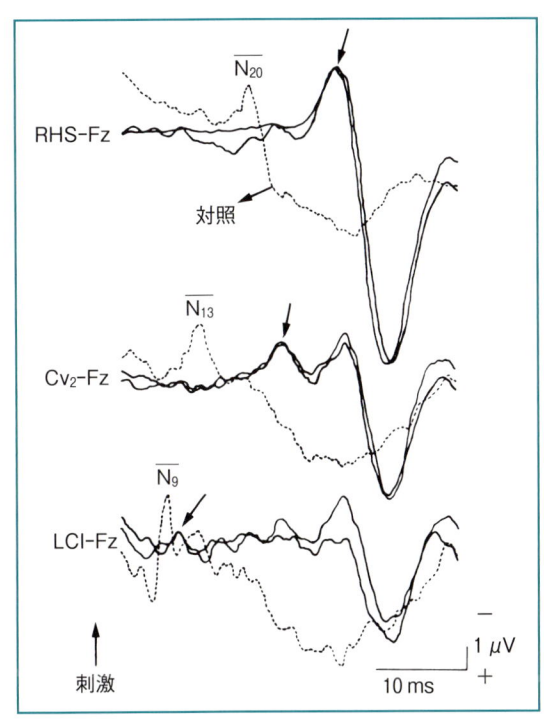

図 B-117　Crow-Fukase症候群の1例における左正中神経手首部電気刺激 SEP（69歳，男性）
点線は正常対照者。RHS：頭皮上右半球手の感覚領域，Cv_2：第2頸椎棘突起，LCl：左鎖骨上窩。$\overline{N_9}$は低振幅ではあるが，その潜時は軽度延長しているのみである。それに対して，$\overline{N_{13}}$および$\overline{N_{20}}$の頂点潜時は著明に遅延している。しかし中枢伝導時間（$\overline{N_{13}}$-$\overline{N_{20}}$）は正常である。512回加算。（Shibasaki et al, 1982[55]より引用）

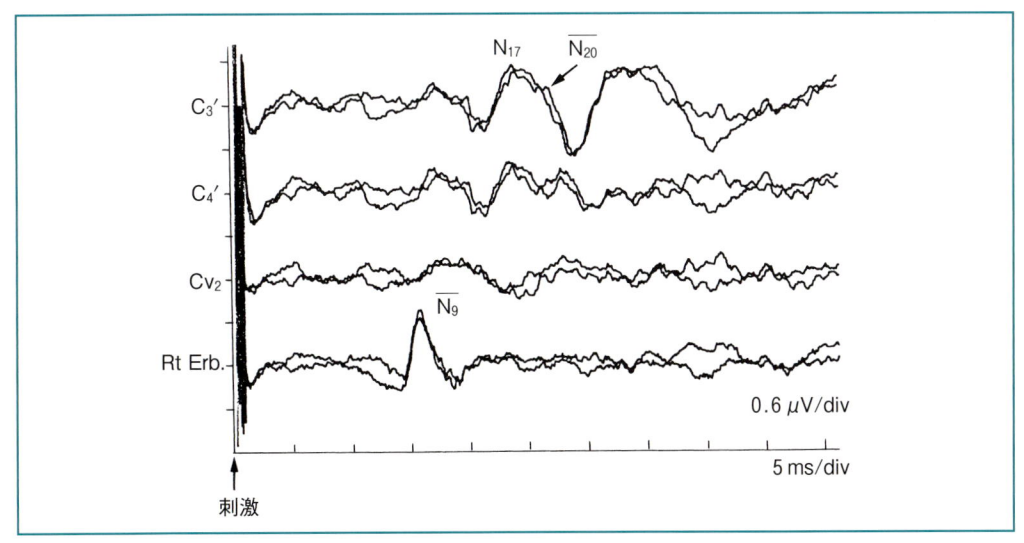

図 B-118　Crow-Fukase症候群の1例における右正中神経手首部電気刺激 SEP（30歳，女性）
基準電極：左肩。1,000回加算。$\overline{N_9}$の潜時が著明に遅延しており（15.5 ms），$\overline{N_{20}}$の遅延はその結果と考えられる。なお検査時，手の感覚脱失はなかった。Rt Erb：右Erb点。

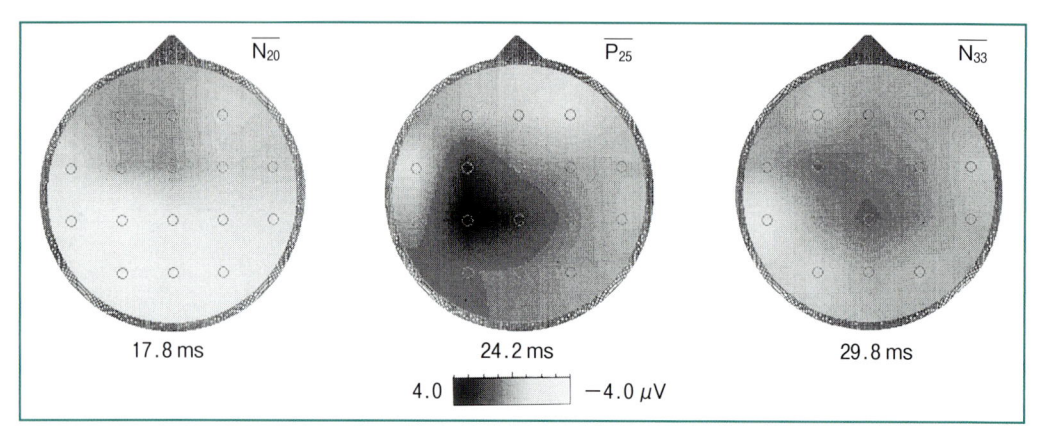

図 B-119　正常者における SEP 早期皮質成分の頭皮上分布
右正中神経手首部電気刺激。$\overline{N_{20}}$ と $\overline{P_{25}}$ はそれぞれ中心溝を境にして逆位相の電位を伴うが，$\overline{N_{33}}$ は陰性電位のみである。

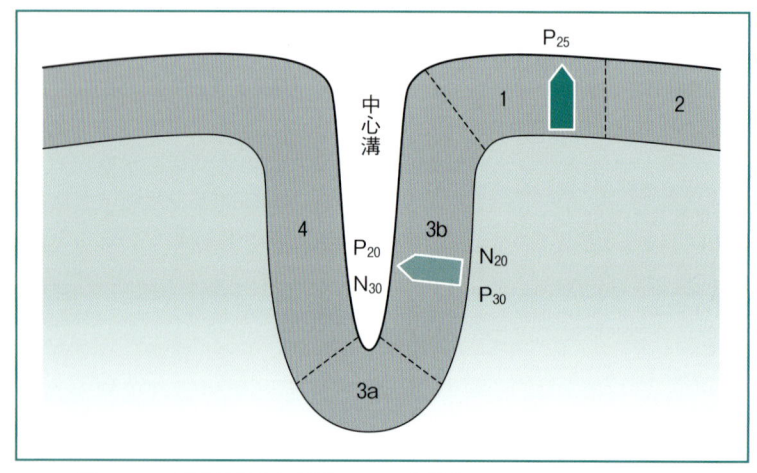

図 B-120　正中神経電気刺激 SEP の皮質成分の発生源を示す模式図
中心後回 3b 野に，まず後方に陰性，前方に陽性の電流双極子（N_{20}-P_{20}）が誘発され，次に逆極性の電流双極子（P_{30}-N_{30}）が現れる。そしてそれとは別に，1 野に皮質表面に陽性の電流双極子（P_{25}）が誘発される。なお，中心前部からも電位の一部が誘発されるものと考えられるが，この図には示していない。

がよく記録されないのは，足の感覚野の解剖学的特異性に基づくものと推定される。

これに対して，長潜時成分に関しては，ヒトやサルにおける頭蓋内記録，および誘発脳磁図の成績に基づき，正中神経手首部電気刺激の場合，潜時 80〜150 ms で両側の二次体性感覚野（second somatosensory areas, SII）が反応した結果と考えられる（**図 B-123**）。これに対して 200 ms 以降の成分は脳磁図ではほとんど記録できないことから，頭表面に対して法線方向に向かった構造から発生するものと考えられる[49]。体性感覚皮質における体性局在（somatotopic organization）につい

ては，Del Gratta らの脳磁図および fMRI を併用した検索の結果，SII でも手の領域は足の領域よりも多少前方に位置する傾向を示すが，SI の体性局在ほど明確ではない[7]。

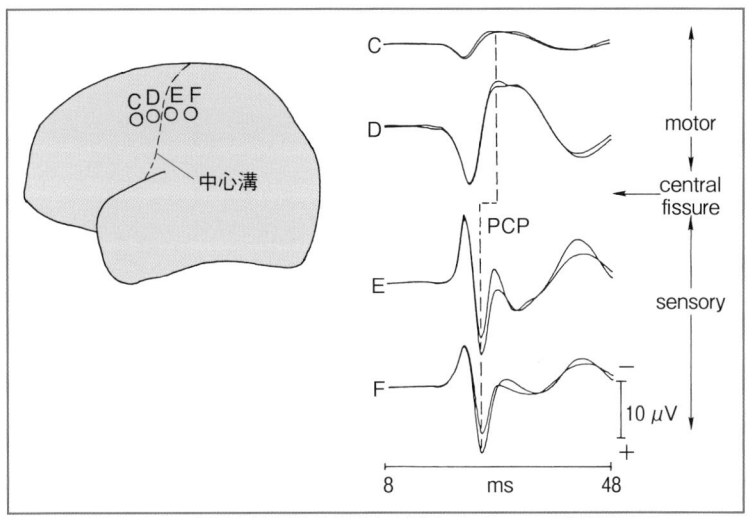

図 B-121　右正中神経手首部電気刺激による SEP の硬膜下記録
PCP：primary cortical potential．(Dinner et el, 1987[11]) より引用)

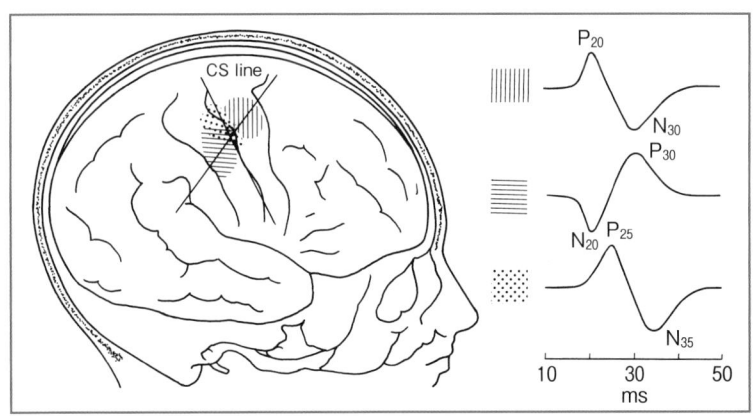

図 B-122　ヒトの硬膜下記録による正中神経 SEP 早期皮質成分の局在
左正中神経手首部電気刺激。N_{20} と P_{20} は中心溝(CS line)を境にして逆位相を示すが，P_{25} (図 B-120 の P_{25} に相当するものと考えられる)は中心後部に限局している。この図では陽性電位が上向きに示してある。(Wood et al, 1988[75] より引用)

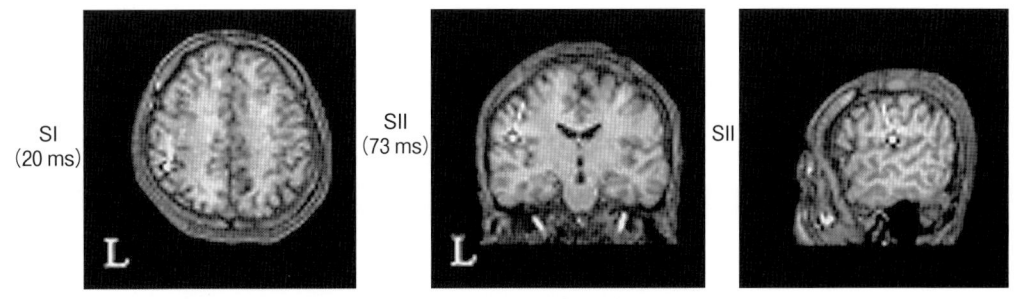

図 B-123　右正中神経手首部電気刺激による体性感覚誘発脳磁場より求めた，早期皮質成分の発生源
SI：一次体性感覚野，SII：二次体性感覚野。(Fujiwara et al, 2002[B-XV-6]) より引用)

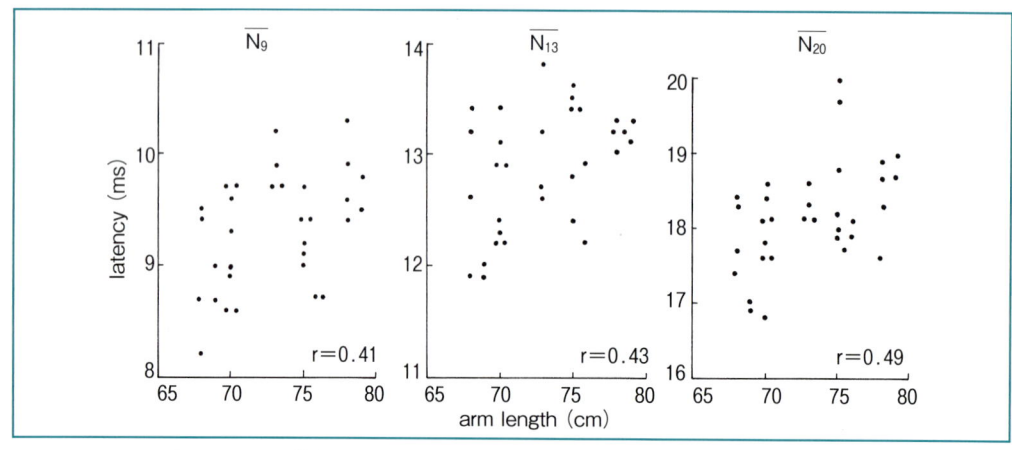

図 B-124　正常者における SEP の頂点潜時（latency）と上肢長（arm length）
正中神経手首部電気刺激。各成分とも上肢長と相関傾向を示す。

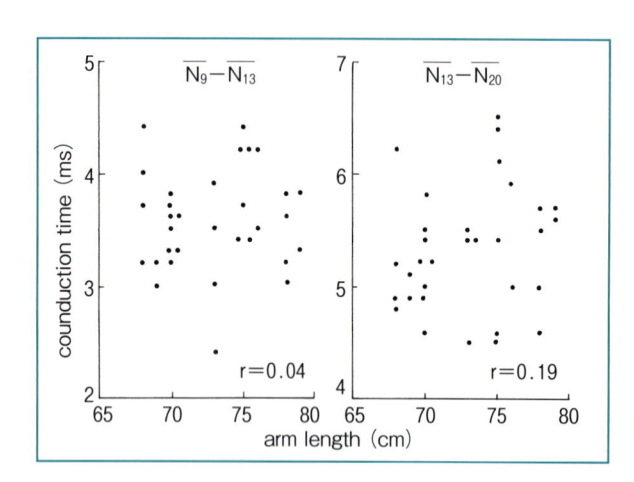

図 B-125　正常者における SEP の頂点間潜時（conduction time）と上肢長（arm length）
図 B-124 と同一データ。頂点間潜時は、上肢長と相関しない。

8）身長と年齢の影響はどこまで考慮しなければならないか

上肢刺激でも下肢刺激でも，SEP は身長の影響を受けやすい（図 B-124）。しかし，これは頂点潜時に関していえることであって，頂点間潜時をとれば身長の影響を受けにくい（図 B-125）。

高齢者では，一般に頂点潜時が有意に延長する。しかし頂点間潜時に関しては，高齢者で一部延長するが，その程度は頂点潜時ほどではない（表 B-12）[20]。

9）SEP が真に効力を発揮する状態

a．感覚障害の客観的評価

CO_2 レーザー刺激を用いた温痛覚刺激のように，特定の感覚受容器を選択的に興奮させて SEP を記録することができる場合には，その振幅と感覚低下との相関関係が認められるので，客観的評価法として臨床的に非常に有効である。神田ら（1996）は Wallenberg 症候群の患者において，患側の温痛覚低下の度合と温痛覚 SEP の N_2 および P_2 成分の振幅との間に相関を見出した（図 B-126）[32]。これに対して電気刺激の場合には，種々の感覚を司る神経線維をまとめて刺激することになるので，臨床症候との対応が難しい場合が多い。

b．SEP は中枢神経系の軸索変性，伝導ブロック，脱髄の鑑別に有効か

中枢神経系ではシナプス伝達により電位が増幅されるため，末梢神経系でみられるような低振幅＝軸索変性，潜時遅延＝脱髄といった単純な関係は成り立たない。多発性硬化症（multiple sclerosis, MS）を代表とする脱髄疾患でも，波形変化を伴わない純粋な潜時遅延は，当該神経線維群に一様に同程度の脱髄が起こったときに初めてみられ

表 B-12 若年者と高齢者における脛骨神経 SEP の頂点潜時
および頂点間潜時の比較(ms)

年齢(歳)	20〜29 (n<20)	60〜74 (n<23)	75〜89 (n<22)
$N_{19}(Th_{12})$	18.1±1.2	20.2±1.7***	22.6±1.0***
$N_{28}(Cv_2)$	26.7±1.5	31.0±4.1***	31.5±3.5***
$N_{19} - N_{28}$	8.5±1.0	10.8±4.8*	8.9±2.8
$P_{35}(Cz')$	34.5±1.4	39.5±4.4	41.3±3.8
$N_{28} - P_{35}$	7.8±1.2	8.8±1.8	9.4±1.9**
$N_{19} - P_{35}$	16.4±1.3	19.4±3.7**	18.8±3.3**

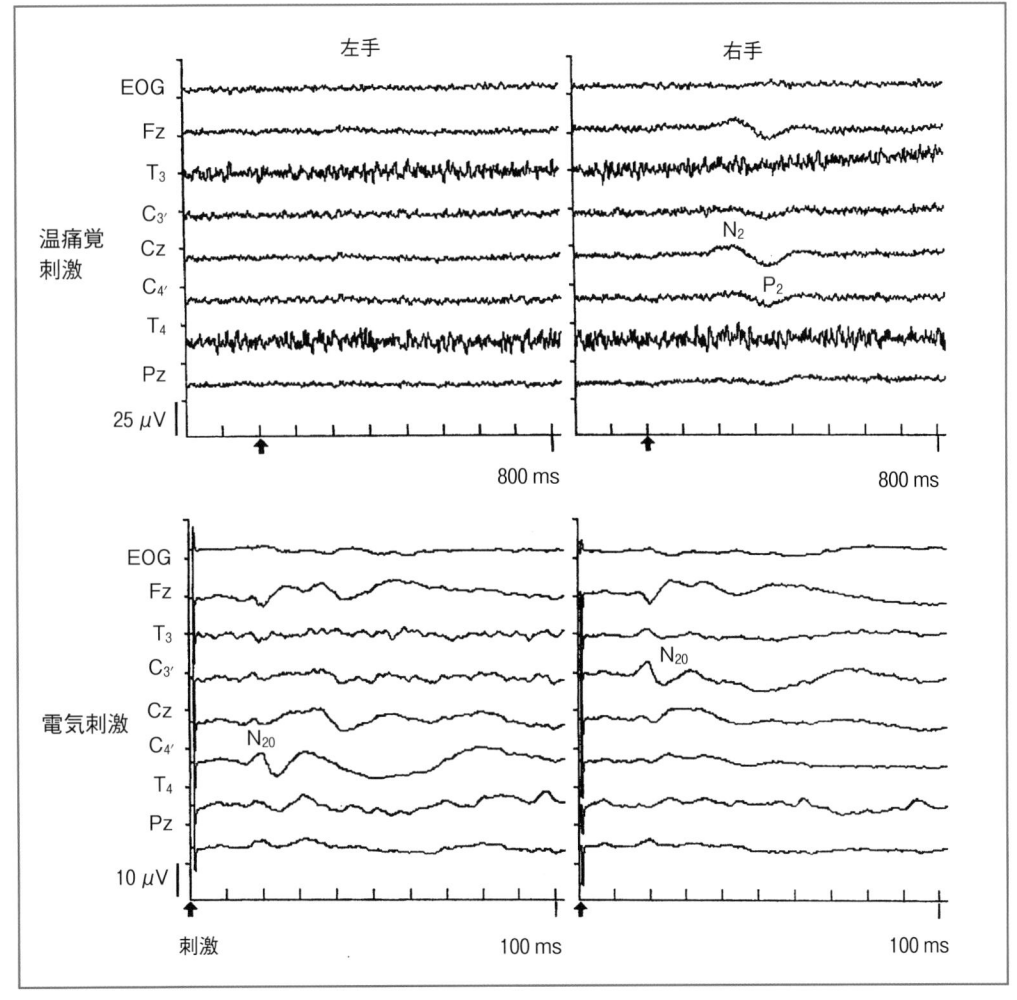

* $p<0.02$, ** $p<0.01$, *** $p<0.001$　(Kakigi, 1987[20] より引用)

図 B-126　Wallenberg 症候群における CO_2 レーザー刺激を用いた温痛覚 SEP
臨床的に痛覚が完全に脱失した左手の刺激では SEP が欠如しているが，正中神経の電気刺激では正常の SEP が出現する。(Kanda et al, 1996[32] より引用)

る現象であって，通常は時間的分散（temporal dispersion）のため振幅低下と変形が起こる（図 B-127）。すなわち，各神経線維の脱髄の程度がばらばらであるために，伝導速度が一定せず，インパルスが皮質へ到達する時点がばらばらになるというわけである。またこれに対して，suba-

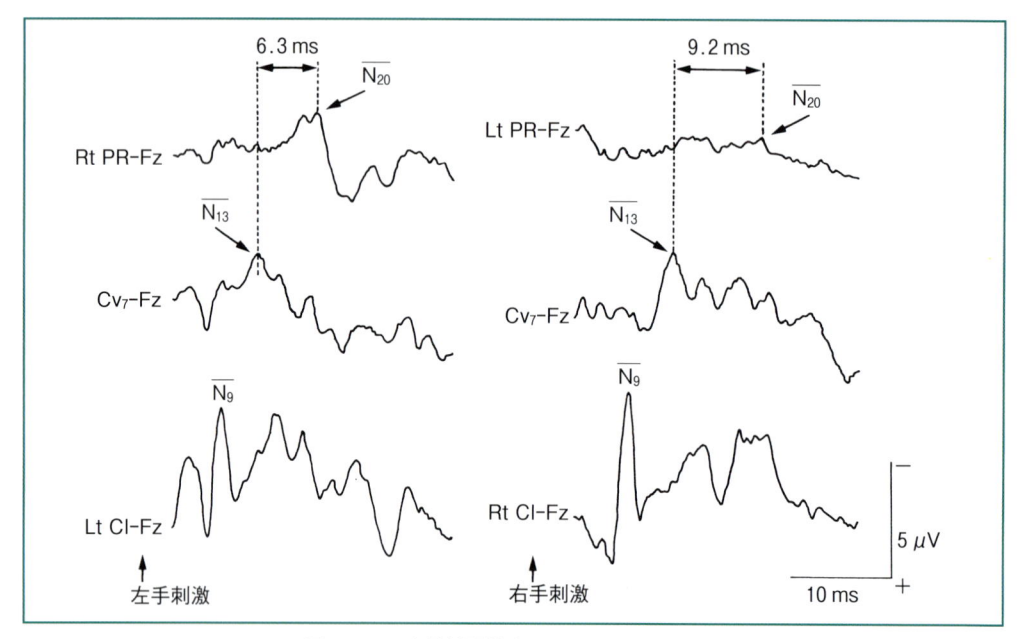

図 B-127 多発性硬化症の SEP(21 歳, 女性)
右正中神経刺激では, $\overline{N_{20}}$ は著明な時間的分散を示す。PR：頭頂部手の感覚領域, Cv_7：第 7 頸椎棘突起, Cl：鎖骨上窩 Erb 点, Rt：右, Lt：左。128 回加算。(Shibasaki et al, 1982[54]より引用)

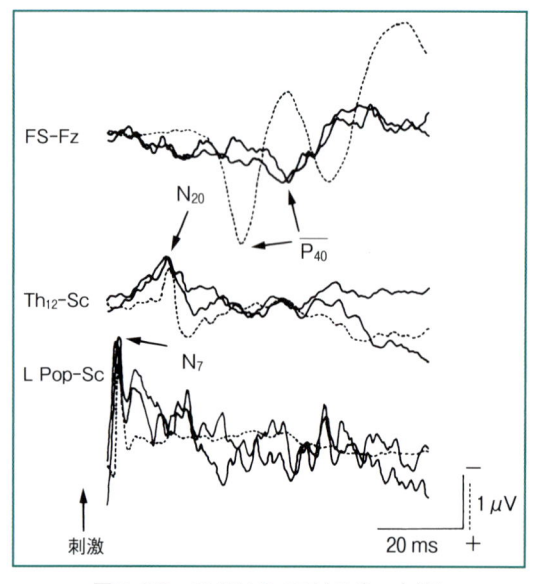

図 B-128 SMON の SEP(50 歳, 女性)
左脛骨神経足首部電気刺激, 600 回加算。点線は正常対照者。FS：頭皮上足の感覚領域, Th_{12}：第 12 胸椎棘突起, Sc：右肩甲骨, L Pop：左膝窩部。Th_{12} から記録される N_{20} までは正常であるが, 皮質電位 $\overline{P_{40}}$（図 B-109 の P_{36} に相当）は著明に延長し時間的分散を示す。(Shibasaki et al, 1982[53]より引用)

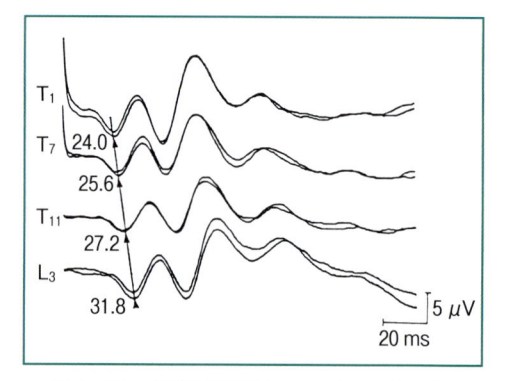

図 B-129 傍脊柱刺激 (paraspinal stimulation) による SEP
正常者の記録。(Goodridge et al, 1987[12]より引用)

間的分散とともに頂点潜時も遅延することが多い（**図 B-128**）[53]。

末梢神経系では, 傷害部位より遠位部と近位部で刺激することによって伝導ブロック（conduction block）の存在を証明できるが, 中枢神経系ではそれは難しい。後索伝導に関しては, Goodridge ら（1987）の傍脊柱刺激（paraspinal stimulation）がこの目的に応用できるであろう（**図 B-129**）[12]。

cute myelo-optico-neuropathy (SMON) や Friedreich 失調症のような軸索変性でも, やはり時

c. myeloneuropathy の病態生理の検索

末梢神経障害の病態生理の検索には，もちろん筋電図と末梢神経伝導検査が極めて有効であるが，脊髄神経後根のインパルス伝導の状態については，前述の Crow-Fukase 症候群のように短潜時 SEP が重要な情報を与えてくれる（**図 B-117，118**，129 頁）[55]）。しかし，短潜時 SEP がとりわけ有効な状態は脊髄と末梢神経がともに傷害されているような状態，いわゆる myeloneuropathy である。すなわち，後根神経節細胞の軸索突起が中枢側と末梢側のいずれも傷害されているか，あるいはその一方だけが傷害されているかを検索することができる。たとえば前述の SMON は，少なくとも大径線維に関する限りは central distal axonopathy の結果中枢側のみ傷害されている例である（**図 B-128**）[53]）。ただしこの場合，末梢側軸索の遠位端に限局した異常は，電気刺激による伝導速度測定法では検出できない可能性が残る。

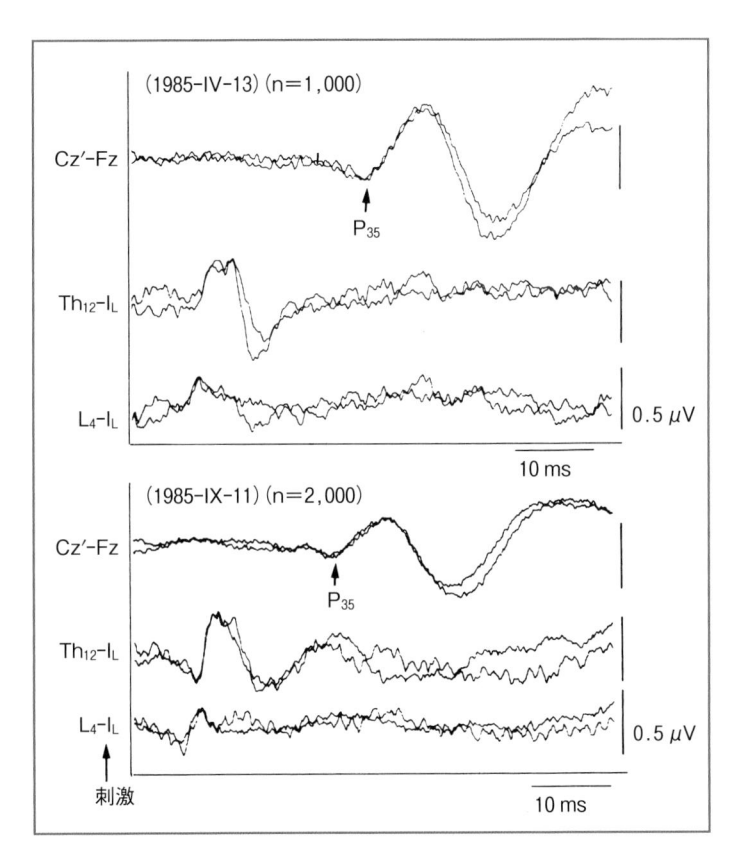

図 B-130 亜急性連合性脊髄変性症のSEP（78 歳，女性，胃切除後）
左腓骨神経膝部電気刺激。l_L：右腸骨稜。治療前（上図）に比して，ビタミン B_{12} による治療後（下図）は皮質電位 P_{35}（矢印，図 B-109 の P_{36} に相当）の潜時が短くなっている。Th_{12} の N_{20} までは治療前から正常である。(Tomoda et al, 1988[68]) より引用)

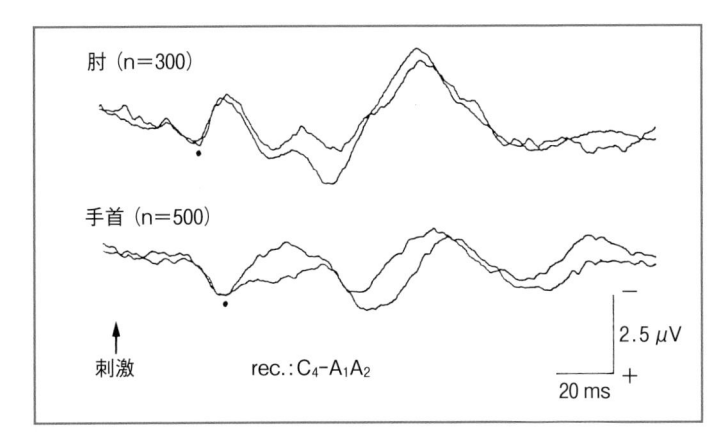

図 B-131 SEP を用いた末梢感覚神経伝導速度の測定（20 歳，女性，hereditary motor sensory neuropathy, Charcot-Marie-Tooth 病 I 型）
左正中神経電気刺激。初期皮質陽性電位（$\overline{P_{25}}$）の頂点潜時（・印）は，手首刺激では 46.8 ms，肘部刺激では 36.8 ms であり，それから計算した伝導速度は 21.5 m/s である。なお本例の正中神経の感覚誘発電位は，通常の方法では誘発不能であった。

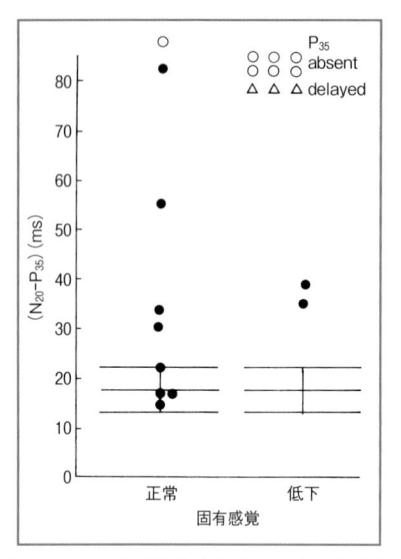

図 B-132 多発性硬化症患者の下肢固有感覚障害と中枢伝導
脛骨神経足首部電気刺激 SEP の頂点間潜時（N_{20}-P_{35}）。下肢の固有感覚が正常でも，中枢伝導時間が著明に延長している例が多い。○印は P_{35} が欠如しているもの，△印は P_{35} の潜時が遅延しているが，N_{20} が記録できないために中枢伝導時間が測定できないもの。（Shibasaki et al, 1982[54]のデータに追加）

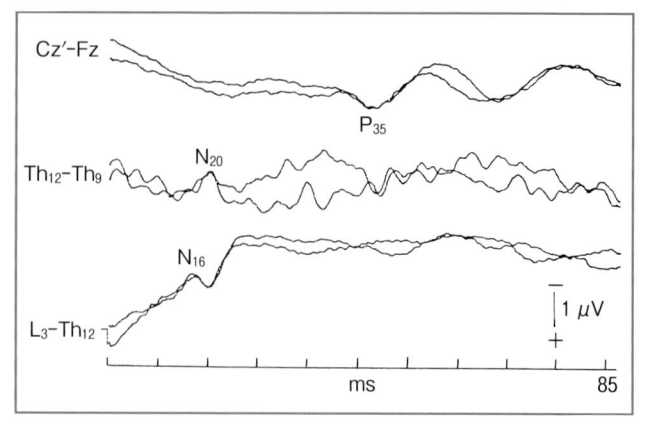

図 B-133 HAM の 1 例における脛骨神経足首部電気刺激による SEP（32 歳，女性）
主として腰髄起源と考えられる N_{20} は正常であるが，皮質電位 P_{35} が 47.2 ms と遅延している。本例では下肢に感覚障害はなかった。400 回加算。（Shibasaki et al, 1988[57]より引用）

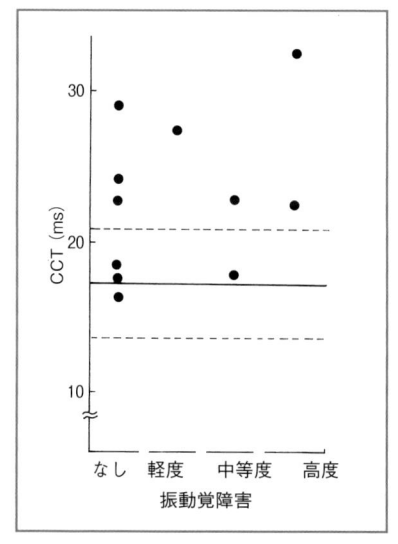

図 B-134 HAM 11 例における下肢の振動覚障害の程度と脛骨神経足首部電気刺激による SEP の中枢伝導時間（CCT, N_{20}-P_{35}）
下肢の振動覚障害の有無にかかわらず，CCT が延長しているものが多い。点線は正常者の中枢伝導時間の平均値 ± 3 s.d. を示す。（Shibasaki et al, 1988[57]より引用）

これに対して，ビタミン B_{12} 欠乏による亜急性連合性脊髄変性症（subacute combined degeneration of spinal cord）では，末梢神経障害に加えて後索の病変も生じるので，末梢神経誘発電位の低下とともに，下肢刺激による中枢伝導時間の延長がみられる（**図 B-130**）[68]。ここで注意を要するのは，下肢刺激による SEP の中枢伝導時間は，SMON のような dying back 型軸索変性，亜急性連合性脊髄変性症のような代謝性後索障害，および MS のような脱髄でも同様に延長し，しかも皮質 SEP の時間的分散と変形がいずれにおいてもみられることである。

このような myeloneuropathy の検索に際しては，上肢刺激と下肢刺激による SEP をともに記録することが非常に大切である。前述の亜急性連合性脊髄変性症のように，胸髄後索に主病変がある場合には下肢刺激 SEP のみ異常を示すことはもちろんであるが，SMON のような central distal axonopathy でも，長い神経線維ほど傷害されやすいので，やはり上肢刺激 SEP は異常を示さないことになる。それに反して，主として後根に脱髄が起こると考えられる Crow-Fukase 症候群などでは，上肢刺激でも下肢刺激でもともに異常を示すわけである。

なお末梢神経の障害が高度で，手首や足首のような遠位部の電気刺激では皮質反応が誘発されない状態でも，肘部や膝部のような近位部における刺激によって初めて誘発されることがあるので，

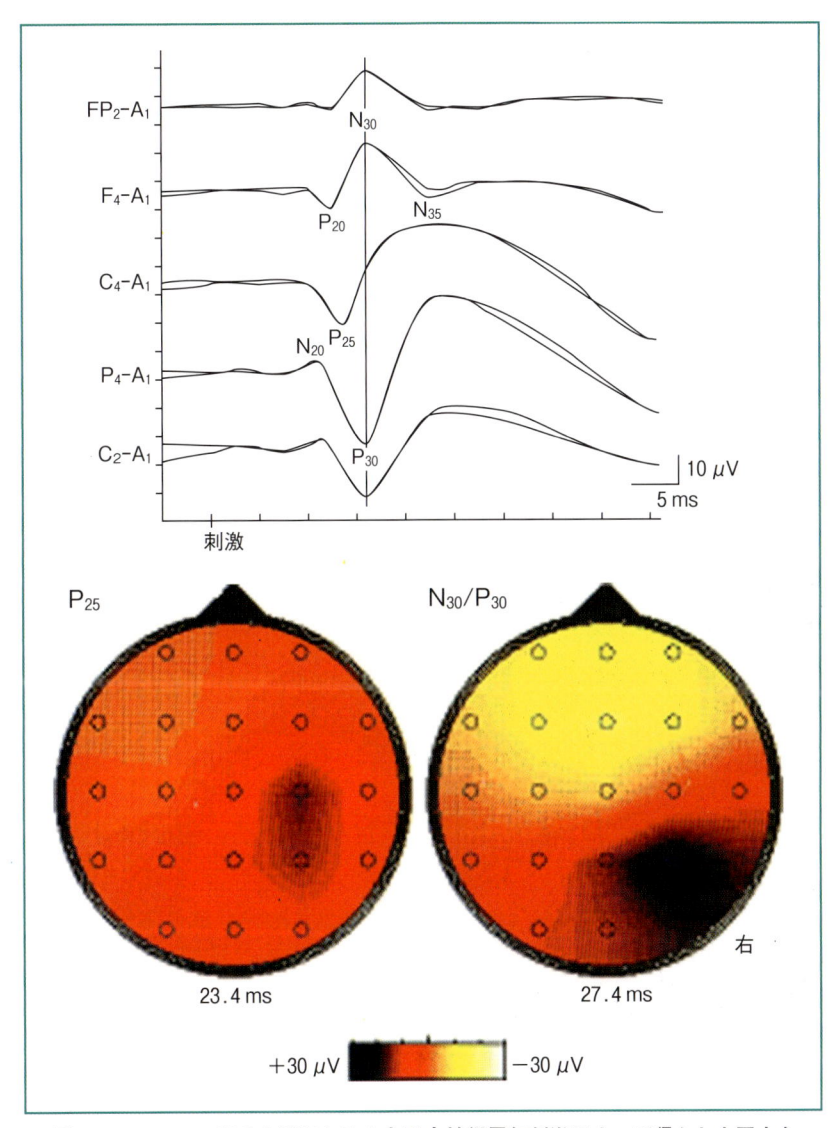

図 B-135 Lafora 病の 1 例における左正中神経電気刺激によって得られた巨大な SEP とその頭皮上分布
P_{25} は右中心部に単一の陽性電場を示すが，次の N_{30}/P_{30} は右中心溝を境界として後方に陽性，前方に陰性の 2 つの電場を示す．(Ikeda et al, 1995[18]) より引用)

近位部の刺激は試みる価値がある．このことを利用して，通常の方法では末梢感覚神経伝導速度が測定できない場合でも，SEP を用いることによって末梢感覚神経の著明な伝導遅延を証明できることがある(図 B-131)．

d．多発性硬化症および HTLV-I-associated myelopathy (HAM) における潜在性後索病変の検出

MS では，正中神経 SEP は約半数で，脛骨神経 SEP は大部分の症例で何らかの異常を示す．検査時の感覚障害との関連については，皮質電位や脊髄反応が出現しないような高度の異常を呈する患者では固有感覚が低下しているものが多いが，中枢伝導時間の延長は固有感覚が全く障害されていない症例でもしばしばみられる(図 B-132)[54]．この意味で，SEP とくに下肢刺激 SEP は MS の潜在性病変の検出に有効である．MRI をはじめとする画像診断が MS の診断に著しく貢献している今日でも，次項の VEP とともに，下肢 SEP は MRI で検出できない病巣を検出でき

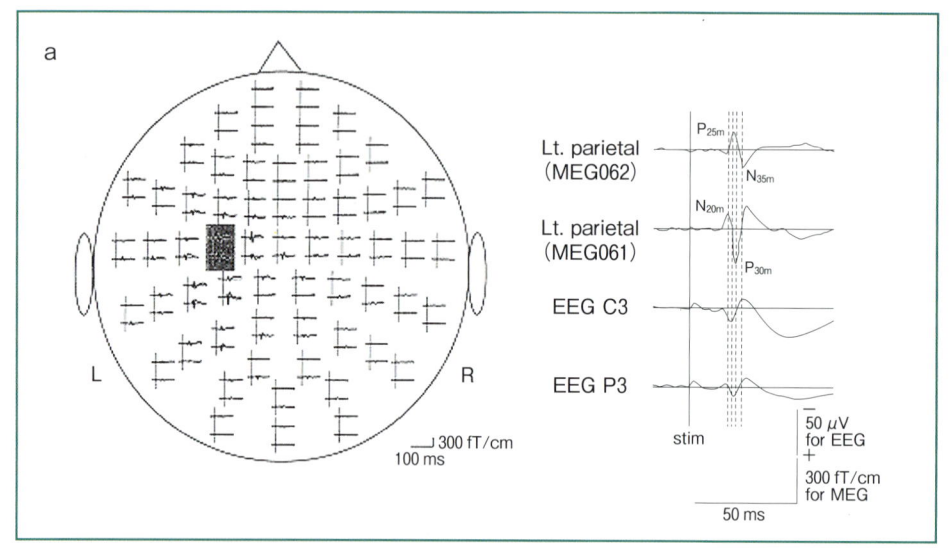

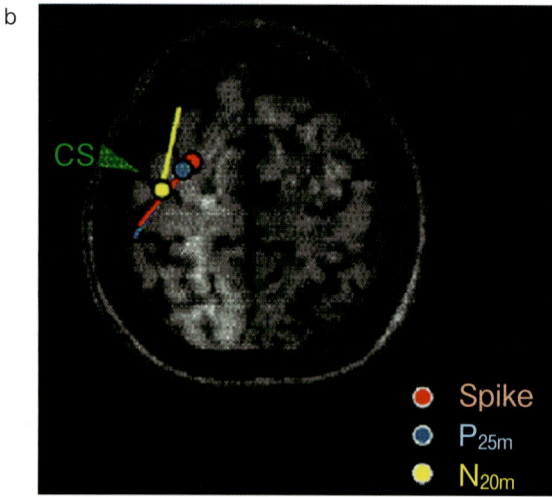

図 B-136 右正中神経電気刺激によって誘発された巨大脳磁場(a)とそれから推測された電流双極子(b)
家族性成人ミオクローヌスてんかんの症例。最初の皮質成分(N_{20m})（黄色）は中心後回で発生するが，次の成分（P_{25m}）（青色）は中心前回で発生するものと考えられる。なお，赤色（spike）は自発ミオクローヌスに先行する棘波の発生源を示す。Lt. parietal：左頭頂部，MEG：脳磁図，EEG：脳波。（京都大学美馬達哉准教授より提供）

るので，極めて意義が深い。

MSの急性期で浮腫や細胞浸潤のような炎症が強い間は誘発反応が消失するかあるいは低振幅となり，急性期を過ぎると反応が出現してくるがその潜時が著明に遅延していることが多い。そして潜時遅延がいったん固定すると，臨床症状の程度にかかわらずほとんど変化しないのが普通である。もちろんこの場合，再び急性増悪が起これば SEP も悪化する。

なお MS では，単発電気刺激による SEP は正常であっても，二連発刺激を与えるとその第2刺激に対する SEP の潜時が延長することがある。すなわち連続刺激に対する反応の回復が障害されやすい。HAM では，発症から長期間経過した症例でも正中神経 SEP はほとんど正常であるが，脛骨神経 SEP の中枢伝導時間が軽度ないし中等度延長していることが多い（図 B-133）[57]。この現象は臨床的に下肢に感覚障害がなくても認められ，この点では MS に類似している（図 B-134）。

e. 皮質ミオクローヌスにおける巨大 SEP の意義

皮質ミオクローヌスを呈する多くの症例では，N_{20} の振幅はほぼ正常範囲であるが，P_{25} および N_{30} に相当する成分が正常の数十倍にも大きくなる。この巨大 P_{25}・N_{30} 成分の頭皮上分布を検討すると，正常者のそれに対応する電位と等しい分布を示す。池田ら（1995）は巨大 SEP の各成分の頭皮上分布を検討し，図 B-135 に示すように，3b 野で水平方向に向かって発生した双極子 N_{30}/P_{30} と，中心後回で法線方向に向かって発生した

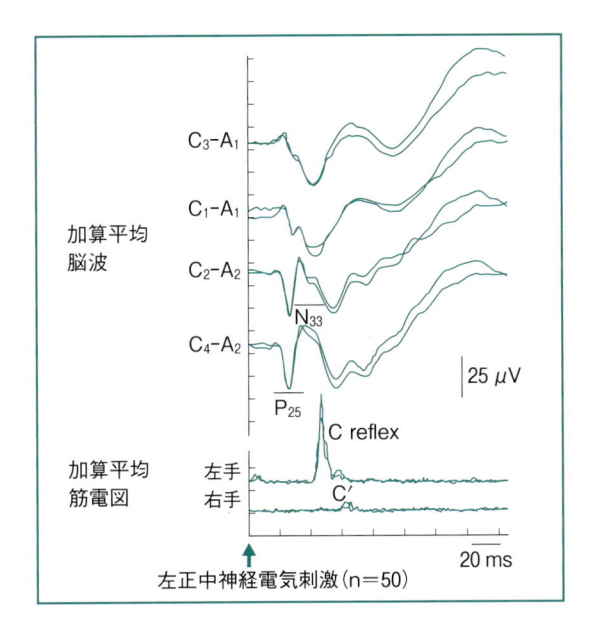

図 B-137　皮質反射性ミオクローヌス患者で記録された巨大体性感覚誘発電位（SEP）と，皮質経由長潜時反射

左正中神経電気刺激に対して，巨大 SEP が右中心部に誘発され，それに続いて刺激側の手筋に筋電図が誘発される（C reflex）。巨大 SEP は刺激と同側の左中心部にもみられ，それに続いて非刺激側の右手にも筋電図が誘発される（C′）。

P_{25} と N_{35} とが，個人によってその程度は異なるが，それぞれ独立して巨大化することを明らかにした[18]。このような巨大 SEP の脳磁場からその発生源を求めると，P_{25} に相当する成分はむしろ中心前回から発生している症例がある（**図 B-136**）[45]。これは，後述の jerk-locked back averaging（→293頁）によって検出されるミオクローヌス関連棘波の局在と同一であるか，その部位に非常に近いものと考えられる。

この種のミオクローヌスは，いわゆる皮質反射性ミオクローヌス（cortical reflex myoclonus）に属し，巨大 SEP に続いて，刺激側の手に刺激後約 40 ms の潜時で出現する反射性筋放電が著しく増強されることが多い（**図 B-137**）。この増強された誘発筋放電は誘発ミオクローヌス（反射性ミオクローヌス）そのものに相当し，皮質を介した長潜時・長ループ反射（long-latency long-loop reflex）であり，Sutton と Mayer（1974）[66] は cortical にちなんでこれを C 反射（C reflex）と呼んだ。皮質反射性ミオクローヌスであることが証明されれば，その患者は全身けいれん発作を示す可能性が高いので，診断上重要である。

皮質性ミオクローヌスが手指に現われると，振戦のように見えることがある。このような症例の多くは成人発症で，常染色体優性遺伝を示し，しばしば本態性振戦と誤診され，その経過中に全身けいれん発作が現われて初めて診断されることがある。この場合，振戦のように見える小さいミオクローヌスを基準にして脳波を加算平均すると，棘波が証明され，またしばしば巨大 SEP と増強した C 反射を伴う。この家系はわが国に多いものと考えられ，従来 "familial essential myoclonus and epilepsy"（稲月ら），"benign adult familial myoclonic epilepsy"（安田），あるいは "familial cortical myoclonic tremor" などと呼ばれてきた。

1994 年著者らは，進行性ミオクローヌスてんかんの症例で，手首を伸展させた状態で正中神経に電気刺激を与えると，ミオクローヌス筋放電を伴うことなく手首伸筋および屈筋の筋収縮が中断し，手首が落下する現象を報告した（**図 B-138**）。すなわち，末梢刺激によって筋収縮に過剰な静止期（silent period）が誘発されたことになり，反射性陰性ミオクローヌスと呼んでよいと考えられる。しかもその誘発静止期の時間は皮質誘発電位が大きいほど長く，また刺激と同側半球にも巨大誘発電位が認められた場合には非刺激側の手にも陰性ミオクローヌスが誘発された（**図 B-138**）。このことから，この刺激過敏性陰性ミオクローヌスは一次感覚運動皮質を介する反射性機序によって生じるものと考えられた（cortical reflex negative myoclonus）[59]。

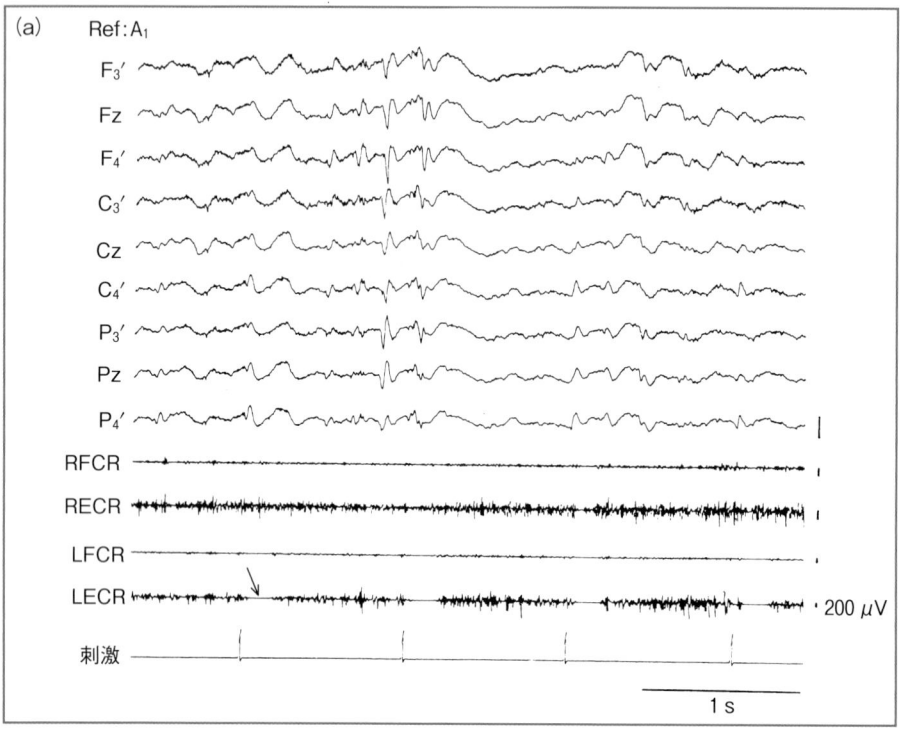

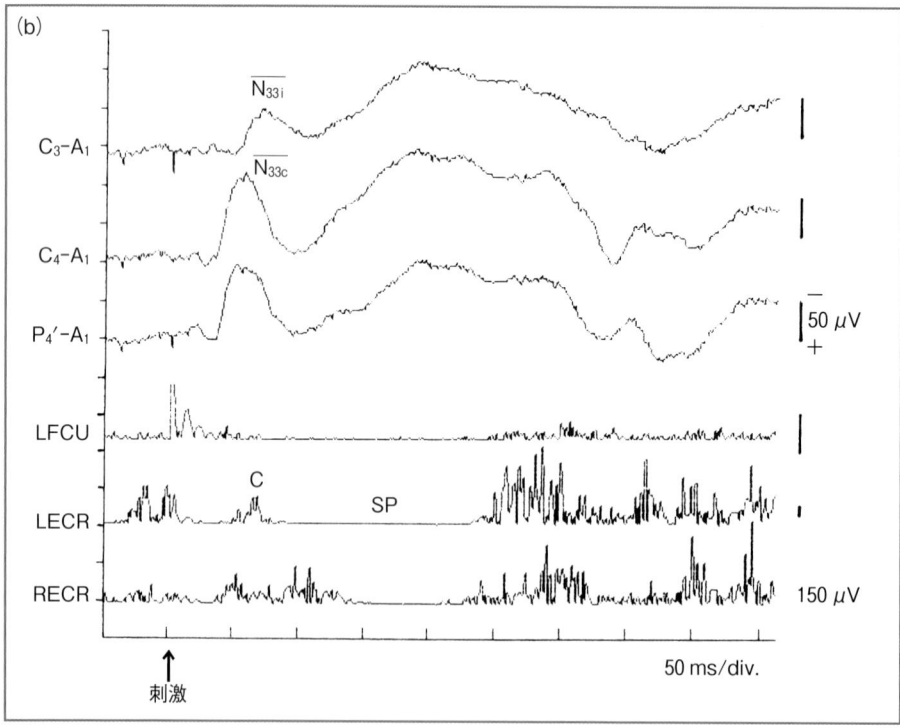

図 B-138　皮質反射性陰性ミオクローヌス(20 歳，男性，Lafora 病)
(a)左正中神経手首部の電気刺激によって誘発された巨大皮質反応と筋放電静止期(silent period, SP)(矢印)．FCR：手首屈筋，ECR：手首伸筋，R：右，L：左，基準電極(Ref)：左耳朶(A_1)．
(b)上記の 1 つを拡大したもの．(Shibasaki et al, 1994[59])より引用)

文献

1) Allison T, McCarthy G, Wood CC, Jones SJ. Potentials evoked in human and monkey cerebral cortex by stimulation of the median nerve. A review of scalp and intracranial recordings. Brain 1991 ; 114 : 2465-2503.
2) Allison T, McCarthy G, Wood CC. The relationship between human long-latency somatosensory evoked potentials recorded from the cortical surface and from the scalp. Electroencephalogr Clin Neurophysiol 1992 ; 84 : 301-314.
3) Bromm B, Treede R-D. Human cerebral potentials evoked by CO_2 laser stimuli causing pain. Exp Brain Res 1987 ; 67 : 153-162.
4) Burke D, Skuse NF, Lethlean AK. Cutaneous and muscle afferent components of the cerebral potential evoked by electrical stimulation of human peripheral nerves. Electroencephalogr Clin Neurophysiol 1981 ; 51 : 579-588.
5) Cruccu, G, Aminoff MJ, Curio G, Guerit JM, Kakigi R, Mauguiere F, et al. Recommendations for the clinical use of somatosensory-evoked potentials. Clin Neurophysiol 2008 : 119 : 1705-1719.
6) Dawson GD. Investigations on a patient subject to myoclonic seizures after sensory stimulation. J Neurol Neurosurg Psychiatry 1947 ; 10 : 141-162.
7) Del Gratta C, Della Penna S, Ferretti A, Franciotti R, Pizzela V, Tartaro A, et al. Topographic organization of the human primary and secondary somatosensory cortices : comparison of fMRI and MEG findings. Neuroimage 2002 ; 17 : 1373-1383.
8) Desmedt JE, Nguyen TH, Carmeliet J. Unexpected latency shifts of the stationary P9 somatosensory evoked potential far field with changes in shoulder position. Electroencephalogr Clin Neurophysiol 1983 ; 56 : 628-634.
9) Desmedt JE, Bourguet M. Color imaging of parietal and frontal somatosensory potential fields evoked by stimulation of median or posterior tibial nerve in man. Electroencephalogr Clin Neurophysiol 1985 ; 62 : 1-17.
10) Desmedt JE, Ozaki I. SEPs to finger joint input lack the N20-P20 response that is evoked by tactile inputs : contrast between cortical generators in areas 3b and 2 in humans. Electroencephalogr Clin Neurophysiol 1991 ; 80 : 513-521.
11) Dinner DS, Luders H, Lesser RP, Morris HH. Cortical generators of somatosensory evoked potentials to median nerve stimulation. Neurology 1987 ; 37 : 1141-1145.
12) Goodridge A, Eisen A, Hoirch M. Paraspinal stimulation to elicit somatosensory evoked potentials : an approach to physiological localization of spinal lesions. Electroencephalogr Clin Neurophysiol 1987 ; 68 : 268-276.
13) Hari R, Karhu J, Hamalainen M, Knuutila J, Salonen O, Sams M, et al. Functional organization of the human first and second somatosensory cortices : a neuromagnetic study. Eur J Neurosci 1993 ; 5 : 724-734.
14) Hashimoto I. Somatosensory evoked potentials from the human brain-stem : origins of short latency potentials. Electroencephalogr Clin Neurophysiol 1984 ; 57 : 221-227.
15) Hashimoto I. Somatosensory evoked potentials elicited by air-puff stimuli generated by a new high-speed air control system. Electroencephalogr Clin Neurophysiol 1987 ; 67 : 231-237.
16) Hashimoto I. Trigeminal evoked potentials following brief air puff : enhanced signal-to-noise ratio. Ann Neurol 1988 ; 23 : 332-338.
17) Hitomi T, Ikeda A, Matsumoto R, Kinoshita M, Taki J, Usui K, et al. Generators and temporal succession of giant somatosensory evoked potentials in cortical reflex myoclonus : epicortical recording from sensorimotor cortex. Clin Neurophysiol 2006 ; 117 : 1481-1486.
18) Ikeda A, Shibasaki H, Nagamine T, Xu X, Terada K, Mima T, et al. Peri-rolandic and fronto-parietal components of scalp-recorded giant SEPs in cortical myoclonus. Electroencephalogr Clin Neurophysiol 1995 ; 96 : 300-309.
19) Kakigi R, Shibasaki H, Hashizume A, Kuroiwa Y. Short latency somatosensory evoked spinal and scalp-recorded potentials following posterior tibial nerve stimulation in man. Electroencephalogr Clin Neurophysiol 1982 ; 53 : 602-611.

20) Kakigi R. The effect of aging on somatosensory evoked potentials following stimulation of the posterior tibial nerve in man. Electroencephalogr Clin Neurophysiol 1987 ; 68 : 277-286.
21) Kakigi R, Shibasaki H. Generator mechanisms of giant somatosensory evoked potentials in cortical reflex myoclonus. Brain 1987 ; 110 : 1359-1373.
22) Kakigi R, Shibasaki H, Kuroda Y, Endo C, Oda K, Ikeda A, et al. Multimodality evoked potentials in HTLV-I associated myelopathy. J Neurol Neurosurg Psychiatry 1988 ; 51 : 1094-1096.
23) Kakigi R, Shibasaki H, Ikeda A. Pain-related somatosensory evoked potentials following CO_2 laser stimulation in man. Electroencephalogr Clin Neurophysiol 1989 ; 74 : 139-146.
24) Kakigi R, Endo C, Neshige R, Kuroda Y, Shibasaki H. Estimation of conduction velocity of Aδ fibers in humans. Muscle Nerve 1991 ; 14 : 1193-1196.
25) Kakigi R, Shibasaki H. Estimation of conduction velocity of the spino-thalamic tract in man. Electroenceph Clin Neurophysiol 1991 ; 80 : 39-45.
26) Kakigi R, Shibasaki H, Kuroda Y, Neshige R, Endo C, Tabuchi K, et al. Pain-related somatosensory evoked potentials in syringomyelia. Brain 1991 ; 114 : 1871-1889.
27) Kakigi R, Shibasaki H, Tanaka, K, Ikeda T, Oda K, Endo C, et al. CO_2 laser-induced pain-related somatosensory evoked potentials in peripheral neuropathies : correlation between electrophysiological and histopathological findings. Muscle Nerve 1991 ; 14 : 441-450.
28) Kakigi R. Somatosensory evoked magnetic fields following median nerve stimulation. Neurosci Res 1994 ; 20 : 165-174.
29) Kakigi R, Hoshiyama M, Shimojo M, Naka D, Yamasaki H, Watanabe S, et al. The somatosensory evoked magnetic fields. Prog Neurobiol 2000 ; 61 : 495-523.
30) Kakigi R, Inui K, Tamura Y. Electrophysiological studies on human pain perception. Clin Neurophysiol 2005 ; 116 : 743-763.
31) 亀山茂樹, Jun Kimura, 淵上泰敬, 中角祐治, Thoru Yamada. Motor point 刺激による大脳誘発電位. 脳波と筋電図 1988 ; 16 : 252-257.
32) Kanda M, Mima T, Xu X, Fujiwara N, Shindo K, Nagamine T, et al. Pain-related somatosensory evoked potentials can quantitatively evaluate hypalgesia in Wallenberg's syndrome. Acta Neurol Scand 1996 ; 94 : 131-136.
33) Kanda M, Nagamine T, Ikeda A, Ohara S, Kunieda T, Fujiwara N, et al. Primary somatosensory cortex is actively involved in pain processing in human. Brain Res 2000 ; 853 : 282-289.
34) Kanda M, Mima T, Oga T, Matsuhashi M, Toma K, Hara H, et al. Transcranial magnetic stimulation (TMS) of the sensorimotor cortex and medial frontal cortex modifies human pain perception. Clin Neurophysiol 2003 ; 114 : 860-866.
35) Kimura J, Mitsudome A, Beck DO, Yamada T, Dickins QS. Field distribution of antidromically activated digital nerve potentials : model for far-field recording. Neurology 1983 ; 33 : 1164-1169.
36) Kimura J, Mitsudome A, Yamada T, Dickins QS. Stationary peaks from a moving source in far-field recording. Electroencephalogr Clin Neurophysiol 1984 ; 58 : 351-361.
37) 木村淳, 幸原伸夫 : 神経伝導検査と筋電図を学ぶ人のために. 医学書院, 東京, 2003.
38) Kitamura Y, Kakigi R, Hoshiyama M, Koyama S, Shimojo M, Watanabe S. Pain-related somatosensory evoked magnetic fields. Electroencephalogr Clin Neurophysiol 1995 ; 95 : 463-474.
39) Lu CS, Ikeda A, Terada K, Mima T, Nagamine T, Fukuyama H, et al. Electrophysiological studies of early stage corticobasal degeneration. Mov Disord 1998 ; 13 : 140-146.
40) Mauguiere F, Desmedt JE, Courjon J. Astereognosis and dissociated loss of frontal or parietal components of somatosensory evoked potentials in hemispheric lesions. Detailed correlations with clinical signs and computerized tomographic scanning. Brain 1983 ; 106 : 271-311.
41) Mikuni N, Ohara S, Ikeda A, Hayashi N, Nishida N, Taki J, et al. Evidence for a wide distribution of negative motor areas in the perirolandic cortex. Clin Neurophysiol 2006 ; 117 : 33-40.
42) Mima T, Terada K, Maekawa M, Nagamine T, Ikeda A, Shibasaki H. Somatosensory evoked potentials following proprioceptive stimulation of finger in man. Exp Brain Res 1996 ; 111 : 233-245.
43) Mima T, Ikeda A, Nagamine T, Yazawa S, Kunieda T, Mikuni N, et al. Human second somatosensory area : subdural and magnetoencephalographic recording of somatosensory evoked

responses. J Neurol Neurosurg Psychiatry 1997 ; 63 : 501-505.
44) Mima T, Terada K, Ikeda A, Fukuyama H, Takigawa T, Kimura J, et al. Afferent mechanism of cortical myoclonus studied by proprioception-related SEPs. Electroencephalogr Clin Neurophysiol 1997 ; 104 : 51-59.
45) Mima T, Nagamine T, Nishitani N, Mikuni N, Ikeda A, Fukuyama H, et al. Cortical myoclonus : sensorimotor hyperexcitability. Neurology 1998 ; 50 : 933-942.
46) Miyazaki M, Shibasaki H, Kanda M, Xu X, Shindo K, Honda M, et al. Generator mechanism of pain-related evoked potentials following CO_2 laser stimulation of the hand : scalp topography and effect of predictive warning signal. J Clin Neurophysiol 1994 ; 11 : 242-254.
47) Morioka T, Shima F, Kato M, Fukui M. Origin and distribution of thalamic somatosensory evoked potentials in humans. Electroencephalogr Clin Neurophysiol 1989 ; 74 : 186-193.
48) Nagamine T, Kaji R, Suwazono S, Hamano T, Shibasaki H, Kimura J. Current source density mapping of somatosensory evoked responses following median and tibial nerve stimulation. Electroencephalogr Clin Neurophysiol 1992 ; 84 : 248-256.
49) Nagamine T, Makela J, Mima T, Mikuni N, Nishitani N, Satoh T, et al. Serial processing of the somesthetic information revealed by different effects of stimulus rate on the somatosensory-evoked potentials and magnetic fields. Brain Res 1998 ; 791 : 200-208.
50) Nakanishi T. Action potentials recorded by fluid electrodes. Electroencephalogr Clin Neurophysiol 1982 ; 53 : 343-345.
51) Rosen I, Fehling C, Sedgwick M, Elmqvist D. Focal reflex epilepsy with myoclonus : electrophysiological investigation and therapeutic implications. Electroencephalogr Clin Neurophysiol 1977 ; 42 : 95-106.
52) Rothwell JC, Obeso JA, Marsden CD. On the significance of giant somatosensory evoked potentials in cortical myoclonus. J Neurol Neurosurg Psychiatry 1984 ; 47 : 33-42.
53) Shibasaki H, Kakig, R, Ohnishi A, Kuroiwa Y. Peripheral and central nerve conduction in subacute myelo-optico-neuropathy. Neurology 1982 ; 32 : 1186-1189.
54) Shibasaki H, Kakigi R, Tsuji S, Kimura S, Kuroiwa Y. Spinal and cortical somatosensory evoked potentials in Japanese patients with multiple sclerosis. J Neurol Sci 1982 ; 57 : 441-453.
55) Shibasaki H, Ohnishi A, Kuroiwa Y. Use of SEPs to localize degeneration in a rare polyneuropathy : studies on polyneuropathy associated with pigmentation, hypertrichosis, edema, and plasma cell dyscrasia. Ann Neurol 1982 ; 12 : 355-360.
56) Shibasaki H, Yamashita Y, Neshige R, Tobimatsu S, Fukui R. Pathogenesis of giant somatosensory evoked potentials in progressive myoclonic epilepsy. Brain 1985 ; 108 : 225-240.
57) Shibasaki H, Endo C, Kuroda Y, Kakigi R, Oda K, Komine S. Clinical picture of HTLV-I associated myelopathy. J Neurol Sci 1988 ; 87 : 15-24.
58) Shibasaki H, Nakamura M, Nishida S, Kakigi R, Ikeda A. Wave form decomposition of "giant SEP" and its computer model for scalp topography. Electroencephalogr Clin Neurophysiol 1990 ; 77 : 286-294.
59) Shibasaki H, Ikeda A, Nagamine T, Mima T, Terada K, Nishitani N, et al. Cortical reflex negative myoclonus. Brain 1994 ; 117 : 477-486.
60) Shibasaki H. Central mechanisms of pain perception. Clin Neurophysiol 2004 ; Suppl 57 : 39-49.
61) Shibasaki H, Hitomi T, Mezaki T, Kihara T, Tomimoto H, Ikeda A, et al. A new form of congenital proprioceptive sensory neuropathy associated with arthrogryposis multiplex. J Neurol 2004 ; 251 : 1340-1344.
62) Sonoo M, Shimpo T, Gemba K, Kunimoto M, Mannen T. Posterior cervical N13 in median nerve SEP has two components. Electroencephalogr Clin Neurophysiol 1990 ; 77 : 28-38.
63) Sonoo M, Shimpo T, Takeda K., Genba K, Nakano I, Mannen T. SEPs in two patients with localized lesions of the postcentral gyrus. Electroencephalogr Clin Neurophysiol 1991 ; 80 : 536-554.
64) Sonoo M. How much has been solved regarding SEP generators? Electroencephalogr Clin Neurophysiol 1999 ; Suppl 49 : 47-51.
65) Stegeman DF, Van Oosterom A, Colon EJ. Far-field evoked potential components induced by a propagating generator : computational evidence. Electroencephalogr Clin Neurophysiol 1987 ; 67 : 176-187.

66) Sutton GG, Mayer RF. Focal reflex myoclonus. J Neurol Neurosurg Psychiatry 1974 ; 37 : 207-217.
67) Tobimatsu S, Fukui R, Kato M, Kobayashi T, Kuroiwa Y. Multimodality evoked potentials in patients and carriers with adrenoleukodystrophy and adrenomyeloneuropathy. Electroencephalogr Clin Neurophysiol 1985 ; 62 : 18-24.
68) Tomoda H, Shibasaki H, Hirata I, Oda K. Central vs peripheral nerve conduction before and after treatment of subacute combined degeneration. Arch Neurol 1988 ; 45 : 526-529.
69) Toro C, Pascual-Leone A, Deuschl G, Tate E, Pranzatelli MR, Hallett M. Cortical tremor. A common manifestation of cortical myoclonus. Neurology 1993 ; 43 : 2346-2353.
70) Tsuji S, Shibasaki H, Kato M, Kuroiwa Y, Shima F. Subcortical, thalamic and cortical somatosensory evoked potentials to median nerve stimulation. Electroencephalogr Clin Neurophysiol 1984 ; 59 : 465-476.
71) Tsuji S, Murai Y, Yarita M. Somatosensory potentials evoked by magnetic stimulation of lumbar roots, cauda equina, and leg nerves. Ann Neurol 1988 ; 24 : 568-573.
72) Ugawa Y, Genba K, Shimpo T, Mannen T. Somatosensory evoked potential recovery (SEP-R) in myoclonic patients. Electroencephalogr Clin Neurophysiol 1991 ; 80 : 21-25.
73) Urasaki E, Wada S, Kadoya C, Yokota A, Matsuoka S, Shima F. Origin of scalp far-field N18 of SSEPs in response to median nerve stimulation. Electroencephalogr Clin Neurophysiol 1990 ; 77 : 39-51.
74) Watanabe K, Kuroiwa Y, Toyokura Y. Epilepsia partialis continua. Epileptogenic focus in motor cortex and its participation in transcortical reflexes. Arch Neurol 1984 ; 41 : 1040-1044.
75) Wood CC, Spencer DD, Allison T, McCarthy G, Williamson PD, Goff WR. Localization of human sensorimotor cortex during surgery by cortical surface recording of somatosensory evoked potentials. J Neurosurg 1988 ; 68 : 99-111.
76) Xu X, Kanda M, Shindo K, Fujiwara N, Nagamine T, Ikeda A, et al. Pain-related somatosensory evoked potentials following CO_2 laser stimulation of foot in man. Electroencephalogr Clin Neurophysiol 1995 ; 96 : 12-23.

X 視覚機能の生理学的検査

　網膜の視覚受容器の活動については，網膜電図を記録することによってある程度検査することができる。しかし，視覚路の一次ニューロン（双極細胞）の活動を反映する成分はまだ確認されていない。これに対して，網膜神経節細胞から出る二次ニューロン（視神経）の活動は，図形刺激を用いた網膜電図によって検索することができる。これに対して，閃光刺激または図形刺激によって誘発される脳電位を視覚誘発電位といい，広く臨床応用されている。閃光刺激による誘発反応は後頭部頭皮上から記録した通常脳波でも見えることがあるが，一般に小さく，とくに図形反転刺激の場合反応は極めて小さいので，やはり加算平均法を用いる。

1 網膜電図 electroretinography（ERG）

1）概念と歴史

　光刺激によって網膜に誘発される電位を表面電極で記録する可能性は，すでに1865年にHolmgrenによって示された。しかし実際にヒトにおける記録が可能になったのは，1941年にRiggsがコンタクトレンズに電極を埋め込む方法を開発して以来であり，Karpeは1945年以来これを眼科領域の診断技術として取り入れた。1970年代には，各成分の発生源に関する研究が著しく進展し，種々の網膜疾患の診断に有力な手法として普及してきた。さらに1980年頃より，図形反転刺激によってもERGが記録されることが明らかになり，その利用価値は一段と増加した。閃光刺激によるERGについてはIkeda（1993）[10]の，また図形ERGについてはRimmerとKatz（1989）[15]の，それぞれ優れた総説がある。

2）記録法

　刺激には明るい閃光刺激を用い，網膜中心部の40～60％が刺激できるような位置に光源を置く。コンタクトレンズ電極や金フォイル電極を用いる場合には刺激は単発でよいが，皮膚電極を用いる場合には加算平均を必要とする。図形刺激としては，視覚誘発電位の場合と同じ白黒格子縞模様を7 Hz以下の頻度で反転させ，100～256回加算平均する。図形刺激によるERGはコンタクトレンズか金フォイル電極を必要とし，皮膚電極では記録しにくい。

　ERGを定量的に記録するにはコンタクトレンズ電極が最も適している。まず散瞳薬で散瞳して，局所麻酔薬を点眼したうえで，瞳孔の中心部にレンズを置く。金フォイル電極は下眼瞼の内側にひっかけるようにして装着する。この場合コンタクトレンズと違って，瞳孔径を一定にできないし，網膜に対する電極の相対的位置が変わりやすく，さらに瞬目運動による影響を受けやすいといった短所がある。皮膚電極としては通常の脳波用電極を外眼角または内眼角に置くが，筋電図や眼球運動，瞬目などのアーチファクトを記録しやすいのと，網膜から遠くて反応が小さいため，加算平均を要する。しかし一方では，皮膚電極は視覚誘発電位と同時記録するのに便利である。基準電極は前額部に置き，さらにもうひとつ前額部に置

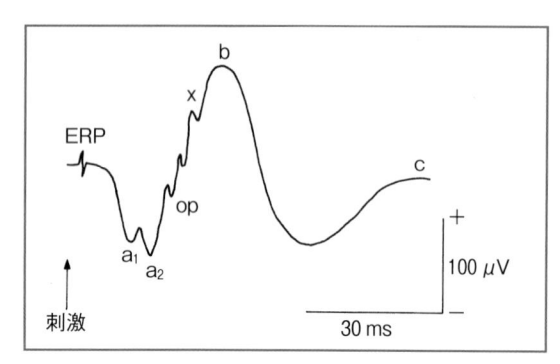

146　B　基本的検査法の理論と実際

図 B-139　暗順応させた状態で強い光刺激を与え，広い周波数帯域の増幅器で記録した ERG
主として陰性のa波と陽性のb波からなり，a波はa_1とa_2の2つの頂点を示し，b波の上昇勾配にはop(oscillatory potentials)が重畳し，その最後の頂点をx波と呼ぶ。ERP：early receptor potential。（Ikeda, 1993[10]より筆者が模式化したもの）

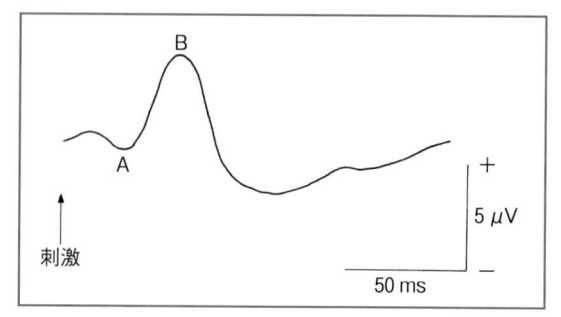

図 B-140　図形反転刺激によって誘発された ERG
主としてA波とB波とからなる。（Rimmer & Katz, 1989[15]より著者が模式化したもの）

いた電極を接地する。増幅器の周波数応答は，閃光刺激の場合，目的とする電位成分によって異なってくる。すなわち，全成分を記録しようとすれば 0.5 Hz～10 kHz が必要であるし，a，b，c 波のような比較的遅い成分に重点をおく場合には 0.5～100 Hz，oscillatory potentials のような速い成分をみようとする場合には，たとえば 40 Hz～10 kHz とする。

3) 正常所見と各成分の発生源

閃光刺激による ERG は，広い周波数応答の増幅器で記録すると，**図 B-139** のようなやや複雑な波形を示す。すなわち，刺激直後に鋭い early receptor potential (ERP) が記録され，これは光受容器 (photoreceptor)，すなわち錐体と杆体の外節で生じるとされている。十分に暗順応させた状態で，非常に強い光刺激を与え，しかも高周波応答の増幅器で記録して初めて検出されるもので，臨床的にはあまり重要な意義をもたない。

ERPにひき続いてみられる比較的大きな陰性波はa波と呼ばれ，光受容器の細胞外で生じた電位であり，臨床的にも重要である。a波には2つの頂点が識別でき，a_1は錐体起源，a_2は杆体起源と考えられており，いずれも光の強さの対数に比例して振幅が増す。a波の陰性頂点が基線まで戻ると，すぐそれに続いて陽性頂点(b波)が現われる。これは ERG のなかでも最も顕著な電位であり，最も記録しやすい。その発生源について

は，従来は双極細胞と考えられていたが，グリア細胞である Müller 細胞とする説もある。いずれにしても，網膜内核層のシナプス後電位の総和であることには間違いなく，臨床的に最も重要な成分である。

oscillatory potentials は b 波の上昇勾配の上に重畳してみられる高周波数の振動で，アマクリン細胞起源とされている。この振動の最後の波はx波またはb_1波と呼ばれ，次のb_2とともにb波の2つの頂点を形成する。b_1波は錐体を経由してきたもの，b_2波は杆体を経由したものと考えられている。これは増幅器の高周波数帯域をうんと高くしないと記録されないもので，低周波数帯域を削除することによってさらに検出しやすくなる。

最後に出現する遅い陽性波はc波と呼ばれ，これは色素上皮の過分極によって生じる細胞外電流であり，実際には光刺激の直後からゆっくりと始まっているものと考えられる。

図形反転刺激による ERG の波形はずっと単純で，最初の陰性波A波と続く顕著な陽性波B波の2つの頂点を示す(**図 B-140**)。正常者では，A波の潜時は 24～36 ms，B波のそれは 40～56 ms とされている。図形 ERG は，主として網膜神経節細胞で発生したものと考えられているが，全成分がそうであるか否かはまだ明らかでない。現在のところ2成分説が有力である。それは，光 ERG と同様の起源を有する local luminance response と，神経節細胞起源と考えられる図形特異反応からなるというものである。

4) 臨床応用

光刺激 ERG は種々の網膜疾患の機能診断に非

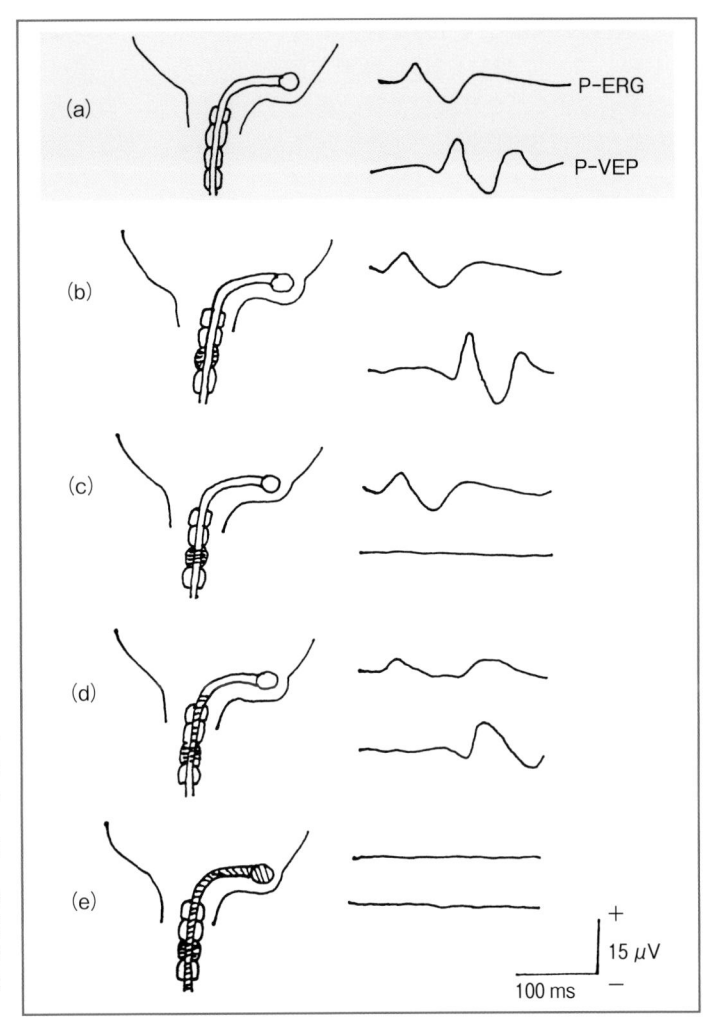

図 B-141　多発性硬化症を代表とする脱髄性視神経炎における，図形刺激 ERG (P-ERG) と図形反転 VEP (P-VEP) を用いた病態の検討

(a)：正常，(b)：視神経の限局性脱髄によりインパルスの伝導遅延が起こるため，P-ERG は正常であるが P-VEP の潜時が延長している。すなわち網膜皮質伝導時間が延長している。(c)：脱髄巣における伝導ブロックのため，P-VEP が出現しない。(d)：視神経の限局性脱髄と部分的軸索変性の結果，P-VEP の潜時が延長すると同時に，P-ERG の振幅が低下している。(e)：逆向性軸索変性のため神経節細胞まで障害され，P-ERG も P-VEP もともに消失する。(Celesia et al, 1986[5])より著者が模式化したもの)

常に有用である。すなわち，たとえば錐体が選択的に非常に軽度に傷害されるような状態では，白色や青色の光刺激では x 波が出現しないだけでその他の異常はないが，赤色の光で初めて異常を示すことがある。その異常は，x 波が消失し，b 波の振幅が低くなり，また 30 Hz の連続刺激に対して反応できなくなり，平滑になってくる。反対に杆体が選択的に傷害されるような，たとえば網膜色素変性症では，b 波が小さくなり b/a 比が 2 以下となる。アマクリン細胞から出現するとされている oscillatory potentials は，バルビタールをはじめとする各種薬剤によって消失する。

前述のように，図形 ERG は主として網膜神経節細胞の活動を反映するので，神経学的にも極めて重要である。とくに視神経炎や球後視神経炎では，光 ERG は正常に出現しても図形 ERG が低下または消失することが多い。なお緑内障でも神経節細胞が損傷されるので，光 ERG は正常であっても図形 ERG が異常を示す。とくに多発性硬化症では，図形反転 VEP と図形 ERG を同時に記録することによって，視神経傷害の病態に関して重要な情報が得られる。Celesia ら (1986) は図形 ERG の異常と図形反転 VEP の異常の組み合わせによって，MS 患者における異常を 4 群に分類した(図 B-141)[5]。すなわち，まず図形 ERG は正常で，網膜皮質時間(図形 VEP の頂点と図形 ERG の b 波との潜時差，retino-cortical time) が延長する群で，これは視神経の脱髄に相当する。次に図形 ERG は正常で，図形 VEP が欠如するもので，これは視神経におけるインパルス伝導の完全ブロックを意味する。次に，図形 ERG の振幅が低下し，網膜皮質時間が延長している群

は，視神経の脱髄と部分的な軸索傷害の存在を示唆する．そして図形 ERG も図形 VEP もどちらも欠如する群で，これは視神経の高度の軸索傷害のために神経節細胞が逆向変性（retrograde degeneration）をきたしていることを示す．

2 視覚誘発電位
visual evoked potential（VEP）

1）記録法
a．刺激法
i）閃光刺激 flash stimulation
閃光刺激は眼前 30～45 cm の位置にストロボランプを置き，一定のエネルギー源で駆動して閃光を出させる．閃光刺激に際してストロボから音が出る場合，外耳をマスクするか持続性の雑音を聞かせる．単眼ずつ刺激するために，黒い眼帯で一眼を遮蔽する．刺激眼も軽く閉眼させたほうがよい．刺激頻度は 1～2 秒に 1 回とする．

閃光刺激の利点は，図形が見えないような高度の視力障害がある患者でも検査できること，意識障害の患者や協力できない患者でも実施可能なこと，さらに皮膚表面電極で網膜電図を同時記録することが可能なことである．また，刺激過敏性ミオクローヌスやけいれんの発生機序の検索にも応用できる．

ii）図形刺激 pattern stimulation
図形刺激としては，図形反転刺激（pattern reversal stimulation）が最も普通に用いられる．これは 1970 年頃から Halliday ら[7,8]によって開発されたもので，白黒の格子縞模様（checkerboard）の白黒を瞬間的に反転させ，各反転の開始時点を刺激開始時点とする．そのほかに，白黒の格子縞模様をスクリーンに投影した瞬間（pattern onset）を刺激とすることも可能であるし，逆に投影されている図形を消した瞬間（pattern offset）を刺激とすることも可能であるが，その場合スクリーン上の明るさ自体は変化しないように工夫する必要がある．実際の刺激には，眼前 1 m のところにスクリーンを置き，スライドの格子縞映像を反射鏡で反射させてスクリーンに投影し，反射鏡を電動式に素早く一定角度だけ回転させることによって白黒を反転させる方法と，テレビのスクリーンを利用する方法とがある．図形全体の形は円形のほうがよいが，四角でもかまわない．

図形全体の視角半径は 8～16 度が適当で，1 格子の大きさは視角 30 分～1 度（60 分）が用いられる．視野の大きさは図形反転 VEP の頭皮上分布に影響を及ぼすが，図形刺激は主として中心視野を刺激することになるので，視野をあまり拡げることは意味がない．格子の大きさ（図形の密度）は VEP の振幅と潜時に影響を及ぼす重要な要素である．そのほか図形の明るさと白黒の対照（コントラスト）も影響し，コントラストが高いほど VEP 頂点が鋭く高振幅となる．これらの刺激条件は，いずれも各検査室において常に一定に保つように心がけることが重要である．

図形反転の頻度（時間間隔）は毎秒 2 回（500 ms 間隔）くらいが適当である．すなわち，白黒 1 周期が 1 秒になるわけであるが，どちら向きの反転もトリガーとして加算平均してよいため，加算は毎秒 2 回となる．刺激はランダム間隔としてもよいが，一般に周期的刺激が用いられる．反射鏡を用いた投影法では図形反転に要する時間は極めて短く，10 ms 以内に完成するが，テレビを用いた場合はそれより長い時間を要する．しかしテレビでも VEP 波形に大きな差異はないとされている．一眼を遮蔽し，片眼ずつ刺激する．左右の眼を交互に 2 回またはそれ以上検査し，再現性を確認することが大切である．全視野刺激（full-field stimulation）の場合，視野の中心に視標を置いて凝視させる．片側視野刺激（hemi-field stimulation）は，スクリーンの片側を遮蔽するか，テレビの片側に限って映像を出すようにする．片側刺激の場合，視標は視野の中心から非刺激側へ約 1 度離れた点に置いて，それを凝視させる．検査中はできれば被検者の協力状態をテレビカメラでモニターするほうがよい．なお大切なことは，近視のような屈折異常でも頂点潜時の延長をきたすので，検査前に必ず視力を測定して，必要に応じて矯正した上で VEP 記録に当たらなければならない．

図形刺激の長所は，閃光刺激の場合は正常者でも潜時のばらつきが大きいのに対して，とくに主陽性頂点の潜時が一定していること，視野別刺激が可能であること，および後述のように MS において潜在性視神経病変の検出率が高いことである．

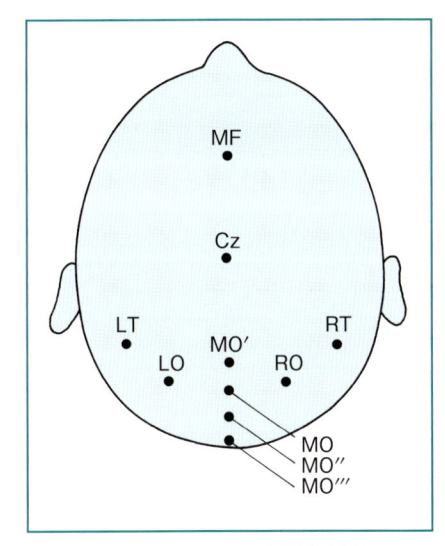

図 B-142　VEP の記録電極配置図
MO：外後頭隆起(inion，MO''')より5cm前方；MO'：MO の 2.5cm 前方，MO''：MO と MO'''の中点；LO，RO：MO と耳介前点を結ぶ線上でそれぞれ MO から左右に 5cm の点；LT，RT：上記線上でそれぞれ MO から左右に 10cm の点；MF：眉間の 12cm 後方で，基準電極とする。Cz には接地電極をおく。

上述の白黒格子縞模様の反転刺激に加えて，後述のように，4Hz の格子縞反転刺激（steady-state），および白黒またはカラーの正弦波（grating）模様などの刺激も用いられる[23,24]）。

b．記録電極と導出法

探査（活性）電極は外後頭隆起(inion)の 5cm 前方(MO)と，その点と耳介前点を結ぶ線上でそれぞれ左右に 5cm 外側(LO，RO)および 10cm 外側(LT，RT)の計 5 カ所に置く（**図 B-142**）。チャネル数に制限がある場合には LT と RT を省いてもよいし，逆に余裕がある場合 MO の 2.5cm 前方(MO')および 2.5cm 後方(MO'')，さらに MO の 5cm 後方(MO'''，inion に相当)にも置くとよい。基準電極は前頭正中部，すなわち眉間(nasion)の 12cm 後方(MF)に置く。図形反転刺激の場合，後頭部の P_{100} とほぼ同潜時で前頭部に陰性電位が出現するという報告があるが，耳朶を基準にしても後頭部の誘発電位によってかなり活性化されるため，前頭部基準電極が一般的に用いられている。ただし閃光刺激の場合，前頭部は ERG や瞬目アーチファクトの影響を受けやすいので，両側耳朶連結電極を基準にするほうがよい。接地電極の部位は頭皮上どこでもよいわけで

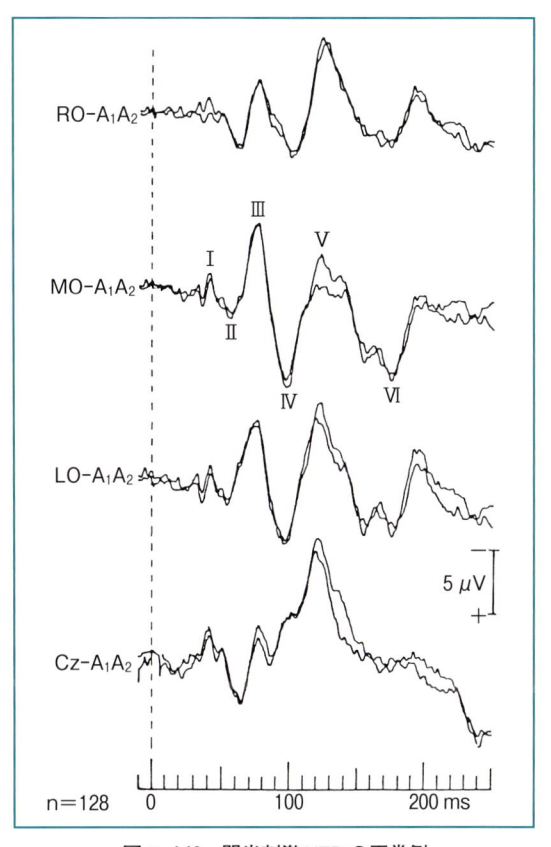

図 B-143　閃光刺激 VEP の正常例
導出法は図 B-142 の通り。（American Electroencephalographic Society, 1986 より引用）

あるが，後頭部から離れていてしかも瞬目によるアーチファクトの影響を受けにくい点として，Cz（国際 10-20 電極配置法）が適当であろう。

c．増幅

増幅器の周波数応答は，低周波フィルターを 0.5～1.0Hz，高周波フィルターを 500～1,000Hz くらいにする。この低周波フィルターは時定数にすると 0.16～0.32s に相当するが，通常は 0.3s くらいが多く用いられる。

d．加算平均

刺激開始時点をトリガーとして，100～200 回加算平均する。分析時間は約 250ms とする。sampling rate(ordinate period)は，現在検査可能な VEP では短潜時成分を問題にしないので，1,000～2,000Hz(0.5～1ms)あればよい。

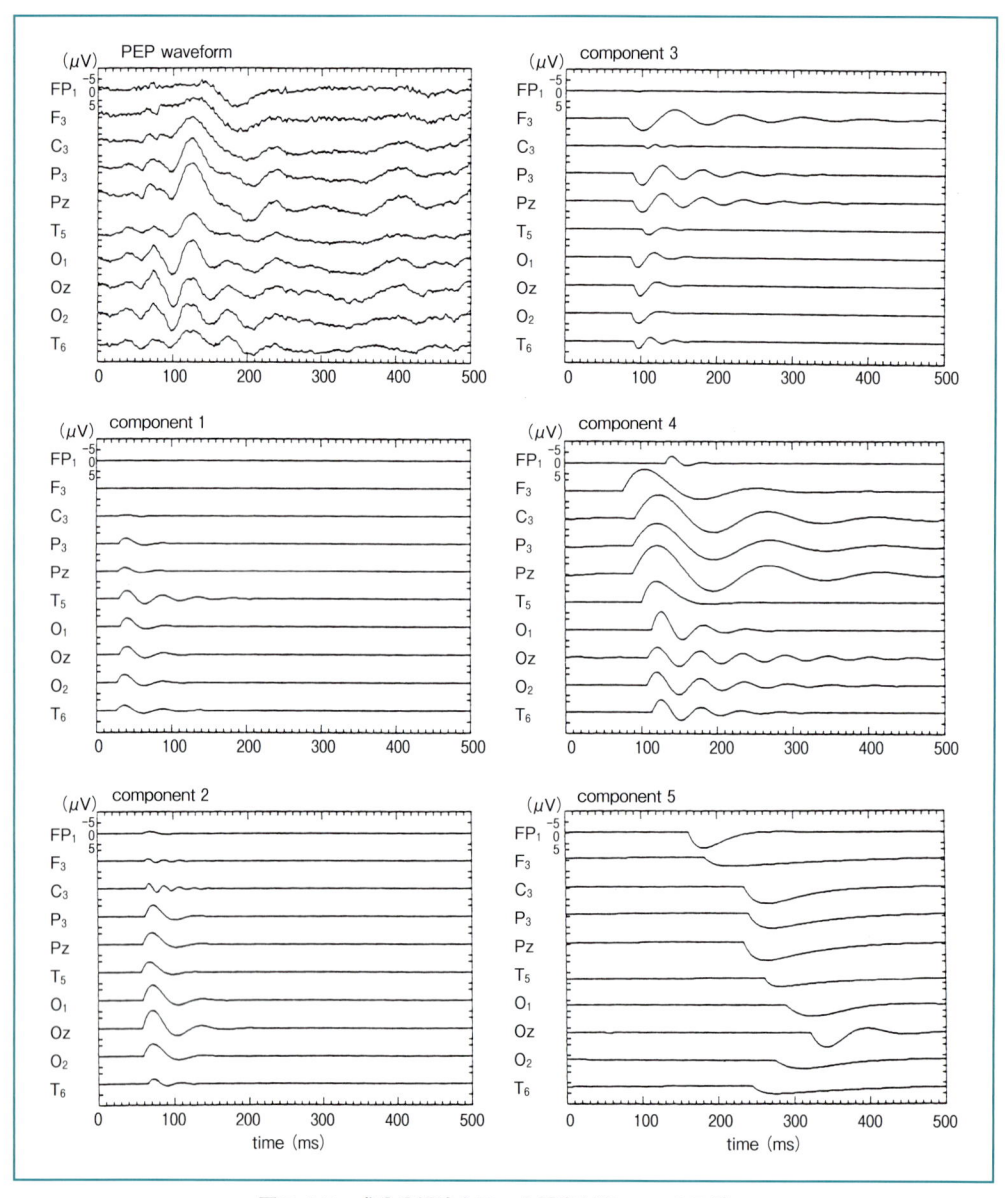

図 B-144　成分分解法を用いた閃光刺激 VEP のモデル
左上（PEP waveform）は実際の VEP の全波形の頭皮上分布，その他はモデルの component 1 から 5 までの頭皮上分布を示す．いずれも基準電極は $A_1 A_2$．（Shibasaki et al, 1987[17] より引用）

2）正常波形

a．閃光刺激 VEP

　潜時約 40 ms で始まる多相性波形が，後頭部正中線上（MO）を中心に左右対称性に出現する（**図 B-143**）．主成分は潜時約 100 ms の陽性頂点である．波形と潜時は，図形 VEP に比較して個人差が大きい．

　構成成分と各成分の発生源はまだ十分には明らかにされていない．筆者ら（1987）は閃光刺激 VEP のモデルを作製し，成分分解法によって刺激開始後 200 ms 以内の電位を 4 成分に分解した（**図 B-144**）[17]．そして各成分の頭皮上分布に基づいて，潜時 30 ms で始まる成分は皮質下起源，約 65 ms で始まる陰性－陽性成分は後頭葉皮質起源と推定した．そして，潜時約 87 ms で始まる主陽性頂点（component 3）は後頭部または後頭頂部に限局するので，Kraut ら（1985）のサルにおける硬膜外記録の P_{65} に相当し（**図 B-145**）[11]，

図 B-145　サルの閃光刺激 VEP
硬膜外記録。(Kraut et al, 1985[11])より引用)

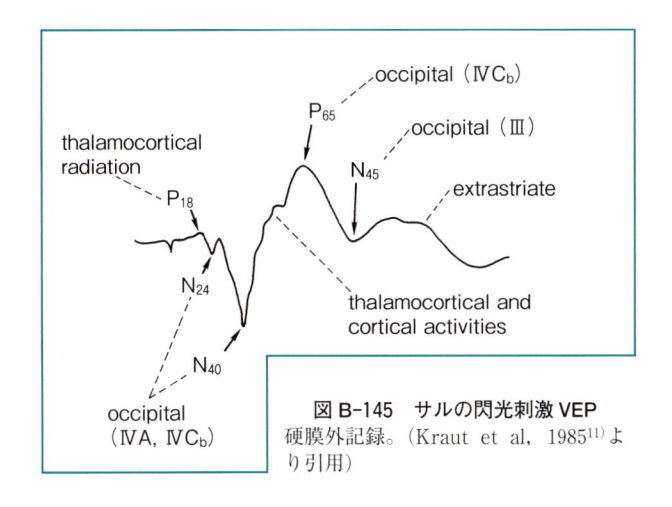

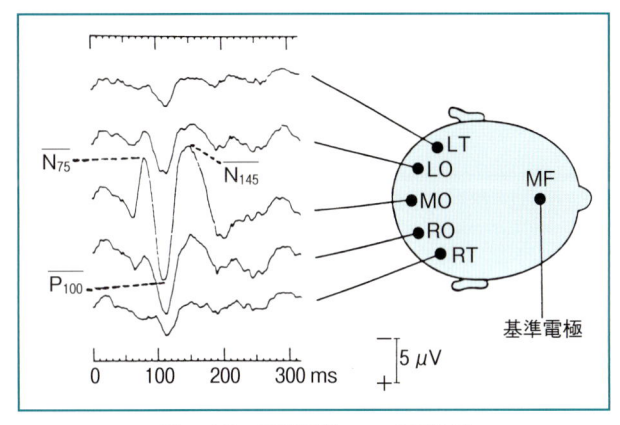

図 B-146　図形反転 VEP の正常例
陰性－陽性－陰性の3相性電位($\overline{N_{75}}$-P_{100}-$\overline{N_{145}}$)が正中線に最大で，左右対称性に認められる。(Barrett et al, 1976[1])より引用)

後頭葉皮質起源と考えられた。

b．図形反転刺激 VEP

全視野刺激では，後頭部正中線上(MO)に最大の陰性－陽性－陰性の3相性反応(N_{75}-P_{100}-N_{145})が現われ，左右対称性に分布する(図 B-146)。実際には N_{75} よりも早い潜時で電位が認められることもあるが，被検者間で一定しない。P_{100} はいわゆる主陽性頂点(major positive peak)に相当し，協力的な正常者では全例に出現し，臨床応用に際して最も重要視される成分である。

片側視野刺激では，後頭部正中線電極(MO)から刺激と同側後頭部(右片側視野刺激の場合 RO と RT，左片側視野刺激の場合 LO と LT)にかけて，N_{75}-P_{100}-N_{145} が現われる(図 B-147)。この現象は解剖学的にみて逆のように思われるが，ヒトでは視覚皮質の少なくとも黄斑部に対応する部分は後頭葉正中矢状面に面しているため，そこで生じた電流双極子の方向はむしろ刺激と同側後頭部を向くからであると説明されている(図 B-148)。このような考え方は Barrett らが 1976 年に提唱したもので，paradoxical lateralization と呼ばれている[1]。そして刺激と反対側後頭部に置いた電極からは，同側の N-P-N の3相性波形と逆極性のような形で P-N-P の3相性波形(P_{75}-N_{105}-P_{135})が記録される(図 B-148)。これは，主として視覚皮質の黄斑周辺部に対応する部位で生じた電位であると考えられている。なお実際には，左右の片側視野刺激による VEP を加えたものが全視野刺激 VEP の波形に等しくなる(図 B-147)[2]。近年の脳磁図を用いた電流発生源の検討により，これら3つの頂点はいずれも刺激と反対側の鳥距溝付近で生じており，N_{75} と N_{145} は互いに近接し

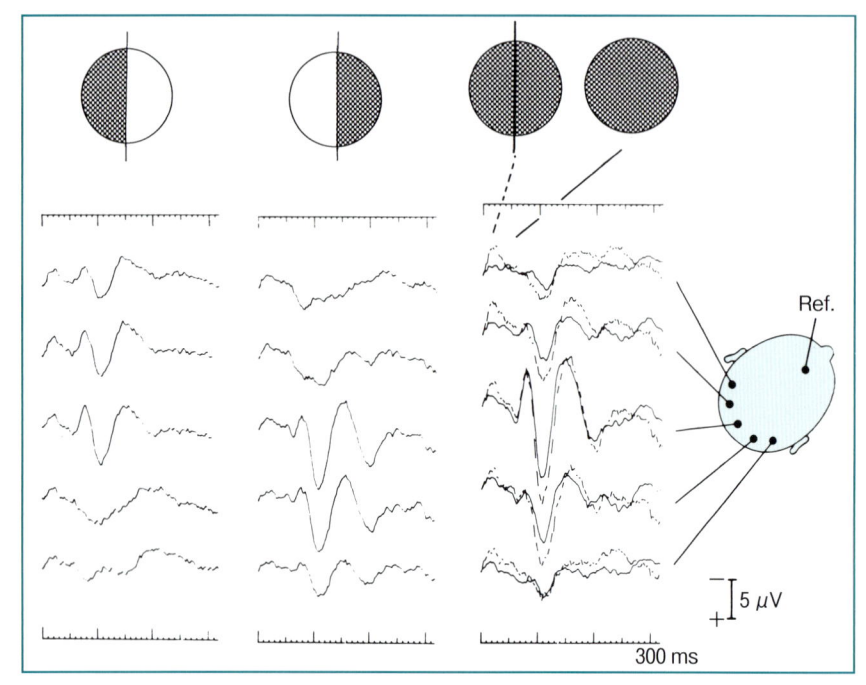

図 B-147　図形反転 VEP の片側視野刺激と全視野刺激の関係
片側視野刺激では，それぞれ刺激と同側後頭部の電極から反応が記録され，左右の片側視野刺激の VEP を加えた波形（破線）は全視野刺激の反応（右図の実線）と等しい。左眼刺激。(Blumhardt et al, 1977[2]) より引用）

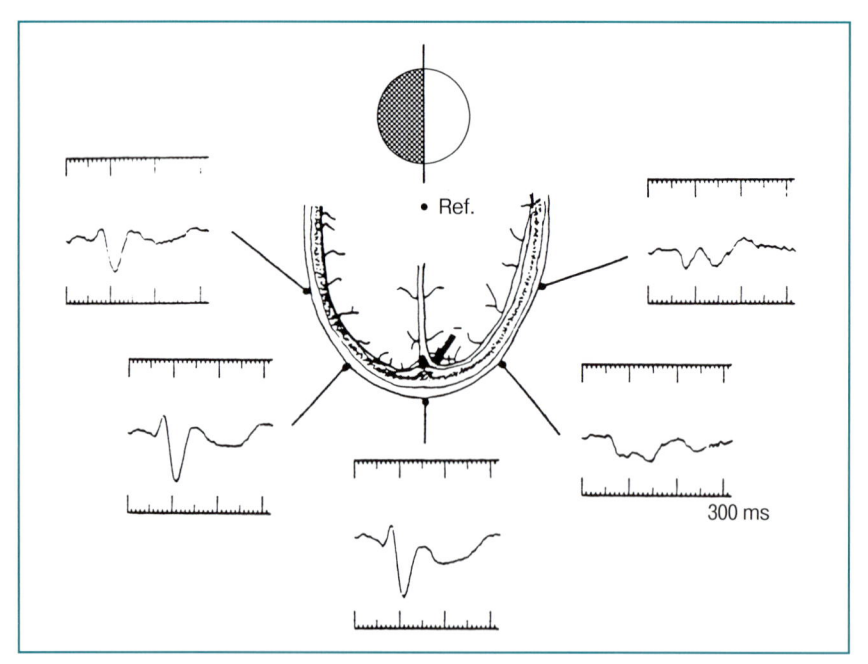

図 B-148　片側視野刺激による図形反転 VEP の paradoxical lateralization の発生機序を示す模式図
dipole が刺激側と同側の後頭部を向くために，一見矛盾した頭皮上分布を示す。Ref：基準電極。(Barrett et al, 1976[1]) より引用）

た部位で発生し，その細胞内電流は内側から外側に向かっているのに対して，P_{100}に相当する成分は逆に外側から内側に向かっていることが実証された[9,19]。これは，上記のparadoxical lateralizationの考え方を支持するものである。また，fMRIによる研究により，網膜と視覚皮質の間に明瞭な空間的対応(retinotopic organization)があることが明らかにされている。

3) 異常判定基準
a. 閃光刺激 VEP

閃光刺激VEPは正常被検者でも波形，振幅，潜時のすべての指標についてばらつきが大きいので，反応の欠如または著明な高振幅，あるいは左右差のいずれかがある場合に異常と判定される。誘発反応の欠如は，記録条件に欠陥がないこと，再現性があることを確認したうえで判定しなければならない。閃光刺激VEPの欠如は完全盲に対応する。この場合ERGの有無を確認したほうがよい。巨大誘発反応の判定については正常者の反応が大体5～10μVであるので，その数倍も高い場合に異常と判定する。この現象は光過敏性てんかんや光過敏性ミオクローヌスの患者でみられる。頂点潜時の非対称については，主陽性頂点が明らかに同定できる場合に，その頂点潜時の左右差が正常平均値の3 s.d.以上ある場合，潜時が長いほうの眼を異常とする。

b. 図形刺激 VEP

図形刺激VEPは，反応の欠如，波形の異常，潜時の延長，左右差，頭皮上分布の異常のうちいずれかが証明されれば病的と判定される。ただし被検者の注意・協力の欠如，眼の屈折異常などがないことを前提とする。

i) 誘発反応の欠如

刺激条件や被検者の協力に問題がないにもかかわらず，反応が全く欠如する場合，高度の異常である。もちろんこの場合，少なくとも2回記録して，再現性を確認する必要がある。いま一眼の刺激では反応が得られるのに他眼では反応が欠如する場合，その成績はなお確実となる。図形刺激VEPが欠如する場合，その眼は臨床的にも高度の，とくに中心視力の障害を呈する。

ii) 波形の異常

潜時100 msに主陽性頂点をもったN-P-Nの3相性波形が認められない場合は異常であるが，この判定には主観的要素がかなり含まれる。とくに主陽性頂点が明らかでなく2峰性の陽性頂点を示す場合はW波形(bifid response)と呼ばれ，これは中心暗点がある場合に出現するといわれている。

iii) 潜時の延長

主陽性頂点P_{100}の正常潜時の上限は，各検査室における正常者の平均値に3 s.d.を加えた値とする。潜時が延長しているのみで波形に変化がない場合には，視神経線維がすべて等しい程度に脱髄をこうむったと考えられるが，そのような状態は実際には比較的まれで，むしろ時間的分散(temporal dispersion)のために波形の変化と振幅低下を示すことが多い。

iv) 左右差

主陽性頂点P_{100}の潜時については，正常者では左右の眼を刺激した場合の差異は極めて小さいので，左右の眼を刺激した場合のP_{100}の潜時差が8 ms以上あれば異常と判定される。振幅の絶対値は有効な判定指標とはならないが，左右の眼を刺激した場合のP_{100}の振幅差が7 μV以上あれば異常と判定される。この場合，一般に振幅の低いほうが異常とみなされる。各検査室における正常被検者の左右差に基づき，その平均値の3 s.d.以上を異常としてもよい。左右の眼の反応がともに正常範囲に入っていても，左右差が有意であれば異常と判定する。

v) 頭皮上分布の異常

全視野刺激の場合，P_{100}の分布に左右差がみられれば異常であるが，これは片側視野刺激によって確認しなければならない。全視野刺激で一側後頭部にP_{100}が出現しない場合，それと同側の半盲があることが多い。これは一見矛盾するようであるが，前述のparadoxical lateralizationの原理に基づく。この場合，左右の眼の刺激によって反応が欠如する半球が同じであるか反対であるかを確認しなければならない。前者は同名半盲，後者(交叉性非対称，crossed asymmetry)は両耳側半盲に対応する(図B-149)。

4) 臨床的意義と適応
a. 閃光刺激 VEP

昏睡患者をはじめとして意識障害のため視標を

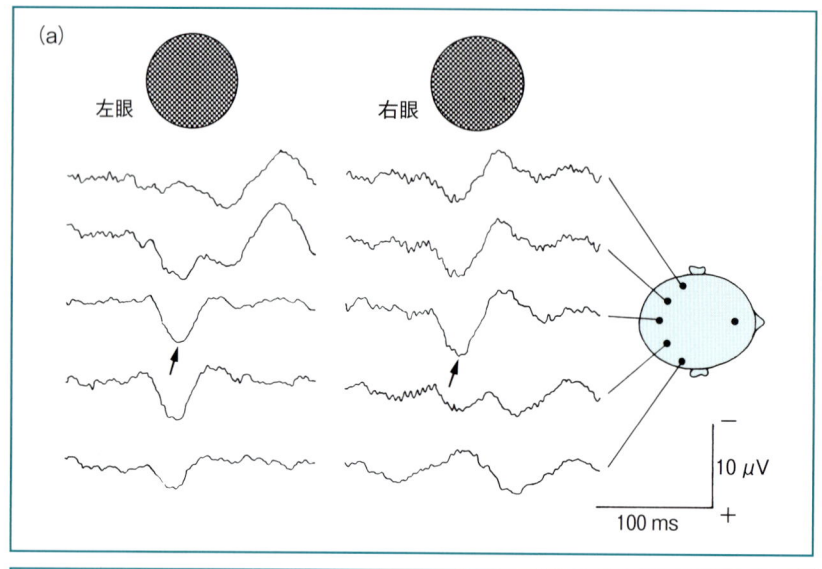

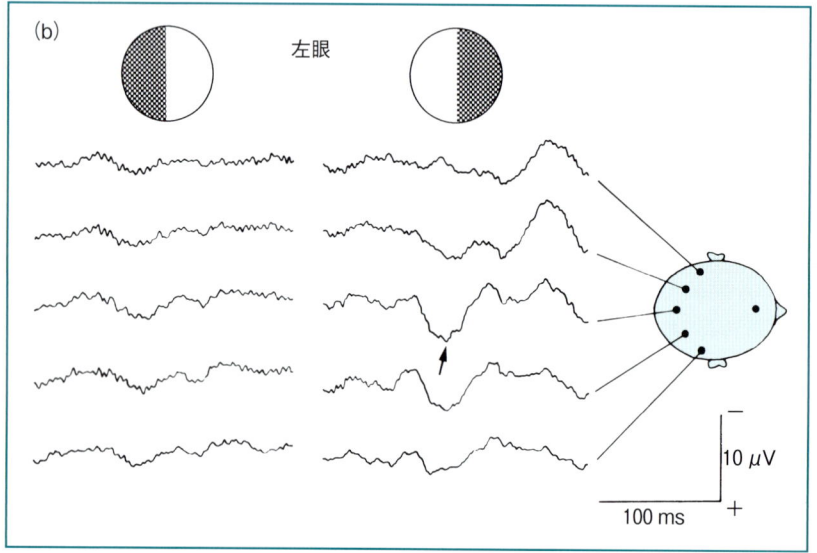

図 B-149　両耳側半盲を呈する患者の全視野および片側視野図形反転刺激 VEP
(55歳，女性，下垂体腺腫)

全視野刺激(a)では，左眼では右後頭部優位に，右眼では左後頭部に反応がみられる (crossed asymmetry)。左眼の片側視野刺激(b)では右半側(鼻側)刺激でのみ反応が出現し，右眼の片側視野刺激(c)では，左半側(鼻側)刺激でのみ反応が出現している。すなわち，左右の眼とも耳側視野刺激では反応が出現しにくい。刺激視角 0〜16°，加算回数 128。

凝視できない場合や協力できない患者，また乳幼児において，その視覚路の機能を検索するときに用いられる。高度の視力障害を呈する患者にも同様に応用できる。さらに，ヒステリー性盲の検出にも補助手段となる。また，重篤かつ広汎な脳幹病変のため高度の除脳状態となり，大脳半球の機能状態が全く検査できないときには，本検査が唯一の検査可能な誘発電位となりうる。

光過敏性てんかんや光過敏性ミオクローヌスを呈する患者では巨大な閃光刺激 VEP を示すことがあるので，その診断や発生機序の検索に用いられる。

皮質反射性ミオクローヌスは一般に体性感覚刺激に対して起こるが，ときに光刺激に過敏性を示す症例がある。この場合，閃光刺激による VEP が非常に大きくなり，光刺激に続いて約 50 ms 後に手にミオクローヌスが誘発される(図 B-150)[18]。その反射弓に後頭葉がどのように関与し

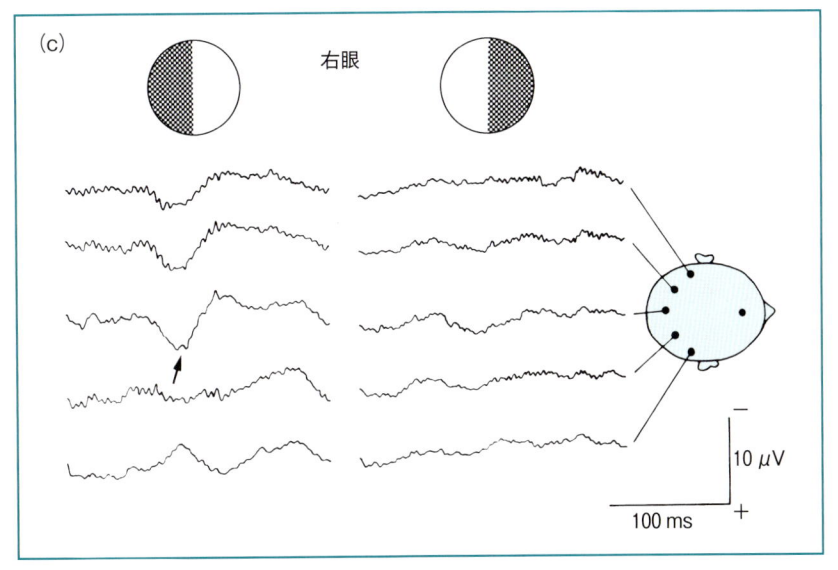

図 B-149(c)
(図説は前頁参照)

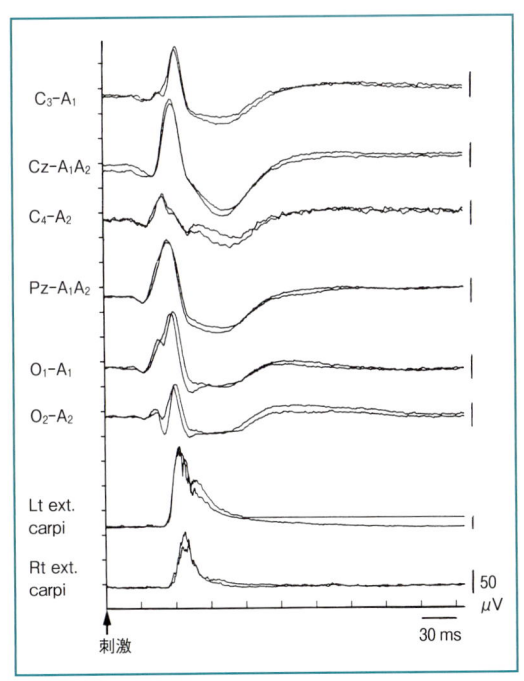

図 B-150　閃光刺激に対する巨大 VEP と誘発ミオクローヌス(59歳，男性，Creutzfeldt-Jakob病)

潜時 32.6 ms で後頭部に巨大な反応が始まり，36.0 ms で中心部にさらにより大きな反応が現われ，潜時約 50 ms で両側前腕の手首伸筋(ext. carpi)に筋放電(誘発ミオクローヌス)が現われる。50回加算。(Shibasaki & Neshige, 1987[18] より引用)

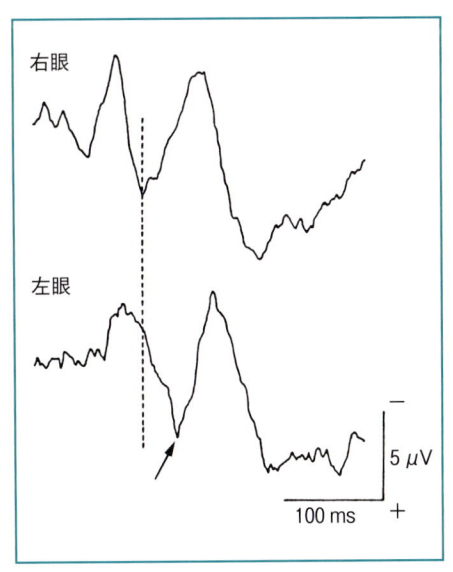

図 B-151　臨床的に進行性痙性対麻痺のみを呈した多発性硬化症患者における図形反転 VEP(31歳，男性)

検査時左眼の視力は正常であったが，$\overline{P_{100}}$ 頂点潜時が右眼に比べて有意に遅延している(矢印)。128回加算。(Shibasaki & Kuroiwa, 1982[16] より引用)

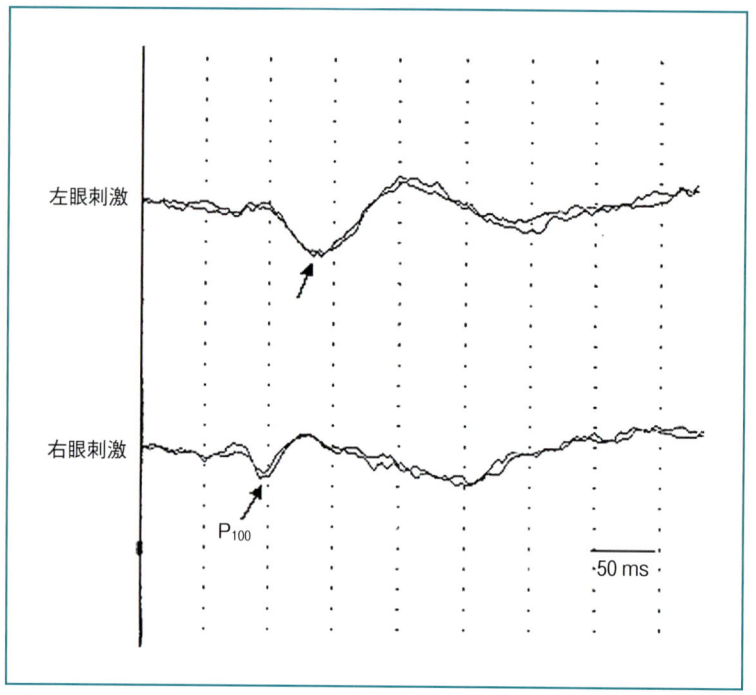

図 B-152 左視神経炎の 42 歳男性患者における図形反転視覚誘発電位の波形
左眼刺激ではすべての頂点の潜時が右に比べて遅れている。主陽性頂点 P_{100} の潜時は右眼で 95 ms, 左眼で 127 ms。(医仁会武田総合病院神経内科小島康祐部長より提供)

ているかは未解決である。

b. 図形刺激 VEP

図形反転刺激 VEP は，視覚経路の機能検査として極めて有用な検査である。

i) 病巣(部位)診断はどこまで可能か

一側視神経の病変の検索には極めて有効である。すなわち，左右の眼の刺激によって有意の左右差が証明されれば，異常側の眼透光体，網膜，視神経のいずれかの病変を示唆する。前述の判定基準によって両眼とも異常を示す場合，その異常が頭皮上分布の異常であれば視交叉またはそれより中枢側の視覚路病変を示唆し，頭皮上分布以外の異常であれば透光体，網膜または視神経の両側性病変を示唆する。しかしながら視交叉より後方の病変(retrochiasmatic lesion)では，精密な視野検査で得られた情報に比較して図形反転 VEP がより多くの情報をもたらすことはむしろまれであり，臨床的他覚所見と視野検査成績のほうが優先し，VEP の所見はあくまで補助手段であることを忘れてはならない。

ii) 病態診断はどこまで可能か

一般に脱髄疾患では伝導速度の低下が主体と思われがちであるが，伝導ブロック(conduction block，神経線維のある部位に限って伝導が遮断され，それより遠位側の線維では伝導が保たれている状態)や重篤な病変による軸索傷害，また脱髄の程度が線維間で異なるために生じる時間的分散により，反応の欠如または著明な振幅低下がみられることもまれでない。逆に P_{100} の頂点潜時延長は，視神経の脱髄性炎症(MS と視神経炎)に多くみられるが，これも特異的ではなく，屈折異常，視神経の虚血性病変や圧迫，中毒などでも起こりうる。しかし，高度の視力障害がありながら比較的正常な波形が出現し，その頂点潜時が著明に延長している状態は，何といってもやはり脱髄疾患に多い(図 B-151, 152)[16]。

iii) 視神経傷害の診断

図形反転刺激 VEP は，MS や視神経炎のような脱髄疾患の診断に最も威力を発揮する。それはひとつには，閃光刺激に比較して図形反転刺激は視神経の脱髄病変を非常に鋭敏に検出できるから

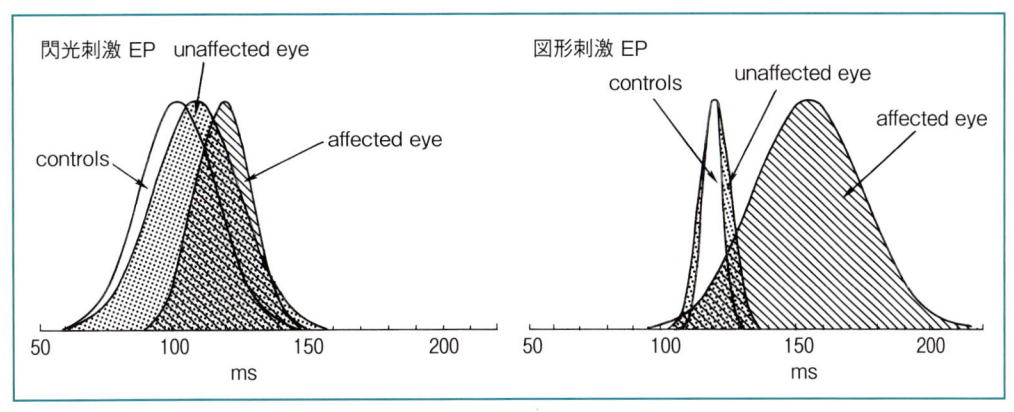

図 B-153　多発性硬化症（MS）の診断における閃光刺激 VEP と図形 VEP の $\overline{P_{100}}$ 頂点潜時の比較
図形刺激 VEP では閃光刺激 VEP に比して正常対照者（controls）の $\overline{P_{100}}$ 頂点潜時のばらつきが少なく，MS の視力障害のある眼（affected eye）とない眼（unaffected eye）との識別能力が優れている。（Halliday, 1993[B-VIII-4]より引用）

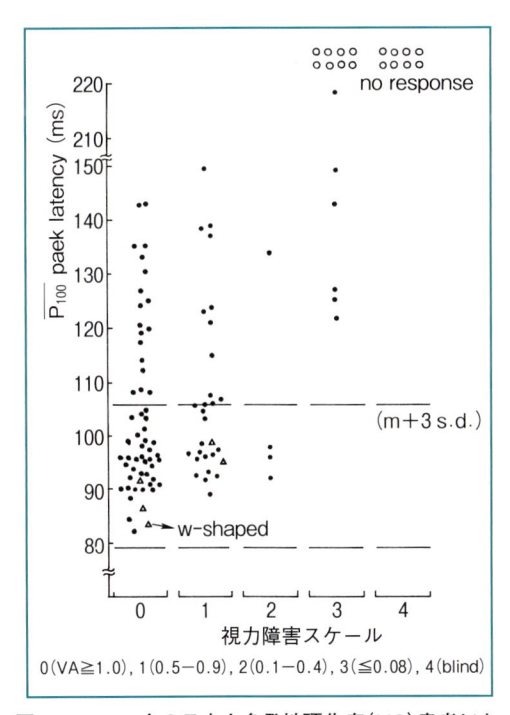

図 B-154　47 名の日本人多発性硬化症（MS）患者における検査時の視力障害の程度と図形反転刺激 VEP の P_{100} 潜時
視力障害が軽度（1）かほとんどなくても（0），潜時が延長している眼がかなりある。○印は反応が全くないもの。（Shibasaki & Kuroiwa, 1982[16]より用）

である（図 B-153）[8]。ちなみに多発性硬化症では，診断確実例では 75〜100％，疑い例でも 33％から報告者によっては 100％に異常が報告されている。検査時に視力低下を示す症例で異常を示すことはもちろんであるが，視力が正常であっても約半数で P_{100} の潜時延長がみられ（図 B-154），それが潜在性視神経病変の検出にこの検査が重視される所以である[16]。とくに過去に視神経炎の既往がある眼において，検査時の視力は正常であっても VEP に異常が出現しやすいといわれている。

このような脱髄性視神経炎では，急性期には細胞浸潤や浮腫のため軸索の機能障害も生じ，誘発反応が出現しにくい。また急性炎症が消褪して脱髄が主体となっても，しばらくの間はその脱髄部においてインパルスの伝導ブロックが起こるため，誘発反応が欠如することが多い。髄鞘再生が起こってきて，はじめて遅い速度ながらインパルスが伝導し，反応を生じるものと考えられる。したがって，このような反応の波形は歪み，頂点潜時は著しく遅延し，時間的分散のため振幅も低くなり，頂点の幅が長くなることが多い。視力の回復とともに波形，振幅は正常化するが，遅延した潜時はそのまま持続することが多い。経過を追って記録しても，潜時が正常化する症例は少ない。

腫瘍による視神経の圧迫では，早期から図形反転刺激 VEP が低振幅となり，また潜時も延長する。とくに眼窩内髄膜腫では反応が欠如しやすい。圧迫による潜時の延長は，脱髄疾患ほど著明ではない。なお，下垂体腫瘍などのトルコ鞍部腫瘍でも一眼の反応低下を示すが，このときは反対眼にも異常を示し，前述のように交叉性非対称の傾向を示すことが多い（図 B-149）。視神経膠腫のような視神経内に発育する腫瘍でも，圧迫と同様

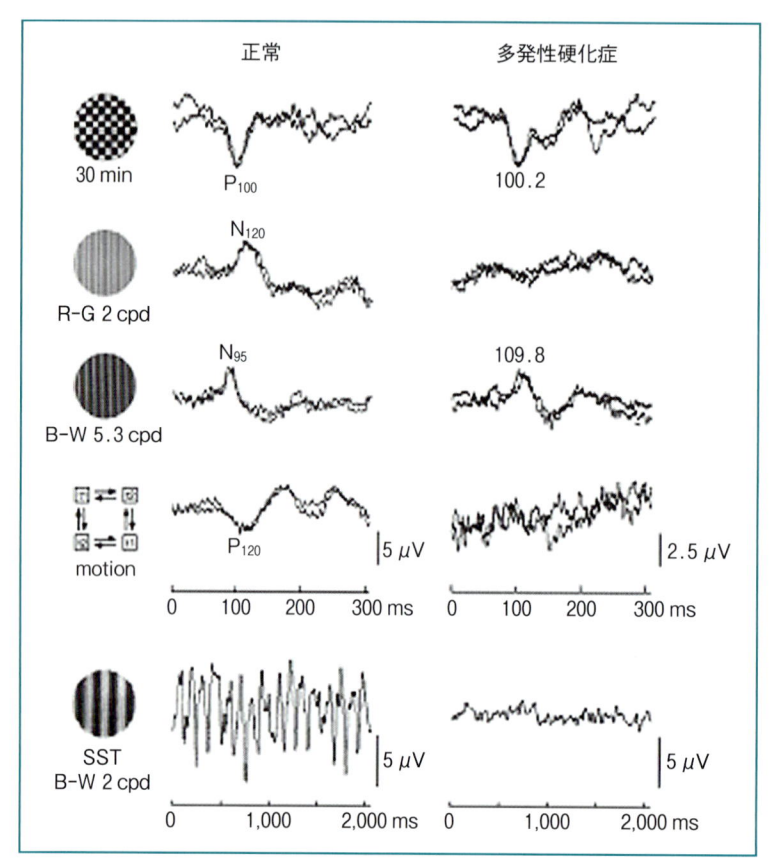

図 B-155　正常者および多発性硬化症患者における種々の視覚刺激に対する VEP
上段：30 分の白黒格子縞模様の反転刺激，2 段目：等輝度の赤緑正弦波格子縞刺激，3 段目：高コントラストの白黒正弦波格子縞刺激，4 段目：仮現運動刺激，最下段：4 Hz 格子縞反転（steady-state）刺激．（Tobimatsu & Celesia, 2006[24] より引用）

の異常を呈するといわれている．腫瘍では，経過を追って検査すると進行性に増悪するのが特徴である．

視神経の虚血性障害では，図形反転刺激 VEP は高率に異常を示す．とくに波形の異常と低振幅化が多いが，潜時の延長も軽度ながらみられる．視力障害の程度のわりには，振幅の低下が著明であることが多い[20]．

遺伝性視神経萎縮症（Leber 病）では図形刺激 VEP が W 波形を示し，進行に伴って振幅が低下してついには消失する．しかし，発症していない家族の VEP は正常であるという．

Friedreich 失調症では，視力障害がなくても約半数に図形刺激 VEP の異常がみられ，それは軽度の頂点潜時延長を主体とする[4]．また，遺伝性痙性対麻痺でも P_{100} の潜時延長を示すものがある．これらの異常は左右の眼に同程度にみられる．さらに，ビタミン B_{12} 欠乏による亜急性連合性脊髄変性症では，図形反転刺激 VEP の潜時が軽度遅延するものがある．

iv）視交叉，視放線，後頭葉病変の診断

視交叉またはそれより後方の病変（retrochiasmatic lesion）においては，片側視野刺激を行うことが極めて重要である．前述のように，あくまでも精密な視野測定の補助手段としての意味を有する．

5）視覚刺激の特性と VEP

従来用いられてきた単純な閃光刺激や図形反転刺激に対して，他の誘発電位と同じように，刺激の特性によって VEP の波形や分布が異なり，疾患によってその異常も異なることが注目されてき

た．とくに最近は，網膜から外側膝状体を経由して視覚皮質，さらに視覚連合野に至る全視覚経路を通じて，ある程度視覚情報の並列的処理が行われるものと考えられている．すなわち，外側膝状体における大細胞層と小細胞層に基づいて，視覚系を大細胞系（magnocellular system）と小細胞系（parvocellular system）に分けると，前者は運動視と立体視に，後者は色覚と形態視（中心視力）を主として司っていると考えられている．飛松らは，等輝度色刺激と仮現運動刺激によって波形や潜時が異なったVEPが得られ，さらにMSでは通常の図形反転VEPは正常であっても色刺激や運動刺激，あるいは高頻度の図形反転刺激（steady-state）によってはじめて異常が明らかになる例があることを示した（図 B-155）[21-24]．

文献

1) Barrett G, Blumhardt L, Halliday AM, Halliday E, Kriss A. A paradox in the lateralization of the visual evoked response. Nature 1976；261：253-255.
2) Blumhardt LD, Barrett G, Halliday AM. The asymmetrical visual evoked potential to pattern reversal in one half-field and its significance for the analysis of visual field defects. Br J Ophthalmol 1977；61：454-461.
3) Blumhardt LD, Barrett G, Kriss A, Halliday AM. The pattern-evoked potential in lesions of the posterior visual pathways. Ann N Y Acad Sci 1982；388：264-289.
4) Carroll WM, Kriss A, Baraitser M, Barrett G, Halliday AM. The incidence and nature of visual pathway involvement in Friedreich's ataxia. A clinical and visual evoked potential study of 22 patients. Brain 1980；103：413-434.
5) Celesia GG, Kaufman D, Cone SB. Simultaneous recording of pattern electroretinography and visual evoked potentials in multiple sclerosis. Arch Neurol 1986；43：1247-1252.
6) Fukui R, Kato M, Kuroiwa Y. Effect of central scotomata on pattern reversal visual evoked potentials in patients with maculopathy and healthy subjects. Electroencephalogr Clin Neurophysiol 1986；63：317-326.
7) Halliday AM, McDonald WI, Mushin J. Delayed visual evoked response in optic neuritis. Lancet 1972；i：982-985.
8) Halliday AM, Mushin J. The visual evoked potential in neuroophthalmology. Int Ophthalmol Clin 1980；20：155-183.
9) Hashimoto T, Kashii S, Kikuchi M, Honda Y, Nagamine T, Shibasaki H. Temporal profile of visual evoked responses to pattern-reversal stimulation analyzed with a whole-head magnetometer. Exp Brain Res 1999；125：375-382.
10) Ikeda H. Clinical electroretinography. In Halliday AM (ed). Evoked Potentials in Clinical Testing, 2nd ed, Churchill Livingstone, Edinburgh, 1993, pp115-139.
11) Kraut MA, Arezzo JC, Vaughan HG Jr. Intracortical generators of the flash VEP in monkeys. Electroencephalogr Clin Neurophysiol 1985；62：300-312.
12) 黒岩義之，Celesia GG．視覚誘発電位－その正常波形と臨床応用，西村書店，新潟，1989．
13) Onofrj M, Ghilardi MF, Basciani M, Gambi D. Visual evoked potentials in parkinsonism and dopamine blockade reveal a stimulus-dependent dopamine function in humans. J Neurol Neurosurg Psychiatry 1986；49：1150-1159.
14) Plant GT, Hess RF, Thomas SJ. The pattern evoked electroretinogram in optic neuritis. A combined psychophysical and electrophysiological study. Brain 1986；109：469-490.
15) Rimmer S, Katz B. The pattern electroretinogram：technical aspects and clinical significance. J Clin Neurophysiol 1989；6：85-99.
16) Shibasaki H, Kuroiwa Y. Pattern-reverval visual evoked potentials in Japanese patients with multiple sclerosis. J Neurol Neurosurg Psychiatry 1982；45：1139-1143.
17) Shibasaki H, Nakamura M, Nishida S. Scalp topography of photic evoked potentials. Application of wave form decomposition technique. Electroencephalogr Clin Neurophysiol 1987；66：200-204.
18) Shibasaki H, Neshige R. Photic cortical reflex myoclonus. Ann Neurol 1987；22：252-257.

19) Shigeto H, Tobimatsu S, Yamamoto T, Kobayashi T, Kato M. Visual evoked cortical magnetic responses to checkerboard pattern reversal stimulation: a study on the neural generators of N_{75}, P_{100} and N_{145}. J Neurol Sci 1998 ; 156 : 186-194.
20) Thompson PD, Mastaglia, FL, Carroll WM. Anterior ischaemic optic neuropathy. A correlative clinical and visual evoked potential study of 18 patients. J Neurol Neurosurg Psychiatry 1986 ; 49 : 128-135.
21) Tobimatsu S, Tomoda H, Kato M. Parvocellular and magnocellular contributions to visual evoked potentials in humans : stimulation with chromatic and achromatic gratings and apparent motion. J Neurol Sci 1995 ; 134 : 73-82.
22) Tobimatsu S, Tomoda H, Kato M. Human VEPs to isoluminant chromatic and achromatic sinusoidal gratings : separation of parvocellular components. Brain Topography 1996 ; 8 : 241-243.
23) 飛松省三. 視覚誘発電位の最近の進歩. 脳波と筋電図 1996 ; 24 : 173-183.
24) Tobimatsu S, Celesia GG. Studies of human visual pathophysiology with visual evoked potentials. Clin Neurophysiol 2006 ; 117 : 1414-1433.

XI 聴覚機能の生理学的検査

聴覚誘発電位（auditory evoked potential, AEP）のなかで現在最も普及しているのは短潜時 AEP であって，これは脳幹聴覚路で生じた活動電位を遠隔電場電位（far-field potentials）として頭皮上から記録したもので，脳幹聴覚誘発電位（brainstem auditory evoked potentials, BAEP）と呼ばれる。Jewett と Williston が 1971 年に発表し，ヒトにおける遠隔電場誘発電位の概念の幕開けとなったものである[7]。これに対して上側頭回聴覚皮質から生じる中潜時 AEP については，その臨床応用の範囲はまだ限られているが，脳磁図の発展とともに，その発生機序が明らかにされてきた。

1 記録法

1）刺激法

刺激には，持続 0.1 ms の矩形波パルスのクリック音をイヤホーンによって一側の耳に聴かせる。刺激強度は，音圧レベル（sound pressure level, SPL）で表わす方法と，正常者の平均自覚閾値を 0 dB として聴覚レベル（hearing level, HL）で表わすか，または被検者自身の閾値を基準とした感覚レベル（sensation level, SL）で表わすが，一般に SPL で 60～90 dB の範囲が用いられる。刺激頻度は，BAEP の記録には 10 Hz，中潜時 AEP の記録には 2 Hz くらいとする。非刺激側の耳には白色雑音を持続的に与える。

クリック音刺激には，それが鼓膜に与える効果によって，condensation と rarefaction とがある。前者では刺激が鼓膜を外側から押すように働き，後者では反対に作用する。一般にこの 2 種類の刺激を交互に与える。

2）記録電極と導出法

記録電極は BAEP，中潜時 AEP ともに同じものを用いる。頭蓋頂（Cz）を G_1 に導入し，音刺激と同側の耳朶または乳様突起に置いた電極を G_2 に導入する。2 チャネル記録できる場合には，Cz を音刺激と反対側の耳朶または乳様突起と結んだ導出も用いるとよい。なお外耳道に電極を置くか，あるいは鼓膜に針電極を刺入して，聴（蝸牛）神経の複合活動電位を記録することも可能である（蝸牛電図 electrocochleogram）。

3）周波数応答と増幅，加算平均

増幅器の周波数応答は，BAEP の記録には 30～3,000 Hz（−3 dB），中潜時 AEP には 1～500 Hz（−3 dB）を用いる。分析時間は，BAEP のためには 15 ms，中潜時 AEP には約 200 ms とする。加算回数は BAEP には 1,000～2,000 回，中潜時 AEP には 100～200 回でよい。加算平均の sampling rate（ordinate period）は，BAEP の場合 6,000 Hz（0.17 ms），中潜時 AEP の場合約 1,000 Hz（1 ms）くらいでよい。

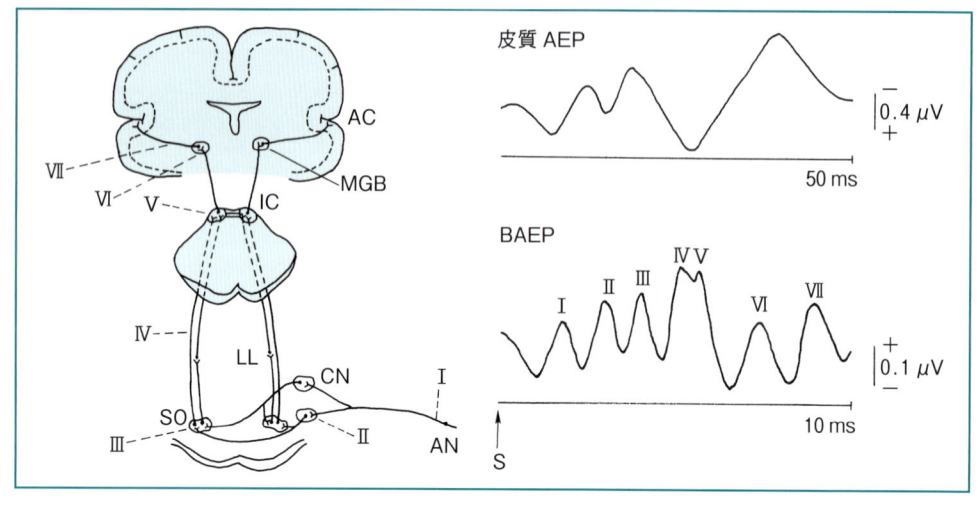

図 B-156　AEP の正常波形と各頂点の推定発生源を示す模式図

矢印（S）はクリック音による刺激時点．導出は Cz-刺激側乳様突起．皮質 AEP（上段）は，Cz が乳様突起に対して相対的に陽性の時下向きに振れる．BAEP のみ慣例的に，G_1 が G_2 に対して相対的に陽性のとき，上向きに示してある．AN：聴神経，CN：蝸牛神経核，SO：上オリーブ核，LL：外側毛帯，IC：下丘，MGB：内側膝状体，AC：聴覚皮質．

2 正常波形と各頂点の発生源

1) 脳幹聴覚誘発電位（BAEP）

　クリック音刺激の立ちあがり時点から 10 ms 以内に 7 つの陽性頂点が記録される（図 B-156）．この場合，陽性頂点といっても耳朶に対して Cz が相対的に陽性という意味である．各頂点の発生機序はまだ明確に理解されているわけではないが，I 波が聴神経，II 波が蝸牛神経核付近または聴神経，III 波が上オリーブ核付近，IV 波が外側毛帯，V 波が下丘付近，VI 波が内側膝状体付近，VII 波が聴放線に，それぞれ起源するものと考えられている．この発生源に関する説は，ヒトの臨床例および動物実験に基づいて立てられたものであるが，遠隔電場 SEP の説明のように，どの成分も活動電位が神経線維を走行中に何らかの機転によって発生したものか，軸索が核内に入る部分で生じるのか，それとも核内の神経細胞群が発生した PSP の総和が何らかの機序で頭皮上から記録されうるのか，まだ十分には明らかにされていない．

　I 波の起源について，辻と Luders（1984）は頭部外電極を基準とした記録により，Cz における陽性電位よりもむしろ刺激側耳朶の陰性電位のほうが主成分であることを示した[16]．したがって，I 波は主として第 8 脳神経末端樹状突起の PSP を反映するものと考えられた．II 波についてはまだ定説がないが，蝸牛神経核起源のおそらく PSP が主体であり，それに第 8 脳神経の活動電位も含まれているものと考えられている．III 波についても辻らは II 波と同様の電位分布を見いだした．その起源は上オリーブ核付近とみなされている．

　続く IV，V 波については，頭部外基準導出でも頭皮上に広く陽性電位として分布しており，遠隔電場電位と考えられる．IV 波は橋の聴覚路，すなわち外側毛帯の活動電位を反映するものであろう．V 波は，橋本ら（1981，1982）が術中ヒトの中脳表面から記録した陽性波と同潜時を示し，しかも中脳の病変においてその潜時が延長し，振幅が低下することから，下丘を主とした中脳に起源するものと考えられている[3,4]．

　V 波に続いて持続約 10 ms の緩やかな陰性波が記録される．橋本（1982）はヒトの深部記録により，これに相当する陰性波を下丘の近傍から記録した[4]．したがって，この陰性波も下丘付近に起源すると考えられるが，橋本らは V 波が蝸牛の基底回転の興奮によって誘発される onset response であるのに対して，この陰性波は蝸牛の基底回転から頂回転までの広い範囲の周波数に応ずる反応で，そのために持続が長いものと考察している．この大きな陰性波に重畳する形で VI，

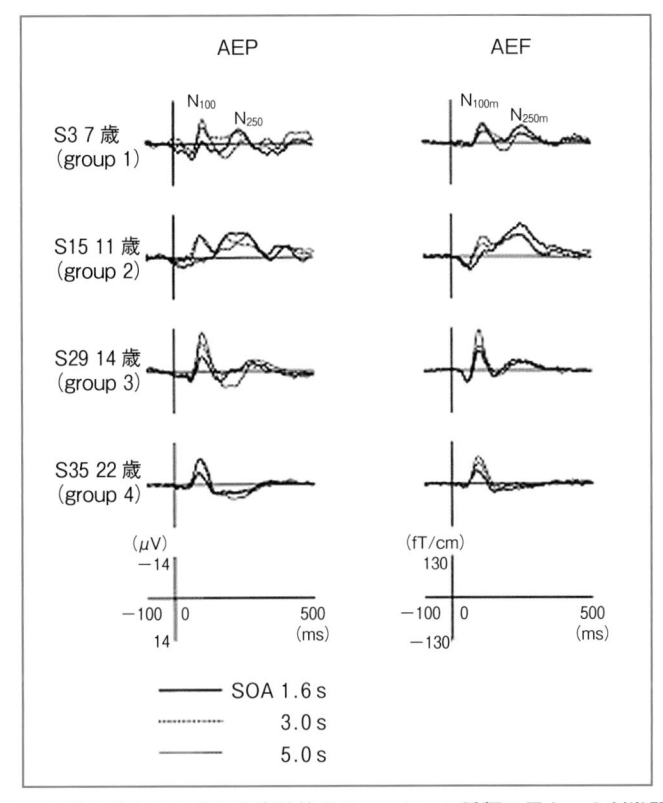

図 B-157　年齢の異なる 4 名の正常被検者において，3 種類の異なった刺激間間隔で tone burst 刺激を与え，同時に記録した聴覚誘発電位（AEP）と脳磁図（AEF）
すべての被検者で N_{100} は電位，脳磁図ともに認められるが，その後の N_{250} は小児だけに出現している。また，N_{100} の脳電位は刺激間間隔が長いほど振幅が大きいが，脳磁図のほうはその傾向が低い。SOA：stimulus onset asynchrony，刺激間間隔（秒）。（Takeshita et al，2002[15]）より引用）

Ⅶ波が記録されるが，Ⅵ波の発生源として内側膝状体が推測されているもののまだ確定的ではなく，Ⅶ波の起源も明らかではない。

いずれにしても，Ⅰ波は第 8 脳神経末梢部起源，Ⅲ波は上オリーブ核付近，Ⅴ波は中脳起源であることは確実であるので，とくにⅠ波からⅤ波またはⅢ波からⅤ波までの頂点間潜時は，脳幹の中枢伝導を反映する指標として臨床応用に供されている。

2) 皮質 AEP

中潜時皮質 AEP は潜時約 17 ms で始まる陽性－陰性－陽性の複合電位である（**図 B-156**）。Cacace ら（1990）の頭部外基準電極を用いた研究では，潜時 29 ms の Pa と 53 ms の Pb は頭蓋頂で最大であり，潜時 41 ms の陽性波は両側の側頭部から出現することが判明した[1]。また，Lee ら（1984）による硬膜下電極を用いた記録では，主な発生源は上側頭回聴覚領（Heschl's gyrus）とされている[8]。この場合，聴覚路は橋および中脳でそれぞれ部分交叉するため，単耳刺激でも両側の一次聴覚皮質で誘発されるが，誘発電位は両側の反応が重畳して頭蓋頂に最大点をもつ 1 つの大きな電場として記録される。これを脳磁図で記録すると，左右の反応を分離して記録することができる。この場合，刺激耳と反対側の聴覚皮質の反応のほうが大きい。また，脳磁図を用いた研究により，聴覚皮質内では，音の周波数に対応してある程度の局在（tonotopic organization）が存在することが知られている[12]。

一般に小児の誘発電位は成人のそれとは著しく異なり，とくに皮質 AEP の発達による変化は顕著である。竹下ら（2002）は 6 歳から 14 歳にわたる 32 名の小児を対象として，聴覚誘発脳磁図を

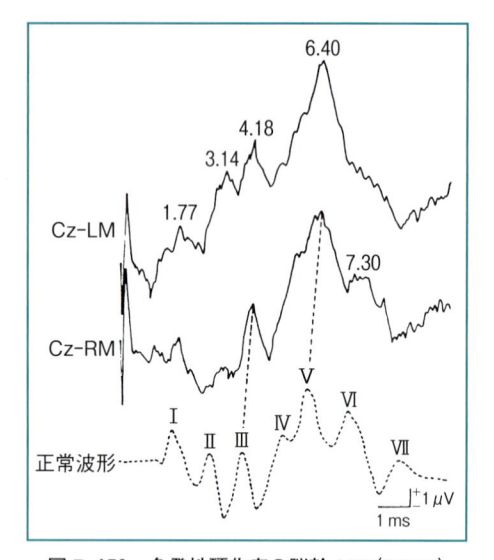

図 B-158　多発性硬化症の脳幹 AEP (BAEP)（28 歳，男性）

頂点間潜時（Ⅲ-Ⅴ）が延長している。LM，RM：それぞれ左右の乳様突起。各頂点の数字は頂点潜時（ms）。1,024 回加算。

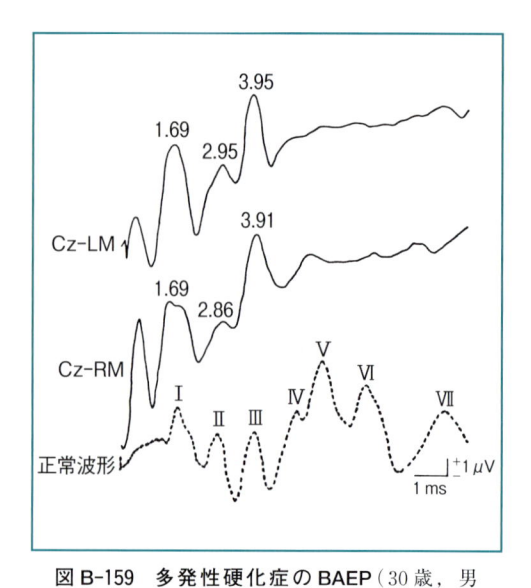

図 B-159　多発性硬化症の BAEP（30 歳，男性）

この患者では頂点Ⅲまで出現しているが，それ以後の成分は認められない。

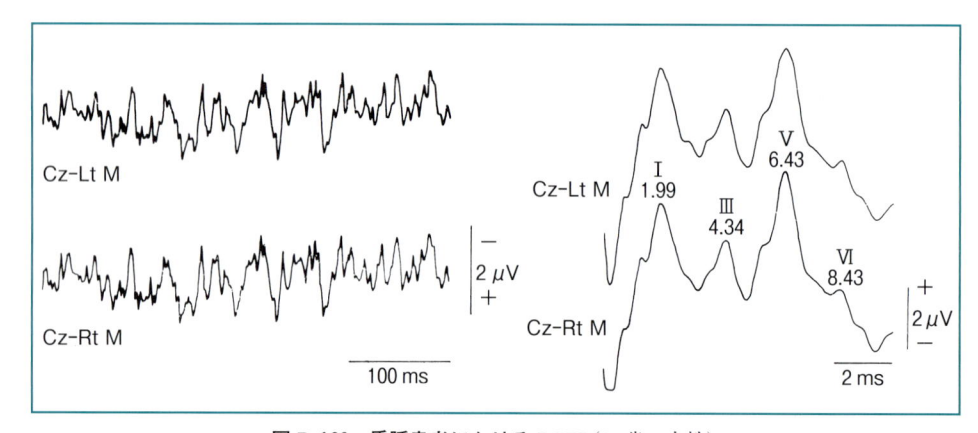

図 B-160　昏睡患者における BAEP（22 歳，女性）

皮質成分（左図）は欠如していても，脳幹成分（右図）は残っている。なお左図にみられる現象は雑音と考えられる。LtM，RtM：それぞれ左と右の乳様突起。いずれも両耳刺激。

脳電位と同時に記録した。その結果，N_{100} は小児でも成人と同様に誘発されるが，成人ではほとんどみられない N_{250} が小児では顕著にみられることを見出した（**図 B-157**）[15]。しかも，誘発電位 N_{100} は刺激間間隔が長いほど振幅が大きいのに対して，同磁場のほうはその傾向が低く，異なった発生源の存在を示唆した。それに対して，N_{250} は同じく聴覚皮質内ではあっても N_{100} とは異なった部位で発生し，しかも刺激間間隔の影響をあまり受けなかった。

3　臨床応用

1) 脳幹聴覚誘発電位 (BAEP)

聴神経から脳幹にかけての聴覚路の器質性疾患の客観的評価に用いられる。聴神経腫瘍をはじめとする小脳橋角部腫瘍ではとくにその応用価値が高く，なかでも小さい聴神経鞘腫の検出の目的に威力を発揮する。聴神経鞘腫では BAEP が無反応であるか，Ⅰ波のみまたはⅠ，Ⅱ波のみみられ

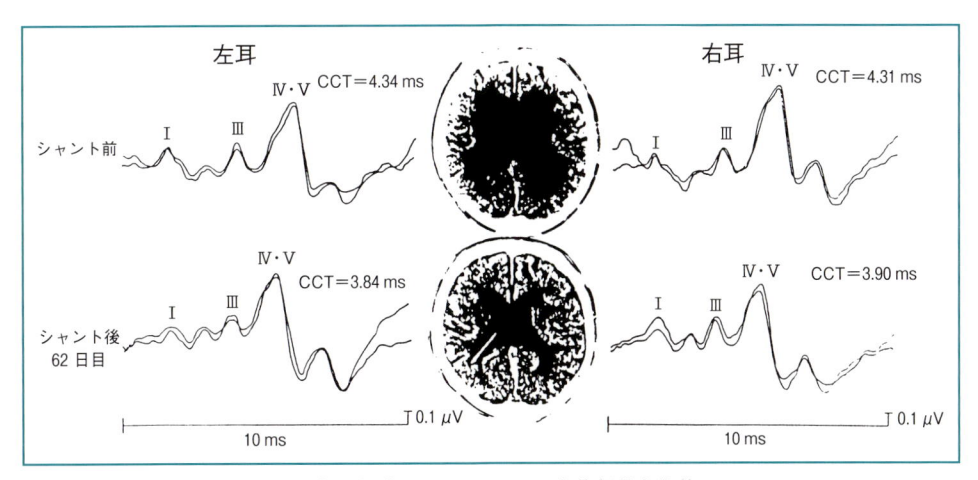

図 B-161 内脳水腫におけるシャント術施行前と術後の BAEP
左右の耳とも，中枢伝導時間(CCT：Ⅲ-Ⅴ)が術後に短縮している。なお CT による画像検査でも内脳水腫の改善が認められる。(Hashimoto et al, 1990[5])より引用)

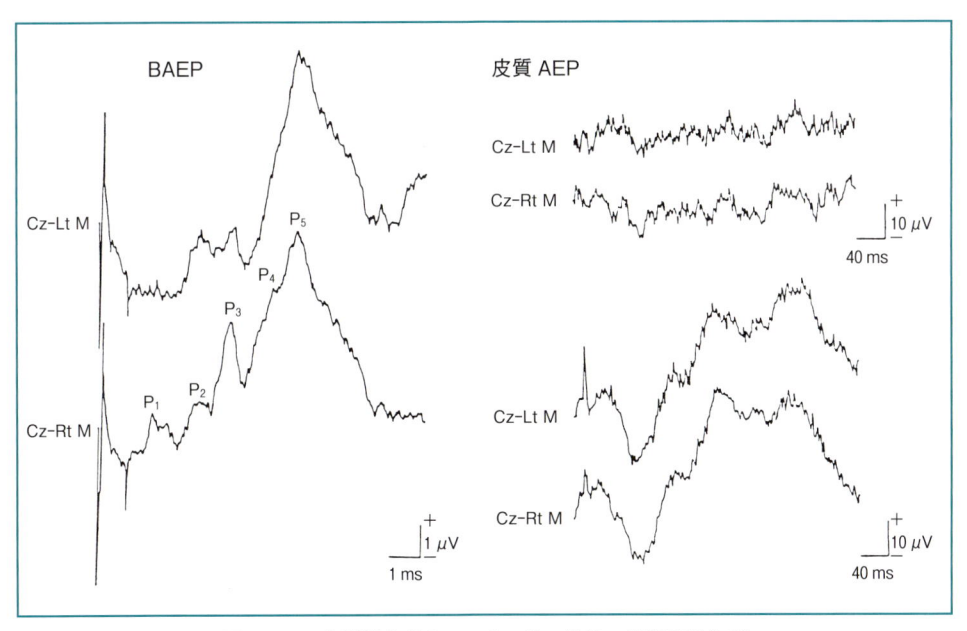

図 B-162 皮質聾患者の AEP(29 歳，男性，多発性硬化症)
BAEP は出現しているが，皮質 AEP は欠如している(上図)。しかし聴力の回復につれて皮質 AEP が出現してきた(下図)。LtM，RtM：それぞれ左および右の乳様突起。いずれも 1,024 回加算。(Tabira et al, 1981[14])より引用)

るか，あるいはそれ以降の電位が記録されても頂点間潜時(I-V)の延長がみられる。無反応であっても，鼓膜誘導によって蝸牛電図を記録すると，N_1 が検出されることが多い。無反応例は高度難聴例に多く，腫瘍の大きさに比例して頂点間潜時(I-V)が延長するといわれている。

脳幹の髄内病変では，聴覚路が部分交叉して両側性に上行するため，臨床的に聴覚障害を検出しにくく，またできたとしても病変レベルの診断が難しいことが多いので，そのようなとき BAEP が診断の参考になる。橋病変ではⅣ波から後の電位が欠如するか，あるいは頂点間潜時(I-V)または(Ⅲ-Ⅴ)が延長し，中脳病変ではⅤ波が欠如することが多い。とくに多発性硬化症(MS)の診断には多く用いられるが，異常検出率自体は VEP と SEP に比較して低い。しかしながら脳幹

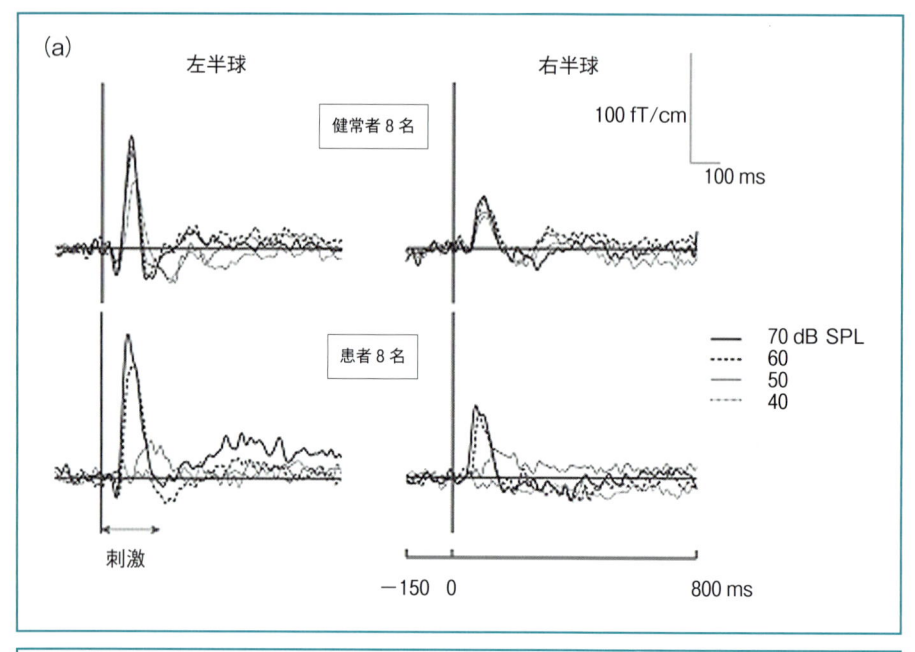

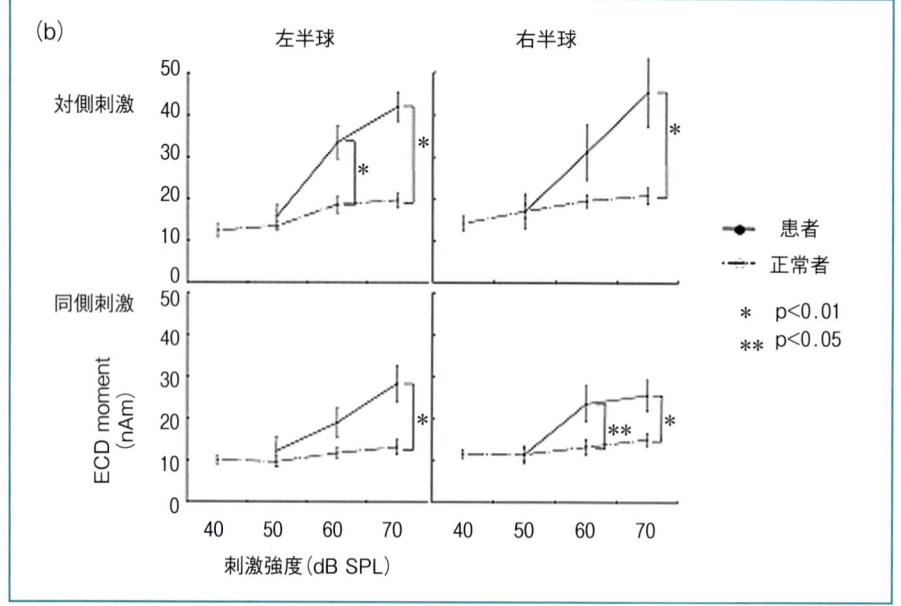

図 B-163　聴覚誘発脳磁図を用いた内耳性難聴患者における補充現象（loudness recruitment）の病態生理の検討

(a)強さの異なる4種類の音刺激を右耳に与えた場合の左右半球から得られた反応。患者群では40および50 dB（SPL）の刺激に比較して60および70 dBの刺激に対する反応が著しく増大している。(b)音刺激の強さの増加に対する皮質反応の増大の割合は，患者群で著しく大きい。横軸に刺激の強さ，縦軸にN_{100m}成分の推測電流双極子の大きさ（ECD moment）を示してある。(Morita et al, 2003[10])より引用)

の潜在性脱髄巣の検出という点で，他の誘発電位にはない長所を有している。MSの場合はもちろん，中枢伝導時間として頂点間潜時（I-V）または（III-V）の延長が重要な所見であるが（図 B-158），頂点が欠如する例もある（図 B-159）。

BAEPは，昏睡患者における脳幹機能の客観的評価に利用される。とくに脳死の判定に際しては，脳幹機能の廃絶を証明することが必須であ

り，従来この目的のために温度眼振検査(caloric test)を含めた種々の脳幹反射に頼っていたが，BAEPも有力な手段となりうる(図B-160)。それは通常の脳波活動が欠如し，臨床的に検査できる脳幹反射が全く欠如した状態でも，BAEPのI波より後の成分が残存している症例がまれにあるといわれているからである。臨床的判定に際しては，低体温と中枢神経抑制薬が脳幹反射を一過性に消失させるのでとくに注意が必要であるが，BAEPの場合も同様である。BAEPは麻酔薬などの影響を比較的受けにくいといわれているが，昏睡に陥れるような薬物中毒においてはBAEPについても同様の注意が必要である。

BAEPが麻酔薬の影響を受けにくいことを利用して，後頭蓋窩手術に際して聴神経機能のモニターとして応用されている。とくに片側顔面けいれんに対する後頭蓋窩での顔面神経血管減圧術に際して，その手術の合併症として術後の聴力低下が約10％にみられるので，術中のモニターとしてBAEPが応用可能である。

そのほか，頭部外傷による意識障害患者における予後の推測や，内脳水腫に対するシャント術前後の脳幹機能の検索にも応用されている。たとえば，くも膜下出血後のいわゆる正常圧水頭症において，シャント術後に中枢伝導(III-V)が短縮する症例があるが(図B-161)，BAEPによって術前にシャントの効果を予測することはできない[5]。

2) 皮質 AEP

中潜時AEPの臨床応用については，皮質聾(cortical deafness)や聴覚失認(auditory agnosia)の電気生理学的検索に威力を発揮する。たとえば，聾の患者でBAEPは正常に出現するのに中潜時AEPが欠如する場合，その聾は側頭葉の両側性障害によることを示唆する(図B-162)[14]。また一方，完全な聾の患者でありながら皮質AEPまで全く正常に出現する場合には，ヒステリー性聾である可能性を示唆する。さらに，聴覚失認では中潜時AEPは正常に出現することもあり，この場合インパルスは上側頭回までは到達していることが証明される。したがって，AEPの所見だけに基づいて聴覚機能を推測することは不可能かつ無意味であり，あくまでも臨床的聴覚機能検査との対比で評価すべきである。

皮質AEPは各種聴力障害の病態機序およびそれに起因する聴覚皮質の可塑的変化の解明に応用される[2,9,10,13]。たとえば，森田ら(2003)は内耳性難聴の補充現象(loudness recruitment)の機序の一端を明らかにするために，種々の強さの音刺激に対する皮質反応を脳磁図で検索した結果，正常者に比較して患者群では刺激強度の増加に伴ってN_{100}の振幅がより多く増大し，少なくとも補充現象に皮質機能が関与していることを示した(図B-163)[10]。

文献

1) Cacace AT, Satya-Murti S, Wolpaw JR. Human middle-latency auditory evoked potentials: vertex and temporal components. Electroencephalogr Clin Neurophysiol 1990; 77: 6-18.
2) Fujiki N, Naito Y, Nagamine T, Shiomi Y, Hirano S, Honjo I, et al. Influence of unilateral deafness on auditory evoked magnetic field. Neuroreport 1998; 9: 3129-3133.
3) Hashimoto I, Ishiyama Y, Yoshimoto T, Nemoto S. Brainstem auditory-evoked potentials recorded directly from human brain-stem and thalamus. Brain 1981; 104: 841-859.
4) Hashimoto I. Auditory evoked potentials from the human midbrain: slow brainstem responses. Electroencephalogr Clin Neurophysiol 1982; 53: 652-657.
5) Hashimoto K, Shibasaki H, Tabuchi K. Auditory brainstem responses before and after shunting in patients with suspected normal pressure hydrocephalus. Neurol Med Chir (Tokyo) 1990; 30: 29-35.
6) Jacobson GP. Magnetoencephalographic studies of auditory system function. J Clin Neurophysiol 1994; 11: 343-364.
7) Jewett DL, Williston JS. Auditory evoked far fields averaged from the scalp of humans. Brain 1971; 94: 681-696.

8) Lee YS, Lueders H, Dinner DS. Recording of auditory evoked potentials in man using chronic subdural electrodes. Brain 1984；107：115-131.
9) Morita T, Fujiki N, Nagamine T, Hiraumi H, Naito Y, Shibasaki H, et al. Effects of continuous masking noise on tone-evoked magnetic fields in humans. Brain Res 2006；1087：151-158.
10) Morita T, Naito Y, Nagamine T, Fujiki N, Shibasaki H, Ito J. Enhanced activation of the auditory cortex in patients with inner-ear hearing impairment：a magnetoencephalographic study. Clin Neurophysiol 2003；114：851-859.
11) Nakasato N, Fujita S, Seki K, Kawamura T, Matani A, Tamura I, et al. Functional localization of bilateral auditory cortices using an MRI-linked whole head magnetoencephalography (MEG) system. Electroencephalogr Clin Neurophysiol 1995；94：183-190.
12) Pantev C, Bertrand O, Eulitz C, Verkindt C, Hampson S, Schuiere G, et al. Specific tonotopic organizations of different areas of the human auditory cortex revealed by simultaneous magnetic and electric recordings. Electroencephalogr Clin Neurophysiol 1995；94：26-40.
13) Shiomi Y, Nagamine T, Fujiki N, Hirano S, Naito Y, Shibasaki H, et al. Tinnitus remission by lidocaine demonstrated by auditory-evoked magnetoencephalogram. A preliminary report. Acta Otolaryngol 1997；117：31-34.
14) Tabira T, Tsuji S, Nagashima T, Nakajima T, Kuroiwa Y. Cortical deafness in multiple sclerosis. J Neurol Neurosurg Psychiatry 1981；44：433-436.
15) Takeshita K, Nagamine T, Thuy DHD, Satow T, Matsuhashi M, Yamamoto J, et al. Maturational change of parallel auditory processing in school-aged children revealed by simultaneous recording of magnetic and electric cortical responses. Clin Neurophysiol 2002；113：1470-1484.
16) 辻貞俊, リューダース・ハンス. 頭外基準電極による聴性脳幹誘発電位の研究. 脳波と筋電図 1984；12：283-289.
17) Woods DL, Clayworth CC, Knight RT, Simpson GV, Naeser MA. Generators of middle- and long-latency auditory evoked potentials：implications from studies of patients with bitemporal lesions. Electroencephalogr Clin Neurophysiol 1987；68：132-148.

XII 中枢性運動機能とその障害の検査

1 運動皮質の興奮性と錐体路伝導検査

大脳皮質の興奮性は，感覚皮質については各種感覚刺激に対する大脳誘発電位(SEP，VEP 他)の皮質成分の変化により推測することができる。それに対して運動皮質の興奮性を検査する方法は近年までなかったが，経頭蓋磁気刺激による運動誘発電位(motor evoked potentials, MEP)により，

運動中枢検査法の進歩

行動中の大脳ニューロン活動の記録が可能となったのは E. Evarts による特殊なスクリュードライブ駆動装置の開発によってであった。それから40年を経て，近年はヒトの中枢性運動障害に対する深部脳刺激法(DBS)の普及に伴い，基底核のニューロン活動が種々の基底核疾患で記録され，運動の中枢神経機序の解明がようやく端緒についた。また脳画像の進歩も，脳の局所活動の運動への関与を種々に明らかにしつつある。

しかしヒトの具体的な運動機能の研究は，非侵襲的な方法を用いて行うのが主流である。そのための種々な研究方法が開発されてきたが，その方法の利点と限界をわきまえて使用して研究を行い，また結果を解釈しなければならない。1994年国際臨床神経生理学連合(IFCN)は"運動中枢検索法の進歩"として，専門家の委員会による各種の検査法の利点と問題点のレビューを行った。下表にとりあげられた検査法と reviewer のリストを示す。一読されることをお勧めする。

運動中枢検査法の進歩(Hallett 他：IFCN Committee, 1994[26])

- ■運動記録(Young, Zeffiro, Tatton, Freund)
  - ＊加速度計：動きの早さ，リズム
  - ＊二次元，三次元運動の記録
- ■筋電図(表面)(Hallett)
  - ＊運動のタイミング，力
  - ＊不随意運動，随意運動
- ■反射
  - ＊H 反射(Delwaide)，皮膚反射(Deuschl)，伸張反射(Lee)，屈曲反射(Shahani)，瞬目反射(Berardelli)
  - ＊相反性抑制(Rothwell)，Renshaw 抑制(Hallett)
- ■脳波－筋電図相関(Shibasaki)
- ■姿勢記録(Diener, Nashner)
- ■歩行(Yanagisawa, Dietz)
- ■大脳刺激(Cohen, Berardelli)

一次運動野の刺激による皮質脊髄路の興奮を推測することができるようになった。随意収縮努力，運動準備状態，深部脳刺激やTMSによる基底核や小脳の興奮が，一次運動野や脊髄運動細胞の興奮性にどのような影響を与えるかも，正常および中枢神経疾患において明らかにされつつある。

1）歴史

大脳の電気刺激による皮質神経細胞の興奮は，治療手技としての電気痙攣療法において直流刺激を用いて古くから行われてきた。

下行性の運動経路の伝導速度測定を目的に頭皮上から大脳の直接電気刺激を行ったのは，イギリスの生理学者と技術者のMertonとMorton(1980)[65]であった。これは高電圧(1,500V)の短い矩形波パルスを用いたもので，限局した手筋の収縮を惹起することができた。しかしそれなりの苦痛を伴うことから，まもなく電磁誘導を用いて神経を刺激する経頭蓋磁気刺激法(transcranial magnetic stimulation, TMS)にとって代わられた[2]。TMSはほとんど苦痛を伴うことがなく，錐体路の伝導時間(中枢運動伝導時間 central motor conduction time, CMCT)をはじめ，大脳皮質内の興奮・抑制状態，H反射を用いた脊髄運動細胞への皮質脊髄路の興奮効果を正常および中枢性運動麻痺やその他の各種の中枢性運動障害において検索することが可能となり，さらにパーキンソン病やうつ病などに対して反復刺激の治療効果の試みも行われるようになった。

磁気刺激が汎用されるとはいえ，瞬間的な磁場の変化により生ずる生体内の渦電流が，どの部位で神経を刺激するかは電気刺激ほどには明確でない。したがって伝導時間をより正確に測定する目的では，現在も電気刺激を用いる場合がある。

2）磁気刺激の電極と装置

刺激電極と刺激発生装置は市販されており，得られた筋反応(筋電図)の記録と解釈は，通常の誘発電位記録装置や筋電計を用いる。

磁気刺激電極は，電磁波を発生し局所に渦電流を誘導して神経組織を興奮させる目的により，頭皮上から刺激をするのに最も適した形が開発された。現在使用される3つのタイプを図B-164に示す。

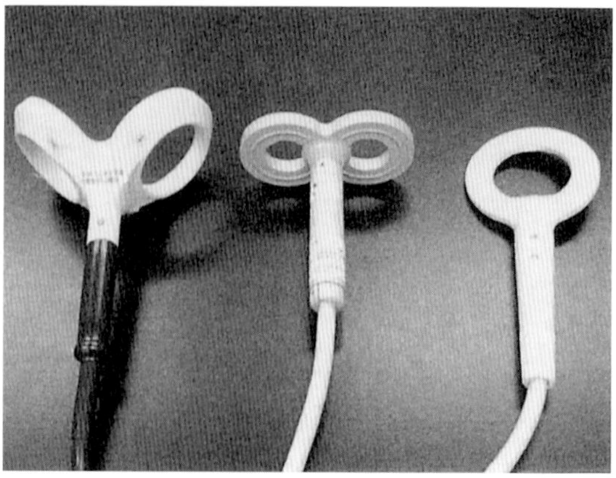

図B-164　経頭蓋刺激の刺激電極
右から，円形コイル，8の字コイル，ダブルコーンコイル
(玉川ら，2005[100])より引用)

円形コイルは，初期に開発された最も単純な形のコイルであり[2]，コイル直下で誘発電流密度が最大となり，比較的広範囲が刺激される。それに対して次に開発された8の字コイルは[106]，2つの円の交点で円の接線方向に渦電流が流れるので，電流の方向を制御して刺激するベクトル刺激が可能であり，大脳皮質運動野の一部を選択刺激できる。前中心回で脳表の外側に位置する手筋の代表野の刺激にはこの電極が適している。

それに対して8の字コイルの変形として2つの円の角度を180°より小さくした二重円錐型(double cone)コイルは，頭皮上から深部の脳部位を刺激できるので，前中心回の下肢代表野を刺激するのに適している。

市販の刺激発生装置は複数あり，従来は単発あるいは2発刺激しか発生できなかったが，近年は治療目的にもあわせて，50回までの連続刺激ができる装置が実用化されている(図B-165)。

1回の磁気刺激は数100μs(1ms秒以下)の幅で高電流を流して磁場を形成し，それが神経刺激を生ずる渦電流を産生する。連続刺激の場合，機器により30〜50Hzまでの周波数で刺激を発生できるが，刺激によりコイルは熱を産生するので，コイルが一定温度(例：40℃)に達すると刺激を自動的に停止する安全装置が付いている。

連続刺激においては，1秒間の刺激頻度，連続刺激の刺激トレイン数，群発刺激においては刺激群間間隔，刺激強度(最大刺激の%表示)でプログラム表示するソフトウェアを用いる(図B-165)。

3) 刺激コイルによる刺激法

大脳皮質運動野の刺激法は，日本臨床神経生理学会による標準的方法がある[45]（図 B-166）。上肢筋の支配状況を調べる場合は，円形コイルのエッジまたは8の字コイルの交点を上肢運動野の頭皮上（10-20法のC_3またはC_4）に置き，渦電流が中心溝の後方から流れるように刺激する。下肢筋の場合は円形コイルのエッジ，8の字あるいは二重円錐の交点を正中中心（Cz）に置き，過電流が正中から刺激側の耳の方向に向けて流れるようにする。

脊髄神経根の刺激は円形コイルの中心部を脊椎後突起に置き，目的とする筋を支配する脊髄根神経の走行に沿って渦電流が流れるようにレベルを決めて行う[5]。

4) 大脳皮質刺激による神経細胞興奮
a. 生理学的知見

一次運動野を含むヒトの大脳皮質は6層の細胞が相互に連結し，末梢からの感覚入力をはじめ脳内各部位からの投射を受けて機能を果たす。

PattonとAmassian（1954）[78]は，サルの運動皮質を単回電気刺激すると，D波（direct wave）とそれに続いて複数のI波（indirect wave）が錐体路を下行することを明らかにした。D波は錐体路（皮質脊髄路）細胞を直接興奮させた結果であり，I波は図 B-167に示すような視床皮質路，錐体路細胞の反回側枝，皮質表層の線維群などの興奮の結果，二次的に錐体路細胞が発火した結果である。

このような錐体路細胞の連続発火は，自然の状態においても存在し，睡眠時の紡錘波に一致して錐体路を群発発射が下行することが知られている。

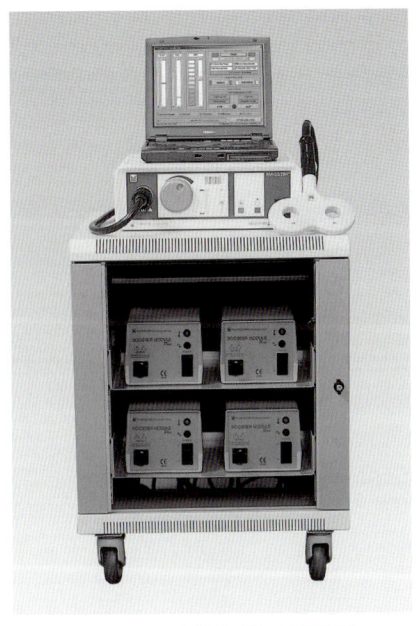

図 B-165 高頻度磁気刺激装置
マグスチム MRS 1000/50

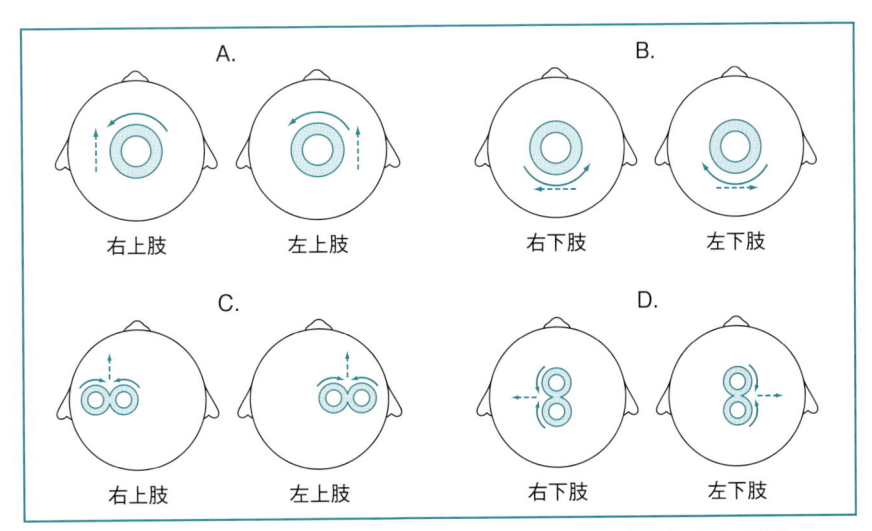

図 B-166 刺激コイルの位置と方向（日本臨床生理学会委員会報告[45]より引用）
A，Bは円形コイルによる刺激方法，C，Dは8の字コイルによる刺激方法を示す。実線の矢印はコイルの電流の向きを，破線は頭蓋内に生じる渦電流の向きを示す。

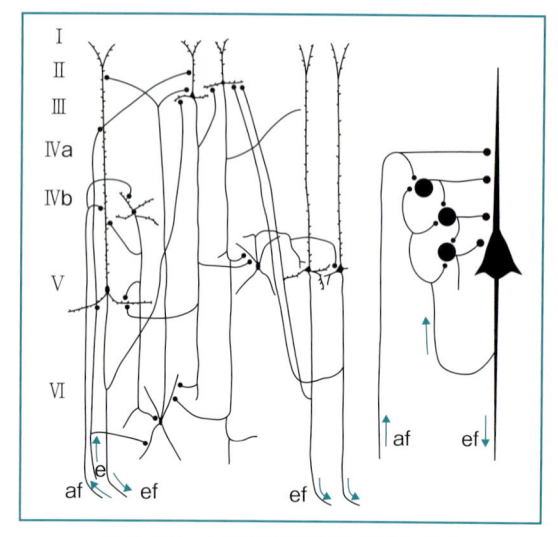

図 B-167 大脳皮質神経細胞の結合様式
(Lorente de Nóによる。Ruch et al, eds. Neurophysiology, Saunders, Philadelphia, 1965より引用)

それに引き続いてPhilips[80]らは，系統発生的に初めて錐体路細胞が直接脊髄運動細胞に接合して興奮させる霊長類（ヒヒ）において，運動野表面に陽極をおいた電気刺激で錐体路細胞の興奮閾値が最も低く，また脊髄運動細胞は，一発の錐体路性EPSPのみでは発火せず，連続した錐体路発火によるEPSPの重積（summation）によって発火することを明らかにした。

経頭蓋磁気刺激（TMS）と経頭蓋直流電気刺激（TES）は，以上の実験結果に合致する錐体路発火を生ずる。経頭蓋電気刺激（TES）では，大脳皮質運動野上に陽極を置いて刺激すると，まずD波が出現し，刺激強度を上げるとI波が加わる[46]。これは直流電気刺激では皮質深部第5層にあたる錐体路細胞の興奮とくに発火閾値が低い軸索膨大部（axon hillock）あるいはinitial segmentの興奮がまず生ずることによる。一方経頭蓋磁気刺激（TMS）では，磁気コイルによる誘導電流は，皮質に沿って平行に流れるので，皮質表層の樹状突起，横行線維などをまず興奮させるのでI波がはじめに出現し，さらに刺激を強めるとD波も加わる[46]。ただし8の字コイルを用いて，運動野の外側部から頭頂に向かって電流を流すと，TESと同様に錐体路細胞が興奮してまずD波，ついで刺激強度を上げるとI波が出現する[72]。

以上のように経頭蓋電気刺激と磁気刺激では，刺激強度によって錐体路細胞が興奮し錐体路を下行するインパルスの発火様式が異なるので，運動誘発電位の潜時の測定や，脊髄反射，深部脳刺激（DBS）など，他の神経経路の活性化と交絡（interaction）する試験を行う際注意が必要である。

b．経頭蓋磁気刺激（TMS）による運動皮質の興奮性検査

TMSにより，運動野が支配する対側四肢筋に生ずる運動誘発電位（MEP）の閾値を個人ごとに調べて，その絶対値をもって運動皮質の興奮性を論じることはできない。電極の位置のほか，頭皮や頭蓋など錐体路細胞やその周辺神経組織への電流を規定する物理的要素が個人ごとに異なるからである。

MEPを決める大きな要素の一つが大脳皮質運動野の興奮性にあるという前提に立って，同一被験者において種々な刺激（条件刺激）あるいは身体的条件の変化によって，MEPがどのように変化するかを観察する。さらにその所見から正常と各種の病態を比較することによって，各種の病態の運動支配経路の異常を明らかにする。このような立場から運動皮質の興奮性変化を調べるTMSの応用手技には，TMSによる随意収縮の抑制（cortical silent period），随意収縮に対するTMSの効果，各種感覚刺激や脳刺激によるMEPの変化などがある。

c．cortical silent period

持続性に随意収縮を続けるとき，その皮質運動野を刺激すると，MEPの誘発に引き続いて筋活動が100〜200 msの間抑制される現象が観察され，これをcortical silent period（CSP）と呼ぶ（図B-168）。CSPは持続が長くその機序は複雑である。まずその初期は，脊髄運動細胞の発火による興奮後過分極，Renshaw抑制，筋収縮によって生ずるGolgi腱器官，II群線維，皮膚感覚線維などの求心性抑制などが種々に関与して生ずると考えられる。その機序はH反射の回復曲線における初期のsilent periodと共通するものが多い。H反射の回復曲線では，70〜75 ms以後に第2刺激によるH反射が出現するが，CSPも75 ms以降は運動皮質が関与した抑制機構によると考えられる。

神経疾患におけるCSP持続時間の変化はいくつか報告されている。パーキンソン病では，CSP

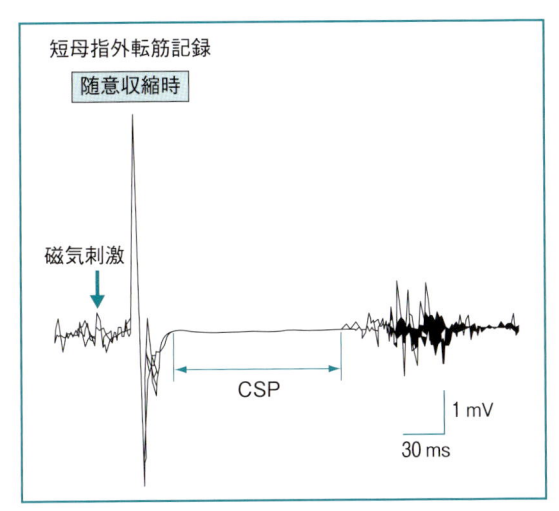

短母指外転筋記録
随意収縮時
磁気刺激
CSP
1 mV
30 ms

図 B-168　cortical silent period（CSP）
（玉川他[100]より引用）

の持続時間は短縮しており，L-dopa や定位脳手術で延長して正常に近づく[22,53]。この所見は大脳生理学的には，パーキンソン病における淡蒼球の過剰な抑制投射活動が視床-皮質の促通活動を抑えている状態が治療によって改善する結果と考えられてきたが，実際に視床下核刺激によって，一次運動野，補足運動野，基底核の活動低下がPET で確認されている[6,97]。

その他アルツハイマー病，ジストニア，ウィルソン病で，CSP の短縮が，多発性硬化症，ハンチントン病，抗てんかん薬の内服によって CSP の延長が認められる。

d．随意運動による MEP の変化

MEP を記録する筋を随意収縮させると，収縮に先行する 100 ms から主動筋の筋電図の放電まで，TMS に対する MEP の閾値の低下，振幅の増大が認められる。これは随意運動およびその努力で一次および二次運動細胞が興奮することの表現である。ただしどのレベルの興奮がどの程度に貢献するかは，この方法では不明である。

また拮抗筋である屈筋と伸筋の一方を収縮させて，両筋群の MEP を記録すると主動筋の興奮がMEP の閾値の低下と振幅の増大として現れ，拮抗筋は抑制されて主動筋と逆の結果がみられる。

拮抗筋に対する相反性抑制が大脳皮質運動野，錐体路の刺激によって生ずることは，Sherrington[91]によって発見された円滑な運動遂行の原理である。

5）磁気刺激による中枢運動伝導時間
central motor conduction time（CMCT）

a．伝導に関する神経機構

まずはじめに CMCT の算定は，末梢運動神経最大の伝導速度を測定する方法とは異なり，伝導時間に影響するいくつかの要素が介在することを理解する必要がある。

経頭蓋の電気刺激あるいは磁気刺激によって錐体路を下行する D 波および I 波が発生することは上に述べた。また錐体路を下行する興奮によって脊髄運動細胞が発火するまでには EPSP の加重が必要である。

したがって TMS による筋誘発反応は，大脳皮質レベルで数 ms にわたる錐体路細胞の連続興奮が下行し，脊髄運動細胞の EPSP の加重により発火した結果であり，筋活動までの潜時にこれらの事象が関与することを知っておく必要がある。TMS による運動誘発電位（MEP）の潜時が安静時よりも随意収縮時に数 ms 短縮する効果にはこれらの興奮伝導機序がかかわっていると理解される（図 B-169，170）。

このように筋活動潜時にかかわる神経機序が複雑であるとはいえ，筋萎縮性側索硬化症や多発性硬化症では，中枢運動伝導時間（CMCT）が有意に延長することから，脊髄運動神経細胞の興奮以下の潜時（末梢運動伝導時間 peripheral motor conduction time，PMCT）を差し引いて CMCT を計算する意義がある。

b．計測方法

CMCT を計算するのに 2 つの方法がある。一つは頸部または腰部の脊椎上から上肢筋または下肢筋を支配する神経根を磁気刺激して PMCT を得て計算する方法である。

$$\text{MEP 潜時} - \text{PMCT} = \text{CMCT}$$

この場合は，最も短い PMCT 潜時を得るように刺激コイルを設置し，随意運動で PMCT が変化しないことを確かめれば，興奮は錐体路または運動神経細胞ではなく，前根で生じていることを判断できる（図 B-169-C，図 B-169-D）。電気刺激では刺激電極の陰極を脊椎後突起上に置き，陽極をそれから約 5 cm 離して反応を記録する四肢の側に置く。磁気刺激は円形コイルの中心を脊椎後突起上に置き目的の筋の誘発反応が最短潜時で生ずるように上下に動かして刺激部位を決める。

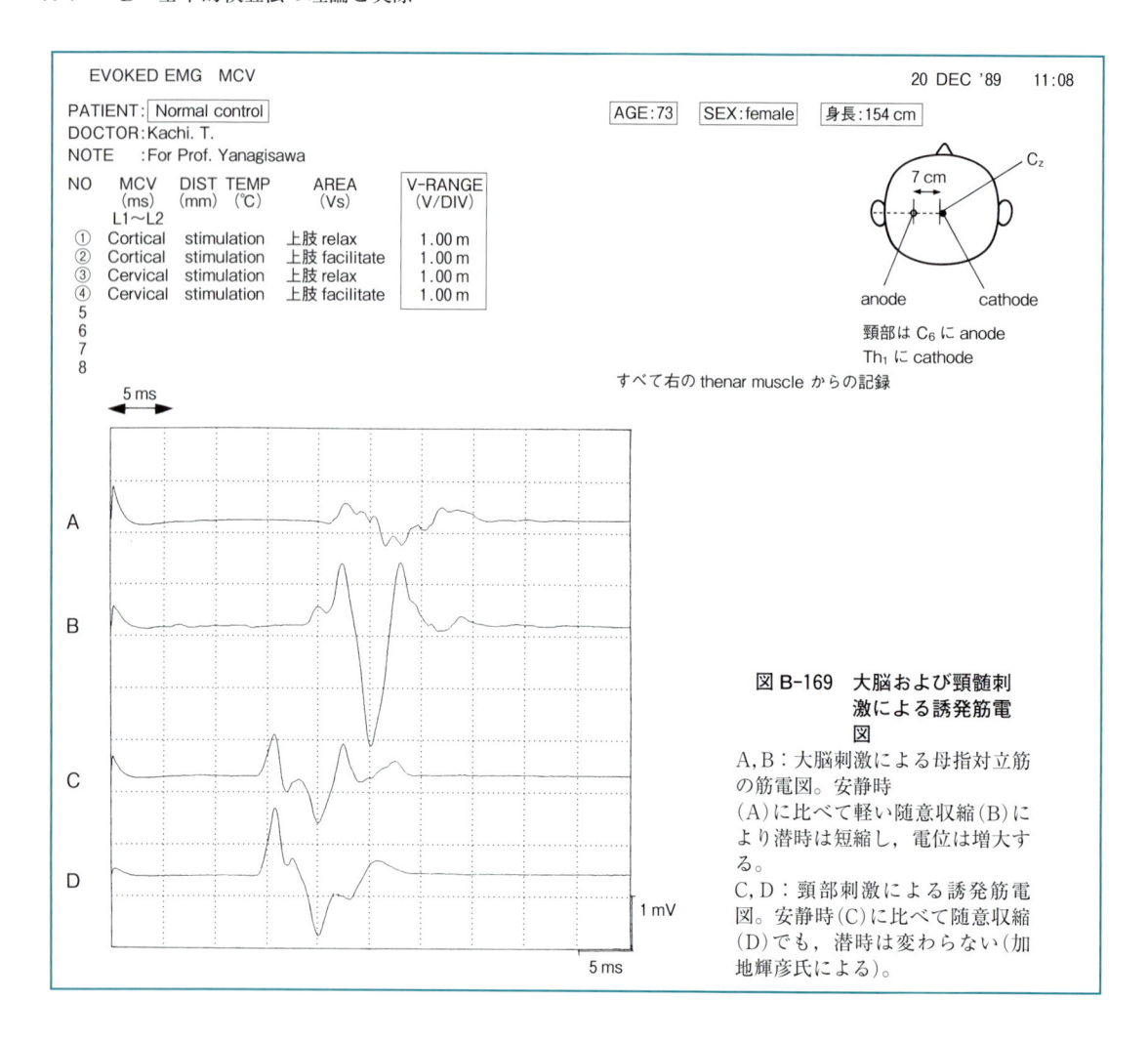

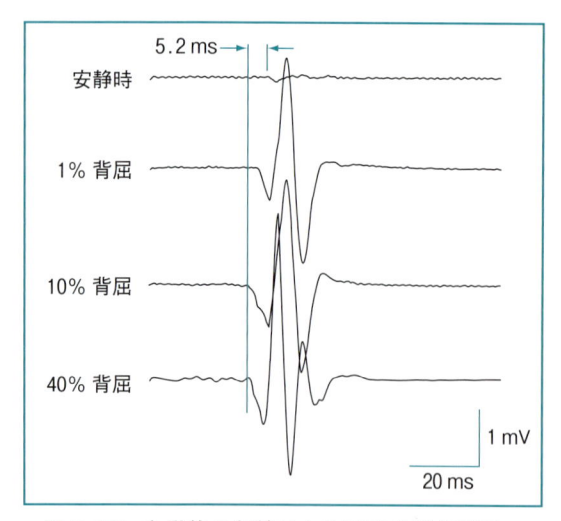

174　B　基本的検査法の理論と実際

図 B-169　大脳および頸髄刺激による誘発筋電図

A, B：大脳刺激による母指対立筋の筋電図。安静時 (A) に比べて軽い随意収縮 (B) により潜時は短縮し，電位は増大する。
C, D：頸部刺激による誘発筋電図。安静時 (C) に比べて随意収縮 (D) でも，潜時は変わらない（加地輝彦氏による）。

図 B-170　主動筋の収縮による TMS の閾値低下，MEP の潜時短縮，振幅増大の例
（前脛骨筋記録，森田洋氏による）

（図 B-171，①）この場合 CMCT は，大脳皮質から脊髄運動細胞までの伝導時間ではなく，運動細胞の興奮と前根への興奮伝導の時間が含まれることに注意する。

　もう一つの方法は，F 波の潜時から脊髄前根から筋までの PMCT を測定する方法である（図 B-171，②）。末梢運動神経を電気刺激すると，運動神経を順行性に下行した興奮が筋を興奮させて生ずる M 波 (CMAP) と，運動神経を逆行性に伝わった興奮が支配運動細胞を発火させ，順行性にその興奮が下行して筋を興奮させて生ずる F 波を認める。その M 波と F 波の潜時に，脊髄運動細胞を興奮発火させるのに要する 1 ms を加えて 2 で割ると PMCT が得られる。

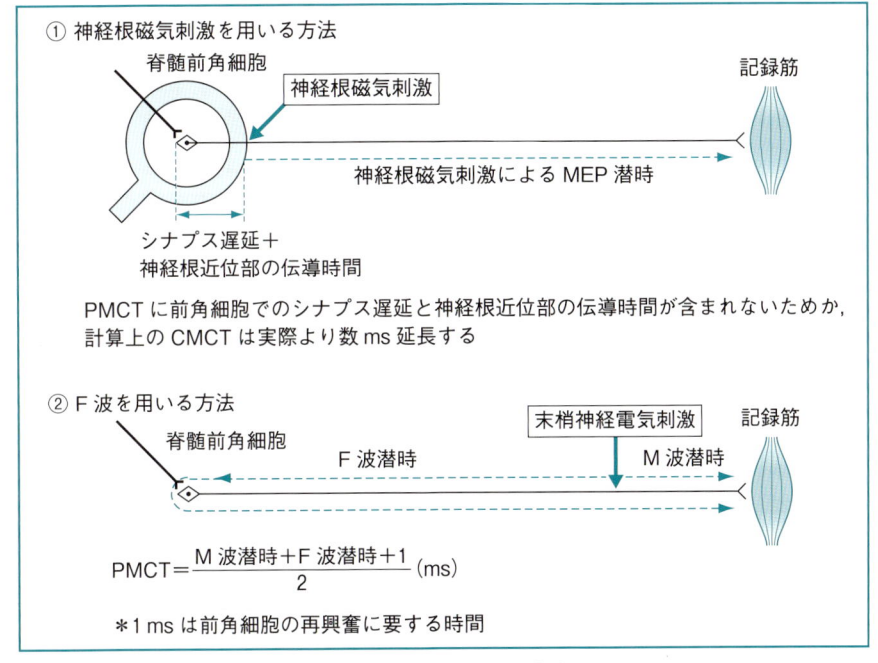

図 B-171　PMCTの測定法
（玉川他[100]より引用）

①神経根磁気刺激を用いる方法
脊髄前角細胞
神経根磁気刺激
記録筋
神経根磁気刺激によるMEP潜時
シナプス遅延＋神経根近位部の伝導時間

PMCTに前角細胞でのシナプス遅延と神経根近位部の伝導時間が含まれないためか，計算上のCMCTは実際より数ms延長する

②F波を用いる方法
脊髄前角細胞
F波潜時
末梢神経電気刺激
M波潜時
記録筋

$$\text{PMCT} = \frac{\text{M波潜時} + \text{F波潜時} + 1}{2} \text{(ms)}$$

＊1 msは前角細胞の再興奮に要する時間

$$\text{PMCT} = \frac{\text{M波潜時} + \text{F波潜時} + 1}{2} \text{(ms)}$$

大脳皮質一次運動野を経頭蓋磁気刺激で興奮させて生ずる運動誘発電位（MEP）の潜時からPMCTを引くと，皮質から脊髄運動細胞までの中枢伝導時間が計算できる．この値は前述の種々の要因により真の錐体路伝導時間より数ms多い値となることを知っておく必要がある．すなわち，末梢運動神経の最大伝導速度の測定とは精度が異なることを知るべきである．したがって施設ごとの基準値を得ておく．

とくに大脳皮質刺激によるMEPは，当該筋の随意収縮により潜時は短縮し，筋電位は増加するので，定量評価に際しては注意する（**図 B-169, 170**）．

c．中枢運動伝導時間（CMCT）の評価

皮質脊髄路に障害があれば，CMCTは遅延し，筋活動電位は減少する．疾患としては皮質脊髄路（錐体路）の限局性病変をきたす脳・脊髄の血管障害，腫瘍，外傷，変形性脊椎症，多発性硬化症などがある．臨床所見から1側性の病変が診断あるいは疑われたら，両側を比較するとよい．

多発性硬化症では脱髄によるCMCTの延長が高度である[31]．そして筋電位の減少をみる例もある．

本法が最も有用なのは，臨床所見や画像から明らかでない脊髄の局所性病変であろう．磁気刺激法が開発されてから早期に，Gianutsosら（1987）[21]はTMSにより各脊髄レベルの運動誘発電位（MEP）を比較して，損傷脊髄レベル以下の脊髄運動細胞支配のMEPが振幅が小さく，潜時が延長することを見出した．これは極めて適切なTMSの臨床応用である．また腰仙髄と馬尾の病変の鑑別にCMCTの測定が有用との報告もある[18]．

その他には臨床診断目的として，神経所見と画像を超えてTMSの有用性のある疾患，病態は少ない．今後原因不明の痙性対麻痺の検索や類似病態の鑑別への有用性が期待される．

筋萎縮性側索硬化症と原発性側索硬化症では経頭蓋磁気刺激によるMEPの誘発閾値が異なり，CMCTも異なるという報告もある[7]．

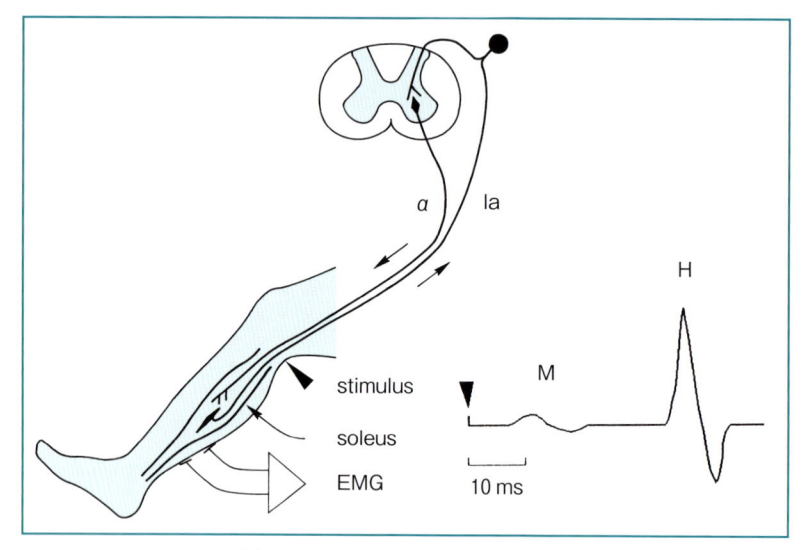

図 B-172　M 波と H 反射の発現経路
混合神経を電気刺激すると，α 線維が興奮して短い潜時で筋が活動する M 波と，Ia 線維の興奮による単シナプス脊髄反射として H 反射が出現する。

2 反射機能の検査

1) 反射検査の原理と実際

a．刺激と記録法

　末梢神経の電気刺激によって，誘発される筋電図を用いる検査を誘発筋電図という。運動神経を刺激して興奮が順行性に神経筋接合部に達して，筋を興奮させて生ずる活動電位は M 波または M 反応という（図 B-172）。現在は，神経伝導速度検査においては M 波の代わりに複合筋活動電位（CMAP）と呼ぶ。一方，筋紡錘由来の Ia 線維を刺激して興奮が脊髄に達し，同じ筋を支配する脊髄運動細胞に直接結合して，これを興奮させた結果生ずる筋の収縮反応を H 反射という（図 B-172）。M 波を用いた検査の主なものは，運動神経伝導速度（MCV）測定と，神経筋接合部の興奮伝導を調べる Harvey-Masland 試験の 2 つであり別に述べた（➡B-V，VII 章参照）。

　一方，H 反射は脊髄反射弓の活動をみるものであるが，従来，脊髄運動細胞の興奮性を測定することを目的に，痙縮その他の中枢性運動障害の検査に用いられてきた。近年運動の神経機序と，その障害を解明する目的で，種々の反射回路研究法が開発され，大脳磁気刺激や peristimulus time histogram（PSTH）も併用して研究が進められている。また眼輪筋や咬筋などでも種々の反射検査法が確立されている。

b．電極

　①記録電極：表面電極を用いて，目的とする筋をおおう皮膚上に置いた 2 個の電極から双極導出を行う。電極は，分極を避けるために銀-塩化銀電極を用いる。市販のものは，2～3 時間乾燥しないゼリー状の電極のりがつき，電極周囲に皮膚と接着するテープを装着したものが多い。電極は筋の長軸方向に沿って 3～5 cm 間隔で置く。斜めに置いたり横に置くと，電位の値が大きく変わる。

　②刺激電極：刺激電極は，市販されているものが幾種類かある。活性（刺激）電極は銀の円板やボールからなり，これを走行する神経をおおう皮膚の上に置く。神経が皮下の深部を走る場合は，電極を押して神経に近づけるように工夫して装着する。不関電極は活性電極と同じものか，あるいは直径 2～3 cm の円形または方形の金属板を用いる。前述の運動神経伝導速度測定に用いるペア電極（図 B-75，85 頁）は，長時間同一の電極条件を保つことができないので不適当である。反射検査では刺激電極と神経の関係，インピーダンスなどの電極条件が検査中必ず一定でなければならない。深部の神経を体表から刺激する反射記録の場合は，不関電極を大きな金属板にする。

③接地(アース)電極：誘発筋電図では，刺激のアーチファクトが記録に混入することを，いかに防ぐかが大きな課題である。とくに刺激後数ms〜十数msの潜時で誘発される電位は，アーチファクトによって電位の開始や波形がゆがめられる危険が大きい。

アーチファクトを防ぐには，接地電極のとり方と電気刺激の矩形波の幅と大きさとに注意する。このうち，刺激の幅や大きさは目的によって決まり，工夫の余地が少ない。

接地電極の基本は，刺激電流の多くが接地電極に流れ，記録電極に到達しないように工夫することにある。そのためには，記録電極から離れた部位で，その肢をぐるりととりまくような輪状電極を用いるとよい。長さ，幅など用途別に異なる接地電極が市販されている。近年市販されている電極は，汎用性から構造，形が決められており，研究目的で繰り返し検査を行う場合は目的に沿って電極を考案して業者に作成させるとよい。

c．刺激条件

矩形波電気刺激を行う。幅0.5〜1.0 msの矩形波で，刺激電極が陰性となるような刺激を与える。一般に矩形波刺激では，パルス幅が短いほど細い線維までよく興奮し，幅が大きいほど太い線維の閾値が低くなり興奮しやすい。H反射の記録のためには，2 ms幅のほうがよい刺激条件であるが，神経の興奮が刺激のonあるいはoffのいずれで生ずるかは，電流の方向と神経の位置関係によって異なり，onの時に陰極で興奮する法則は必ずしもあてはまらない。したがって，刺激のonとoffのいずれで神経が興奮するか明らかでないために，矩形波の幅を大きくできず，潜時の測定に正確を期するために通常1 ms幅の矩形波を用いる。刺激の頻度は，M波の大きさを検索する場合は，約1 Hzで振幅の減衰や増強効果がなく，調べることができる。H反射は，繰り返し検査により振幅が減少する。その頻度は後述の頻度抑制曲線 frequency depression curve でも示すように，0.1 Hz(10秒に1回)から1 Hzまで頻度が増すごとに減衰の程度は著しくなる。

H反射を指標にした検査は，繰り返し刺激の間隔を大きくするほど，前の反射の影響が少なくなる反面，条件刺激効果を多数のH反射について調べる場合，長時間を要し，また自然の変動が増加するなどの不利益がある。したがって，目的によって刺激頻度を決めなければならない。1973年のH反射記録のガイドラインでは，10秒に1回すなわち0.1 Hzを薦めているが，これは間隔が長すぎて実用的でない。現在行われる諸検査では，3秒以上続く反射効果を考慮に入れて試験を行う必要はない。したがって，一般には3秒に1回すなわち0.3 Hz程度の繰り返し刺激を行うのがよい。ただし，この場合も刺激を切ったり入れたりすると，H反射の変動が大きくなるので，0.3 Hzで刺激を続けながら種々の条件刺激を加えたり，対照の反応を間欠的にとるようにして，一定数の反応を連続して記録するのがよい。

d．H反射とM波

混合神経(筋を支配する遠心性線維と筋紡錘や腱，皮膚受容器由来の求心性線維を含む末梢神経)を電気刺激すると，運動神経の興奮によって誘発される筋電図(M波)のほかに求心性線維の興奮により，種々の潜時で反射波が誘発される。それらの反射波の中で最もよく知られているのがH反射である。H反射は，GIa線維の興奮によって同名筋に生ずる単シナプス反射であり，M波より弱い刺激で誘発される。H反射は正常人では，下腿伸筋のヒラメ筋で最もよく誘発され，古くから研究されてきた。そのほか上肢では橈側手根屈筋および顔面で咬筋にH反射が誘発される。

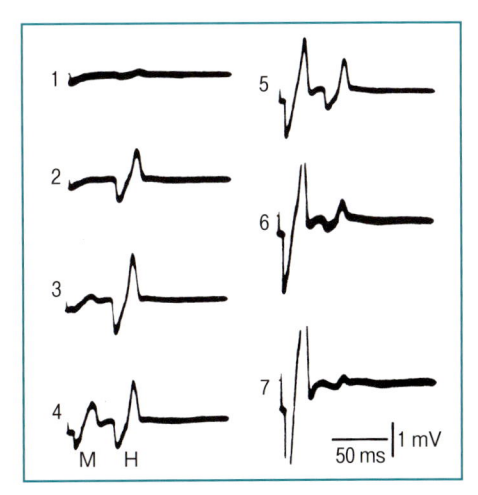

図B-173　M波とH反射
前脛骨筋。1から順に刺激を強めて反応の変化をみた。弱い刺激でまずH反射が出現し，次いでM波も出現する(3)。M波の増大とともにH反射は減少する(5〜7)。各記録は10回の反応を重ねたもの。

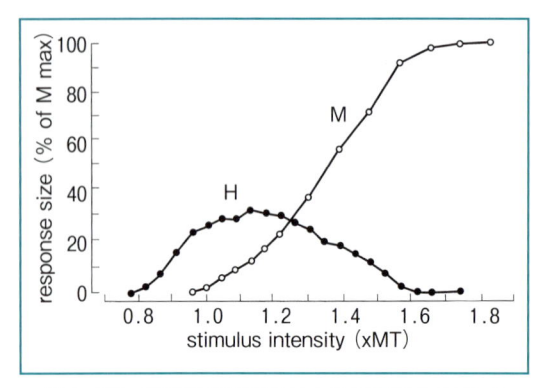

図 B-174 刺激強度の変化による H 反射と M 波の振幅の変化
正常人。縦軸は電位の大きさ，横軸は刺激の強さを M 波閾値を基準として示したもの。M 波が出現し，次第に増大すると H 反射は減少し，ついには消失する。

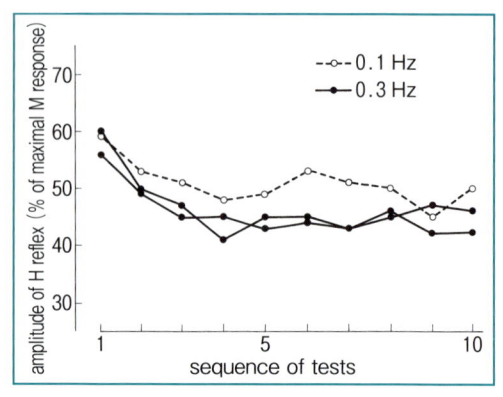

図 B-175 繰り返し刺激による H 反射の減衰
3 秒に 1 回（0.3 Hz）でも，10 秒に 1 回（0.1 Hz）でも減衰は出現する。

痙縮状態の安静位や，正常で軽い随意収縮を行うと，大腿四頭筋，前脛骨筋，母指内転筋，そのほか多くの骨格筋にも H 反射が誘発される。

H 反射の生理学的性状は，どの部位についてもほぼ同じである。神経刺激を弱いものから次第に増強すると，まず H 反射が出現する。次第に刺激を増強すると，それに伴い H 反射も増大する。次いで M 波が出現し，これも急速に増大する。M 波の増大に伴い H 反射は減少し消失する（図 B-173）。さらに刺激を強めると，M 波は最大値に達する。この模様を縦軸に誘発筋活動の大きさ，横軸に刺激の大きさを目盛りとしたグラフに表示すると図 B-174 のようになる。

このような H 反射と M 波の経過から，H 反射と M 波の閾値，H 反射と M 波の最大値などが測定できる。

反射波または誘発筋電図の大きさを表示するのに，従来はもっぱら振幅を用いたが，最近は反射波の面積を用いることも行われる。後者がより実体を表すが，前者が誤りということはない。

2）H 反射
a．歴史

脊髄反射の概念は Bell（1811）や，Magendie（1822）の時代にさかのぼることができる。ヒトにおける電気現象としては，Hoffmann（1910）[32]が初めて膝窩部を電気刺激して，下腿三頭筋にアキレス腱反射を誘発し，その潜時が 0.032〜0.036 秒であると報告した。時代を考えると，その記録技術には素晴らしいものがある。その後，Hoffmann の名をとって H 反射と名付けられ，Magladery ら（1951）[58]は，H 反射が脊髄運動細胞の活動性の指標となるとして，定量評価法を提唱した。そして彼の考案した二重刺激法は，ほぼ 4 半世紀にわたり痙縮の評価法として，頻繁に研究された。

H 反射の少なくとも大部分は，Ia 線維による単シナプス反射と考えられる。そして，1940 年代の後半から 1950 年代初頭にかけて Lloyd, Laporte ら[51,55]は，ネコの単シナプス反射を指標に各種の脊髄反射結合の検査法を確立した。この方法はヒトに応用可能であるが，初めてヒトでこれを用いて相反性 Ia 抑制についてわれわれが報告したのは 1971 年であった[67]。その後，反回性 Renshaw 抑制[81]，Ib 抑制[82,83]，presynaptic inhibition[36,37,68]などを，ヒトで検索する方法が開発された。一方，H 反射の意味付けについては，脊髄運動細胞の活動性のみでなく，Ia 終末から脊髄細胞への伝達の効果を反映することが明らかとなり，この Ia シナプス伝達が中枢性，末梢性に種々な影響を受けることから H 反射を用いる検査の意味付けは，以前考えられていたほど単純ではない。

b．H 反射誘発法

H 反射は，筋神経の電気刺激によって誘発される反射である。H 反射の検査では，一定頻度の繰り返し刺激を用いることが多い。しかし 1 回刺激の効果は，数秒以上残存するので繰り返し刺

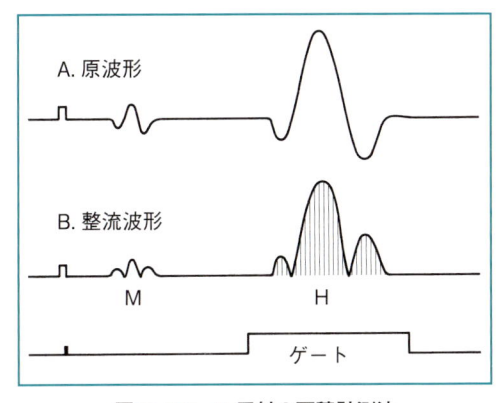

XII 中枢性運動機能とその障害の検査　179

図 B-176　H 反射の面積計測法
整流した電位について，H 反射の部分のみ時間の
ゲートをもうけて基線からの面積を計る．

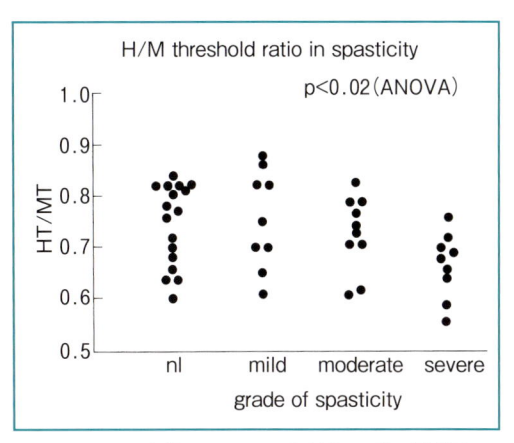

図 B-177　痙縮における H 反射と M 波の閾値比
nl：正常，と痙縮の臨床的重症度を mild：軽度，
moderate：中等度，severe：高度の 3 群に分けて，1
例 1 点の値を示した．（Yanagisawa et al, 1993[120]よ
り引用）

激の頻度をどのように設定すべきかが問題となる．一定間隔の繰り返し刺激によるH反射の振幅は，図B-175のように3～4回後に一定となる．H反射の誘発条件を基礎的に検討したHugonら（1973）[35]は，繰り返し刺激間隔は10秒に設定することを薦めているが，前の刺激の効果は10秒後にも残る．一方，各種のテストを行うためには数10～100回以上の反射記録を必要とし，これを精神状態の変化，疲労などに影響されない時間内に終了する必要がある．それらを考慮して，一定条件下で十分なテストを行うための刺激間隔は3秒程度がよい．刺激間隔が5秒以上となれば被験者が刺激を予測・期待するので，それらがH反射に影響して不適切である．2秒以下では，各種の刺激後効果が加わる．

c．反射電位の計測法

H反射検査法が開発された初期には，電位の振幅を，最大の陽性と陰性のふれをピーク間で測定して反射波の大きさとした．この方法は現在も用いてよいが，筋をおおう皮膚の上に置いた2個の電極から双極導出した電位については，整流して面積を測定するほうが筋活動の定量評価には一層適切である（図B-176）．市販の記録装置には面積測定のプログラムが含まれている．

d．H反射による痙縮（spasticity）の定量評価

H反射は，腱反射とほぼ同一の現象である．腱反射亢進は，痙縮の診断根拠となる重要な徴候である．Magladery以来，H反射を用いて痙縮の定量評価を行う試みが，いろいろ行われてきた．しかし現在まで，痙縮イコールH反射の高値という対応は必ずしも得られておらず，その理由は明らかでない．H反射の値と臨床的な痙縮との関係については，以下のような結果が得られている．歴史的な概念とあわせて述べる．

①H/M閾値比：H反射の促通があれば，H反射出現の閾値が低下することは予測される．一方，M波によって測定される運動線維の興奮閾値は，末梢神経－神経筋伝達－筋系に異常がなければ，中枢神経障害の有無にかかわらず，一定と考えてよい．したがって，H/M閾値比は痙縮では低下する可能性が十分に考えられる．

しかし，従来このH/M閾値比は痙縮の評価法として有用とは考えられていない[1]．われわれの経験でも，臨床評価からみた痙縮の程度と，H/M閾値比の関係は図B-177のようである．すなわち群としてみた場合，痙縮を軽度，中等度，高度と分けて正常と比較すると，痙縮が著しいほどH/M閾値比は低下する（ANOVA，$p<0.02$）．しかし個々の症例をみると，その値に大きな幅がある．このようなH/M閾値比のばらつきは，個体によるM波およびH反射を生じる線維の神経幹内走行の物理的条件の違いにより，電気刺激による興奮が均一でないことが大きな原因と考えられる．

②H/M最大値比：H反射とM波の最大値の比は，痙縮の指標となることが期待される．これはH反射が腱反射と相同であることから，腱反射亢進に対応してH反射の増大が予測されるから

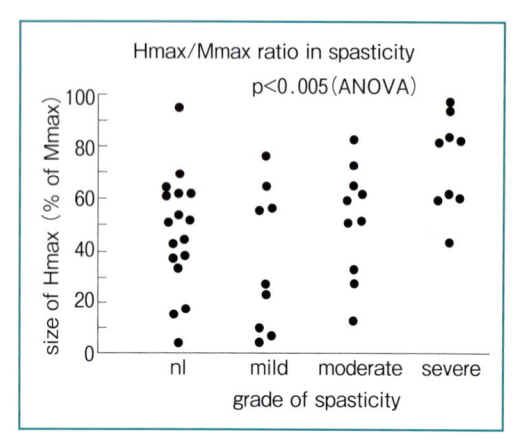

180　B　基本的検査法の理論と実際

図 B-178　痙縮における H 反射と M 波の最大値の比
nl：正常，と痙縮を臨床的重症度により3群に分けて個々の症例（点）のH/M最大値比を示した。(Yanagisawa et al, 1993[120]より引用)

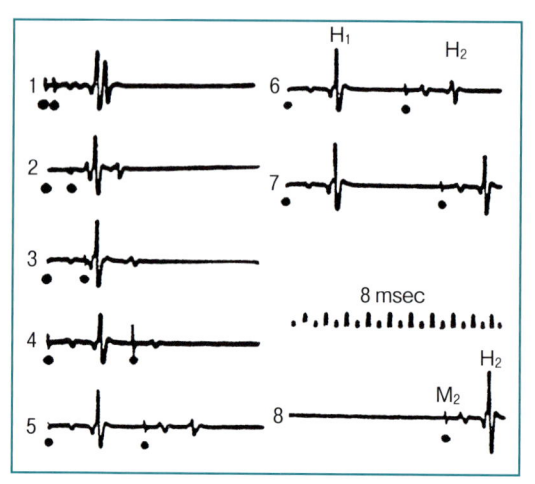

図 B-179　脛骨神経二重刺激による H 反射記録法
同一部位の刺激を8 ms(1)から，120 ms(7)まで刺激間隔を変えて与えると，72 ms(5)から第2刺激によるH反射(H_2)が出現する様子がわかる。(Magladery et al, 1952[57]より引用)

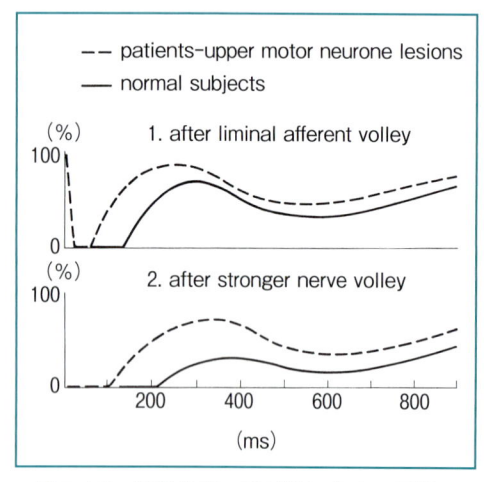

図 B-180　脛骨神経二重刺激による H 反射の回復曲線
横軸は条件刺激と試験刺激の間隔。縦軸はH_2/H_1比の％表示，破線は42名の上位運動ニューロン障害患者，実線は正常値。上図はH反射の最大以下の刺激，下図はさらに強い刺激で得られた。H_2の出現潜時とH_2/H_1の最大値をH反射亢進の指標とする。(Magladery et al, 1952[57]より引用)

である。しかし臨床的な痙縮は，必ずしもH反射の増大を伴わない。H/M最大振幅比が脳血管障害による痙性片麻痺例で増大することを，AngelとHofmann(1963)[1]が報告して以来検討が加えられたが，この指標の有用性についても，一定の結論は得られていなかった。われわれの所見を図B-178に示す。H/M閾値比と同様に，H/M最大値比も臨床的な痙縮の程度に応じて群としては増大する。しかし個々の値には大きな幅があり，個々の症例の値について痙縮の度合いとの相関を議論することはできない。

③H反射回復曲線：Magladery(1952)ら[57]は，図B-179に示す方法で，脛骨神経を異なる時間間隔で2回刺激して得られる下腿三頭筋のH反射の値の比をとり(H_2/H_1)，H_1を対照としてH_2の値が回復する時間経過をグラフに表示した。これを二重刺激によるH反射の回復曲線(recovery curve)と呼ぶ。

Magladeryらの結果では，痙縮では第2刺激によるH反射出現の最短時間間隔が短縮し，振幅の回復も正常より大きいことが示された（図B-180）。その後，わが国をはじめとして，痙縮患者に対するH反射回復曲線の研究が盛んに行われ，H_2出現潜時の短縮とともに，200〜300 msにおいてH_2がH_1より大きくなる過剰期が存在することが明らかになった。現在この回復曲線に影響する因子が明らかにされてきた。

初期には，第1刺激によって生ずる脊髄運動細胞の興奮性レベルの変化が，回復曲線を規定すると考えられた。細胞発火に伴う絶対不応期，相対不応期(afterhyperpolarization)，Renshaw抑制などである。しかし実際には200〜300 msにみられる過剰期には，第1刺激による筋収縮とそれに続く弛緩に伴う筋紡錘発射の増加が，脊髄運動

細胞の興奮性変化を惹き起こすことが寄与する。足関節を固定することによって，過剰期の所見が大きく変わる[77]。このような機序から，H反射を用いた検査では，足関節の固定を十分に行う必要がある。また従来，数 10 ms 以上の影響は無視しうるだろうと考えられていた刺激部位の神経線維の興奮性変化や，神経筋伝達の変化が 100 ms 以上にわたりM波を変化させることが明らかとなった[69]。

これらの結果から，回復曲線の機序が複雑なことが明らかとなり，所見の意味付けも慎重を要する。さらに検査に時間を要する事情とあいまって，H反射の回復曲線は，痙縮の検査法としての利用は再検討を要する段階となっている。

一方，方法を変えて二重刺激を脊髄運動細胞の興奮性の検査に用いることができる可能性がある。それは，第1刺激をH反射の閾値下におくことによって脊髄運動細胞の閾値下の興奮性を変えて調べようとする試みである[20,98]。この方法により上述の諸問題の一部分は克服されるが，刺激部位の神経の興奮性の変化は依然として残るため，解釈上の問題点は残る。

H反射は，以上のように配慮すべきいくつかの点があるが，ヒトの脊髄単シナプス反射として重要な指標であり以下の応用が成果をあげ，さらに新しい利用法の開発が期待される。

e．脊髄反射の相反性結合

運動調節の神経機序として，相反性反射結合が重要な役割を果たすことが動物実験から明らかにされている[23,56,62]。

ヒトでも，種々の運動障害において相反性支配の異常が認められることから，動物における相反性支配機構の検査法知見は，ヒトの研究にも応用しうる。ヒトにおける検査法と現在までに得られた知見の主なものは，以下のようである。

i）原理

原理は，Lloydらが単シナプス反射を指標に相反性反射結合を調べた方法[51,55]と同じである。脊髄運動細胞の活動性の指標として，ヒトの単シナプス反射であるH反射を用いる。相反性反射結合はH反射誘発刺激に先行して，種々の時間間隔で拮抗筋支配神経に一定の強さの条件刺激を与え，その効果をH反射の振幅の増減でみる（図B-181，182）。そして①刺激効果が促通か抑制

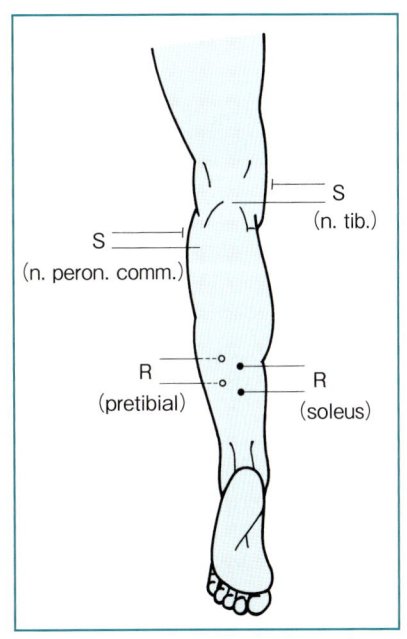

図 B-181　相反性反射結合検査の電極位置
下腿筋。S：刺激電極，R：記録電極

か，②時間経過，③条件刺激で興奮する求心性線維，などにもとづいて得られた効果がどの反射結合によるかを推定し，動物および正常人の所見と比較して意味付けを行う。

通常，安定したH反射が得られる下腿三頭筋を選び，拮抗筋を支配する総腓骨神経に条件刺激を与える。一方，前脛骨筋群にH反射が出現する例では，拮抗筋である下腿三頭筋を支配する脛骨神経に条件刺激を与え，両者の効果を比較することにより，伸筋運動細胞と屈筋運動細胞の両者について，相反性反射結合を検討することができる。

ii）刺激法と記録法

検査は，自動車のシートのような安楽椅子を用いて座位で行うとよい。足は台上に置き，足関節，膝関節を自然の位置で固定する。椅子のない場合は，ベッドの上に安静背臥位をとらせ，検査を行う側の大腿の下に厚く柔らかい枕を入れ，膝窩を床より浮かせて行う。刺激電極は，ボタン状の厚い金属電極か針電極を用いる。表面電極の場合は，神経走行部の皮膚上に電極を置き，できるだけ神経に近づくように押しつけて，ゴムバンドで固定する。表面電極では，皮膚の刺激効果が加わるが安定した刺激条件が得られる。一方，深部

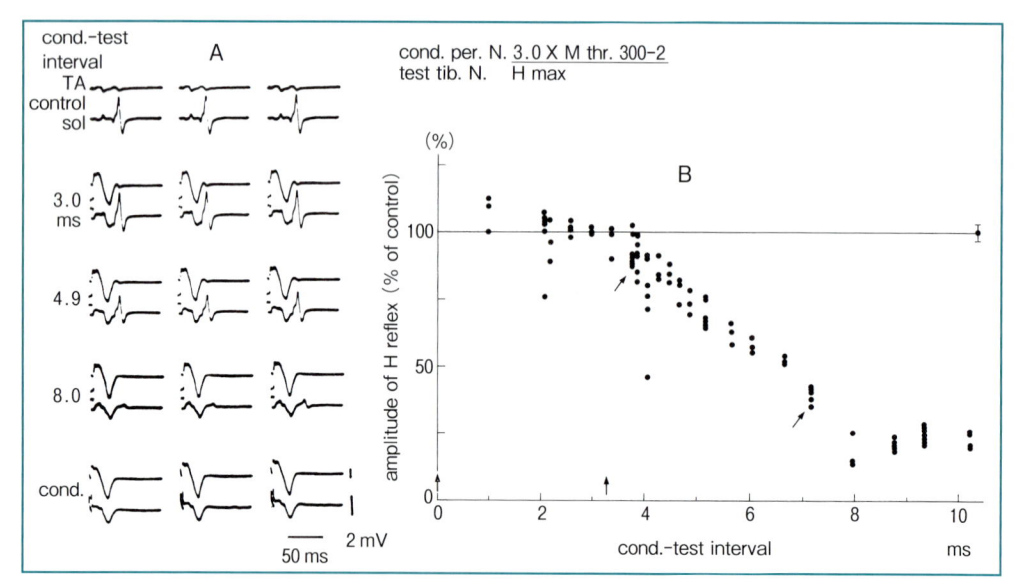

図 B-182 相反性反射結合の検査法
総腓骨神経に条件刺激を与え，脛骨神経刺激で誘発される下腿三頭筋 H 反射への影響をみるもの。A は記録のサンプル。8.0 ms の条件刺激-試験刺激間隔 (cond.-test interval) では H 反射はほとんど消失している。B はグラフ上に条件刺激効果をプロットしたもの。縦軸は H 反射の大きさ，横軸は条件-試験刺激間隔。横軸の矢印は刺激時点を示す。300 Hz 2 発の条件刺激を与えた。図中の矢印の部位で，第 1 および第 2 条件刺激による抑制が始まる様子がわかる。

の神経を刺激する場合や皮膚の直接刺激を避けることが重要な場合は，針電極を用いる。直径 0.2～0.3 mm，長さ約 5 cm のステンレス針の先端 0.5～1 mm を露出したものがよい。

いずれの電極を用いる場合でも，不関電極は 2～3 cm 径の銀板電極として近傍の皮膚上に置く。脛骨神経は膝窩で，総腓骨神経は腓骨頭の直下で刺激する。約 1 Hz の頻度で，弱い電気刺激を加えながら電極を少しずつ動かして，目的とする神経の近傍で H 反射の閾値が低く安定して記録できる部位を選び，電極を固定する。条件刺激を与える神経では，必ずしも H 反射が誘発できないことがあり，その場合は M 波の閾値が最も低い部位を選ぶ。

H 反射の大きさは，peak to peak の振幅あるいは波形を整流して面積を計測し，運動細胞の活動性の指標とする。H 反射の大きさは最大 M 波の % として表示する。テストに用いる H 反射の大きさは，安静時で最大振幅を得る周辺が，わずかな刺激の変化で H 反射の変動が少なく安定していてよい（**図 B-174**，178 頁）。条件刺激は，幅 1 msec の矩形波定電圧または定電流刺激で，単発または高頻度連発刺激を用い，条件刺激と試験刺激の間隔は 0.1 ms の感度で，計数表示カウンターを用いて計測する。繰り返し検査の頻度は，一定にする必要があり，3 秒に 1 回位がよい。前の刺激効果の影響を避けるためには，5 秒以上の間隔をおいたほうがよいという考えがあるが[35]，実際には，5 秒以上の間隔では被験者が次の刺激を予測したり，1 シリーズの検査に長時間かかり，安定した状態を保ち続けるのが困難になるなどの欠点がある。繰り返し刺激で反射波をみると，4 回目以降で H 反射の大きさが安定し定常状態となるので（**図 B-175**，178 頁），そこから実験記録を開始する。刺激は連続して与え続け，あらかじめ目的とする反射結合について，決められた条件刺激-試験刺激間隔をアトランダムに組み合わせて与え，結果を記録して計測する。ひとつの条件-試験刺激間隔で，6 回以上記録するのが望ましい。対照の H 反射もその間に頻回に記録する。従来は，個々の記録を記録紙やフィルムに描記させて計測したが，多くの時間と労力を要するので，近年はコンピュータを用いて刺激をランダムに選んで与え，結果をオンラインで計測する方法が用いられる。

iii) 反射結合の検査と判定

ヒトでは，後根の電位記録で興奮した感覚神経の成分を推測することは困難なので，条件刺激の強さはM波の閾値を基準に調節する．M波の閾値はα運動線維の閾値であり，各種の求心性神経興奮閾値は動物実験の知見および，正常人において刺激で誘発される感覚を調べ，その内容から興奮する感覚線維の成分を推測する．最も問題となるI群線維の閾値は，M波閾値の0.8倍以下であり，1.2倍以上ではII群線維，皮膚神経などが加わる．皮膚神経の閾値は，条件刺激によって誘発される感覚の閾値で決めてよい．

また，脊髄内でニューロンを変えることによる神経伝達潜時の遅れは，0.5 msとして計算する．運動ニューロンプールへの神経興奮伝達に要する時間は，末梢神経刺激部位から脊髄髄節までの長さを推定し，I群線維については60〜70 m/sとして計算する．

①痙性麻痺におけるIa抑制：内包の血管障害による痙性片麻痺では，Wernicke-Mannの姿勢が特徴である．この病態では，下肢の生理的伸筋（大腿四頭筋，下腿三頭筋）では痙縮が著しく，一方，筋力は比較的よく保たれる．それに対して，生理的屈筋（大腿屈筋，前脛骨筋）では，筋力低下が著しい．この下肢の伸筋痙縮，筋力の保持，屈筋の著しい筋力低下の組み合わせは，脊髄障害の痙性麻痺でもしばしばみられる．この型の痙縮では深部反射は亢進し，支配神経のプロカインブロックで筋力の低下を生ずることなく痙縮が減少し，痙縮はγ運動細胞の活動性増大によると考えられる[89]．一方，下腿の生理的屈筋である前脛骨筋には明らかな痙縮は認められないが，正常にはないH反射がしばしば出現する[33]．これは，前脛骨筋に伸張反射亢進が存在することを示す所見と考えられる．

Ia抑制の判定基準は要約すると，α運動線維の興奮閾値（M波閾値）以下の強さの条件刺激で，2シナプス結合に対応する短い潜時と，短い時間経過で発現する拮抗筋のH反射の抑制である[67]．正常人の安静状態では，通常Ia抑制は明らかでなく，条件-試験刺激間隔7〜8 msecで始まり，長く続く軽い抑制がみられる．この抑制は高頻度連発刺激が有効で，正常人のほか各種の中枢性運動障害でも常にみられるもので，シナプス前抑制

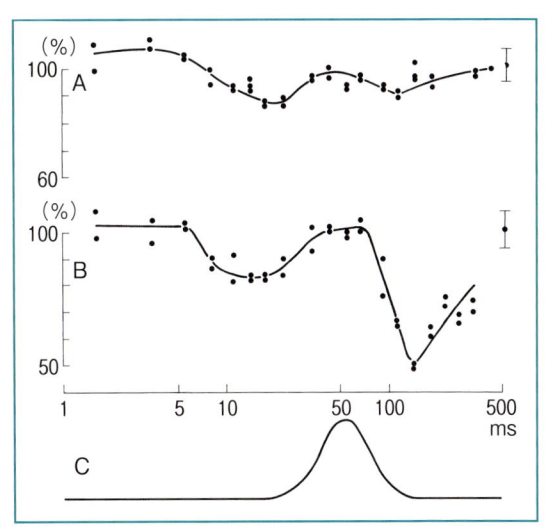

図 B-183 下腿三頭筋のH反射に対する拮抗筋支配神経の刺激効果（正常人）
Aは弱い刺激，Bは強い刺激．Cは条件刺激による足関節背屈の時間経過を示す．強い条件刺激で生じる50 msec付近の抑制からの回復とその後の著しい抑制は，足関節運動効果によるもの．(Mizuno et al, 1971[67]より引用)

と推定される[119]（図 B-183）．

内包障害による著しい痙性片麻痺では，安静状態で伸筋神経から屈筋運動細胞に対して強力な抑制があり，一方，屈筋神経から伸筋運動細胞へのIa抑制は目立たない（図 B-184）．さらに，痙縮の治療目的で行う伸筋運動点のアルコールブロックにより，伸筋痙縮減少に並行して屈筋の筋力が増加する．

これらの結果から，痙性片麻痺の臨床症状の機序は，以下のように考えられる．皮質脊髄路を含む中枢の障害は，脊髄の運動中枢に対する上位中枢からの駆動力を減ずるとともに，持続性の抑制からの解放により脊髄反射が亢進し痙縮を生ずる．Ia線維による単シナプス反射（腱反射）は，伸筋に一層目立つ．伸筋からのIa線維の活動がより著しいことから，Ia抑制も伸筋から屈筋に対してより強力に働き，屈筋運動細胞は中枢からの駆動力低下と強力なIa抑制により著しく抑制され，筋力低下が目立つ．そして，伸筋神経のアルコールブロックはIa線維の活動を低下させ，伸筋の痙縮を改善するとともに，拮抗筋支配運動細胞に対する反射性Ia抑制を減らし，その分だけ屈筋の活動力が増す．すなわち，伸筋神経のブロックによる屈筋筋力の増大は，脱抑制（disinhi-

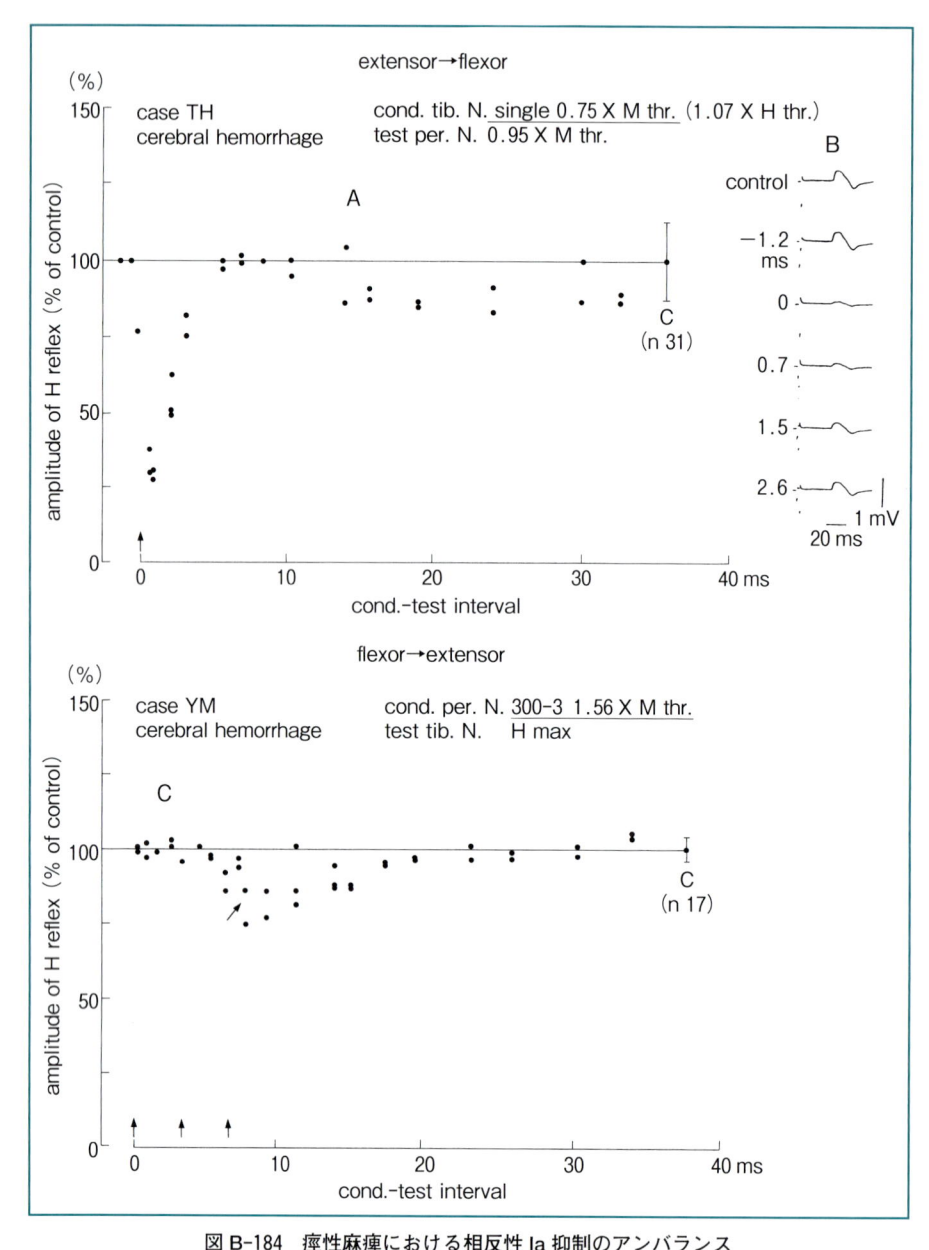

図 B-184 痙性麻痺における相反性 Ia 抑制のアンバランス
脛骨神経から前脛骨筋運動細胞に対する抑制は強力で（extensor→flexor），その逆は刺激強度を上げ，高頻度連発刺激をしても抑制は目立たない。(Yanagisawa et al, 1976[119])より改変して引用）

bition）によると考えられる。類似の所見は Knutsson らが，痙縮筋の冷却ブロックや抗痙縮薬の全身投与により，痙縮の減少と拮抗筋の筋力増加を報告しており[47]，これも同様の機序によると考えられる。

一方，屈筋運動細胞に対する上位中枢からの解放現象も存在する。前脛骨筋に正常でみられない H 反射が出現することも，反射亢進が存在することを示すものであり，さらに，われわれは伸筋の強力なアルコールブロックにより，伸筋が永続的に弛緩した痙性麻痺例で，6 カ月後に前脛骨筋に，伸張によりクローヌスが誘発されるようになった症例を経験した[112]（**図 B-185**）。クローヌスは著しい痙縮の徴候であり，前脛骨筋のクローヌスは，臨床的にどのような運動障害でも自然経過中に現われることはない。**図 B-185** の例では，

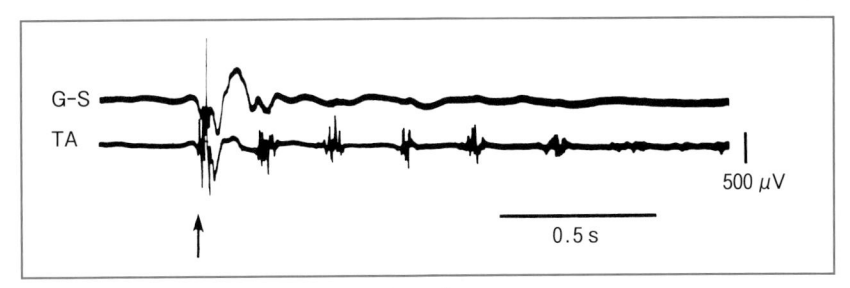

図 B-185 前脛骨筋のクローヌス
脳卒中による痙性片麻痺。下腿三頭筋が運動点のアルコールブロックにより弛緩したのち，前脛骨筋にクローヌスが出現した。矢印は伸張刺激を加えた時点を示す。

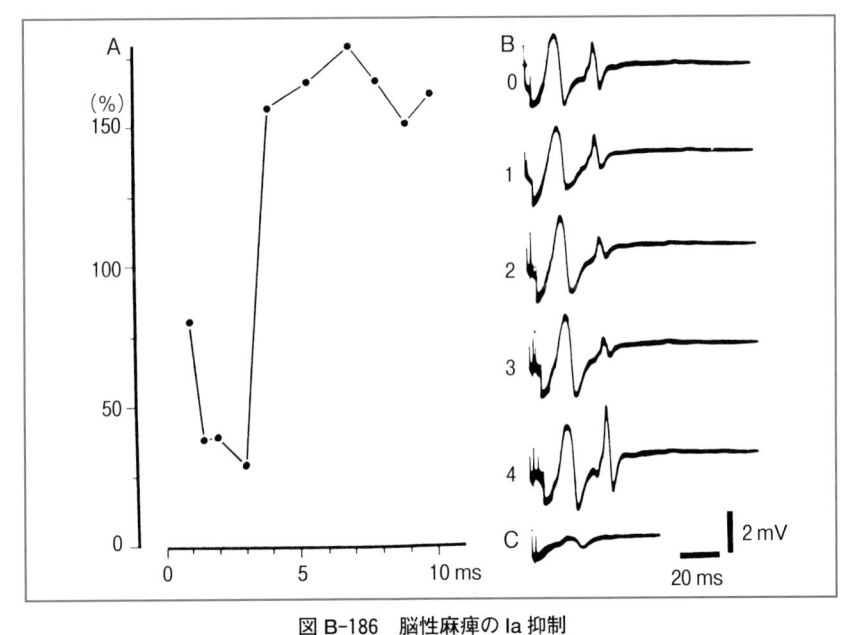

図 B-186 脳性麻痺の Ia 抑制
正常にはない著明な Ia 抑制が短い潜時でみられる。(Mizuno et al, 1971[67] より引用)

人工的な伸筋の神経ブロックにより生じたもので，痙性片麻痺では屈筋に痙縮の機序が潜在的にあり，伸筋神経から屈筋細胞への Ia 抑制がとれた結果，顕在化したものと考えられる。

脊髄障害による痙性片麻痺では，伸筋から屈筋に対するものおよび，逆にかかる Ia 抑制はいずれも認められるが，その程度は軽く，内包障害による片麻痺ほど屈筋と伸筋の間のアンバランスは目立たない[121]。

②脳性麻痺における Ia 抑制：アテトーゼ型脳性麻痺において，安静時に強力な Ia 抑制が存在する[67]（図 B-186）。アテトーゼ型脳性麻痺では，一般に随意運動における相反性支配が著しく障害されている。そこで相反性支配を検索する目的で，拮抗筋支配神経刺激が H 反射におよぼす効果をみると，強力な Ia 抑制が存在する。この所見は，脳性麻痺に特徴的な相反性支配の障害とは一見合わないように見えるが，この現象は，相反性抑制が中枢性に障害されている脳性麻痺で，運動訓練の結果，顕在化された反射結合と考えられる[112]。

③H 反射を用いた屈曲反射検査：ヒトにおいて，H 反射に対する拮抗筋からの屈筋反射求心神経(flexor reflex afferents, FRA)の刺激効果を調べることは，脊髄反射の知見を増す一般的な意味と，ヒトの屈筋反射の検索の2つの面で有意義である。

ヒトの上位中枢の障害では，しばしば屈筋反射の亢進を生ずる。脊髄反射の検査としては，FRA は高い刺激閾値を有し，被検者に苦痛を与

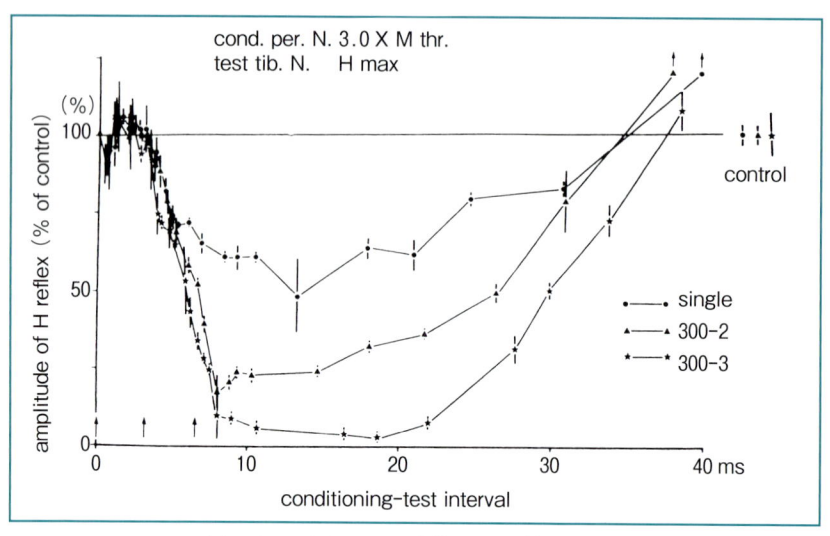

図 B-187 ヒトの FRA 刺激の H 反射への影響
脊髄横断状態。用いた条件刺激は M 波閾値の 3 倍の強さで，正常人では不快な鈍痛を覚えるが，この被験者は感覚脱失状態であった。300 Hz 1〜3 発で，Ia 抑制，Ib 促通についで，FRA による著明な抑制を生じる。条件-試験刺激間隔 30 ms 以後の回復と促進は足関節運動の効果。(Yanagisawa, 1980[112])より引用)

えるため，脊髄の横断性麻痺で感覚の上行路が，ほぼ完全に遮断された例に限って調べることができる[112]。

図 B-184 は，M 波閾値の 3.0 倍の強さの条件刺激の効果をみたもので，この強さでは正常人では前脛骨筋部あるいは足先に放散する疼痛を生ずる。条件刺激効果は早い潜時の Ia 抑制とそれに続く促通に続いて，条件-試験刺激間隔 3.0〜3.9 ms に始まる著しい抑制効果がみられる。高頻度連発刺激では抑制効果が著しく，90％ 以上の反射抑制が得られる。

20 ms 以降にみられる回復から促通へ移行する効果は，一般に前脛骨筋の M 波閾値以上の条件刺激で得られるもので，運動障害患者，正常人のいずれにも常にみられる。これは条件刺激により前脛骨筋が収縮し，下腿三頭筋が受動的に伸張され，Ia インパルスが増加する結果生ずる H 反射の促通現象であり，FRA 効果からの単純な回復を意味しない。FRA には 3 秒以上の長時間にわたって抑制効果を示す間接的な所見がある。

本項で述べた方法は，Lloyd(1946)[55]が動物実験に用いたものと同じ原理を，ヒトの相反性反射結合の検索に応用したものであるが，いくつかの運動障害の機序を解明するうえで有意義なことが明らかとなっている。本法は，中枢性運動障害における相反性神経支配の検索には，他に代替のない有用な方法と言える。さらに，Tanaka(1974)[102]や Shindo ら(1984)[95]が明らかにしたように，正常人で随意収縮時に拮抗筋への Ia 抑制が発現する事実は，この方法が運動時の脊髄反射活動の異常を解明するのに利用できる可能性を示すものである。

f．連続刺激による H 反射の頻度抑制曲線
frequency depression curve

堀ら(1959)[34]や井奥(1967, 1973)[39,40]は，脛骨神経をいろいろな頻度で刺激して得られる H 反射の変化が，各種の筋トーヌス異常において特徴的なパターンを示すことを見出し，これを，反復誘発筋電図法(堀ら，1959)[34]，あるいは頻度抑制曲線 (frequency depression curve) (井奥，1967)[39]と呼んだ。この 2 つは基本的な手段は同じだが，計測法が異なる。

堀らの原法は，膝窩部で表面電極により H 反射を誘発する最小閾値部位を定め，実際の試験には，その部位に先端 1〜2 mm を露出させて残りをエナメル絶縁した 1/2 注射針を刺入固定して刺激電極とする。不関電極は 4×6.5 cm の矩形銀板を大腿後面に置く。記録電極は，表面電極を用いて下腿三頭筋から双極導出する。刺激条件としては，幅 1.0 ms の矩形波電気刺激により，H 反

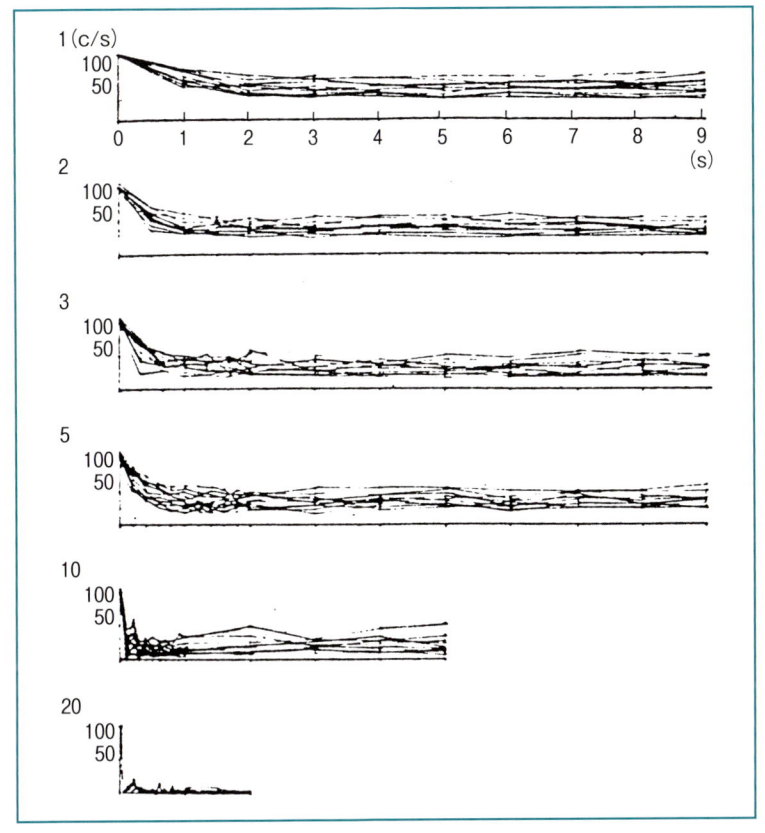

図 B-188　反復誘発筋電図法
横軸に時間，縦軸に第2H反射以下の振幅の第1H反射に対する比率を正常人10名について表示。上から1, 2, 3, 5, 10, 20 Hz の反応を連続的に示した。（堀浩ほか，1959[34])より引用）

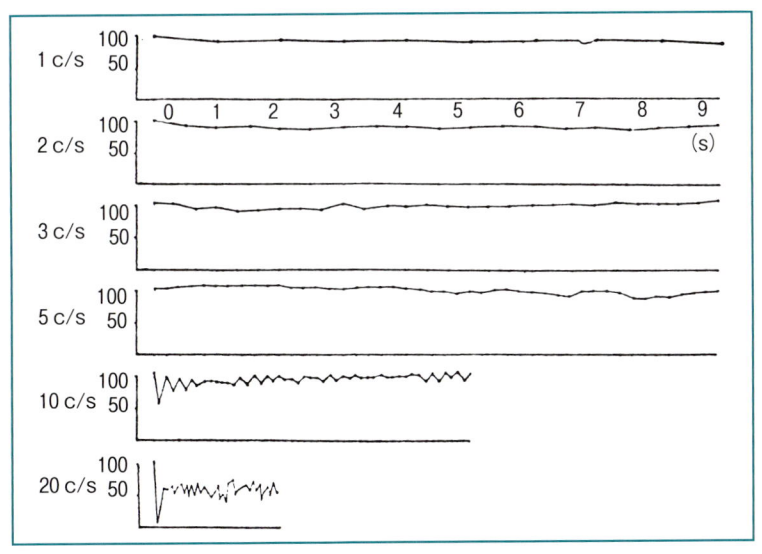

図 B-189　反復誘発筋電図法
図B-188と同じ表示方式。脊髄障害による下肢痙性麻痺。連続刺激による抑制が少ない。（堀浩ほか，1959[34])より引用）

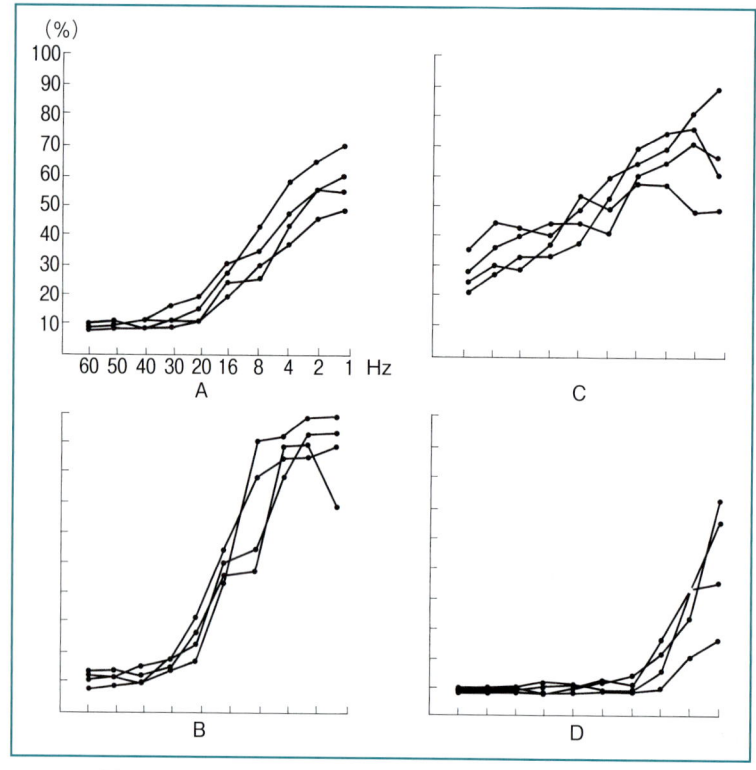

図 B-190　反射の頻度抑制曲線(frequency depression curve)
横軸に神経刺激頻度(数値の目盛りかたに注意),縦軸に第1～10H反射の平均値の第1H反射に対する比率を表示。(井奥,1973[40]より引用)
A:正常(4名),B:内包障害による痙縮(4名),C:パーキンソン病(4名),D:小脳障害(4名)

射閾値の1.1倍の強さでH反射のみを誘発する強さを用いる。そして1,2,3,5,10,20Hzの頻度で脛骨神経を刺激して,各シリーズについて第1H反射の振幅を100%として,第2H反射以下の各振幅を%表示する。縦軸にH反射の大きさ,横軸に連続反応の大きさを順序を追ってグラフに表示すると,正常人では図B-188のような曲線が得られる。一方,痙性麻痺を呈する患者についてみると,図B-189のようであり,全体として連続刺激による抑制の度合いが少ない。

井奥の方法は,刺激電極として皮膚を深部に向けて圧迫するようなボルト型の電極を用い,刺激の有効性を高める工夫をした。繰り返し刺激の頻度は1,2,4,8,16,20,30,40,50,60Hzとし,連続刺激によるH反射抑制の度合いは,第1H反射を100%として第1～10H反射の算術平均をもって表わした。縦軸にH反射平均値,横軸に刺激頻度を目盛ると,図B-190のような曲線が得られた。正常に比して,痙縮では低頻度刺激の抑制が少なく,固縮では高頻度刺激における抑制が少ない。また小脳障害では,比較的低頻度から第2H反射以降が,ほとんど0となる著しい抑制がみられた。この小脳障害は,小脳半球内腫瘍で運動失調が著しい例が用いられており,筋緊張低下が著しい患者であったと推測される。

井奥の方法の特殊な点は,抑制の度合いの計算に第1H反射の100%を含めているために,第2刺激以下のH反射の値がすべて0であっても,値は10となる点である。本法が繰り返し刺激によるH反射の抑制をみることを目的とする以上,第1H反射の値を100%として抑制の計算に含めることは,得られる値が一定の修飾を受けることになる。なお横軸も,右から左へ数が増すように目盛るという,通常の方式と逆な点も注意すべきである。

この頻度抑制試験の意義は,Magladeryらの二重刺激回復曲線に比較して,頻度の異なる繰り返し刺激効果がより顕著に表われる点で情報量が

多い．

H反射の回復曲線の項でも一部述べたが，末梢神経の繰り返し刺激による脊髄反射の変化に影響する要因は数が多い．Ia線維による単シナプス反射の経路だけをみても，刺激部位の神経線維の興奮性変化，Ia線維-運動細胞の神経伝達の変化，脊髄運動細胞の相対不応期（主にafter hyperpolarizationによる），Renshaw抑制，神経筋伝達の変化などがあり，さらにシナプス前抑制，H反射による筋収縮に伴う筋紡錘および腱受容器の発射が脊髄運動細胞に及ぼす影響なども第2H反射以降に影響する．実際の連続H反射に対して，これらがどのように影響するかを本方法の結果から推測することは不可能である．

frequency depression curveが，筋緊張異常の指標として意味をもつとすれば，①比較的簡便な方法である，②繰り返し刺激によるH反射抑制が，痙縮・固縮などで低下する所見は，これらの神経機序の上から妥当な所見である，③他の方法では得られない情報を含む可能性がある，などの諸点からであろう．

近年，この方法は注目されていないが，一般に臨床検査ではメカニズムが十分解明されないまま，臨床症状と検査所見が対応することから，有用とされる検査が少なくない現状から，本法もその意義は存在すると考えられる．その場合，刺激電極の安定性と下腿三頭筋収縮に伴う機械的な動きをできるだけ少なくするために，とくに足関節を十分に固定することが必要である．なお，連続刺激の効果が脊髄運動細胞の興奮性と，Ia線維による反射の効果をできるだけ反映するものにしたいことから，神経刺激の強さをM波の閾値以下とすることが必要となる．その場合は，神経刺激が一定であることを確かめる方法がなくなるので，刺激電極の固定，膝部の動きの抑制などを十分配慮すべきである．

3）T波

H反射が，求心性神経を電気刺激して誘発するのに対して，機械的な筋の伸張刺激によって，腱反射と同一の誘発反射波を記録することができる．これを，腱（tendon）の頭文字をとってT波と呼ぶ．H反射とT波の相違は，前者が求心神経に単発電気刺激を与えて求心性線維の同期した興奮を生ずるのに対して，後者では伸張受容器に自然刺激を与えて，これを興奮させるためにγ遠心線維による筋紡錘の感度調節の状態を反映し，さらに上行するインパルスは電気刺激の場合よりも非同期性であるという点にある．

T波を用いた検査として，アキレス腱に電気ハンマーによって一定の刺激を与えてT波を誘発することが行われるが，T波とH反射の比較の知見はまだ乏しい．

一方，臨床的な診察法における咬筋反射と同じ手技で，咬筋のT波が容易に誘発できる．両側の咬筋から，表面電極で記録して左右の反応を比較する．咬筋のT波は頸部の背屈，軽い咬み合わせなどで容易に変わる．しかし左右のT波の潜時の差は，三叉神経のニューロパチーや，反射経路（三叉神経の求心線維－三叉神経主核－三叉神経運動核－咬筋神経）を侵す脳幹部腫瘍や多発性硬化症の診断に有用である[76]．

4）緊張性振動反射 tonic vibration reflex（TVR）

Hagbarthら[24,25]は，ヒトで骨格筋に高頻度の振動刺激を与えると，刺激された筋に持続性の反射収縮と，その拮抗筋に弛緩を生ずるを見出し，緊張性振動反射 tonic vibration reflexと名付けた[24]．この言葉の意味は，vibration（振動）によって惹き起こされるtonic（持続性）な反射ということである．この反射の誘発は，100 Hzを中心とする頻度の振動刺激を，腱または筋腹に与えることによる．振動の大きさは，直径1 cm以内の振動子を0.7～1.0 mm垂直方向に移動させる刺激を，適度の圧迫で腱または筋腹に与える．この反射は極めて強力なものであり，初期の研究に得られた例を図B-191, 192に示す．

振動刺激効果の第一の特徴は，被刺激筋の反射性収縮と拮抗筋活動の抑制である．この効果は，筋紡錘のIa受容器の興奮による反射と考えられる．

第二に重要な所見は，被刺激筋の腱反射（T反射）あるいはH反射の抑制であり，これはシナプス前抑制によると考えられる．Delwaide（1971, 1973）[12,13]は，痙縮筋でTVRによるH反射の抑制が正常より少ないことから，痙縮筋ではシナプス前抑制が低下していると推論した．

この種の自然刺激では，興奮する受容器を同定

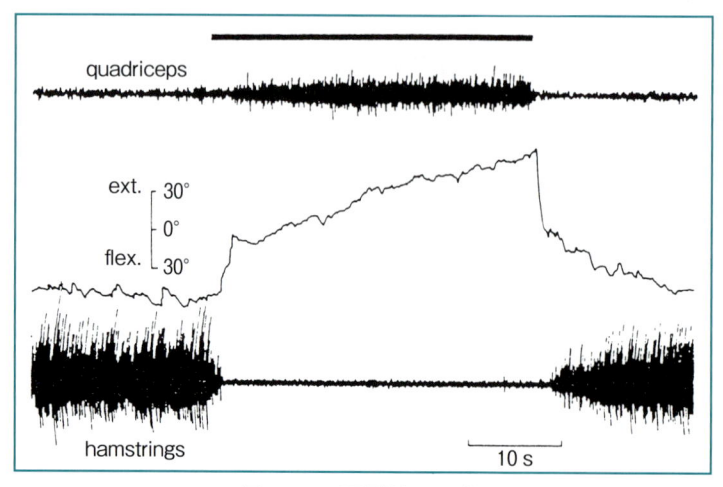

図 B-191 緊張性振動反射
大腿屈筋（hamstrings）に振動刺激を与えて，反射性収縮を生じているときに，大腿伸筋（quadriceps）に振動刺激を加えると（最上段の線の間），大腿伸筋が反射性に収縮し，大腿屈筋の活動は抑制される．（Lance et al, 1966[50]より引用）

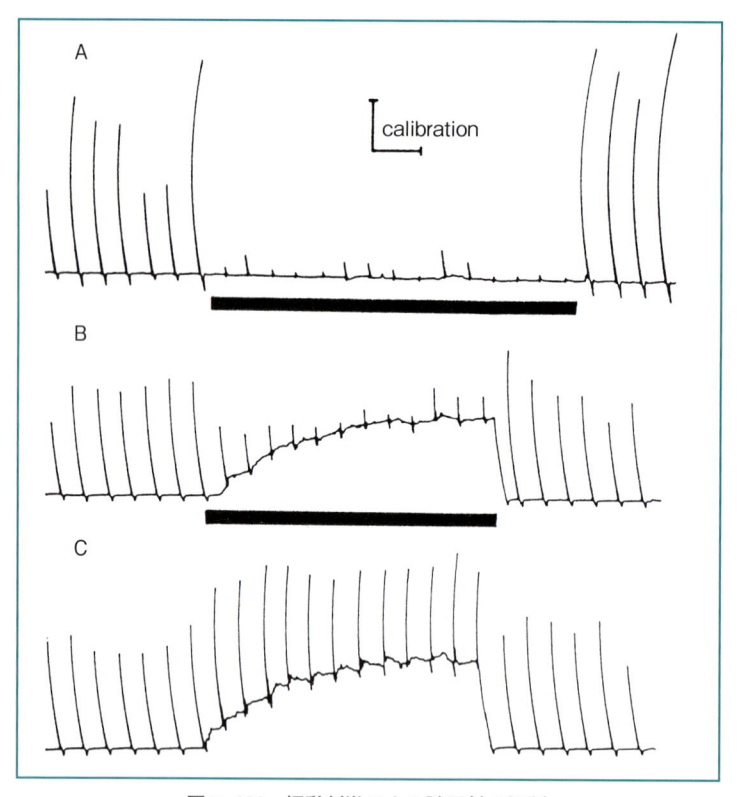

図 B-192 振動刺激による腱反射の抑制
A：5秒ごとに誘発した膝反射に対する大腿四頭筋振動刺激効果（黒線の部分），B：Aと同様の大腿四頭筋振動刺激によって反射性収縮を生じた場合．基線の動きが張力を示す．C：膝反射を誘発しながら大腿四頭筋を随意収縮させて，Bと同様の張力を発生させた場合．振動刺激が，その筋の腱反射を抑制する様子がよくわかり，この効果はシナプス前抑制によると考えられる．（De Gail et al, 1966[11]より引用）

することが一般に困難である．振動刺激も皮膚の上から与えることにより，誘発される求心性発射はGIa線維を出す筋紡錘受容器，Golgi器官，Paccini小体などが考えられ，またGⅡ線維を出す受容器の興奮も否定できない．そして反射が持続性刺激によって徐々に出現増強することから，脊髄反射，脳幹以上の中枢構造を含む反射，各種の反射回路活動のrecruitment効果などが関与しうる．したがってTVRは興味深い現象ではあるが，運動神経機構を解明する手段としての応用性は少ない．

表 B-13　反射性誘発筋電図の分類

Ⅰ．短潜時反射（short-latency reflex）
　　グループIa単シナプス反射
　　筋伸張反射
　　H反射
Ⅱ．長潜時反射（long-latency reflex）
　1．短ループ反射（short-loop reflex）
　　　屈曲反射
　　　グループⅡ求心系による反射
　　　segmented response
　2．長ループ反射（long-loop reflex）
　　　SBS反射
　　　皮質経由反射（transcortical reflex）

5）長潜時反射 long latency reflex

　末梢の機械的刺激または末梢神経電気刺激によって当該筋に誘発される長潜時反射（LLR）には，皮質経由・長ループ反射であるとする説と，脊髄に反射中枢をもつ短ループ反射とする説とがあるが，正常者および中枢神経系に種々の病変を有する患者の検討から，少なくとも皮質経由反射によるものが存在することは明らかである．LLRはハンチントン病では低下し，パーキンソン病では固縮の程度に比例して増強されるが，その機序と意義は未詳である．刺激過敏性（反射性）ミオクローヌスのなかには，皮質経由反射が著明に亢進したために生じたと考えられる状態と，脊髄球脊髄反射（SBS反射）が亢進したと考えられる状態とがある．

a．概念

　長潜時反射（long latency reflex，LLR）は，体性感覚刺激（somatosensory stimulus）によって誘発される反射性筋放電のなかで，筋伸張反射やH反射に比べて潜時が長い反射を指し，それはさらにその反射弓によって短ループ反射と長ループ反射とに分けられる[14]（表B-13）．長潜時短ループ反射の中には，いわゆる屈曲反射（flexor reflex）をはじめ，グループⅡ求心性インパルスによる反射，さらに単一刺激に対して筋に小さい振動が生じ，グループIa求心線維が反復興奮して誘発された反射（segmented response）が知られており，この3つは，いずれも脊髄に反射中枢を有するものである[85]．

　これに対して，長潜時長ループ反射は，その反射中枢が脊髄より中枢側にあると考えられるもの（supraspinal reflex）で，ShimamuraとLivingston（1963）[93,94]が発見した脊髄球脊髄反射（spino-bulbo-spinal reflex，SBS反射）と，いわゆる皮質経由反射（transcortical reflex）とがある．

b．記録法

　LLRを記録するには，機械的刺激を用いる場合と，末梢神経の電気刺激を用いる場合とがある．機械的刺激としては，torque motorを用いて，たとえば，母指球筋を一定の強さで等尺性に収縮させた状態で，その抵抗を不意に増加させたりあるいは低下させたりして，それを刺激とする方法が用いられる（perturbation paradigm）．母指球筋の場合，潜時28～32 msで短潜時反射（M_1）が出現し，55～60 msでLLR（LLR_1，M_2）が記録される（図B-193）．また正常者の40%では，潜時85～95 msでもうひとつのLLR（LLR_2，M_3）が記録される．また皮膚感覚刺激によっても，LLRが出現することがわかっている．

　正中神経を手首部で電気刺激して，母指球筋からLLRを記録する方法もあるが，正常者では一般に安静時にはLLRは記録できない．軽い筋収縮を随意的に継続させた状態で刺激して，その電気刺激をトリガーとして反応を加算平均すると，初めてLLRが記録される．この場合，まず潜時約3 msでM波が出現し，約25 msで短潜時反射（V_1），そして約50 msでLLR（V_2）が記録される[49,71,107]（図B-194）．

c．LLRの発生機序

　ヒトで記録されるLLR$_1$（M_2，V_2）が短ループ反射であるのか，長ループ反射であるのかについて

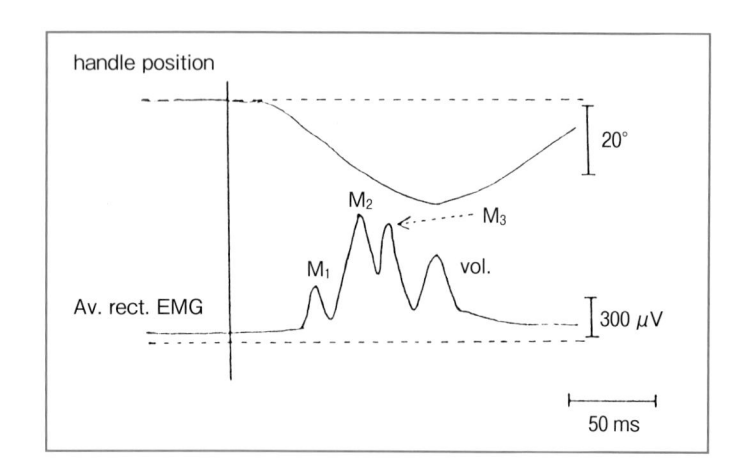

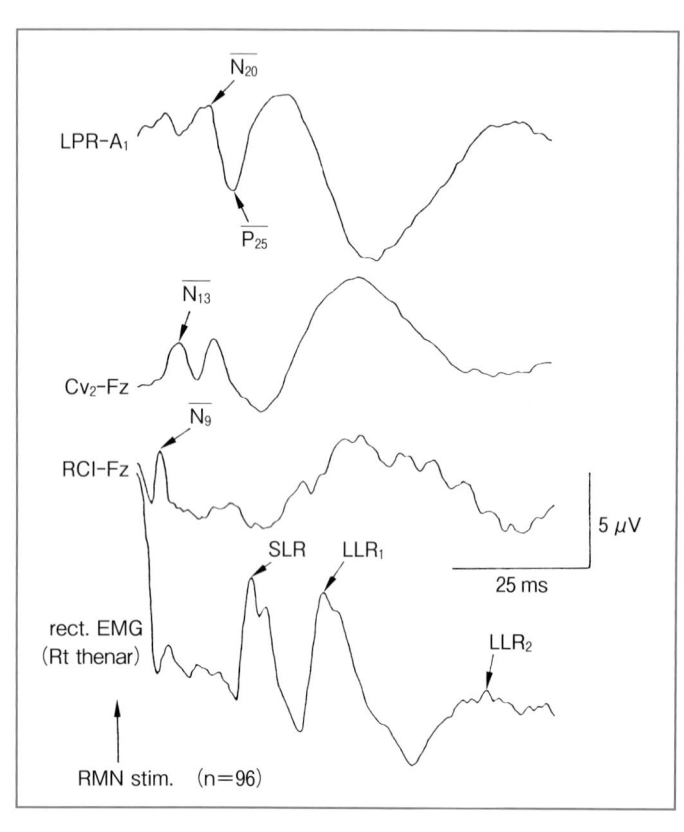

図 B-193　perturbation 法による正常者の LLR

torque motor によって不意に手首を屈曲させ(handle position)，その瞬間速やかに元の位置に戻すように命じておき，手首伸筋の筋電図を整流して，屈曲開始時点をトリガーとして加算平均したもの(Av. rect. EMG)。潜時 32 ms で短潜時反射(M_1)が始まり，59 ms で LLR_1(M_2)が，また 85 ms で LLR_2(M_3)が始まる。潜時 107 ms で始まる電位(vol.)は随意的筋活動に相当する。(Lee & Tatton[52]，1975 より模式化)

図 B-194　末梢神経電気刺激による正常者の SEP と LLR

右正中神経を手首部で電気刺激し(RMN stim.)，右鎖骨上窩(RCl)，第 2 頸椎棘突起上(CV_2)および左中心後部(LPR)より SEP を記録し，右母指球筋(Rt thenar)より記録した表面筋電図を整流して(rect. EMG)，それぞれ 96 回加算したもの。A_1：左耳朶，Fz：前頭部正中線。Upton ら[79](1971)の命名法では短潜時(SLR)が V_1，LLR_1 が V_2 に相当する。立ちあがり潜時は SLR：25 ms，LLR_1：38 ms，LLR_2：51 ms。なお，刺激直後の加算平均記録は省略してあるので，M 波は一部しか見えない。

は，1970 年代から多くの研究がなされたが，まだ結論が得られていない。しかし，各種病態での変化はその神経機構を考察するうえで興味深いデータである。

　LLR_1 が脊髄より上位の構造を介した反射(supraspinal reflex)であることを最初に唱えたのは Hammond(1954)[27]であった。彼は，ヒトの上肢を不意に変位させると，腱反射に続いてその約 2 倍の潜時で筋電図反応が現われること，そしてその反応は，ただ他動的に変位させても出現しないが，あらかじめ被検者に対して，その変位に抵抗するように指示したときにのみ現われることを発見した。そして，この反射が運動皮質を介するものであるという仮説を初めて唱えたのは Phillips(1969)[80]であった。彼はサルで，脊髄前角の運動ニューロンプールが，末梢からのグループ Ia 求心路よりも皮質運動ニューロンからの影響をより受けやすいことを見出し，皮質経由自動

制御ループ（transcortical servo-loop）の存在を唱えた．ちょうどその頃，Evartsはサルを訓練して手で把手を握らせておき，それを突然変位させて，それに対する反応を運動皮質と上腕二頭筋から記録することにより，変位から潜時20～60 msで運動皮質ニューロンの発射率が変化し，潜時30～40 msで上腕筋にLLRが現われることを確認した．そして，運動皮質ニューロンの発射率は，サルの手にかかる負荷を増加させると増加することを見出して，皮質経由自動制御ループ説を支持した．CheneyとFetz（1978）は，同じくサルの前肢変位の24 ms後に皮質脊髄路ニューロンの発射を，そして潜時30.8 ms（ニューロン発射から6.8 ms後）に筋反応を記録し，しかもspike-triggered averagingによって，同じ中心前回ニューロンの自発発射の7.2 ms後に筋電図に促通効果を見出し，皮質反射説を支持した．

Marsdenら（1972）[59]は，ヒトの母指を随意的に屈曲位に保たせ，torque motorによってそれを不意に伸展させ，長母指屈筋の筋電図を記録する方法を用いて，潜時25 msの単シナプス性脊髄反射に続いて，潜時40 msと55 msの2峰性のLLRを記録した．そして，同様の実験を咬筋や長母指屈筋についても行ったところ，各筋のLLRの潜時は，インパルスが筋から脳へ到達して筋へ戻ってくるのに適当な時間であった．さらに彼らは，頸髄レベルで脊髄後索が傷害され，しかし麻痺はなく，深部腱反射も保たれた多発性硬化症の患者4名と，延髄梗塞の患者1名を対象として長母指屈筋のLLRを検索し，患側の手ではLLRが出現せず，機能回復とともにLLRが回復してくることを示した[60]．そして，さらに感覚皮質，運動皮質，あるいは感覚運動皮質，または内包レベルで皮質脊髄路に病変を有する患者14名に同様の検討を加え，患側にLLRが低下または消失し，出現しても潜時が遅延することを示した[61]．これらの成績にもとづいて，Marsdenらは，このLLRが皮質経由自動制御ループによる運動制御を反映している可能性を示唆した．なおその際，潜時40 msと55 msの2つのLLRの一方だけが消失する症例もあったが，この2成分の解離については明らかな結論が得られなかった．LeeとTatton（1978）[52]も，中心後部の障害でLLR$_1$（M$_2$）のみ低下した症例を報告している．動物実験でもTattonら（1975）はサルの中心後回や脊髄後索を破壊するとLLR$_1$（M$_2$）のみ消失し，短潜時反射（M$_1$）とLLR$_2$（M$_3$）は残存することを報告した．

末梢神経の電気刺激によるLLRについても，ConradとAschoff（1977）[8]は，ヒトで潜時28～51 msの反射が等張性筋収縮時に亢進すること，感覚運動野の病変でその反射が消失することから，皮質経由ループ説を唱えた．また，JennerとStephens（1982）[41]も，後索障害や運動皮質障害，運動ニューロン疾患でLLRが欠如または遅延することを報告した．Deuschlら（1989）[16]は，電気刺激によるLLRとSEP，および経皮的運動皮質電気刺激による誘発筋電図のそれぞれ潜時を比較し，この反射弓の皮質内中継時間を8～10 msと推測した．

これに対して，このようなLLRは大脳半球を介さないとする説も少なくない．ヒトで，末梢神経電気刺激によっても同様のLLRが出現することを最初に発見したUptonら（1971）[107]は，潜時50 msのV$_2$を多シナプス性脊髄反射と考えた．Stanley（1978）[96]は，このV$_2$は潜時25 msのV$_1$（H反射に相当）と同様に，運動閾値以下の刺激強度で出現するが，V$_1$と異なってV$_2$は手指の電気刺激（筋紡錘は刺激されない）でも出現すること，さらに手首刺激と肘刺激による反応の潜時差から求心路の伝導速度を算出すると平均42.5 m/sとなることから，このLLRの求心路は皮膚または関節受容器に起源することを唱えた．動物実験でも，GhezとShinoda（1978）は，上部頸髄を切断した脊髄ネコにおいても，前肢の機械的変位によるLLRが出現することを報告した．またMillerとBrooks（1981）は，大脳半球の種々の部位や中脳に傷害を加えたサルにおいても，前肢の機械的伸展に対するLLRが出現することを報告した．このような成績を単純に考えると，LLRの出現に大脳半球は不要であると言えそうであるが，上位中枢が障害されると，脊髄運動ニューロンプールの興奮性が増加するので，脊髄反射が増強している可能性は否定できない．

LLRを脊髄反射として説明するのに，2つの仮説がよく知られている．ひとつは，Hagbarthら[19,25]の反響仮説（resonance hypothesis）である．彼らはヒトの手首屈筋をtorque motorで不

意に伸展させ針電極によりaccelerogramを記録した結果，その機械的刺激によってその筋に小さい機械的振動が生じ，それがグループIa求心線維を反復興奮させ，2連発あるいは，それ以上の脊髄反射を誘発するものと考えた．もうひとつの仮説は，Matthews[63]によるもので，伝導速度の遅い求心線維を介した脊髄反射である．彼はヒトの長母指屈筋の機械的伸展によるLLRが，振動刺激によってはほとんど出現しないことにもとづいて，筋紡錘の一次終末ではなくて二次終末の興奮によるもの，すなわちグループⅡ求心線維を介した反射であると唱えた（振動刺激は一次終末を強く興奮させる）．

これに関連した説として，ネコにおいては，四肢変位の結果筋紡錘の二次終末がそれに相当するγ遠心線維を興奮させ，それが筋紡錘の一次終末を興奮させ，結局α運動ニューロンを興奮させてLLRが起こるという説がある（double segmental loop）．

d．LLRが低下する状態

Nothら[75]は，ハンチントン病50例を対象にして，随意収縮をさせた示指を不意に伸展させるか，あるいは末梢神経に電気刺激を与えて誘発筋電図を記録したところ，短潜時反射は出現したが，平均潜時56.5 msのLLRが43例で欠如していた（図B-195）．しかし，25 ms間隔で筋伸張刺激を2発加えると，ハンチントン病患者でも2発の短潜時反射が出現した．すなわち，ハンチントン病ではLLRが欠如するが，それはちょうどその時点で脊髄の運動ニューロンプールの興奮性が低下しているからではなくて，少なくとも上肢遠位筋に関しては，その長ループ反射としてのLLRが大脳半球の機能障害のため失われたものと解釈された．また，このLLRの欠如は舞踏運動を呈する疾患すべてについていえることではなくて，ハンチントン病に特異的といわれている[15]．

なお，ハンチントン病では体性感覚誘発電位（SEP）の早期皮質成分が著明に低下しており，こ

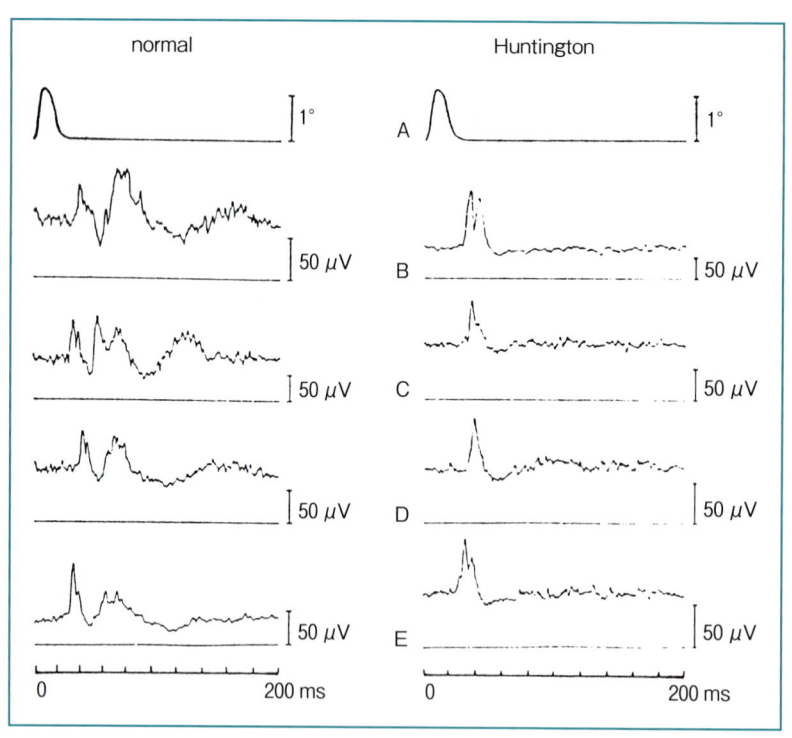

図B-195 正常者4名とハンチントン病4名における，示指伸展に対する第1背側骨間筋の筋電図反応

それぞれAは，示指の変位に相当するレバーの動きを示す．B〜Eの筋電図は整流して，64〜128回加算平均してある．ハンチントン病では短潜時反射（M_1）のみ出現し，LLRは欠如している．（Nothら[75]，1985より引用）

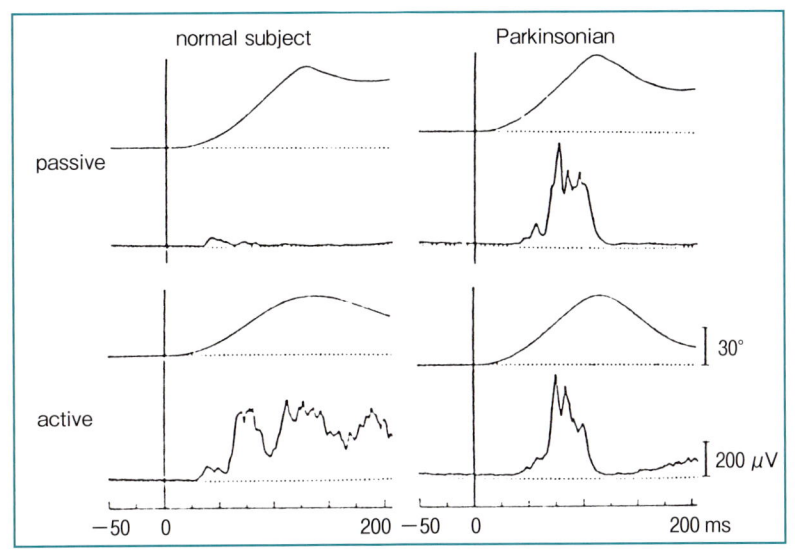

図 B-196 正常者およびパーキンソン病各1名における不意の手首伸展刺激に対する手首屈筋の筋電図反応

それぞれ上のチャンネルはハンドルの位置を，下のチャンネルは筋電図を整流して加算平均したもの。正常者では，単なる受動的伸展(passive)ではLLRは出現せず，ハンドルの変位に抵抗しておくと(active)，初めてLLRが出現する。しかしパーキンソン病では，passiveでもactiveでもLLRは出現し，しかもLLRの大きさはactiveの場合でも増強されない。(Lee & Tatton[52], 1975 より引用)

のこともLLRが皮質を介する反射であるひとつの根拠に数えられている。

e．LLRが亢進する状態

パーキンソン病でLLRが亢進することは，LeeとTatton(1975)の報告以来よく知られている。彼らは，手で把手を握らせておき，torque motorで不意に負荷を変化させ，手首屈筋および伸筋から表面筋電図を記録した。パーキンソン病では2つのLLR(M_2, M_3)がともに亢進を示した(図B-196)。しかも，正常者では外から加えられた負荷の変化に抵抗するように命ずると，M_2もM_3も有意に増強されたが，パーキンソン病ではその増強効果が失われていた[52]。すなわち，本症では運動のフィードバック機能が失われているものと考えられた。MortimerとWebster(1979)[70]はさらにその研究を進め，パーキンソン病の固縮の程度とLLRの大きさの間に常に関連があることを報告した。このように，LLRの亢進を固縮の発生機序と関連づける報告が多いが，Rothwellら(1983)[88]は，通常の急峻な変位刺激による方法ではLLRの亢進を近位筋にのみ認め，遠位筋にはramp状の変位刺激で初めて認めた。固縮を示す患者ではこのようにLLRは亢進するが，短潜時反射は亢進しない。痙縮を示す患者ではまったく逆で，短潜時・単シナプス反射は亢進するが，LLRは欠如することが多い。

パーキンソン病患者におけるLLRの亢進は，このように短潜時反射は亢進していないことから，脊髄運動ニューロンプールの興奮性の亢進よりも，より中枢機能の亢進によるものと考えられ，これがLLRの皮質経由反射説を支持する一根拠ともなっている。これに反してBerardelliら(1983)は，足伸展刺激による下腿三頭筋のLLRは固縮に比例して亢進しているが，アキレス腱に振動刺激を同時に与えると短潜時反射は消失するのにLLRは残存することを見出し，LLRはグループⅡ求心系を介した反射であると唱えた。またCodyら(1986)は，随意収縮中の橈側手根屈筋の伸張刺激と振動刺激を比較し，パーキンソン病でも正常者でも，伸張刺激に対してはM_1とLLR_1(M_2)が出現するが，振動刺激ではM_1しか出現しないことを見出した。振動はIa求心系に対する強力な刺激であることが知られているので，M_2はIa求心系を介さないものと考えられた。しかもパーキンソン病ではM_1は亢進しないでM_2が増強，遅延して出現することから，グループⅡ

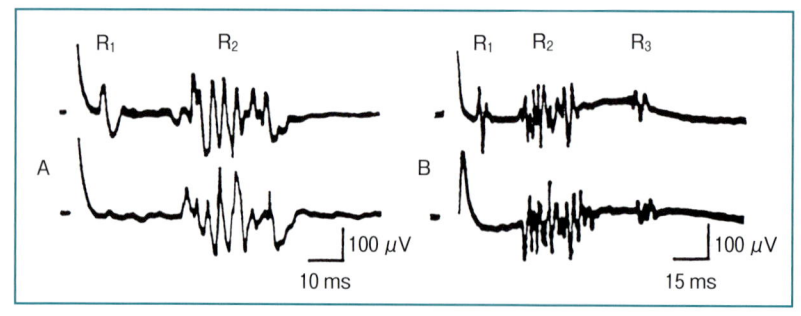

図 B-197 瞬目反射
正常人の上眼窩神経刺激の所見。上段は同側，下段は対側の記録，R_1 は同側だけに出現する。B は A より緩徐な掃引速波による記録。潜時の長い R_3 はしばしば正常人にも認められる。(Penders & Delwaide, 1973)[79] より引用）

求心系の促通性入力に対する脊髄反射中枢の反応性が亢進しているか，あるいはその抑制機序が減弱している可能性を唱えた。

LLR が最も増強される状態は，いわゆる皮質反射性ミオクローヌス（cortical reflex myoclonus）である。この場合の増強された LLR は，反射性ミオクローヌスそのものであると考えられ，Sutton と Mayer（1974）が C 反射と呼んだ現象に相当する。この潜時は，正常者の LLR_1 とほぼ同じであることから，非常に増強された LLR_1 であると考えられる。そしてこのような患者では，多くの場合 SEP の皮質成分が非常に巨大となる。C 反射と巨大 SEP との関連については，B-IX 章（139 頁）で詳しく述べるが，いずれにしてもこのような現象には疾患特異性はなく，進行性ミオクローヌスてんかんをはじめとして，多くの状態でみられる。

刺激過敏性ミオクローヌスを示す患者の中には，必ずしも皮質反射性でなく，むしろ脳幹のような深部構造を反射中枢と考えたほうが説明しやすい場合がある。たとえば，脳幹障害において，Shimamura と Livingston（1963）の SBS 反射が亢進したと思われるものもある[48,92]。これは種々の体性感覚刺激や音刺激で誘発され，主として全身の屈曲反射を示し，同一刺激でもその潜時が刺激ごとに異なることを特徴とする。

6）脳幹反射
a．瞬目反射（眼輪筋反射）

一側の上眼窩神経を電気刺激すると，同側に短い潜時の反射波（R_1）が出現し，続いて両側にそれより長い潜時の反射（R_2）が現われる（**図 B-197**）。

瞬目反射の求心路は三叉神経，遠心路は顔面神経である。

瞬目反射記録の臨床的意義は，橋におけるこの反射弓の障害と，パーキンソン病その他の基底核疾患における瞬目反射亢進の定量評価である。

i）方法

患者は，ベッド上に仰臥位を保ち開眼状態で検査する。一側の眼窩上部の上眼窩神経出口に刺激電極をおき，不関電極は上外方に約 2 cm 離して装着する。記録電極は，眼窩下縁の眼輪筋中央と鼻側あるいは，眼窩外側に表面電極または針電極を装着して双極導出する。アース電極は下顎あるいは肩，上肢などに置く。

なお瞬目反射は，角膜刺激によっても誘発される。この場合は，R_2 のみが誘発される。

瞬目反射は，臨床的な観察からもわかるように habituation が大きい。したがって，①7～10 秒間隔で繰り返し刺激する，②二重刺激による回復曲線をみる，③異なる頻度の連続刺激（たとえば 0.2～1 Hz）で，habituation をみるなどの方法を用いて検査する。②および③の場合は，H 反射における回復曲線や frequency depression curve の場合と同じ方法上の制約があることを念頭におく。

ii）反射波と神経経路

R_1 は，三叉神経の第 1 枝（上肢窩神経）を上行するインパルスが，橋で顔面神経核細胞に oligosynapse 性に結合する経路で発現する。一方 R_2 は，求心性インパルスが三叉神経脊髄路核に

入り，網様体を経て同側および対側の顔面神経核に至る多シナプス回路によると考えられる．

iii）所見

末梢神経および脳幹内部の反射回路の異常は，潜時の遅れとして現われる[43,90]．

上位中枢の障害では，パーキンソン病やMeige症候群で連続刺激によるR_2の抑制の減少または促通がみられる[3,42]．これらの上位神経障害では，R_1は変化がないことから，R_2変化の所見は介在ニューロンレベルでの興奮性の異常の反映と考えられる．パーキンソン病のMyerson徴候，Meige症候群の眼瞼スパスムは，いずれも瞬目反射の亢進状態と考えられるので，これらの所見と合致する．

b．咬筋反射

咬筋の臨床的異常や脳幹の神経伝導障害が疑われる時，補助診断として有用な場合がある．

i）方法

咬筋反射：刺激は神経学的診察における咬筋反射の誘発法と同じく，ハンマーで下顎を叩打する．記録は咬筋をおおう皮膚に表面電極を置き，両側同時記録を行う．正常では，四肢の腱叩打によるT波と同様にきれいな2相性の反射波が記録できる．正常で潜時7～8ms，振幅0.5～1mV，両側は同程度の波が得られる．

咬筋抑制反射：三叉神経第二枝（上顎神経）あるいは第三枝（下顎神経）の電気刺激により，両側咬筋の随意収縮が抑制される．これは潜時によりearly silent period（SP1）とlate silent period（SP2）の2要素が認められる[44]．この抑制は脳幹の抑制性介在細胞の機能を反映する現象である．

ii）所見と診断

咬筋反射は咬筋の随意収縮によって増強されるが，内包障害による運動麻痺では，麻痺側での増強がみられない[9]．また一側の反射弓の障害では，その側の咬筋反射の潜時が延長する[76]．三叉神経ニューロパチー，脳幹の血管障害・腫瘍，多発性硬化症で異常が報告されている[76]．これらの疾患では咬筋抑制反射も異常となる．テタヌスや咬筋スパスムでは抑制反射が完全に消失することがある[10]．

3 表面筋電図による筋緊張，運動の検査

表面筋電図は，中枢性運動障害の検索に有用である．基線のゆれを防ぎ，きれいな記録を得るために，電極抵抗の減少，リード線のゆれの防止，増幅器の時定数を小さくするなど，いくつかの工夫が必要である．多数筋の同時記録により，不随意運動の診断に有用な記録が得られ，さらに動作学や運動生理学研究にも有用な記録法である．不随意運動については本項では原理を述べ，特徴的な所見，定量評価は別に（➡364頁）述べる．

1）表面筋電図の意義

針筋電図が二次運動ニューロンから筋までの異常の検出に用いられるのに対して，中枢神経系の異常による運動障害に対しては，随意運動，歩行，姿勢保持など，日常生活動作における異常を定性的，定量的に測定して，その病態の診断，定量的評価に寄与することを目的として，各種の生理学的手法が用いられる．表面筋電図は，諸筋群の随意収縮または不随意収縮の空間的，時間的，量的活動の記録，加速度計測は動きの速さに，ポジションセンサーは身体部位の時間的変化，床反力は重心変動と，歩行解析に各々用いられる．

その中で表面筋電図は，長年にわたり各種不随意運動のパターンの特定，随意運動の相反性支配をはじめとするパターンについての知見が蓄積され，基底核疾患の診断に極めて有用な検査法である．

中枢神経障害による不随意運動や筋緊張異常を把握するうえで，表面電極を用いた多数筋の活動の同時記録は，以下のような利点をもつ．

①表面電極による双極記録は，筋全体の活動を反映する．得られる記録は，多数の運動単位が種々の頻度で発射した干渉波であるが，その活動電位を電気的に積分した値は，一定範囲で，その筋収縮によって発生する張力に比例する[38,54,116]．したがって，電位積分計を用いれば比較的正確に，あるいはインク書きの記録だけからも，筋収縮の強さをおおまかに推定することができる．

②肉眼的観察では把握することが困難な，広範

表 B-14　不随意運動の観察と筋電図

観察の要点	筋電図記録
部位〈近位～遠位／同時に活動する筋の分布〉	多数筋の同時記録　とくに拮抗筋
早さ，持続	筋放電の持続
大きさ	筋放電量
出現の頻度	一定時間の連続記録
定常性	類似パターンの有無
誘発条件	姿勢，運動負荷，精神的緊張
抑制条件	意志による抑制効果，薬物，睡眠のもとで記録
筋緊張異常	安静状態の筋放電，受動筋伸張反応

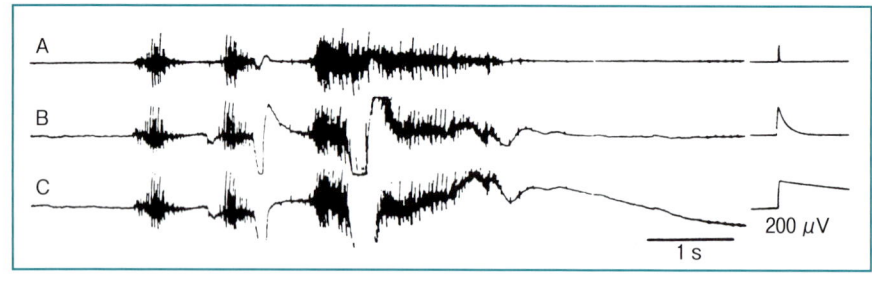

図 B-198　異なる時定数による表面筋電図記録

同一現象を異なる時定数(A：0.005秒，B：0.1秒，C：1.5秒)の増幅器を用いて記録したもの。Aでは緩徐なゆれはほとんど目立たず，筋電図成分は他と明らかな差はない。右に較正電位を示した。

囲にわたる多数筋を同時に記録できる。

③複雑な不随意運動を個々の筋収縮として時間を追って記録し，その結果を運動生理学の知見に基づいて検討できる。

④客観的記録として他と比較でき，また保存できる。

⑤非侵襲的な疼痛を伴わない検査である。

表面筋電図所見と運動，とくに不随意運動の各観察項目との間には，表 B-14 のような関係がある。

2）観察記録装置の概要

上記の目的に沿って，チャネル数の多いインク描きオシログラフを用いる。多用途脳波計，ポリグラフのいずれでもよい。筋電図は速い現象であり，脳波のように低い周波数要素の記録は不要であり，きれいな記録を得るために増幅器の時定数は，0.01～0.003秒と短いほうがよい。このような短い時定数では，ゆれの他に筋電図成分も一部減衰するが，本法の目的である定性的な収縮の観察や，相対的な収縮強度の比較には十分である（図 B-198）。市販のポリグラフ脳波計のうち，時定数をいくつか選択できる多用途型では，その時定数のひとつを筋電図用に設定するとよい。また複雑な運動の記録のためには，10チャネル以上の同時記録ができることが望ましいので，チャネル数の多い多用途脳波計は，適当な表面筋電図記録装置となり，臨床脳波と兼用することができて経済的でもある。

電位積分装置は電位を整流し，積分した結果を継時的に曲線として描かせるものと，単位積分量をパルス発射に変えて描かせるものの2つのタイプがある。短い筋収縮の変動の模様をみるには前者が適しており，一定時間同じ収縮が持続する場合は，後者の値が発生する張力をよく反映する（図 B-199）。

不随意運動による身体部位の動きを，筋電図とともに記録することは有用である[109]。動きそのものの記録装置はなかなか適当なものがない。近年 position sensor を用いた記録装置が開発されたが，カメラを用いた三次元表示の原理を用いるので高価で大がかりなものとなる。そのため一カ所の動きの記録には簡単な加速度記録装置で代用する。加速度は動きの二次微分で表わされる。加

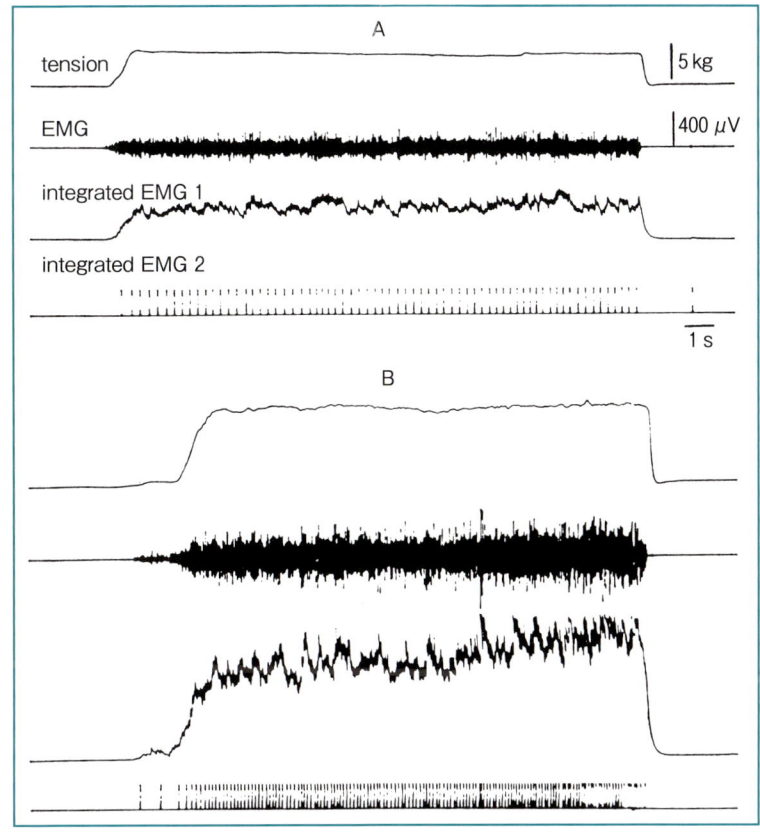

図 B-199　表面筋電図の積分記録
前脛骨筋の等尺性収縮における上から発生する張力，筋電図，曲線に描く積分装置，パルス発射に変換する積分装置の記録．A は中等度の，B は強い収縮を示す．

速度の検出器はクォーツやセラミック結晶塩の圧電効果を用いるもので，多用途脳波計の DC 入力部に接続して増幅記録する(**図 B-200**)．この形の加速度計は，低周波数成分の検出性能が悪く，主にすばやい動きの加速度の記録に用いられる．

関節角度を測定するゴニオメーターや張力測定装置も，表面筋電図とあわせて運動機能を研究するのに有用である．

3) 記録方法
a．電極の位置および電極間距離

使いすての貼付電極または脳波計の円板電極を，3〜5 cm 間隔で筋膜の中央部の皮膚に装着する．電極の装着部位と電極間距離については，電極部位のわずかな差は収縮パターンと電位積分値に影響を与えず，電極間距離は大きいほど電位の量は増すが，電位積分値と発生張力の間の直線関係は，電極間距離 3〜6 cm の範囲ではほぼ一定に保たれる(**図 B-201**)．したがって，電極間距離は 3〜5 cm の範囲で一定に定めて，常にそれで検査するとよい[116]．

電極装着部位の選択にあたっては，機能の異なる筋群の電位の混入を避けるように留意する．双極導出では，電極直下の筋の活動を最もよく記録するが，電極間距離が大きいほど広範囲から筋放電を記録することになる．中枢性運動障害では，機能が同じ筋群の活動は同時に記録されても目的にかなっており，一方好ましくないのは拮抗筋活動の混入である．上腕，前腕，大腿，下腿では通常の記録法による拮抗筋活動の混入が，ほぼ 10％以内である．ただし下腿三頭筋の筋電図の前脛骨筋記録への混入は，それよりやや多い．これは，筋の大きさと両筋の位置関係による．

手筋のように機能の異なる筋が近接している部位では，釣り針電極を用いて記録電極間の距離を短くすると，比較的限局した部位の活動が記録で

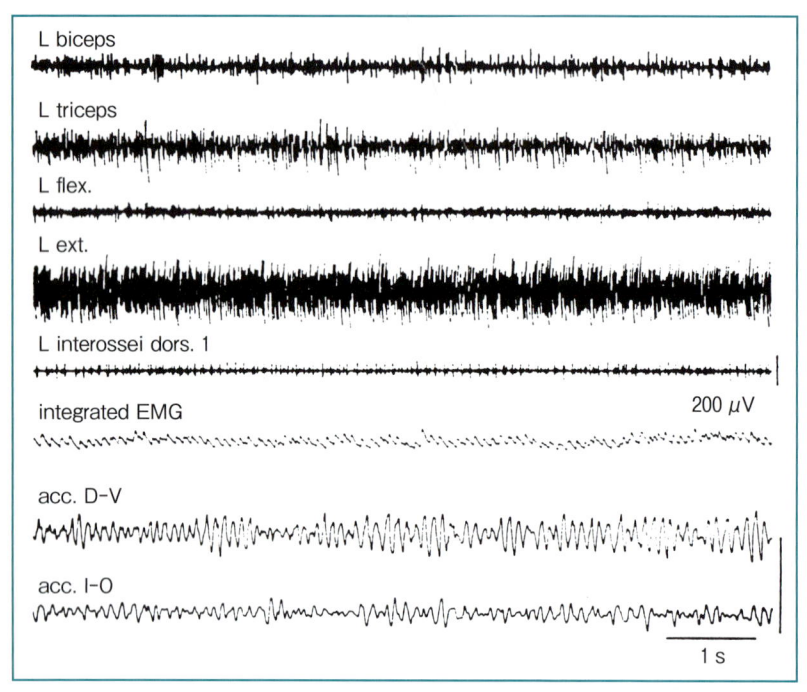

図 B-200 筋電図と動きの加速度記録
指を開いた時の生理的振戦について，上から上腕二頭筋，上腕三頭筋，前腕屈筋，前腕伸筋，第一背側骨間筋の筋電図，第一背側骨間筋の筋電図積分記録，示指のゆれの背側-掌側方向，内側-外側方向の動きの加速度記録を示す．(63歳，女性，甲状腺機能亢進症)

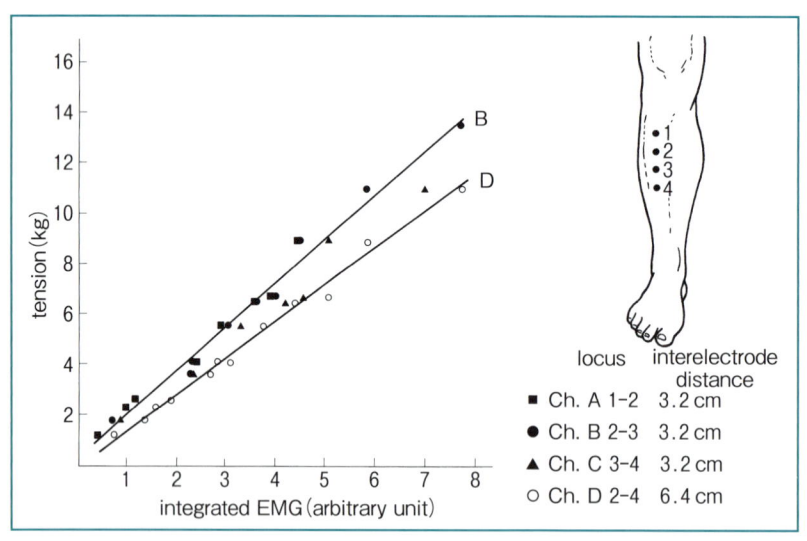

図 B-201 筋電図の積分値と発生する張力の関係
筋電図は図の右に示すように，前脛骨筋上に等間隔においた電極を組み合わせて記録．実際の記録の一部は図 B-199 に示してある．

きる．一方，深部の大きな筋から針電極を用いて記録する場合は，電極間距離を大きくすれば，表面電極の場合と同じように，近在の筋の電位が混入する．むしろ拮抗筋に近づくため，その電位の混入は表面電極の場合よりも多い場合がある．疼痛，消毒などの不利をあわせて考慮すると，筋活動全体を反映するための記録には，特別の場所以外はもっぱら表面電極を用いるべきである．

b．電極装着上の注意

表面筋電図では，電極抵抗を少なくすることが，よい記録を得るために大切である．あらかじめ電極を装着する部位の皮膚を，アルコールや脱脂クリーム（生理検査用の品がある）などでよくぬぐい，脂肪分を除去しておく．次に使いすて電極ではリード線の電極との接続部位および，ときとして電極の側の接続部位にものりが付着していることがあり接触不良のもととなるので，使用前によく点検する．

使い捨て電極は，発汗によって接着シートが剥がれ，電極が皮膚から浮くことがあり注意を要する．近年は材質が改良され，剥がれにくくなっている．また，電極とリード線の接合部分が露出しているものでは（図 B-42a，49頁），この部分が皮膚や衣類に触れるとアーチファクトの原因となるので，その恐れがある場合は，電極を数センチメートルのビニールテープで覆い，皮膚に固定すると絶縁と電極固定の双方に役立つ．

使い捨て電極は，装着してから記録が安定するまで約10分を要し，その間細かい基線のゆれがみられたり，交流を拾うことがある．いったん安定した記録が得られると，汗と動きによってはずれる以外は，数時間は良好な記録ができる．

不随意運動や随意運動の記録における技術的困難に，記録の基線のゆれがある．これは電極装着の不安定とリード線のゆれによる．電極の装着は，上述の方法で行えばよい．リード線は，多数筋から記録する場合にからみあわないように整理し，筋ごとにリード線を電極の近傍および離れた部位でテープ固定し，動きによるリード線のゆれをできるだけ防ぐ（図 B-202）．

これらの処置で，多くの場合基線のゆれは防げる．ただし動きが四肢の捻転を含むと，電極と筋との位置関係が動きのたびに大きく変わるので，基線のゆれを生じ，これを防ぐのは困難である．

c．増幅度および記録の速度

標準的な増幅度は，不随意運動では $200\mu V/cm$，随意収縮はその $1/2\sim1/4$ がよい．記録が小さすぎても見にくく，また増幅度が大きすぎてペンがふりきれても観察しがたい．記録速度は一般に $3cm/s$ がよい．目的によって，その $1/2\sim2$ 倍の速さで記録する．

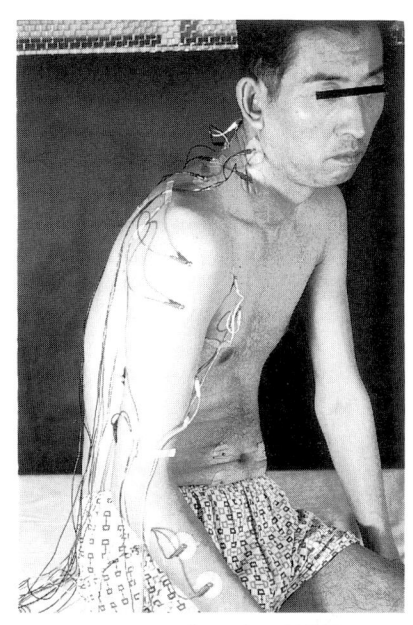

図 B-202 表面電極の装着法
さらに電極とリード線の接触部をビニールテープで覆うとよい．

4）記録部位

障害部位と目的に応じて，記録する筋を選ぶ．四肢筋では，拮抗筋である屈筋と伸筋は必ず一対として同時に記録し，頸部・躯幹の筋は，左右対称の部位から同時に記録するのを原則とする．

全身性の障害では上腕，前腕，大腿，下腿の記録を基本として行う．頸部に筋緊張異常，不随意運動があれば，両側の胸鎖乳突筋と上部僧帽筋あるいは後頸部の深部筋から記録し，顔面の不随意運動では眼輪筋，口輪筋，頤部，前頭筋などから記録する．上肢，頸部，躯幹が一体となっておかされる不随意運動や随意運動障害では，上腕，前腕，両側頸部の諸筋に加えて大胸筋，三角筋などを記録する．下肢の不随意運動で回旋性の要素があれば大腿，下腿の屈筋，伸筋に加えて大腿内転筋を記録する．立位における姿勢保持や歩行の検索には両側の大腿，下腿の屈筋，伸筋を同時記録し，さらに下部傍脊柱筋，殿筋も記録するとよい．

以上は，表面電極を用いて比較的簡単に記録できるが，舌，軟口蓋，指筋などの記録には長い単極針電極や同心型針電極，つり針電極などを用いる．

図 B-203　正常人の表面筋電図

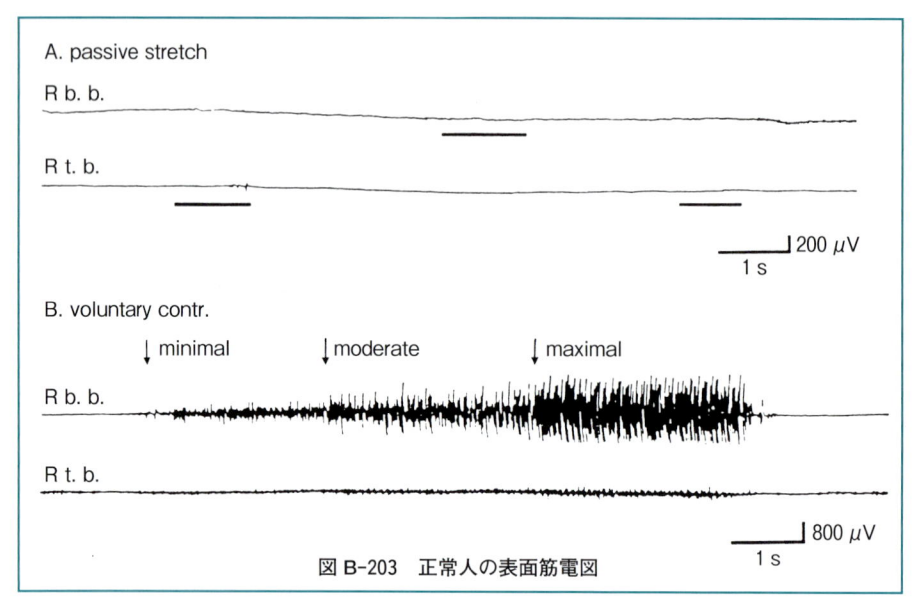

上腕二頭筋（屈筋）と上腕三頭筋（伸筋）の同時記録。A：安静臥位で下線の部位でその筋を伸張し，次に拮抗筋を伸張するまでその肢位を保つ。安静時の筋放電，伸張反射ともにみられない。B：上腕二頭筋の随意収縮。次第に力を強めると筋放電は増加するが，拮抗筋活動は目立たない。

5）記録の順序と記録内容

中枢性運動障害では筋トーヌスの異常，不随意運動，随意運動の障害に注目して，次の順序で記録する。

a．安静臥位の記録

i）安静時の筋放電

まず安静臥位で，力を抜いた状態を観察記録する。正常では活動電位は出現しない（図 B-203-A）。しかし正常でも精神的緊張や部分的な姿勢反射により，わずかな持続性放電がみられることがある。その場合は，肢位を変えたり検査の途中で再検する。

不随意収縮があれば，そのパターンを十分観察する。不随意収縮は病態により，種々の特徴をもつ。筋固縮や安静位のジストニーでは，持続性の収縮がみられる。振戦では群化放電が，ヒョレア，バリスム，アテトーゼでは，それぞれ後に述べるような特有の筋収縮が出現する。

ii）筋の伸張反応

四肢筋は，関節をへだてて近位と遠位の骨に付着しているので，被検者が力をぬいた安静位で検者が左手で近位部を支え，右手で関節の遠位の肢部を動かして筋を伸張する。このようにして筋を伸張すると，正常では伸張反射による収縮は誘発されない（図 B-203-A）。

痙縮・固縮では伸張反射が亢進し，それぞれ筋伸張の速度・量に応じた反射性収縮が誘発される。ジストニーでは，筋伸張というよりは肢位の変化によって，持続性の不随意収縮が出現したり消失したりする。伸張した筋の拮抗筋に持続性の収縮が誘発される Westphal の paradoxical contraction は，パーキンソン病やジストニーなど，筋緊張亢進を伴う大脳基底核疾患でしばしば認められる。

iii）等尺性随意収縮

続いて検者が抵抗を加えて，それに打ちかつような最大収縮を行わせる（等尺性収縮）。その際，被検者がその筋を選択的に収縮させやすい肢位で検査する必要がある。たとえば屈筋の収縮は完全な関節伸展位でなく，中等度の屈曲位で行わせる。等尺性収縮では，収縮の開始および終了の円滑さ，最大収縮に達する時間，一定の収縮を持続できるか否か，拮抗筋の活動は十分に抑制されているか（相反性抑制），目的とする筋あるいは他の筋に，不随意収縮が誘発されないかなどに注目する。正常では収縮の開始，終了が円滑で開始直後ただちに最大収縮に達し，そのままの収縮を維持でき相反性抑制もよく保たれている（図 B-203-B）。

b．姿勢保持時の記録

一定の姿勢や肢位をとらせると，不随意運動や異常な姿勢反応が誘発されることがある．臨床的観察をもとに，障害の特徴が明らかになる姿勢をとらせ，不随意収縮や随意収縮の障害をみる．通常，上肢の前方または側方挙上，指鼻試験，座位または立位の保持などを行わせて調べる．

c．随意運動の記録

多くの不随意運動症では，不随意運動や協調運動の障害により，目的運動が妨げられる．障害が目立つ運動を行わせて，筋収縮の異常を調べる．

指鼻試験，前腕の回内回外運動の繰り返し，書字，摂食動作，足踏み，歩行など通常の診察手技や日常生活動作を選ぶとよい．

d．記録上の注意

不随意運動や筋緊張は，精神的緊張に影響されるので，静かな部屋でくつろいだ状態で検査する．安静状態の記録，筋伸張に対する反応，随意収縮の順序で，各々複数回記録する．不随意運動は短期的および長期的に変動するので，再現性を確かめるために1回2分以上の記録を時間をおいて3回以上記録し，データ処理する．

6）記録の処理

表面筋電図は，不随意運動のパターン，随意運動の相反性，円滑さ，巧緻性などを観察，記録するのに用いられるが，多くの場合，パターン認識と筋放電量の積分値（前述）の定量評価によって十分な情報が得られる．

さらに同一筋の繰り返し活動の頻度や規則性，拮抗筋との収縮の時間関係をみるためにいくつかの処理法がある．これらについては図 B-219（216頁）および C-VII 章で述べる．

7）不随意運動

表面筋電図が診断や定量評価上最も有用であるのは，基底核障害による不随意運動や筋緊張異常である（表 B-14）．ここでは確立された所見をまとめて示し，病態の理解や定量評価については C-VII 章に述べる．

a．振戦

振戦では，短い筋活動が同じ量で同じ間隔で，繰り返し出現する群化放電がみられる．筋電図では群化放電の頻度，規則性，群化放電の出現する筋の分布，拮抗筋との間で群化放電が交代性（相反性）に出現するか，同期するかなどに注目する．さらに安静時（静止振戦），一定の姿勢保持時（姿勢振戦），運動時（動作振戦）など，出現の条件に応じた記録を行う．

ⅰ）パーキンソン病

安静時振戦が特徴である．毎秒4～7回の規則的な，屈筋と伸筋が交代性に収縮する安静時振戦が本疾患の特徴である．動作をすると振戦は消えるが，筋放電は群化が消失し，desynchronize した持続性放電となる（図 B-204-A）．4～7 Hz の安静時振戦は，ほとんどパーキンソン病に特有である[118]．ただし振戦が目立つ症例や若年性パーキンソニズムでは，姿勢保持時や動作時の振戦もみられる．

静止時振戦と姿勢時振戦が同時にみられる場合は，安静状態の群化放電が，運動によって正常の desynchronize されたスムースな放電に代わり振戦は消え，引き続き一定の姿勢を保持すると再び群化放電が出現して姿勢振戦となる．振戦の頻度は安静時と姿勢保持時では異なる．

薬剤性あるいは血管障害性のパーキンソニズムの一部に，パーキンソン病と同様の振戦がみられる．

ⅱ）本態性振戦

振戦のみで経過は良性で，家族性に出現する．姿勢保持，目的動作に際して毎秒6～8回の激しい振戦が生じる（図 B-204-B）．まれに4 Hz 程度の緩徐なものや，10 Hz 程度のすばやい振戦がみられることがある．屈筋と伸筋の収縮は相反性のこともあり，同期性のこともある．筋電図パターンのみでは診断的特徴はないが，良性，家族性で振戦のみが目立ち，飲酒によって著しく改善し，β（ベータ）受容体遮断薬が有効であることから診断される．

ⅲ）小脳性振戦

毎秒4～5秒の姿勢振戦が，上肢または下肢に現われる．下肢の振戦は起立保持時に現われ，屈筋と伸筋は交代性に収縮する特徴がある（図 B-205）．

ⅳ）生理的振戦

細かい手指の動作・姿勢振戦であり，頻度は8～10 Hz と早い．筋電図では手指の筋に微細な群化放電がみられるが，微細なために筋電図の直接

図 B-204 振戦の筋電図

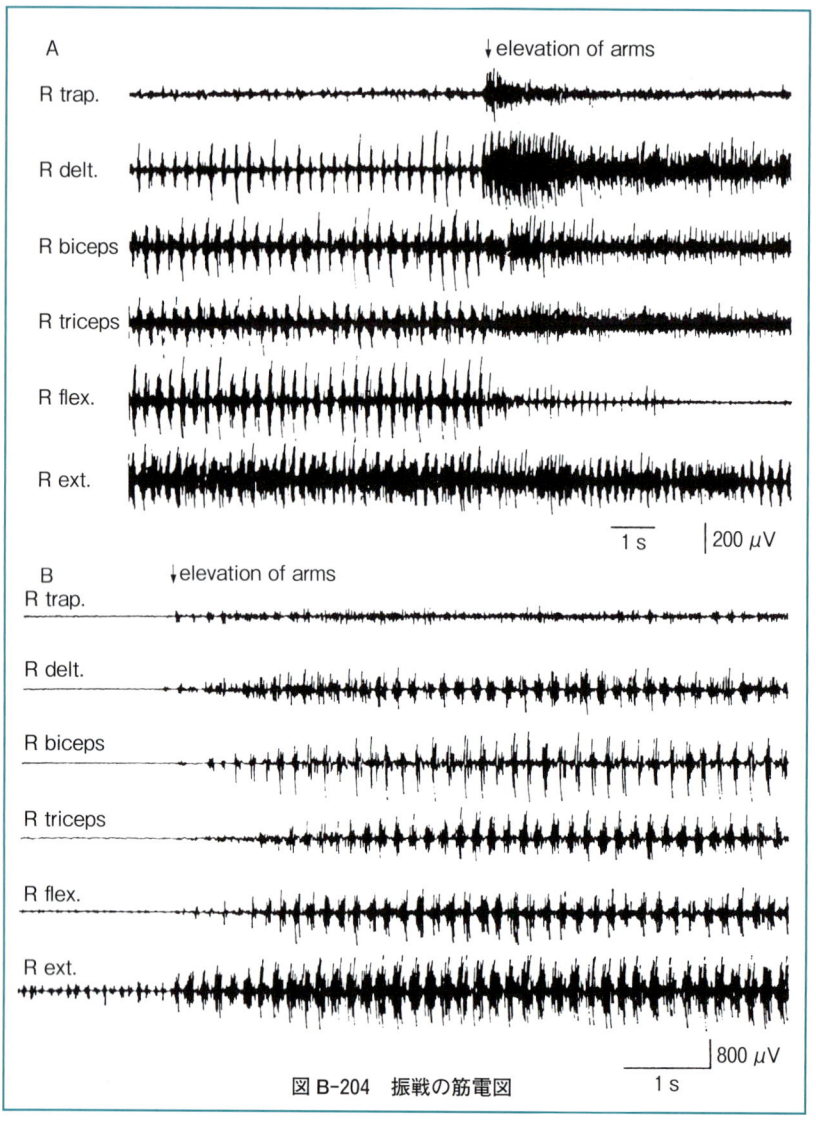

頸部と上肢筋の記録 A：パーキンソン病。安静位で群化放電が目立ち，上肢挙上で消える。B：本態性振戦，安静位では前腕伸筋（最下段）にわずかな群化放電がみられ，上肢挙上で上肢の全筋に群化放電が出現する。A と B は記録の速度が異なることに注意。

観察では明らかではなく，筋電図積分曲線によって，初めて群化のパターンが明らかとなることがある（図 B-200）。

b．ヒョレア（舞踏病）

ヒョレアは手足をくねらせる，奇妙な真似のできない無目的な動きである。筋電図では，持続が 0.5 秒以下の短い放電が各筋ばらばらに出現し，一定のパターンをもたない[103,122,123]（図 B-206）。このような典型的な短い筋放電は，小舞踏病によくみられる。ハンチントン病では，図 B-206 上のような典型的なパターンのみでなく，さらに緩慢な持続の長いパターンもみられアテトーゼに似ることもある[123]（図 B-207）。

薬剤によって生ずるヒョレア（舞踏様病運動）をジスキネジアという。ジスキネジアには典型的なヒョレアを呈する場合と比較的規則性をもって多くの筋が収縮する場合がある[114]（図 C-57，369 頁）。時間的，空間的かつ量的に不随意運動のパターンを認識し鑑別するためには表面電極を用いて多くの筋から同時記録すればよいが（多元誘導表面筋電図），筋放電の規則性，不規則性を定量的に評価するには，後述のインターバル・ヒスト

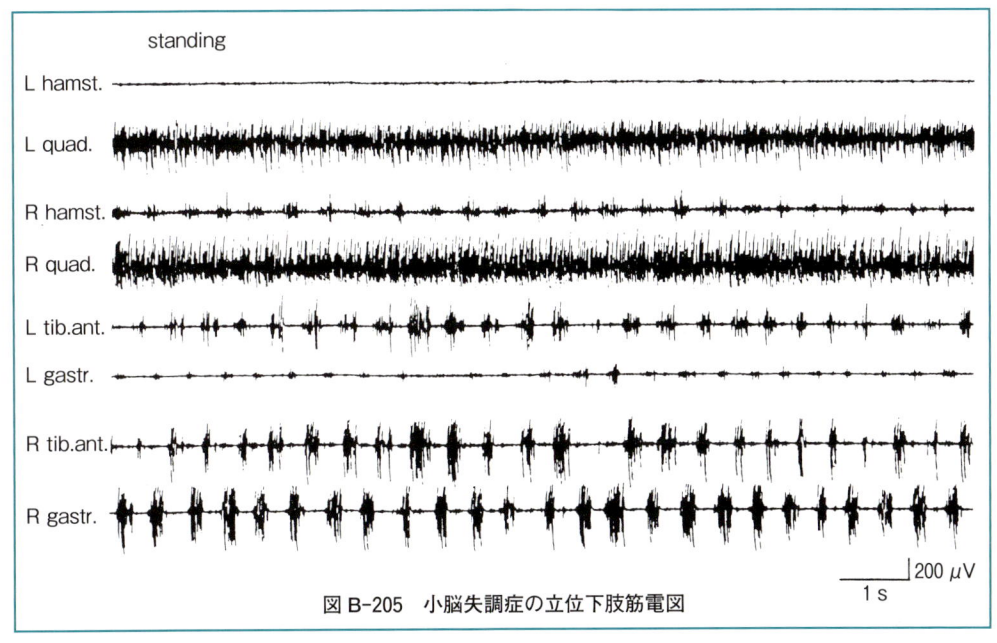

XII 中枢性運動機能とその障害の検査　205

図 B-205　小脳失調症の立位下肢筋電図

下腿前脛骨筋(tib. ant.)と，下腿三頭筋(gastr.)に交代性の規則的な群化放電がみられる。

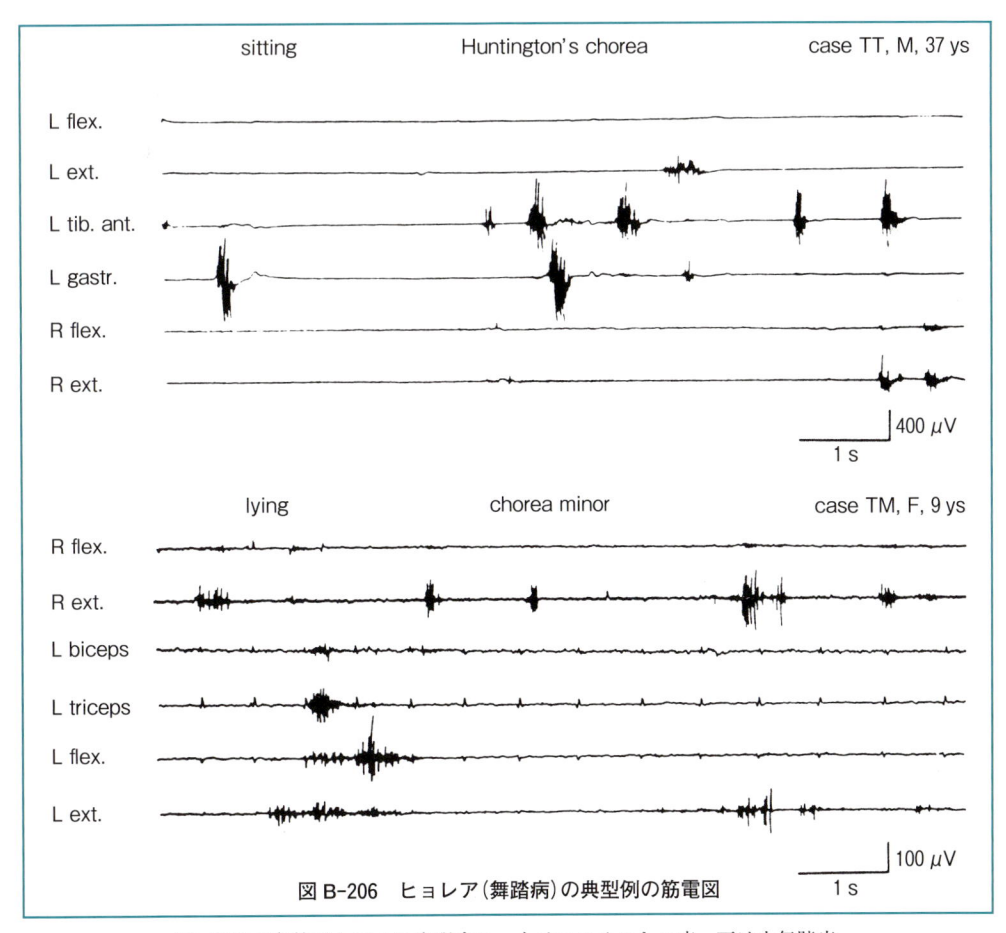

図 B-206　ヒョレア（舞踏病）の典型例の筋電図

短い収縮が各筋ばらばらに出現する。上はハンチントン病，下は小舞踏病。

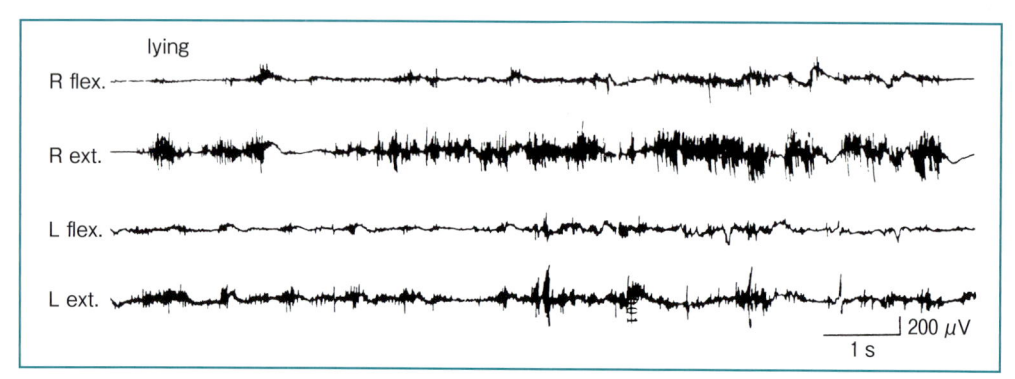

図 B-207 ハンチントン病の持続性運動の筋電図
緩徐な手足をくねらす動きに対応して，図のような持続の長い，変動する筋活動が出現する．臨床観察ではアテトーゼ運動に似る．(柳澤他，1975[123])より引用)

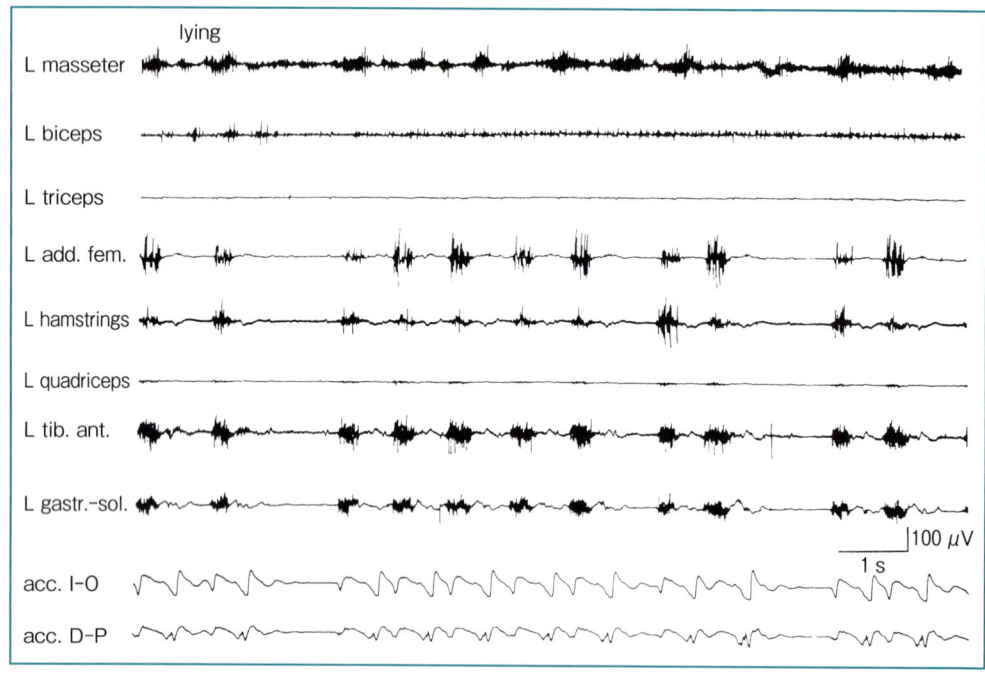

図 B-208 バリズムの筋電図
左下肢筋に，各筋は同期性にほぼ規則的に筋放電が出現する．下2段は足先の内外，背屈底屈方向の加速度記録で，繰り返し運動が均一パターンであることを示す．最上段の咬筋の筋電図はハロペリドールの長期使用による口ジスキネジアによるもの．(柳澤，1981[113])より引用)

グラム，自己相関，相互相関などを計測すればよい(➡C-VII章「不随意運動」，364頁参照)．

c．バリズム

上下肢を付け根からなげ出すような大きな動きが，絶えまなく繰り返される．長軸周囲の回旋運動を含む．安静位で出現するバリズム運動では，多くの筋がほぼ同期して繰り返し律動的に収縮し，同じ型の動きを繰り返す[113](図 B-208)．姿勢保持の努力や肢位の変化で，同期性の収縮は容易に相反性に変わる[113](図 C-62，374頁)．

d．アテトーゼ

ヒョレアより緩徐な奇妙な無目的の動きである．筋電図では，典型的なヒョレアより持続の長い不随意収縮が屈筋，伸筋の双方に出現する(図B-209)．アテトーゼは脳性麻痺，脳血管障害に多くみられ，ほかにウィルソン病など被殻の障害で生じる．

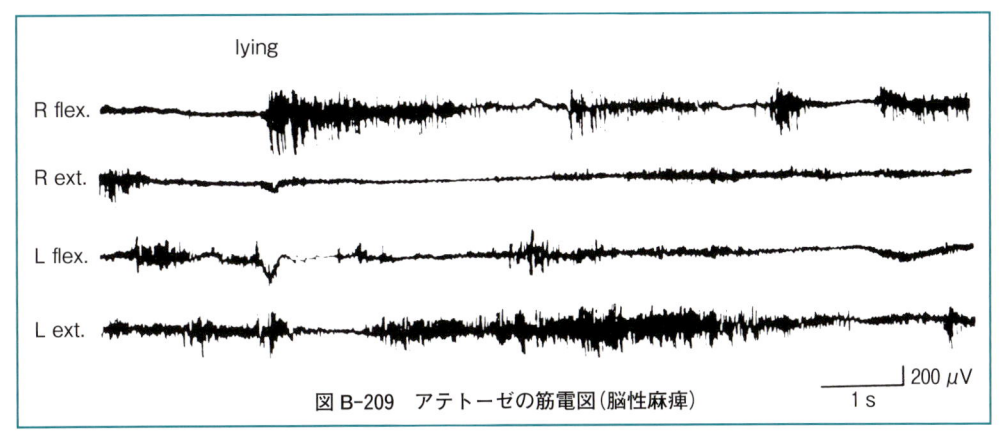

図 B-209 アテトーゼの筋電図（脳性麻痺）

両上肢に緩徐なアテトーゼ運動がみられる。（柳澤，1975[109]より引用）

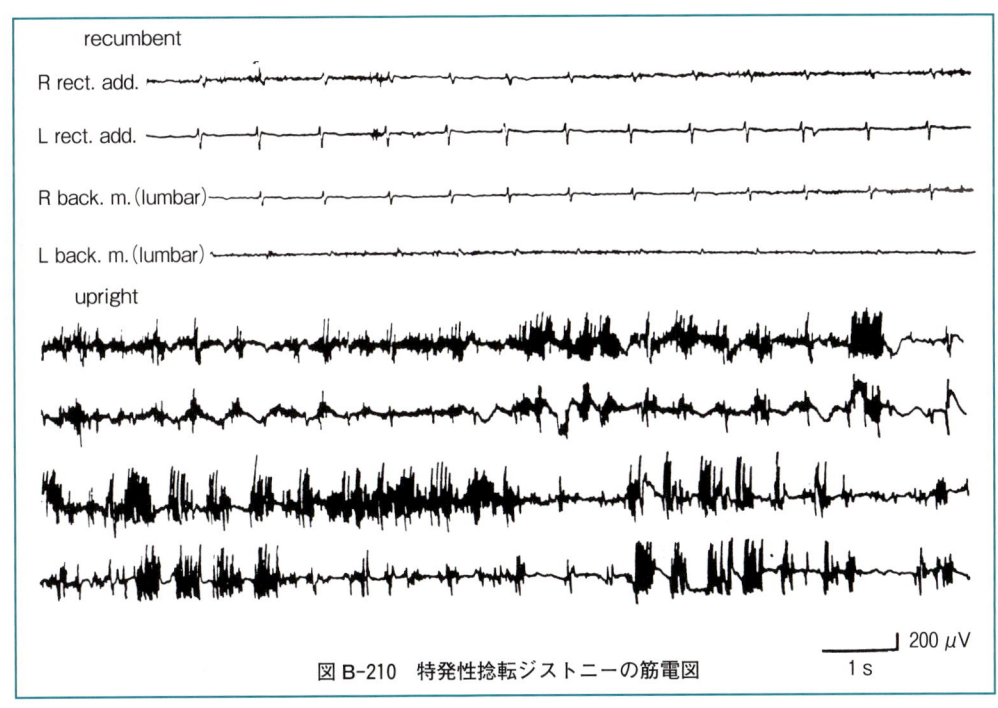

図 B-210 特発性捻転ジストニーの筋電図

両側の腹直筋と腰部傍脊柱筋の同時記録。上は安静臥位，下は立位の記録。起立で躯幹の捻転，側屈・前屈と不規則なミオクローヌス様のゆれを生じる。（Yanagisawa et al, 1971[115]より引用）

e．ジストニー

アテトーゼよりさらに持続の長い不随意収縮が，広汎な筋にみられる。典型的なものでは安静臥位で筋放電はなく，一定の姿勢保持や運動の努力で激しい不随意収縮が広汎に出現する。特発性捻転ジストニーでは，持続性収縮のほかに振戦やミオクローヌス様の放電を伴うことがある[30,87,110,115]（図 B-210）。

8）筋の伸張に対する反応

a．伸張反射の亢進

痙性片麻痺その他で痙縮が著しいと，筋伸張の速さに応じて短い反射性筋収縮が出現する。パーキンソン病，脳性麻痺，ウィルソン病その他の筋固縮では，伸張の初期から反射性収縮が出現し，伸張位を保っている間一定の収縮が持続する（図 B-211-A）。両者の中間の反応もあり，rigidospasticity と呼ばれ，脳性麻痺でしばしばみら

表 B-15　各種の基底核疾患の表面筋電図所見(柳澤，1980[111]より引用)

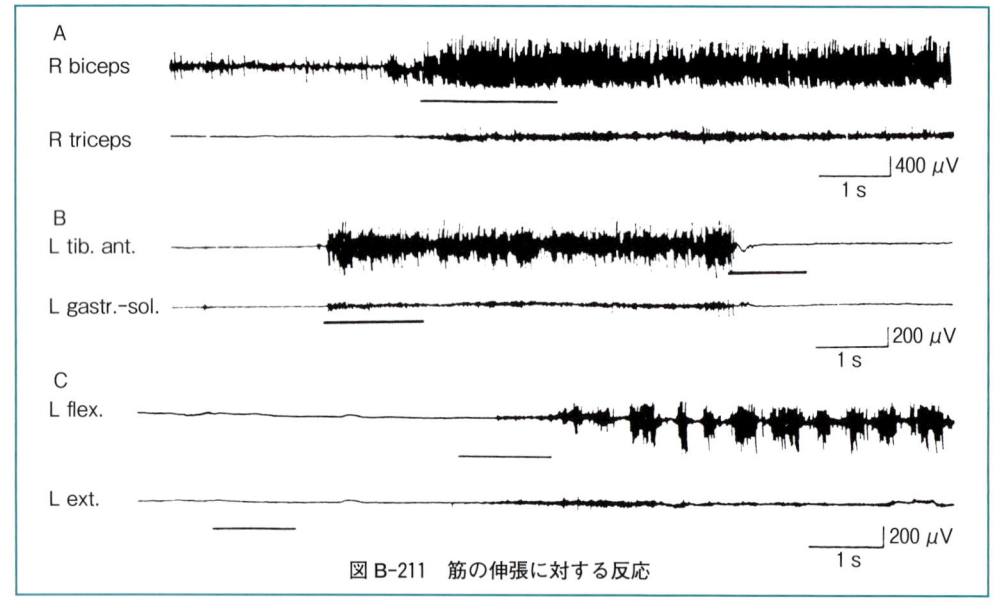

疾　患	不随意収縮		伸張反射		随意収縮における相反性支配の障害
	相性	持続性	相性	持続性	
パーキンソン病	振戦		−	‖	＋〜‖
ハンチントン舞踏病	‖	(＋)	−	(＋)	−〜(＋)
ヘミバリズム	‖	−	−	−	−
両側性アテトーゼ	＋	‖	＋	‖	‖
脳炎後ジストニー	−	‖	−	‖	‖
特発性捻転ジストニー	＋	‖	−	(＋)	−〜(＋)

図 B-211　筋の伸張に対する反応

いずれも屈筋と伸筋の同時記録で，下線の部分でその上の筋を伸張し，次に拮抗筋を伸張するまでそのままの肢位を保つ。A：筋固縮の伸張反射，B：paradoxical contraction。下腿三頭筋の伸張でゆるんだ前脛骨筋に収縮が誘発され，その筋を伸張すると消える。C：不随意収縮の誘発，筋の伸張が終了してから変動する筋収縮が誘発される。

れる[73]）。

b．Westphal の paradoxical contraction

　伸張した筋ではなく，その拮抗筋すなわち受動的にゆるめられた筋に，収縮が誘発される現象をいう。その肢位を受動的に保つ間収縮は持続し，paradoxical contraction を生じている筋を伸張すると，検者が抵抗を感ずることなく収縮が消える（図 B-211-B）。パーキンソン病をはじめ，大脳基底核障害で前脛骨筋その他に出現する。

> **表面筋電図の診断的意義**
>
> 　中枢性の運動障害，とくに大脳基底核疾患では不随意運動，筋緊張異常，随意運動の障害が種々なかたちで組み合わさって出現する。多くの場合，それらの筋電図所見は病態生理学的に統一的に説明でき，診断および病態の把握に大きく役立つ。とくに不随意運動には，それぞれに特徴的な筋収縮パターンがあり，臨床的観察を補う診断法として有用である。主な基底核障害についての表面筋電図所見のまとめを表 B-15 にあげた。不随意運動の鑑別，定量評価は別項（C-Ⅶ 章，364 頁）に述べる。

図 B-212　随意収縮の中断現象

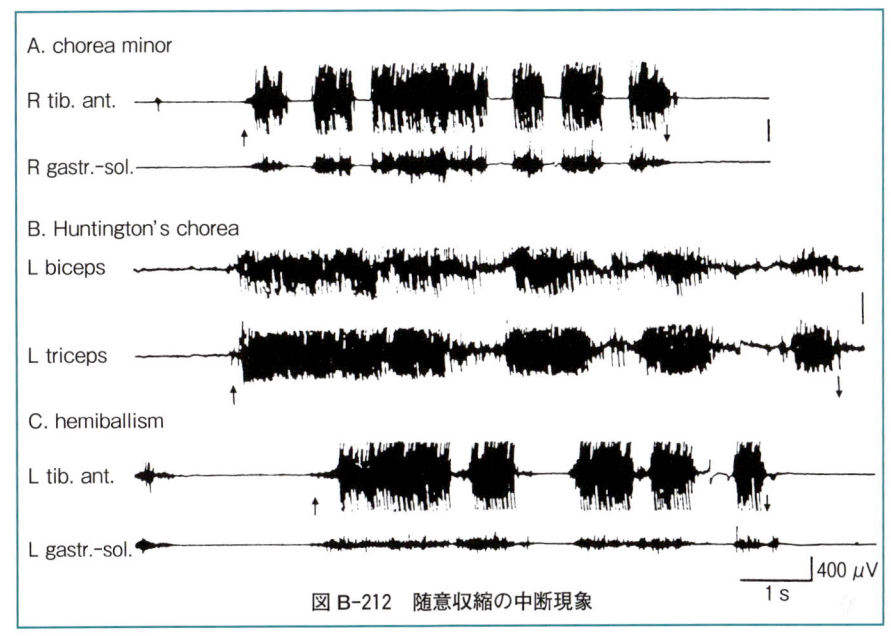

A：小舞踏病，B：ハンチントン病，C：ヘミバリズム。矢印の間，持続性の収縮を保つ努力を行うが，頻回に短い筋収縮の中断が不随意に生ずる。その際，拮抗筋にも収縮はみられない。

c．肢位の変化による不随意収縮の誘発

　ジストニーでは，一定の肢位により持続性の不随意収縮が発現する。そのような筋では，受動的な筋伸張の反応として伸張が完了した後，すなわち肢位が変化した時点から持続性の収縮が出現したり（図 B-211-C），それまであった不随意収縮が消失したりする。収縮の変化は伸張した筋に限らず，拮抗筋その他にも及ぶことがある。

9）随意収縮の状態

　アテトーゼ，ジストニーなどの筋緊張亢進状態では収縮の開始，終了が円滑にできない[73,109,115]。また相反性抑制も妨げられ，目的運動で屈筋，伸筋ともに強く収縮してしまい，有効な運動効果が得られない。ただしジストニーでは，安静位で不随意収縮がない状態では，単純な収縮はよくできて相反性抑制もよく，複雑な運動や特定の肢位からの運動開始に際して障害が目立つ特徴がある。

　痙縮・固縮など，伸張反射の亢進が目立つ筋は，拮抗筋の随意収縮の際に相反性抑制を受けにくい。

　パーキンソン病では，動作緩徐に対応する所見として最大収縮までに長い時間を要する。またヒョレア，バリズムでは，持続性の随意収縮が不随意的に，短く抑制される特異な現象がみられる[111,113]（図 B-212）。

10）複雑な運動の表面筋電図

　すべての運動は，筋収縮によって生ずるという意味では，運動障害の内容を明らかにするために表面筋電図は役立つ。臨床所見から問題となる運動を行わせ，運動に関与する筋群が正しい時間経過で，適切な量の収縮を行っているか否かを調べることで，色々な異常が明らかとなる。

4　起立・重心および歩行検査

　重心記録装置や床反力を用いた歩行解析装置の開発によって，平衡障害や歩行障害の性状の解析や障害の定量評価が可能になった。歩行や立位保持反応の検索には，筋電図，関節角度記録などをあわせて行う必要がある。パーキンソン病のすくみ足や歩行失行など，従来研究手段のなかった病態も，これらの方法によって解明されつつあり，また歩行障害の治療法の開発にも役立つことが期待される。

1) 重心変動の記録法

　平衡障害の検査法として，安静立位あるいは外乱刺激に対する重心の記録法がある．これは正確にいえば，接地している足底面のどこに体重による圧の中心があるかを調べるもので，center of foot pressure というべきものである．重心記録装置は，一辺 50 cm のほぼ方形の鋼鉄製プレートで，その 2 カ所または 3 カ所に圧センサーを装着し，プレート上に起立した人体の足底にかかる圧変化を前後，左右の 2 方向について記録するものである．

a．検査装置

　重心動揺計には，市販のものがいくつかある（図 B-213）．その出力から XY 方向の重心変動を二次元表示するのには，XY 記録計を用いる．

　筋電図や下肢関節角度などを同時記録して，研究的解析を行う場合は，各々の検出装置を合わせて用い，ポリグラフに記録する．加算や定量的解析を行う場合は，データレコーダに記録し，コンピューターを用いて off-line 解析を行う．簡単なプログラムは市販のものを利用できるが，複雑なものは自身で組むか専門家に相談する．

b．重心動揺記録

　一定時間，多くは 30 秒〜1 分間安静位で重心変動を記録する．開眼と閉眼の双方で記録する．両足の位置は両足先，踵ともにつけた閉脚立位で

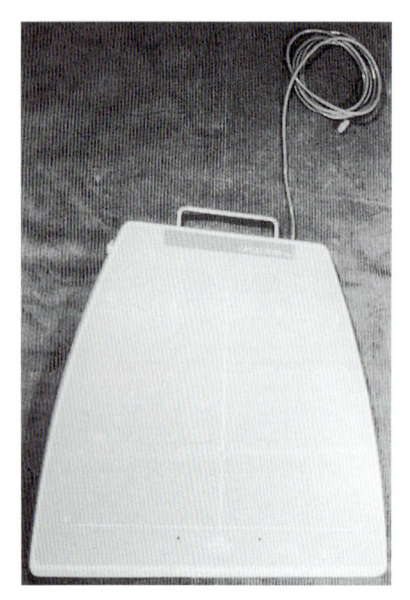

図 B-213　重心動揺計
（Gravicorder SG-I，アニマ製）

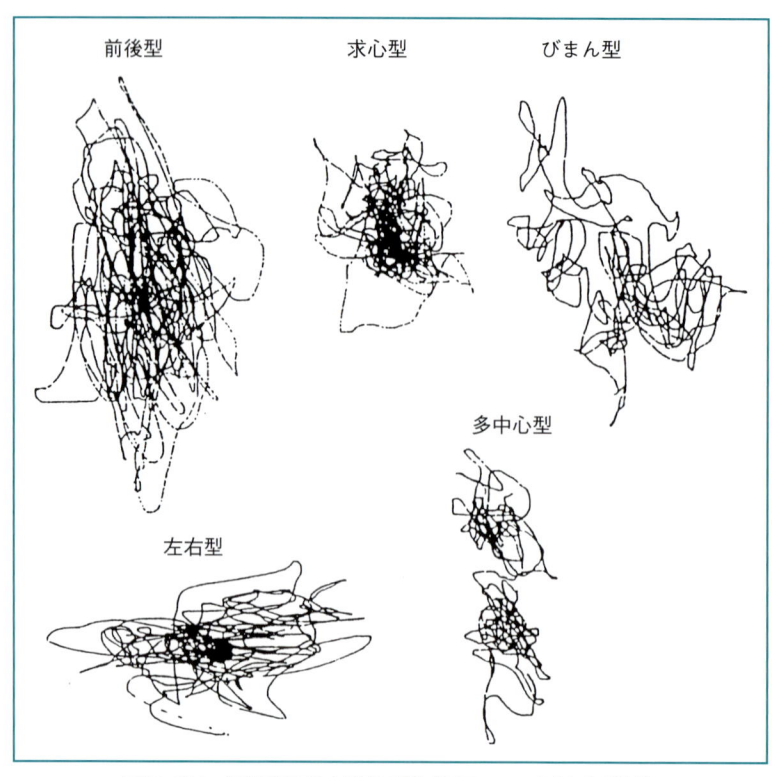

図 B-214　正常者の重心動揺の型（時田，1980[104]より引用）

表 B-16　頭部・重心動揺の X-Y 記録図における正常域（時田，1980[104]より引用）

			前後径(cm)	左右径(cm)	面積(cm²)
頭部動揺	開眼	95％信頼限界	2.5±0.2	2.4±0.2	1.9±0.3
		棄却限界（危険率5％）	2.5±1.2	2.4±1.1	1.9±1.7
	閉眼	95％信頼限界	2.8±0.2	3.0±0.3	3.3±0.5
		棄却限界（危険率5％）	2.8±1.6	3.0±1.8	3.3±3.2
重心動揺	開眼	95％信頼限界	1.9±0.2	1.7±0.1	1.4±0.2
		棄却限界（危険率5％）	1.9±1.0	1.7±0.8	1.4±1.0
	閉眼	95％信頼限界	2.2±0.2	2.2±0.1	3.0±0.3
		棄却限界（危険率5％）	2.2±1.1	2.2±1.0	3.0±2.1

記録するのを基本とする[74]。閉脚立位が困難な場合は，踵はつけたままで爪先を軽く開いた位置あるいは，独立立位を保てるような開脚立位で記録する。いずれの場合も，足の位置の条件（両踵間距離，両爪先間距離，足長）および身長を記録しておく。

計測内容としては，XY 記録における一定時間の重心変動の度合いと変動周波数解析（リズム）が主なものである。

c．重心変動の度合い

重心変動の度合いは，立位の安定性を表わす。その表示法は，記録の外周を測る方法，X（左右）方向，および Y（前後）方向の最大長を表示する方法，軌跡の総延長を測る方法などがある[104]。

各々の計測の意義は異なる。軌跡の外周は重心動揺の大きさを表わすと考えられるが，1 回でも大きな揺れが生ずると，その値が計測値を決める。そして最大の揺れ以外の情報は得られない。X 方向，Y 方向の最大揺れの計測は，2 方向各々の最大の揺れを表示するものである。平衡障害には，小脳障害のように前後の揺れが目立つもの，前庭系障害のように左右への揺れが目立つもの，深部感覚障害のように閉眼時に大きな揺れを生じ，方向は一定しないものなどがあり，安静立位における身体の揺れは病態によって異なる。したがって X，Y 方向の揺れの比は主な揺れの方向を表わす指標として有用である。軌跡の総延長は一定時間内の揺れの大きさを最も忠実に表わすが，揺れの方向や 1 回の揺れの大きさなどの性状は結果に含まれない。以上の諸点を念頭において目的に応じた計測法を選ぶ。正常者の重心動揺のパターンと正常値は **図 B-214**，**表 B-16** のようである[104]。

d．重心動揺の周波数

平衡障害患者には，リズミカルな身体動揺を示す場合と不規則な動揺を示す場合がある。X，Y両方向の重心動揺軌跡を一定時間データレコーダに記録し，その周波数パワースペクトルを表示すると，主な周波数成分がわかる。よく知られているのは，小脳とくに前葉障害でみられる前後方向の規則的な 3 Hz の動揺である。これは，アルコール性小脳失調症で，Mauritz ら（1979）[64]が報告したのが始まりであるが，甲状腺機能低下症に伴う運動失調症[29]（**図 B-215-A**），通常の脊髄小脳変性症の一部にもみられる。

一方，不規則な動揺は中等度の平衡障害においてみられるもので，周波数帯域としては 1 Hz 以下の緩徐な揺れが多い（**図 B-215-B**）。疾患としては，深部感覚障害に伴う運動失調症，脊髄小脳変性症などである。

記録すべき周波数帯域としては，約 5 Hz まであればよい。平衡障害と運動失調における特徴的な揺れの周波数としては，前述の 3 Hz が知られているものの最大値である。

とくに平衡障害がなくても，立位で躯幹，下肢に不随意運動があれば，その反応として重心動揺は生ずる。その典型は，パーキンソン病の下肢の姿勢振戦に伴う身体前後の揺れである。これは，5～7 Hz の姿勢振戦を生ずる筋活動に対応した重心変動である[118]（**図 B-215**）。さらに正常では 10 Hz 以上の揺れもあるが，これらの比較的周波数の高い重心動揺は，平衡障害とは関わりのないものである。

A. high L, low SD

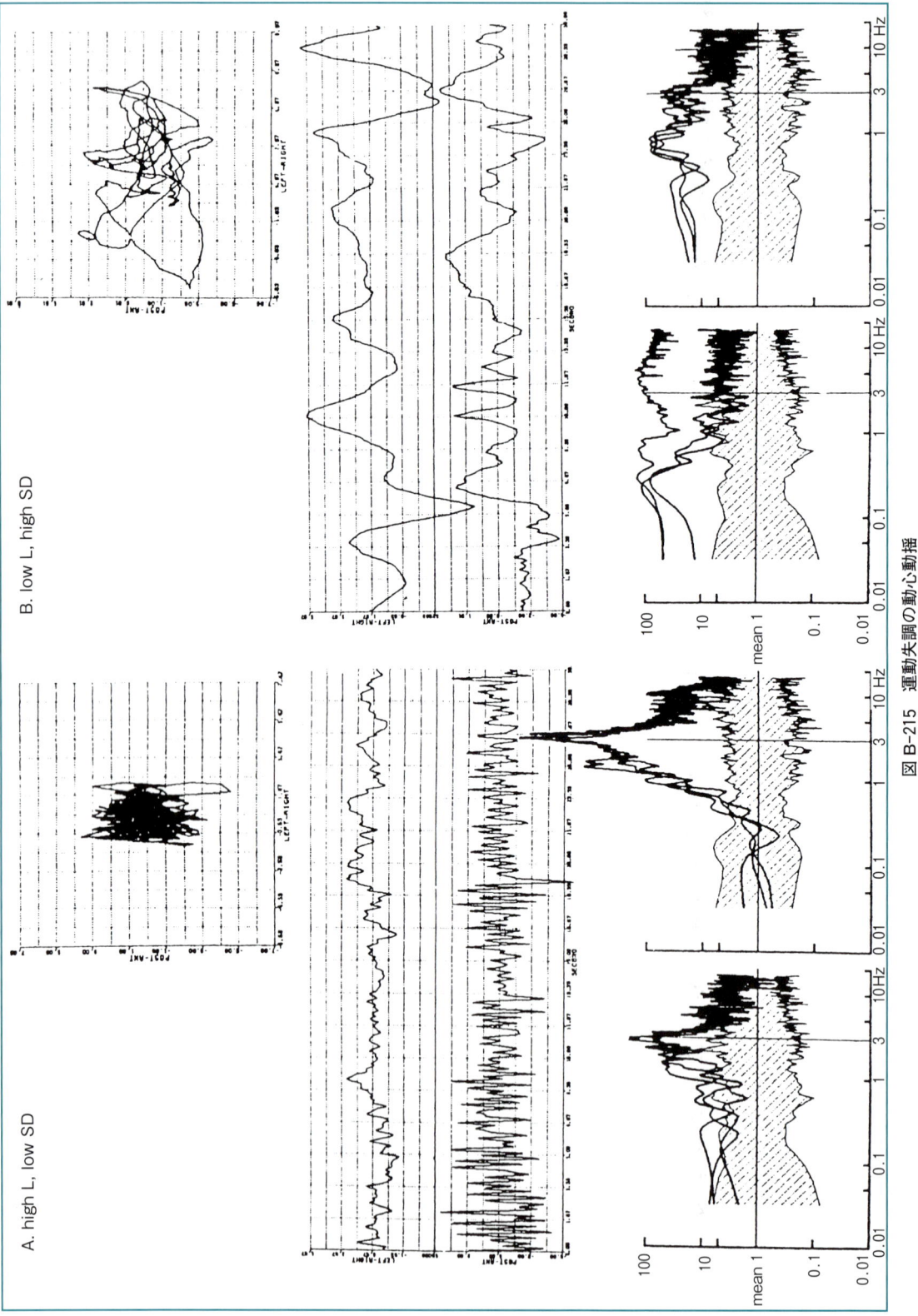

B. low L, high SD

図 B-215 運動失調の動心動揺

小脳性運動失調には前後の規則的な揺れ（3 Hz）を示す型（A）と，ゆっくりした不規則な全方向の揺れを示す型（B）がある。（原山他，1985[28] より引用）

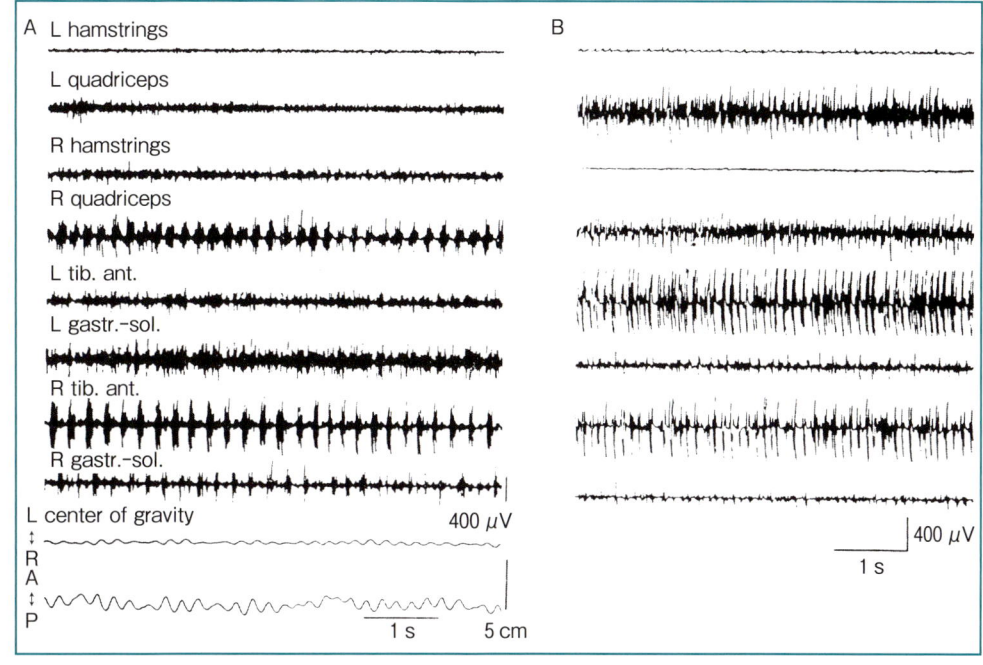

図 B-216 パーキンソン病の立位の振戦と筋電図および重心動揺
左右大腿筋，左右下腿筋の同時記録．A の最下段の 2 行の記録は側方と前後方向の重心記録．立位姿勢のパーキンソン病の下肢筋の揺れの頻度は，静止振戦(A)あるいは動作振戦(B)に一致する．（Yanagisawa & Nezu, 1987[118])より引用）

e．前後方向の重心変動の意義

Romberg 徴候（閉眼すると身体動揺が増強して倒れる）が陽性となる平衡障害では，身体全体の立位保持に障害があるために全身が揺れて倒れる．倒れる方向は深部感覚障害では不定で，あらゆる方向に倒れる．もうひとつの Romberg 徴候陽性となる病態は，前庭迷路系の障害であるが，この場合は1側性の障害では障害側へ倒れ，両側の障害では後方に倒れる．

一方，下肢の不随意性収縮による重心変動は，平衡障害とは一応切り離して考えるべきである．正常人は安静立位で，図 B-214 に示すような一定範囲の重心動揺はあっても，それが下肢の筋電図に反映することはない．安定直立位の下肢筋電図は，サイレントか抗重力筋（大腿四頭筋，下腿三頭筋）にわずかな持続性放電を認めるのみである．しかし，脊髄小脳変性症やパーキンソン病では，下肢筋に律動的な収縮を生じ，それに対応して身体に規則的な前後動揺を生ずる．このような下肢筋活動と重心動揺の因果関係は，平衡機能を論ずる場合重要な問題である．図 B-216 に示したパーキンソン病の場合は，立位における下腿筋の群化放電は，上肢にも認められるものと同様の姿勢振戦と考えられる．そして重心の前後動揺は，この振戦を生ずる筋収縮によって足関節にかかる力（トルク）による身体の前後の揺れの表われと考えられる．したがって，この身体動揺は筋と足関節の位置関係によって決まり，重心の変動は足の位置によって決まる．両足をつけた直立姿勢では，前後方向の揺れとなる．すなわちパーキンソン病の立位の規則的な身体動揺は，不随意運動としての下肢筋の振戦の結果であり平衡障害によるものではない．

それでは小脳障害における 3 Hz の動揺（図 B-215）はどうだろうか．この動揺も下肢筋，とくに下腿筋の群化放電に対応していることが明らかである．この下肢筋の群化放電を，小脳障害における姿勢振戦とみることは可能である．その場合は，身体動揺の意味はパーキンソン病の場合と同様に，二次的なものと考えられる．しかし脊髄小脳変性症では，安静立位で動揺が目立たなくても，後述のように躯幹圧迫などの外乱刺激を加えると，前後の規則的な動揺が誘発される．この外乱に対する規則的な身体動揺は，いくつかの要因

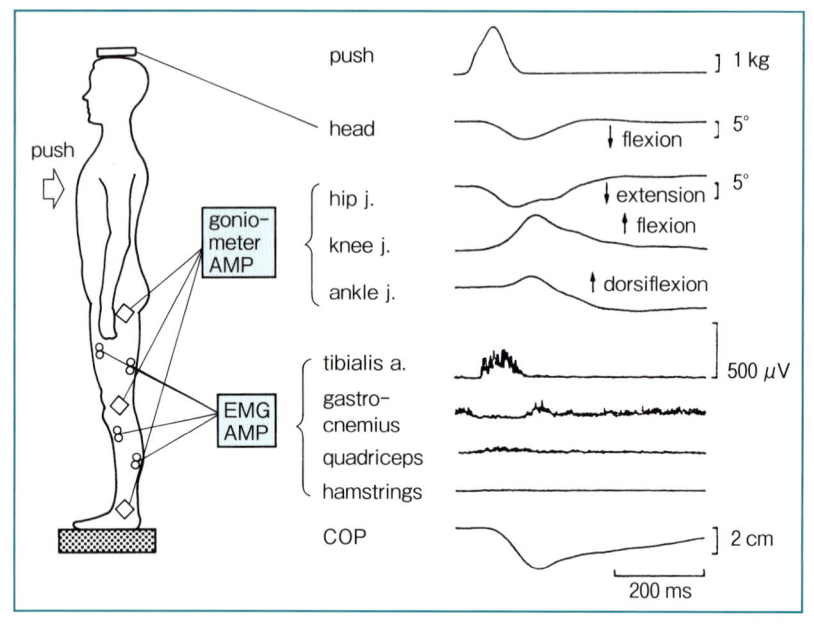

図 B-217　躯幹圧迫試験
上から圧迫刺激，頭部前後の動き，股，膝，足関節角度，前脛骨筋，下腿三頭筋，大腿四頭筋，大腿屈筋の筋電図および重心（COP）の同時記録。（田幸，1986[101]より引用）

によることが考えられるが，そのひとつに身体の前後動揺を生ずる一種の平衡障害が考えられる。ただし，外乱に対する反応としての身体動揺は，約2Hz以下と安静立位でみられる3Hzとは周波数が異なる。このように考えると，小脳失調症における規則的な身体の前後のゆれは，姿勢振戦のみと考えることはできないが，平衡機能の障害がどのように関わっているかは，なお解明されていない。

2）外乱に対する姿勢反応

安静状態における立位姿勢の変動に加えて，外乱刺激に対する姿勢反応をみることは姿勢調節の神経機序や，病態の解明に有用である。

外乱の与え方は，①立位における前胸部圧迫刺激と，②起立した床面の傾斜や，前後方向への移動の2つが主なものである。前者はより自然な刺激であり，臨床的な神経診察法による所見を，そのまま検索する利点をもつ。一方，後者は自然刺激としては不自然だが，限局性に足関節に加わる刺激に対する反応をみることができる。

記録としては下肢の屈筋，伸筋などの筋電図，下肢関節角度，頭部の動き，刺激内容などを同時記録する[101]。

図B-217に，正常人の前胸部圧迫に対する反応例を示す。姿勢反応異常の定量評価としては，上に述べた各反応の計測が有用であると考えられるが，後述の歩行解析とともにこの領域の研究の進歩は遅く，さらなる病態解析のためには，今後の研究が待たれる。

3）歩行検査

計測機器の進歩により各種の神経障害の歩行異常の検査が行われるようになったが，パーキンソン病，運動失調，片麻痺，痙性麻痺など二足歩行をつかさどる中枢神経機序の解明と病態の理解，結果の治療への応用などの点で，今後なお発展が期待される分野である。

歩行中の身体部位の動きの記録，下肢の筋電図，床反力計，足底数カ所に圧センサー装着などにより計測を行う。歩行の内容としては，自然歩行や装具を用いた歩行を解析するほか，treadmillを用いたシミュレーション歩行では，各種の外乱刺激を与えて，歩行機序の研究を行うことも可能である[4,17,105,108]。

a．記録方法

①身体部位，関節角度の記録：最も簡単かつ一般に行われるのは，背景に目盛りを印した平地に

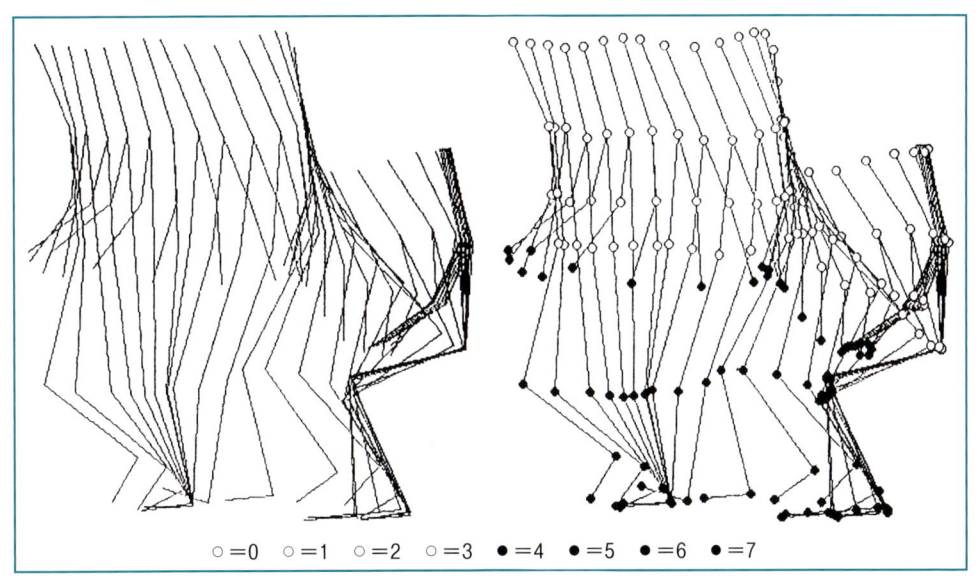

図 B-218 身体運動の2次元継時記録
身体の一部にマークを装着し，光や赤外線でマークをカメラにとらえ，1秒数10回の動作解析を行う。VTR画面にはカラー表示されるが，本図では頭部，肩，肘，腰部（以上白丸），手首，膝，踵，つま先（以上黒丸）の各点について，椅子の坐位から立ち上がりの歩き始める様子を記録してある。(Quick-MAG. SYSTEM I，応用計測研究所提供)

おける歩行の，映画やビデオ記録である。高速度連続写真撮影も，歩行パターンの解析に有用である。個別の関節角度の記録には，関節角度計(goniometer)を用いる。特定の身体部位の軌跡は，光点を装着して二次元記録を行うほか，特殊なセンサー(position sensor)を用いた多数部位の二次元あるいは三次元記録装置もある(図 B-218)。加速度計やfootswitch，足底圧センサーも，目的に応じて使用する。

②筋電図：表面電極による双極導出により下腿屈筋，伸筋，大腿屈筋，伸筋さらに躯幹筋などの同時記録を行う。左右の同名筋，1関節周囲の拮抗筋は常に同時記録を行う。正常では歩行中の屈筋と伸筋の交代性収縮はよく保たれている。パーキンソン病では，大腿筋の律動的活動の欠如，小歩症，すくみ足の様子が筋電図で明らかに示される(図 B-219)。

③床反力：大型の床反力計を用いて，自然歩行で多くの要素を解析する方法と，足底の数箇所に圧センサーをとりつけて，接地部位の順序，二点間の接地ベルトルを計測する2つの方法に大別される。ここでは大型の床反力計による数mの歩行を連続記録する方法(図 B-220)と得られる所見について述べている。

重心記録装置と同じ原理により，圧力センサーを平面の床の複数個所にとりつけて，歩行中の足の床反力を測定する。測定内容は，目的に応じてプログラムを開発する[84,99]。中枢性の歩行障害では，以下のような項目を測定する。

- 各足の床への接地(stance)と，離れた状態(swing)の継時的記録
- 身体重心の移動軌跡
- 垂直方向の床反力
- 垂直および前方向の床反力ベクトル
- 左右および前後のステップ間隔

b．正常とパーキンソニズム

図 B-221 は，正常とパーキンソン病のすくみ足の記録例である。重心軌跡では，歩行による移動の時間経過が記録できる。正常人の左右交互の前進ステップに対して，すくみ足では容易に前進しない様子が継時的記録によりよくわかる(下段記録)。垂直方向の床反力成分をみると，1回の足の接地で，正常では踏み込みと，けり出しの力の2つのピークがみられる。一方すくみ足では，単相性で一足に重心が完全にのる時間すなわちswing相の足の床反力がゼロになる時間が短く，すくみがひどくなると，重心の一足ずつへの交互の移行が不十分となり，足が全く床から離れてい

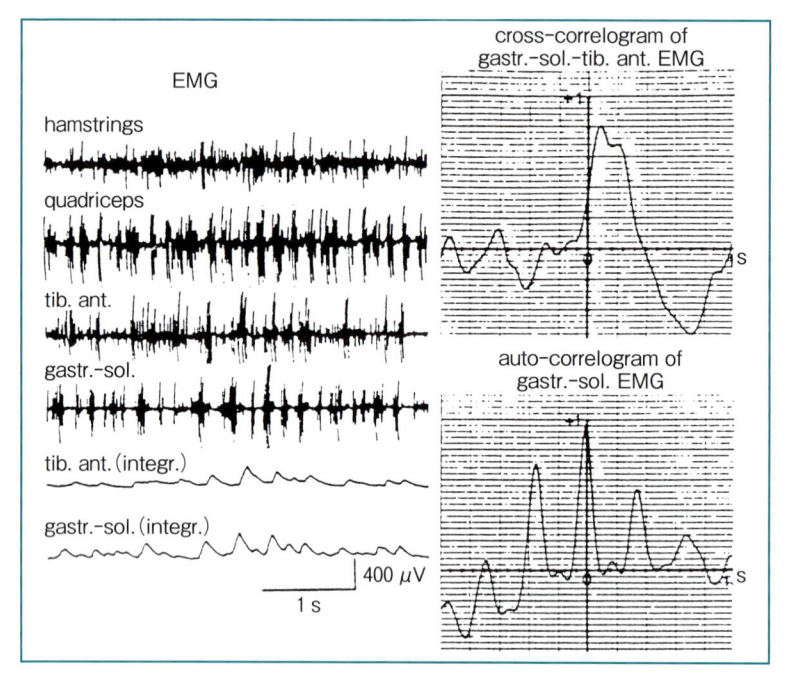

図 B-219　パーキンソン病のすくみ足の筋電図
拮抗筋間の群化放電の時間関係をみるために下腿三頭筋の繰り返し放電の自己相関と，下腿三頭筋と前脛骨筋の放電の相互相関を，筋電図積分曲線(integr.)のピークについて計測した．2者の山と谷が時間的に一致することから，屈筋と伸筋の収縮の相反性が保たれていると判断される．

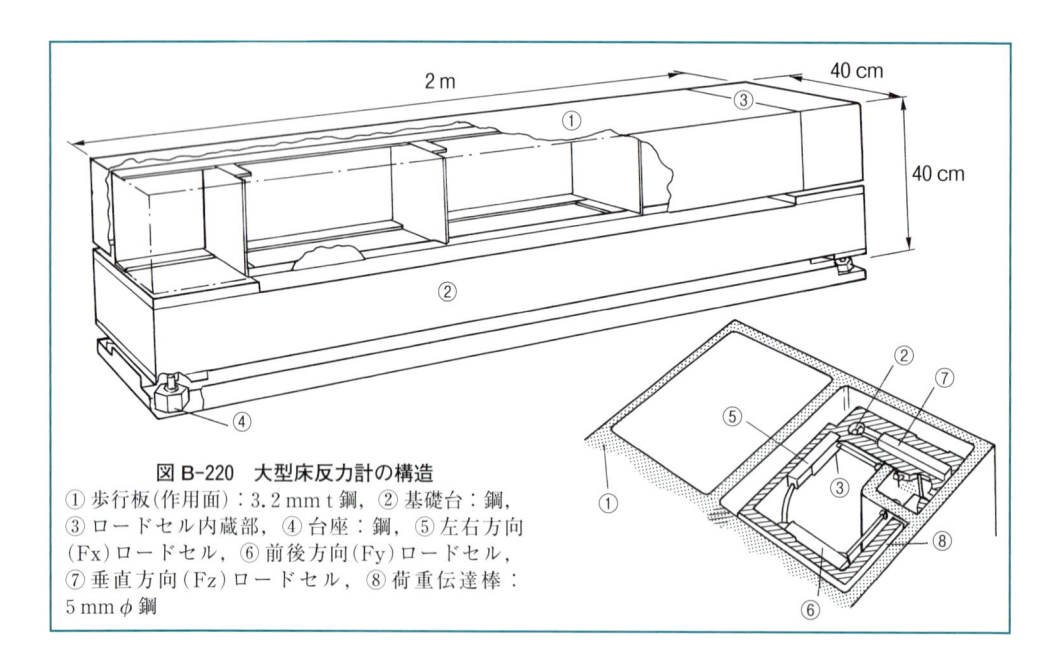

図 B-220　大型床反力計の構造
①歩行板(作用面)：3.2 mm t 鋼，②基礎台：鋼，③ロードセル内蔵部，④台座：鋼，⑤左右方向(Fx)ロードセル，⑥前後方向(Fy)ロードセル，⑦垂直方向(Fz)ロードセル，⑧荷重伝達棒：5 mm φ 鋼

ない（床反力がゼロとならない）様子がわかる（上段記録）．さらに垂直と前後方向の合成ベクトル（図 B-221，中段記録）は，身体の前方移動に伴うけり出しと，踏み込みのベクトルを表わし，正常においては両者のベクトルが交代性に出現するのに対して，すくみ足では踏み込みのベクトルのみが頻回に出現することがわかる．床反力のベクトル記録にはさらに詳細な方法も開発された[66,117]．

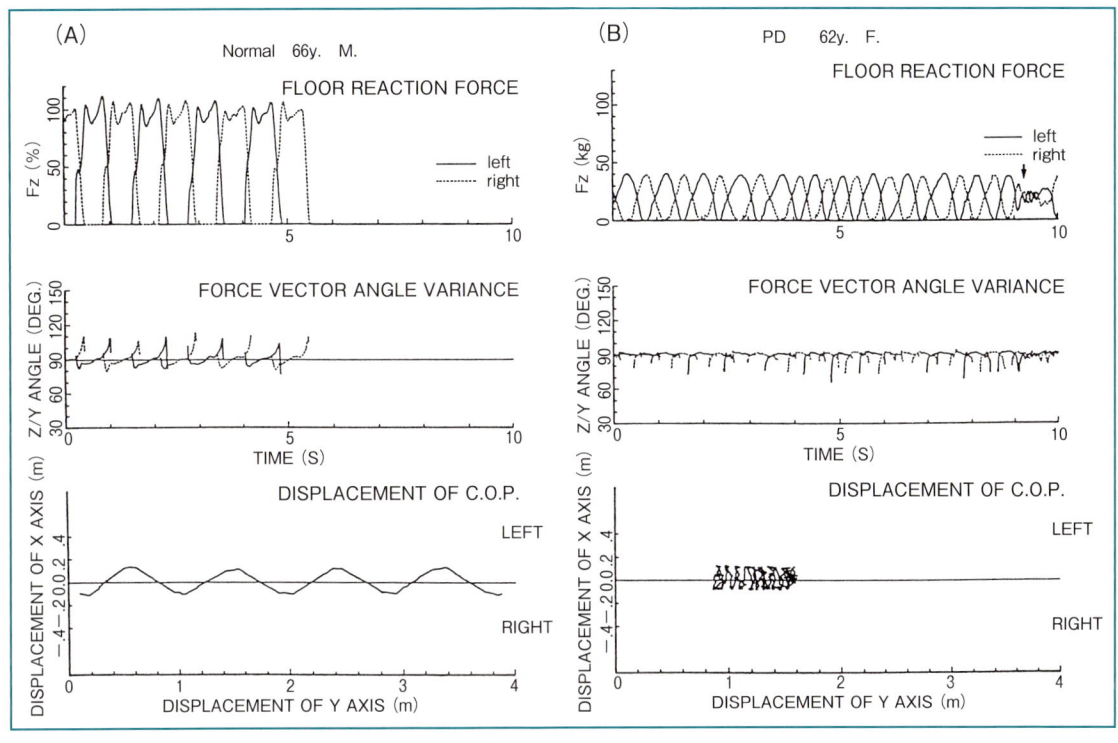

図 B-221 歩行の床反力検査。正常とすくみ歩行の比較
(A)正常，(B)パーキンソン病患者。いずれも上から，床反力の垂直分力(Fz)，前後分力のベクトル(Z/Y ANGLE)および重心(COP)の移動。横軸は上と中の記録は時間(0〜10秒)，下の記録は移動距離(0〜4 m)を示す。下段の移動距離をみると，正常では左右均等のステップで前進しているのに対して，パーキンソン病のすくみ足では歩幅が小さく，10秒間で1mも前進していない。床反力では，垂直方向の力が，正常では踏み込みとけり出しの2峰性であるが，パーキンソン病では一峰性となり(上段)，前後方向のベクトル(中段)は，正度で90度以上のけり出しが目立つのに対してパーキンソン病では踏み込みのベクトルが強く，けり出しの力がみられない。(Yanagisawa et al, 2001 より改変して引用)

以上のように床反力計の記録は，従来の方法では得られない歩行の諸要素を明らかにするもので，歩行機序の解析や病態の解明，治療法の開発や評価などに用いられる。

文献

1) Angel RW, Hofmann WW. The H reflex in normal, spastic and rigid subjects. Arch Neurol 1963 ; 9 : 591-596.
2) Barker AT, Jalinous R, Freeston IL. Non-invasive magnetic stimulation of human motor cortex. Lancet 1985 ; 1(8437) : 1106-1107.
3) Berardelli A, Cruccu G, Manfredi M, Rothwell JC, Day BL, Marsden CD. The corneal reflex and the R2 component of the blink reflex. Neurology 1985 ; 35 : 797-801.
4) Berger W, Dietz V, Quintern J. Corrective reactions to stumbling in man : neuronal coordination of bilateral leg muscle activity during gait. J Physiol 1984 ; 357 : 109-125.
5) Britton TC, Meyer BU, Herdmann J, Benecke R. Clinical use of the magnetic stimulation in the investigation of peripheral conduction time. Muscle Nerve 1990 ; 5 : 396-406.
6) Caballos-Baumann AO, Boecker H, Bartenstein P, et al. A positron emissian tomographic study of subthalamic nucleus stimulation in Parkinson disease : enhanced movement-related activity of motor-association cortex and decreased motor cortex resting activity. Arch Neurol 1999 ; 56 : 997-1003.
7) Caramia MD, Cicinelli P, Paradiso C, et al. "Excitability" changes of muscular responses to

magnetic brain stimulation in patients with central motor disorders. Electroencephalogr Clin Neurophysiol 1991 ; 81 : 243-250.
 8) Conrad B, Aschoff JC. Effects of voluntary isometric and isotonic activity on late transcortical reflex components in normal subjects and hemiparetic patients. Electroencephalogr Clin Neurophysiol 1977 ; 42 : 107-116.
 9) Cruccu G, Fornarelli M, Manfredi M. Impairment of masticatory function in hemiplegia. Neurology 1988 ; 38 : 301-306.
 10) Cruccu G, Pauletti G, Agostino R, et al. Masseter inhibitory reflex in movement disorders, Huntington's chorea, Parkinson's disease, dystonia and unilateral masticatory spasm. Electroencephalogr Clin Neurophysiol 1991 ; 81 : 24-30.
 11) De Gail P, Lance JW, Neilson PD. Differential effects on tonic and phasic reflex mechanisms produced by vibration of muscles in man. J Neurol Neurosurg Psychiatry 1966 ; 29 : 1-11.
 12) Delwaide PJ. Etude experimentale de l'hyperreflexie tendineuse en clinique neurologique. Arscia, Bruxelles, 1971.
 13) Delwaide PJ. Human monosynaptic reflexes and presynaptic inhibition. An interpretation of spastic hyperreflexia. Desmedt JE(ed). New Developments in Electromyography and Clinical Neurophysiology, vol.3, Karger, Basel, 1973, p508.
 14) Desmedt JE (ed). Cerebral motor control in man : Long loop mechanisms, Prog Clin Neurophysiol, vol.4, Karger, Basel, 1978.
 15) Deuschl G, Lücking CH, Schenck E. Hand muscle reflexes following electrical stimulation in choreatic movement disorders. J Neurol Neurosurg Psychiatry 1989 ; 52 : 755-762.
 16) Deuschl G, Ludolph A, Schenck E, Lücking CH. The relations between long-latency reflexes in hand muscles, somatosensory evoked potentials and transcranial stimulation of motor tracts. Electroencephalogr Clin Neurophysiol 1989 ; 74 : 425-430.
 17) Dietz V. Role of peripheral afferents and spinal reflexes in normal and impaired human locomotion. Rev Neurol (Paris) 1987 ; 143 : 241-254.
 18) Di Lazzaro V, Pilato F, Oliviero A, et al. Role of motor evoked potentials in diagnosis of cauda equina and lumbosacral cord lesions. Neurology 2004 ; 63 : 2266-2271.
 19) Eklund G, Hagbarth KE, Hägglund JV, Wallin EU. The 'late' reflex responses to muscle stretch : the 'resonance hypothesis' versus the 'long-loop hypothesis'. J Physiol 1982 ; 326 : 79-90.
 20) Fukushima Y, Yamashita N, Shimada Y. Facilitation of H-reflex by homonymous Ia-afferent fibers in man. J Neurophysiol 1982 ; 48 : 1079-1088.
 21) Gianutsos J, et al. A non invasive technique to asses completeness of spinal cord lesions in humans. Exp Neurol 1987 ; 98 : 34-40.
 22) Grafton ST, Turner RS, Desmurget M, et al. Normalizing motor-related brain activity. Subthalamic nucleus stimulation in Parkinson disease. Neurology 2006 ; 66 : 1192-1199.
 23) Granit R. The Basis of Motor Control. Academic Press, London and New York, 1970.
 24) Hagbarth KE, Eklund G. Tonic vibration reflexes in spasticity. Brain Res 1966 ; 2 : 201-203.
 25) Hagbarth KE, Hägglund JV, Wallin EU, et al. Grouped spindle and electromyographic responses to abrupt wrist extension movements in man. J Physiol 1981 ; 312 : 81-96.
 26) Hallett M, Beraadelli A, Delwaide P, et al. Central EMG and tests of motor control. Report of an IFCN committee. Electroencephalogr Clin Neurophysiol 1994 ; 90 : 404-432.
 27) Hammond PH. Involuntary activity in biceps following the sudden application of velocity to the abducted forearm. J Physiol 1955 ; 127 : 23-25.
 28) 原山尋実, 宮武正. 重心計による平衡障害定量の問題点. 臨床神経学 1985 ; 25 : 50,
 29) Harayama H, Ohno T, et al. Quantitative analysis of stance in ataxic myxoedema. J Neurol Neurosurg Psychiatry 1983 ; 46 : 579-581.
 30) Herz E. Dystonia, Part 1. Historical review : analysis of dystonic symptoms and physiologic mechanisms involved. Arch Neurol Psychiatry 1944 ; 51 : 305.
 31) Hess CW, Mills KR, Murray NMF, et al. Magnetic brain stimulation : central motor conduction studies in multiple sclerosis. Ann Neurol 1987 ; 22 : 744-752.
 32) Hoffmann P. Beitrage zur Kenntnis der menschlichen Reflexe mit besonderen Berucksichtgung der elektrischen Erscheinungen. Arch Physiol 1910 ; 223, Jahrgang.

33) Hohman TC, Goodgold J. A study of abnormal reflex patterns in spasticity. Am J Phys Med 1961 ; 40 : 52-55.
34) 堀浩, 服部裕, 小野典郎他. 反復誘発筋電図法. 神経進歩 1959 ; 3 : 413.
35) Hugon M, et al. A discussion of the methodology of the triceps surae T- and H-reflexes. Desmedt JE (ed). New Developments in Electromyography and Clinical Neurophysiology. vol.3, Karger, Basel, 1973, p773.
36) Hultborn H, Meunier S, Morin C, Pierrot-Deseilligny E. Assessing changes in presynaptic inhibition of Ia fibres : a study in man and the cat. J Physiol 1987 ; 389 : 729-756.
37) Hultborn H, Meunier S, Pierrot-Deseilligny E, Shindo S. Changes in presynaptic inhibition of Ia fibres at the onset of voluntary contraction in man. J Physiol 1987 ; 389 : 757-772.
38) Inman VT, Ralston HJ, Saunders JB, et al. Relation of human electromyogram to muscular tension. Electroencephalogr Clin Neurophysiol 1952 ; 4 : 187.
39) 井奥匡彦. 固縮と痙縮に関する誘発筋電図学的考察. 第17回日本医学会総会学術講演集, 第Ⅲ巻, 1967, p928.
40) 井奥匡彦. 誘発筋電図による筋トーヌスの分析. 最新医学 1973 ; 28 : 235.
41) Jenner JR, Stephens JA. Cutaneous reflex responses and their central nervous pathways studied in man. J Physiol 1982 ; 333 : 405-419.
42) Kimura J. Disorders of interneurones in Parkinsonism : the orbicularis oculi reflex to paired stimuli. Brain 1973 ; 96 : 87-96.
43) Kimura J. The blink reflex. Kimura J (ed). Electrodiagnosis in Diseases of Nerve and Muscle : Principles and practice, 2nd ed, Davis, Philadelphia, 1989. p307.
44) Kimura J (ed). Human reflexes and late responses. Report of IFCN committee. Electroencephalogr Clin Neurophysiol 1994 ; 90 : 393-403.
45) 木村淳, 眞野行生, 宇川義一他. 磁気刺激に関する委員会報告－磁気刺激のスタンダードな方法. 脳波と筋電図 1994 ; 22 : 218-219.
46) Kitagawa H, Moller AR. Conduction pathways and generators of magnetic evoked spinal cord potentials : a study in monkeys. Electroencephalogr Clin Neurophysiol 1994 ; 93 : 57-67.
47) Knutsson E. On effects of local cooling upon motor functions in spastic paresis. Prog Phys Ther 1970 ; 1 : 124-131.
48) 幸原伸夫, 宇川義一, 葛原茂樹, 山之内博. 脳幹部血管障害の回復過程でみとめられた spinobulbospinal reflex－3症例の電気生理学的検討－. 臨床神経 1988 ; 28 : 137.
49) 黒岩義之, 東儀英夫, 和田知子, 大井清文, 広井悟, 阿部佳子, 野村毅, 大竹敏之. Long-loop reflex－末梢神経電気刺激(1). 臨床脳波 1986 ; 28 : 280, 1986 ; 同(2). 臨床脳波 28 : 353.
50) Lance JW, DeGail P, Nelson PD. Tonic and phasic spinal cord mechanisms in man. J Neurol Neurosurg Psychiatry 1966 ; 29 : 535.
51) Laporte Y, Lloyd DP. Nature and significance of the reflex connection established by large afferent fibers of muscular origin. Am J Physiol 1952 ; 169 : 609-621.
52) Lee RG, Tatton WG. Motor responses to sudden limb displacements in primates with specific CNS lesions and in human patients with motor system disorders. Can J Neurol Sci 1975 ; 2 : 285-293.
53) Lefaucheur JP. Motor cortex dysfunction revealed by cortical excitability studies in Parkinson's disease : influence of antiparkinsonian treatment and cortical stimulation. Clin Neurophysiol 2005 ; 116 : 244-253.
54) Lippold OCJ. The relation between integrated action potentials in human muscle and its isometric tension. J Physiol 1952 ; 117 : 429.
55) Lloyd DPC. Integrative pattern of excitation and inhibition in two-neuron reflex arcs. J Neurophysiol 1946 ; 9 : 439.
56) Lundberg A. Control of spinal mechanisms from the brain. Tower DB (ed). The Nervous System. vol.I, Raven Press, New York, 1975. p253.
57) Magladery JW, Teasdall RD, Park AM, Languth HW. Electrophysiological studies of nerve and reflex activity in patients with lesions in the nervous system. I. A comparison of spinal motoneurone excitability following afferent nerve volleys in normal persons and patients with upper motor neurone lesions. Bull Johns Hopkins Hosp 1952 ; 91 : 219-244.
58) Magladery JW, Teasdall RD, Park AM, Porter WE. Electrophysiological studies of nerve and

reflex activity in normal man. V. Excitation and inhibition of two-neurone reflexes by afferent impulses in the same nerve trunk. Bull Johns Hopkins Hosp 1951；88：520-537.
59) Marsden CD, Merton PA, Morton HB：Servo action in human voluntary movement. Nature 1972；238：140-143.
60) Marsden CD, Merton PA, Morton HB, Adam J. The effect of posterior column lesions on servo responses from the human long thumb flexor. Brain 1977；100：185-200.
61) Marsden CD, Merton PA, Morton HB, Adam J. The effect of lesions of the sensorimotor cortex and the capsular pathways on servo responses from the human long thumb flexor. Brain 1977；100：503-526.
62) Matthews PBC. Mammalian Muscle Receptors and their Central Actions. Edward Arnold, London, 1972.
63) Matthews PBC. Evidence from the use of vibration that the human long-latency stretch reflex depends upon spindle secondary afferents. J Physiol 1984；348：383-415.
64) Mauritz KH, Dichgans J, Hufschmidt A. Quantitative analysis of stance in late cortical cerebellar atrophy of the anterior lobe and other form of cerebellar ataxia. Brain 1979；102：461-482.
65) Merton PA, Morton HB. Stimulation of the cerebral cortex in the intact human subject. Nature 1980；285：227.
66) Mitoma H, Hayashi R, Yanagisawa N, et al. Characteristics of Parkinsonian and ataxic gaits：a study using surface electromyograms, angular displacements and floor reaction forces. J Neurol Sci 2000；174：22-39.
67) Mizuno Y, Tanaka R, Yanagisawa N. Reciprocal group I inhibition on triceps surae motoneurons in man. J Neurophysiol 1971；34：1010-1017.
68) Morin C. Pierrot-Deseilligny E, Hultborn H：Evidence for presynaptic inhibition of muscle spindle Ia afferents in man. Neurosci Lett 1984；44：137-142.
69) 森田洋，進藤政臣，柳川宗平，柳澤信夫．連発刺激による末梢神経・筋の電位変化の検討．第19回日本脳波筋電図学会学術大会，1989，11-9～11．
70) Mortimer JA, Webster DD. Evidence for a quantitative association between EMG stretch responses and Parkinsonian rigidity. Brain Res 1979；162：169-173.
71) 中嶋八十一，長岡正範，楢林博太郎．長潜時(V_2)反射の伝達経路．臨床脳波 1983；25：608.
72) Nakamura H, et al. Direct and indirect activation of human corticospinal neurons by transcranial and electrical stimulation. Neurosci Lett 1996；210：45-48.
73) Narabayashi H, Nagahata M, Nagao T, et al. A new classification of cerebral palsy based upon neurophysiological considerations. Confin Neurol 1965；25：378-392.
74) 日本平衡神経科学会．平衡機能検査の標準化概要報告．Eq Research 27：111, 1970.
75) Noth J, Podoll K, Friedmann HH. Long-loop reflexes in small hand muscles studied in normal subjects and in patients with Huntington's disease. Brain 1985；108：65-80.
76) Ongerboer de Visser BW. Anatomical and functional organization of reflexes involving the trigeminal system in man：jaw reflex, blink reflex, corneal reflex, and exteroceptive suppression. Desmedt JE (eds). Motor Control Mechanisms in Health and Disease. Raven Press, New York, 1983, pp727-738.
77) 大熊泰之，林 明人，鏡原康裕，田中勵作．Magladery 式 H 波回復曲線に及ぼす足関節の機械的影響．脳波と筋電図 1988；16：204.
78) Patton HD, Amassian VE. Single and multiple unit analysis of cortical stage of pyramidal tract activation. J Neurophysiol 1954；17：345-363.
79) Penders CA, Delwaide PJ. Physiologic approach to the human blink reflex Desmedt JE (ed). New Developments in Electromyography and Clinical Neurophysiology, vol.3, Karger, Basel, 1973, p649.
80) Phillips CG. Motor apparatus of the baboon's hand (The Ferrier Lecture, 1968). Proc R Soc Lond B Biol Sci 1969；173：141-174.
81) Pierrot-Deseilligny E, Bussel B. Evidence for recurrent inhibition by motoneurons in human subjects. Brain Res 1975；88：105-108.
82) Pierrot-Deseilligny E, Katz R, Morin C. Evidence for Ib inhibition in human subjects. Brain Res 1979；166：176-179.

83) Pierrot-Deseilligny E, Morin C, Bergego C, Tankov N. Pattern of group I fibre projections from ankle flexor and extensor muscles in man. Exp Brain Res 1981 ; 42 : 337-350.
84) 臨床歩行分析懇談会編．歩行分析の臨床応用のための基礎とその実際．第2回臨床歩行分析研修会テキスト，1987．
85) Roby-Brami A, Bussel B. Long-latency spinal reflex in man after flexor reflex afferent stimulation. Brain 1987 ; 110 : 707-725.
86) Rothwell JC, Day BL, Thompson PD, et al. Some experiences of techniques for stimulation of the human cerebral motor cortex through the scalp. Neurosurgery 1987 ; 20 : 156-163.
87) Rothwell JC, Obeso, JA, Day BC, et al. Pathophysiology of dystonias. Desmedt JE (ed). Motor control Mechanisms in Health and Disease, Raven Press, New York, 1983, p851.
88) Rothwell JC, Obeso JA, Traub MM, et al. The behaviour of the long-latency stretch reflex in patients with Parkinson's disease. J Neurol Neurosurg Psychiatry 1983 ; 46 : 35-44.
89) Rushworth G. Spasticity and rigidity : an experimental study and review. J Neurol Neurosurg Psychiatry 1960 ; 23 : 99-118.
90) Sanders EA, Ongerboer be Visser BW, Barendswaad EC, Arts RJ. Jaw, blink and corneal reflex latencies in multiple sclerosis. J Neurol Neurosurg Psychiatry 1985 ; 48 : 1284-1289.
91) Sherrington CS : The Integrative Action of the Nervous System, Yale University Press 1906, Yale Paperbound, 1961, pp270-292.
92) Shibasaki H, Kakigi R, Oda K, Masukawa S. Somatosensory and acoustic brain stem reflex myoclonus. J Neurol Neurosurg Psychiatry 1988 ; 51 : 572-575.
93) Shimamura M, Livingston RB. Longitudinal conduction systems serving spinal and brainstem coordination. J Neurophysiol 1963 ; 26 : 258-272.
94) Shimamura M, Mori S, Matsushima S, Fujimori B. On the spino-bulbo-spinal reflex in dogs, monkeys and man. Jpn J Physiol 1964 ; 14 : 411.
95) Shindo M, Harayama H, Kondo K, Yanagisawa N, Tanaka R. Changes in reciprocal Ia inhibition during voluntary contraction in man. Exp Brain Res 1984 ; 53 : 400-408.
96) Stanley EF. Reflexes evoked in human thenar muscles during voluntary activity and their conduction pathways. J Neurol Neurosurg Psychiatry 1978 ; 41 : 1016-1023.
97) Strafella AP, Dagher A, Sadikot AF. Cereberal blood flow changes induced by subthalamic stimulation in Parkinson's disease. Neurology 2003 ; 60 : 1039-1042.
98) Táboríková H, Sax DS. Conditioning of H-reflexes by a preceding subthreshold H-reflex stimulus. Brain 1969 ; 92 : 203-212.
99) 高見正利，奥村信二，森田定雄他．連続歩行計測を可能にした新しい3次元大型床反力計システムの開発と臨床応用における特徴．リハビリテーション医学 1984 ; 21 : 161．
100) 玉川聡，魚住武則，辻貞俊．磁気刺激リハビリテーション．Mook10．神経疾患とリハビリテーション，金原出版，東京，2005, pp102-108．
101) 田幸健司．パーキソン病疾患の姿勢障害．信州医学雑誌 1986 ; 34 : 44．
102) Tanaka R. Reciprocal Ia inhibition during voluntary movements in man. Exp Brain Res 1974 ; 21 : 529-540.
103) Thiebaut F, Isch F. Etude semiologique du mouvement choreique. Rev Prat (Paris) 1958 ; 8 : 127.
104) 時田喬．重心動揺計検査－起立障害にあらわれる平衡障害の解析－．中西孝雄，島村宗夫編．臨床神経生理学入門，真興交易医書出版部，東京，1980, p378．
105) 上野エリ子．歩行失行およびすくみ足の臨床ならびに生理学的検討．臨床神経学 1989 ; 29 : 275．
106) Ueno S, et al. Localized stimulation of neural tissues in the brain by means of a paired configulation of time varying magnetic-fields. J Appl Physiol 1988 ; 64 : 5862-5864.
107) Upton AR, McComas AJ, Sica RE. Potentiation of 'late' responses evoked in muscles during effort. J Neurol Neurosurg Psychiatry 1971 ; 34 : 699-711.
108) Warabi T, Kato M, Kiriyama K, Yoshida T, Kobayashi N. Treadmill walking and overground walking of human subjects compared by recording sole-floor reaction force. Neurosci Res 2005 ; 53 : 343-348.
109) 柳澤信夫．不随意運動の病態生理．福山幸夫編．小児神経学の進歩，第4集．診断と治療社，東京，1975, p144．
110) 柳澤信夫．本態性ジストニーと症候性ジストニー．最新医学 1976 ; 31 : 315．

111) 柳澤信夫．筋電図．中西孝雄，島村宗夫編．臨床神経生理学入門，真興交易医書出版部，東京，1980, p113.
112) Yanagisawa N. Reciprocal reflex connections in motor disorders in man. Desmedt JE (ed). Spinal and Supraspinal Mechanisms of Voluntary Motor Control and Locomotion. Karger, 1980, p129.
113) 柳澤信夫．ヘミバリスム．文部省特定研究「難病」班，豊倉康夫（代表）編．"難病の発症機構"，東大出版，東京，1981, p439.
114) 柳澤信夫．ふるえの種類と病因，診かた．E．ジスキネジア．萬年徹，柳澤信夫編．ふるえの臨床，Churchill Livingstone Japan，東京，1993, pp32-33.
115) Yanagisawa N, Goto A. Dystonia musculorum deformans. Analysis with electromyography. J Neurol Sci 1971 ; 13 : 39-65.
116) Yanagisawa N, Hashimoto T. Quantitation of involuntary movements with EMG. Clifford Rose F (ed). Parkinson's disease, Progress in Clinical Neurological Trials, vol. 2, Demos publications, New York, 1990.
117) Yanagisawa N, Hayashi R, Mitoma H. Pathophysiology of frozen gait in Parkinsonism. Rugicka E, Hallett M, Jankovic J (eds). Gait Disorders. Advances in Neurology, vol. 87, Lippincott Williams & Wilkins, Philadelphia, 2001, pp199-207.
118) Yanagisawa N, Nezu A. Pathophysiology of involuntary movements in Parkinson's disease. Eur Neurol 1987 ; 26 Suppl 1 : 30-40.
119) Yanagisawa N, Tanaka R, Ito Z. Reciprocal Ia inhibition in spastic hemiplegia of man. Brain 1976 ; 99 : 555-574.
120) Yanagisawa N, Shindo M, Morita H, Yanagawa S. Methodological problems in the Hoffmann reflex study of spasticity. Thilmann AF, Burke DJ, Rymer WZ (eds). Spasticity, Mechanisms and Management, Springer, Berlin, 1993, pp273-286.
121) Yanagisawa N, Tsukagoshi H. Reciprocal inhibition and facilitation by low threshold afferent volleys in spasticity with spinal cord lesions of man. Electroencephalogr Clin Neurophysiol 1977 ; 42 : 134.
122) 柳澤信夫，塚越廣，豊倉康夫．小舞踏病の運動障害－筋電図による検討－．脳と神経 1976 ; 28 : 651.
123) 柳澤信夫，塚越廣，豊倉康夫他．ハンチントン舞踏病－表面筋電図による病態の分析－．神経内科 1975 ; 2 : 459.

XIII 眼球運動検査

眼球運動の異常は種々の神経疾患で観察される．注視や輻輳，眼球運動の範囲や円滑さ，眼振やオプソクローヌスなどの異常眼球運動は基本的な神経学的診察において観察すべき項目である．神経耳科学では各種の眼球運動検査によって内耳，前庭神経核，脳幹，小脳，大脳の病変に特徴的な所見が得られる．ここでは基本的手技と代表的な所見を述べる．

1 原理と手技

眼球の裏面は網膜で覆われ，網膜を構成する神経細胞は電位を発生する．一方角膜，結膜，水晶体，硝子体，房水など眼球前部には活動電位を発する細胞はわずかに毛様体筋のみである．したがって眼球には角膜網膜電位という前後軸に電位差が存在する．眼窩内において眼球運動が生ずると，眼窩の外に固定された電極によって電位変化が記録される．この電位変化を増幅したものを眼電図（electrooculogram）という．眼球運動の基本は水平および垂直方向であることから，眼電図の記録電極は図 B-222 のように両眼間の鼻根部と両側外眼角および眼中央の上下眼窩部に装着する．電極は直流（DC）成分が記録できるように不分極電極（銀・塩化銀電極）を用いる．

2 検査法

増幅器は直流（DC）増幅が望ましいが，眼球運動の診断目的では時定数 3 秒で眼球運動を，時定

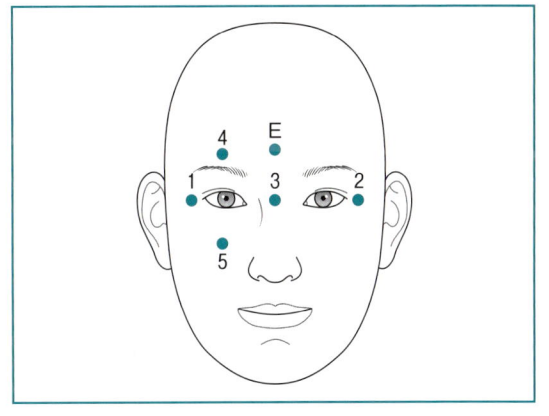

図 B-222 眼電図の電極配置法
水平方向は両眼 1-2，右眼 1-3，左眼 3-2 で，垂直方向は右眼 4-5 で記録する．E：アース．

数 0.03 秒で速度波形の記録を行う．生体の一部分の運動では，運動そのものは正確には直流増幅で記録することが望ましいが，絶えずあるいは頻繁に動く部位ではアーチファクトで大きく基線からはずれた記録がもとへ戻らないので，実際の記録としては実用性がない．したがって目的とする運動の波形に近く，十分な情報が得られる記録が可能な時定数で交流増幅記録を行う．また速度は原波形の微分記録，加速度は原波形の二次微分記録で得られることから，目的により時定数を変えて，速度，加速度記録を行う．眼球運動のように，早い動きと緩徐な動きが各々異なる意味を持つ運動の記録では，運動そのもの（原波形）に近い時定数 3 秒での増幅記録および速度記録（速い時定数 0.03 秒での記録）を行うものである．

表 B-17　眼電図の記録内容

1）自発眼球運動
　a．安静位：開眼(明所，暗所)，閉眼，遮眼
　b．目標注視：正中視，右方視，左方視，上方視，下方視
2）誘発眼球運動
　a．内耳刺激：カロリックテスト(温度眼振)，回転刺激
　b．視刺激：滑動性追従運動(smooth persuit)，衝動性追従運動(saccadic persuit)，視運動性眼振パターン(optokinetic mystagmus)

　記録のための電位増幅度は視角10度の眼球運動を1cmとするのが標準である。

　記録速度は目的により異なり基本的に5～10 mm/sで，視運動性眼振のパターン記録は1 mm/s，さらに細部の検討には早い速度で記録する。いずれの場合も記録速度を示す時標を必ず同時に記録する。

　眼電図の記録内容は表B-17のようである。

3　所見と病変部位

1）自発眼球運動

　正常では，一定の頭位，頭位の変換，開閉眼によって眼振やその他の眼球不随意運動は認められない。

　神経学的検査における眼所見の代表的なものは，①動眼神経，外転神経，滑車神経および脳幹諸核の障害による眼球の偏位，眼球運動麻痺，眼瞼下垂，②大脳皮質前頭眼野(第8野)を含む障害における病巣を凝視する注視麻痺，③橋の病変や有機燐中毒による著しい縮瞳，および④眼振その他の異常眼球運動である。

a．眼球運動麻痺

　外眼筋を支配する第Ⅲ，Ⅳ，Ⅵ脳神経の障害は各々が支配する外眼筋の麻痺を生じ，対側への眼位偏奇および支配筋の麻痺による随意性，反射性の眼球運動制限を生ずる。

　一方脳幹諸核の障害により特異な眼球運動異常がみられる。傍正中橋網様体(paramedian pontine reticular formation，PPRF)の障害により，両側の眼球が障害側への側方運動が制限され，急性期には眼球が正常側へ偏奇する。この障害は前頭眼野の障害による注視麻痺と鑑別を要するが，その診断には画像所見が有用である。

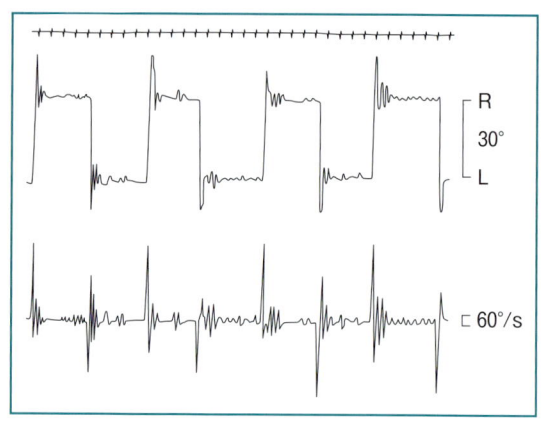

図 B-223　はためき様眼球動揺 flutter-like oscillation

注視点をかえたとき，眼球が左右にゆれる。本例ではsaccade衝動性運動のhypermetria測定過大もある。R：右方視，L：左方視。上段は眼位，下段は眼位変化の速度記録。
(清水夏繪，1984[2]より引用)

　一側の内側縦束(medial longitudinal fasciculus，MLF)の障害により，①障害側眼の内転障害，②健側外転時の単眼性眼振，③輻輳は正常という組み合わせの症候を呈するMLF症候群がみられる。

　さらに1側のPPRFとMLFが同時に障害されると，①障害側の眼球の水平方向の運動麻痺，②健側の眼球は外転のみ可能で，垂直方向の運動と輻輳が保たれるone-and-a half症候群がみられる。

b．注視眼振および異常眼球運動

　注視方向性の眼振，たとえば右方視で右向きの迅速相，左向きへの緩徐組がみられる眼振は，上下左右方向のいずれも小脳，脳幹障害で出現する。反跳眼振(rebound nystagmus)は，注視方向性眼振が次第に減衰したのちに眼位を正面に戻したとき，一過性に反対方向への眼振が出現するもので，小脳障害でみられる。

　下方向き眼振(down beat nystagmus)は，下方視に際してのみ眼振がみられるもので脳幹障害による。眼振と類似の機序から考えられるが，持続2～3秒で10Hz前後のすばやい眼球運動が，注視運動でみられることがあり，はためき様眼球動揺(flutter-like oscillations)とよばれ[1]，小脳障害でみられる(図B-223)。

　また注視眼振でなく，意識障害を有する患者で

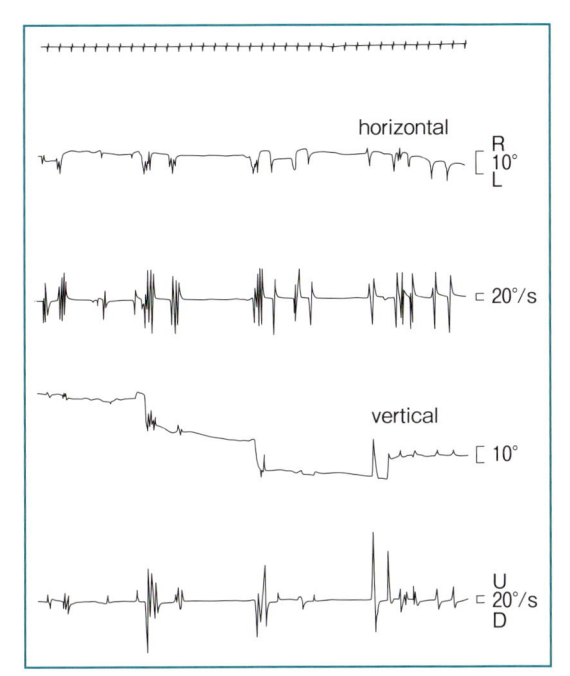

図 B-224 眼球クローヌス(opsoclonus)
水平，垂直方向に速い，持続の短い往復運動がみられる。
(清水夏繪，1984[2]より引用)

自然臥位で回転性眼振(rotatory nystagmus)を認める場合は脳幹に病変が推定され，予後不良のことが多い。回転性眼振が比較的緩徐で規則的な自発運動であるのに対して，不規則なリズムで，垂直性に2～3Hzのすばやい繰り返し運動がみられるものを，眼球クローヌス(opsoclonus)と呼び，小脳歯状核－脳幹の病変による(**図 B-224**)。

2) 誘発眼球運動
a. 温度眼振
　一側外耳道に42℃の温水を注入し，温度眼振を誘発する。眼振の持続や大きさに左右差がある場合，眼振が誘発されない場合はいずれも異常である。温度眼振が誘発されず，眼球の偏位もみられない場合は，刺激側の内耳か前庭神経に病変が推測される(canal paresis)。温度刺激で眼球の偏奇が生ずるが眼振がみられない場合は，内耳は正常であるが，脳幹，大脳の急速眼球運動の発現に関与する部位の障害や，意識障害による。

b. 視運動性眼振 optokinetic nystagmus (OKN)
　縦縞のあるドラムを回転させたり，半円筒状のスクリーンに回転する縦縞を投影して，被験者に頭や眼を動かさずに縞模様を注視させる。走る列

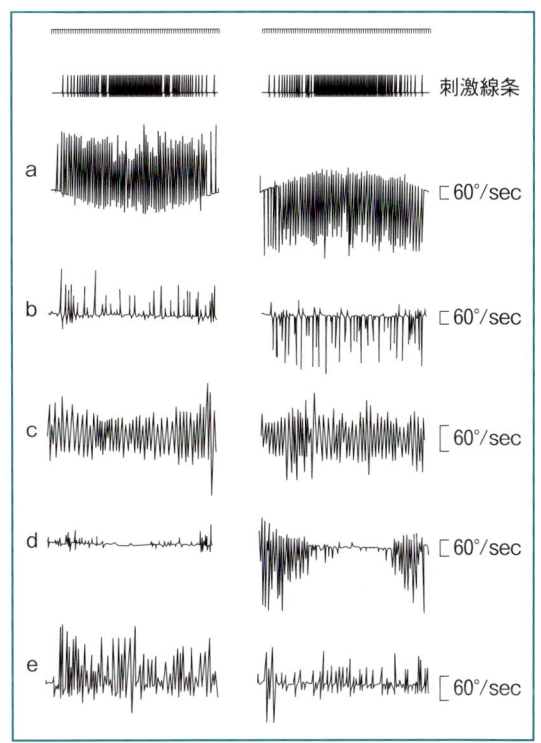

図 B-225 視運動性眼振(optokinetic nystagmus)
a. 正常，b. 脊髄小脳変性症，c. 先天性眼振，d. 左後頭葉腫瘍，e. 右中大脳動脈梗塞
眼振の速度波形を1mm/secで記録したもので，左記録は右方向刺激による右OKP，右記録は左OKPを示す。bでは眼振の誘発が悪く櫛型，cでは眼振の錯倒現象がみられ，dでは障害脳と同側向のOKNの誘発が悪く，eでは障害脳と反対側向のOKNの誘発が悪い。
(清水夏繪，1986[4]より引用)

車の車窓から景色を眺めると視眼運動反射(visuo-ocular reflex)により眼振が生ずる(railroad nystagmus)のと同じ機序で，縦縞の回転速度に応じて眼振が誘発される(optokinetic nystagmus)。一定の幅で一定の濃淡の縦縞を，一定の速度から次第に速度を上げて最高速度に達したのち，徐々に速度を下げて，全体の過程における眼振の誘発パターンを記録して判断する。この眼振パターンを遅い速度で記録したものをOKP(optokinetic pattern)と呼ぶ。正常では緩徐な視標の動きはよく追跡して眼振が誘発されるが，ある速度以上では眼振反応が十分に誘発されなくなる(**図 B-225，a**)。そして視・眼運動系が障害される種々の疾患で，緩徐速度から高速にかけての視運動刺激に対する異常反応が記録され，診断上有意義な所見が得られる(**図 B-225，b～e**)。

c. 衝動性眼球運動(saccadic eye movement)と滑動性追従眼球運動(smooth persuit eye movement)

視運動性眼振が移動する視標を黄斑部(fovea)に固定する visual fixation の眼運動反射であるのに対して，移動する視標を注視させる努力による随意的眼球運動を調べる方法である。LEDの点灯などにより一定の距離をおいた二点の一方を注視させて，視標の瞬間的移動に追従する眼運動のパターン(saccadic movement)を調べる。正常では一定の潜時でほぼ正確に視標を追従するが，パーキンソン病では，潜時が長く，階段状の動きで目標を黄斑部にとらえる[6]。一方，脊髄小脳変性症では手の迅速運動と同様に眼運動でも測定過大(hypermetria)がみられる(図B-226)。ただし背髄小脳変性症の一型では眼球運動緩徐が特徴であり，saccadeが障害されている[5]。

円滑に移動する視標を追視する smooth persuit movement では，眼球の随意運動に関与する小脳，脳幹，大脳基底核，大脳皮質の障害で種々な異常が認められる。眼運動が円滑さを失い階段状となったり，視標より行き過ぎたり，足りなかったり種々であるが，疾患による異常パターンの特徴はない。

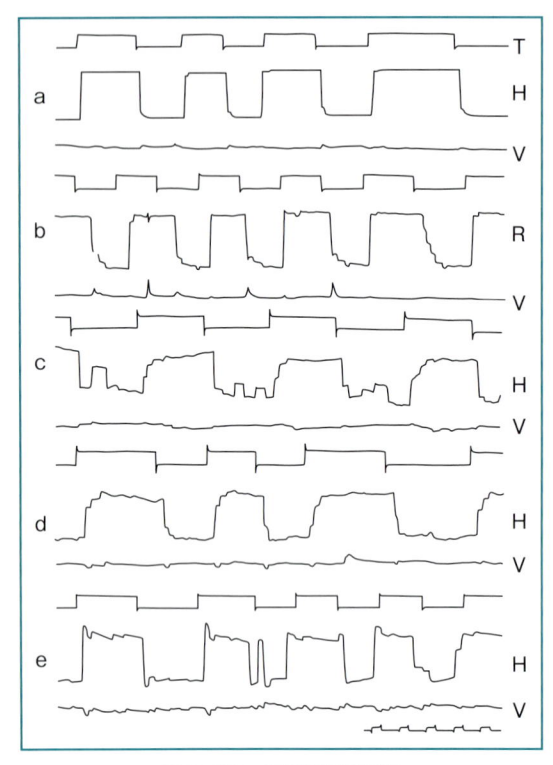

図 B-226　衝動性眼球運動
a. 正常，b. 右被殻出血，c. 左側頭頭頂葉腫瘍，d. Parkinson病，e. 脊髄小脳変性症。上向きの記録は右向き眼球運動を示す。
(清水夏繪，1985[3]より引用)

文献

1) Cogan DG. Ocular dysmetria, flutter-like oscillation of the eyes, and opsoclonus. Arch Ophthalmol 1954；51：318-335.
2) 清水夏繪. 眼球運動障害. Clin Neurosci 1984；2：47-54.
3) 清水夏繪. 視標を用いた眼球運動検査. 時田喬他編. 神経耳科学Ⅱ. 金原出版，東京，1985, pp 153-166.
4) 清水夏繪. 電気眼振図検査. 平山恵造他編. 神経・筋疾患と看護. 文光堂，東京，1986, pp127-133.
5) 蕨建夫，豊倉康夫，高須俊明他. 特異な核上性眼球運動障害(垂直方向の眼球運動緩徐)を伴う家族性脊髄小脳変性症. 神経内科 1974；1：421-429.
6) Warabi T, Yanagisawa N, Shindo R. Changes in strategy of aiming tasks in Parkinson's disease, Brain 1988；111：497-505.

XIV 自律神経系の検査

　自律神経は体性神経と異なり，心臓・血管系および消化管など内臓諸器官の平滑筋の不随意的な活動および各種分泌腺の機能をつかさどる。自律神経系は，心活動や発汗，腸管蠕動など体性神経と独立に活動する場合と，排尿のように体性神経と入り組んだ支配により身体機能を支配する場合とがある。

　自律神経系の生理学的検査には自律神経線維の発射を直接記録する微小神経電図（microneurography）（➡B-VI章，100頁参照）と，自律神経が支配する効果器の活動を測定する方法の2つがある。自律神経支配の様子を支配臓器の活動から計測する方法は**表B-18**のようであり，以下はその代表的なものである。

表B-18 自律神経機能検査法

検査法	判定法
I．心血管反射	
◇理学的検査法	
1. 安静時心拍変動	R-R 変動係数 CV％ 3～5（＋加齢）
2. 深呼吸時心拍変動	最大心拍数－最小心拍数：正常＞15，異常＜10
3. Valsalva 試験	最大 R-R/最小 R-R：正常＞1.21，異常＜1.10
	血圧変動：第I～IV相
4. 起立時心拍変動	30：15 ratio：正常＞1.04，異常＜1.00
	心拍数増加：正常＞15，異常＜11
5. 起立血圧試験（Schellong 試験）	収縮期血圧≧30，拡張期血圧≧15 mmHg の下降は異常
6. sustained hand grip 法	拡張期血圧の上昇：正常＞15，異常＜10 mmHg
7. 寒冷昇圧試験	約 10 mmHg の血圧上昇
8. mental stress test	約 10 mmHg の血圧上昇
9. 過呼吸試験	血圧低下
10. 頸静脈洞マッサージ	心拍数減少
11. Aschner 試験	心拍数減少
◇薬物学的検査法	
◇生化学的検査法	
II．瞳孔試験	
III．発汗試験	
1. 交感性皮膚反応（SSR）	反応潜時延長，反応低下
IV．膀胱機能検査	
1. 外括約筋筋電図	
V．指尖容積脈波	
VI．microvibration 法	
VII．皮膚紋画症（dermographia）	
VIII．交感神経 microneurography	筋，皮膚の交感神経機能

1 心血管反射計測法

1) 安静時心拍変動(CV R-R)

安静仰臥位を15分間以上保った状態で行う。心電図をモニターし、連続する100心拍のR-R間隔を測定し、その平均値と標準偏差を求め、変動係数(coefficient of variation, CV)を計算する。

$$CV(\%) = \frac{標準偏差}{平均値} \times 100$$

測定の間は深呼吸やため息をつかせないようにする。R-R間隔測定のソフトは通常の筋電計にセットされている。

【原理】CVはR-R間隔のばらつきの度合いを示す指標である。健常人では、心拍は吸気時に増加し呼気時に減少する呼吸性不整脈によるわずかな変動がある(R-R間隔では吸気時に減少、呼気時に増加)。

安静時のR-R間隔は、心臓性の副交感神経支配によるものが主であり、CV値は副交感神経支配の状態を反映すると考えられる[1]。また、交感神経の活動が亢進した場合(頻脈の場合)もR-R変動幅は小さくなり、CV値は低下する。

健常人のCV(%)は一般に3〜5%であるが、加齢とともに減少する傾向がある[2]。心臓自律神経支配が障害されるとCV R-Rは減少する。

2) Valsalva試験

息をつめることにより、胸腔内圧が変化することに伴う自律神経反射で、心臓の自律神経支配の状況をよく反映する。

一般に用いられる方法は、水銀血圧計を用いて30〜40 mmHgに圧を保つように呼気を10〜15秒持続させる(Valsalva手技)。この前後にわたって心拍数、血圧を連続的に記録する。

Valsalva試験では、胸腔内圧の変化が心、肺、大動脈、頸静脈洞の圧受容器あるいは胸壁や肺の伸展受容器により感受され、求心性刺激が延髄に達し、迷走神経の心臓枝および交感神経血管運動枝を介して発現する反射をみる。

Valsalva試験時の血圧の変動は第1相から第4相まで分けられる(図B-227)。

第1相は、強制呼気の開始に伴う胸腔内圧の上昇が直接大動脈に伝わることにより、一過性に血圧の上昇が起こる時期で、続いて心臓への静脈還流が減少することにより心拍出量が減少し、平均血圧が下降して、その後比較的安定した血圧を保つ(第2相)。強制呼気を解除すると胸腔内圧が低下し、その結果肺血管容量が増加し、心拍出量が減少して急激な血圧低下が起こる(第3相)。引き続き、静脈還流の増加と、第2相での血圧低下に呼応した末梢血管の収縮により、反動性の血圧上昇(over shoot)が起こる(第4相)。心拍数は血圧の変動に伴い、最初は徐脈、第2、第3相で頻脈となり、強制呼気解除後は徐脈となる。

求心路、中枢および迷走神経が正常でも、交感神経の末梢血管への遠心路が障害されていれば第4相のover shootはみられない。また同時に徐脈も起こらない。

血圧の連続記録ができない場合は、心電図の

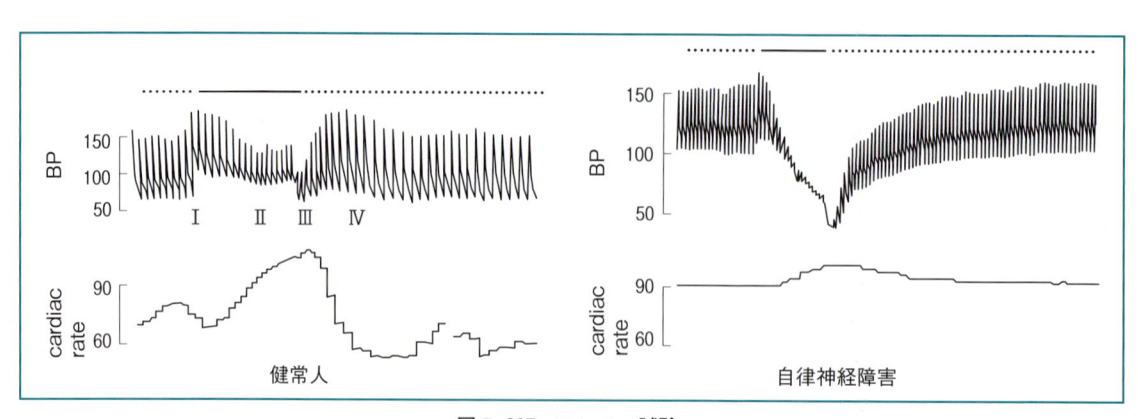

図B-227 Valsalva試験
左は正常、右は家族性アミロイドポリニューロパチーの記録
(丸山、柳澤1998[4]より引用)

R-R 間隔の変化から Valsalva 比を求める。

$$\text{Valsalva 比} = \frac{\text{最大 R-R 間隔}}{\text{最小 R-R 間隔}}$$

若年成人ではほとんどが 1.45 以上であるが，年齢とともに変化し，一般に，1.21 以上は正常，1.11〜1.20 は境界領域，1.10 以下は自律神経障害による心拍変動不良として異常と診断される。

3） 起立血圧試験（Schellong 試験）

臥位から立位へと姿勢を変換する際の血圧変動をみる検査で，心拍変動も同時に記録する。

5〜10 分間安静臥位で血圧，心拍を 2〜3 分記録したのち，5 秒以内に素早く起立させ，直後，1，2，3，5…10 分後まで血圧を測定する。

正常人ではいったん 10〜20 mmHg 血圧が下降したのちに安定した立位血圧を保つ。起立性低血圧は，収縮期血圧 30 mmHg，あるいは拡張期血圧 15 mmHg 以上低下した場合にそうと診断する[1,5,8]。起立性低血圧は，交感神経血管運動枝の障害により，血管運動反射による下半身の血液容量の調節が不充分な結果であり，脳貧血を生じ，めまい，失神をもたらす。通常起立 5 分以内に症候が出現するが，さらに徐々に血圧低下を生じ，診察を終えて廊下で倒れる場合もある。

起立性低血圧は，多系統萎縮症（MSA），汎自律神経失調症（pandysautonomia）のほか，高齢者では降圧薬，利尿薬，血管拡張薬などの服用や脱水によっても生ずるので注意する。

4） Aschner 試験

眼球の圧迫により三叉神経感覚受容器が刺激され，反射性に迷走神経が興奮し，徐脈を生ずるもので，副交感神経過敏の徴候である。

患者に閉眼させて，一方の眼球を（反応が弱ければ両眼を）眼瞼の上から指で中等度に 10〜15 秒ずつ 3〜4 回繰り返して圧迫し，徐脈および時として嘔吐をきたす場合を陽性とする。ピロカルピン注射後にいっそう顕著となる。

脈拍数減少 1 分間あたり 10〜19 を（＋），20〜29 を（＋＋），30 以上を（＋＋＋），心拍停止，吐気・嘔吐などのある場合を（＋＋＋＋）とする。

眼球の圧迫があまり強いと心拍が停止することがあるので注意する。

5） その他の試験

迷走神経あるいは交感神経反射による血圧，心拍を測定する試験として，以上の他に，sustained hand grip 法，寒冷昇圧試験，過呼吸試験，頸静脈洞マッサージおよびノルアドレナリン，β 受容体遮断薬などの薬物負荷試験がある。迷走神経反射の試験（頸静脈洞マッサージ，Aschner 試験など）では過敏反応により心停止を生ずる場合があり注意する。

2 発汗試験

汗腺にはエクリン腺とアポクリン腺があり，エクリン腺は体表の全面に分布し，コリン作動性の

自律神経検査の功罪

神経生理学検査は，大きく脳波と筋電図に分かれて発達してきた。脳波は大脳の神経細胞活動に伴う電場電位を頭皮上から記録し，大脳皮質活動の反映として意識水準，局所の病的神経活動としててんかん，脳腫瘍など限られた病態について，経験的な所見と病変の対応により検査の有用性が認められてきた。一方筋電図は筋収縮に際して発生する筋細胞の電位を記録するもので，電極や記録法の工夫により，脊髄運動細胞，末梢運動神経，筋の異常が検出される。

それに対して自律神経系の検査法は，効果器の反応として血圧，心拍，発汗，膀胱内圧，尿流などを測定する。具体的な生体反応を個別に測定するという点では安心できるが，いずれも広義の反射であり，入力刺激や神経回路が明確でないと，結果の意味づけが困難になる。一般に自律神経反射は，交感神経と副交感神経が拮抗的に働くことに加えて，中枢性のコントロールの複雑さや，体性神経の関与など入力－出力の間に関与する神経機構が複雑であるという特徴がある。

検査の性質上出力神経の異常を検出するのに有意義なものが多い。そして神経系の出力は，運動と分泌の二種であることを知っておくことが大切である。

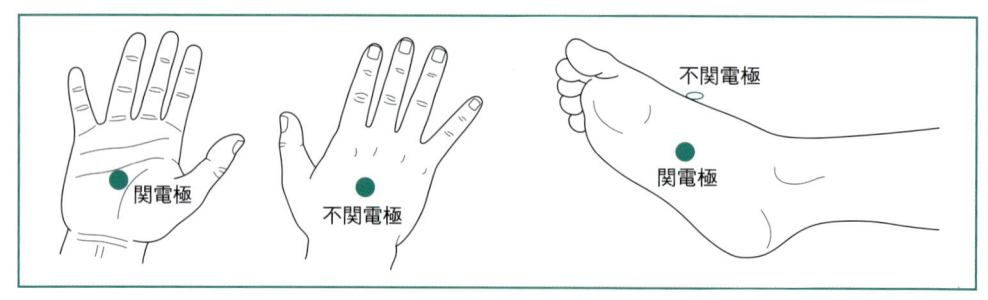

図 B-228　交感性皮膚反応(SSR)の電極と配置

交感神経節後線維により支配される。

ヒトの発汗は温熱性発汗，精神性発汗，体位性発汗，反射性局所性発汗などに分けられ，自律神経機能を評価するために各種の発汗機能検査が考案されてきた。ヨード・デンプン反応を用いるミノール法，皮膚表面の湿度を測定する換気カプセル法，ピロカルピン，アセチルコリンによる発汗誘発試験などである。近年は交感性皮膚反応(sympathetic skin response, SSR)が汎用される。

1) 交感性皮膚反応(SSR)

原理は手掌あるいは足底の中央に関電極，手背または足背に不関電極を置いて各種の発汗刺激を行い，発汗による電極間インピーダンスの変化を記録するものである。(図 B-228)

安静臥位または座位で，不分極電極を左右の手および足に装着する。皮膚温は30℃以上に保つ。発汗刺激は，①電気刺激として手首で正中神経あるいは肘部で尺骨神経を刺激，②大きな音，拍手または被検者に深呼吸を1回行わせる，③刺激は約1分間隔でランダムに10回刺激して反応を個別に判定および平均加算を行う。通常は電気刺激で反応の潜時，SSRの振幅，SSRの面積を計測する。SSRの神経経路は，確立されていないが，想定されているのは，求心神経は大径有髄の体性感覚神経，中枢は大脳皮質，視床下部，遠心神経は交感神経，効果器はエクリン腺である。正常反応は，潜時は上肢で約1.5秒，下肢で約2秒，最初の反応波形の持続が2〜3秒のゆるやかな2〜3相の波形を示す。

末梢神経障害におけるSSRの異常は予測されるとおり脱髄性よりは軸索障害で明らかである[7]。運動神経伝導速度が低下している糖尿病性ニューロパチーでは，SSR消失がValsalva試験など他の自律神経試験の陽性率より高度に認められるという報告がある[6]。

一方脊髄障害でもSSRの異常が多く報告され，多発性硬化症では体性神経の電気生理学的所見(SEPなど)よりもSSRの異常の出現率が高いという報告がある[9]。

3 膀胱機能検査

従来は膀胱内圧測定が正確で情報も多いとして繁用されたが，近年は尿流測定(uroflowmetry, UFM)や残尿測定にとって代わられた。外括約筋筋電図，膀胱の超音波検査なども有用である。膀胱機能は排尿，蓄尿に関与する体性神経(随意的活動)および自律神経(不随意的活動)が重なりあって支配する随意筋，不随意筋の活動が，上位中枢からの支配と各種反射によって種々に調節されている。したがって発現する症候の機序や検査所見の解釈が明確にされえないのが現状である。

1) 膀胱内圧測定

導尿カテーテルを用いて膀胱内圧を圧測定器により計測する。基礎内圧測定ののち，徐々に生理食塩水を注入しながら膀胱内圧曲線を描かせて初発尿意，最大尿意の出現点を記録し，さらに随意排尿を行わせ，その際の内圧，排尿量，残尿量を測定する。この一連の過程の膀胱内圧曲線は，神経因性膀胱のパターンにより特徴を示す[2]。

a. 自律性膀胱 autonomic bladder

末梢神経障害に多くみられる生理食塩水の流入によって膀胱内圧が上昇するのに従いわずかな反射性収縮(自律性収縮)を繰り返す。膀胱が充満しても自力排尿は困難で失禁する。

b. 反射性膀胱 reflex bladder

生理食塩水で膀胱が充満する過程で，早くから強い反射性収縮を繰り返す．脊髄障害でみられる．

c. 無抑制膀胱 uninhibited bladder

膀胱容量が小さく，50～100 ml のわずかな量で尿意の有無にかかわらず，内圧が急上昇して排尿する無抑制排尿収縮を生ずる．脳・脊髄障害による膀胱障害に多くみられるパターンである．

d. 低活動性膀胱 hypotonic bladder

膀胱内の生理食塩水が増加しても内圧が上昇せず，膀胱の小収縮を生ずる反射も認められず，最大膀胱容量の増大がみられる．求心性神経の障害でみられる．

2) 外括約筋筋電図

外括約筋に針電極を刺入して筋電図を記録するのが基本である．しかし侵襲が大きく技術を要することから，より簡便な方法として表面電極を会陰部尿道と肛門の中間の皮膚にはりつけて表面筋電図として外括約筋の活動が記録できる．膀胱内圧と同時記録を行い，異常パターンを明らかにしうる．

a. 排尿筋－外括約筋協調不全 detrusor-external sphincter dyssynergia（DSD）

排尿筋の収縮が始まると，外括約筋の収縮が増大し，排尿がみられない状態．

b. 無抑制括約筋弛緩 uninhibited sphincter relaxation（USR）

排尿筋の収縮とともに外括約筋活動も増大するが，突然外括約筋が弛緩して一時的に排尿がみられるもの．脳障害の一部の症例にみられるが神経機序は明らかではない．

文献

1) Ewing DJ：Practical bedside investigation of diabetic autonomic failure. Bannister R (ed). Autonomic Failure. Oxford University Press, Oxford, 1983, pp372-405.
2) 今林健一．膀胱内圧測定．神経進歩 1984；28：406-417.
3) 景山茂．心電図 R-R 間隔の変動と自律神経系－生理学的意義と糖尿病性自律神経障害への応用－．神経内科 1983；19：119-126.
4) 丸山恵子，柳澤信夫．自律神経機能検査．金井正光編著．臨床検査法提要．改訂第31版，金原出版，東京，1998，pp1828-1843.
5) McLeod JG, et al.：Disorders of the autonomic nervous system：part2. Investigation and treatment. Ann Neurol 1987；21：519-529.
6) Niakan E, Harati Y. Sympathetic skin response in diabetic peripheral neuropathy. Muscle Nerve 1988；11：261-264.
7) Shahani BT, Halperin JJ, Boulu P, et al. Sympathetic skin response：a method of assessing unmyelinated axon dysfunction in peripheral neuropathies. J Neurol Neurosurg Psychiatry 1984；47：536-542.
8) 田村直俊他．起立性低血圧の発生機序に関する臨床的研究－特に副交感神経機能の関与について－．自律神経 1982；19：270-275.
9) Yokota T, Matsunaga T, Okiyama R, et al. Sympathetic skin response in patients with multiple sclerosis companied with patients with spinal cord transections and normal controls. Brain 1991；114：1381-1394.

XV 高次脳機能の生理学的検査

　この章では事象関連電位の沿革と概念について述べ、いわゆる高次脳機能といわれる脳のはたらきについて、どのような電気生理学的検査法が可能か、その原理、記録法、正常所見、意義について解説する。具体的には、感覚入力の識別・認知と注意の影響、記憶、言語、過誤の認識、感覚運動連関の検査の仕方、さらに皮質領域間の機能連関について、最新の情報を網羅してそれぞれの検査法の現状を明らかにする。

　種々の非侵襲的検査法の発達（→B-XIX章「神経活動と脳機能イメージング」、302頁参照）によって、従来はsilent areaといわれてきた脳部位のはたらきが明らかになってきた。そのうちの電気生理学的検査の多くは臨床応用される段階に達している。

1 事象関連電位の概念と歴史

　前述のSEP、VEPおよびAEPといった誘発電位は、それぞれ加えた刺激によってその刺激に直接関連した神経系で特異的に誘発された電位であって、刺激関連電位（stimulus-related potential）と呼ばれる。これに対して事象関連電位（event-related potential, ERP）は潜時が長く、刺激の種類にかかわらず頭皮上ほぼ正中線上で最大電位を示し、その刺激の認知や期待、判断などに関連した電位である。ERPの歴史は、1964年イギリスのWalterらが反応時間検査時に第2刺激の約1秒前から頭皮上に陰性緩電位が出現することを発見したことに始まる[67]。彼らはこの電位を次にくる刺激の予期に関係するものと考え、expectancy waveと唱えた。その後、この電位は主として心理学や精神医学方面で研究されてきたが、脳の器質性疾患に関してはあまりその応用価値が認められなかった。

　これに対してアメリカ合衆国のSuttonらは1965年、次に提示される刺激の不確定さに比例して振幅が増すような陽性電位を、刺激の約300 ms後に頭頂部から記録した[65]。この電位成分は後にP_{300}として知られるようになり、知的機能の中の最も重要な要素のひとつである認知機能を反映するものとして、精神医学領域のみでなく神経内科領域でも注目を集めてきた。とくに近年は、認知症の電気生理学的評価法としての応用価値が注目されている。

2 識別・認知機能を反映する脳活動

1）選択的注意の影響

　立食パーティーのような騒々しい環境でも、ある特定の人の声に注意を向けているとその人の話の内容を聞き取ることができる。これはカクテルパーティー効果と呼ばれる現象で、選択的注意（selective attention）の効果と考えられているが、その機序はまだ十分には解明されていない。

　体性感覚系については、脳磁図では一次体性感覚野（SI）の反応と二次体性感覚野（SII）の反応を分離できることを利用して、美馬ら（1998）は刺激特性がそれぞれの感覚野に与える影響を明らかに

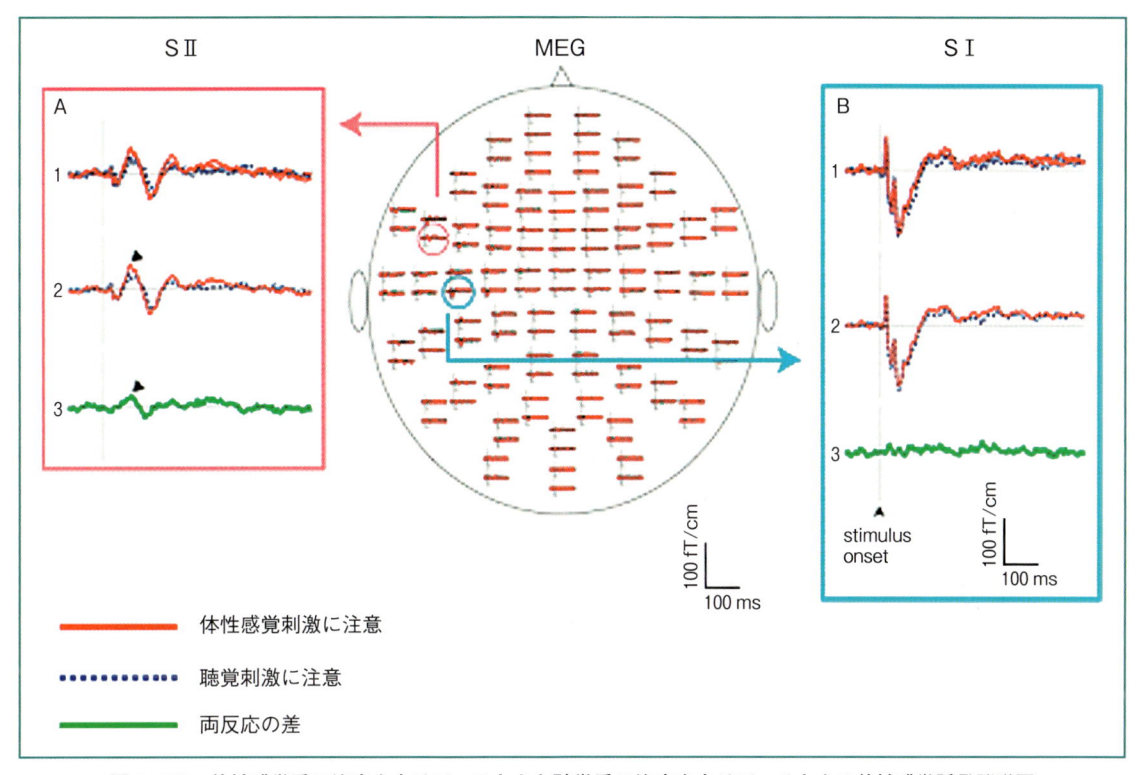

図 B-229　体性感覚系に注意を向けているときと聴覚系に注意を向けているときの体性感覚誘発脳磁図
正常者を対象として，正中神経電気刺激と音刺激を異なった割合でランダムに混ぜて提示し，低頻度刺激の提示回数を数える課題．体性感覚系に注意を向けている状態の反応と聴覚系に注意を向けている状態の反応の違いは，SⅡ の反応にのみ認められ，SⅠ の反応には認められない．(Fujiwara et al, 2002[6])より引用)

した[41]．すなわち，刺激の強さは SⅠ にも SⅡ にも影響を及ぼし，ともに強い刺激に対して反応が大きかった．そして，強い刺激と弱い刺激を異なる割合（90％と 10％）でランダムに提示すると，刺激の強さにかかわらず，SⅠ の反応は低頻度刺激に対するほうが高頻度刺激に対するよりも大きかった．それに対して SⅡ の反応は，積極的に注意を向けた刺激に対する反応のほうが無視した刺激に対する反応よりも大きかった．また，藤原ら(2002)は体性感覚刺激と聴覚刺激をランダムな順序で与え，前者に注意を向けている状態の体性感覚誘発脳磁図(SEF)(attended)と後者に注意を向けている状態の SEF(unattended)を比較したところ，SⅡ の反応だけが注意の影響を受けて大きくなることを示した(**図 B-229**)[6]．すなわち，体性感覚系では SⅡ の反応が選択的注意の影響を受けるものと考えられる．

聴覚系についても，同じく藤原ら(1998)は，左右の耳に周波数の異なる 2 種類の音刺激をランダムに提示し，指定された耳に低頻度で提示された音の回数を数える課題において，高頻度刺激に対して左右の側頭部から記録される聴覚誘発脳磁図(AEF)を比較したところ，正常被検者の大部分において，N_{100} およびそれ以降の成分が選択的注意の影響を受けて大きくなることを示した[5]．すなわち，聴覚系では一次聴覚皮質内ですでに注意の影響が及んでいるものと考えられる．

2) 特殊な視覚情報の受容

視覚情報処理は繊細な機能を営むので，種々の特別な刺激を用いた研究がなされてきた．とくに顔の認知は注目され，脳磁図，磁気共鳴機能画像法(fMRI)(→B-XIX 章，302 頁参照)および皮質表面からの直接記録によって多くの研究がなされた．その結果，両側の紡錘回(fusiform gyrus)が顔の認知の主要な受容野であることが判明している(**図 B-230**)[69]．これは，同部の傷害によって相貌失認(prosopagnosia)が起こる臨床的観察に一致するものである．また，色彩認知に関しても，顔の認知とほぼ同様の部位が関与していると考え

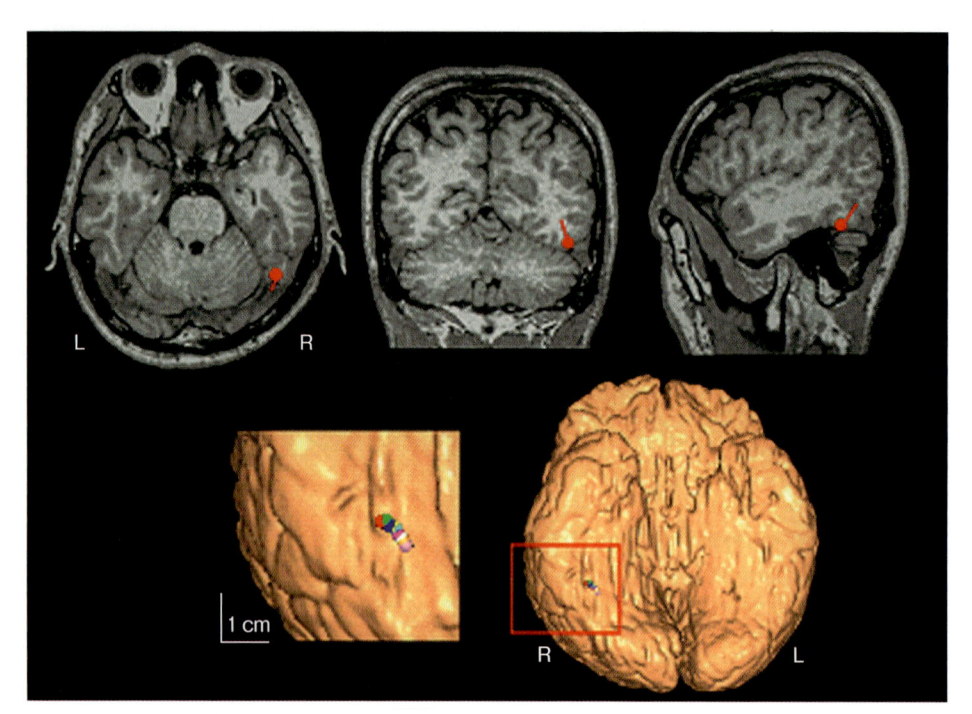

図 B-230 顔の視覚刺激によって誘発された脳磁図から推測されるヒトの顔の認知に関する受容野

側頭葉下面後部の紡錘状回に相当する。(Watanabe et al, 1999[69])より引用)

られる。

視標の動きを精確に認知する機能は，各種スポーツをはじめとして多くの日常動作において極めて重要である。松本ら(2004)は，頭頂後頭部に硬膜下電極をおいて検索する機会があったてんかん患者において，正弦波視覚運動刺激に対する誘発脳磁図および皮質電位を記録した。その結果，まず潜時130 msで後頭部に，そして242〜274 msで上側頭回の上行枝の起始部に誘発電位が記録された。後頭部のその電極に電気刺激を与えると閃光(phosphene)が見え，上側頭回の電極を刺激すると物が前後に動いて見えた。後者の部位はいわゆるV_5野に相当するものと考えられる(図B-231, 232)[38]。また，この部位はサルのMT野と呼ばれる部位に相当するものと考えられる。

3) 温痛覚認知

体性感覚誘発電位のところで述べたように，温痛覚受容は他の体性感覚受容とは多少異なった特徴を有する。他の種類の体性感覚では一次体性感覚野(SI)を介してインパルスが二次体性感覚野(SII)に到達するのに対して，侵害受容では視床からSIIに直接入力するものと考えられる(図B-233)。また，他の体性感覚受容に比して，侵害受容は情動，不安，反応を伴いやすいので，とくに扁桃体，島および帯状回がより重要なはたらきをなすものと考えられる。澤本ら(2000)は事象関連fMRIを用いて，実際には痛くない刺激でも，それがひょっとしたら痛いかもしれないといった状況で提示されると，痛くないことがわかっている状況に比較して，前帯状回および頭頂弁蓋部・島後部で反応がより高いことを見出した[63]。すなわち，侵害受容に関しては，SIは痛みの強さと体性局在，SIIは弁別，島，扁桃体および帯状回は痛みに伴う情動あるいはそれに対する反応に関連するものと考えられる(図B-233)。

4) 異種感覚情報の統合

人の話を聴く場合に，話している人の口元を見ているとその話を理解しやすい。この現象は腹話術師効果(ventriloquist effect)と呼ばれるものであり，異なった種類の感覚情報の統合機能に基づいている。すなわちこの例の場合，視覚情報と聴覚情報が脳のどこかで統合された結果と考えられ

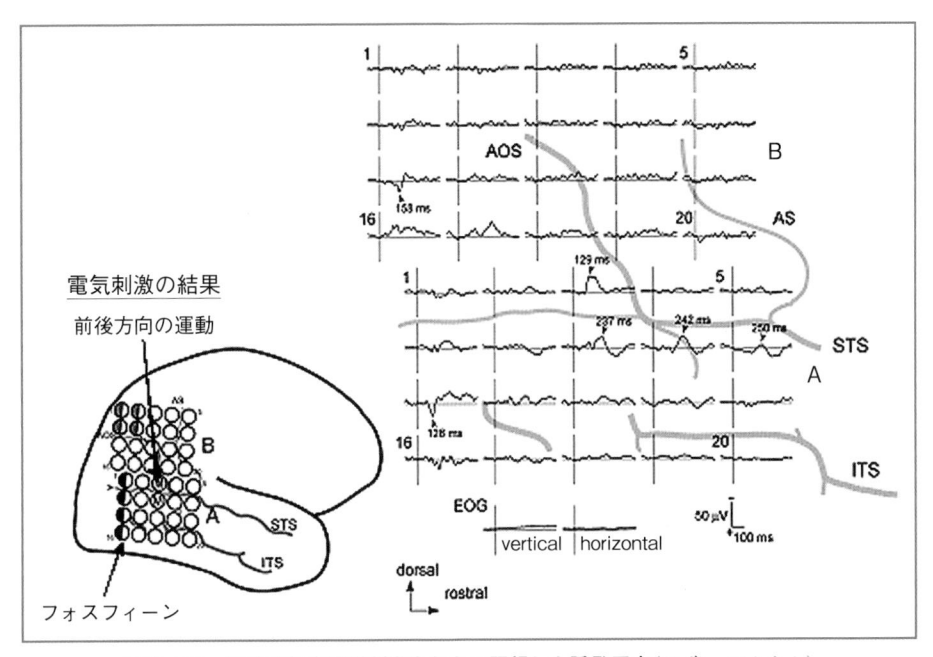

図 B-231　正弦波視覚運動刺激を与えて記録した誘発反応（17歳，てんかん）
硬膜下電極による記録。潜時 130 ms で後頭部に，そして 242～274 ms で上側頭回の上行枝の起始部に電位が記録される。（Matsumoto et al, 2004[38]）より引用）

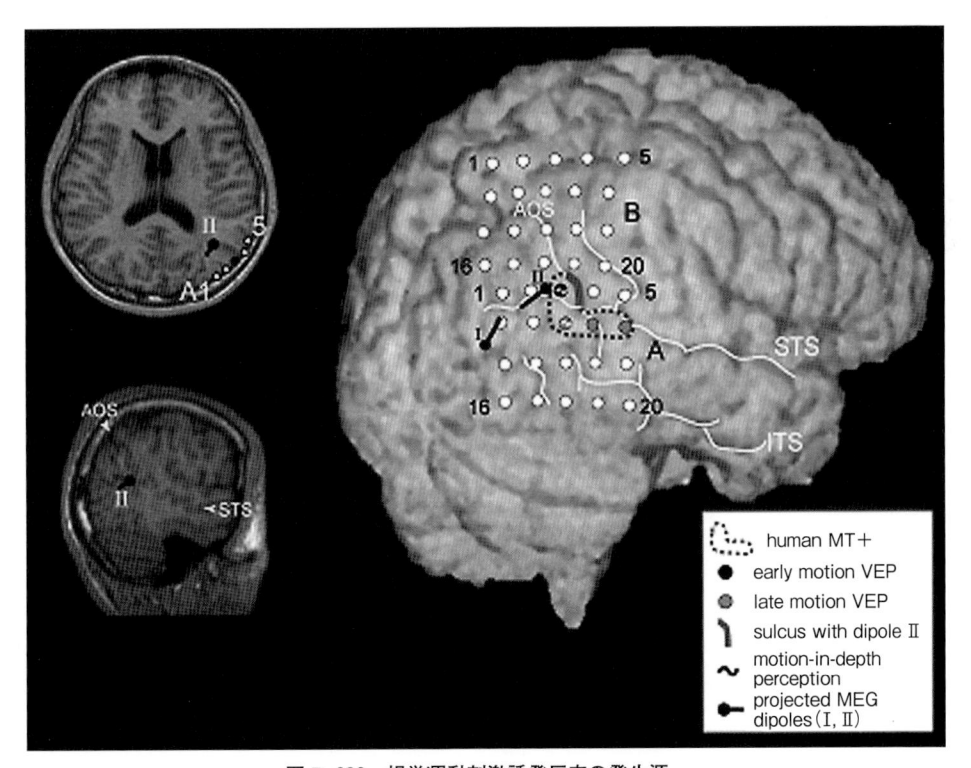

図 B-232　視覚運動刺激誘発反応の発生源
図 B-231 の誘発皮質電位（点線で囲んだ部分）を，誘発脳磁図から推定した発生源（黒い実線，線頭は興奮部位を示す）とともに MRI に重畳したもの。（Matsumoto et al, 2004[38]）より引用）

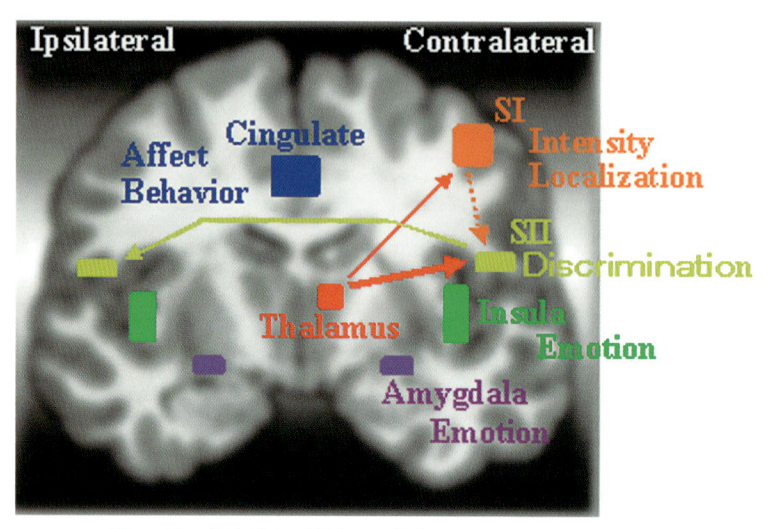

図 B-233 侵害受容に関する中枢ネットワークを示す模式図
視床からのインパルスは一次体性感覚野(SI)に到達するが，二次体性感覚野(SII)にも SI を介さないで直接到達し，SII が重要なはたらきをなすものと考えられる．SI は痛みの強さと体性局在，SII は弁別，島，扁桃体および帯状回は痛みに伴う情動あるいはそれに対する反応に関連するものと考えられる．

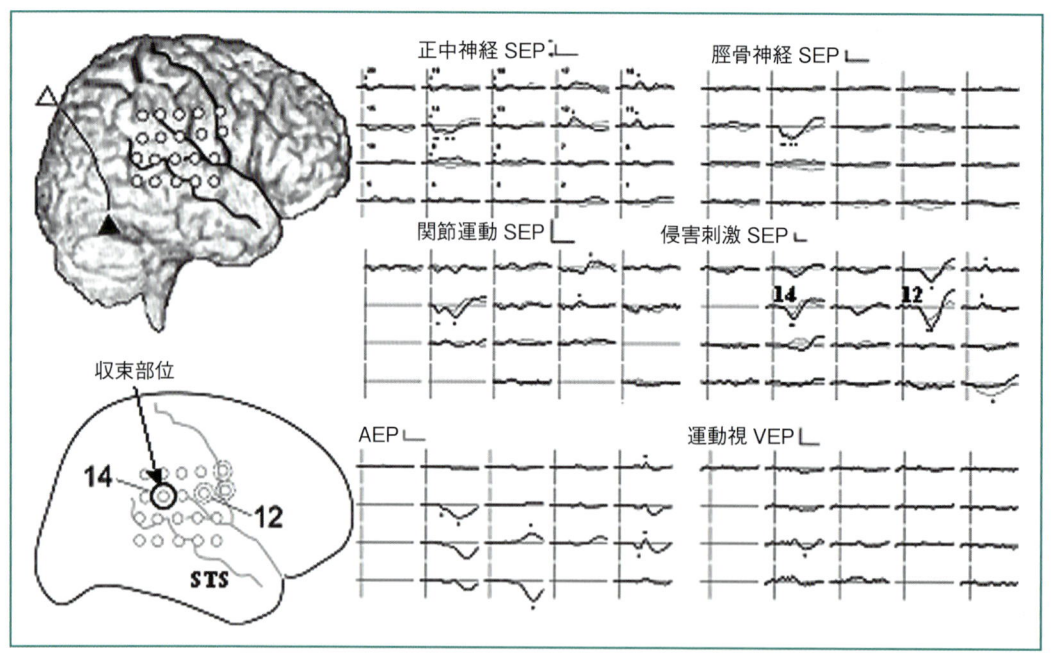

図 B-234 複数の感覚誘発電位がともに記録される領域の一例
側頭葉と頭頂葉の境界領域．難治性てんかん患者における硬膜下電極を用いた術前検索記録より．各目盛は横軸が 200 ms，縦軸が 50 μV．(Matsuhashi et al, 2004[36] より引用)

る．この機序はまだよくわかっていないが，種々の感覚刺激に対して共通に反応する部位がいくつか知られている．とくに側頭葉と頭頂葉の境界領域(temporo-parietal junction)がそのうちの一つである．正常者でも被検者によって多少の相違があるが，この領域では体性感覚，視覚，聴覚の各種刺激に対して誘発電位が記録される(図 B-234)[36]．このように複数の感覚入力が収束する領

域(multi-sensory convergence)は動物でも証明されており，主として上側頭回に存在する．ヒトでもfMRIを用いた研究でそのような部位の存在が証明されている[2]．

5) 同一感覚刺激の中でわずかに性質が異なった刺激の識別（P_{300}）

たとえば周波数がわずかに異なる2種類の聴覚刺激を異なった提示頻度で与えて，低頻度刺激に対して何らかの反応をさせた際に現れる脳活動をP_{300}と呼ぶ[65]．

a．記録法

i）刺激とそれに対する反応課題

理論的にはどのような種類の刺激を用いても可能であるが，通常は音刺激が用いられる．たとえば，1,000 Hzと2,000 Hzといった周波数の異なる2種類のクリック音またはトーンバーストを，それぞれ80％と20％（または85％と15％）の出現頻度になるように，ランダムな順序で約1.5秒に1回聴かせる（図B-235）．そして低頻度刺激（この例の場合2,000 Hzのクリック音）を標的刺激（target stimulus）として，その刺激が与えられる度にボタンを押すとか，あるいはその出現回数を数えるといった形で反応させる．標的刺激に対して正確に反応しているかどうかをチェックするために，たとえばボタンを押すたびにランプが灯って検者にだけわかるようにするとか，あるいは検査後に標的刺激の出現回数を答えさせてチェックするなどの方法をとる．このような課題は集団の中から稀少なものを検出するといった意味で，オドボール課題（oddball paradigm）と呼ばれる．

Barrettら（1987）は，刺激として2種類の周波数のクリック音および2本の手指の電気刺激を，そして反応課題としてボタン押しと標的刺激の回数数えを用い，4つの異なった組み合わせを比較した．その結果，クリック音刺激とボタン押しの組み合わせが最も実施しやすく，しかも後述のように，潜時と年齢との相関が最も高いことを認めた[1]．

低頻度（標的）刺激と高頻度刺激の差異は，認知できる範囲でその差異が小さいほどP_{300}が大きいといわれている．また，低頻度刺激の提示頻度については，低頻度ほどP_{300}の振幅は大きくなるが，あまり少なくなると加算平均効果が少なくなるので，通常は約15％が用いられる．

ii）記録電極，導出法および増幅

探査電極はPzとCz，そしてできればFzにもおき，両側耳朶を連結したものを基準電極とする．増幅器の周波数応答は，低周波数帯域は0.05 Hz以下（時定数約3 s以上）とし，高周波数帯域は約500 Hz（-3 dB）とする．

iii）加算平均法

高頻度刺激と低頻度刺激の2種類の刺激に対する反応を別々に加算平均しなければならない．分

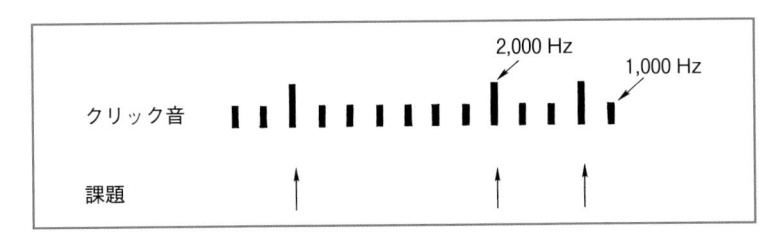

図B-235　P_{300}の記録法を示す模式図
たとえば1,000 Hzのクリック音を80％（または85％），2,000 Hzのクリック音を20％（または15％）の割合でランダムに聴かせ，低頻度刺激（2,000 Hz）に対してのみ反応させる．そして2種類の刺激に対する脳波反応を別々に加算平均する．

図B-236　P_{300}の正常波形
反応しなかった高頻度刺激（frequent stimulus）に対しては，N_{100}までは出現するが，それ以降の成分は出現しない．標的（低頻度）刺激に対しては，N_{100}，P_{200}に続いて，N_{200}，P_{300}，SW（slow wave）が出現する．
（音成ら，1986[48]より引用）

析時間は刺激呈示前100 msから呈示後600 msとし，sampling rate（ordinate period）は増幅に用いた高周波数帯域に応じて1,000 Hz（1 ms）とする。加算回数は，低頻度刺激に対する反応は20〜50回を必要とし，したがって高頻度刺激に対する反応はその5〜6倍となる。少なくとも2回以上検査して再現性をみる必要があるのは，通常の誘発電位の場合と同様である。

b．正常波形

頂点潜時100 msまでの中潜時AEPは，低頻度刺激に対しても高頻度刺激に対しても同様に出現するが，潜時200 ms以降の長潜時成分は低頻度（標的）刺激に対してのみ出現する（図B-236）。なかでも潜時約300 msの陽性電位P_{300}が最も顕著であり，これは頭頂部正中線上（Pz）で最大で，頭皮上に広汎に分布する（図B-237）。左右方向の分布はほぼ対称性であるが，ボタン押しで反応させた場合には，反応した手と反対側で幾分低振幅となる。この理由は，ちょうどP_{300}が出現する時点に一致して手の運動に先行する運動準備電位が現われ，これが表面陰性でしかも運動直前には動かした手と反対側半球に優位であるため，P_{300}の陽性成分がそれだけ相殺されるためと考えられる。P_{300}の頭皮上分布は用いた刺激の種類によってほとんど変わらないが，その潜時は感覚刺激によるインパルスの皮質到達時間によって異なる。たとえばCO_2レーザー刺激のような温痛覚刺激を用いた場合は，P_{300}に相当する成分の頂点潜時は600 ms近くとなる（図B-238）[24]。P_{300}には時に2つのピークが認められ，それぞれP_{3a}，P_{3b}と呼ばれる。一般にP_{3a}のほうがP_{3b}よりも前頭部よりに出現する。この場合P_{300}の潜時の計測にはP_{3b}の頂点を用いる。これに関連して，いま低頻度刺激として2種類のわずかに異なった刺激をたとえば15％ずつ与えて，そのうちの一方にだけ反応させると，無視したほうの低頻度刺激（novel stimulus）に対しても陽性ピークが記録される。この反応はnovelty-related brain responseと呼ばれ，上記のP_{3a}に相当するものと考えられており，P_{3b}と異なって前頭葉の背外側部から出現するとされている[61,71,72]。

c．加齢による潜時の延長

P_{300}の頂点潜時は加齢とともに延長することが，いくつかの研究施設で確認されている。とくに45歳以降では，年に1〜2 ms位の割合で長くなるといわれている。前述のように，Barrettら（1987）は刺激としてそれぞれ2種類の異なったクリック音および手指電気刺激を，そして反応課題としてボタン押しまたは標的刺激の出現回数数えを用い，4つの組み合わせを比較したところ，聴覚刺激・ボタン押し反応の組み合わせの場合に，P_{300}潜時と年齢との相関が最も高いことを明らかにした（図B-239，図B-240）[1]。

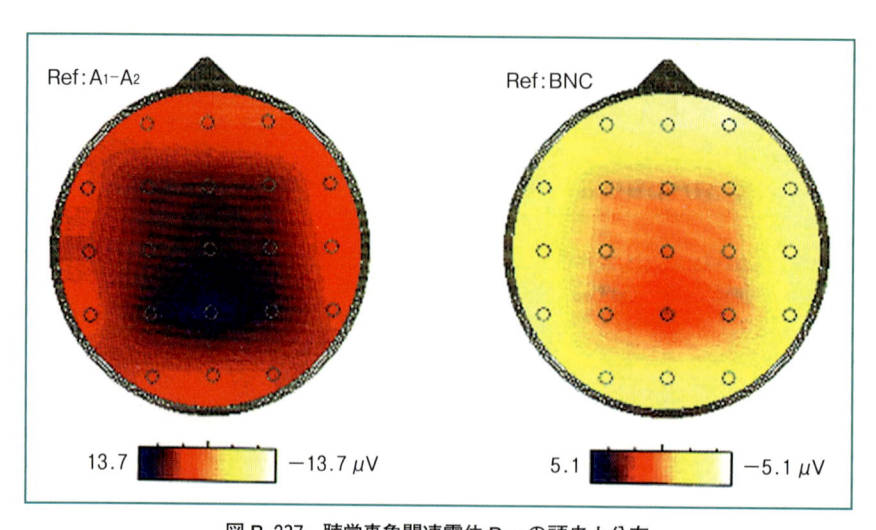

図B-237　聴覚事象関連電位P_{300}の頭皮上分布
基準電極（Ref）を両耳連結（A_1-A_2）とした場合も，平衡型頭部外電極（BNC）とした場合も，いずれもPzで最大で，左右対称性に広汎に分布する。

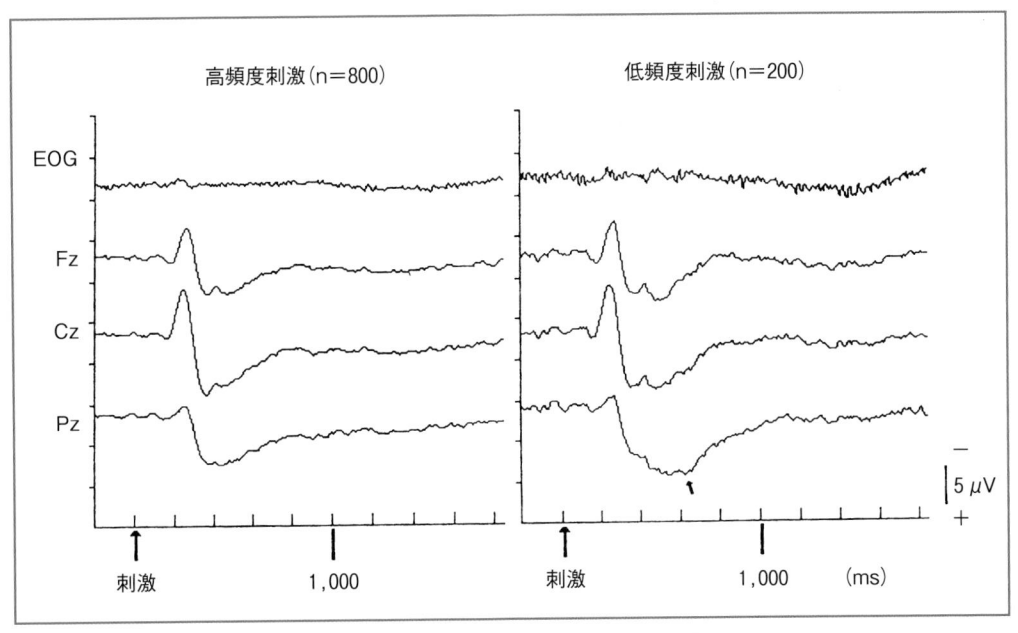

図 B-238 CO_2 レーザー刺激を用いたオドボール課題による ERP
10名分の総加算波形。低頻度(標的)刺激に対してのみ，潜時約 600 ms で P_{300} に相当する陽性電位(短い矢印)が Pz で最大に見られる。(Kanda et al, 1996[24]より引用)

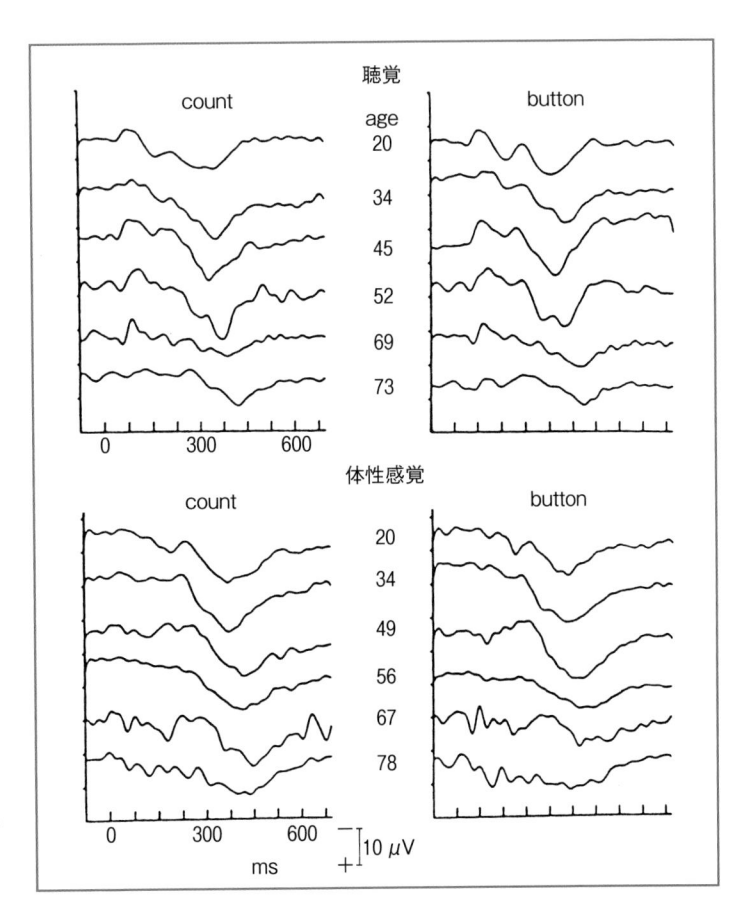

図 B-239 加齢に伴う P_{300} の波形の変化
聴覚刺激として，1,000 Hz と 2,000 Hz (標的刺激)のクリック音，体性感覚刺激として左手の中指と人差し指(標的刺激)に電気刺激を与えた。反応は標的刺激数え(count)とボタン押し(button)を用いた。いずれの組み合わせにおいても，加齢とともに P_{300} の潜時が延長している。それぞれ約 60 回加算。(Barrett et al, 1987[1]より引用)

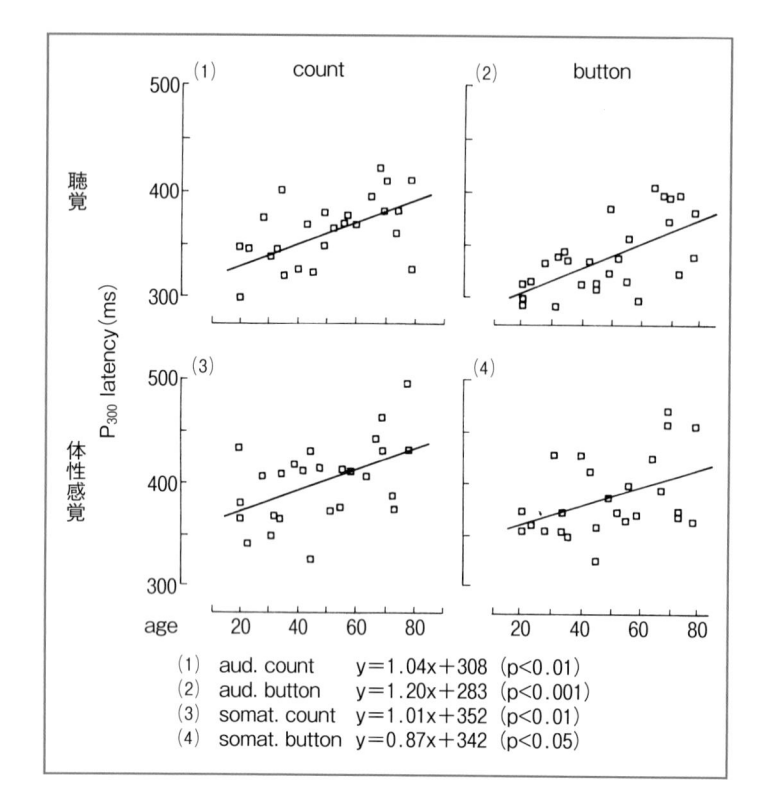

図 B-240　P_{300} 潜時と年齢との相関
刺激と反応は図 B-239 と同一の組み合わせを用いた。聴覚刺激・ボタン押し反応の組み合わせ(2)の場合に最もよく相関する。
(Barrett et al, 1987[1])より改変)

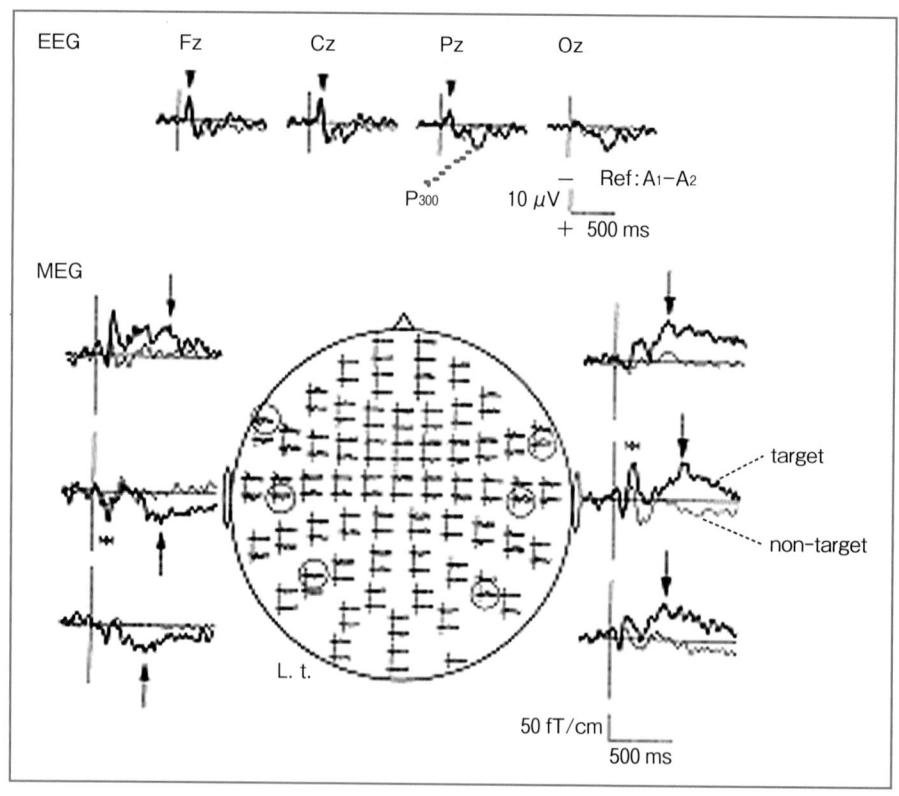

(1) aud. count　　y=1.04x+308　(p<0.01)
(2) aud. button　　y=1.20x+283　(p<0.001)
(3) somat. count　y=1.01x+352　(p<0.01)
(4) somat. button　y=0.87x+342　(p<0.05)

図 B-241　聴覚刺激オドボール課題によって同時記録された事象関連電位と脳磁図
(Nishitani et al, 1998[52])より引用)

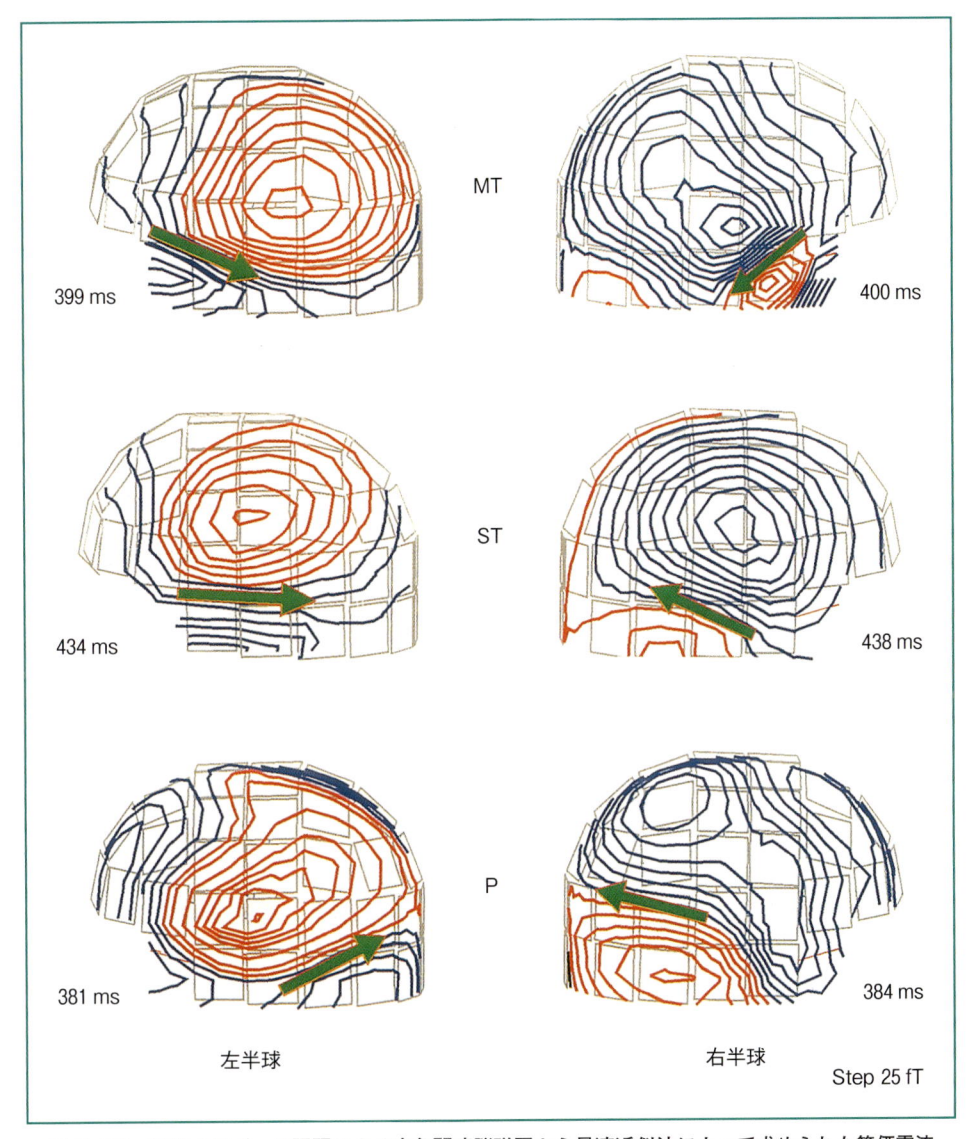

図 B-242 聴覚オドボール課題による事象関連脳磁図から最適近似法によって求められた等価電流双極子(ECD)の位置と細胞内電流の向き
MT：側頭葉内側，ST：上側頭部，P：下頭頂部。数字はそれぞれの頂点潜時。(Nishitani et al, 1998[52])より引用)

d．発生機序

P_{300} が大脳半球のどの部分で発生するかについては，前頭葉皮質，中心頭頂葉皮質，側頭葉皮質，皮質下の複数の部位，海馬・扁桃体，視床など種々の説があった。西谷ら(1998)は全頭型脳磁場計測装置を用いて脳電位と脳磁図を同時記録することにより，その発生源を推定した[52]。**図 B-241** は聴覚オドボール課題を用いて脳磁場と脳電位を同時記録し，標的刺激と非標的刺激に対する加算平均波形を示したものである。planar 型脳磁計で記録したために，視察によって潜時約 100 ms の聴覚誘発反応と，潜時約 350 ms の事象関連成分を，それぞれ両側頭部に認めることができる。後者の分布は，左右の大脳半球の上側頭回，内側側頭葉および下頭頂葉の各3カ所に発生源を仮定したときに，最もよく説明することができた[52]。**図 B-242** は等価電流双極子(ECD)の位置と各々の細胞内電流の向きを示し，**図 B-243** はその ECD を本人の MR 画像上にプロットしたものである。なお図 B-243 の中段に黄色で示した

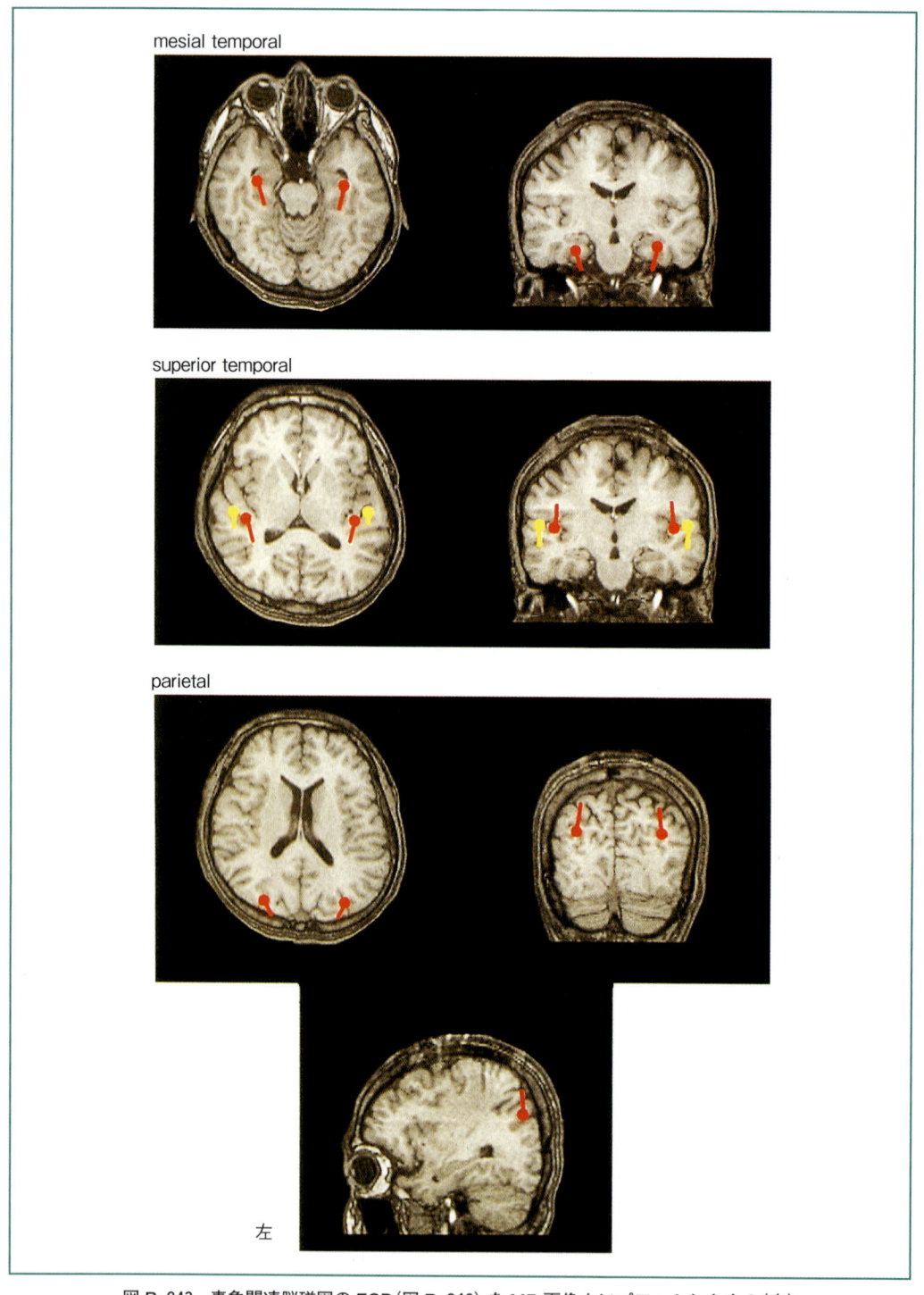

図 B-243　事象関連脳磁図の ECD（図 B-242）を MR 画像上にプロットしたもの（赤）
左右の半球のそれぞれ内側側頭葉（mesial temporal），上側頭回（superior temporal），および下頭頂葉（parietal）に ECD が求められる．中段の黄色は潜時約 100 ms の聴覚誘発反応の ECD を示す．（Nishitani et al, 1998[52]）より引用）

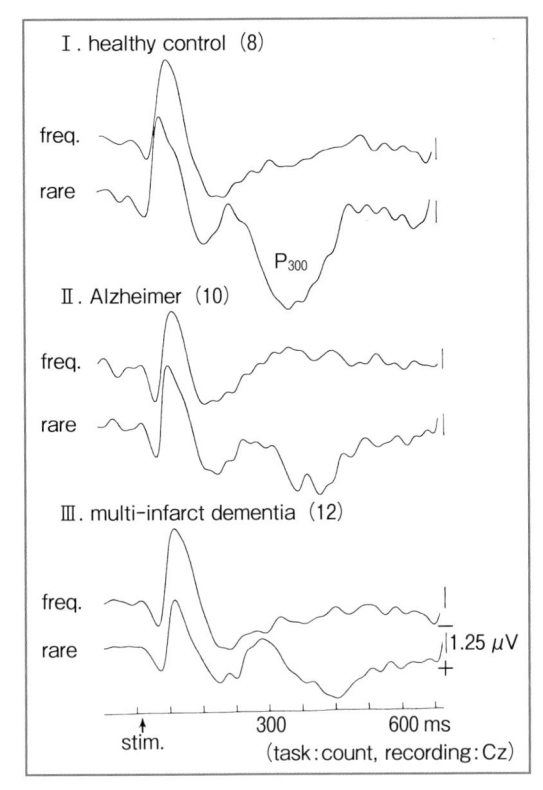

図 B-244 Alzheimer 病と多発梗塞性認知症患者における P$_{300}$

同年齢層の正常者(healthy control)8名，Alzheimer 病10名，多発梗塞性認知症(multi-infarct dementia)12名の記録を，それぞれ総加算したもの。ともに同年齢の正常者に比較して P$_{300}$ の潜時が長い。(Neshige et al, 1988[49]より引用)

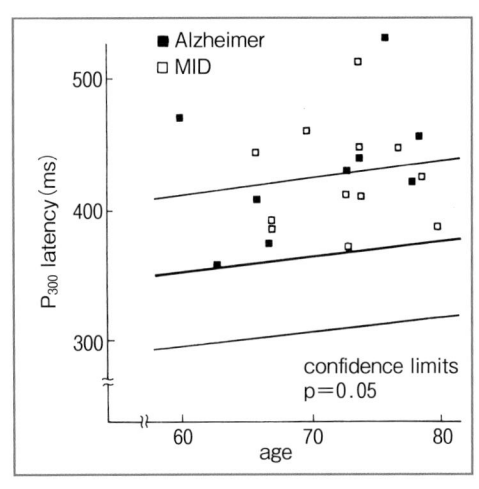

図 B-245 Alzheimer 病と多発梗塞性認知症 (MID) における P$_{300}$ 潜時

太い実線は正常者の平均回帰線，細い実線は危険率5%における正常範囲を示す。いずれの患者においても，P$_{300}$ 潜時は同年齢の平均値よりも長く，両疾患とも全症例の45%で P$_{300}$ 潜時が有意に遅延している。(Neshige et al, 1988[49]より引用)

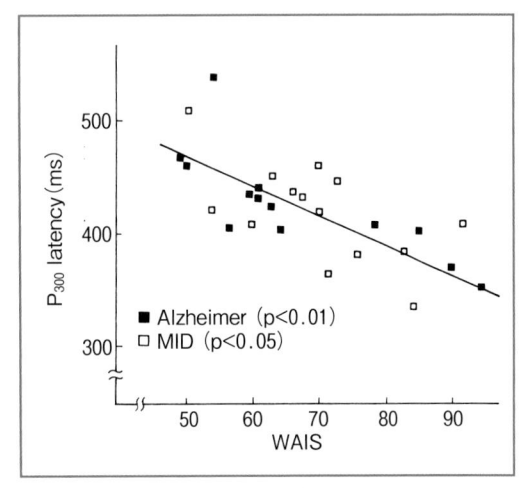

図 B-246 Alzheimer 病と多発梗塞性認知症 (MID) における P$_{300}$ 潜時と WAIS の相関

両者は負の相関を示し，とくに Alzheimer 病でその傾向が強い。(Neshige et al, 1988[49]より引用)

ECD は潜時約 100 ms の聴覚誘発反応の ECD であり，上側頭回の聴覚中枢に位置する。したがって P$_{300}$ の構成成分の1つは聴覚中枢の中あるいはそれに極めて近い部位にあるものと考えられる。言い換えれば，少なくとも単純な聴覚刺激の認知に関しては，上記のような脳部位が関与しているものと考えられる。

大脳半球の局在性病変における脳電位の検討では，山口らは体性感覚刺激を用いて，側頭葉と頭頂葉がともに傷害された症例では P$_{300}$ (P$_{3b}$) も novelty response (P$_{3a}$) もともに低下するのに対して，頭頂葉に限局した病変では異常をきたしにくいこと，さらに前頭葉の病変では主として後者が低下することを見出した[71,72]。さらに西谷ら(1999)は，難治性内側側頭葉てんかんのため手術治療を受けた患者の術前後で聴覚 P$_{300}$ を記録し，頭皮上の P$_{300}$ の分布には側頭葉内側はわずかに関係しているだけであることを見出した[54]。

e. 臨床応用

認知症の患者では同年齢の正常者に比較して P$_{300}$ の潜時がより長いことは，1978年に Goodin らが発表して以来多くの報告がある[9-11]。図 B-244〜246 に音成らのデータを示す[49]。しかし，なかには異常の頻度は多くないという報告もあるが，この違いには各施設における正常対照者の

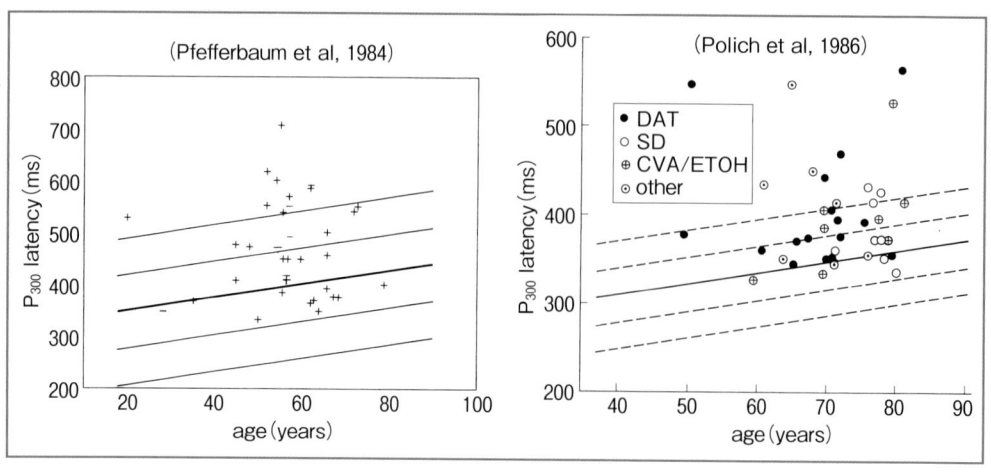

図 B-247　認知症患者における P_{300} 潜時
Pfefferbaum らの成績は Polich らのそれに比較して，正常対象者の P_{300} 潜時のばらつき（SD）が大きいために，潜時の遅延を示す患者の比率が低いものと考えられる．（Pfefferbaum et al, 1984[58,59]）および Polich et al, 1986[60]より引用）

P_{300} 潜時のばらつきの大小が大きく影響しているものと思われる（図 B-247）[58-60]．この P_{300} 潜時の延長は，脳血管障害による認知症の患者でも Alzheimer 病の患者でも同様に認められ，またその他の認知症患者でもみられることから，疾患特異性はない．ただし，P_{300} より潜時が短い成分にも注目すると，認知症を伴った Parkinson 病や Huntington 舞踏病ではそれらの潜時も延長するが，Alzheimer 病では P_{300} のみ延長するという報告がある．これらの疾患では，知能指数が低い患者ほど P_{300} の潜時遅延が著しく，この知能指数と P_{300} 潜時の間の負の相関はとくに Alzheimer 病の患者において著明である（図 B-246）[49]．なお知能障害の程度に応じて潜時は延長するが，P_{300} の振幅は関係ないとされている（図 B-248）[60]．

さらに知的機能の種類との対応については，数唱問題，符号問題，積み木問題，視空間問題などとの関連が報告されてきた．音成らによる検討でも，WAIS の言語課題では類似問題と数唱問題，非言語課題の中では符号問題と絵画完成との間に有意の相関を示した（図 B-249）[49]．とくに，空間に関連した問題を迅速に処理するような機能と関連が深いものと思われる．このように，P_{300} の検査は認知症の客観的評価に有効であると考えられ，さらに認知症とうつ病との鑑別にも有効であるといわれている．また，P_{300} は認知症に対する治療薬の効果判定や臨床経過の追跡にも応用される可能性をもっているが，これは P_{300} 潜時が正常者では安定しているという前提に基づくことは言うまでもない．事実，Karniski と Blair（1989）は正常者で1～2カ月の間隔をおいて P_{300} を記録し，その波形は非常に安定していることを報告した（図 B-250）[30]．音成らは，Alzheimer 病と多発脳梗塞による認知症患者にフィゾスチグミンを投与し，その前後で WAIS と P_{300} を測定し，多くの例で WAIS と P_{300} 潜時が平行して変動することをみた（図 B-251）[49]．

本田ら（1996）は，他の知的機能は比較的保たれているにもかかわらず長期記憶が選択的に障害された症例を対象に聴覚 P_{300} を検査し，健忘の程度とは関係なく，むしろ画像から判断される側頭葉内側の器質的傷害の程度と広がりとの間に相関を認めた．たとえば，一過性全健忘の発作中でもほぼ正常波形の P_{300} が記録された（図 B-252）[17]．しかし，視覚刺激を用いた P_{300} を用いて，一過性全健忘の発作中にその振幅が低下していたという報告もある[3]．

P_{300} は統合失調症や躁うつ病を代表とする精神疾患で広く検討されてきた．このような精神疾患では，その症候に個人差が大きいことと，同一患者でも変動がみられることから，何らかの異常が検出されても，その病態との関連を明確に考察するには至っていない．

本検査の短所は，その記録に際して被検者のか

なりの理解と協力を必要とすることである。したがって，ある程度以上の高度認知症を示す患者では適用できないことになる。

f．単一試行による P_{300}

P_{300} のような長潜時の事象関連電位の記録においては，被検者の注意や心理状態，また刺激の処理の仕方などが試行ごとに少しずつ異なることが想定されるので，加算平均法が必ずしも適切とは限らない。そこで，加算平均を行わないで単一試行の P_{300} を記録しようとした試みが過去にもあった。諏訪園ら (1994) は適当なフィルターを用いることによって信号・雑音比を上げ，多くの単一試行に P_{300} に相当する波形を検出した（図 B-253)[66]。西田らは P_{300} の判定基準を設けて単一試行のなかから盲検視察によって P_{300} を検出し，それを検出できるような自動検出システムを開発した[50]。そして，このようにして得られた正常者の P_{300} は，その頂点潜時が刺激ごとにかなり変動していることが証明された[51]。

6）意識下に異なった刺激を認知する機構
mismatch negativity

これはフィンランドの Näätänen が開発した事象関連電位の一種で，被検者はその課題に注意を向ける必要がない点で極めてユニークな生理学的知見であり，近年とくに注目されている[43-46]。

a．記録法

通常は聴覚刺激により，P_{300} の記録と同様にオドボール課題を用いるが，この場合は標的刺激に対して反応課題を課さないで，被検者はむしろ読書をしたりして刺激に対する注意をそらした状況で記録する。刺激としては，たとえば1,000 Hz，持続75 msの音を65 dBHLの強さで連続して与え，約10％の割合で持続だけ異なった（25 ms）音をランダムに与える。そのほか，音の大きさや，周波数，空間的位置，間隔，複雑さなど，他の要素を違えることも可能である。この場合，P_{300} とは逆で，偏倚刺激と標準刺激との差違が大きいほどMMNが記録されやすい（図 B-254）。

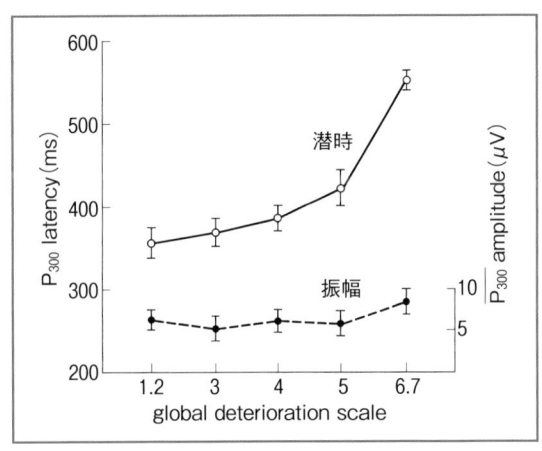

図 B-248 認知機能障害の程度と P_{300} の関係
知能障害の程度（横軸）に比例して P_{300} 潜時は延長するが，振幅は変わらない。(Polich et al, 1986[60] より引用)

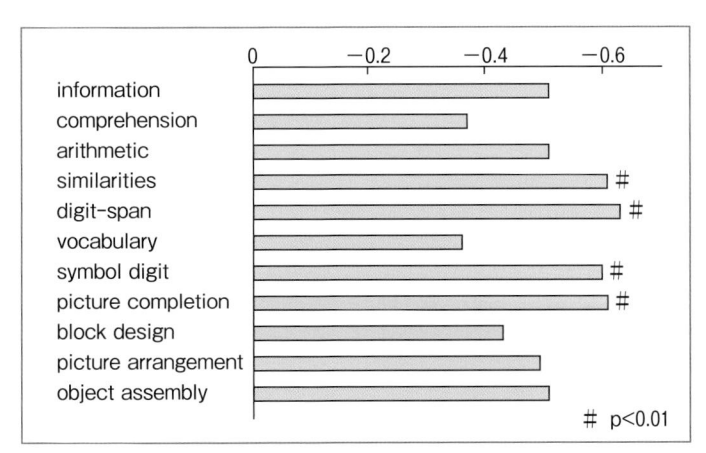

図 B-249 Alzheimer 病および多発梗塞性認知症患者における WAIS 異常と P_{300} 潜時延長との関連
類似問題 (similarities)，数唱問題 (digit-span)，符号問題 (symbol digit)，絵画完成 (picture completion) との間に有意の相関を認める。(Neshige et al, 1988[49] より作図)

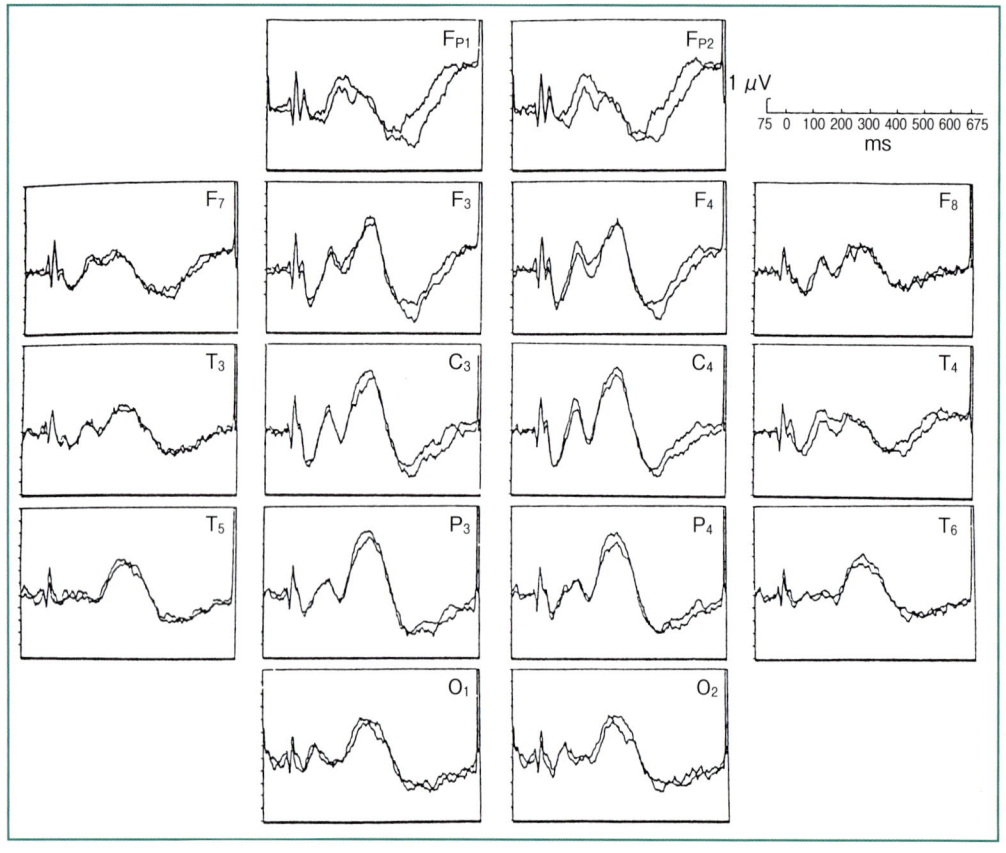

図 B-250　P_{300} 波形の安定性
16 名の正常者を対象として，聴覚刺激 P_{300} を 1～2 カ月間隔で 2 回記録し，それぞれの総加算波形を重畳したもの。極めて安定していることがわかる。(Karniski & Blair, 1989[30]）より引用）

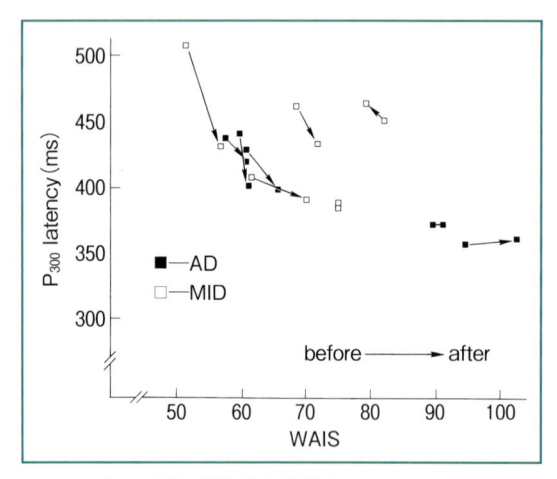

図 B-251　薬物投与前後の WAIS と P_{300}
Alzheimer 病(AD) 5 例と多発梗塞性認知症(MID) 5 例で，フィゾスチグミン 1 日維持量 10 mg を経口投与し，治療前(矢印の起始部)と約 2 週間後(矢印の先端)に WAIS と P_{300} を測定したところ，多くの例で両指標は互いに矛盾しない方向に変動した。(Neshige et al, 1988[49]）より引用）

また，視覚刺激を用いてもこれに相当する電位を記録することができる[34]）。記録電極は，臨床応用の場合 Fz, Cz, F_3, F_4 に置き，両側乳様突起連結または鼻尖に基準電極を置く。周波数応答は 0.1(0.3)～30(100) Hz を用いるとよい。加算平均回数は偏倚刺激の回数が少なくとも 200 となるようにし，刺激開始時点から少なくとも 500 ms まで解析する。再現性を確認することは他の ERP と同様である。この電位の検出と判定には，低頻度(偏倚)刺激と高頻度(標準)刺激に対する反応の差分を計算する方法がよく用いられる。

b．正常波形

低頻度(偏倚)刺激に対してのみ，潜時約 130 ms で始まって約 300 ms にわたり表面陰性電位が記録される(図 B-254)。この mismatch negativity (MMN) は前頭部から中心部にかけて，正中線上最大に分布する。脳磁図を用いた発生源の検討では，MMN は上側頭回の Heschl 回近傍に

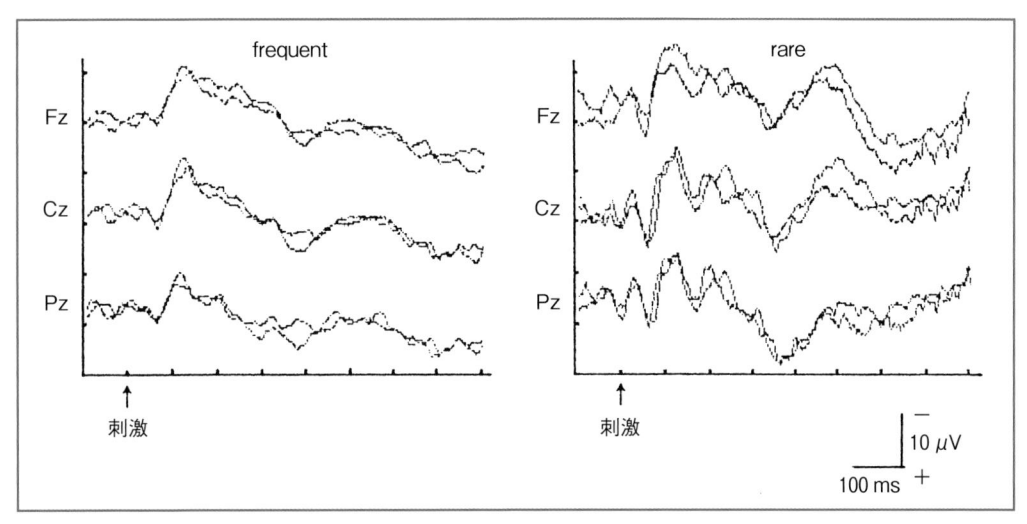

図 B-252　一過性全健忘の発作中に記録した P$_{300}$（66 歳，女性）
聴覚オドボール課題。標的刺激（rare）に対して潜時 350 ms で頭頂部に P$_{300}$ を認める。(Honda et al, 1996[17]) より引用）

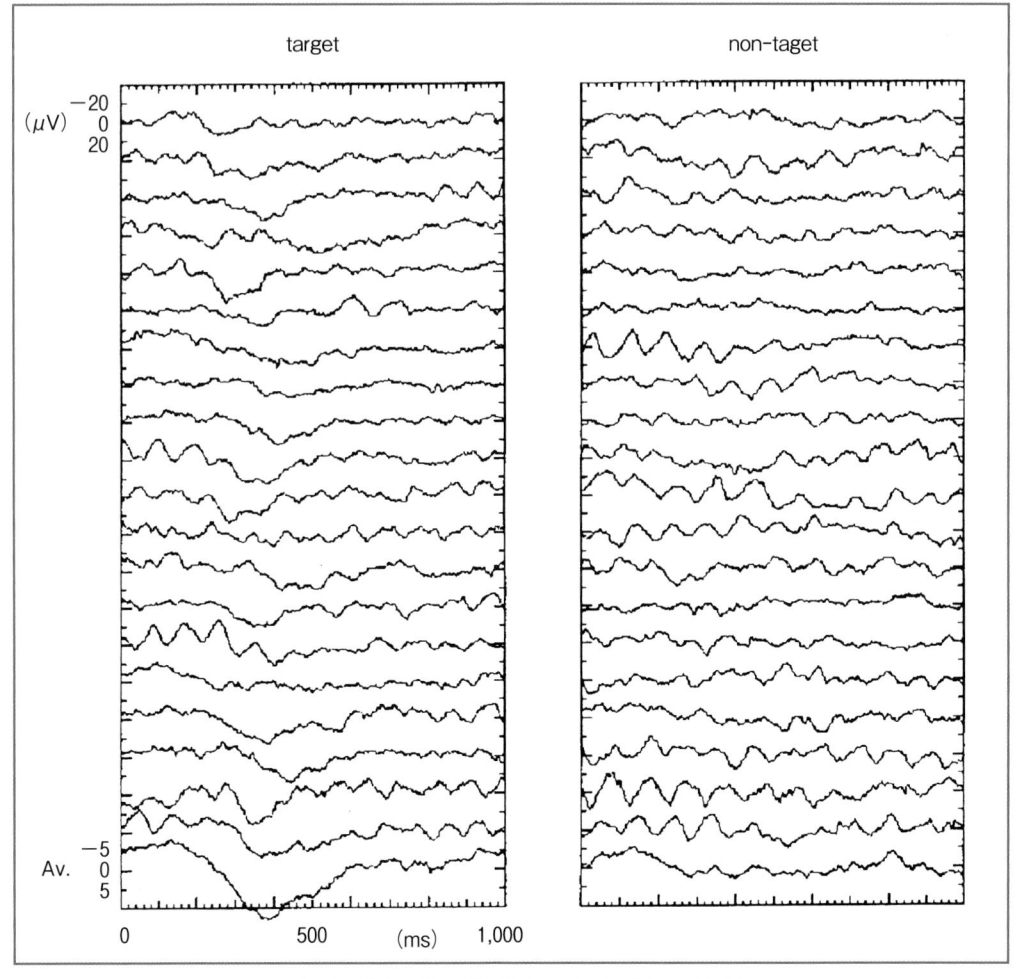

図 B-253(a)　単一試行による P$_{300}$ の記録（原波形）
標的刺激（target）と非標的刺激（non-target）各 20 試行の原波形。各々の最下段はそれぞれの加算平均波形 (Av.) を示す。(Suwazono et al, 1994[66]) より引用）

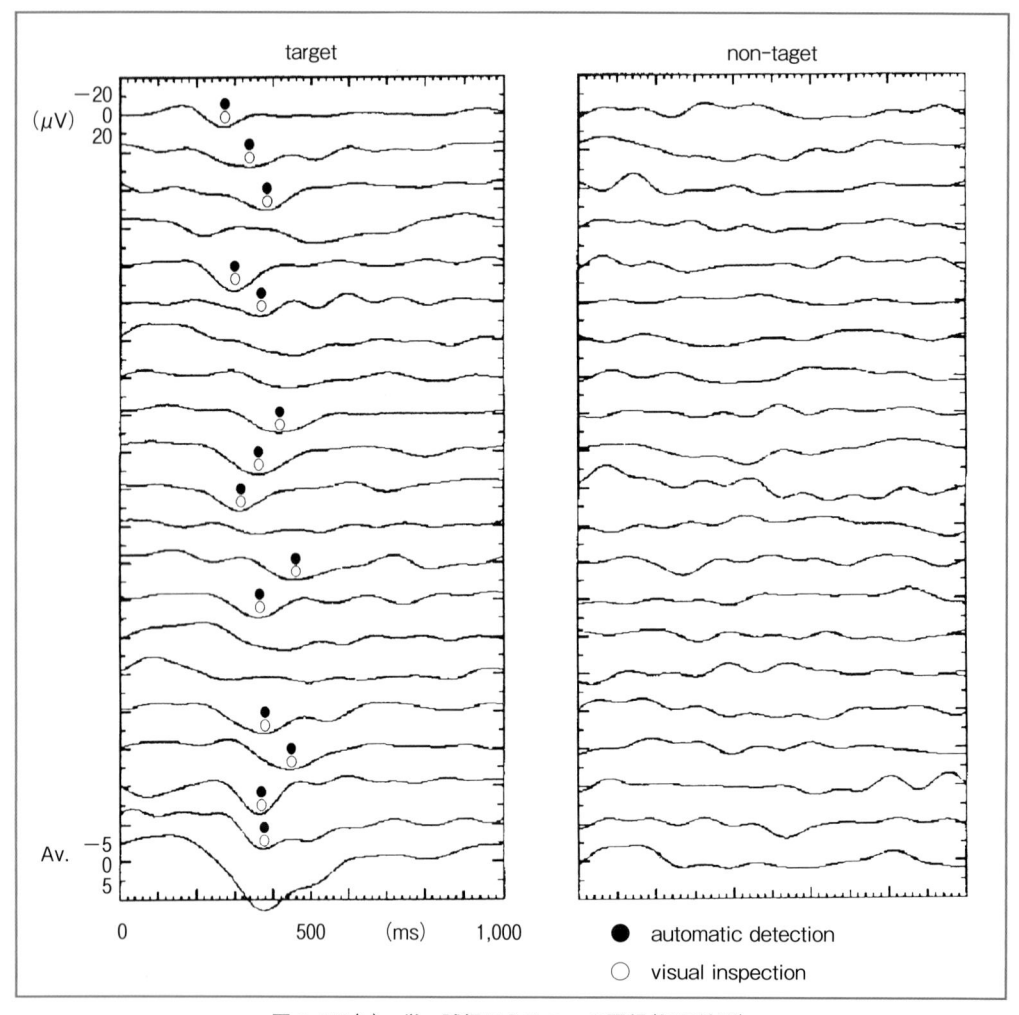

図 B-253(b)　単一試行による P_{300} の記録（処理波形）
図 B-253(a)の原波形に，高周波フィルター 8 Hz のフィルター処理を施した波形。黒丸印は自動解析法（automatic detection）により，白丸印は視察（visual inspection）によって，それぞれ P_{300} があると判定された頂点を指す。（Suwazono et al, 1994[66]より引用）

求められる。これは，感覚・記憶情報のなかに蓄えられた標準刺激の物理学的特徴とは異なった特徴をもつ感覚入力（不適合）の検出を反映する活動と考えられている。とくに注目されるのは，MMN は注意をその課題からそらした条件でも記録されること，さらに新生児にも記録でき，睡眠中の正常者，また意識障害の患者でも記録されることから，意識下における現象と考えられる。

c．臨床応用

MMN の記録には被検者の注意や反応を必要としないので，最も重要視されてきた臨床適用は昏睡および植物状態の患者の検索，とくにその予後判定に対する応用である。昏睡患者でも MMN が出現することがあるが，これだけを指標として昏睡の予後を判定することは危険であって，その他の臨床的および検査所見と総合判定されなければならない[68]。Wijnen ら（2007）は 10 名の頭部外傷による植物状態患者を対象として，2 週間ごとに聴覚 MMN を記録し，平均 3.5 カ月経過を追跡した結果，とくに患者が単純な口頭命令に反応して不確実ながら何らかの反応をし始めた時点で，MMN の振幅が急激に増加したことを報告した[70]。

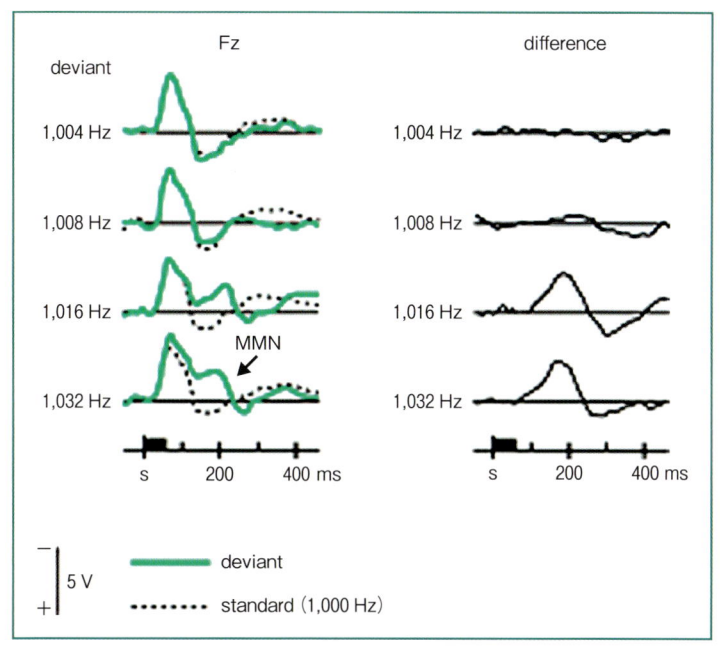

図 B-254 周波数の異なった聴覚刺激を用いて記録された mismatch negativity（MMN）
標準刺激は 1,000 Hz で 80% 提示（黒点線），偏倚刺激（青色）の周波数差が大きい程 MMN が著明になる．右は差分波形．（Näätänen et al, 2007[46]）より引用）

3 記憶に関連する脳活動（記憶関連電位）memory-related potential

記憶機能を反映する脳電位の記録には，従来いわゆる Stenberg 課題が用いられてきた．これは，被検者に複数の対象（たとえば言葉や絵など）を記憶させておいて，一定時間後に一つの刺激を提示し，それが前に記憶した対象群のなかに含まれていたかどうかを判断させるものである．もしそれが記憶対象の一つであれば，ボタンを押すことによって反応させる．そして対象刺激に対する

脳は睡眠中も音を聞き分けている！

わずかに周波数が異なる 2 種類の音刺激を，一方は頻繁にもう一方は低頻度でランダムに提示して，被検者に低頻度の刺激に対してだけ反応させると，その標的刺激のあとに P_{300} という事象関連電位が記録される．この場合は被検者がその音に注意を払って反応しているので，脳に何らかの反応が出ることは当然かもしれない．しかし，いまビデオを見ている被検者に同じように 2 種類の音刺激を与えてそれぞれの刺激に続く脳波を加算平均すると，やはり低頻度刺激に対して電位が記録される．すなわちこの場合，脳はその刺激に注意を払っていなくても性質が異なった音を聞き分けていることになる．この電位は mismatch negativity と呼ばれるもので，フィンランドの Näätänen 博士が 1970 年代に発見し，その後開発してきた電位であり，現在事象関連電位のなかでは最も注目されている．この電位について驚くべきことは，睡眠中のある相や意識障害の患者でもこれが出現することである．すなわち，ヒトが眠っている間でも脳は違った音を聞き分けているわけである．とくに頭部外傷などによる意識障害患者では，この電位が出現すれば回復に対する予後がよいという報告がある．このように，mismatch negativity は臨床および脳科学研究の両面において，今後ますます利用価値が拡がるものと予想される．

脳波反応と非対象刺激に対する反応を別個に加算平均して, 比較するものである.

この方法で得られる電位については, その課題で確かに記憶情報を保存しておくことは必要であるが, そのほかに刺激の認知に関連した要素が強く関与してくるものと考えられる. そこで本田ら (1996) は, 4対の図形を記憶させた後で, 1対の刺激 (S_1, S_2) を2秒間隔で提示し, それが記憶した対刺激であればS_2提示直後にボタンを押させる反応課題を課した. これによって, S_1に続いて被検者はそれに対応する対刺激を想起し, S_2が提示されるまでの間それを保存し, 反応する準備を始めることになる. このようにして, 右利きの正常者において, S_1の約500 ms後に頭頂部正中線上から左寄りにかけて陽性電位を, そしてその後S_2提示時点までの間に中心・前頭部に陰性電位を認めた (図B-255)[16]. 前者は記憶情報の想起に, 後者はその保存と反応に対する準備に関連した脳電位と解釈される.

4 言語に関連する脳活動

言語情報処理に関連した脳電位の変化は, 誰もが関心をもつところである. 事実, 一つの文章を構成する単語を順に聴かせたり見せたりして, 最後の語を意味のあるものとないものとに変化させ, 各々の単語を聴かせ (見せ) た瞬間をトリガーとして脳波を加算平均する方法が用いられる. このようにすると, 正常者では, 最後の単語として無意味語が用いられた場合にのみ中心部優位に潜時約400 msで陰性電位が記録される. これはN_{400}と称され, 文法的な不適合 (semantic incompatibility) の認知を反映するものと考えられている.

5 過誤を反映する脳活動

敏速な反応を要する課題遂行中に, 間違いをしたことに気づいたときに表面陰性の電位が記録される[7]. たとえば図B-256(a), (252頁) に示すような視覚刺激を瞬間的に見せて, 5本の横方向矢印のうち標的矢印が向いた方向に応じて該当側の手指でできるだけ速やかに反応させ, 反応時点を基準として脳波を加算平均し, 正答と誤答との差を求めることによって記録する. 同様の課題を用いて得られたfMRIのデータ〔図B-256(b), 253頁〕を参考にしてその電流発生源を求めると, その電位は前帯状回から出現しているものと推定される〔図B-256(c), 253頁〕[4]. 前頭葉白質に病変を有する患者ではこの過誤関連陰性電位が低下しており, これは, 前頭葉における皮質間の機能連関が離断されたために, 課題遂行モニターの障害が生じた結果と解釈されている[15].

6 随伴陰性変動
contingent negative variation (CNV)

1) 記録法

反応時間測定と同一の手技を用いる. すなわち刺激間間隔1~2秒の2連発刺激 (S_1, S_2) を与え, S_2に対してなるべく早く反応させるようにする. たとえば, 警告刺激 (warning stimulus) (S_1) として視覚刺激を与え, その2秒後に命令刺激 (imperative stimulus) (S_2) として音刺激を与え, その音刺激に対してできるだけ早くボタン押しなどで反応させる. この試行を約10秒間隔で繰り返し, S_1前500 msからS_2後600 msの脳波を20回以上加算平均する. 記録電極はCzとFz, そしてできればPzにも置き, 両側耳朶連結を基準電極として, 増幅器の周波数応答 0.05~100 Hz (-3 dB) を用いて記録する. sampling rate (ordinate period) は約200 Hz (5 ms) とする.

2) 正常波形

S_2の約1秒前から前頭中心部に緩やかに増大する陰性電位が出現し, S_2後100~600 msかかって基線にもどる (図B-257, 254頁). 前頭中心部正中線で最大で左右対称性に分布する. その発生源はまだ完全には判明していないが, 難治性てんかん患者の硬膜下記録により, その後期成分は少なくとも補足運動野および一次運動野のほかに, 前頭前野の内側面, 外側面および下面が関与していることがわかっている[13]. この点, 後述の運動関連脳電位のなかの運動前陰性緩電位が, 一次および補足運動野から比較的限局して発生することと対照的である.

CNVは, 心理的機能によって強く影響されることがわかっている. なかでもその大きさは注意

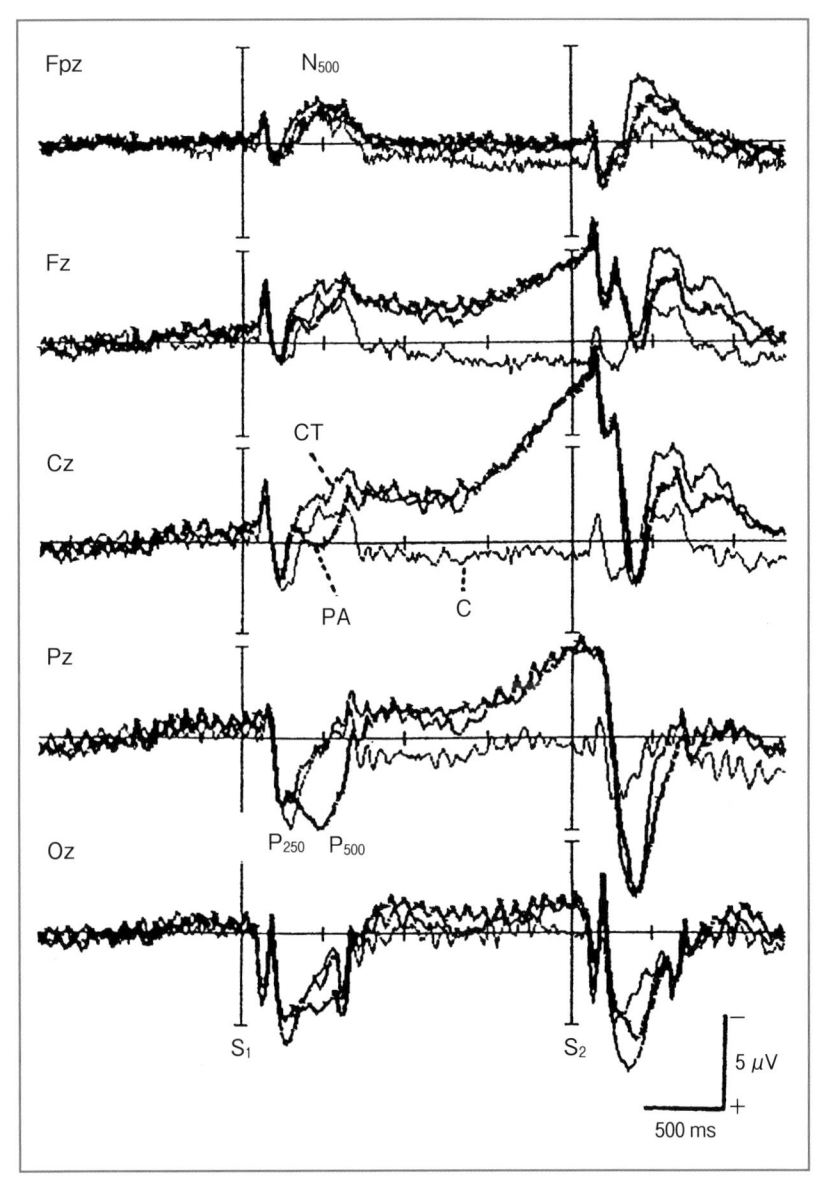

図 B-255　正常者において，4対の図形の組み合わせを記憶した後で，CNV課題によって記録した記憶関連脳電位
PA：対連合課題，CT：選択反応時間課題，C：対照。(Honda et al, 1996[16])より引用)

(attention)の程度と正の相関を示し，2つの刺激の間に無関係な作業を行わせて注意を散乱させると振幅が低下する。また予期(expectation)が影響し，S_2が出現するとは限らないといった不確定条件下ではCNVの振幅は減少する。さらに動機付け(motivation)が高いとCNVの増大と反応時間の短縮が起こるが，CNVと反応時間とは必ずしも相関しないとされている。したがって，被検者が眠たい状態ではCNVは出現しにくくなる

のは当然である。

3) 臨床応用と適用

　脳の器質性疾患で，CNVを記録した研究報告は少なくない。病変側半球でCNVが減少することが多いが，部位診断という意味では通常の脳波や誘発電位のほうが優れている。したがって，CNVが器質性脳傷害の患者に応用されるとしても，それはあくまでも心理的症候との関連におい

て用いられるべきものであろう。

精神科領域では，神経症と精神病の病態生理学的検索および補助診断法としてCNVが応用されてきた。不安神経症ではCNVの発現遅延や不安定，振幅の低下などがみられ，強迫神経症ではCNVがむしろ増大することが多いといわれている。また，ヒステリーではCNVの欠如または著明な低下がみられるという。一方，統合失調症では典型的な症例ほどCNVの振幅が低下し，注意散乱効果が著明であるという。躁うつ病では，うつ病期にはCNVは低下するか，むしろ表面陽性になったりし，軽度の躁病期にはCNVは増大し，強い躁病期には逆に低下することが多いという。

池田ら（1997）は，CNVの記録に感覚入力と運動による反応との連関機能（感覚運動連関 sensorimotor integration）が関与していることに注目し，運動障害患者への応用を試みた。とくにパーキンソン症候群においては，機能障害の程度に応じてCNV後期成分が低下し，なかでも正中線上の成分が選択的に低下することを見出した（図B-258）[20]。これは大脳基底核から補足運動野への興奮性入力の減少の結果，補足運動野の機能が低下し，CNVの起電力も低下したものと解釈される。さらに池田ら（1996）は，書痙のような局所性ジストニーの右利き患者では，CNVの後期成分が左中心部で低下することを見出した[19]。この現象は局所性ジストニーにおける一次運動野の機能障害を反映するものと考えられる。なお，これに関して梶ら（1995）は，同じく局所性ジストニーの一種と考えられる痙性斜頸では，S_2に対する反応として頸を回転させる運動課題を用いた時にのみ，CNVが低振幅となることを報告した（図B-259，255頁）[22]。

通常のCNVの記録法でもS_2後に陰性変動が数100 msにわたって残る。これは命令刺激後陰性変動（post-imperative negative variation, PINV）と呼ばれ，その生理学的および心理学的意義はまだ明らかにはされていない。S_2の認知に対する心理的完了感を反映するものと推測されている。

7 皮質領域間機能連関 cortico-cortical functional connectivity

2つの異なった皮質領域間の機能的結合（機能連関 functional connectivity）は，後述の一定周波数律動の皮質間における相関（コヒーレンス），同じく後述の脳機能イメージングを用いる方法，また前述の経頭蓋磁気刺激法（TMS）などを用いて検索することができる。松本ら（2004，2007）はてんかん患者で硬膜下電極を刺激して標的領域の硬膜下電極から誘発電位を記録する方法を開発して，言語および運動に関する機能連関を明らかにした（cortico-cortical evoked potential）[39,40]。言語については，Broca野を中心とする前方言語領域とWernicke野を中心とする後方言語領域を，それぞれ刺激および記録することにより，両領域間に両方向性に，直接あるいは間接に線維連絡が存在することを証明した（図B-260，255頁）[39]。また，運動については，前頭葉内側面と外側面の運動野間の線維連絡が体性局在に則って存在することを証明した[40]。もちろんこの方法は侵襲的手法であるが，部位によってはTMSを応用して非侵襲的に検査することも可能になってくるであろう。たとえば，Massiminiら（2005）は正常被検者において，背側運動前野に相当する部分をMRIナビゲーション法によって同定したうえで，同部に磁気刺激を与え，多チャネルで記録した脳波を

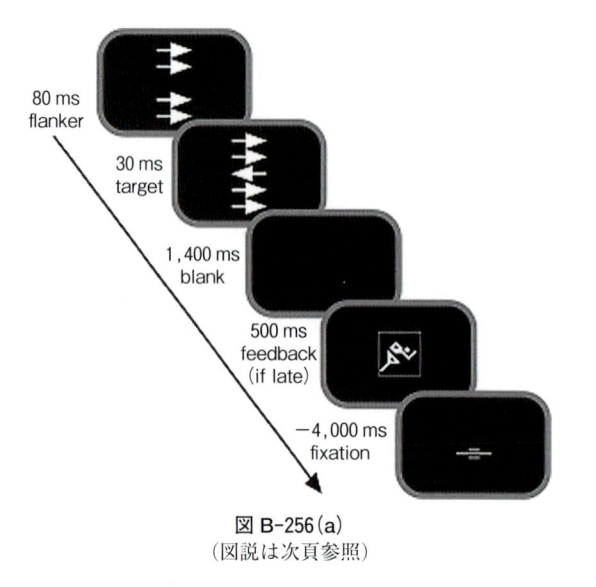

図 B-256(a)
（図説は次頁参照）

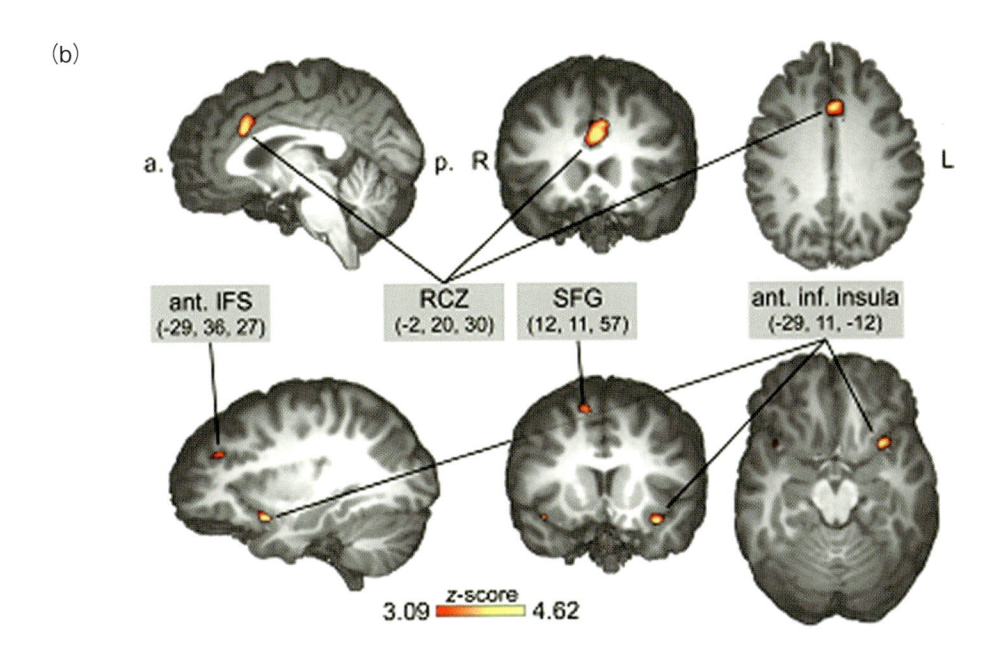

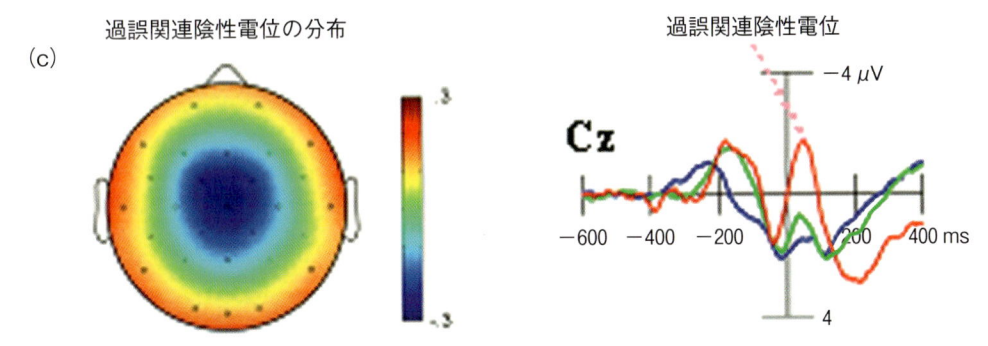

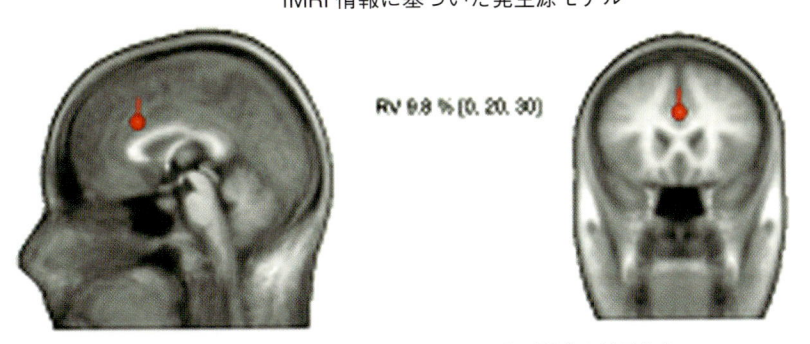

図 B-256 同一課題を用いた fMRI の情報に基づいて，過誤関連陰性電位（error-related negativity）の頭皮上分布から計算して求められたその発生源

(a)用いられた視覚刺激反応課題．5本の矢印のうち中央の矢印の方向に則って当該側の手をできるだけ早く動かす．(b)誤った側の手を動かした課題に関連して活動した脳部位．RCZ：吻側帯状回．(c)過誤関連電位の波形と，fMRIで得られた情報を参考にして推測されたその電位の発生源．吻側帯状回に求められる．赤波形が誤まった反応，緑と黒波形は正しい反応．(Debener et al, 2005[4])より引用）

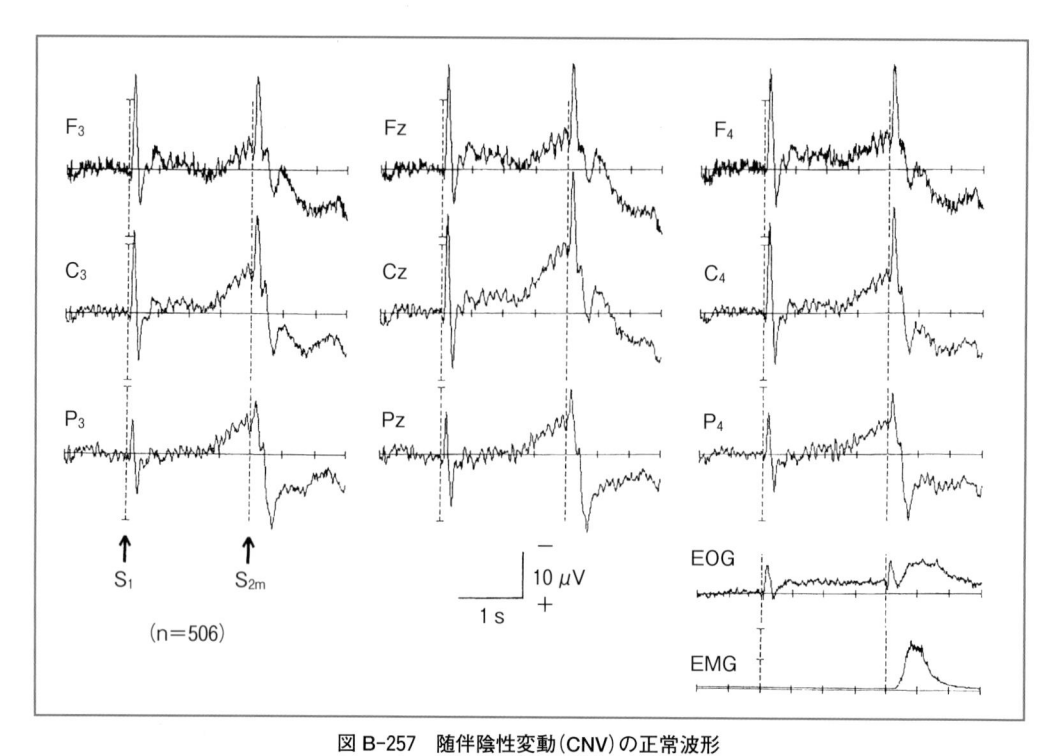

図 B-257 随伴陰性変動(CNV)の正常波形
1対の刺激(S_1, S_2)を2s間隔で与え,S_2のGo刺激(S_{2m})に対して右手の運動で反応させると,S_2に先行して陰性緩電位(CNV)が出現する。(京大神経内科池田昭夫准教授より提供)

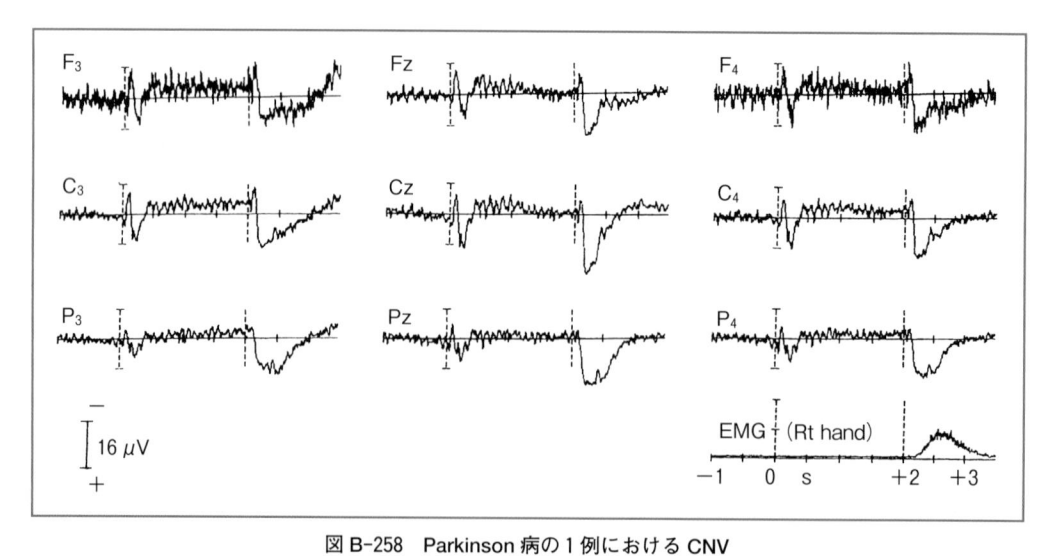

図 B-258 Parkinson病の1例におけるCNV
聴覚対刺激,右手運動の反応課題を用いて記録。CNV後期成分がとくに正中線上で低下している。(Ikeda et al, 1997[20]より引用)

加算平均して誘発電位を求め,そのcurrent source densityの頭皮上分布を覚醒時とnon-REM睡眠期の間で比較した[35]。その結果,non-REM睡眠期では皮質間の生理的連絡が中断されることを示した。

近年この領域で最も注目されているのはdiffusion tensor tractography(DTT)というMRIを用いた手法である。これは,生体内における水分子の拡散特性および有髄神経線維に沿ったその拡散の方向依存性(anisotropy)の原理に基づいた解

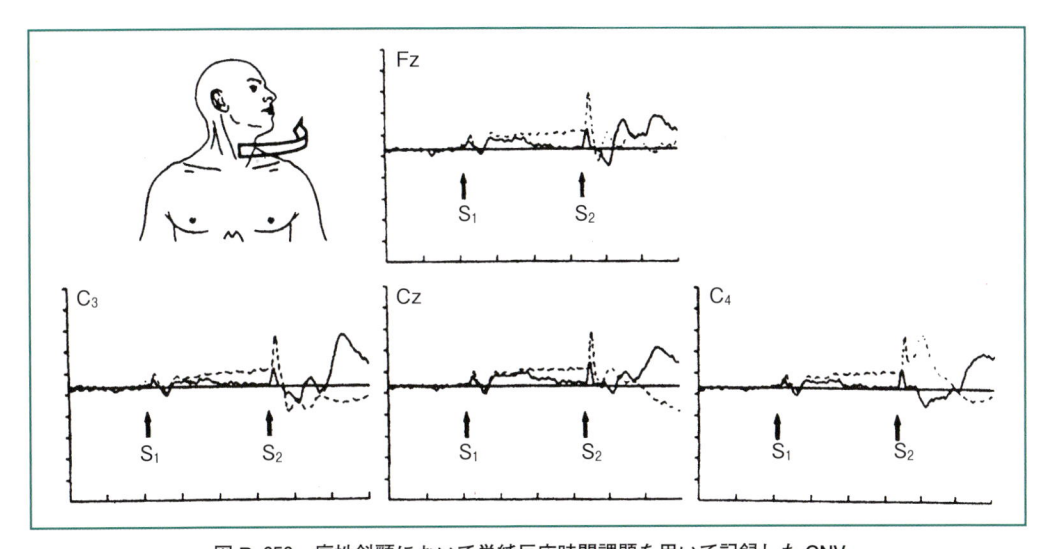

図 B-259　痙性斜頸において単純反応時間課題を用いて記録した CNV
S_2 に対する反応として頸を左へ曲げる運動をさせると，正常者（破線）に比較して，患者（実線）では CNV 後期成分が低下している。それぞれ 12 名および 4 名のデータの総加算。（Kaji et al, 1995[22]）より引用）

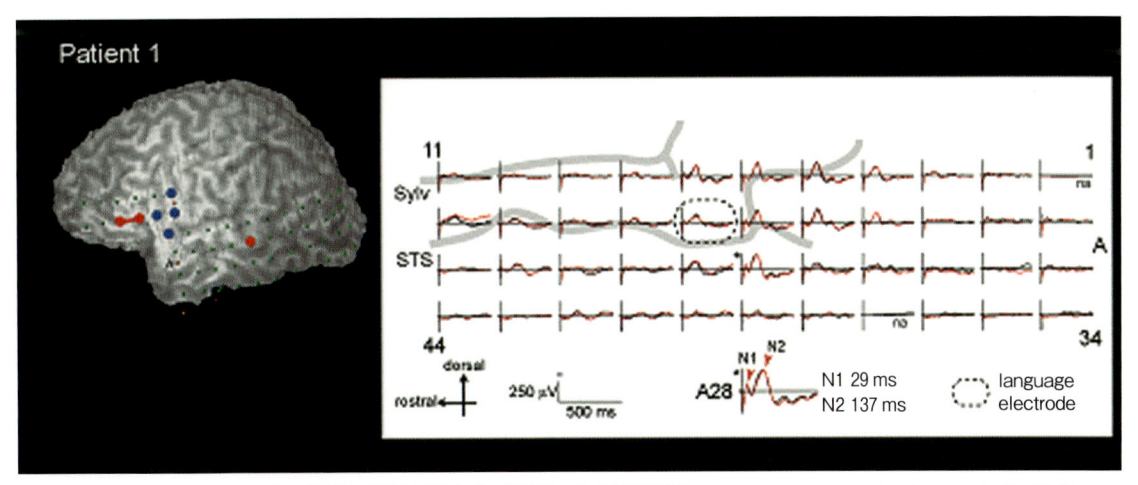

図 B-260　てんかん患者の硬膜下電極刺激および記録による言語関連 cortico-cortical evoked potential（CCEP）
左大脳半球の前頭葉言語野の電気刺激（連結赤点）により，側頭葉言語野（赤点）から潜時 29 ms で小さい陰性電位が，さらに潜時 137 ms で大きな陰性電位が誘発されている。青点は顔面運動野。（Matsumoto et al, 2004[39]）より引用）

析法で，特定の脳機能に関連した解剖学的連携を画像化でき，すでに臨床応用も始められている。なお，脳機能イメージングを用いて領域間の機能連関を検索する従来の方法では，領域間におけるインパルスあるいは情報処理の方向性を考慮しないものであったが，近年はその方向性に注目した解析法が開発されている。dynamic causal modeling[12]や structural equation modeling[31]などがその例である。方向性を含まない機能連関は functional connectivity と呼ばれ，方向性を考慮に入れた機能連関は effective connectivity として区別されている。さらに，ある課題遂行中の fMRI データに psychophysiological interaction（PPI）という解析法を適用すると，領域間機能連関とその課題すなわち機能との関連をより明らかにすることができる[8]。

文献

1) Barrett G, Neshige R, Shibasaki H. Human auditory and somatosensory event-related potentials : effects of response condition and age. Electroencephalogr Clin Neurophysiol 1987 ; 66 : 409-419.
2) Beauchamp MS. See me, hear me, touch me : multisensory integration in lateral occipital-temporal cortex. Curr Opin Neurobiol 2005 ; 15 : 145-153.
3) Bokura H, Yamaguchi S, Tsuchiya H, Yamashita K, Kobayashi S. Reduction of visual P300 during transient global amnesia. Electroencephalogr Clin Neurophysiol 1994 ; 92 : 422-425.
4) Debener S, Ullsperger M, Siegel M, Fiehler K, von Cramon DY, Engel AK. Trial-by-trial coupling of concurrent electroencephalogram and functional magnetic resonance imaging identifies the dynamics of performance monitoring. J Neurosci 2005 ; 25 : 11730-11737.
5) Fujiwara N, Nagamine T, Imai M, Tanaka T, Shibasaki H. Role of the primary auditory cortex in auditory selective attention studied by whole-head neuromagnetometer. Brain Res Cogn Brain Res 1998 ; 7 : 99-109.
6) Fujiwara N, Imai M, Nagamine T, Mima T, Oga T, Takeshita K, et al. Second somatosensory area (SII) plays a significant role in selective somatosensory attention. Brain Res Cogn Brain Res 2002 ; 14 : 389-397.
7) Gehring WJ, Gross B, Coles MGH, Meyer DE, Donchin E. A neural system for error detection and compensation. Psychol Sci 1993 ; 4 : 385-390.
8) Gitelman DR, Penny WD, Ashburner J, Friston KJ. Modeling regional and psychophysiologic interactions in fMRI : the importance of hemodynamic deconvolution. Neuroimage 2003 ; 19 : 200-207.
9) Goodin DS, Squires KC, Starr A. Long latency event-related components of the auditory evoked potentials in dementia. Brain 1978 ; 101 : 635-648.
10) Goodin DS, Aminoff MJ. Electrophysiological differences between subtypes of dementia. Brain 1986 ; 109 : 1103-1113.
11) Goodin DS, Aminoff MJ. Electrophysiological differences between demented and nondemented patients with Parkinson's disease. Ann Neurol 1987 ; 21 : 90-94.
12) Grol MJ, Majdandzic J, Stephan KE, Verhagen L, Dijkerman HC, Bekkering H, et al. Parieto-frontal connectivity during visually guided grasping. J Neurosci 2007 ; 27 : 11877-11887.
13) Hamano T, Luders HO, Ikeda A, Collura TF, Comair YG, Shibasaki H. The cortical generators of the contingent negative variation in humans : a study with subdural electrodes. Electroencephalogr Clin Neurophysiol 1997 ; 104 : 257-268.
14) Hamano T, Kaji R, Katayama M, Kubori T, Ikeda A, Shibasaki H, et al. Abnormal contingent negative variation in writer's cramp. Clin Neurophysiol 1999 ; 110 : 508-515.
15) Hogan AM, Vargha-Khadem F, Saunders DE, Kirkham FJ, Baldeweg T. Impact of frontal white matter lesions on performance monitoring : ERP evidence for cortical disconnection. Brain 2006 ; 129 : 2177-2188.
16) Honda M, Barrett G, Yoshimura N, Ikeda A, Nagamine T, Shibasaki H. Event-related potentials during paired associate memory paradigm. Electroencephalogr Clin Neurophysiol 1996 ; 100 : 407-421.
17) Honda M, Suwazono S, Nagamine T, Yonekura Y, Shibasaki H. P300 abnormalities in patients with selective impairment of recent memory. J Neurol Sci 1996 ; 139 : 95-105.
18) Ikeda A, Luders HO, Collura TF, Burgess RC, Morris HH, Hamano T, et al. Subdural potentials at orbitofrontal and mesial prefrontal areas accompanying anticipation and decision making in humans : a comparison with Bereitschaftspotential. Electroencephalogr Clin Neurophysiol 1996 ; 98 : 206-212.
19) Ikeda A, Shibasaki H, Kaji R, Terada K, Nagamine T, Honda M, et al. Abnormal sensorimotor integration in writer's cramp : study of contingent negative variation. Mov Disord 1996 ; 11 : 683-690.
20) Ikeda A, Shibasaki H, Kaji R, Terada K, Nagamine T, Honda M, et al. Dissociation between contingent negative variation (CNV) and Bereitschaftspotential (BP) in patients with parkin-

sonism. Electroencephalogr Clin Neurophysiol 1997 ; 102 : 142-151.
21) Ikeda A, Yazawa S, Kunieda T, Ohara S, Terada K, Mikuni N, et al. Cognitive motor control in human pre-supplementary motor area studied by subdural recording of discrimination/selection-related potentials. Brain 1999 ; 122 : 915-931.
22) Kaji R, Ikeda A, Ikeda T, Kubori T, Mezaki T, Kohara N, et al. Physiological study of cervical dystonia. Task-specific abnormality in contingent negative variation. Brain 1995 ; 118 : 511-522.
23) 柿木隆介，音成龍司，柴崎浩，野口清．老年痴呆の薬剤効果判定における事象関連電位"P300"の意義．脳波と筋電図 1989 ; 17 : 359-364.
24) Kanda M, Fujiwara N, Xu X, Shindo K, Nagamine T, Ikeda A, et al. Pain-related and cognitive components of somatosensory evoked potentials following CO_2 laser stimulation in man. Electroencephalogr Clin Neurophysiol 1996 ; 100 : 105-114.
25) Kanda M, Shindo K, Xu X, Fujiwara N, Ikeda A, Nagamine T, et al. Cortical mechanisms underlying point localization of pain spot as studied by event-related potentials following CO_2 laser stimulation in man. Exp Brain Res 1999 ; 127 : 131-140.
26) Kanda M, Matsuhashi M, Sawamoto N, Oga T, Mima T, Nagamine T, et al. Cortical potentials related to assessment of pain intensity with visual analogue scale (VAS). Clin Neurophysiol 2002 ; 113 : 1013-1024.
27) Kanda M. Event-related components of laser evoked potentials (LEPs) in pain stimulation : recognition of infrequency, location, and intensity of pain. Clin Neurophysiol 2006 ; Suppl 59 : 61-66.
28) Kane NM, Butler SR, Simpson T. Coma outcome prediction using event-related potentials : P (3) and mismatch negativity. Audiol Neurootol 2000 ; 5 : 186-191.
29) Kaneoke Y. Magnetoencephalography : In search of neural processes for visual motion information. Prog Neurobiol 2006 ; 80 : 219-240.
30) Karniski W, Blair RC. Topographical and temporal stability of the P300. Electroencephalogr Clin Neurophysiol 1989 ; 72 : 373-383.
31) Kondo H, Morishita M, Osaka N, Osaka M, Fukuyama H, Shibasaki H. Functional roles of the cingulo-frontal network in performance on working memory. Neuroimage 2004 ; 21 : 2-14.
32) Lai C, Ikeda A, Terada K, Nagamine T, Honda M, Xu X, et al. Event-related potentials associated with judgment : comparison of S1- and S2-choice conditions in a contingent negative variation (CNV) paradigm. J Clin Neurophysiol 1997 ; 14 : 394-405.
33) Le Bihan D. The 'wet mind': water and functional neuroimaging. Phys Med Biol 2007 ; 52 : R 57-R90.
34) Maekawa T, Goto Y, Kinukawa N, Taniwaki T, Kanba S, Tobimatsu S. Functional characterization of mismatch negativity to a visual stimulus. Clin Neurophysiol 2005 ; 116 : 2392-2402.
35) Massimini M, Ferrarelli F, Huber R, Esser SK, Singh H, Tononi G. Breakdown of cortical effective connectivity during sleep. Science 2005 ; 309 : 2228-2232.
36) Matsuhashi M, Ikeda A, Ohara S, Matsumoto R, Yamamoto J, Takayama M, et al. Multisensory convergence at human temporo-parietal junction - epicortical recording of evoked responses. Clin Neurophysiol 2004 ; 115 : 1145-1160.
37) Matsumoto R, Ikeda A, Ohara S, Matsuhashi M, Baba K, Yamane F, et al. Motor-related functional subdivisions of human lateral premotor cortex : epicortical recording in conditional visuomotor task. Clin Neurophysiol 2003 ; 114 : 1102-1115.
38) Matsumoto R, Ikeda A, Nagamine T, Matsuhashi M, Ohara S, Yamamoto J, et al. Subregions of human MT complex revealed by comparative MEG and direct electrocorticographic recordings. Clin Neurophysiol 2004 ; 115 : 2056-2065.
39) Matsumoto R, Nair DR, LaPresto E, Najm I, Bingaman W, Shibasaki H, et al. Functional connectivity in the human language system : a cortico-cortical evoked potential study. Brain 2004 ; 127 : 2316-2330.
40) Matsumoto R, Nair DR, LaPresto E, Bingaman W, Shibasaki H, Luders HO. Functional connectivity in human cortical motor system : a cortico-cortical evoked potential study. Brain 2007 ; 130 : 181-197.
41) Mima T, Nagamine T, Nakamura K, Shibasaki H. Attention modulates both primary and sec-

ond somatosensory cortical activities in humans: a magnetoencephalographic study. J Neurophysiol 1998 ; 80 : 2215-2221.
42) Murase N, Kaji R, Shimazu H, Katayama-Hirota M, Ikeda A, Kohara N, et al. Abnormal premovement gating of somatosensory input in writer's cramp. Brain 2000 ; 123 : 1813-1829.
43) Näätänen R. The mismatch negativity: a powerful tool for cognitive neuroscience. Ear Hear 1995 ; 16 : 6-18.
44) Näätänen R, Alho K. Generators of electrical and magnetic mismatch responses in humans. Brain Topography 1995 ; 7 : 315-319.
45) Näätänen R. Mismatch negativity: clinical research and possible applications. Int J Psychophysiol 2003 ; 48 : 179-188.
46) Näätänen R, Paavilainen P, Rinne T, Alho K. The mismatch negativity (MMN) in basic research of central auditory processing: a review. Clin Neurophysiol 2007 ; 118 : 2544-2590.
47) Nakamura H, Kashii S, Nagamine T, Matsui Y, Hashimoto T, Honda Y, et al. Human V5 demonstrated by magnetoencephalography using random dot kinematograms of different coherence levels. Neurosci Res 2003 ; 46 : 423-433.
48) 音成龍司, Geoff Barrett, 柴崎浩. 大脳誘発電位後期陽性成分(P300)の正常所見および加齢の影響. 脳波と筋電図 1986 ; 14 : 177-183.
49) Neshige R, Barrett G, Shibasaki H. Auditory long latency event-related potentials in Alzheimer's disease and multi-infarct dementia. J Neurol Neurosurg Psychiatry 1988 ; 51 : 1120-1125.
50) Nishida S, Nakamura M, Suwazono S, Honda M, Nagamine T, Shibasaki H. Automatic detection method of P300 waveform in the single trial sweep records by using a neural network. Med Eng Phys 1994 ; 16 : 425-429.
51) Nishida S, Nakamura M, Suwazono S, Honda M, Shibasaki H. Estimate of physiological variability of peak latency in single sweep P300. Electroencephalogr Clin Neurophysiol 1997 ; 104 : 431-436.
52) Nishitani N, Nagamine T, Fujiwara N, Yazawa S, Shibasaki H. Cortical-hippocampal auditory processing identified by magnetoencephalography. J Cogn Neurosci 1998 ; 10 : 231-247.
53) Nishitani N, Nagamine T, Shibasaki H. Modality-specific subregions in human inferior parietal lobule: a magnetoencephalographic study during cognitive tasks. Neurosci Lett 1998 ; 252 : 79-82.
54) Nishitani N, Ikeda A, Nagamine T, Honda M, Mikuni N, Taki W, et al. The role of the hippocampus in auditory processing studied by event-related electric potentials and magnetic fields in epilepsy patients before and after temporal lobectomy. Brain 1999 ; 122 : 687-707.
55) Oohashi T, Nishina E, Honda M, Yonekura Y, Fuwamoto Y, Kawai N, et al. Inaudible high-frequency sounds affect brain activity: hypersonic effect. J Neurophysiol 2000 ; 83 : 3548-3558.
56) Oohashi T, Kawai N, Nishina E, Honda M, Yagi R, Nakamura S, et el. The role of biological system other than auditory air-conduction in the emergence of the hypersonic effect. Brain Res 2006 ; 1073-1074 : 339-347.
57) Perrault N, Picton TW. Event-related potentials recorded from the scalp and nasopharynx. II. N2, P3 and slow wave. Electroencephalogr Clin Neurophysiol 1984 ; 59 : 261-278.
58) Pfefferbaum A, Ford JM, Wenegrat BG, Roth WT, Kopell BS. Clinical application of the P3 component of event-related potentials. I. Normal aging. Electroencephalogr Clin Neurophysiol 1984 ; 59 : 85-103.
59) Pfefferbaum A, Wenegrat BG, Ford JM, Roth WT, Kopell BS. Clinical application of the P3 component of event-related potentials. II. Dementia, depression and schizophrenia. Electroencephalogr Clin Neurophysiol 1984 ; 59 : 104-124.
60) Polich J, Ehlers CL, Otis S, Mandell AJ, Bloom FE. P300 latency reflects the degree of cognitive decline in dementing illness. Electroencephalogr Clin Neurophysiol 1986 ; 63 : 138-144.
61) Polich J. Updating P300: An integrative theory of P3a and P3b. Clin Neurophysiol 2007 ; 118 : 2128-2148.
62) Salmelin R, Forss N, Knuutila J, Hari R. Bilateral activation of the human somatomotor cortex by distal hand movements. Electroencephalogr Clin Neurophysiol 1995 ; 95 : 444-452.
63) Sawamoto N, Honda M, Okada T, Hanakawa T, Kanda M, Fukuyama H, et al. Expectation

of pain enhances responses to nonpainful somatosensory stimulation in the anterior cingulate cortex and parietal operculum/posterior insula : an event-related functional magnetic resonance imaging study. J Neurosci 2000 ; 20 : 7438-7445.
64) Shibasaki H. Central mechanisms of pain perception. Clin Neurophysiol 2004 ; Suppl 57 : 39-49.
65) Sutton S, Braren M, Zubin J, John ER. Evoked potential correlates of stimulus uncertainty. Science 1965 ; 150 : 1187-1188.
66) Suwazono S, Shibasaki H, Nishida S, Nakamura M, Honda M, Nagamine T, et al. Automatic detection of P300 in single sweep records of auditory event-related potential. J Clin Neurophysiol 1994 ; 11 : 448-460.
67) Walter WG, Cooper R, Aldridge VJ, McCallum WC, Winter AL. Contingent negative variation : an electric sign of sensorimotor association and expectancy in the human brain. Nature 1964 ; 203 : 380-384.
68) Wang JT, Young GB, Connolly JF. Prognostic value of evoked responses and event-related brain potentials in coma. Can J Neurol Sci 2004 ; 31 : 438-450.
69) Watanabe S, Kakigi R, Koyama S, Kirino E. Human face perception traced by magneto- and electro-encephalography. Brain Res Cogn Brain Res 1999 ; 8 : 125-142.
70) Wijnen VJM, van Boxtel GJM, Eilander HJ, de Gelder B. Mismatch negativity predicts recovery from the vegetative state. Clin Neurophysiol 2007 ; 118 : 597-605.
71) Yamaguchi S, Knight RT. Anterior and posterior association cortex contributions to the somatosensory P300. J Neurosci 1991 ; 11 : 2039-2054.
72) Yamaguchi S. Novelty-related brain response and its clinical applications. Clin Neurophysiol 2006 ; Suppl 59 : 67-74.
73) Yazawa S, Shibasaki H, Ikeda A, Terada K, Nagamine T, Honda M. Cortical mechanism underlying externally cued gait initiation studied by contingent negative variation. Electroencephalogr Clin Neurophysiol 1997 ; 105 : 390-399.

XVI 皮質律動波の解析

前述の脳の電気活動はある刺激に対する反応や事象に伴った活動を電場または磁場としてとらえて，その頭皮上の分布に基づいてその発生源を推測する方法であるが，この章では律動性活動の周波数成分を解析してその時間的変動をみるものである．すなわち，時間領域の解析に対して周波数領域の解析である．そして，ある周波数帯域の律動活動がある課題や事象に伴って2領域間でどのように相関しているか，また皮質と筋放電の間でどのように相関しているかもみることができる．

皮質律動波の解析は α，β 帯域の比較的低周波成分を対象としたものと，数100 Hz にも及ぶ非常に高周波帯域の活動とに分けられ，とくに後者の意義は最近注目されている．

1 事象関連脱同期化(ERD)と事象関連同期化(ERS)

後頭部の α 波が開眼で抑制され，中心部の μ（ミュウ）波が随意的筋収縮で抑制されるように，それぞれの脳部位に直接関連する刺激や課題遂行によって同部から生じる律動波が抑制される現象は，通常の脳波でもよく観察されるところである．すなわち，前述の事象関連脳電位・脳磁図がある事象に関連して発生したシナプス後電位そのものを反映しているのに対して，ある事象に関連して背景脳活動の律動波が抑制される現象を脱同期化(desynchronization)という．この事象関連脱同期化(event-related desynchronization, ERD)の概念を系統的に確立したのはオーストリアの Pfurtscheller である[20,21]．この現象も前述の事象関連脳電位・脳磁図と同様に，大脳皮質の活動状態の一面を反映するものと考えられ，とくにその頭皮上分布を検索することによって，ある事象に特異的に関連する機能局在を表わすものとして注目されている．

随意運動に関連した脱同期化を計算する方法を図 B-261 に模式的に示す．すなわち，脳波または脳磁図のデータからフィルターによって一定周波数帯域の成分を抽出して，それを整流した後に，運動開始時点を基準にして加算平均すると，その周波数成分のパワーが運動開始に先行して変化してくる様子をとらえることができる(temporal spectral evolution)[23]．ここでデータを整流する理由は，整流しないで加算平均すると，陽性成分と陰性成分が互いに相殺されるからである．図 B-262 は，temporal spectral evolution によって得られた運動関連脱同期化現象の例を示す．すなわち，この場合右手の運動開始の約4秒前から13～17 Hz の律動成分が両側半球，とくに運動と反対側の左半球で著明に抑制され，運動開始の約1秒後にはその律動がむしろ増加する現象(rebound)がみられる．なお，このようなパワーの変化は，どの周波数帯域に注目するかによって著しく異なってくるので，十分な注意を要する(図 B-263, 264)[15,18]．最近 Miller ら(2007)はてんかん患者において運動関連脱同期化の一次運動野における体性局在を検討し，8～32 Hz の低周波帯域は運動に伴って減少するが，76～100 Hz の高

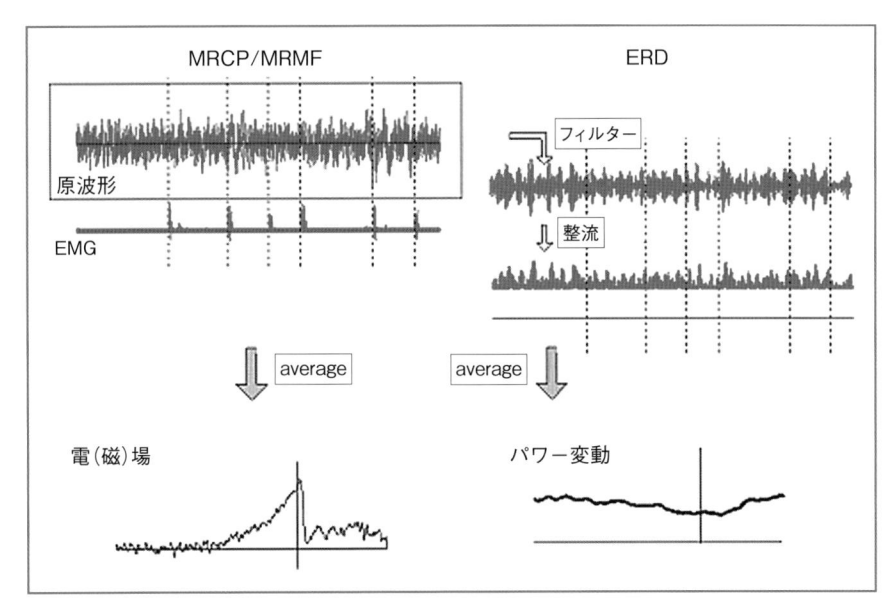

図 B-261 運動関連脳電位(MRCP)または同脳磁図(MRMF)および事象関連脱同期化(ERD)の検出方法を示す模式図
(Salmelin & Hari, 1994[23]より改訂)

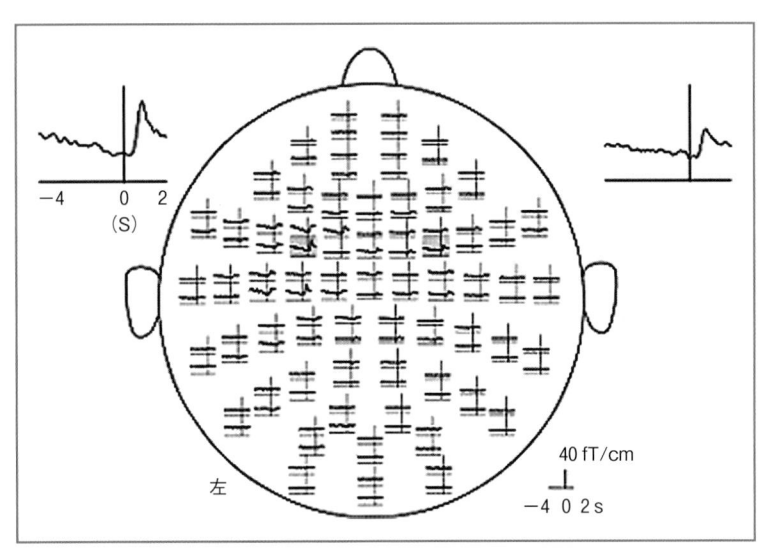

図 B-262 右手人差し指の随意運動に伴う脳磁図から計算した 13〜17 Hz 律動波の運動関連脱同期化
両側半球とくに対側(左半球)に優位に,運動開始の約 4 秒前からその律動のパワーが減少し,運動開始の約 1 秒後に逆に増加する。planar gradiometer による記録。左右上端の波形はそれぞれの半球における最大部位を拡大したもの。(札幌医大長峯隆教授より提供)

周波帯域はむしろ増加することを報告した[13]。これらの現象はいずれも体性局在を示し,とくに高周波帯域の変化が低周波帯域よりもより限局していた。なお,筋収縮終了後はβ帯域パワーの rebound 現象がみられる(同期化 synchronization)(図 B-263, 264)。この事象関連同期化(event-related synchronization, ERS)は同部の脳活動が元の状態に戻ったか,あるいは減弱したことを反映すると考えられている。

図 B-265 には右手と左手の随意運動に先行してみられるβ波(16〜24 Hz)の脱同期化の頭皮上分布を時間的に追ったマップを示す[2]。すなわ

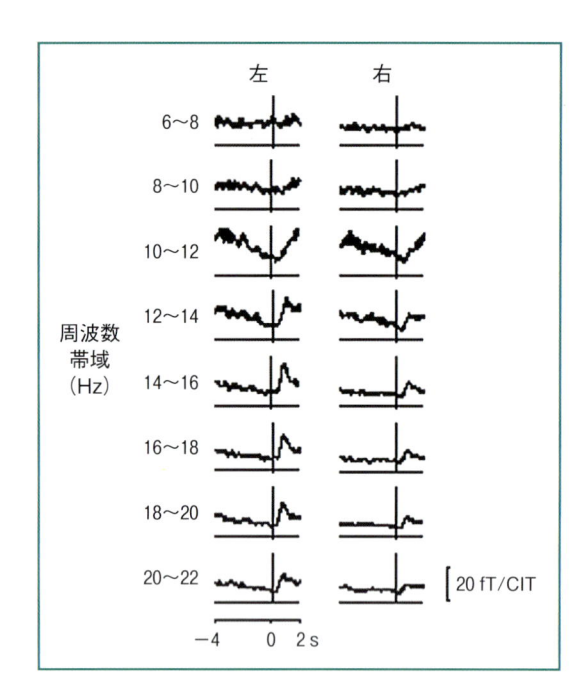

図 B-263　右手の随意運動に伴う各周波数帯域脳磁図の脱同期化（ERD）。正常被検者
α帯域のERDは左半球に優位に認められ，運動開始後にはβ帯域の同期化（ERS）がreboundとしてみられる。
（Nagamine et al, 1996[15]より引用）

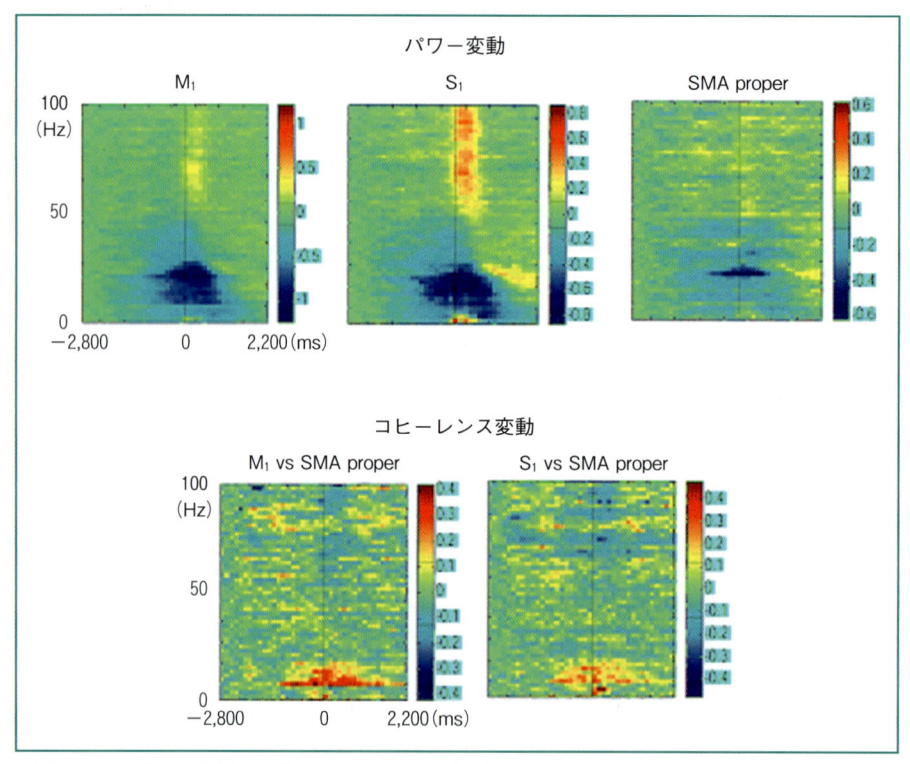

図 B-264　手の随意運動に伴って一次運動野（M_1），一次感覚野（S_1）および固有補足運動野（SMA proper）から記録された皮質電位の各周波数律動波のパワー変動（上段），およびM_1とSMA proper，およびS_1とSMA properとの間のコヒーレンス変動（下段）。
難治性てんかん患者の術前記録より。いずれも，横軸に時間（ms），縦軸に周波数（Hz）を示す。上段のパワー変化については，青色が脱同期化，赤色が同期化を示し，下段のコヒーレンスについては，赤色がコヒーレンスの増加を示す。（Ohara et al, 2001[18]より引用）

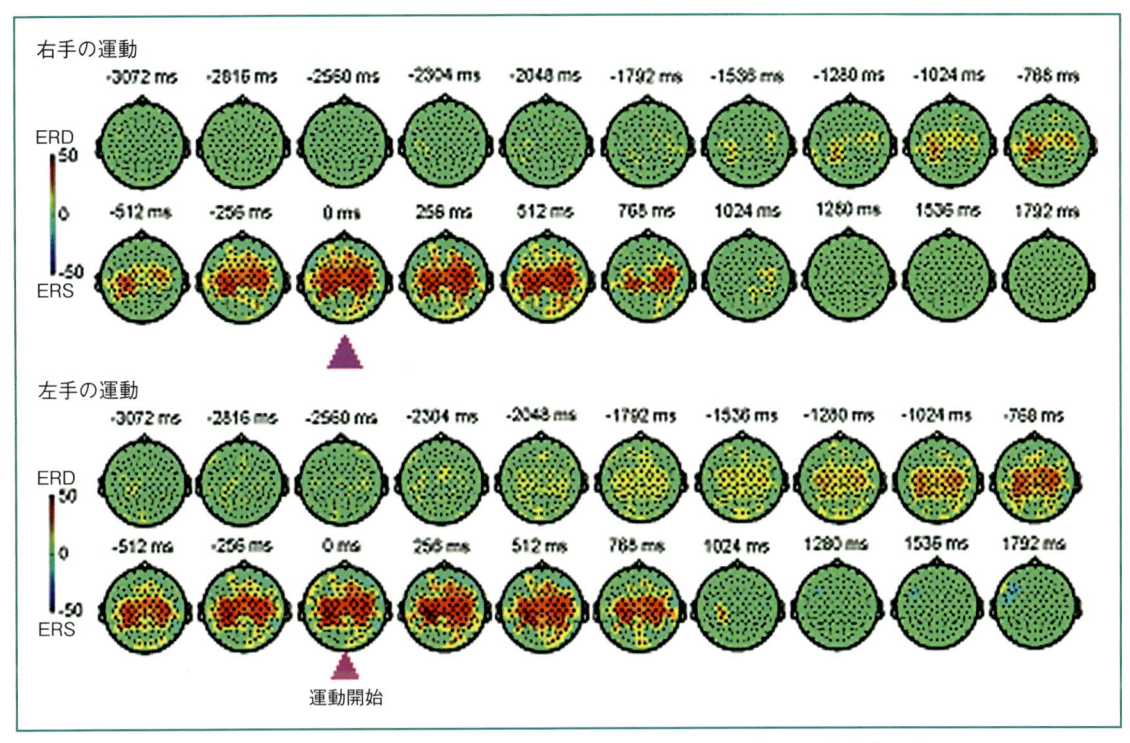

図 B-265　左右の手の随意運動に伴う周波数帯域（16〜24 Hz）の脱同期化（ERD）
頭皮上分布の時間的推移を示す。右手利き正常被検者9名のデータを総加算したもの。赤色がERDの程度を表わす。右手の運動では，運動開始の約1.5秒前から左中心部にERDが始まり，運動が近づくと両側性に分布するが，左手の運動では初めから両側中心部にERDがみられる。（Bai et al, 2005[2]）より引用）

ち，右利きの正常者が右手の随意運動を行う場合には，その約1.5秒前から左中心部に脱同期化が現れ，運動が近づくと次第に活動が両側性となるのに対して，左手の運動では初めから両側性に脱同期化がみられる。これは，右利きの人では，右手の運動に際しては左の運動前野が活動するのに対して，左手の運動では両側の運動前野が活動するという，肢節運動失行（limb-kinetic apraxia）や脳梁性失行（callosal apraxia）を説明する際に用いられる概念に矛盾しない結果である。また，最近 Wheaton らはジェスチャーや道具使用パントマイムのような日常動作に伴う事象関連脱同期化を検討し，18〜22 Hzの律動波がまず初めに左上頭頂部から脱同期化を示し，次いで前頭正中部および両側中心部で同様の現象が起こることを示した（図 B-266）[31]。

運動関連脱同期化は運動関連脳電位とは異なった機序で発生すると考えられている。最近 Bai ら（2006）は，上位運動ニューロンの選択的変性を特徴とする原発性側索硬化症（primary lateral sclerosis）の症例で両現象を同時に解析して，運動関連脳電位は著明に低下しているが，脱同期化は保たれていることを報告した[3]。この疾患では運動皮質の大型錐体神経細胞が選択的に変性することから，上の知見は，脱同期化は大型錐体神経細胞以外の神経細胞（たとえば介在ニューロン）から発生するという考え方に矛盾しないものである。

2　皮質皮質間コヒーレンス
cortico-cortical coherence

前述のように（→B-XV章の[7]「皮質領域間機能連関」，252頁），ある課題に際して2カ所の皮質領域が関連し合いながら活動すると，その2領域間の一定の周波数帯域の律動波に相関がみられることが知られている。この現象はコヒーレンス（coherence）と呼ばれる。図 B-264 の下段にはてんかん患者の皮質記録によって得られた一次運動野と補足運動野，および一次体性感覚野と補足運動野の間のコヒーレンスを示す。ともに，運動開始の約1.5秒前からα帯域の律動波にコヒーレンスがみられる。ある課題に関連してみられる皮

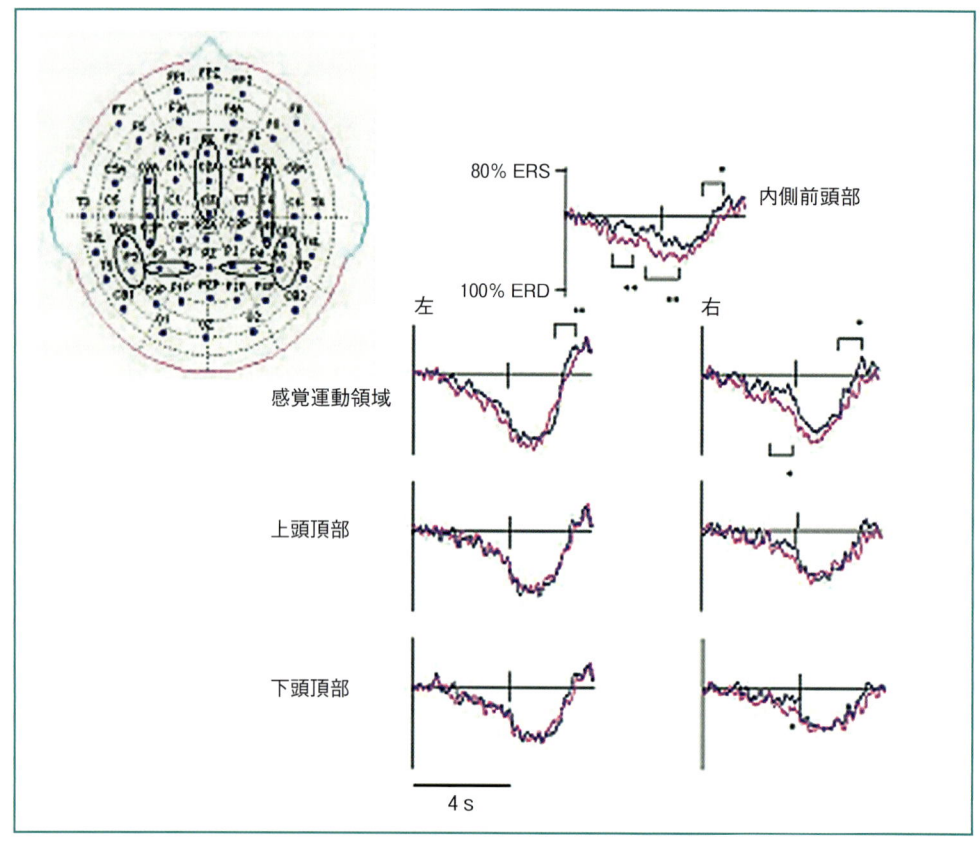

図 B-266　ジェスチャー(黒)および道具使用パントマイム(紫)に伴う 18～22 Hz 律動波のパワー変化
右手利き健常者のデータ。まず左上頭頂部から脱同期化が始まり，次いで前頭正中部および両側中心部に起こる。(Wheaton et al, 2005[31]より引用)

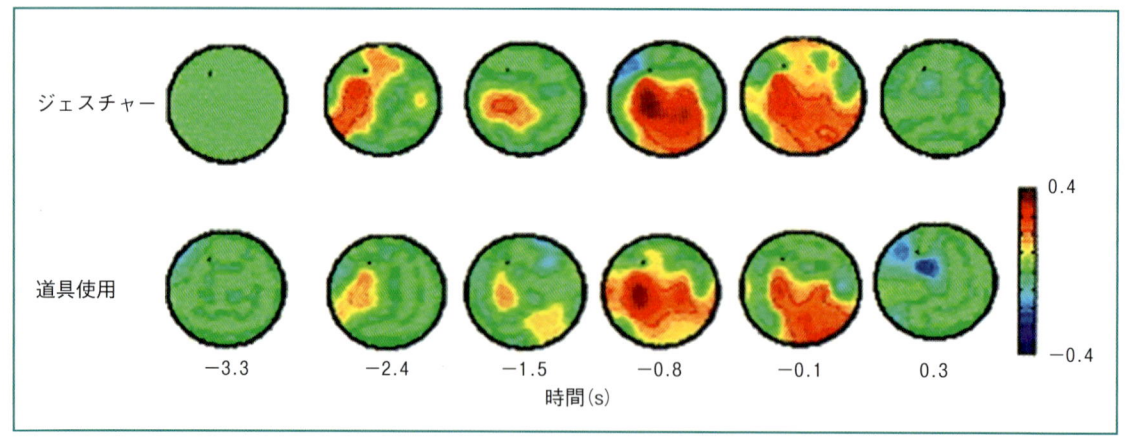

図 B-267　ジェスチャーおよび道具使用に先行して，左前頭部(F_3)とその他の各部位との間にみられる 18～22 Hz 律動波のコヒーレンスの時間的推移
右手利き正常被検者。いずれの場合も，運動開始の約 2.4 秒前から左前頭部(多分運動前野に相当)と左頭頂部との間にコヒーレンスが増強してくる。(Wheaton et al, 2005[32]より引用)

質皮質間コヒーレンスは 2 つの領域間のいわゆる機能連関(functional connectivity)を示す現象の一つで，両領域がその課題に関連して一定の時間的関連を保ちながら活動していることを示すものと考えられている。この現象は高次脳機能に関する機能連関の研究に有効に用いられる。たとえば

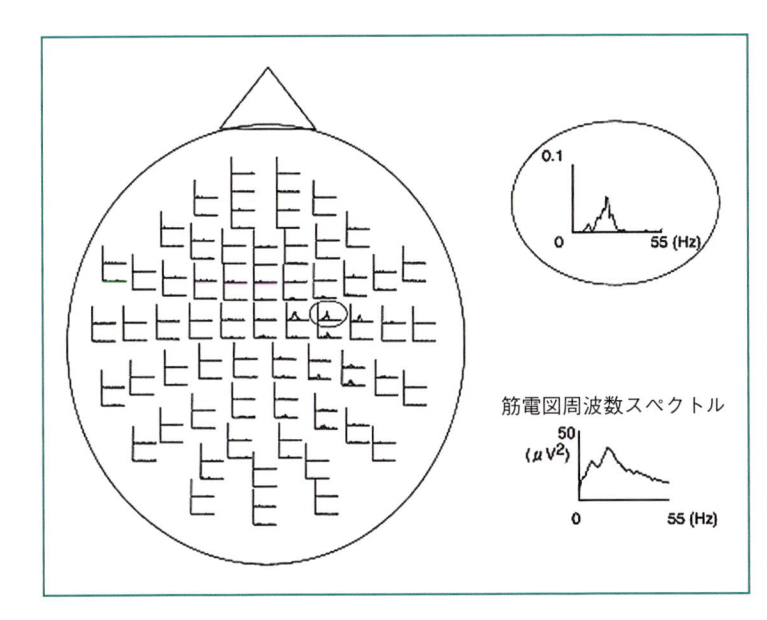

図 B-268　左手の弱筋収縮時の脳磁図・筋電図コヒーレンス

左手の筋を軽く収縮させた状態で脳磁図と筋電図を同時に記録して，両者間における各周波数帯域のコヒーレンスを計算したもの。各センサー上のグラフは，横軸に 0 から 50 Hz までの周波数を，縦軸には脳磁図・筋電図コヒーレンスを示す。右中心部で得られた最も顕著なデータを右上に拡大して示す。右下は筋電図の周波数パワースペクトル。約 20 Hz で脳磁図・筋電図コヒーレンスのピークがみられる。（京大高次脳機能総合研究センター美馬達哉准教授より提供）

図 B-267 では，道具使用やジェスチャーのような日常動作に先行して，左運動前野に相当する部位と左頭頂葉との間にコヒーレンスが増加してくる状態を示す[32]。これは，左頭頂葉あるいはそこから左運動前野への連絡が傷害されると観念性失行(ideational apraxia)や観念運動性失行(ideomotor apraxia)が生じることに矛盾しない結果である。

3　皮質筋コヒーレンス
cortico-muscular coherence

随意的筋収縮時に表面筋電図と脳波を記録して，筋電図と脳波との間で一定周波数帯域のパワーの相関係数を計算すると，筋収縮の部位に相当する対側中心部の脳波とその筋電図との間に相関がみられ，この現象は皮質筋コヒーレンス cortico-muscular coherence と呼ばれる。これも一定周波数帯域に限ってみられ，弱い筋収縮を持続させた状態では約 20 Hz にコヒーレンスのピークがみられる（図 B-268）。この場合，頭皮上から記録した脳波では，中心前回から発生した律動か中心後回から発生した律動かを判別しがたいので，筋収縮の結果として生じた感覚入力に基づくコヒーレンスではないかとの疑問が生じる。しかし，cross-correlogram や time delay analysis などの検討により，脳波活動が筋電図活動に先行して起こっていることが示されるので，運動皮質の活動が筋活動を駆動(drive)した結果と考えられている。

なお，この皮質筋コヒーレンスは振戦やミオクローヌスをはじめとする不随意運動でもみられ，これはその不随意運動の発現に運動皮質が関与していることを示すものと解釈されている。とくにパーキンソン病や本態性振戦にみられる振戦では，その振戦のピーク周波数に一致して該当する中心部脳波との間にコヒーレンスがみられる（図 B-269）。なお，静止時振戦を示すパーキンソン病では，たとえば視床下核の電場電位と対側手の筋電図の間にも振戦の周波数に一致してコヒーレンスがみられるので，感覚運動皮質自体がペースメーカーになっているというよりも，基底核で発生したインパルスが皮質脊髄路を介して脊髄に送られた結果振戦が生じると考えるほうが自然であろう[30]。また，皮質起源のミオクローヌスでは，50 Hz 以上の高い周波数帯域で皮質筋コヒーレンスのピークがみられるという報告がある[4,29]。

4　高周波振動 high frequency oscillations の意義

500 Hz 以上の超高周波成分も記録できるような周波数応答を用いて前述の SEP を記録すると，通常の SEP の波形の上に高周波数の振動が重畳

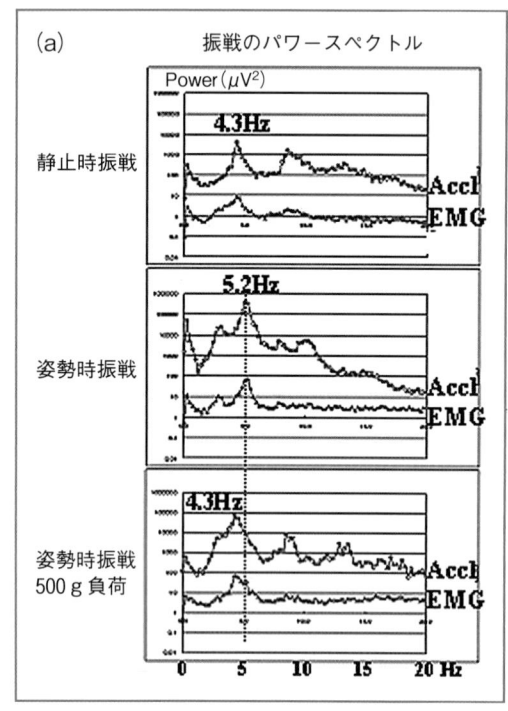

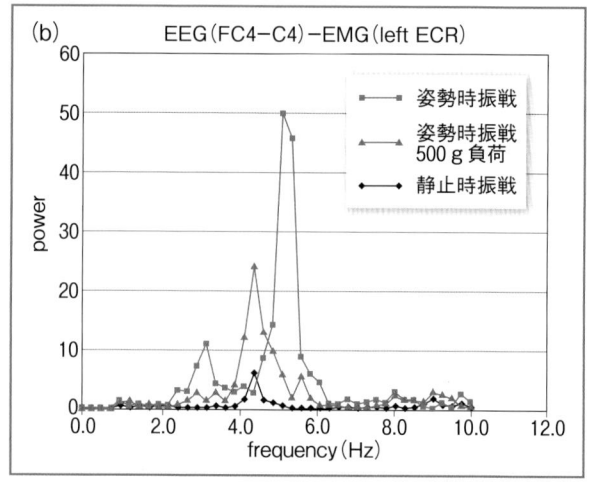

図 B-269 静止時振戦と姿勢時振戦のパワースペクトル(a)と筋電図・脳波コヒーレンス(b)
本態性振戦にパーキンソン病が合併した症例の左手より記録。(a)静止時振戦は 4.3 Hz で，姿勢時振戦は 5.2 Hz にピークを示し，500 g の負荷をかけると，4.3 Hz のピークに 5.2 Hz のピークがノッチとしてみられる。Accl：加速度計，EMG：筋電図。(b)左手首伸筋(Left ECR)の筋電図と右前頭中心部(FC_4-C_4)の脳波との間に，それぞれの周波数でコヒーレンスを示す。(井上ら，2007[12])より引用)

することは，ずっと以前に Cracco 夫妻(1976)および Eisen ら(1984)によって報告され，アーチファクトでないかどうか論争があったところである。しかし最近になって，実際に約 600 Hz の活動が発生していることが皮質内記録によって証明され，わが国では橋本らがこの領域の研究発展に大きく貢献した[8,9]。この体性感覚皮質の高周波振動(high frequency oscillations, HFO)は，SEP の P_{14} に相当する早期成分と N_{20} に相当する後期成分の2つに分離される。このうち早期成分は脳幹あるいは視床で発生するものと考えられている。後期成分はさらに SEP の N_{20} 頂点の前に出現する成分と後に出現する成分の2つに分離され，いずれも一次体性感覚皮質で生じるものと考えられている。このうち，N_{20} 前の HFO は視床皮質投射系(すなわちシナプス前)で生じ，N_{20} 後の HFO はシナプス後活動を反映するものと考えられている。HFO の皮質成分は睡眠中には減少すること，反復刺激に対して減衰しやすいこと，さらに麻酔薬の影響を受けやすいこと，しかし運動の影響を受けにくいことなど，SEP の N_{20} とは異なる生理学的態度を示すことから，2つの現象の発生機序は異なるものと考えられている。SEP の N_{20} は一次体性感覚皮質の大型錐体細胞尖頂樹状突起の EPSP を反映するが，HFO の皮質成分は GABA 作動性抑制性介在ニューロンの活動を反映するものと考えられている[8,27]。

これに関連して，皮質ミオクローヌスでは HFO の皮質後期成分が減少するという報告があり，その病態に抑制系の機能低下が関与することを示唆するものと考えられたが，逆に HFO が増強しているという報告もあり，定説がなかった。最近 Allegre ら(2006)は 20 名の皮質ミオクローヌス患者を検索した結果，SEP の N_{20}-P_{25} および P_{25}-N_{35} は全例で高振幅を示したが，HFO は症例によってまちまちの結果を示したことを報告した(図 B-270)[1]。すなわち，皮質ミオクローヌスといってもその病態生理は単一のものではないと考えられる。同じく感覚運動皮質の抑制系に異常が想定されている書痙を代表とする局所性ジス

トニーにおいても，体性感覚刺激によって誘発されるHFOの後期成分のパワーが減少しており，その潜時も一定しないと報告されている[5]。また，特発性全般性てんかんの症例では，全身痙攣発作が頻発している症例ではHFOの皮質下成分が減少しており，発作が起こっていない症例ではそれが増強しているという報告があり，これも同じくHFOが抑制系の機能を反映しているという仮説に矛盾しないものと考えられている[22]。また最近，てんかん患者の発作間欠期皮質内記録によって，棘波に伴ってしばしばHFOがみられ，なかでも250～500 Hzのfast ripplesはてんかん原性焦点に多くみられるという報告がある[28]。

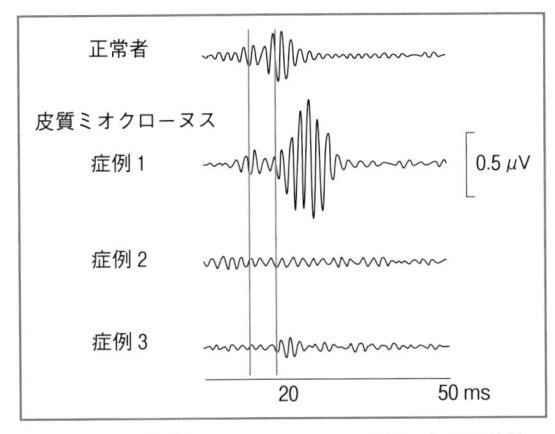

図 B-270　皮質ミオクローヌスの3症例における体性感覚誘発高周波振動（somatosensory evoked high frequency oscillations）
N_{20}頂点の後にみられる高周波振動の態度は症例によって一定していない。なお，SEPのN_{20}以降の成分は全例で高振幅を示した。（Alegre et al, 2006[1]より引用）

文献

1) Alegre M, Urriza J, Valencia M, Muruzabal J, Iriarte J, Artieda J. High-frequency oscillations in the somatosensory evoked potentials of patients with cortical myoclonus: pathophysiologic implications. J Clin Neurophysiol 2006; 23: 265-272.
2) Bai O, Mari Z, Vorbach S, Hallett M. Asymmetric spatiotemporal patterns of event-related desynchronization preceding voluntary sequential finger movements: a high-resolution EEG study. Clin Neurophysiol 2005; 116: 1213-1221.
3) Bai O, Vorbach S, Hallett M, Floeter MK. Movement-related cortical potentials in primary lateral sclerosis. Ann Neurol 2006; 59: 682-690.
4) Brown P, Farmer SF, Halliday DM, Marsden J, Rosenberg JR. Coherent cortical and muscle discharge in cortical myoclonus. Brain 1999; 122: 461-472.
5) Cimatti Z, Schwartz DP, Bourdain F, Meunier S, Bleton J-P, Vidailhet M, et al. Time-frequency analysis reveals decreased high-frequency oscillations in writer's cramp. Brain 2007; 130: 198-205.
6) Curio G. Linking 600-Hz "spikelike" EEG/MEG wavelets ("sigma-bursts") to cellular substrates: concepts and caveats. J Clin Neurophysiol 2000; 17: 377-396.
7) Gobbele R, Waberski TD, Simon H, Peters E, Klostermann F, Curio G, et al. Different origins of low- and high-frequency components (600 Hz) of human somatosensory evoked potentials. Clin Neurophysiol 2004; 115: 927-937.
8) Hashimoto I, Mashiko T, Imada T. Somatic evoked high-frequency magnetic oscillations reflect activity of inhibitory interneurons in the human somatosensory cortex. Electroencephalogr Clin Neurophysiol 1996; 100: 189-203.
9) Hashimoto I. High-frequency oscillations of somatosensory evoked potentials and fields. J Clin Neurophysiol 2000; 17: 309-320.
10) Inoue K, Harada T, Kaseda Y, Mimori Y, Hashizume A, Hashimoto I, et al. Effects of movement on somatosensory N20m fields and high-frequency oscillations. Neuroreport 2002; 13: 1861-1864.
11) Inoue K, Hashimoto I, Shirai T, Kawakami H, Miyachi T, Mimori Y, et al. Disinhibition of the somatosensory cortex in cervical dystonia: decreased amplitudes of high-frequency oscillations. Clin Neurophysiol 2004; 115: 1624-1630.
12) 井上学, 美馬達哉, 小島康裕, 里井斉, 牧野ふみ, 神田益太郎他. 本態性振戦にパーキンソン振戦

が合併した1例. 臨床神経学 2007；47：413-418.
13) Miller KJ, Leuthardt EC, Schalk G, Rao RPN, Anderson NR, Moran DW, et al. Spectral changes in cortical surface potentials during motor movement. J Neurosci 2007；27：2424-2432.
14) Mochizuki H, Ugawa Y, Machii K, Terao Y. Somatosensory evoked high-frequency oscillation in Parkinson's disease and myoclonus epilepsy. Clin Neurophysiol 1999；110：185-191.
15) Nagamine T, Kajola M, Salmelin R, Shibasaki H, Hari R. Movement-related slow cortical magnetic fields and changes of spontaneous MEG- and EEG-brain rhythms. Electroencephalogr Clin Neurophysiol 1996；99：274-286.
16) Ohara S, Ikeda A, Kunieda T, Yazawa S, Baba K, Nagamine T, et al. Movement-related change of electrocorticographic activity in human supplementary motor area proper. Brain 2000；123：1203-1215.
17) Ohara S, Nagamine T, Ikeda A, Kunieda T, Matsumoto R, Taki W, et al. Electrocorticogram-electromyogram coherence during isometric contraction of hand muscle in human. Clin Neurophysiol 2000；111：2014-2024.
18) Ohara S, Mima T, Baba K, Ikeda A, Kunieda T, Matsumoto R, et al. Increased synchronization of cortical oscillatory activities between human supplementary motor and primary sensorimotor areas during voluntary movements. J Neurosci 2001；21：9377-9386.
19) Ozaki I, Hashimoto I. Neural mechanisms of the ultrafast activities. Clin EEG Neurosci 2005；36：271-277.
20) Pfurtscheller G, Aranibar A. Event-related cortical desynchronization detected by power measurements of scalp EEG. Electroencephalogr Clin Neurophysiol 1977；42：817-826.
21) Pfurtscheller G, Klimesch W. Functional topography during a visuoverbal judgment task studied with event-related desynchronization mapping. J Clin Neurophysiol 1992；9：120-131.
22) Restuccia D, Valeriani M, Della Marca G. Giant subcortical high-frequency SEPs in idiopathic generalized epilepsy：a protective mechanism against seizures？ Clin Neurophysiol 2007；118：60-68.
23) Salmelin R, Hari R. Spatiotemporal characteristics of sensorimotor neuromagnetic rhythms related to thumb movement. Neuroscience 1994；60：537-550.
24) Satow T, Matsuhashi M, Ikeda A, Yamamoto J, Takayama M, Begum T, et al. Distinct cortical areas for motor preparation and execution in human identified by Bereitschaftspotential recording and ECoG-EMG coherence analysis. Clin Neurophysiol 2003；114：1259-1264.
25) Shimazu H, Kaji R, Tsujimoto T, Kohara N, Ikeda A, Kimura J, et al. High-frequency SEP components generated in the somatosensory cortex of the monkey. Neuroreport 2000；11：2821-2826.
26) Toma K, Nagamine T, Yazawa S, Terada K, Ikeda A, Honda M, et al. Desynchronization and synchronization of central 20-Hz rhythms associated with voluntary muscle relaxation：a magnetoencephalographic study. Exp Brain Res 2000；134：417-425.
27) 浦崎永一郎. ヒト大脳皮質から直接記録した体性感覚高周波振動の性質. 高頻度刺激下指刺激 SEP の評価と正中神経刺激 SEP に対する全身麻酔の影響を中心に. 臨床脳波 2007；49：69-76.
28) Urrestarazu E, Chander R, Debeau F, Gotman J. Interictal high-frequency oscillations (100-500 Hz) in the intracerebral EEG of epileptic patients. Brain 2007；130：2354-2366.
29) van Rootselaar A-F, Maurits NM, Koelman JHTM, van der Hoeven JH, Bour LJ, Leenders KL, et al. Coherence analysis differentiates between cortical myoclonic tremor and essential tremor. Mov Disord 2006；21：215-222.
30) Wang S, Aziz TZ, Stein JF, Bain PG, Liu X. Physiological and harmonic components in neural and muscular coherence in Parkinsonian tremor. Clin Neurophysiol 2006；117：1487-1498.
31) Wheaton LA, Shibasaki H, Hallett M. Temporal activation pattern of parietal and premotor areas related to praxis movements. Clin Neurophysiol 2005；1201-1212.
32) Wheaton LA, Nolte G, Bohlhalter S, Fridman E, Hallett M. Synchronization of parietal and premotor areas during preparation and execution of praxis hand movements. Clin Neurophysiol 2005；116：1382-1390.

XVII 随意運動に伴う脳電位
——運動関連脳電位

随意運動の中枢調節機構に関する研究やその障害の臨床神経生理学的検索には脳機能イメージングを含めた種々の非侵襲的検索法が駆使されている。この章では随意運動に伴って記録される運動関連脳電位の原理と記録法，および臨床応用の現況を明らかにする。とくに，意図して起こした運動の前に発生するいわゆる運動準備電位の発生機序と意義，およびその臨床応用について解説する。

1 概念と歴史

随意運動に伴って，加算平均法によって頭皮上から記録される脳電位を運動関連脳電位(movement-related cortical potential, MRCP)という。感覚誘発電位が1947年のDawsonの研究に端を発したのに対して，随意運動に伴う脳電位は誰しもが興味を抱いたにもかかわらず，技術的困難のためにその発達が遅れた。最初にこの研究を企てたのはイギリスのBatesで，彼は1951年，ヒトの手の随意的筋収縮に伴う筋放電を基準にして脳波の写真を重畳する方法を用いた。しかしこの方法では，運動前には特定の脳電位を検出することはできず，運動開始の20〜40 ms後に反対側中心部に陰性電位を記録した[4]。

ヒトで随意運動に先行する電位を記録するのに初めて成功したのはKornhuberとDeeckeで，1964年のことであった。彼らは手の随意筋収縮に伴う筋放電の開始時点でパルスを発生させ，さらにその500 ms後にもうひとつパルスを発生させて，脳波と筋電図とともに磁気テープに記録した。そして，その磁気テープを逆方向に再生して，その遅れたパルスをトリガーとして実際とは逆向きに脳波を加算平均した。そうすることによって，彼らは筋放電の前後の脳波を同時に加算平均することを可能にした。これが逆行性加算平均法(reversed averaging, back averaging, opisthochronic averaging)の始まりとなった。この方法によって彼らは，運動開始前に準備電位(Bereitschaftspotential, readiness potential, BP)，運動前陽性電位(premotion positivity, PMP)，および運動電位(motor potential, MP)の3成分，そして運動開始後に運動後電位(reafferente Potentiale, RAP)の，計4成分を識別した(図B-271)[31]。

一方，アメリカ合衆国のVaughanらは1965年，Kornhuberらとほとんど同時に，しかも別の方法を用いて運動前電位の記録に成功した[64]。彼らは反応時間測定法を応用し，警告刺激(S_1)と命令刺激(S_2)を一定間隔で与え，S_2に対して動作で反応させた場合の脳波から，刺激はS_1，S_2ともに与えながら反応させない場合の脳波を減算することによって，刺激に対する反応成分を除去して動作に関連した脳波成分のみを求めた。その後彼らも頭皮上分布を検討して，N_1，P_1，N_2，P_2の4成分を同定した(図B-272)[65]。

1964年にWalterらがCNVを初めて記録したとき，電算機による逆行性加算平均法を開発した。この方法は，データを刻々と電算機に保存していき，トリガーが導入された時点でその直前の

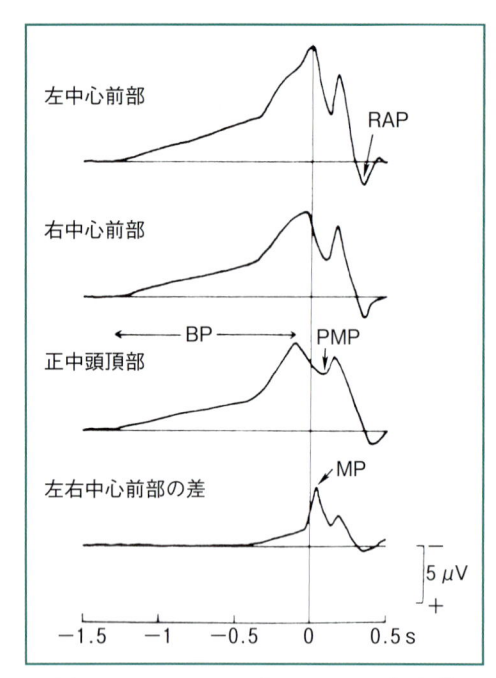

図 B-271 Kornhuber と Deecke による運動関連脳電位（MRCP）の各成分の名称

随意的右手指反復運動。BP：Bereitschaftspotential, PMP：premotion positivity, MP：motor potential, RAP：reafferente Potentiale. 時間軸の0は運動開始時点。(Deecke & Kornhuber, 1977より模式化)

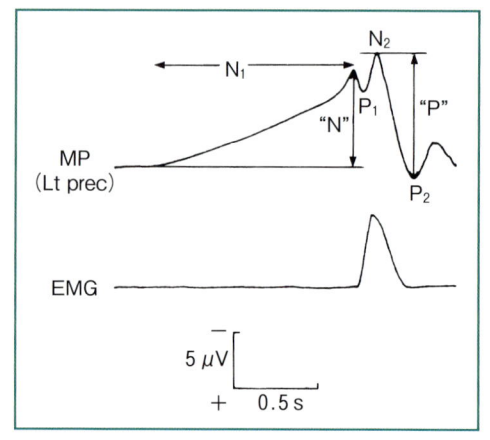

図 B-272 Vaughan らによる MRCP の各成分の名称

随意的右手首伸展運動。Lt prec：左中心前部。
(Vaughan et al, 1968[65] より模式化)

データを加算平均するもので，記録中にon-lineで加算成績を観察できるという大きな利点をもっている。以来多くの研究者がこの方法を用いて正常者のMRCPを研究し，その正常知見が明らかにされたが，MRCPの臨床応用の範囲はまだ比較的限られている。それにはいくつかの原因があげられるが，記録手技が必ずしも容易ではないこと，被検者の協力を必要とすることなどが主な要因である。

2 記録法

1）随意運動の記録方法

被検者は背もたれのある椅子に座り，背中と頭を後方にもたせかけるようにする。そして，両前腕を肘かけに軽くのせた姿勢で記録する。

随意運動の種類は，理論的にはどのような運動でも可能であるが，手の運動が最も検査しやすい。とくに，中指の伸展運動は日常動作ではほとんど行わない不自然なものであるが，非常に限られた筋が収縮するので，電極を置くときに表面から筋を触れやすいという大きな利点がある。そのほか手の運動としては，中指の屈曲，人差し指の伸展または屈曲，母指対立運動，手首の屈曲または伸展，前腕の屈曲や伸展などが可能である。足の運動としては足首背屈運動が用いられることが多い。歩行に伴うMRCPの記録も可能ではあるが，当然アーチファクトが混入しやすくなる。顔面筋の運動に伴うMRCPの記録も試みられたが，記録電極に近いためにやはりアーチファクトが入りやすい。

たとえば，舌の突出運動では舌運動電位（glossokinetic potential）が混入する。また，発声に伴うMRCPは当然のことながら非常な関心を集めたが，まだ確定的な方法と知見に欠けている。とくにここで問題になるのは，発声の開始時点をいかにしてとらえるかであり，phonogramを用いるよりも舌や口唇の筋放電の開始時点を用いたほうがよいといわれている。

眼球運動に伴うMRCPも早くから研究者の興味を集めた。衝動性側方注視運動を行わせ，眼電図の立ちあがりをトリガーとするわけであるが，ちょうど探査電極を置く部位は眼球運動のアーチファクトの影響を最も受けやすい所であるため，その記録は容易ではない。KurtzbergとVaughan（1982）はこの点を克服するために，左右への側方注視を交互に行わせて，それを加算平均する

ことによって眼電図アーチファクトを相殺することに一応成功したが，実際記録する段になると決して容易ではない[35]。この点，後述のように，てんかん患者の術前検索に際して行われる硬膜下電極を用いた皮質上記録では，少なくとも運動前成分は記録可能である[68]。

MRCPの記録に用いる随意筋収縮は迅速（brisk）でなければならない。立ちあがりがだらだらした筋収縮では，それから得られるトリガーパルスの出現時点が一定せず，加算平均が十分に同期化したものにならない。筋収縮の持続は短くても長くてもよいが，重要なことは各運動の持続をできるだけ一定に保つようにすることである。

運動を繰り返す間隔は5秒以上とし，被検者自らのペースで行わせる。警告刺激として何らかの信号を与えて，その後に運動させることもできるが，純粋の随意運動とは異なってくる。ペースは規則正しい必要はなく，被検者の意志で短い休息をはさんでもよい。約50回を1セッションとして休息時間をはさみ，1種類の運動を2ないし3セッション実施することが望ましい。左右の運動を比較する場合には，左右の運動を1セッションずつ交互に行わせたほうがよい。左右の手の運動についてそれぞれ再現性を確認したうえで，それぞれ総加算するのもよい方法である。

MRCPの記録にあたってしばしばぶつかる困難は，瞬目運動に伴うアーチファクトの混入である。目的とする随意運動に注意が集中して力が入り過ぎるために，その運動に同期して瞬目運動が起こりやすい。これに対する対策として，被検者によく説明して練習させることはもちろんであるが，眼前1.5 mくらいの位置に視標を置き，各運動の前後にそれを凝視させるのが有効な手段である。そしてやむをえず瞬目したときには，その時点から少なくとも3秒くらい遅らせて運動するように指導する。いずれにしても，このようなアーチファクトの混入の検出はもちろんのこと，脳波や筋電図の記録がうまく行われているかどうかを確認するためにも，全現象を脳波計またはポリグラフに描出させて，モニターしながら記録することが大切である。

2）トリガーパルスの求め方

トリガーパルスとしては，表面筋電図の開始時点またはmechanogramの立ちあがりなどが用いられるが，一般に筋電図を利用することが多い。筋電図の記録には，収縮筋の筋腹直上の皮膚に2つの皿または円板電極を約3 cm間隔で置き，時定数は約0.005 sとし，高周波フィルターは用いないで増幅する。そして増幅された筋電図を整流し，それが一定の振幅に達した時点でパルスを発生させ，トリガーとして用いる。その整流筋電図はまた，上記パルスをトリガーとして脳波と同様に加算平均する目的にも用いられる。

随意運動がいかに単純なものであっても，その筋電図波形をみると運動ごとにかなり異なっているのが普通である。したがって，それから得られるパルスと実際の筋放電開始時点の時間間隔には相当のjitterが生じる（図B-273）。これは運動障害患者の場合はもちろんであるが，健常被検者でも決してまれではない。その欠点を克服するために，Barrettら（1985）は電算機を利用して筋放電開始時点を正確に求める方法を提唱した[1]。

その方法は，同時記録した脳波，眼電図，筋電図およびそれから得られたパルスをデジタル変換して保存する。そして加算平均にあたっては，保存したデータから電算機によって筋電図パルスを逐一検出し，整流筋電図および眼振図とともにスクリーンに描出させる（図B-274）。そして視察とキーボード操作によって整流筋電図の開始時点を定め，その時点をトリガーとして脳波，眼電図，整流筋電図およびパルスを同時に加算平均する。この方法を用いると，高度の運動障害や不随意運動を呈する患者でも筋放電開始時点を比較的正確に検出でき，しかも随意運動以外の筋収縮によって生じた不必要なパルスを除外することができるので，MRCPの記録が容易である。ただこの方法の短所は，実際の記録中にはその加算波形が観察できないことである。

3）脳波記録法

長い時定数を用いて記録しなくてはならないので，銀塩化銀不分極電極を用いる。電極配置は，運動皮質すなわち中心前部の運動部位に対応する部分を必ず含めて，増幅器のチャネル数が許す限り多数の電極を置いたほうがよい。手の運動野は，手の体性感覚野（Czの2 cm後方の点と耳介前点を結ぶ線上で正中線から7 cm外側）の2 cm

前方とする（図 B-275 の LHM，RHM）。なお，この代わりに国際 10-20 電極配置法の C_3 と C_4 を用いてもよい。足の運動野は C_z とする。なお接地電極は前頭部頭皮上に1個置く。

導出法は，両側耳朶電極を連結したものを基準とした基準導出が専ら用いられるが，双極導出も併用してもよい。とくに Deecke と Kornhuber (1977)は，手の運動に伴う運動電位(MP)を記録するには，左右の手の運動野を結ぶ双極導出が最良であると主張している。

瞬目運動や眼球運動に伴うアーチファクトをモニターするために，一側の外眼角の2cm下と眉間の2cm上を結んだ双極導出，または脳波と同様に両側耳朶連結電極を基準にして一側外眼角の2cm下から記録する（図 B-275）。この導出によって，水平方向と垂直方向の眼球運動を一つの導出でモニターすることができる。この眼電図も，電極の種類，接触抵抗，増幅器の周波数応答などをすべて脳波の記録と同じにして，脳波と同時に加算平均することが重要である。

増幅器の周波数応答に関しては，時定数は3〜5sと長くしなくてはいけない。これに対して高周波帯域はそれほど重要ではないが，一般に 500〜1,000 Hz が用いられる。増幅器からの出力を，筋電図パルスとともに磁気テープに記録保存すれば，あとで条件を変えて加算平均し直すことがで

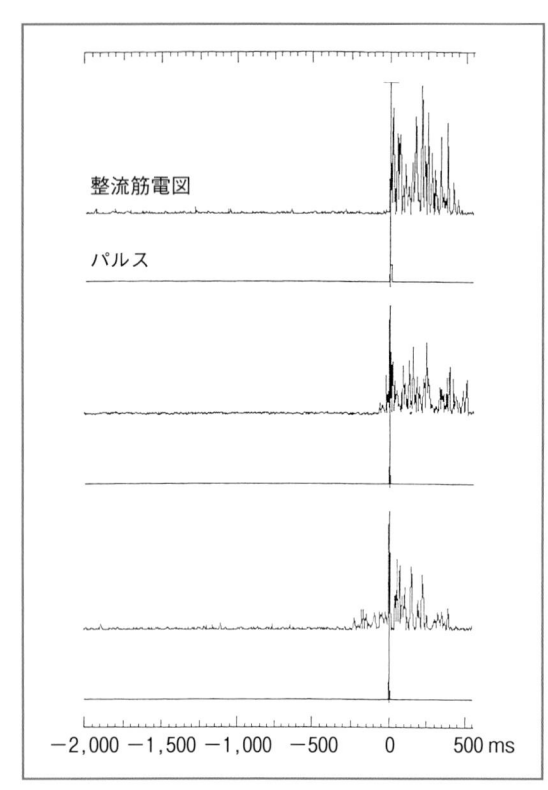

図 B-273　随意的中指伸展運動に伴う整流筋放電とそれから得られるトリガーパルスの時間的関係(23歳，女性，進行性ミオクローヌスてんかん)
実際の筋放電開始時点とトリガーパルスの間の時間間隔は，試行間でかなりの jitter を示す。

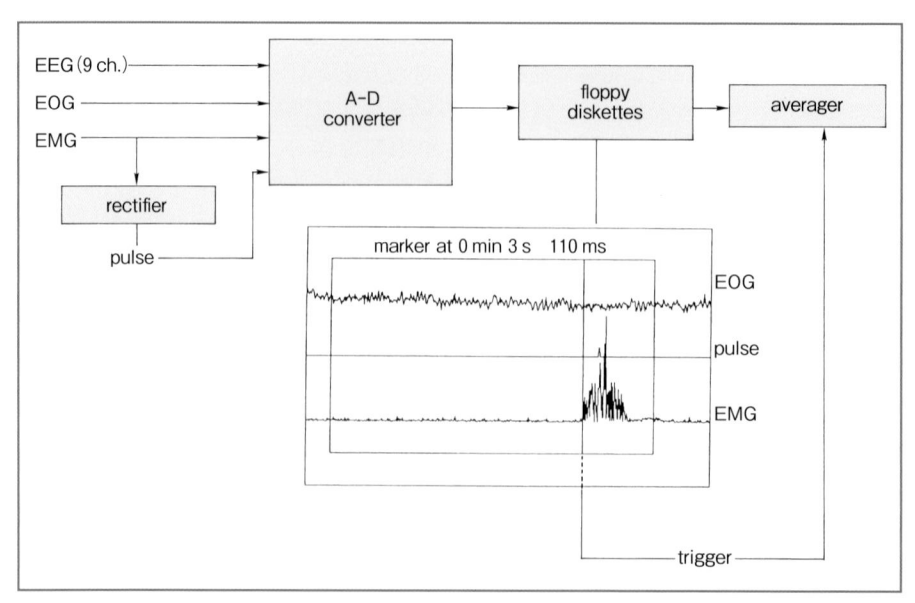

図 B-274　筋放電開始時点を正確に求めてトリガーとする MRCP 記録法
(Barrett et al, 1985[1])より模式化)

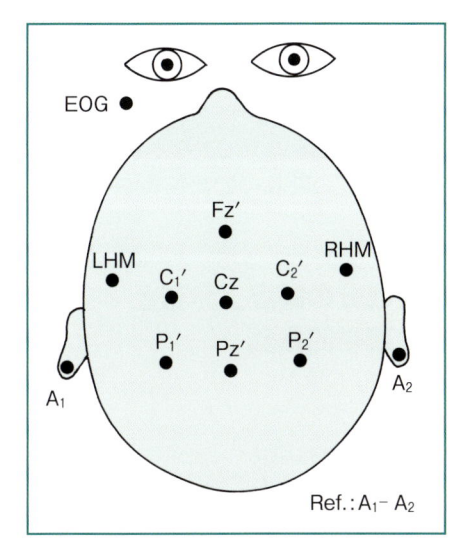

図 B-275 MRCP記録用の電極配置図
LHMとRHM：それぞれ左右の手の運動野；C_1'とC_2'：それぞれLHMとCz，CzとRHMの中間点；Fz'：Czの5cm前方；P_1'，Pz'，P_2'：それぞれC_1'，Cz，C_2'の5cm後方。Ref：基準電極，EOG：眼電図記録用の電極。

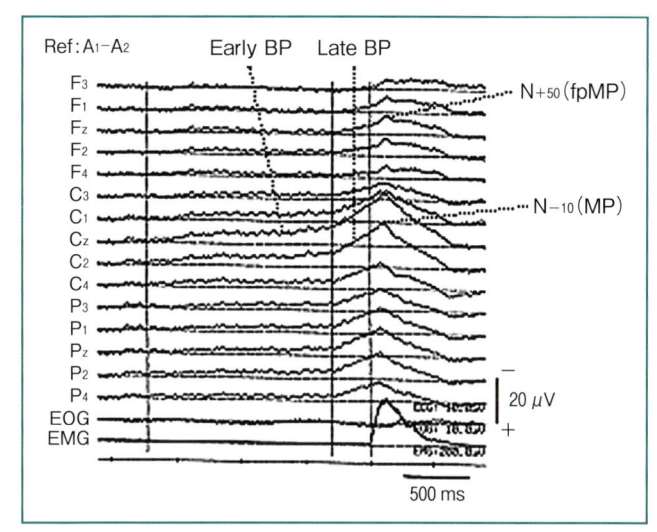

図 B-276 正常被検者が自分のペースで左手首伸展運動を反復したときに記録される運動関連脳電位
98回加算平均したもの。基準電極(Ref)は両側耳朶の連結(A_1-A_2)。Early BP：運動準備電位早期成分，Late BP：同後期成分。(Shibasaki & Hallett, 2006[58]より引用)

きるので便利である。もちろん，デジタル増幅器を用いれば後の処理を行いやすいことは，通常の脳波記録の場合と同様である。

4）逆行性加算平均法

同時記録した脳波，眼電図および整流筋電図を，その整流筋電図から得たパルスをトリガーとして加算平均する。この場合の分析時間は，筋放電開始前2〜3sから開始後0.5sとする。sampling rate (ordinate period) は1,000〜2,000 Hz (0.5〜1 ms) がよいが，多チャネル同時記録しようとすると，分析時間が長いのと電算機の限られた容量のために必ずしも理想的にならない場合が多い。

3 正常波形

まず運動開始の1〜2s前から緩やかな陰性スロープが始まり，これはCzで最大勾配を示し，左右対称性に広く分布する（**図 B-276**）。運動開始時点の数100ms前まで近づくと，運動と反対側の中心前部（足の運動では正中線上）で陰性スロープの勾配が急に増大する。はじめの陰性緩電位は狭義のBereitschaftspotential (BP) または運動準備電位早期成分 (early BP)，あとのスロープはNegative Slope (NS′) または運動準備電位後期成分 (late BP) と呼ばれる[58]。運動した手と同側の中心部では，運動開始の50 ms前に小さい陽性頂点（$\overline{P_{-50}}$）がみられ，反対側の中心前部では，NS′にすぐ引き続いて非常に小さい陰性電位（$\overline{N_{-10}}$）が認められる（**図 B-277**）[51]。

運動開始後は，前頭部反対側よりに陰性波（$\overline{N_{+50}}$），反対側頭頂部に陽性・陰性波（$\overline{P_{+90}}$，$\overline{N_{+160}}$）が出現し，運動開始の約300 ms後には大きな陽性複合波が広汎に認められる（$\overline{P_{+300}}$）。このように運動開始の前後に少なくとも4個ずつの，計8個の電位成分が同定される（**図 B-277**）。

運動前陰性緩電位のスロープの大きさは，基線または先行するスロープの頂点からの振幅として表わすこともできるが，Barrettら(1986)は各スロープの立ちあがり時点と終結時点より線型回帰直線を電算機で計算し，勾配（μV/100 ms）として表わした[2]。とくに運動開始に近接した電位成分の波形は，電極が約5cm隔たっただけでも著しく異なる。したがって，できるだけ多数の電極を用いて同時記録することが，成分の同定を容易にすることにつながる。

MRCPの波形の再現性については，ひとりの

被検者の1種類の運動については各セッション間のばらつきは比較的少ない。しかし個人間では，同一運動であってもかなり波形が異なることがある。それでも主要電位成分の同定は，上述のように多チャネル同時記録を行えば困難ではない。なお，MRCPの構成成分の呼称については，これまでに多数の試みがあるので，少なからず混乱を招いている。各成分の呼称の対比を表B-19に示す。

4 各電位成分の頭皮上分布とその生理学的意義

1) 運動準備電位
Bereitschaftspotential(BP)

運動開始の1.5～4s前から立ちあがる陰性緩電位で，Czで最大で左右対称性に広汎に分布する。Czにおけるその振幅は$2.0～3.5\mu V$であり，勾配は$0.3～0.4\mu V/100ms$である。BPは手の受動運動では出現せず，随意運動に特異的に先行するので，随意運動に対する準備状態を反映しているものと考えられている。その発生源に関しては，サルの皮質内記録により大脳皮質で発生していることはわかっていたが，前頭・頭頂葉が広汎に関与しているのか，あるいは補足運動野のような限局した部分で生じるのかは明らかでなかった。しかし，難治性てんかん患者における硬膜下電極を用いた術前慢性記録，および脳磁図を用いた健常者の記録により，その発生源がかなり詳細にわかってきた。すなわち，片手の運動の場合，まず前補足運動野(pre-SMA)と固有補足運動野(SMA proper)が両側性に活動し，次いで外側運動前野(6野)が同じく両側性に活動し，次

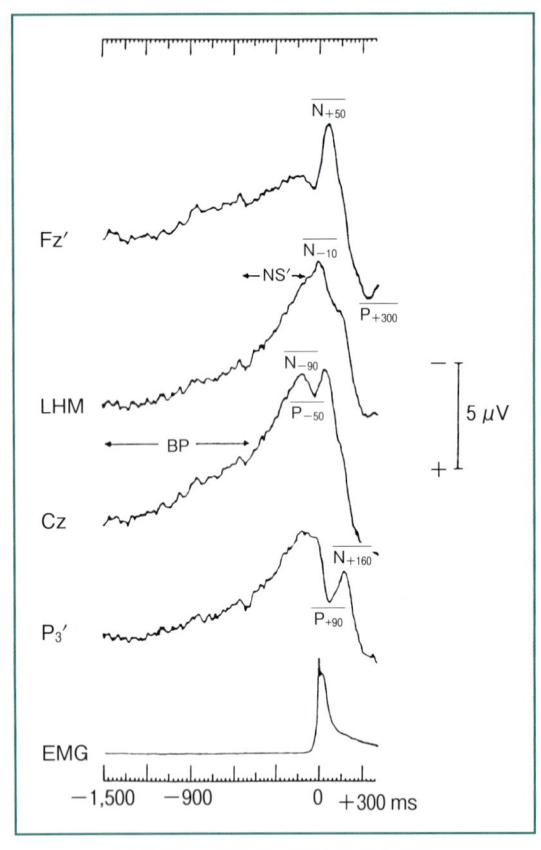

図B-277 MRCPの各成分の命名法
随意的右手中指伸展運動。運動開始前には，BP(Bereitschaftspotential)，NS'(Negative Slope)，$\overline{P_{-50}}$，$\overline{N_{-10}}$の4成分，運動開始後には$\overline{N_{+50}}$，$\overline{P_{+90}}$，$\overline{N_{+160}}$，$\overline{P_{+300}}$の4成分が認められる。(Shibasaki et al, 1980[51]より引用)

表B-19 運動関連脳電位の成分の名称

	運動前成分				運動後成分		
Kornhuber & Deecke(1965)	BP	PMP	MP				RAP
Vaughan et al(1968)	N_1	P_1	$N_2(?)$	$N_2(?)$			P_2
Shibasaki et al(1980)*	BP NS'	P_{-50}	N_{-10}	N_{+50}	P_{+90}	N_{+160}	P_{+300}
Dick et al(1989)	NS_1 NS_2						
Lang et al(1991)	BP_1 BP_2						
Tarkka & Hallett(1991)	BP NS'	PMP	isMP ppMP	fpMP			
Kristeva et al(1991)**	RF		MF	MEFI	MEFII	MEFIII	PMF
Cui and Deecke(1999)	BP_1 BP_2		MP		PMPP	MEPI	MEPII
Shibasaki & Hallett(2006)	Early BP Late BP		MP				

* BPおよびNS'以外の成分については，各頂点は加算平均整流筋電図の頂点より計測。
** 運動関連脳磁図に基づいて命名。
(Shibasaki & Hallett, 2006[58]より引用)

(c)に述べる NS′ に移行するころには主として反対側の 6 野と一次運動野(4 野)が活動する(表 B-20)。BP は頭皮上では広汎に分布していても，一次感覚運動皮質および外側運動前野では運動部位に相当する領域(手の運動の場合その手の領域)に極めて限局して発生することが明らかにされている(図 B-278, 図 B-279)[20,42,43]。補足運動野は両側性に BP に相当する緩電位を発生しているが，補足運動野起源の電位が頭皮上電極からどの程度記録されるかについてはまだ定説がない。BP が頭皮上では中心部正中線上で最大で，左右対称性に分布するのは，このように一次感覚運動野，運動前野および補足運動野が両側性に活動するためと考えられる。

随意運動に先行する脳電位すなわち運動関連脳電位を記録するのと全く同じ方法を用いて，時定数を長くして脳磁場を記録すると，電位と同様に緩徐な磁場が運動開始前に記録される(図 B-280)。しかし，その頭皮上分布は電位の場合と異なり，たとえば手の運動では反対側の中心部に限局して，電位が両側性に広い範囲に分布するのと好対照をなす(図 B-281)。この場合の 1 つの説明として，脳磁図は頭の表面に対して接線方向の電流発生源しかとらえられないのに対して，脳電図は法線方向の発生源もとらえることを考慮すると，中心前回の冠部(6 野)は両側性に法線方向の電位を発生するのに対して，中心溝の前壁(4 野)は主として運動と反対側に接線方向の電位を発生することが想定される。

衝動性眼球運動に先行する準備電位の発生源は，山本ら(2004)によるてんかん患者における硬膜下電極記録の結果，まず前頭葉内側の前交連(VAC)線の後ろで背側部から準備電位が出現し，ついで前頭葉外側の一次運動野手の領域の吻側に

表 B-20 運動関連脳電位の各成分の発生源

成分	発生源
Early BP	
Earliest	前補足運動野(両側)
	固有補足運動野(両側)*
Next earliest	6 野(両側)*
Late BP(NS′)	6 野(主として対側)**
	4 野(主として対側)**
MP(N_{-10})	4 野(対側)**
fpMP(N_{+50})	3 野(対側)**

* ある程度の体性局在
** 明らかな体性局在
(Shibasaki & Hallett, 2006[58]より引用)

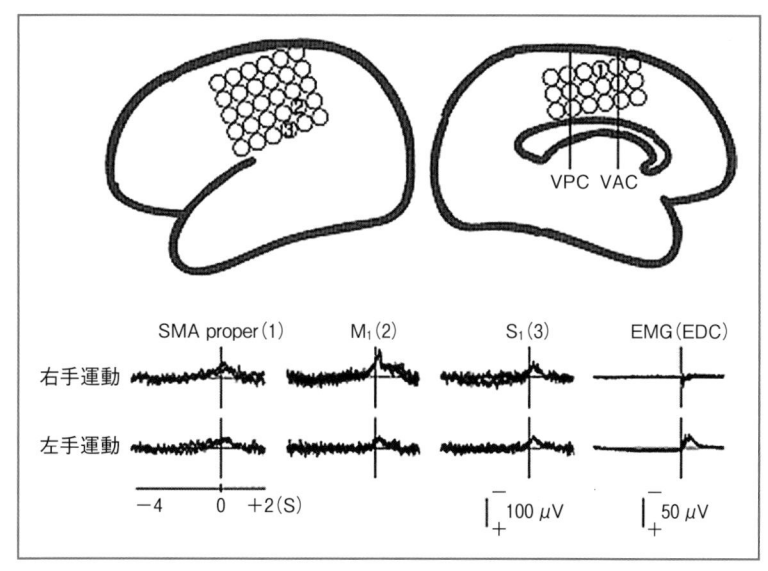

図 B-278 難治性てんかん患者の術前検索の一環として左前頭葉内側面および外側面より同時に記録した運動関連皮質電位
固有補足運動野(SMA proper)(電極 1)からは左右どちらの手を動かしても BP が出現するが，一次運動野(M_1)の手の領域(電極 2)は右手の運動のときだけ BP がみられる。EMG は総指伸筋(EDC)より記録。VAC：前交連を通る垂直線，VPC：後交連を通る垂直線。(Ohara et al, 2000[43]より引用)

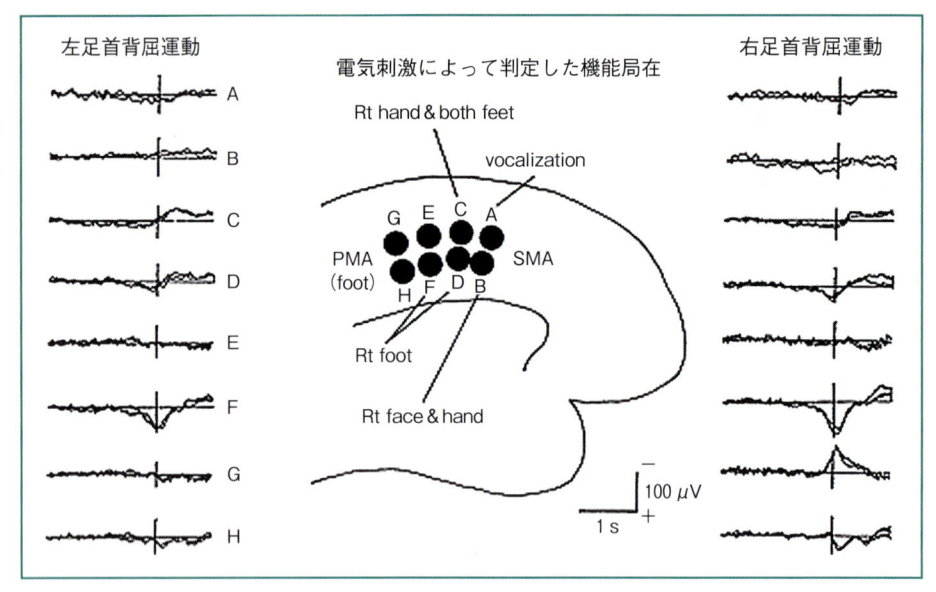

図 B-279 足首背屈運動に伴う運動関連皮質電位
左前頭葉内側面より硬膜下電極によって記録したもの。各電極直下の皮質機能は電気刺激によって同定。補足運動野(SMA)の足の領域(F, D)からは左右どちらの足の運動でも準備電位が記録されるが，一次運動野(PMA)の足の領域(G)からは対側の右足の運動に際してのみ準備電位後期成分および運動電位(MP)が記録される。(Ikeda et al, 1992[20]) より引用)

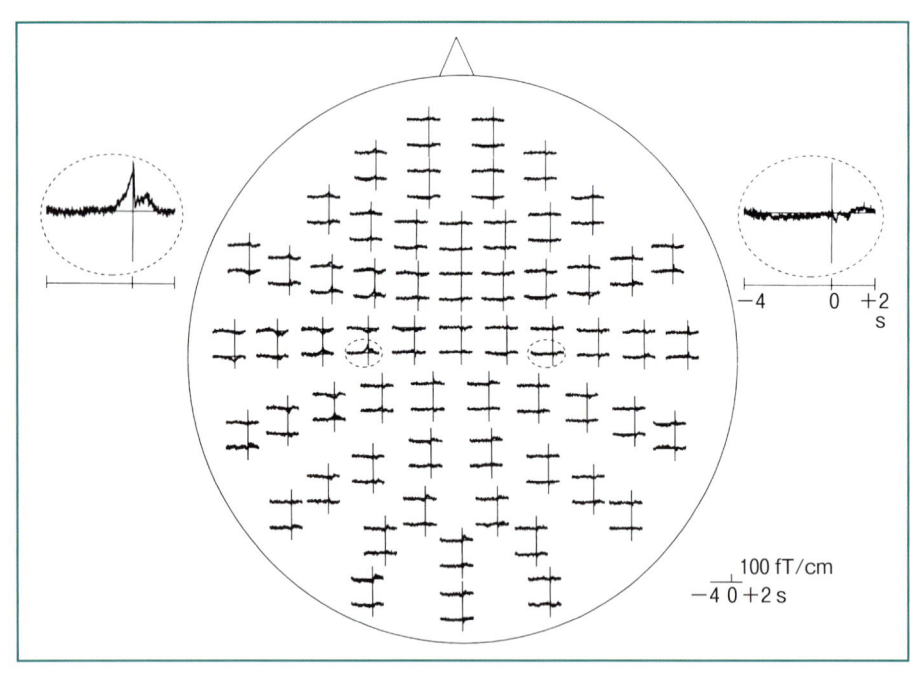

図 B-280 右手人差指の随意的外転運動に伴う脳磁場
planar gradiometer により時定数約5秒で記録。運動開始の約2秒前から，反対側中心部に緩やかに増大する磁場がみられるが，同側にはほとんどみられない。(Nagamine et al, 1996[38]) より引用)

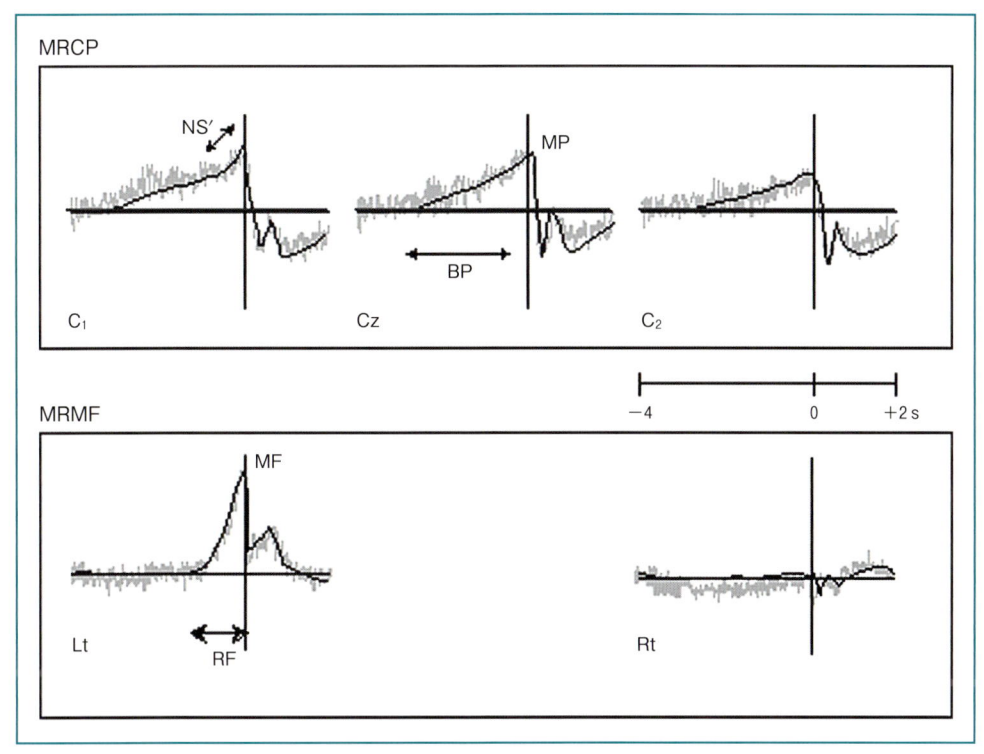

図 B-281　右手の随意運動に伴う運動関連脳電位(MRCP)と同脳磁場(MRMF)の比較
運動準備電位早期成分(BP)は脳波では頭蓋頂(Cz)で最大で両側中心部(C_1, C_2)に対称性に記録されるのに対して，planar gradiometer を用いて記録した磁場は後期成分(NS′)に相当して左半球(Lt)に記録される(RF)。(Shibasaki & Hallett, 2006[58]）より引用)

位置する部分から出現することが明らかにされた(**図 B-282**)[68]。この前者は補足眼野(supplementary eye field)に相当し，後者はいわゆる前頭眼野(frontal eye field)に相当するものと考えられる。

2) BP と CNV の関係

CNV(→B-XV 章の 6「随伴陰性変動」，250頁)の記録には命令刺激に対して動作で反応させるので，ちょうど CNV が出現すると同時にその動作に先行する BP も出現していることが予想される。BP に比較して CNV は振幅がより大きいので，加算回数が BP の場合よりも少なくてよく，また頭皮上分布についても，BP が中心部から頭頂部にかけて最大であるのに対して，CNV は前頭部から中心部に主として分布するといった相違点がある(**表 B-21**)。

池田ら(1994)は，中脳の梗塞によって小脳遠心路が両側性に傷害された1例において，CNV は出現するが BP は欠如することを報告した[21]。ま

たパーキンソン症候群では，BP に異常が認められてもそれは軽度であるが，CNV は明らかな異常を示し，とくに軽症例では正中線上でその振幅が低下する(**図 B-257**，254 頁)[24]。さらに，書痙のような局所性ジストニーを示す右利きの患者においては，CNV の振幅が左側の中心部で低下する[23]。これに対して BP は，書痙の患者で異常が認められても，左側中心部で軽度の振幅低下を示すのみである[13]。このように，基底核傷害例では BP は著明な異常を認めず，CNV が減弱するのに対して，小脳傷害例では CNV よりも BP が強く影響を受けるものと考えられる。

CNV の記録に際して警告刺激(S_1)と命令刺激(S_2)の間隔を4sと長くすると，S_1 に続いて前頭部優位に，S_2 に先行して中心前部にそれぞれ陰性緩電位が記録される。したがって，S_1 と S_2 の間隔を1〜2sとした通常の記録法では，CNV，とくにその後期成分の中に MRCP 成分が包含されているものと想定される。

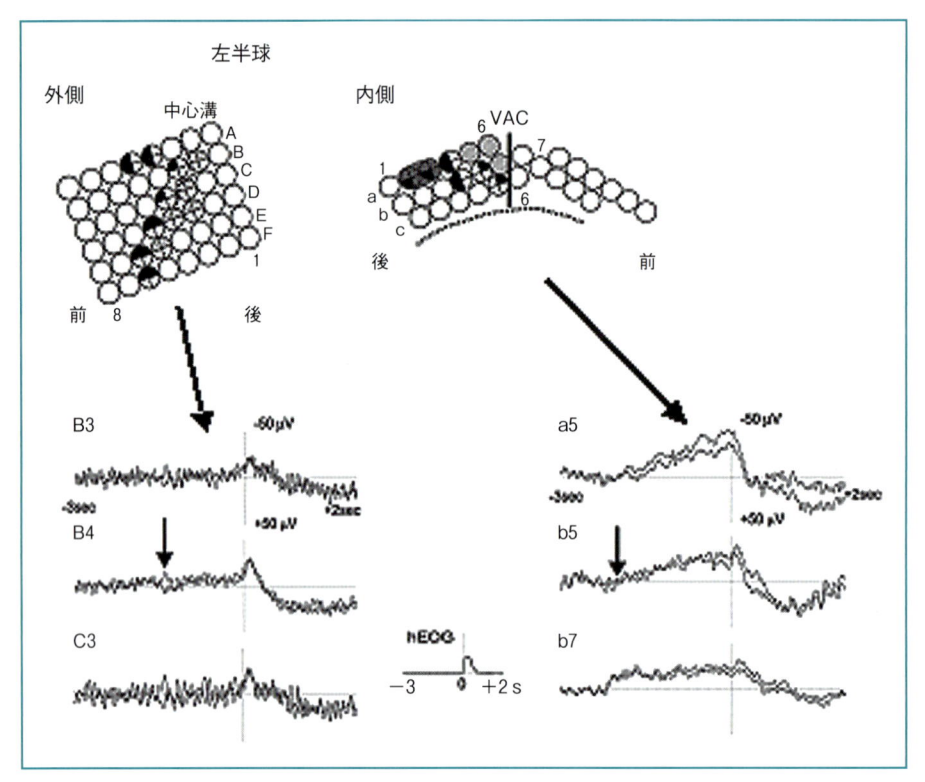

図 B-282　随意的衝動性眼球運動に伴う脳電位
難治性てんかん患者における術前硬膜下電極記録。正中線より左側25度に置かれた視標への随意的衝動性側方注視を課題とし，右前頭葉の外側および内側面より同時記録したもの。小さい矢印は準備電位の立ち上がり時点を示す。（Yamamoto et al, 2004[68]より引用）

表 B-21　運動準備電位（BP）と CNV の比較

	BP	CNV
記録法	随意運動 自らのペース	命令刺激に反応
加算回数	多い	少ない
振幅	小	大
頭皮上分布	中心頭頂部	中心前頭部
発生源	一次運動野 補足運動野	左の他に前頭 前野など
基底核の影響	小	大
小脳の影響	大	小

3）運動準備電位後期成分 Negative Slope（NS′）

運動開始の 300～400 ms 前に，反対側の中心前部から中心後部にかけて立ちあがる急峻な陰性スロープで，その勾配は約 1 μV/100 ms である。NS′ は，このように運動前陰性緩電位のなかでも運動開始時点に最も近く出現すること，手の運動では反対側中心前部で最大であること，また足の運動では中心前部正中線上で最大である（図 B-283）ことから，一次運動野自体で生じている可能性が高い。最近のヒトの硬膜下記録でも NS′ が反対側の一次感覚運動野および外側運動前野から発生していることが確認され，しかも動かした手指に対応した皮質部分に非常に限局して出現していることが明らかになった（図 B-278，275 頁）。

Neafsey ら（1978）は，ネコを前肢を動かすように訓練し，運動皮質ニューロンのなかで運動開始前 500 ms 以内に発射率を変えるものは錐体路細胞であって，運動皮質の外側と内側（正中線寄り）の両方に存在するのに対して，それより早く発射率を変えるニューロンは運動皮質の内側部に限って存在することを見出した[39]。この後期（運動により近い）成分は NS′ に相当するものと考えられるが，ヒトの場合と異なって，ネコでは筋収縮を一定の筋群に限局させることが困難なために皮質がより広汎に興奮することが想定される。

いずれにしても，BP が左右対称性に広く分布するのに対して，NS′ は運動部位に特異的な頭皮

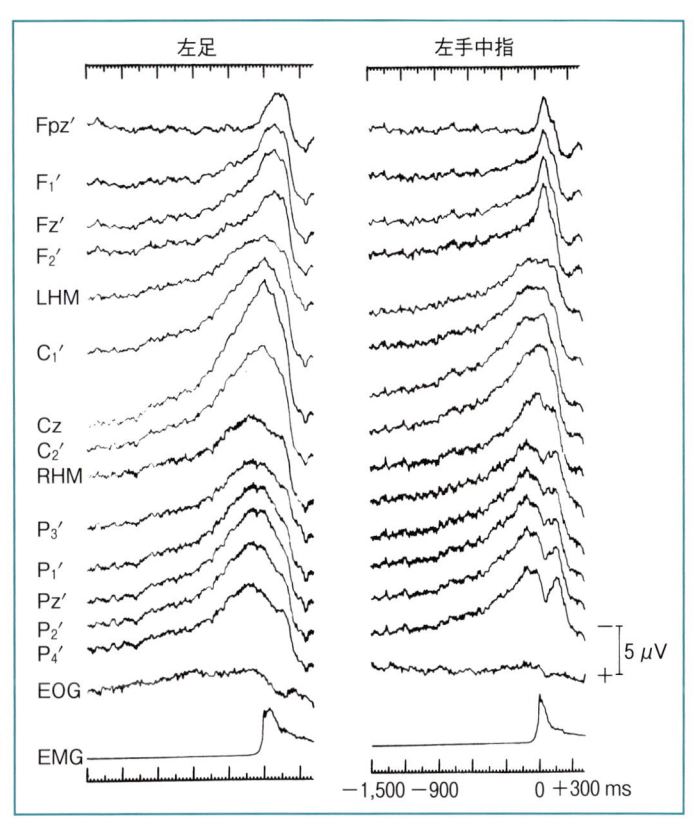

図 B-283 随意的左足伸展運動と左手中指伸展運動に伴う MRCP

各被検者 200 回の加算データを,4 名分総加算したもの。足の運動では,すべての成分が Cz で最大である。(Shibasaki et al, 1981[53] より引用)

上分布を示すので,同じく運動に対する準備状態を反映するにしても,NS′ はその運動に特異的な準備状態に関連するものと考えられる。

4) 運動前陽性電位（$\overline{P_{-50}}$）

NS′ の頂点にすぐひき続いてみられる小さい陽性電位で,その頂点は筋電図頂点の約 50 ms 前に生じる。MRCP の成分のなかで,運動と同側半球に優位に出現する唯一の電位である。運動側の中心前部および中心後部にほぼ等しく認められ,反対側半球にも少し及ぶ。これは,Deecke らの運動前陽性電位 (premotion positivity, PMP) に相当するが,その意義は不明である。なお,硬膜下電極による記録では,これに相当する電位は見出されていない。

5) 運動電位（$\overline{N_{-10}}$）

運動開始直前に,中心前部の反対側手の運動野に非常に限局して出現する小さい陰性電位である（**図 B-276, 277**）。その頂点は,整流筋電図の頂点の平均 10 ms 前に起こる。対側中心前部はち

ょうど NS′ が優位な部位であるから,一般に NS′ の頂点にひき続いて起こることになり,被検者によっては明確に識別できないことがある。

最近の経頭蓋磁気刺激法によると,刺激後反対側の手に筋放電が誘発されるまでの潜時は約 20 ms である。上記 $\overline{N_{-10}}$ はその頂点の出現時点に基づいた名称であるので,その立ちあがり時点を考慮すれば矛盾はないものと思われる。

この $\overline{N_{-10}}$ は Deecke らの運動電位 (motor potential, MP) に相当し,その出現部位および運動開始との時間的関係から,運動皮質の錐体路細胞の興奮を反映しているものと考えられる。Evarts によるサルの皮質内記録では,錐体路細胞の発射は筋活動の 50〜100 ms 前から変化し始めることが知られている。Arezzo と Vaughan (1980) はサルを随意運動を行うように訓練し,その前肢の運動に伴う陰性電位を対側中心前部皮質から記録した。この陰性電位は実際には 2 つの成分からなっており,運動直前に手の領域に限局して出現する成分を N_{2a},運動直後に前頭部から出現する成分を N_{2b} と命名した。ヒトの頭皮上から

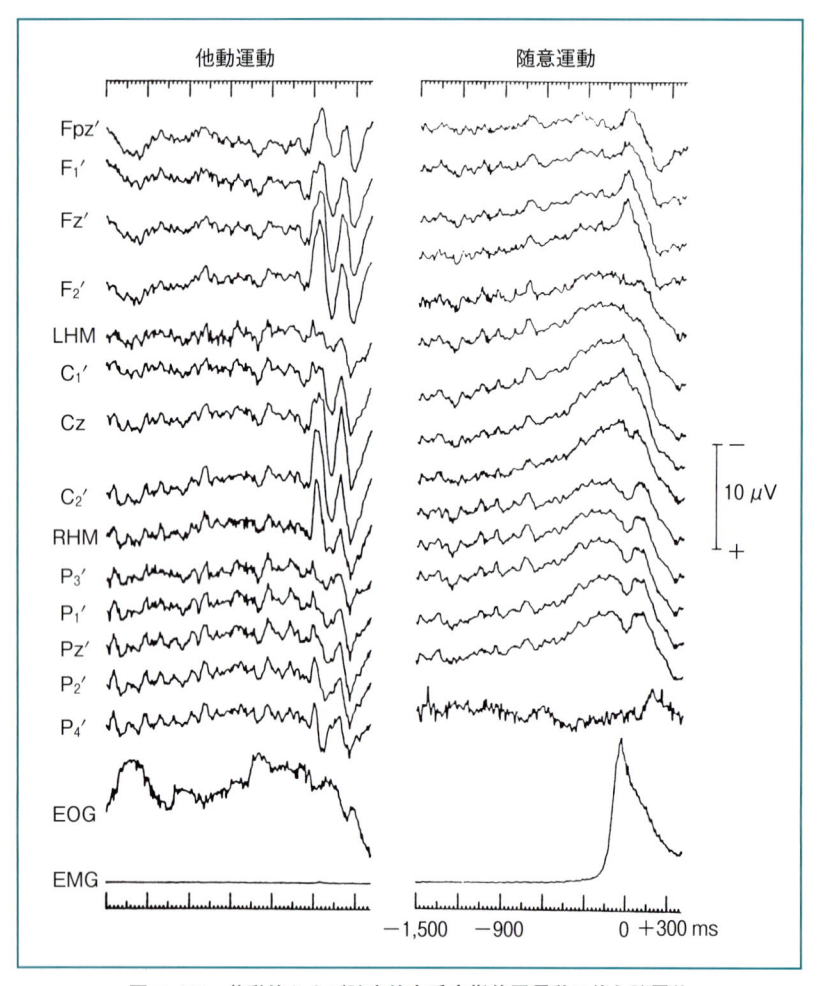

図 B-284 他動的および随意的左手中指伸展運動に伴う脳電位
受動運動の前には少なくとも NS′ はみられない。受動運動は各被検者 100 回，随意運動は 200 回の加算データを，それぞれ 4 名分ずつ総加算したもの。(Shibasaki et al, 1980[52]より引用)

記録される $\overline{N_{-10}}$ または MP は，このうちの N_{2a} に相当するものと考えられる。

音成ら (1988) による硬膜下電極を用いたヒトの記録では，手の運動開始に近接して出現する陰性電位に 3 成分が識別された[40]。最初の電位 (hand motor potential) は筋放電開始時点の直前に始まり，反対側の手の運動野に限局する。次の hand somatosensory potential は反対側の手の感覚運動野で発生し，筋放電開始時点と同時に始まる。最後の vicinity potential は運動開始後に生じ，反対側の手の領域のすぐ周辺から出現する。

6) $\overline{N_{+50}}$

運動開始に約 50 ms 遅れて，前頭部反対側優位に出現する陰性鋭波である (図 B-277)。この $\overline{N_{+50}}$ は 5 cm 後方の中心前部にも波及するため，運動と反対側の中心前部ではその直前に出現する $\overline{N_{-10}}$ との鑑別が困難なことがある。したがって，いま少数の電極を用いて MRCP を記録すると，運動開始に近接して反対側中心部から記録される陰性波が $\overline{N_{-10}}$ であるか $\overline{N_{+50}}$ であるかを識別するのが非常に難しい場合がある。

前述の Arezzo と Vaughan のサルの成績では，運動開始直後の前頭部に出現する N_{2b} がこの $\overline{N_{+50}}$ に相当するものと思われる。すなわち，サルの N_{2a} と N_{2b} はそれぞれヒト頭皮上記録の $\overline{N_{-10}}$ および $\overline{N_{+50}}$ に相当することになる。そしてまた，これはヒトの硬膜下記録による狭義の MP (hand motor potential)とhand somatosensory potentialにそれぞれ相当するものであろう．

7) $\overline{P_{+90}}$

運動開始の約90ms後に，運動と反対側の中心後部から中心前部にかけて陽性電位が出現する（図B-277）．実際には，反対側中心前部では$\overline{N_{-10}}$の頂点にすぐ引き続いて，急峻な陽性勾配として記録される．

著者ら（1980）は被検者の中指遠位部に紐を巻きつけ，その他端を検者が引っ張りあげることによって中指のすばやい受動的伸展運動を起こし，その瞬間を投影光線の遮断としてとらえ，光電計でパルスを発生させてトリガーとし，MRCPの場合と同じ方法で受動運動に伴う脳電位を記録した[52]．その結果，受動運動開始の約70ms後に前頭部に陰性電位が，65ms後に中心後部に陽性電位が記録され，その頭皮上分布はそれぞれMRCPの$\overline{N_{+50}}$と$\overline{P_{+90}}$に類似していた（図B-284）．

前述のArezzoとVaughanのサルの実験で，前肢の随意運動の直後に前頭部に陰性電位（N_{2b}）が記録されるが，それに対応して中心後部から陽性電位（P_{2a}）が記録された．そしてこの2つの電位は筋紡錘からの求心性インパルスによって中心溝の底面（area 3a）に生じた誘発電位の結果，前上方に陰性，後下方に陽性の双極子が形成されたものであると推論した．ヒトのMRCPの$\overline{N_{+50}}$および$\overline{P_{+90}}$も，同様に運動感覚フィードバックを反映している可能性が高い．

8) $\overline{N_{+160}}$

運動開始後約160msで，反対側中心後部に比較的限局して小さい陰性電位が出現する（図B-277）．この電位も，その頭皮上分布から運動感覚に関連したものと考えられる．

9) $\overline{P_{+300}}$

運動開始後約300msで大きな陽性頂点がみられる（図B-277）．これは中心前部で，運動と反対側の手の領域（LHM，RHM）と正中線（Cz）との中間（C_1'またはC_2'）で最大振幅（約10μV）を示し，広汎に分布する．これはDeeckeらのreafferente Potentiale，VaughanらのP₂に相当する．

表B-22 運動準備電位の早期および後期成分に及ぼす各因子の影響（正常および病的状態を含む）

因子	早期成分（BP）	後期成分（NS′）
意図	振幅増大*	
準備状態	早期出現*	
運動の選択課題	振幅増大	影響なし
学習	振幅増大*	
日常動作	頭頂部から始まる*	
力の強さ	振幅増大*	
運動の速さ	後期出現*	
運動の精確さ	影響なし	振幅増大
運動の巧緻さ	影響なし	振幅増大
運動の複雑さ	影響なし	振幅増大
パーキンソン症候群	振幅低下	変化なし
小脳傷害	振幅低下	振幅低下
ジストニー	変化なし	振幅低下
片麻痺の回復期	変化なし	関連あり
鏡像運動	変化なし	関連あり

健常な状態に関しては，当該因子が大きければ大きいほどそれに相応してBPまたはNS′がより大きくなるか小さくなるか，あるいはより早く出現するか遅く出現するかで表わしてある．
* 後期成分が明確に分離できているわけではない．
（Shibasaki & Hallett, 2006[58]より引用）

その意義は不明であるが，運動感覚連合野の活動を反映しているものと想定される．

5 運動前陰性緩電位の振幅および出現時間に及ぼす因子

運動準備電位の早期成分（BP）および後期成分（NS′）は，被検者が自らのペースで一定の運動を繰り返すことによって記録されるため，被検者自身および運動課題に関する多くの因子によって著しく影響される（表B-22）[58]．とくに，その運動に対する意図あるいは意欲，努力，準備状態，その運動課題が指定されたものか自由に選択できるか，その運動手技の学習と習得，運動反復の頻度（時間間隔），その運動課題が日常動作であるかどうか，筋力の入れ方，各運動の速度と精確さ，巧緻さおよび複雑さなど，多数の因子がその振幅または出現時間に影響を与える．また，種々の運動障害を呈する病的状態においても一定の変化がみられる[26,58]．なお，これらの影響については，BPとNS′のどちらに影響するかについてその区別が必ずしも明確でないものもある（表B-22で

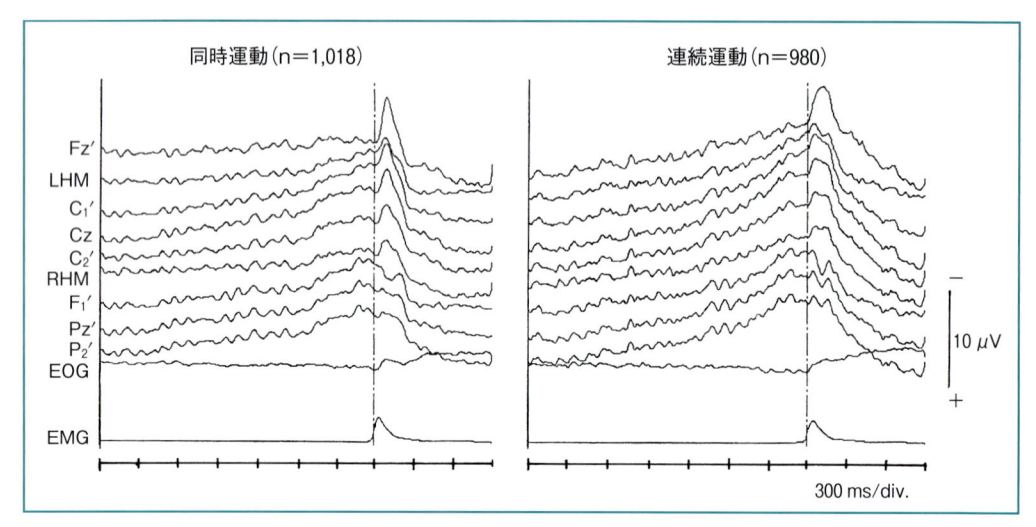

図 B-285 正常者において，右手の中指と人差し指を順番に伸展させた場合と同時に伸展させた場合の運動関連脳電位

7名分の総加算波形。運動前陰性緩電位の後期成分（NS′に相当）が連続運動のほうでより大きい。LHMとRHM：それぞれ左右の手の運動領域。(Kitamura et al, 1993[27])より改変)

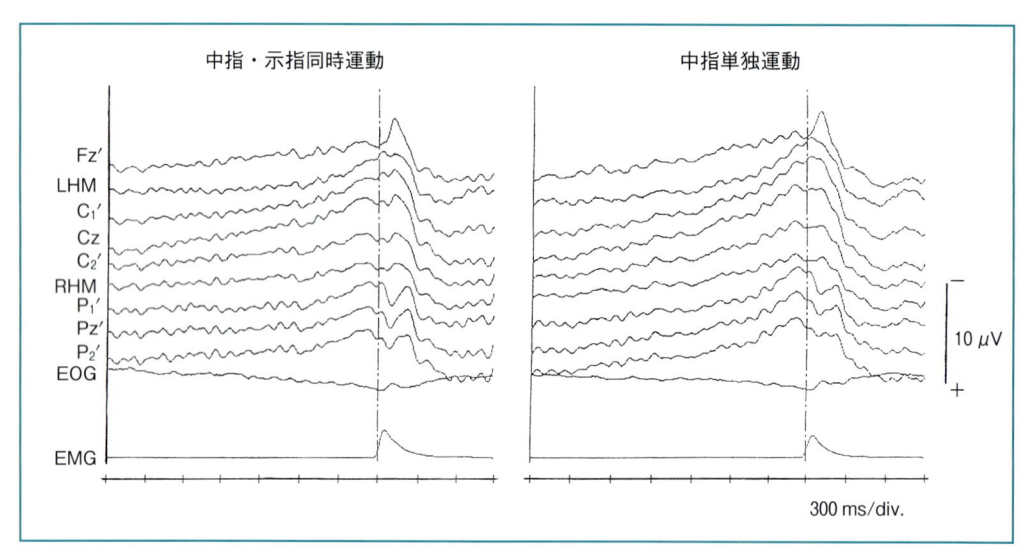

図 B-286 正常者において，右手の中指を単独に伸展させた場合と人差し指と同時に伸展させた場合の運動関連脳電位

7名分の総加算波形。単一の指の運動の場合の方で，NS′の振幅が左中心部でより大きい。(Kitamura et al, 1993[28])より改変)

*印を付けた項目)。

　なかでも，複雑な運動と単純な運動の相違は古くから注目を集めた。運動する部位によって運動前陰性緩電位，なかでもNS′の頭皮上分布が異なることは前述のとおりである。しかし同じ手指の運動にしても，その性状によってNS′の振幅や分布が著明に影響を受ける。たとえば北村ら(1993)は，複雑な運動として一側手の中指と人差し指をその順で伸展させる運動を，そして単純な運動としてその両指を同時に伸展させる運動を用いてそれぞれ運動関連脳電位を比較したところ，BPには相違を認めなかったが，NS′は複雑な運動のほうで高振幅を示した(**図 B-285**)[27]。この振幅増加の頭皮上分布をみると，中心部正中線上だけでなく両側中心部にもみられたため，複雑な運動においては運動開始の直前に補足運動野だけで

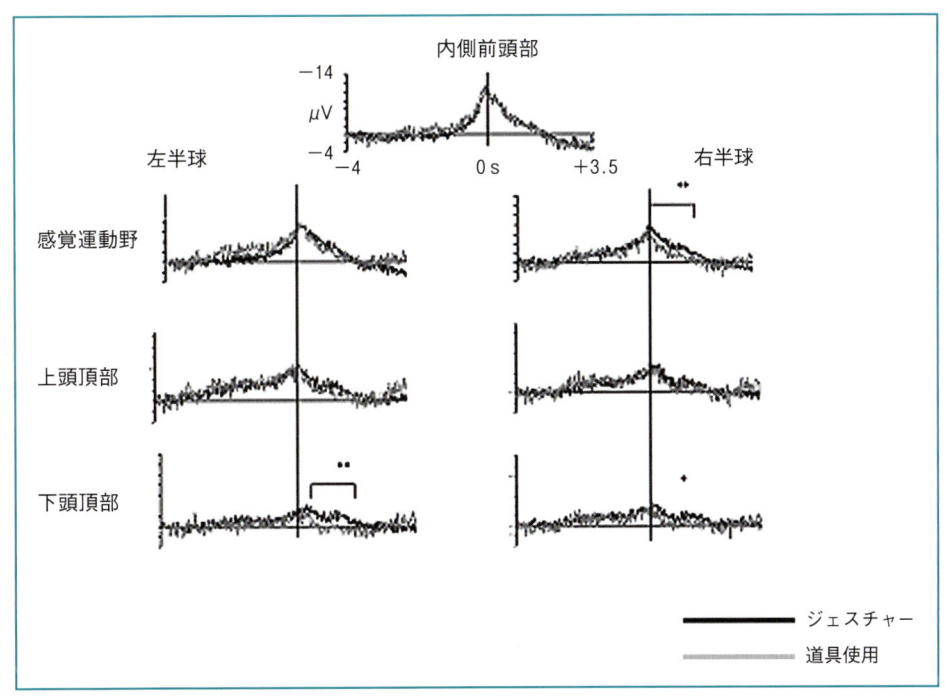

図 B-287 右手利き正常被検者が道具使用および日常動作のジェスチャーを自分のペースで行う課題を用いて記録された運動関連脳電位

どちらの動作でも，まず左頭頂部から準備電位が始まって，前頭正中部および両側中心部に及ぶ。
(Wheaton et al, 2005[66])より引用)

なく一次運動野の手の領域でも両側性に活動が増加するものと解釈された。なおこの見解は，全く同一の運動というわけではないが，ポジトロン断層法(PET)を用いた脳血流測定によってもそれを支持する成績が得られた[57]。

さらに北村ら(1993)は，一側手の中指を単独に伸展させる運動を中指と人差し指を同時に伸展させる運動と比較したところ，NS'の振幅がむしろ前者の方で高いことを見出した(図 B-286)[28]。これは収縮する筋の量的相違よりも，巧緻な運動ほど一次運動野がより強く活動する必要があるためと解釈された。随意運動のなかでも，通常のMRCPの記録には単純な運動を反復する課題が用いられるが，道具使用やジェスチャーなどの日常生活に用いる動作(praxis movement)でも記録可能である。その場合には，右利きの正常者では，まず準備電位が左の頭頂葉から始まって，両側の中心部および前頭正中部に及ぶ(図 B-287)[66]。これは道具使用などの日常動作に左頭頂葉が重要な働きをするという臨床神経学の概念に一致するものである。

6 随意的筋弛緩(陰性運動)に伴う運動関連脳電位

ジストニーをはじめとする不随意運動では随意的筋収縮抑制機構の障害が，また皮質起源の陰性ミオクローヌスでは一次運動野の抑制性成分の過剰興奮が，それぞれその背景にあるものと考えられている。このように随意運動の抑制機構，または陰性運動現象(negative motor phenomena)が最近とくに注目を集めている。寺田ら(1995)は，手首伸筋の筋収縮を随意的に中断させて，他の筋，とくに手首屈筋を収縮させることなく手首の随意的落下を起こさせ，それに伴う運動関連脳電位を記録した。その結果，随意的筋弛緩の場合でも筋収縮の場合と極めてよく似た運動関連脳電位が記録された(図 B-288)[60]。このことから，一次運動野，およびおそらく補足運動野にも抑制機構または陰性成分が存在することを示唆するものと考えられた。この現象は，脳磁場を用いた運動関連脱同期化[62]，および後述の磁気共鳴機能画像法

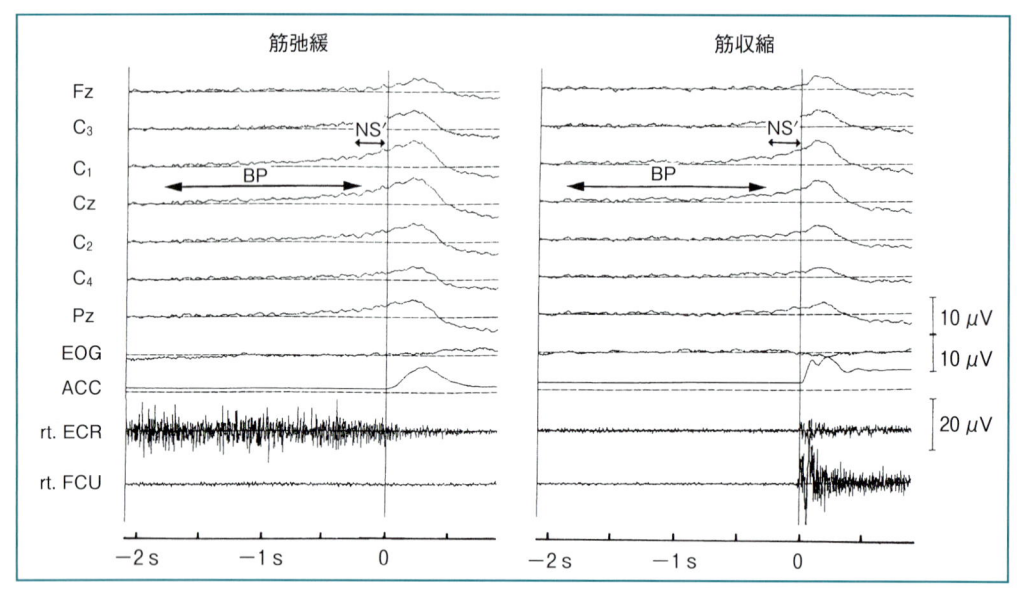

図 B-288 手首伸筋の随意的筋弛緩に伴う運動関連脳電位
随意的筋収縮と比較して，非常に似た波形が認められる。ACC：加速度計記録，rt. ECR：右手首伸筋，rt. FCU：右手首屈筋。10名分の総加算波形。(Terada et al, 1995[60])より改変)

(functional MRI)を用いた研究でも確認された。

ヒトは脳のどこで自分の意志や行動を抑制しているか

　ヒトはある行動を始めたいと考えたときに，始める前にその行動を取りやめることができる。また，すでにある考えがわいてきた後やある行動を始めた後でも，それを中断することができる。このように考えや行動を抑制するはたらきは脳のどのような機構で行われているのであろうか。いま脳の神経細胞が活動する場合には，興奮性シナプス後電位が上昇してきてあるレベルに達するとその細胞が電気的に発射するわけであるが，それは強いエネルギーを要する過程である。このような興奮性活動に対して，抑制性活動はその興奮を止めるだけでよいため，あまりエネルギーを要しないのではないかと想像される。しかし，実際にはこの抑制系もかなりエネルギーを要する過程であると考えられるのである。それは，運動を中止する場合にも運動を始める前と同じように大脳皮質から運動準備電位が出現するし，脳の血流状態も増加するからである。したがって，少なくとも運動皮質においては，積極的な抑制は抑制性シナプス後電位ではなくて，やはり興奮性シナプス後電位を介して起こっているものと考えられる。すなわち，脳にはそれが興奮すると考えや動作を抑える神経細胞が存在することが想定される。

　そこで，いまこの抑制系の働きが障害されると，抑制が機能しなくなり，異常な感情，思考，行動などが生じることが想定される。いわゆる不随意運動の一部はこのような病態生理を介するものと考えられる。頭の外から磁気刺激を加えて運動皮質の興奮性を検査すると，ミオクローヌスやジストニーではその皮質内抑制が低下していることが証明される。このような考え方は，運動系だけではなくて，精神疾患にみられる幻覚・妄想のようないわゆる陽性症状や，近年とくに大きな社会問題となっている性格・行動異常などにも適用されるかもしれない。将来脳の神経生理学はこのような面に応用される可能性が高いと考えられ，その成果が期待されるところである。

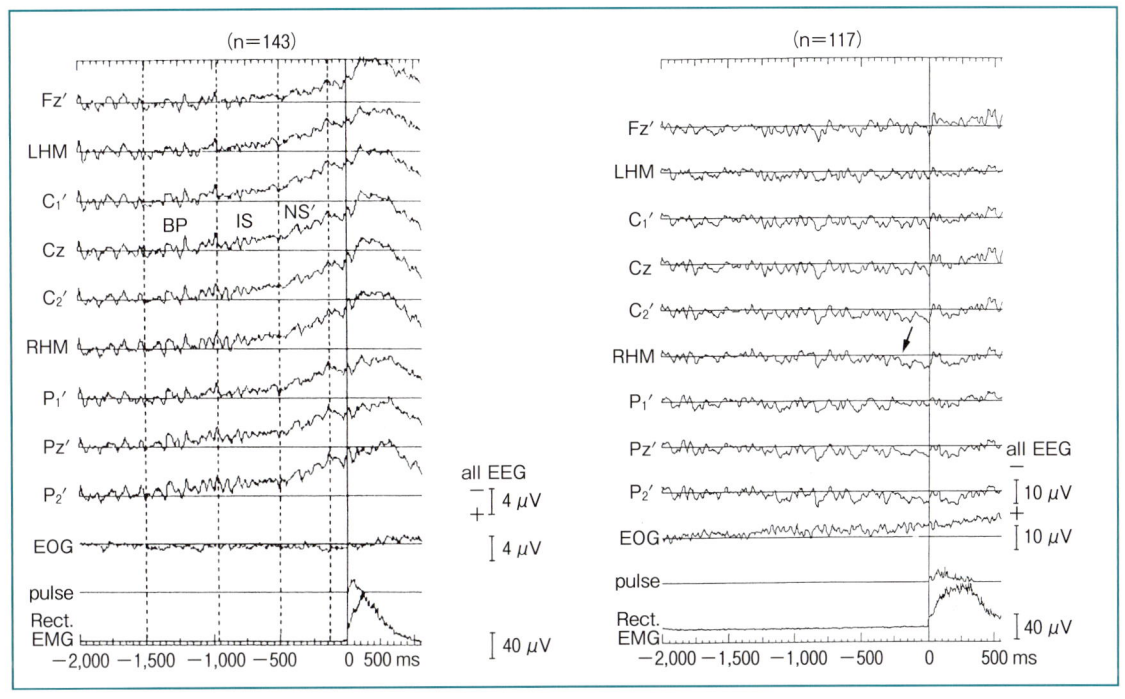

図 B-289　小脳失調症の MRCP
左手中指伸展運動。小脳皮質変性症の 52 歳男性例（左図）では，運動前陰性緩電位の 3 成分（BP, IS, NS'）がすべて出現しているが，dyssynergia cerebellaris myoclonica（いわゆる Ramsay Hunt 症候群）の 23 歳女性例（右図）では，運動前陰性緩電位はすべて欠如しており，運動と反対側の手の領域（RHM）では NS' の代わりにむしろ陽性勾配（矢印）がみられる。(Shibasaki et al, 1986[55] より引用)

7　臨床応用と適応

1) 片麻痺およびその回復過程の検索

　大脳半球病変による片麻痺患者では，多くの症例で患側半球に運動前陰性緩電位の振幅低下を認める[48]。とくに表在性病変では MRCP の異常も局在性にとどまるのに対して，深部病変で臨床的にも広汎な影響がみられる例では，両側性に高度の異常を示した。なおこの場合，片麻痺患者では患側運動に伴う筋放電の波形が健側に比べてばらつきが大きいため，従来の記録法では患側運動の場合加算平均がうまく行われない可能性が残る。また麻痺が顕著な患者ではこの検査は実施できないのと，MRCP によって得られる情報も少ないので，あまり良い適応とはいえない。
　北村ら(1996)は大脳半球の血管障害による片麻痺の回復期において，NS' の対側優位が失われて，左右対称性またはむしろ同側優位の分布を示す症例を報告した[29]。これを支持する所見はポジトロン断層法(PET)による脳血流測定によっても認められており，麻痺の回復過程において健側（麻痺と同側）の運動皮質が関与する可能性を示唆するものと解釈されている[19]。片麻痺の回復における非傷害側半球（運動と同側半球）の関与については，種々の非侵襲的検索方法を用いて多くの研究結果が報告されているが，その成績は必ずしも一致したものではない。その理由は，病変部位の相違，傷害程度の相違，発症からの期間の相違，個人差，年齢，研究方法の相違など，多くの因子が関与しているからと想定される。しかし，一般的にいって，発病早期には非傷害側半球の機能がある程度関与するが，次第に傷害側半球の関与が大きくなるもの考えられている[18]。

2) 基底核傷害

　1977 年 Deecke らは，Parkinson 病で準備電位が低下し，その程度は運動緩慢(akinesia)の程度に比例することを報告した。彼らはとくに片側性にパーキンソン症候を示す患者を検索し，患側の

手の運動に際して準備電位が両側性に低下すること，さらに半球別にみると患側半球のほうで振幅低下が著明であることを報告した．さらに彼らは1978年，Parkinson病では中心前部の手の領域の陰性緩電位は消失するが，中心前部正中線および頭頂部では陰性緩電位が残存することを報告し，前者は運動皮質起源，後者は補足運動野起源であるという仮説を唱えた．1978年，著者らもParkinson病患者のMRCPを検討し，同様に運動前陰性緩電位の振幅低下を認めたが，運動緩慢との間には一定の関連はみられなかった[50]．1983年新島と吉田は，Parkinson病で運動緩慢の程度に比例して準備電位の低下を認めた[41]．

1986年Barrettらは，前述の筋放電開始時点を正確にとらえてトリガーとする新しい記録法を用いて，Parkinson病患者のMRCPを同年齢の健康者と比較した．その結果，加齢に基づくと思われる頭皮上分布の異常は認められたが，健康者との間に差異はみられなかった[3]．すなわち，若年健康者ではNS′は運動手と反対側の中心前部に優位に出現するのに対して，高齢健康者とParkinson病患者では，一側手の運動を行ってもNS′が正中線上で最大となり，非対称が不明確になる傾向を示した．従来の知見については，運動緩慢などのために随意運動時の筋電図波形が変化し，あるいはそのばらつきが大きいために加算平均がうまく行えず，その結果運動前陰性緩電位が低振幅と判定された可能性が否定できない．しかしDickらは，抗パーキンソン剤の影響がない状態で記録すると，Parkinson病患者ではBPが特に正中部で小さいこと，さらにL-DOPA投与で

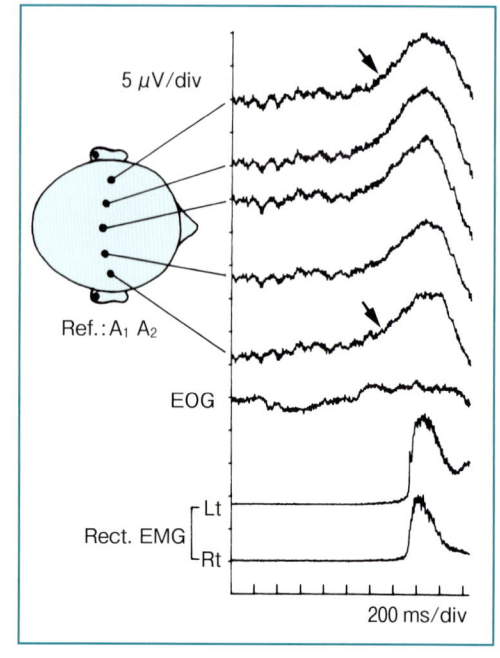

図 B-291 鏡像運動（mirror movement）を示すKallmann症候群のMRCP（20歳，男性）
左手中指伸展運動．左手だけを意図して運動させたデータであるが，右手も同時に動いてしまい，それに伴ってNS′に相当する電位が右中心前部のみでなく左中心前部にも認められる（両矢印）．Rect. EMG：整流筋電図，Lt：左，Rt：右．200回加算．（Shibasaki & Nagae, 1984[54]より引用）

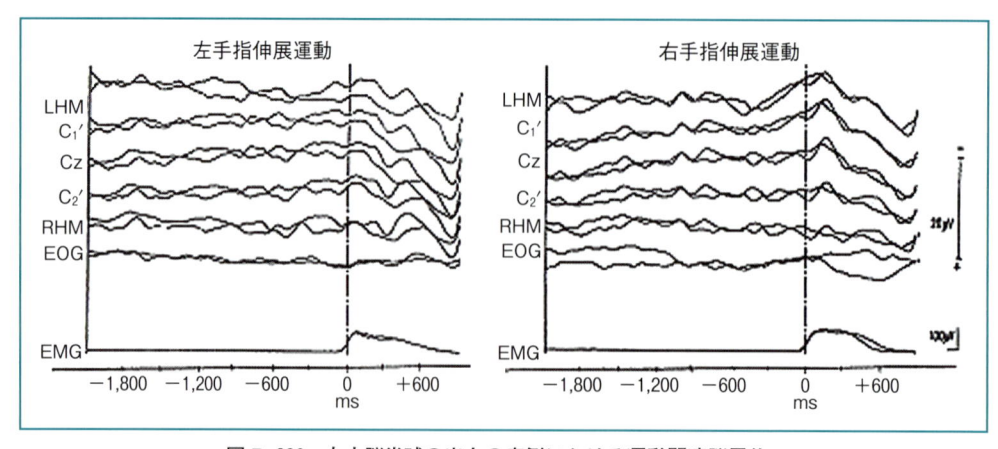

図 B-290 左小脳半球の出血の症例における運動関連脳電位
健側の右手指運動では準備電位が早期，後期成分ともに記録されるが，患側の左手指の運動では，加算平均筋電図波形（EMG）から明らかなように運動課題は十分に遂行できたが，準備電位は記録されなかった．
（Kitamura et al, 1999[30]より引用）

BPが増大することを報告した[14,15]）。

書痙をはじめとする局所性ジストニー（focal dystonia）において，Deuschlら（1995）は反対側中心部に運動前陰性緩電位後期成分の低下を報告した。これは，基底核からの制御障害の結果一次運動野の活動の統制がとれなくなり，同部の神経細胞の活動がばらばらになるためと解釈された[13]）。しかしこの現象に対しても，前述のように，運動野の抑制成分が発生する電位が低下したために，全体の電位が低下したとする考え方も可能と思われる。

3）小脳系障害

1978年著者らは，小脳失調症の症例で運動前陰性緩電位が低振幅となることを報告した[50]）。なかでも，歯状核または小脳遠心系に主病変を有するprogressive myoclonic ataxiaやその他の進行性ミオクローヌスてんかんでは，運動前陰性緩電位が欠如することに注目した。この所見は，筋放電の開始時点を正確に求める新しい記録法によっても確認された（図B-289)[55]）。その後北村ら（1999）は，一側小脳半球に病変をもつ症例でMRCPを検討して，とくにMRI病変が歯状核を含んでいる場合に，傷害側の手の随意運動に先行して記録される準備電位が低振幅となることを確認した（図B-290)[30]）。これに関連して，Sasakiらは1979年，随意運動を行えるように訓練したサルの小脳半球を歯状核を含めて切除すると，対側運動皮質から記録される運動前陰性電位が著明に低下することを発見した[46]）。これらの事実から，運動前陰性緩電位の発生に小脳から運動皮質への入力が強い影響を及ぼしていることが推定される。

上記の知見に関して，池田ら（1994）は中脳の血管障害によって上小脳脚が両側性に傷害を受けた1症例において，手の随意運動に際しては運動関連脳電位のどの成分も記録されなかったが，前述の随伴陰性変動（CNV）は正常の波形を認めた[21]）。

4）共同運動の発生機序の検索

運動前陰性緩電位のなかでも，運動開始に最も近く発生するNS'は，その運動に特異的な運動

われわれの意志は脳のどこで決定されるか

ヒトがある動作を行おうとするとき，その意志は脳のどこかで起こっているはずである。当然のことながら，古くからこのことに関心をもつ学者は多かったが，脳科学が発展した今日でも，この問いに対して的確な解答をできる研究者はいないであろう。いまヒトがたとえば自分の手を動かそうと意図すると，電気生理学的にはその数秒前から前頭・中心部に準備電位という電位がゆっくりと発生してくる。この電位は，ヒトやサルにおける研究の結果，前頭葉の内側にある前補足運動野にまず始まり，続いてすぐその後ろにある固有補足運動野，さらに前頭葉外側の運動前野が興奮し，そしていよいよ運動開始時点が近づくと一次運動野から発生してくることがわかる。このことは，磁気共鳴機能画像法（fMRI）のような血流動態検査法でも明らかにされている。また，最近では視床や基底核などの深部構造からも準備電位に類似した電位が出るといわれているが，これらの脳部位のなかでどこが意志と関連しているかはまだわかっていない。

このような研究で直面する大きな問題は，被検者の意志がいつ起こったかをいかにして判断するかということである。1983年にLibetら*が行った実験では，被検者に大きな時計を見せておいて，手を動かそうと意図した瞬間に時計の針がどこを指していたかを覚えておいてもらい，動作終了後に報告してもらったところ，動かそうという意図は準備電位の立ち上がり時点よりもはるかに遅れて起こり，本人は運動直前に初めて自覚することがわかった。この方法はその後多くの研究者によって追試され，現在ほぼ認められている。しかし，このような研究では被検者に対する指示や条件設定の仕方によって，計り知れない要素が影響してくるので，ヒトの意志の問題が解決されたとは決していえない。この問題は究極的にはわれわれのこころや自我が脳のどこにあるかという問題につながるものであり，まさに神秘的とさえ言える領域である。脳の働きと脳生理学，ひいては脳科学に興味をもつ若手研究者が増えることを祈る。

* Libet B, et al. Time of conscious intention to act in relation to onset of cerebral activity(readiness-potential). The unconscious initiation of a freely voluntary act. Brain 1983；106：623-642.

皮質の準備状態を反映するものと考えられるので，随意運動の異常を主徴とする病態の検索に応用できる．筆者らは1984年，鏡像運動（mirror movement）を呈するKallmann症候群の1症例で，一側手指の随意運動を反復施行させてMRCPを記録したところ，他側の手にも同様の運動を認めるとともに，NS′を反対側中心前部のみでなく同側の中心前部にも認めた（図B-291）[54]．この所見は，少なくともその患者に関するかぎり，反対側の手の共同運動すなわち鏡像運動は，意図しない側の運動皮質の興奮を伴うものであることを示唆している．言い換えれば，不随意的に動いている現象が運動皮質を介して起こっているかどうかを検索するのに，MRCPが応用できるわけである．なお，鏡像運動については経頭蓋磁気刺激法を用いた研究も報告されたが，症例によって必ずしも一致した結果は得られていない[6]．最近植木ら（2005）は，鏡像運動を呈する1症例に磁気刺激のなかでもとくにtriple stimulation techniqueを応用して，その発現に非交叉性皮質脊髄路が関与することを証明した[63]．

8 brain-computer interface

運動準備電位の研究は本来brain-instrument interfaceを目的として始まったものである．すなわち，脳電位を記録することによって，被検者の意思や運動しようとする意図を検出することができれば，麻痺患者のリハビリテーションなどに利用できるからである．しかし，この目的のためには，被検者の意思をその場で実時間でとらえることが必須となる．実際には，前述の運動関連脳電位または準備電位はせいぜい約10 μV の大きさであるため，単一施行では背景脳波活動に隠されて検出することが極めて困難である．そこで，前述のように運動関連脱同期化を単一施行で検出することによって，運動意図を客観的に検出する試みが盛んに試みられており，これは最近の神経科学の重要なトピックの一つになっている[16, 36, 67]．このためには，図B-265（263頁）に示した運動関連脱同期化の頭皮上分布の時間的推移は加算平均データであるが，これを単一施行でいかにして検出するかという問題を解決しなければならない．

文献

1) Barrett G, Shibasaki H, Neshige R. A computer-assisted method for averaging movement-related cortical potentials with respect to EMG onset. Electroencephalogr Clin Neurophysiol 1985；60：276-281.
2) Barrett G, Shibasaki H, Neshige R. Cortical potentials preceding voluntary movement：evidence for three periods of preparation in man. Electroencephalogr Clin Neurophysiol 1986；63：327-339.
3) Barrett G, Shibasaki H, Neshige R. Cortical potential shifts preceding voluntary movement are normal in parkinsonism. Electroenceph Clin Neurophysiol 1986；63：340-348.
4) Bates JAM. Electrical activity of the cortex accompanying movement. J Physiol 1951；113：240-257.
5) Benecke R, Dick JPR, Rothwell JC, Day BL, Marsden CD. Increase of the Bereitschaftspotential in simultaneous and sequential movements. Neurosci Lett 1985；62：347-352.
6) Cincotta M, Ziemann U. Neurophysiology of unimanual motor control and mirror movements. Clin Neurophysiol 2008；119：744-762.
7) Deecke L, Scheid P, Kornhuber HH. Distribution of readiness potential, pre-motion positivity, and motor potential of the human cerebral cortex preceding voluntary finger movement. Exp Brain Res 1969；7：158-168.
8) Deecke L, Kornhuber HH. An electrical sign of participation of the mesial 'supplementary' motor cortex in human voluntary finger movement. Brain Res 1978；159：473-476.
9) Deecke L, Weinberg H, Brickett P. Magnetic fields of the human brain accompanying voluntary movement：Bereitschaftsmagnetfeld. Exp Brain Res 1982；48：144-148.

10) Deecke L, Boschert J, Weinberg H, Brickett P. Magnetic fields of the human brain (Bereitschaftsmagnetfeld) preceding voluntary foot and toe movements. Exp Brain Res 1983 ; 52 : 81-86.
11) Deecke L, Lang W, Heller HJ, Hufnagl M, Kornhuber HH. Bereitschaftspotential in patients with unilateral lesions of the supplementary motor area. J Neurol Neurosurg Psychiatry 1987 ; 50 : 1430-1434.
12) Deecke L, Kornhuber HH. Human freedom, reasoned will, and the brain : the Bereitschaftspotential story. Jahanshahi M, Hallett M (eds). The Bereitschaftpotential. Movement-Related Cortical Potentials. Kluver Academic/Plenum Publishers, New York, 2003, pp 283-320.
13) Deuschl G, Toro C, Matsumoto J, Hallett M. Movement-related cortical potentials in writer's cramp. Ann Neurol 1995 ; 38 : 862-868.
14) Dick JPR, Cantello R, Buruma O, Gioux M, Benecke R, Day BL, et al. The Bereitschaftspotential, L-DOPA and Parkinson's disease. Electroencephalogr Clin Neurophysiol 1987 ; 66 : 263-274.
15) Dick JPR, Rothwell JC, Day BL, Cantello R, Buruma O, Gioux M, et al. The Bereitschaftspotential is abnormal in Parkinson's disease. Brain 1989 ; 112 : 233-244.
16) Friehs GM, Zerris VA, Ojakangas CL, Fellows MR, Donoghue JP. Brain-machine and brain-computer interfaces. Stroke 2004 ; 35 (Suppl 1) : 2702-2705.
17) Gerloff C, Uenishi N, Nagamine T, Kunieda T, Hallett M, Shibasaki H. Cortical activation during fast repetitive finger movements in humans : steady-state movement-related magnetic fields and their cortical generators. Electroencephalogr Clin Neurophysiol 1998 ; 109 : 444-453.
18) Gerloff C, Bushara K, Sailer A, Wassermann EM, Chen R, Matsuoka T, et al. Multimodal imaging of brain reorganization in motor areas of the contralateral hemisphere of well recovered patients after capsular stroke. Brain 2006 ; 129 : 791-808.
19) Honda M, Nagamine T, Fukuyama H, Yonekura Y, Kimura J, Shibasaki H. Movement-related cortical potentials and regional cerebral blood flow change in patients with stroke after motor recovery. J Neurol Sci 1997 ; 146 : 117-126.
20) Ikeda A, Luders HO, Burgess RC, Shibasaki H. Movement-related potentials recorded from supplementary motor area and primary motor area. Role of supplementary motor area in voluntary movements. Brain 1992 ; 115 : 1017-1043.
21) Ikeda A, Shibasaki H, Nagamine T, Terada K, Kaji R, Fukuyama H, et al. Dissociation between contingent negative variation and Bereitschaftspotential in a patient with cerebellar efferent lesion. Electroencephalogr Clin Neurophysiol 1994 ; 90 : 359-364.
22) Ikeda A, Luders HO, Collura TF, Burgess RC, Morris HH, Hamano T, et al. Subdural potentials at orbitofrontal and mesial prefrontal areas accompanying anticipation and decision making in humans : a comparison with Bereitschaftspotential. Electroencephalogr Clin Neurophysiol 1996 ; 98 : 206-212.
23) Ikeda A, Shibasaki H, Kaji R, Terada K, Nagamine T, Honda M, et al. Abnormal sensorimotor integration in writer's cramp : study of contingent negative variation. Mov Disord 1996 ; 11 : 683-690.
24) Ikeda A, Shibasaki H, Kaji R, Terada K, Nagamine T, Honda M, et al. Dissociation between contingent negative variation (CNV) and Bereitschaftspotential (BP) in patients with parkinsonism. Electroencephalogr Clin Neurophysiol 1997 ; 102 : 142-151.
25) Ikeda A, Ohara S, Matsumoto R, Kunieda T, Nagamine T, Miyamoto S, et al. Role of primary sensorimotor cortices in generating inhibitory motor response in humans. Brain 2000 ; 123 : 1710-1721.
26) Jahanshahi M, Hallett M (eds). The Bereitschaftspotential. Movement-related cortical potentials. Kluver Academic/Plenum Publishers, New York, 2003.
27) Kitamura J, Shibasaki H, Takagi A, Nabeshima H, Yamaguchi A. Enhanced negative slope of cortical potentials before sequential as compared with simultaneous extensions of two fingers. Electroencephalogr Clin Neurophysiol 1993 ; 86 : 176-182.
28) Kitamura J, Shibasaki H, Kondo T. A cortical slow potential is larger before an isolated movement of a single finger than simultaneous movement of two fingers. Electroencephalogr Clin Neurophysiol 1993 ; 86 : 252-258.

29) Kitamura J, Shibasaki H, Takeuchi T. Cortical potentials preceding voluntary elbow movement in recovered hemiparesis. Electroencephalogr Clin Neurophysiol 1996；98：149-156.
30) Kitamura J, Shibasaki H, Terashi A, Tashima K. Cortical potentials preceding voluntary finger movement in patients with focal cerebellar lesion. Clin Neurophysiol 1999；110：126-132.
31) Kornhuber HH, Deecke L. Hirnpotentialänderungen bei Willkürbewegungen und passiven Bewegungen des Menschen：Bereitschaftspotential und reafferente Potentiale. Pflügers Arch ges Physiol 1965；284：1-17.
32) Kristeva R, Cheyne D, Deecke L. Neuromagnetic fields accompanying unilateral and bilateral voluntary movements：topography and analysis of cortical sources. Electroencephalogr Clin Neurophysiol 1991；81：284-298.
33) Kunieda T, Ikeda A, Ohara S, Yazawa S, Nagamine T, Taki W, et al. Different activation of presupplementary motor area, supplementary motor area proper, and primary sensorimotor area, depending on the movement repetition rate in humans. Exp Brain Res 2000；135：163-172.
34) Kunieda T, Ikeda A, Ohara S, Matsumoto R, Taki W, Hashimoto N, et al. Role of lateral non-primary motor cortex in humans as revealed by epicortical recording of Bereitschaftspotentials. Exp Brain Res 2004；156：135-148.
35) Kurtzberg D, Vaughan HG Jr. Topographic analysis of human cortical potentials preceding self-initiated and visually triggered saccades. Brain Res 1982；243：1-9.
36) Musallam S, Corneil BD, Greger B, Scherberger H, Andersen RA. Cognitive control signals for neural prosthetics. Science 2004；305：258-262.
37) Nagamine T, Toro C, Balish M, Deuschl G, Wang B, Sato S, et al. Cortical magnetic and electric fields associated with voluntary finger movements. Brain Topography 1994；6：175-183.
38) Nagamine T, Kajola M, Salmelin R, Shibasaki H, Hari R. Movement-related slow cortical magnetic fields and changes of spontaneous MEG- and EEG-brain rhythms. Electroencephalogr Clin Neurophysiol 1996；99：274-286.
39) Neafsey EJ, Hull CD, Buchwald NA. Preparation for movement in the cat. I. Unit activity in the cerebral cortex. Electroencephalogr Clin Neurophysiol 1978；44：706-713.
40) Neshige R, Luders H, Shibasaki H. Recording of movement-related potentials from scalp and cortex in man. Brain 1988；111：719-736.
41) 新島健司, 吉田充男. 大脳基底核障害における無動の電気生理学的研究－準備電位を応用して－. 臨床神経学 1983；23：288-293.
42) Ohara S, Nagamine T, Ikeda A, Kunieda T, Matsumoto R, Taki W, et al. Electrocorticogram-electromyogram coherence during isometric contraction of hand muscle in human. Clin Neurophysiol 2000；111：2014-2024.
43) Ohara S, Ikeda A, Kunieda T, Yazawa S, Baba K, Nagamine T, et al. Movement-related change of electrocorticographic activity in human supplementary motor area proper. Brain 2000；123：1203-1215.
44) Ohara S, Ikeda A, Matsuhashi M, Satow T, Kunieda T, Mikuni N, et al. Bereitschaftspotentials recorded from the lateral part of the superior frontal gyrus in humans. Neurosci Lett 2006；399：1-5.
45) Salmelin R, Hamalainen M, Kajola M, Hari R. Functional segregation of movement-related rhythmic activity in the human brain. Neuroimage 1995；2：237-243.
46) Sasaki K, Gemba H, Hashimoto S, Mizuno N. Influences of cerebellar hemispherectomy on slow potentials in the motor cortex preceding self-paced hand movements in the monkey. Neurosci Lett 1979；15：23-28.
47) Satow T, Ikeda A, Yamamoto J, Begum T, Thuy DH, Matsuhashi M, et al. Role of primary sensorimotor cortex and supplementary motor area in volitional swallowing：a movement-related cortical potential study. Am J Physiol Gastrointest Liver Physiol 2004；287：G459-470.
48) Shibasaki H. Movement-associated cortical potentials in unilateral cerebral lesions. J Neurol 1975；209：189-198.
49) Shibasaki H, Kato M. Movement-associated cortical potentials with unilateral and bilateral simultaneous hand movement. J Neurol 1975；208：191-199.

50) Shibasaki H, Shima F, Kuroiwa Y. Clinical studies of the movement-related cortical potential (MP) and the relationship between the dentatorubrothalamic pathway and readiness potential (RP). J Neurol 1978 ; 219 : 15-25.
51) Shibasaki H, Barrett G, Halliday E, Halliday AM. Components of the movement-related cortical potential and their scalp topography. Electroencephalogr Clin Neurophysiol 1980 ; 49 : 213-226.
52) Shibasaki H, Barrett G, Halliday E, Halliday AM. Cortical potentials following voluntary and passive finger movements. Electroencephalogr Clin Neurophysiol 1980 ; 50 : 201-213.
53) Shibasaki H, Barrett G, Halliday E, Halliday AM. Cortical potentials associated with voluntary foot movement in man. Electroencephalogr Clin Neurophysiol 1981 ; 52 : 507-516.
54) Shibasaki H, Nagae K. Mirror movement : application of movement-related cortical potentials. Ann Neurol 1984 ; 15 : 299-302.
55) Shibasaki H, Barrett G, Neshige R, Hirata I, Tomoda H. Volitional movement is not preceded by cortical slow negativity in cerebellar dentate lesion in man. Brain Res 1986 ; 368 : 361-365.
56) Shibasaki H. Movement-related cortical potentials. Halliday AM (ed). Evoked Potentials in Clinical Testing, 2nd ed, Churchill Livingstone, Edinburgh, 1993, pp 523-537.
57) Shibasaki H, Sadato N, Lyshkow H, Yonekura Y, Honda M, Nagamine T, et al. Both primary motor cortex and supplementary motor area play an important role in complex finger movement. Brain 1993 ; 116 : 1387-1398.
58) Shibasaki H, Hallett M. What is the Bereitschaftspotential ? Clin Neurophysiol 2006 ; 117 : 2341-2356.
59) Slobounov S, Hallett M, Stanhope S, Shibasaki H. Role of cerebral cortex in human postural control : an EEG study. Clin Neurophysiol 2005 ; 116 : 315-323.
60) Terada K, Ikeda A, Nagamine T, Shibasaki H. Movement-related cortical potentials associated with voluntary muscle relaxation. Electroencephalogr Clin Neurophysiol 1995 ; 95 : 335-345.
61) Terada K, Ikeda A, Yazawa S, Nagamine T, Shibasaki H. Movement-related cortical potentials associated with voluntary relaxation of foot muscles. Clin Neurophysiol 1999 ; 110 : 397-403.
62) Toma K, Nagamine T, Yazawa S, Terada K, Ikeda A, Honda M, et al. Desynchronization and synchronization of central 20-Hz rhythms associated with voluntary muscle relaxation : a magnetoencephalographic study. Exp Brain Res 2000 ; 134 : 417-425.
63) Ueki Y, Mima T, Oga T, Ikeda A, Hitomi T, Fukuyama H, et al. Dominance of ipsilateral corticospinal pathway in congenital mirror movements. J Neurol Neurosurg Psychiatry 2005 ; 76 : 276-279.
64) Vaughan HG Jr, Costa LD, Gilden L, Schimmel H. Identification of sensory and motor components of cerebral activity in simple reaction-time tasks. Proc 73rd Conv Am Psychol Assoc 1965 ; 1 : 179-180.
65) Vaughan HG Jr, Costa LD, Ritter W. Topography of the human motor potential. Electroencephalogr Clin Neurophysiol 1968 ; 25 : 1-10.
66) Wheaton LA, Shibasaki H, Hallett M. Temporal activation pattern of parietal and premotor areas related to praxis movements. Clin Neurophysiol 2005 ; 116 : 1201-1212, 2005.
67) Wolpaw JR, McFarland DJ. Control of a two-dimensional movement signal by a noninvasive brain-computer interface in humans. Proc Nat Acad Sci 2004 ; 101 ; 17849-17854.
68) Yamamoto J, Ikeda A, Satow T, Matsuhashi M, Baba K, Yamane F, et al. Human eye fields in the frontal lobe as studied by epicortical recording of movement-related cortical potentials. Brain 2004 ; 127 : 873-887.
69) Yazawa S, Ikdea A, Terada K, Mima T, Mikuni N, Kunieda T, et al. Subdural recording of Bereitschaftspotential is useful for functional mapping of the epileptogenic motor area : a case report. Epilepsia 1997 ; 38 : 245-248.
70) Yazawa S, Ikeda A, Kunieda T, Mima T, Nagamine T, Ohara S, et al. Human supplementary motor area is active in preparation for both voluntary muscle relaxation and contraction : subdural recording of Bereitschaftspotential. Neurosci Lett 1998 ; 244 : 145-148.
71) Yazawa S, Ikeda A, Kaji R, Terada K, Nagamine T, Kubori T, et al. Abnormal cortical processing of voluntary muscle relaxation in patients with focal hand dystonia as studied by move-

ment-related potentials. Brain 1999 ; 122 : 1357-1366.
72) Yazawa S, Ikeda A, Kunieda T, Ohara S, Mima T, Nagamine T, et al. Human presupplementary motor area is active before voluntary movement : subdural recording of Bereitschaftspotential from medial frontal cortex. Exp Brain Res 2000 ; 131 : 165-177.
73) Yoshida K, Kaji R, Hamano T, Kohara N, Kimura J, Shibasaki H, et al. Cortical potentials associated with voluntary mandibular movements. J Dent Res 2000 ; 79 : 1514-1518.
74) Yoshida K, Kaji R, Kohara N, Murase N, Ikeda A, Shibasaki H, et al. Movement-related cortical potentials before jaw excursions in oromandibular dystonia. Move Disord 2003 ; 18 : 94-100.

XVIII 不随意運動に伴う脳電位
——jerk-locked back averaging(JLA)

不随意運動の検索には主として電気生理学的手法が用いられる。この章ではミオクローヌスをはじめとする不随意運動に伴って現われる脳活動を検出する方法として，jerk-locked back averaging(JLA)法の原理と記録法を解説し，その応用価値と問題点，および注意事項を明らかにする。

1 概念と歴史

1938年アメリカ合衆国のGrinkerらは，家族性ミオクローヌスてんかんの患者2名において，当時実用化されたばかりの脳波計を用いてミオクローヌス筋放電と脳波を初めて同時記録し，ミオクローヌスに伴って脳波上速い棘波(10～15 Hz)の短いバーストが出現することを認めた。それ以来ミオクローヌスと脳波の関係は多数の研究者によって検討されたが，いずれもその手法は脳波と筋電図を同時に記録して両者の関連をみようとするものであった。このポリグラフは，脳波計または陰極線オシログラフを用いて描出された。しかしながら，このような従来のポリグラフでは，ミオクローヌスと脳電位の時間的および空間的関連を精密に検討することは困難であった(図B-292)。

筆者らは1975年，四肢のミオクローヌス筋放電と頭皮上脳波を多チャネル同時記録し，ミオクローヌス筋放電の立ちあがり時点をトリガーとしてその前後の脳波を加算平均する方法を開発した[12]。これがjerk-locked back averaging(JLA)

と呼ばれる方法で，通常のポリグラフではミオクローヌス筋放電に伴って脳波上何ら突発性異常が認められない場合でも，この方法を用いるとそのミオクローヌスに関連した脳電位が証明されることがある(図B-293)。Hallettらも独自に同様の方法を開発し，1977年に発表した。以来この方法は，ミオクローヌスの研究のために広く用いられ，さらにミオクローヌス以外の不随意運動が脳波・脳磁場活動とどのように関連しているかを検索する目的にも応用されるようになった。

2 記録法

脳波と不随意運動に伴う表面筋電図を同時記録し，その筋放電の立ちあがり時点をトリガーとして脳波を逆行性に加算平均することにより，その不随意運動に先行する脳波活動を記録する(図B-294)。

1) 筋電図と脳波の記録

筋電図は，筋の直上皮膚に一対の皿または円盤電極を約3 cm間隔で置き，双極導出で記録する。小手筋のように小さい筋の場合，1個の電極をその筋腹上に置き，他方の電極をたとえば手背や手指骨上の皮膚などに置いて単極導出することもできる。増幅器の周波数応答はたとえば30～1,000 Hzとする。そして増幅波形を整流回路に導入して整流し，その整流筋電図があらかじめ設定した振幅に達した時点でパルスを発生させる。筋電図の原波形から直接パルスを得ることもでき

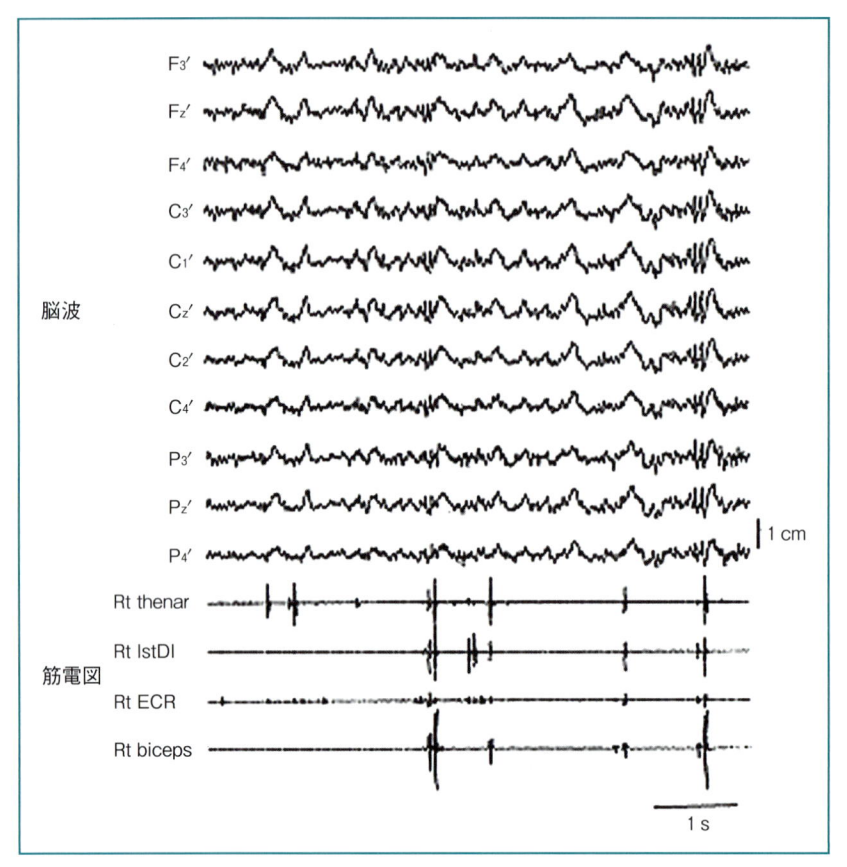

図 B-292 進行性ミオクローヌスてんかん患者における脳波と表面筋電図のポリグラフ

右上肢のミオクローヌスに伴う筋放電に伴って，ときに脳波上棘波または多棘波がみられる。Rt：右，thenar：母指球筋，1stDI：第1骨間筋，ECR：手首伸筋，biceps：二頭筋。

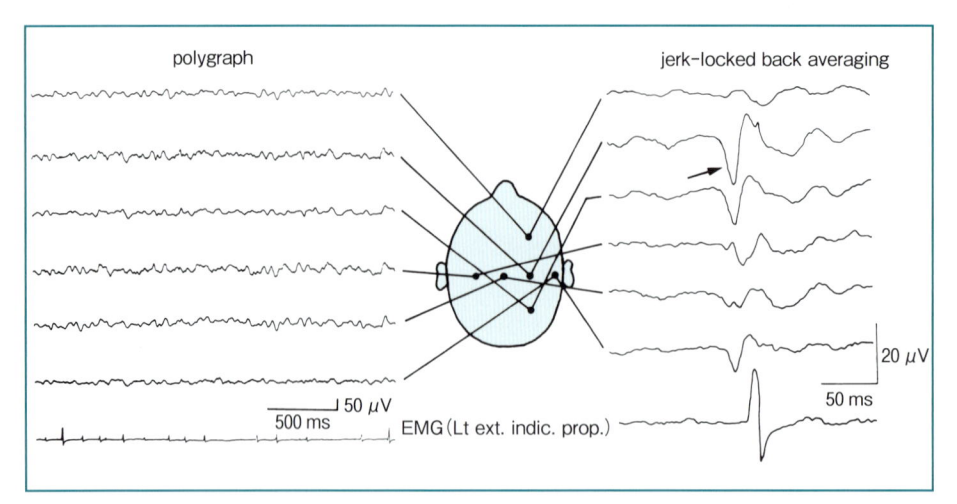

図 B-293 jerk-locked back averagingによるミオクローヌス関連棘波の検出（17歳，男性，cherry-red spot-myoclonus syndrome, sialidosis type 1）

通常のポリグラフ（左図）では，左示指伸筋にミオクローヌス筋放電が頻発しているが（最下段），脳波上には棘波は認められない。しかしこの筋放電をトリガーとして脳波を逆行性に加算平均すると（右図），右中心部に陽性−陰性の2相性棘波（矢印）が検出される。100回加算。（Shibasaki & Kuroiwa, 1975[12]より引用）

XVIII 不随意運動に伴う脳電位──jerk-locked back averaging(JLA)　295

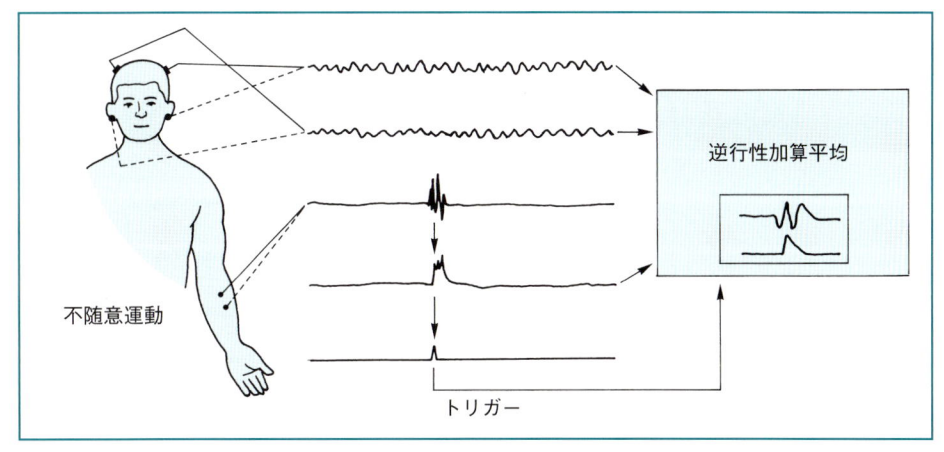

図 B-294　jerk-locked back averaging の記録法
不随意運動を表面筋電図で記録し，その立ちあがり時点でトリガーパルスを発生させ，同時記録した脳波を逆行性に加算平均する。

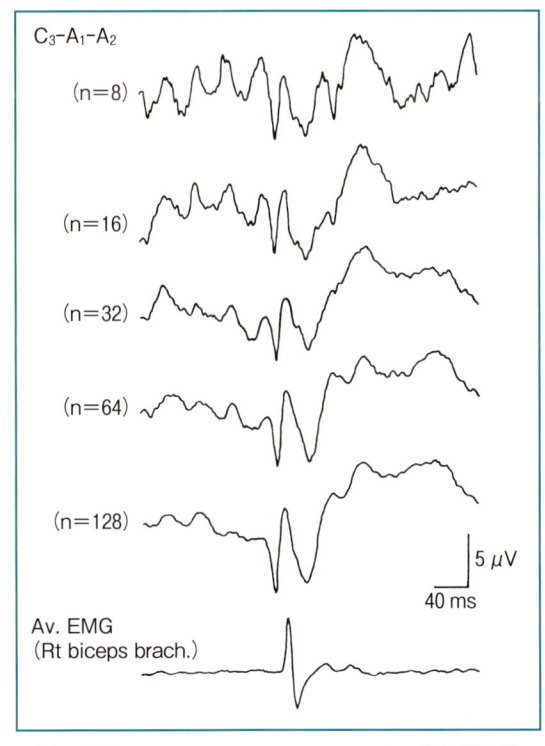

図 B-295　jerk-locked back averaging と加算回数
（34歳，男性，進行性ミオクローヌスてんかん）
加算回数(n)が少なくても一定振幅の棘波がミオクローヌスに先行して出現しているが，加算回数が増加するにつれて，背景の雑音が相殺されて，それが顕著になってくる。
Av. EMG：加算筋電図。

るが，筋電図自体を加算平均するためにも整流波形を得たほうがよい。

記録にあたって最も大切なことは，ミオクロー

ヌスまたはその他の不随意運動に同期して最も強くそして恒常的に収縮している筋で，しかも記録しやすい筋を見つけることである。また，完全な静止時にはほとんどその不随意運動が出現しない場合には，当該四肢を適当な肢位において，不随意運動が出現しやすい状況を作ってもよい。その意味では，一般に被検者は臥位よりも座位においたほうが検査しやすい。

脳波の記録には，頭皮上中心前部を主体に皿または円盤電極を置いて，両側耳朶連結電極または不随意運動と同側の耳朶を基準にする。原理的には，不随意運動を記録した身体部位に対応する頭皮上中心部だけでよいわけであるが，その運動に対して同側も含めて多チャネルから同時記録した方が，電位成分の同定およびアーチファクトとの鑑別に有利である。運動関連脳電位(MRCP)の記録に用いた電極配置部位(図 B-275，273頁)を参考にして，チャネル数の許す範囲で記録する。なお脳波記録用の周波数応答は 1～1,000 Hz とする。

2) 加算平均法

上記の筋電図立ちあがり時点から求めたパルスをトリガーとして，脳波および整流筋電図を逆行性に加算平均する。そのときの sampling rate (ordinate period)は 2,000 Hz(0.5 ms)あればよい。分析時間は，筋放電開始時点の 400 ms 前から 240 ms 後くらいとするが，目的に応じて変更してよい。たとえばチックや心因性と考えられる

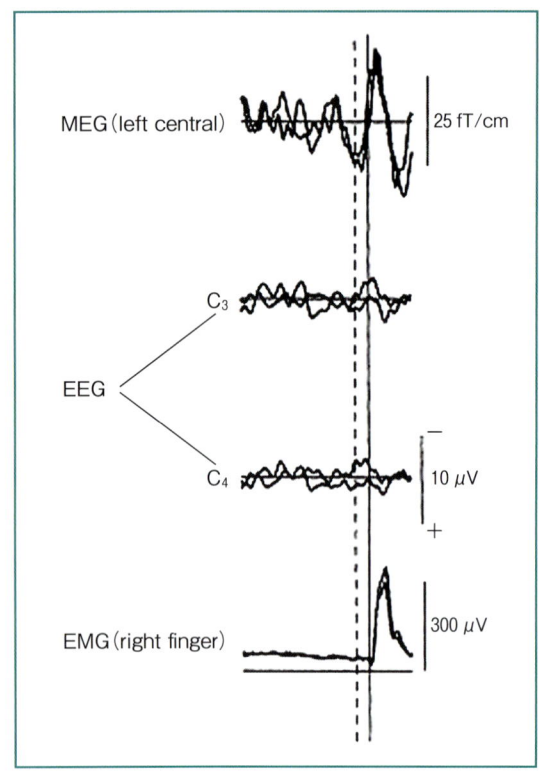

図 B-296 皮質基底核変性症の1例における脳波と脳磁場の jerk-locked back averaging

右手のミオクローヌスを基準にして同時に記録した脳波と脳磁場を加算平均すると，加算脳磁場(MEG)では棘波が認められるが，脳波(EEG)は加算してもそれを検出できない。(Mima et al, 1998[10])より引用)

不随意運動が，その前に運動前陰性緩電位を伴っているか否かを検索するような場合には，運動開始前約3sから開始後0.5sとすることは，MRCPの記録の場合と同様である。

3 jerk-locked back averaging 法の問題点

加算平均法によって誘発電位を求める場合には，刺激に対する反応が毎回ほぼ一定しているという仮定に基づいているが，本検査法においてはとくにその点が重要と考えられる。たとえば加算したうちの1，2のミオクローヌス筋収縮には大きな脳波棘波を伴っているが，大部分の筋収縮には伴っていないような場合でも，加算データだけみればそのミオクローヌスに関連した棘波として判定される可能性があるわけである。そこである症例において，JLAに際して加算平均回数の増

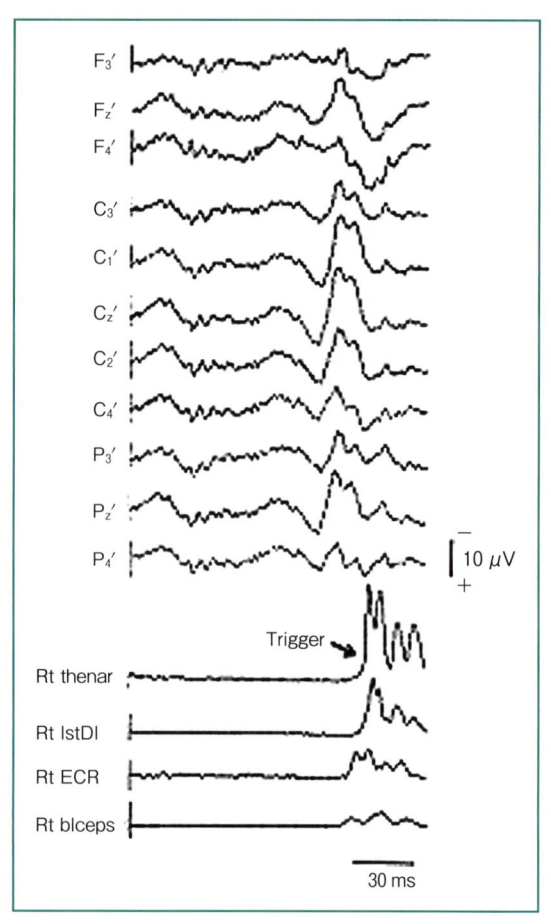

図 B-297 進行性ミオクローヌスてんかんの1症例における jerk-locked back averaging のデータ(図 B-292 と同一症例)

右手の母指球筋から記録した表面筋電図の立ち上がりを基準にして，50回加算平均した脳波には，陽性・陰性の2相性電位が頭皮上広汎に認められる。加算平均筋電図では，右上肢の近位筋から遠位筋にミオクローヌスが早い速度で伝播していることがわかる。この症例で脳電位が広汎に分布する理由は，一つはいわゆるシャント効果(B-I章の3「記録法の原理」，2)脳磁図，17頁参照)のため，もう一つは運動皮質内におけるミオクローヌス関連電位の早い伝播によるものと考えられる。筋の記号は図 B-292 と同じ。

加に伴う波形の変化を検討すると，加算回数が増すにつれて背景活動は相殺され，信号(signal)が次第に目立ってきた(図 B-295)。すなわちこのような症例では，一つの筋に反復して起こるミオクローヌスは，毎回一定の脳波活動を伴っているものと考えられ，このような場合はJLAが適用できるわけである。

JLAを行うためには，何といっても問題の不随意運動がある程度頻繁に起こらなくてはならな

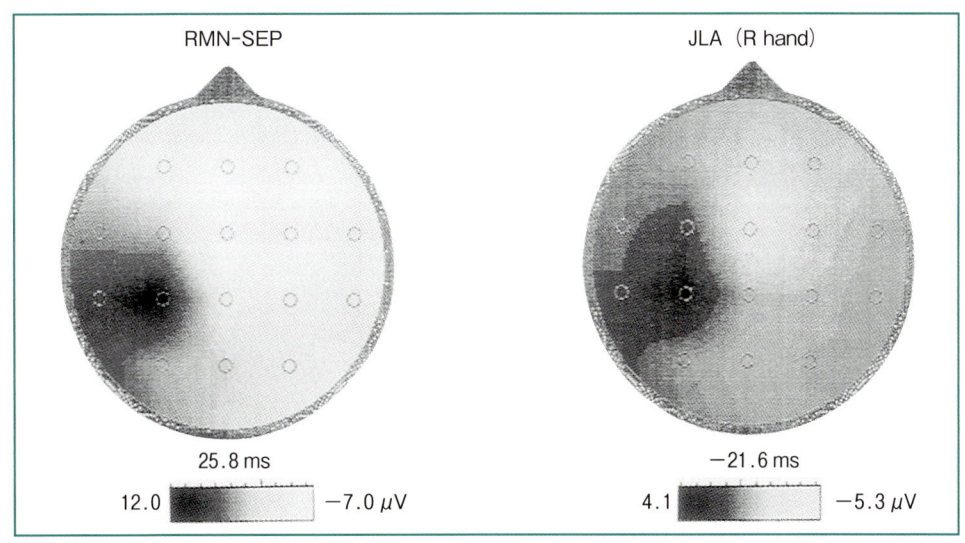

図 B-298 ミオクローヌス関連棘波の頭皮上分布（18歳，女性，進行性ミオクローヌスてんかん）
jerk-locked back averaging（JLA）で検出された棘波の最初の頂点の分布（右図）は，巨大 SEP の $\overline{P_{25}}$-$\overline{N_{25}}$ 成分の分布（左図）と近似しており，ともに中心溝より後方で陽性，前方で陰性の電位からなる。RMN：右正中神経電気刺激。なお，振幅は SEP のほうがずっと大きい。（Shibasaki et al, 1991[18]より引用）

い。しかし反対に，ミオクローヌスがあまり激しく起こっても，アーチファクトが多数混入して記録できないことになる。また，アテトーゼやジストニーのように，筋放電がだらだらと立ちあがる不随意運動では，トリガーパルスを求める段階で大きな問題があり，正確な加算平均が望めないことになる。

JLA で頭皮上脳波に棘波が証明されないからといって，そのミオクローヌスが皮質起源でないとはもちろん言えない。実際には皮質に棘波が出ていても，それが非常に小さいために，たとえ JLA を用いても頭皮上からは検出できないことも想定されるからである。この点，脳磁図を用いて JLA を適用すると，加算平均脳波では検出されなかったミオクローヌス関連棘波が検出されることがある（**図 B-296**）[10]。

このように JLA はいくつかの問題点をもってはいるが，その適用を選択し，所見の解釈にあたって過大評価を避ければ，臨床応用が可能である。

4 jerk-locked back averaging による皮質ミオクローヌスの検索

進行性ミオクローヌスてんかん（progressive myoclonus epilepsy）を示す疾患群，たとえば Unverricht-Lundborg 病，sialidase 欠損症または sialidase および beta-galactosidase 両酵素の欠損症による cherry-red spot-myoclonus syndrome, Lafora 病，ミトコンドリア脳筋症，neuronal ceroid lipofuscinosis などでは，そのミオクローヌスは一次運動皮質起源と考えられる。またそのほかにも，無酸素性脳症後のミオクローヌス（Lance-Adams 症候群）や Alzheimer 病，尿毒症性脳症，また Creutzfeldt-Jakob 病の経過中のある病期でも，同種類のミオクローヌスが観察される。

このような場合，手のミオクローヌス筋放電に JLA を適用すると，ミオクローヌス開始時点に 15～20 ms 先行して，反対側の中心部手の領域から陽性・陰性の2相性電位が記録される（**図 B-297**）。足からミオクローヌス筋放電を記録した場合には，それに関連した脳電位は予想されるように中心部正中線で最大となる。このミオクローヌス関連電位の頭皮上分布をみると，少なくとも最初の陽性電位については，中心後部から頭頂部にかけては陽性であるが，SEP の早期皮質成分と同じように，前頭部では同じ潜時で逆極性の陰性電位を伴うことがある（**図 B-298**）。

脳波の場合と全く同様に，ミオクローヌスと同

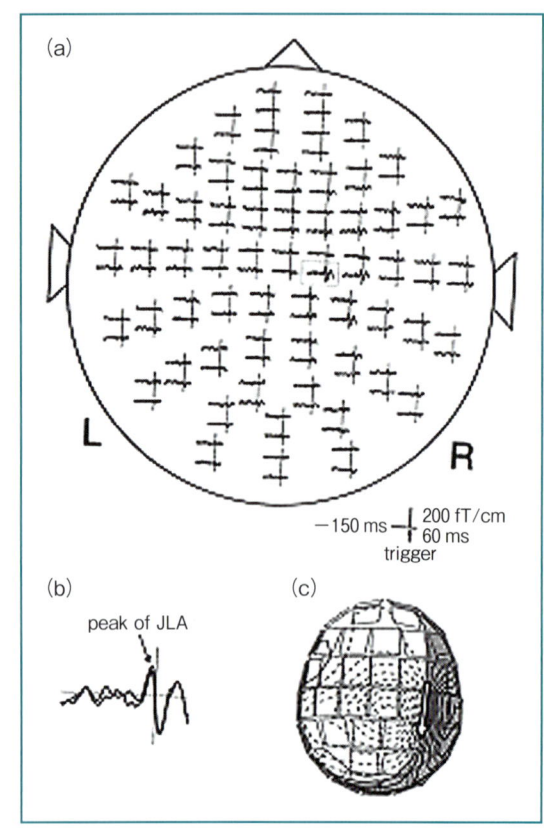

298　B　基本的検査法の理論と実際

図 B-299　進行性ミオクローヌスてんかんの 1 症例で，左手のミオクローヌスをトリガーとして同時記録した脳磁場を加算平均したデータ
planar gradiometer による記録。ミオクローヌスに先行する脳活動は右中心部に認められ（a），その細胞内電流は後方へ向かっていることがわかる（白い矢印）（c）。（b）は最大振幅のデータを拡大したもの。（Mima et al, 1998[10]）より引用）

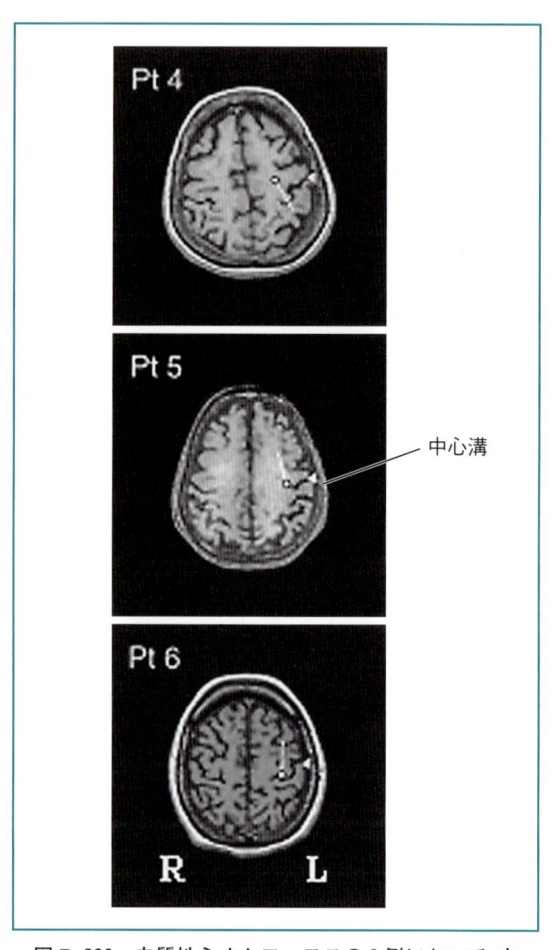

図 B-300　皮質性ミオクローヌスの 3 例において，右手のミオクローヌスに先行する脳活動の発生源を脳磁場から推測した結果
いずれも左中心前回の手の領域に求められ，細胞内電流の向きは，上段の 1 例では後向き，その他の 2 例では前向きである。すなわち，脱分極が起こった部位は，前者は尖頂樹状突起の深層，後者は浅層と想定される。（Mima et al, 1998[10]）より引用）

時に脳磁場を記録して処理することによって，ミオクローヌスに先行する脳磁場を求め，その発生源をより精密に知ることができる。図 B-299 は，進行性ミオクローヌスてんかんの患者において，左手ミオクローヌスの筋放電をトリガーとして同時記録した脳磁場を加算平均した結果である。手のミオクローヌスに 15～20 ms 先行して現れる脳活動の発生源を計算すると，対側中心前回の手の運動野と考えられる部分にその発生源が求められる（図 B-300）[10]。持続性部分てんかん（epilepsia partialis continua）は，まさに律動性の焦点性皮質性ミオクローヌスであり，それに対応する棘波が脳波上明らかでない場合，JLA は非常に良い適応である。

一般にミオクローヌスは急峻な筋収縮によって生ずるが，ときに筋収縮の中断によって起こることもある。これは陽性ミオクローヌスに対して陰性ミオクローヌスと呼ばれている。この場合も，脳波上棘波が先行することがあり，皮質起源と考えられる（図 B-301）。また，この場合も陽性ミオクローヌスと同様に，筋放電の中断の始まり時点を基準として脳電位あるいは脳磁場を逆行性に加算平均することによって，両者の関係を明らかにすることができる（silent period-locked averaging）[24]。

わが国には高齢者で両手が震えるエピソードが 1～2 週間続く状態が知られており，橋本ら

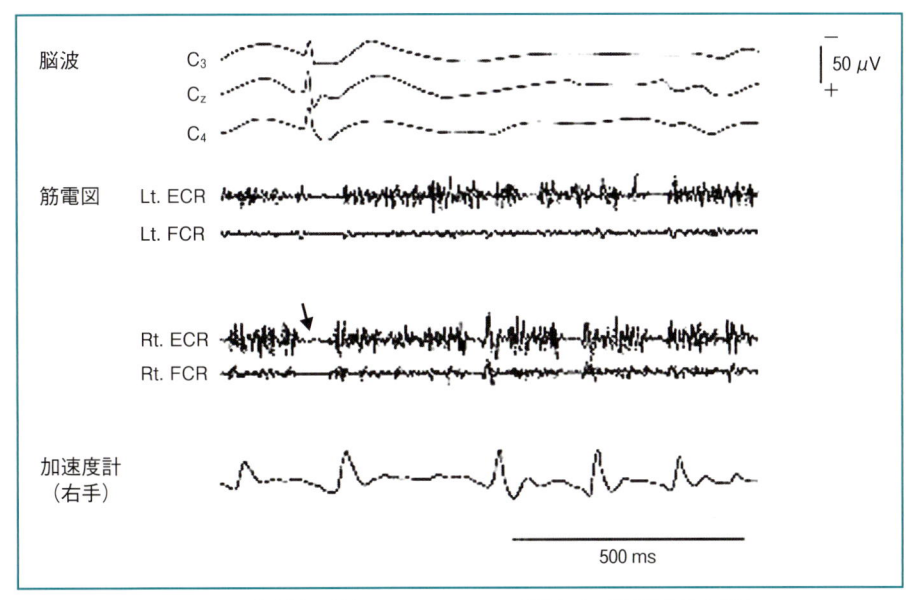

XVIII 不随意運動に伴う脳電位――jerk-locked back averaging(JLA)

図 B-301 皮質性陰性ミオクローヌスの脳波および筋電図ポリグラフ
脳波上明らかな棘徐波が出現するときは,筋放電の silent period の持続が長く(矢印),その際にみられる陰性ミオクローヌスも顕著である。Lt.:左,Rt.:右,ECR:手首伸筋,FCR:手首屈筋。

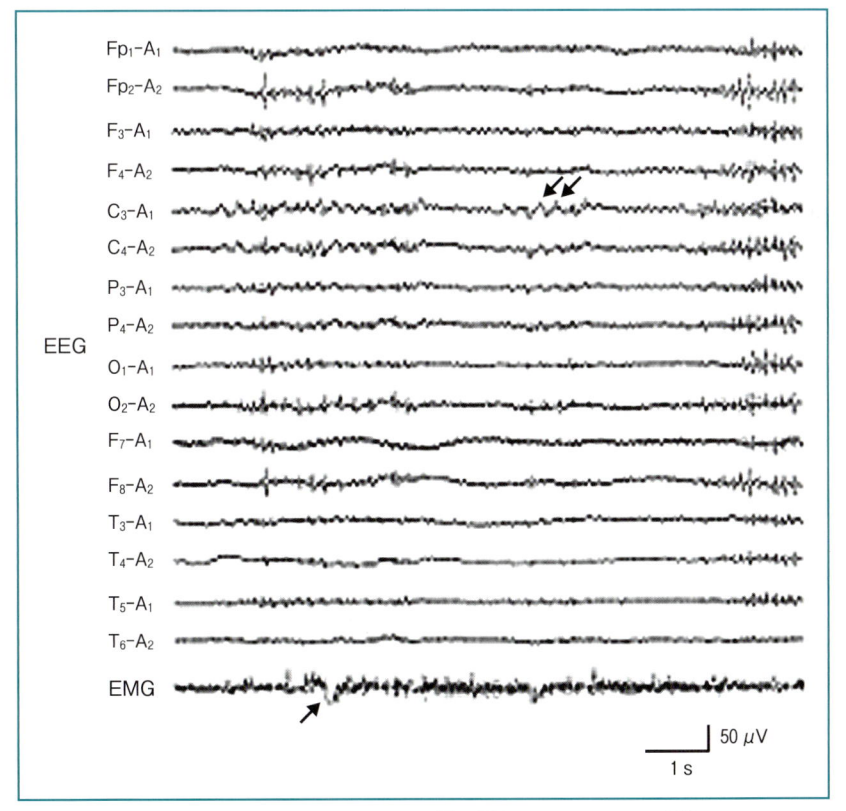

図 B-302 高齢者における一過性陰性ミオクローヌスの脳波
91歳男性で,誘因なく約2週間にわたって姿勢性および動作性の陽性および陰性ミオクローヌス(単一矢印)が両手に出現した。脳波では,中心部に律動性の低振幅棘徐波(二重矢印)がみられる。

(1992)は 'transient myoclonic state with asterixis in elderly patients' という名称を提唱した[8]。この状態では，ミオクローヌスは陽性ミオクローヌスと陰性ミオクローヌスが混在したものであり，脳波上中心部に比較的中振幅の θ 周波数律動性棘徐波バーストを認め，皮質起源と考えられる（図 B-302）。

文献

1) Chadwick D, Hallett M, Harris R, Jenner P, Reynolds EH, Marsden CD. Clinical, biochemical and physiological features distinguishing myoclonus responsive to 5-hydroxytryptophan, tryptophan with a monoamine oxidase inhibitor, and clonazepam. Brain 1977；100：455-487.
2) Chauvel P, Liegeois-Chauvel C, Marquis P, Bancaud J. Distinction between the myoclonus-related potential and the epileptic spike in epilepsia partialis continua. Electroencephalogr Clin Neurophysiol 1986；64：304-307.
3) Cowan JMA, Rothwell JC, Wise RJS, Marsden CD. Electrophysiological and positron emission studies in a patient with cortical myoclonus, epilepsia partialis continua and motor epilepsy. J Neurol Neurosurg Psychiatry 1986；49：796-807.
4) Dawson GD. The relation between the electroencephalogram and muscle action potentials in certain convulsive states. J Neurol Neurosurg Psychiatry 1946；9：5-22.
5) Hallett M, Chadwick D, Adam J, Marsden CD. Reticular reflex myoclonus：a physiological type of human post-hypoxic myoclonus. J Neurol Neurosurg Psychiatry 1977；40：253-264.
6) Hallett M, Chadwick D, Marsden CD. Cortical reflex myoclonus. Neurology 1979；29：1107-1125.
7) Halliday AM. The electrophysiological study of myoclonus in man. Brain 1967；90：241-284.
8) Hashimoto S, Kawamura J, Yamamoto T, Kinoshita A, Segawa Y, Harada Y, et al. Transient myoclonic state with asterixis in elderly patients：a new syndrome？ J Neurol Sci 1992；109：132-139.
9) Ikeda A, Kakigi R, Funai N, Neshige R, Kuroda Y, Shibasaki H. Cortical tremor：a variant of cortical reflex myoclonus. Neurology 1990；40：1561-1565.
10) Mima T, Nagamine T, Ikeda A, Yazawa S, Kimura J, Shibasaki H. Pathogenesis of cortical myoclonus studied by magnetoencephalography. Ann Neurol 1998；43：598-607.
11) Obeso JA, Rothwell JC, Marsden CD. Simple tics in Gilles de la Tourette's syndrome are not prefaced by a normal premovement EEG potential. J Neurol Neurosurg Psychiatry 1981；44：735-738.
12) Shibasaki H, Kuroiwa Y. Electroencephalographic correlates of myoclonus. Electroenceph Clin Neurophysiol 1975；39：455-463.
13) Shibasaki H, Yamashita Y, Kuroiwa Y. Electroencephalographic studies of myoclonus. Myoclonus-related cortical spikes and high amplitude somatosensory evoked potentials. Brain 1978；101：447-460.
14) Shibasaki H, Motomura S, Yamashita Y, Shii H, Kuroiwa Y. Periodic synchronous discharge and myoclonus in Creutzfeldt-Jakob disease：diagnostic application of jerk-locked averaging method. Ann Neurol 1981；9：150-156.
15) Shibasaki H, Sakai T, Nishimura H, Sato Y, Goto I, Kuroiwa Y. Involuntary movements in chorea-acanthocytosis：a comparison with Huntington's chorea. Ann Neurol 1982；12：311-314.
16) 柴崎浩. ミオクローヌスに伴う脳電位. 神経進歩 1984；28：802-813.
17) Shibasaki H, Neshige R, Hashiba Y. Cortical excitability after myoclonus：Jerk-locked somatosensory evoked potentials. Neurology 1985；35：36-41.
18) Shibasaki H, Kakigi R, Ikeda A. Scalp topography of giant SEP and premyoclonus spike in cortical reflex myoclonus. Electroencephalogr Clin Neurophysiol 1991；81：31-37.
19) Shibasaki H. Movement-related cortical potentials. In Halliday AM (ed). Evoked Potentials in Clinical Testing, 2nd ed., Churchill Livingstone, Edinburgh, 1993. pp 523-537.
20) Shibasaki H. Physiology of negative myoclonus. Adv Neurol 2002；89：103-113.

21) Shibasaki H, Hallett M. Electrophysiological studies of myoclonus. Muscle Nerve 2005 ; 31 : 157-174.
22) Terada K, Ikeda A, Van Ness PC, Nagamine T, Kaji R, Kimura J, et al. Presence of Bereitschaftspotential preceding psychogenic myoclonus : clinical application of jerk-locked back averaging. J Neurol Neurosurg Psychiatry 1995 ; 58 : 745-747.
23) Terada K, Ikeda A, Mima T, Kimura K, Nagahama Y, Kamioka Y, et al. Familial cortical myoclonic tremor as a unique form of cortical reflex myoclonus. Mov Disord 1997 ; 12 : 370-377.
24) Ugawa Y, Shimpo T, Mannen T. Physiological analysis of asterixis : silent period locked averaging. J Neurol Neurosurg Psychiatry 1989 ; 52 : 89-92.

XIX 神経活動と脳機能イメージング

　この章では，近年発展が著しい脳血流動態原理に基づく機能イメージング法を取り上げ，その代表的技術としてポジトロン断層法（PET），シングルフォトン断層法（SPECT），磁気共鳴機能画像法（fMRI），近赤外線スペクトロスコピー（NIRS）の原理に触れ，それらによって得られるデータと脳波または脳磁図の電気生理データとの対応関係を考察し，臨床神経生理学における脳機能イメージングの位置づけを明らかにする。

　現在応用可能な非侵襲的脳機能検査法は，電気生理学的検査法と血流動態の原理に基づく脳機能イメージング法の2つに大きく分けられる。前者の中には，前述の脳電位（脳波），脳磁場（脳磁図），経頭蓋磁気刺激法があり，後者には磁気共鳴機能画像法（functional magnetic resonance imaging, fMRI），ポジトロン断層法（positron emission tomography, PET），シングルフォトン断層法（single photon emission computed tomography, SPECT），および近赤外線スペクトロスコピー（near-infrared spectroscopy, NIRS）がある[31]。

　このうちPETは，放射性同位元素で標識した物質を静脈注射して，それが標的臓器（この場合は脳）に達したときに，陽電子（positron）が電子（electron）にぶつかって生じた消滅γ（ガンマ）線を computed tomography（CT）の原理で画像化したものである。たとえば，ある課題に伴って活動した脳部位に血流が増加するという原理に基づいて，酸素15で標識した水を用いると，その活

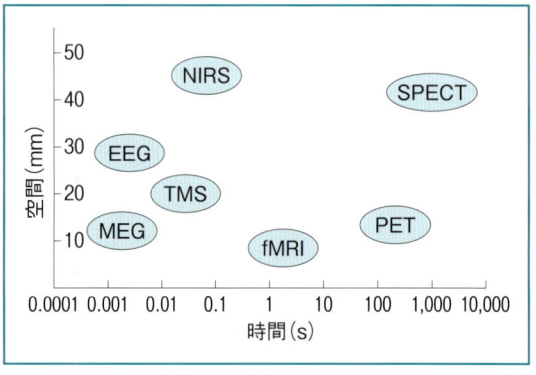

図 B-303　各種非侵襲的検索法の時間的および空間的分解能
脳波（EEG），脳磁図（MEG），経頭蓋磁気刺激法（TMS）のような電気生理学検索法は高い時間分解能をもち，磁気共鳴機能画像法（fMRI）およびポジトロン断層法（PET）のような脳機能イメージング法は高い空間分解能をもつ。（原図・柴崎）

動部位を画像化できる。この場合，酸素15の半減期は約2分間であるため，被検者はその2分の間にある課題を遂行することになる。これに対してSPECTでは，半減期の長い同位元素を用いるため，たとえばてんかん発作が起こっている最中や歩行のような日常動作遂行中の脳活動を見ることができる[6]。SPECTに用いる機器はPETのそれに比してずっと安価であるが，その空間分解能はPETより劣る。なお，PETおよびSPECTの大きな利点は，機能画像法への応用だけでなく，化学伝達物質の脳への取り込みやその受容体への取り込みなど，脳の化学的イメージングを可能にする点である。

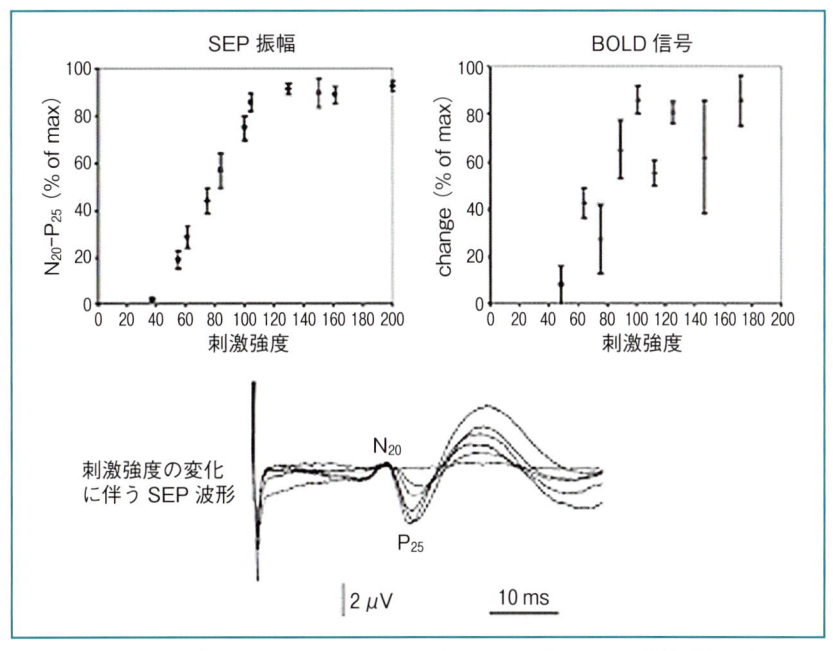

図 B-304 正中神経電気刺激の強さを変化させた場合のヒトの体性感覚反応
一次体性感覚野における fMRI による BOLD 信号の大きさを，別に記録した体性感覚誘発電位（SEP）の振幅と比較したもの．刺激強度を増加させると，ある一定の範囲内では，SEP の振幅も fMRI の BOLD 信号も平行して増加する．（Arthurs et al, 2007[1]）より引用）

fMRI は，いま脳のある部位の神経活動が高まるとその部位の脳血流が増加するが，酸素消費量の増加の程度は血流の増加ほど大きくないために，その結果として同部のデオキシヘモグロビンの濃度が低下する．その状態で，高磁場環境のもとで T2 強調 MR 画像を高速で求めると，同部が高信号領域として画像化されるという原理に基づくもので，この現象を blood oxygenation level dependent（BOLD）効果と呼ばれる．この原理はわが国の小川誠二博士が米国における研究により 1990 年に発表したものである．この場合，PET や SPECT と対照的に放射性同位元素を必要としないため，反復検査できるという大きな利点がある．また，fMRI のほうが PET に比べて空間分解能および時間分解能ともに高い（**図 B-303**）．最近 Le Bihan ら[18]は，従来の血流動態原理に基づく fMRI に対して，水分子の拡散に注目して diffusion fMRI という方法を開発し，それによって時間分解能を上げることができる可能性を報告した．このデータに対して血管成分がどのくらい影響しているかが問題になるが，その関与が少ないことが証明されれば有効な方法になるかもしれない[31]．

NIRS の原理は 1977 年に Jobsis によって提唱され，その後主としてわが国で開発されたユニークな機能画像法である．光ファイバーによって近赤外線ビームを頭蓋内に照射し，反射して頭蓋外に出てくる信号を同じく光ファイバーで検出するものである．これも，脳活動による血流の変化を反映するもので，空間分解能は亜葉レベル（sublobar level）であるが，装置が比較的安価で簡便であることと，頭を固定しなくてよいという利点があるので，たとえば難治性てんかん患者の術前検査の一環として，言語優位半球の同定などに用いられる．また，じっとしておれない成人や小児の検査にも応用される．さらに，運動麻痺のため意思表示ができない患者を対象として，その意思を検知する手段としてもこの装置が応用されつつある（brain-computer interface）．

一般に，電気生理学的手法は ms レベルの高い時間分解能をもつが，空間分解能については，前述のように種々の方法を用いて電流発生源を推測し，そしてそれを同一被検者の MRI のような形態脳画像に重畳しなければならない．これに対して，脳機能イメージングは優れた空間情報を提供するが，時間分解能は非常に限られている．その

関係を模式的に示したものが図 B-303 である。

1 神経血管カップリング
neurovascular coupling

　脳機能イメージングは高次脳機能の研究のみでなく，脳疾患症例の臨床神経生理学的検査に広く用いられている。しかし，その基盤として，脳血流動態原理に基づく機能画像が真にその部分の神経活動を反映しているかどうか，また反映しているとすれば神経活動のどのような側面を反映しているかを理解することは，その応用にとって極めて重要である。これについて，英国の Roy と Sherrington はすでに 1890 年に，神経活動の変化に伴って何らかの代謝産物が脳内血管を拡張させ，その結果局所脳血流が変化することを唱えている。Logothetis ら (2001) がサルの視覚皮質[19]，Devor ら (2005) がラットの体性感覚皮質[4]において，それぞれ神経活動と血流動態を同時に測定した結果，ある一定の刺激強度の範囲内では両者が相関すること，そして神経電気活動の中では多発神経発射 (multi-unit activity) (すなわち活動電位) よりも局所電場電位 (local field potential) (すなわちシナプス後電位) の大きさとより高く相関することが明らかになった。この場合，血流動態の変化は実際の神経活動よりもより広範な領域で認められ，時間的には約 6 秒遅れて起こり始め，神経活動終了後も残る。ヒトでも，Arthurs ら (2007) は正中神経電気刺激の強さを運動閾値の 25% から 175% まで変化させた場合に，上記と同様に一定の刺激強度の範囲では，SEP の大きさと fMRI の BOLD 信号がともに刺激強度に相関して増加することを示した (図 B-304)[1]。したがって，脳機能イメージングのデータは，一定の範囲内では比較的忠実に神経活動を反映していると考えられる。

2 多面的アプローチ
multi-disciplinary approach

　上記のように，各々の検査手技はそれぞれ特徴をもっているので，電気生理学的手法と機能イメージング法を併用することによって，それぞれの優れた時間分解能と空間分解能を活用しようとす

脳機能イメージングは神経生理学のなかでどのような位置を占めるか

　古くから臨床神経生理学の領域では，脳波と筋電図・神経伝導検査およびそれらから発展した種々の電気生理学的手法が主体をなしてきた。それに対して，近年ポジトロン断層法 (PET) や磁気共鳴機能画像法 (fMRI) をはじめとする脳血流動態原理に基づいた機能イメージング (functional imaging) が急速に発展してきた。これについて，脳機能イメージングのデータが一定範囲内ではその領域の神経電気活動をよく反映することは本文で述べた通りである。なかには，直接脳内から電気活動を記録する代わりに，fMRI のデータを用いてその部位の神経電気活動を推測しようとする考え方さえあるくらいである。これは，表面からは記録できない脳の深部構造の活動についてとくに言えることである。

　そこで，脳機能イメージングを臨床神経生理学の一部として取り扱う機運が国際的に盛り上がっている。脳血流動態も神経電気活動もともに神経組織の機能を反映しているという点では，まさに両者ともに神経生理学の範疇に入るものと考えられる。事実，国際臨床神経生理学会連合 (IFCN) の機関誌である Clinical Neurophysiology では，脳機能イメージングを用いた研究論文の投稿も増えつつある。ちなみに，ドイツ臨床神経生理学会では，少なくとも若手医師および研究者の教育・育成という面に関しては，ドイツ脳機能イメージング学会と一緒になってドイツ臨床神経生理・機能イメージング学会と称し，すでに共同作業が始まっている。もし脳機能イメージングを用いて診療や研究に従事している人のなかに神経電気活動についてよく知らない人があるとしたら，それは不幸なことである。もちろん，脳機能イメージングがすべて臨床神経生理学の範疇に入るかといえば，現段階では必ずしもそうとはいえない。少なくとも当面は，電気活動と同時にデータを取得したイメージングの研究，あるいは電気活動と密接な関連をもった機能画像の研究は，臨床神経生理学会で発表され，その関連ジャーナルに論文として発表されることが歓迎される。

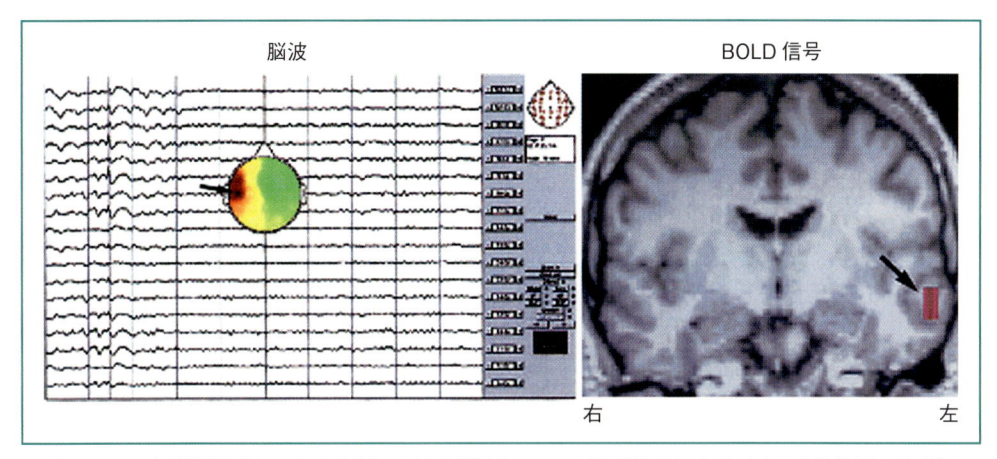

図 B-305 左側頭葉てんかんの症例における脳波とfMRIの同時記録によるてんかん性放電の発生源（矢印）の同定
（Jager et al, 2002[16] より引用）

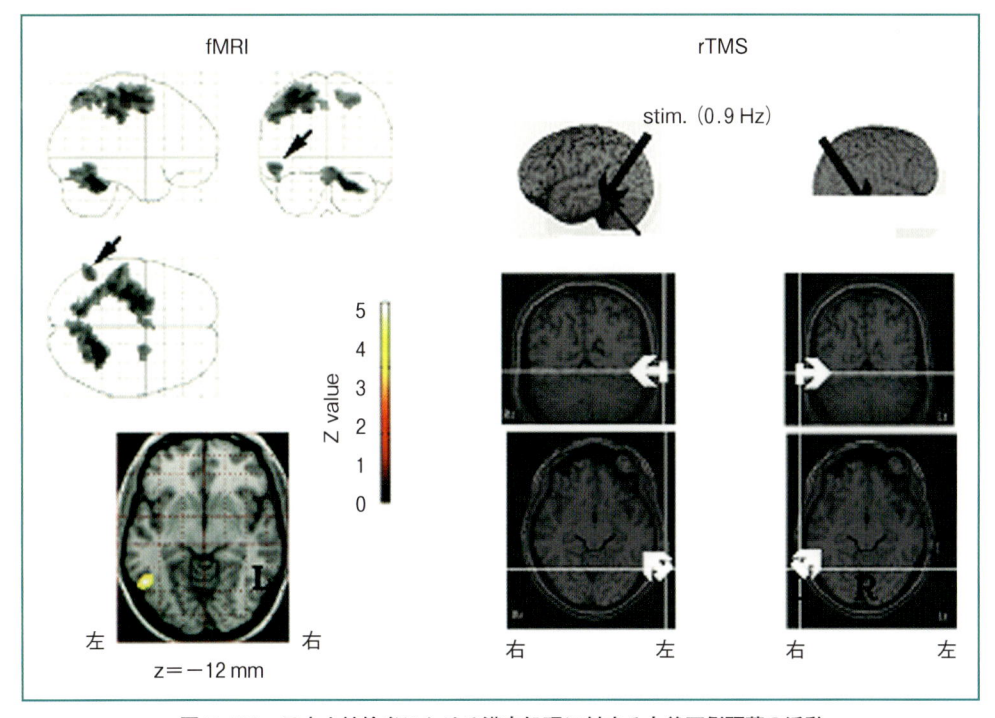

図 B-306 日本人被検者における漢字処理に対する左後下側頭葉の活動
左図はfMRIによるデータ（Nakamura et al, 2000[20] より引用），右図は反復経頭蓋磁気刺激法（rTMS）によって漢字処理の反応時間の遅延を来した部位（Ueki et al, 2006[35] より引用）。

る試みが盛んに行われるようになった。この場合に，ある事象が起こった時間帯またはある課題を遂行中に2つの検査法を同時に用いる場合と，できるだけ等しい課題を用いて別々にデータを求め，あとで照合する方法がある。同時に検査する場合としては，たとえば，てんかんの術前検索で焦点を同定するためにfMRIのスキャン中に脳波を同時記録するといった方法がある。これによって，てんかん性放電が出現したときに脳血流が増加した部位を同定できる場合がある（図B-305）[16]。ただしこの場合，MRIスキャン中には脳波に大きなアーチファクトが出現するので，それを相殺する方法がいろいろ工夫されている。そのためには，佐賀大学中村政俊博士らが筆者らと

開発したオンライン心電図除去法(➡B-VIII章, 109頁参照)の原理が応用されている。**図B-256**の例は，被検者が過誤に気づいた場合に記録される脳電位(error-related activity)(➡B-XV章の5「過誤を反映する脳活動」，250頁参照)の発生源が，同時記録によって得られたfMRIデータを参考にして推測すると吻側帯状回に求められたという結果である[3]。

これに対して，同一課題を用いて2つの検査を別の機会に行う方法は，得られたデータをいかにして照合させるかが問題となる。たとえば，前述の運動関連脳電位の発生源を求めるために，fMRIで得られた活動部位に関する情報を参考にして各電位成分の発生源を推定した報告がある(fMRI-constrained source analysis)[34]。**図B-306**では，右手利き日本人を対象とした言語課題を用いて，fMRIによって左後下側頭葉が漢字処理に特異的に活動することが示され(左図)，同部に反復磁気刺激を与えるとその機能が障害されて反応時間が延長することを示す[20,35]。これは，原理の全く異なった2つの非侵襲的検査法を同一課題に応用することによって，間接的ながらそれぞれの結論を互いに支持する成績が得られた例である。

文献

1) Arthurs OJ, Donovan T, Spiegelhalter DJ, Pickard JD, Boniface SJ. Intracortically distributed neurovascular coupling relationships within and between human somatosensory cortices. Cereb Cortex 2007；17：661-668.
2) Beauchamp MS. See me, hear me, touch me：multisensory integration in lateral occipital-temporal cortex. Curr Opin Neurobiol 2005；15：145-153.
3) Debener S, Ullsperger M, Siegel M, Fiehler K, von Cramon DY, Engel AK. Trial-by-trial coupling of concurrent electroencephalogram and functional magnetic resonance imaging identifies the dynamics of performance monitoring. J Neurosci 2005；25：11730-11737.
4) Devor A, Ulbert I, Dunn AK, Narayanan SN, Jones SR, Andermann ML, et al. Coupling of the cortical hemodynamic response to cortical and thalamic neuronal activity. PNAS 2005；102：3822-3827.
5) Dong Y, Nakamura K, Okada T, Hanakawa T, Fukuyama H, Mazziotta JC, et al. Neural mechanisms underlying the processing of Chinese words：an fMRI study. Neurosci Res 3005；52：139-145.
6) Fukuyama H, Ouchi Y, Matsuzaki S, Nagahama Y, Yamauchi H, Ogawa M, et al. Brain functional activity during gait in normal subjects：a SPECT study. Neurosci Lett 1997；228：183-186.
7) Hanakawa T, Katsumi Y, Fukuyama H, Hayashi T, Honda M, Kimura J, et al. Mechanisms underlying gait disturbance in Parkinson disease. A single photon emission computed tomography study. Brain 1999；122：1271-1282.
8) Hanakawa T, Fukuyama H, Katsumi Y, Honda M, Shibasaki H. Enhanced lateral premotor activity during paradoxical gait in Parkinson disease. Ann Neurol 1999；45：329-336.
9) Hanakawa T, Ikeda A, Sadato N, Okada T, Fukuyama H, Nagamine T, et al. Functional mapping of human medial frontal motor areas. The combined use of functional magnetic resonance imaging and cortical stimulation. Exp Brain Res 2001；138：403-409.
10) Hanakawa T, Honda M, Sawamoto N, Okada T, Yonekura Y, Fukuyama H, et al. The role of rostral Brodmann area 6 in mental-operation tasks：an integrative neuroimaging approach. Cereb Cortex 2002；12：1157-1170.
11) Hanakawa T, Honda M, Okada T, Fukuyama H, Shibasaki H. Differential activity in the premotor cortex subdivisions in humans during mental calculation and verbal rehearsal tasks：a functional magnetic resonance imaging study. Neurosci Lett 2003；347：199-201.
12) Hanakawa T, Honda M, Okada T, Fukuyama H, Shibasaki H. Neural correlates underlying mental calculation in abacus experts：a functional magnetic resonance imaging study. Neuroimage 2003；19：296-307.
13) Honda M, Nagamine T, Fukuyama H, Yonekura Y, Kimura J, Shibasaki H. Movement-relat-

ed cortical potentials and regional cerebral blood flow change in patients with stroke after motor recovery. J Neurol Sci 1997 ; 146 : 117-126.
14) Honda M, Barrett G, Yoshimura N, Sadato N, Yonekura Y, Shibasaki H. Comparative study of event-related potentials and positron emission tomography activation during a paired-assosciate memory paradigm. Exp Brain Res 1998 ; 119 : 103-115.
15) Ihara M, Tomimoto H, Ishizu K, Mukai T, Yoshida H, Sawamoto N, et al. Decrease in cortical benzodiazepine receptors in symptomatic patients with leukoariosis : a positron emission tomography study. Stroke 2004 ; 35 : 942-947.
16) Jager L, Werhahn KJ, Hoffmann A, Berthold S, Scholz V, Weber J, et al. Focal epileptiform activity in the brain : detection with spike-related functional MR imaging - preliminary results. Radiology 2002 ; 223 : 860-869.
17) Kondo H, Morishita M, Osaka N, Osaka M, Fukuyama H, Shibasaki H. Functional roles of the cingulo-frontal network in performance on working memory. Neuroimage 2004 ; 21 : 2-14.
18) Le Bihan D, Urayama S, Aso T, Hanakawa T, Fukuyama H. Direct and fast detection of neuronal activation in the human brain with diffusion MRI. PNAS 2006 ; 103 : 8263-8268.
19) Logothetis NK, Pauls J, Augath M, Trinath T, Oeltermann A. Neurophysiological investigation of the basis of the fMRI signal. Nature 2001 ; 412 : 150-157.
20) Nakamura K, Honda M, Okada T, Hanakawa T, Toma K, Fukuyama H, et al. Participation of the left posterior inferior temporal cortex in writing and mental recall of kanji orthography : A functional MRI study. Brain 2000 ; 123 : 954-967.
21) Nakamura K, Honda M, Hirano S, Oga T, Sawamoto N, Hanakawa T, et al. Modulation of the visual word retrieval system in writing : a functional MRI study on the Japanese orthographies. J Cogn Neurosci 2002 ; 14 : 104-115.
22) Oga T, Honda M, Toma K, Murase N, Okada T, Hanakawa T, et al. Abnormal cortical mechanisms of voluntary muscle relaxation in patients with writer's cramp : an fMRI study. Brain 2002 ; 125 : 895-903.
23) Osaka N, Osaka M, Kondo H, Morishita M, Fukuyama H, Shibasaki H. An emotion-based facial expression word activates laughter module in the human brain : a functional magnetic resonance imaging study. Neurosci Lett 2003 ; 340 : 127-130.
24) Osaka N, Osaka M, Kondo H, Morishita M, Fukuyama H, Aso, T, et al. The neural basis of individual differences in working memory capacity : an fMRI study. Neuroimage 2003 ; 18 : 789-797.
25) Osaka N, Osaka M, Kondo H, Morishita M, Fukuyama H, Shibasaki H. The neural basis of executive function in working memory : an fMRI study based on individual differences. Neuroimage 2004 ; 21 : 623-631.
26) Oyanagi C, Katsumi Y, Hanakawa T, Hayashi T, Thuy DD, Hashikawa K, et al. Comparison of striatal dopamine D2 receptors in Parkinson's disease and progressive supranuclear palsy patients using [123I] iodobenzofuran single-photon emission computed tomography. J Neuroimaging 2002 ; 12 : 316-324.
27) Roy CS, Sherrington CS. On the regulation of the blood-supply of the brain. J Physiol 1890 ; 11 : 85-108.
28) Sawamoto N, Honda M, Hanakawa T, Aso T, Inoue M, Toyoda H, et al. Cognitive slowing in Parkinson disease is accompanied by hypofunctioning of the striatum. Neurology 2007 ; 68 : 1062-1068.
29) Shibasaki H, Sadato N, Lyshkow H, Yonekura Y, Honda M, Nagamine T, et al. Both primary motor cortex and supplementary motor area play an important role in complex finger movement. Brain 1993 ; 116 : 1387-1398.
30) Shibasaki H. Fukuyama H, Hanakawa T. Neural control mechanisms for normal versus Parkinsonian gait. Prog Brain Res 2004 ; 143 : 199-205.
31) Shibasaki H. Human brain mapping : hemodynamic response and electrophysiology. Clin Neurophysiol 2008 ; 119 : 731-743.
32) Thuy DH, Matsuo K, Nakamaura K, Toma K, Oga T, Nakai T, et al. Implicit and explicit processing of kanji and kana words and non-words studied with fMRI. Neuroimage 2004 ; 23 : 878-889.

33) Toma K, Honda M, Hanakawa T, Okada T, Fukuyama H, Ikeda A, et al. Activities of the primary and supplementary motor areas increase in preparation and execution of voluntary muscle relaxation : an event-related fMRI study. J Neurosci 1999 ; 19 : 3527-3534.
34) Toma K, Matsuoka T, Immisch I, Mima T, Waldvogel D, Koshy B, et al. Generators of movement-related cortical potentials : fMRI-constrained EEG dipole source analysis. Neuroimage 2002 ; 17 : 161-173.
35) Ueki Y, Mima T, Nakamura K, Oga T, Shibasaki H, Nagamine T, et al. Transient functional suppression and facilitation of Japanese ideogram writing induced by repetitive transcranial magnetic stimulation of posterior inferior temporal cortex. J Neurosci 2006 ; 26 : 8523-8530.
36) Yazawa S, Shibasaki H, Ikeda A, Terada K, Nagamine T, Honda M. Cortical mechanism underlying externally cued gait initiation studied by contingent negative variation. Electroencephalogr Clin Neurophysiol 1997 ; 105 : 390-399.

C

精神・神経・筋疾患の生理学的アプローチ

I てんかんおよび突発性大脳機能異常の生理学的検索

てんかんおよび片頭痛を代表とする発作性疾患(paroxysmal disorders)では、発作の診断とその分類にとって最も重要な情報は発作中の臨床症状である。しかし、とくにてんかんでは、実際に臨床症状が起こっているときはもちろんであるが、発作間欠期においても脳波上突発性異常が出現する場合が多いので、脳波は不可欠な検査である。発作間欠期に脳波で突発性異常が認められたら、発作の診断を強く支持するが、逆に脳波上突発性異常が認められないからといって、発作性疾患を否定することはできない。また、脳波上突発性異常が認められたからといっても、その人が臨床発作を起こすとは必ずしもいえない。臨床的にてんかんの可能性が高い患者で、通常の自然覚醒脳波で異常が認められない場合には、軽眠期まで記録することによって初めて棘波のような突発性異常が検出されることがある。また、記録時間20～30分間の1回の記録では異常がなくても、次の機会には突発性異常が検出されることもありうる。

1 てんかん患者にみられる脳波異常

原則として、全般性発作では脳波上も左右対称性の発作波がみられ、局在関連性(焦点性、局所性、部分性)発作では局所性異常がみられる。しかし、棘徐波バーストなどの突発性異常が左右対称性・同期性に出現しているように見えても、実際には一定の焦点から始まっているにもかかわらずその焦点が頭皮上からの記録では検出できない可能性もある。

1) 突発性・汎発性異常脳波

棘徐波バーストや徐波バーストが左右両半球で同時に始まり、左右対称性に出現するもので、小発作(petit mal)の患者の発作中または間欠期にみられる両側同期性高振幅3Hz棘徐波バーストがその典型例である(図C-1)。いわゆる全身けいれん発作または大発作(grand mal)では、理論的には左右同期性に始まる棘波または棘徐波バーストがみられるはずであるが、実際には図C-2のような場合はまれであり、むしろ局在性に始まって二次性全汎化(secondary generalization)を示す場合が多い(図C-3)。また、通常の記録紙送り速度では左右同期性に始まっているように見えても、皮質から視床または脳幹網様体へのインパルス伝導が非常に速いために、焦点が識別されないことも多いことが想定される。いいかえれば、図C-2の場合でも、実際には棘波は局在性に始まっていながら、それが単に識別されにくいという状態も考えておかなくてはならない。

一般に両側同期性突発性異常波は正中線上で最大振幅または位相逆転を示すが、これは頭蓋内の正中構造から発生したというわけではなくて、深部正中構造のペースメーカーの影響を受けて、左右の大脳半球皮質が同期して発生した電位が重畳した結果と考えられる。

一次性にしても二次性にしても、突発性異常の両側同期性は呼吸性アルカローシスによって助長されやすいので、過呼吸が重要な賦活法である。

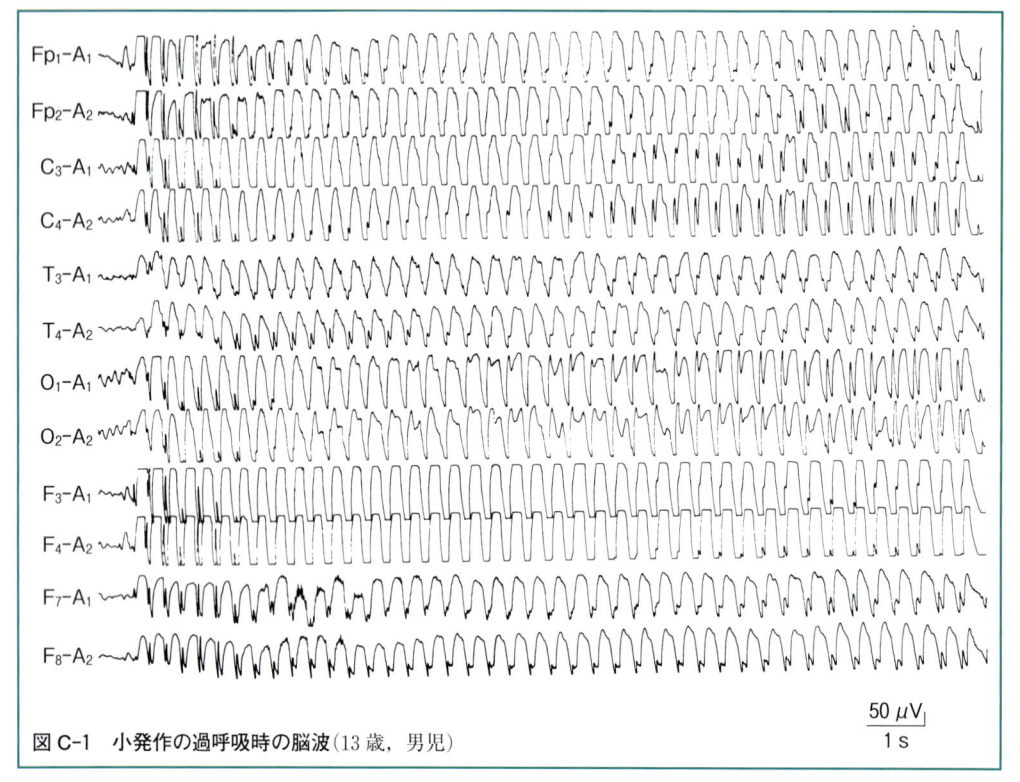

312   C 精神・神経・筋疾患の生理学的アプローチ

図 C-1 小発作の過呼吸時の脳波(13歳, 男児)

両側同期性律動性高振幅 3 Hz 棘徐波バーストを示す。

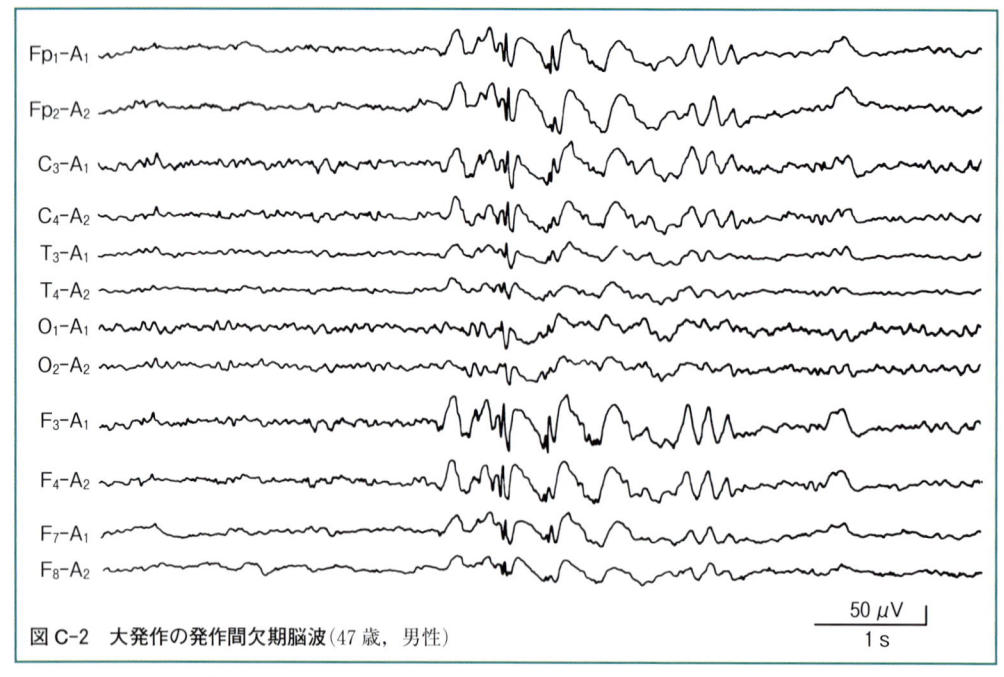

図 C-2 大発作の発作間欠期脳波(47歳, 男性)

両側同期性高振幅棘徐波バーストを示す。

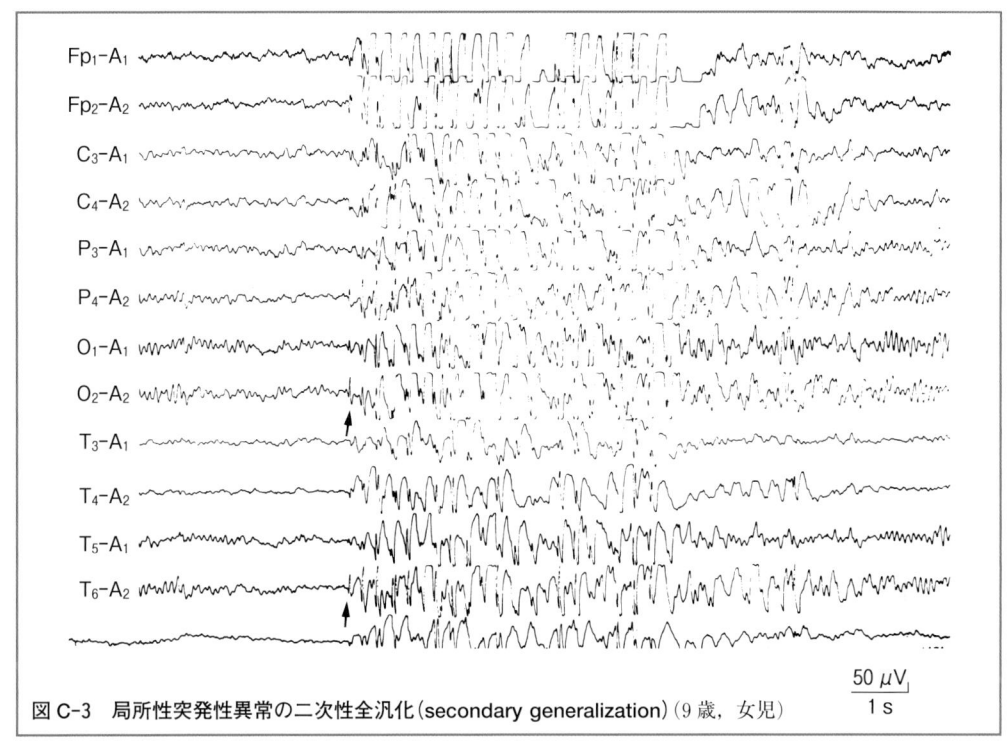

I　てんかんおよび突発性大脳機能異常の生理学的検索

図 C-3　局所性突発性異常の二次性全汎化（secondary generalization）（9歳，女児）

棘波はまず右半球後部に出現し（矢印），それにひき続いて直ちに両側半球に拡がる。さらに両側性バースト終了後も，同部に高振幅律動性徐波がみられる。臨床的には大発作。最下段のチャネルは右外眼角下部とA_2からの導出。

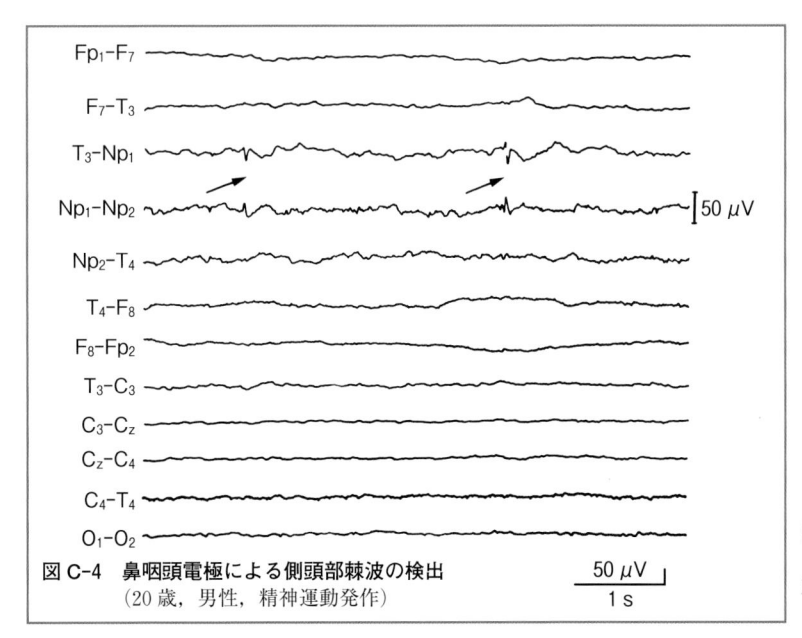

図 C-4　鼻咽頭電極による側頭部棘波の検出（20歳，男性，精神運動発作）

通常脳波のT_3（下から5チャネル目）には棘波が認められなくても，左鼻咽頭電極（Np_1）から棘波が記録されている（矢印）。

なお，このような突発性異常がみられても，その患者が必ずしもてんかんを有するわけではなく，たとえば片頭痛でも突発性異常がみられることがある。高齢者にまれにみられる SREDA (subclinical rhythmic EEG discharge of adults) などはその例である[2]。

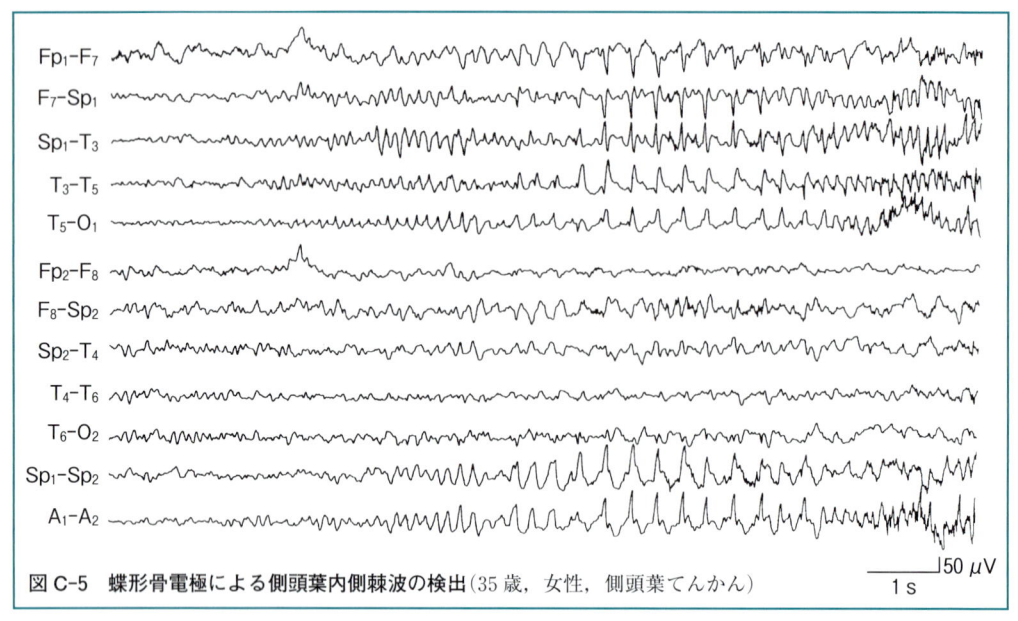

図 C-5 蝶形骨電極による側頭葉内側棘波の検出（35歳，女性，側頭葉てんかん）

発作時の脳波で，左蝶形骨電極（Sp₁）で位相逆転を示す律動波，続いて棘波が出現している。

2）突発性・局所性異常脳波

新皮質または旧皮質の限局した部位から棘波や棘徐波複合などの突発性異常波が出現する状態であって，臨床的には単純部分発作や複雑部分発作に相当する。とくに精神運動発作などのいわゆる側頭葉てんかんでは，**図 B-28**（36頁）のように通常の導出法で棘波が検出できる場合が多いが，時には鼻咽頭電極（nasopharyngeal electrode）（**図 C-4**）や蝶形骨針電極（sphenoidal electrode）（**図 C-5**），卵円孔電極（foramen ovale electrode）を用いて初めて棘波が記録できることがある。鼻咽頭電極は非観血的に挿入できるが，被検者にとって不快感が強く，安定性がよくないため，長時間のモニターには適さない。一方蝶形骨電極は観血的に挿入しなければならないが，安定性が優れており，てんかん原性焦点が最も多い側頭葉内側により近いという利点がある。なお表面電極でも，外眼角と耳介前点を結ぶ線上の後3分の1の点（T_1，T_2）は，側頭葉前内側部起源の棘波をかなり有効にとらえることができる。さらに侵襲的な方法として，三國ら（1997）はカテーテルを通して海綿静脈洞に留置した電極から記録する方法を報告した[24]。とくにこの方法では，側頭葉内側面から発生した棘波を特異的に記録できる。

特殊な突発性異常脳波として，6 Hz phantom 棘徐波（phantom spike & wave）と 14 & 6 Hz 陽性棘波（14 & 6 Hz positive spike）がある。6 Hz phantom 棘徐波は，比較的全汎的な中振幅律動性 θ（シータ）波の短いバーストに，低振幅の棘波が6 Hz の割合で notch として重畳しているものをいう（**図 C-6**）。この棘波は非常に小さくて見逃される場合があるので，比較的低振幅の θ 波のバーストをみたら，この 6 Hz 棘波が重畳していないかどうか探す必要がある。この種の棘波については，その局在を同定することは不可能であるので，phantom と呼ばれる所以である。そして，この突発性異常波は臨床的には非典型的なてんかん発作を呈する患者に多くみられるといわれている。

これに対して，14 & 6 Hz 陽性棘波（**図 C-7**）は正常者でもみられる現象で，とくに若年者の入眠期に出現することが多い。部位については一側の後側頭部にみられることが多く，反対側の前頭極部をみると，それに同期して陰性棘波が認められることが多い。この 14 & 6 Hz 陽性棘波については，とくに病的意義を見出せないことが多い。

hypsarrhythmia は6カ月から4歳の小児にみられ，全般的な高振幅不規則徐波に棘波が多巣性に出現するもので（**図 C-8**），点頭てんかんの患者に比較的特徴的である。この波形は睡眠中では間

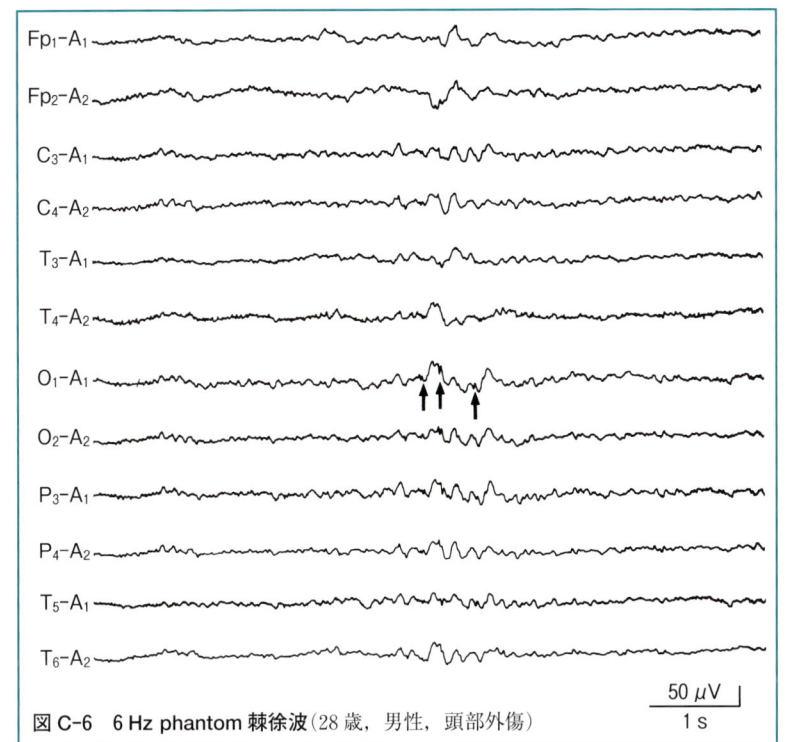

図 C-6　6 Hz phantom 棘徐波（28 歳，男性，頭部外傷）

中振幅の律動性 θ 波の短いバーストに 6 Hz の低振幅棘波が重畳している。棘波の焦点を同定することは不可能であるが，この例の場合，とくに O_1-A_1 導出に著明である（矢印）。

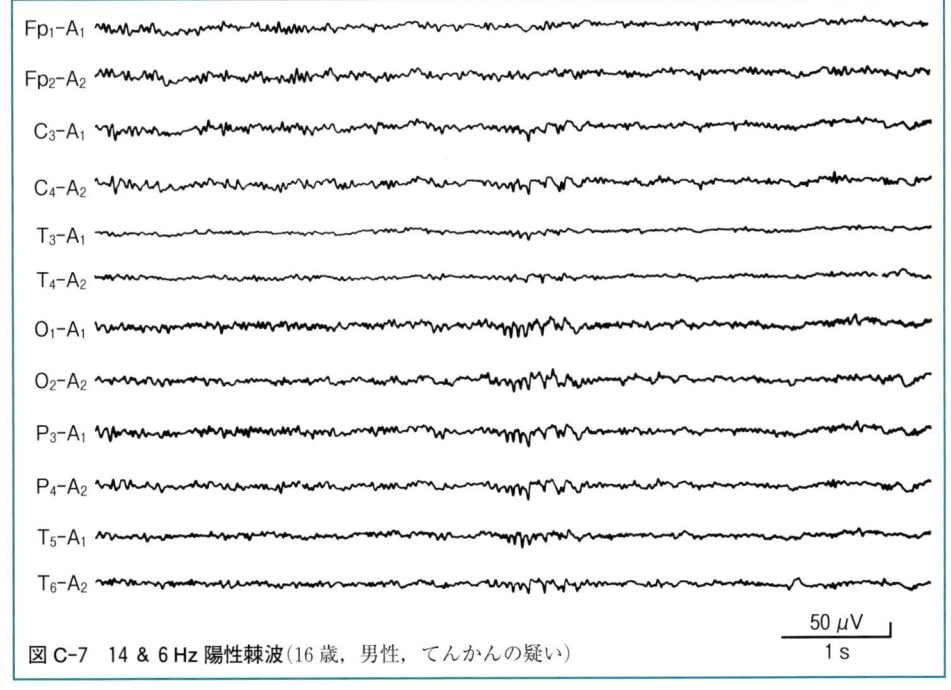

図 C-7　14 & 6 Hz 陽性棘波（16 歳，男性，てんかんの疑い）

両側後半球に 14 Hz および 6 Hz の陽性棘波が混合した短いバーストをみる。

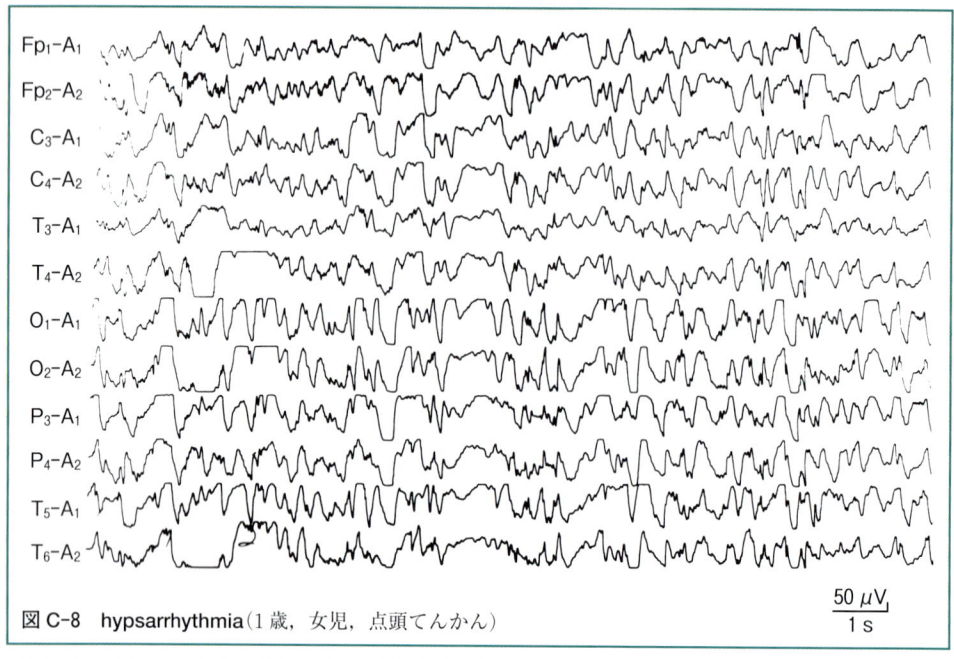

図 C-8　hypsarrhythmia（1歳，女児，点頭てんかん）

高振幅不規則徐波よりなる背景脳波に多巣性棘波が出現している。

欠的に出現する。この異常脳波に，知能低下と点頭てんかんを伴うものを West 症候群という。

　一般に局所性突発性異常脳波は睡眠によって誘発されやすく，とくに側頭葉起源の棘波はそうである。したがって，複雑部分発作の患者で覚醒脳波では突発性異常が検出されない場合，必ず睡眠期まで記録する必要がある。なおこの場合，睡眠があまり深くなるとかえって棘波が出現しにくいので，せいぜい徐波睡眠のⅡ期まで観察するのがよい。

　ミオクローヌスてんかんの多くは多焦点性と考えられるが，とくに閃光刺激に対して敏感な症例が多い。閃光刺激に対して前頭部主体に筋電図が連続出現するものを光ミオクローヌス反応（photomyoclonic response）という（図 C-9）。これは閃光刺激を開始すると急速に漸増してきて，刺激を中止すると直ちに止まるのを特徴とする。これに対して，閃光刺激によって棘徐波が誘発されるものを光けいれん反応（photoconvulsive response）という（図 C-10）。これは，閃光刺激を中止した後もしばらく続いて出現することが多い。

　光を与えなくても，開眼や閉眼に際して棘徐波が誘発されることがある（図 C-11）。この場合，眼瞼の動き自体が誘発因子であるのか，開閉眼に伴う眼球の上下運動（Bell 現象）によるのか，あるいはそれに伴う入光量の変化が重要であるのか，いずれの場合も可能性がある。

2　難治性てんかん患者の術前検索

　局在関連性てんかんの患者で，その発作型に最も適切と考えられる抗けいれん剤の内服治療を受け，その血中濃度も適当な治療量に保たれているにもかかわらず発作が月に1回以上起こる状態を，一般に難治性てんかん（medically intractable epilepsy）という。そのような場合，外科的にてんかん原性焦点（epileptogenic focus）を切除する治療法が世界的に普及している。とくに，側頭葉内側に焦点をもつ発作は，患側の側頭葉前部の切除あるいは扁桃体・海馬の選択的切除によって，約3分の2の患者に有効であるといわれている[7,32]。これに対して，新皮質に起源をもつ発作に対してはまだ定説がない状態である[16]。難治性てんかん患者の術前検索方法は施設によって異なるので，図 C-12 に京都大学医学部附属病院で行われている検索過程を示す。このような患者では，まず長時間脳波・ビデオモニター（long-

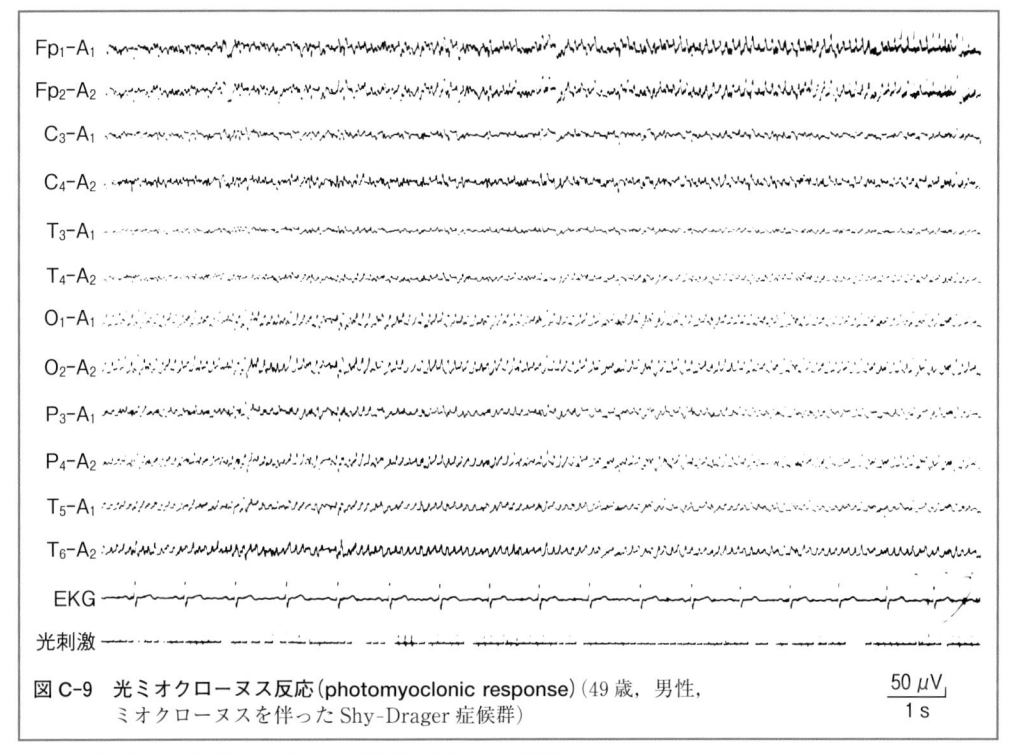

図 C-9　光ミオクローヌス反応(photomyoclonic response)(49歳，男性，ミオクローヌスを伴ったShy-Drager症候群)

閃光刺激に対して前頭部に高振幅高周波数の筋放電が漸増している。

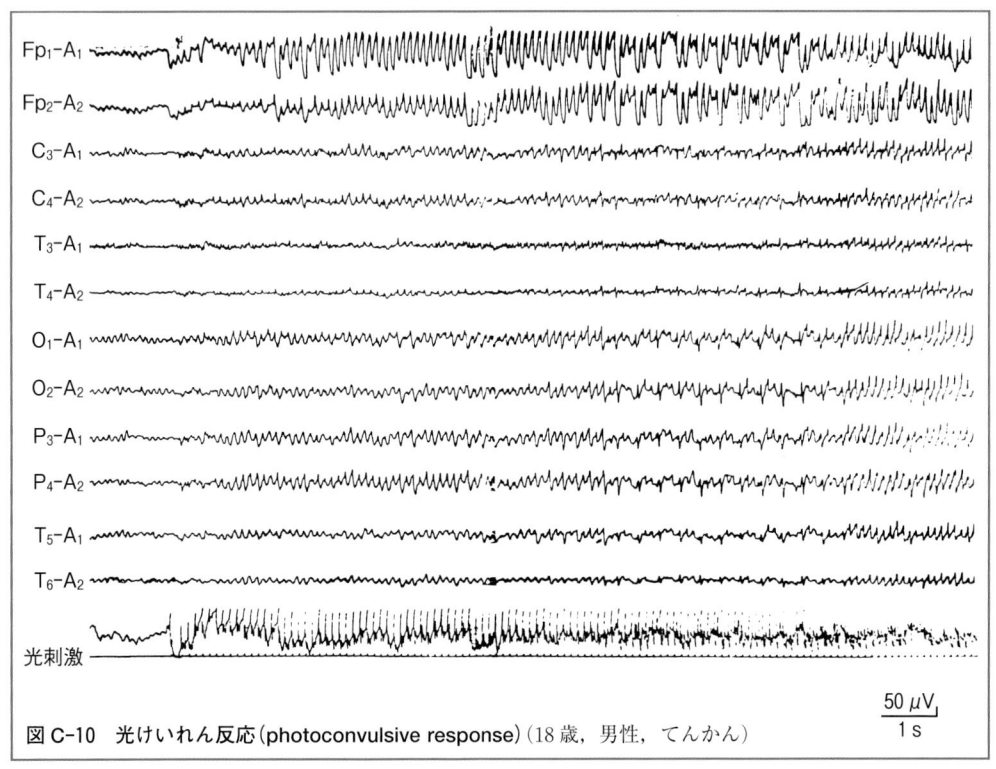

図 C-10　光けいれん反応(photoconvulsive response)(18歳，男性，てんかん)

8 Hzの閃光刺激に対して，前頭極部主体に筋放電と思われる律動性の鋭い電位が漸増し，それに続いてとくに頭頂・後頭部に棘徐波が誘発されている。

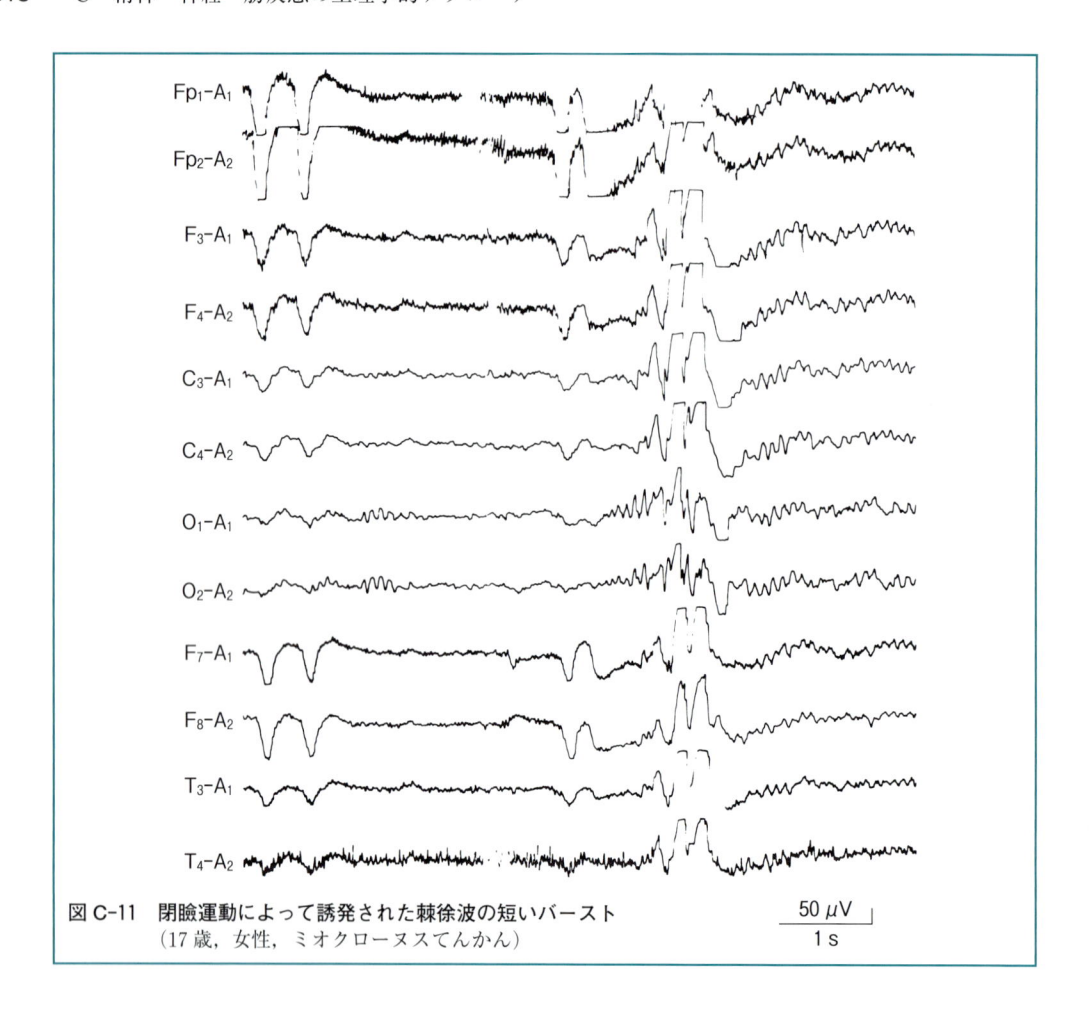

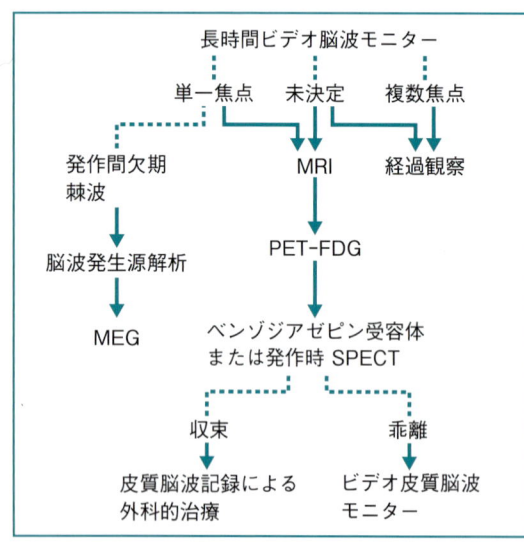

図 C-11 閉瞼運動によって誘発された棘徐波の短いバースト
（17歳，女性，ミオクローヌスてんかん）

図 C-12 京都大学医学部神経内科てんかんグループ（池田昭夫准教授）で実施されている難治性てんかん患者の術前検査の流れ
PET-FDG：PET によるグルコース代謝画像。

term video-EEG monitoring）によって実際の発作を記録する（ictal recording）ことが最も基本的な検査であるので，ほとんど全例にこれを施行する。そして，単一のてんかん原性焦点の大体の位置が検出された場合には，頭部 MRI で形態学的異常の有無を検査し，次に fluoro-deoxyglucose PET によるグルコース代謝画像，そして SPECT を用いて，ベンゾジアゼピン受容体画像または発作時脳血流画像を求める。そして，これらの検査がすべて同一の焦点部位を示唆した場合には，皮質電図（electrocorticogram，ECoG）を記録しながら外科的切除を行う。それに対して，それらのデータが一致しない場合には，硬膜下電極を用いて皮質脳波・ビデオモニターを行う[27]。なお，長時間脳波・ビデオモニターで焦点が検出されなかった場合，または複数の焦点が検出された場合には，内科的治療で臨床経過を追跡する。さらに，単一焦点が検出された場合には，発作間欠期の多

チャネル脳波また脳磁図によって，焦点の解剖学的部位をできるだけ正確に推測する。また同時に，脳磁図や functional MRI (fMRI) のような非侵襲的検査法を用いて，焦点周囲の皮質機能を明らかにする。

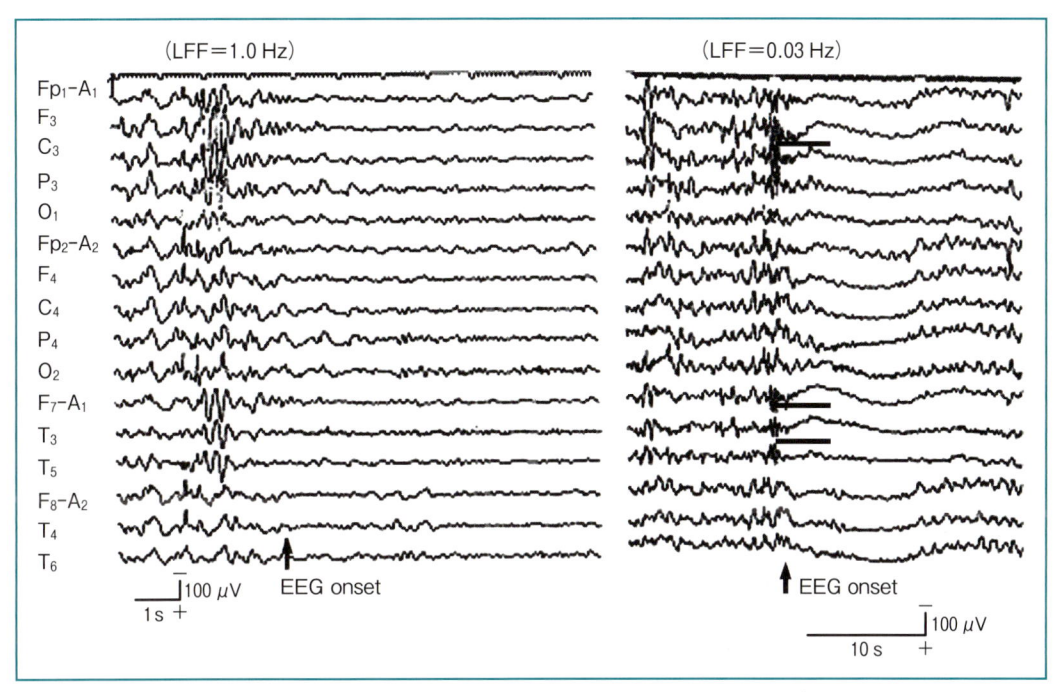

図 C-13 全般性強直性発作を呈する 9 歳の患者で，発作開始時（矢印）の頭皮上脳波にみられた局在性 DC shift（横線）
左は低周波フィルター(LFF) を 1.0 Hz で，右は同一脳波を低周波フィルターを 0.03 Hz で記録したもの。基準電極はすべて同側耳朶。(Ikeda et al, 1997[10]) より引用）

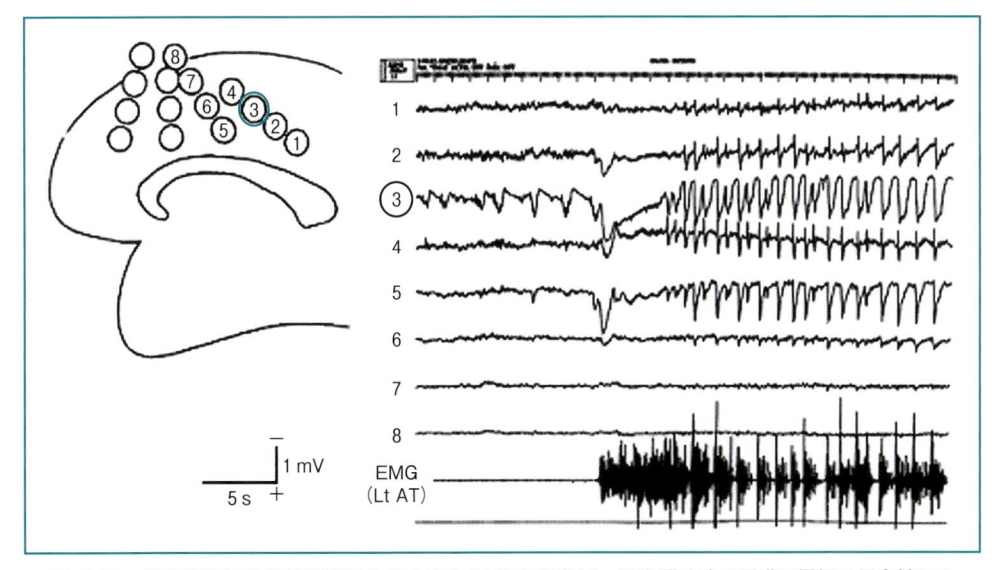

図 C-14 前頭葉起源の単純部分発作を呈する 34 歳の患者で，発作開始時の硬膜下電極に局在性にみられた DC shift（電極 3）
続いて同部位に律動性棘波が出現している。低周波フィルターは 0.016 Hz で記録。EMG(Lt AT)：左前脛骨筋の筋電図。(Ikeda et al, 1999[11]) より引用）

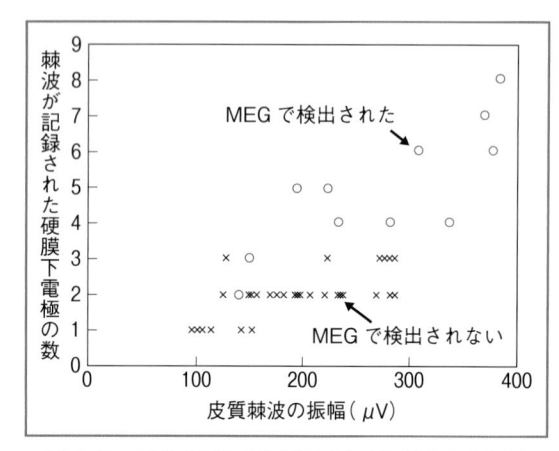

図 C-15　下側頭回から硬膜下電極で記録された棘波の振幅・分布と，脳磁図（planar gradiometer により記録）によるその棘波の検出
振幅が大きいほど，また皮質上に広く分布する棘波ほど，脳磁図（MEG）によって検出されやすい（○印）。×印は MEG で検出されなかった棘波。(Mikuni et al, 1997[26]) より引用）

表 C-1　難治性てんかん患者における発作間欠期てんかん性放電の脳波および脳磁図による検出

	TLE	FLE	PLE	OLE	MF	Total
EEG(＋)/MEG(＋)	25	10	1	2	1	39
EEG(＋)/MEG(−)		2				2
EEG(−)/MEG(＋)	4	3	1		1	9
EEG(−)/MEG(−)	11	6				17
Ruled out	3					3
Total	43	21	2	2	2	70

TLE, FLE, PLE, OLE：それぞれ側頭葉，前頭葉，頭頂葉，後頭葉てんかん。MF：多焦点性。（＋）は検出されたもの，（−）は検出されなかったもの。(Knake et al, 2006[17]) より改訂）

1）長時間脳波・ビデオモニター

　局在関連性てんかんであっても，発作開始に先立って最初にみられる変化は，背景脳波活動が比較的広い範囲にわたって律動性を失い低振幅となる現象（electrodecremental pattern）である。そして，それに続いて限局性に律動性棘波が生じることが多い。もしこのときに非常に長い時定数を用いて直流（direct current, DC）電位あるいはそれに近い電位を記録すると，表面陰性の DC 電位が焦点に限局して出現することが動物モデルでは知られていたが，池田らはヒトでも同じ現象が起こることを明らかにした（図 C-13，14）[9-11]。なお，モニター中に発作が起こらなくても，発作間欠期に突発性異常がみられてそれが一定の部位に限られている場合には，その部位がてんかん原性焦点である可能性が高い。この長時間モニターの方法については，最近米国臨床神経生理学会からガイドラインが出された[1]。

2）術前検索における脳磁図の意義

　術前検索において脳磁図は発作間欠期の突発性異常の発生源を推定することと，焦点周辺の皮質機能を明らかにするための，二重の目的で用いられる。脳磁図と ECoG の同時記録の結果によると，皮質棘波が高振幅であればあるほど，また棘波が皮質表面に広く分布しているほど脳磁図で検出されやすく，またそれに比例して脳磁図上大きな棘波が記録される[26]。三國らは側頭葉外側てんかんの 1 例において，棘波が約 4 cm² 以上の皮質面積に分布していないと脳磁図では検出しにくいことを明らかにした（図 C-15）[26]。ちなみに脳波では，棘波が約 6 cm² の皮質面積に分布してはじめてそれが記録されるといわれている[31]。側頭葉内側から発生する棘波については，前述のように脳磁図は深部で発生した活動はとらえにくいといわれているが，これはセンサーによって多少異なり，なかでも gradiometer に比べて magnetometer のほうが深部起源の活動をとらえやすいといわれている。江夏らは側頭葉てんかんにおいて，この事実を明らかにした[6]。

　前述のように，理論的には脳磁図のほうが脳波よりもより正確に発生源を推定できると考えられるので，長時間脳波・ビデオモニターによっててんかん原性焦点の存在がほぼ明らかになった場合に，その部位をさらに精確に検出するには脳磁図のほうが脳波よりも有利であるといえる[30]。なお，てんかん性発射の磁場分布からその発生源を推定する方法に対して，てんかん原性焦点では律動性速波が増加するというデータに基づき，一定の周波数帯域の律動波の分布を spatial filtering を用いて推測する方法も報告されている。たとえば大坪らによると，小児の結節性硬化症患者では，MRI によって同定される結節（tuber）のなかでとくにてんかん原性となる結節の周囲に 1〜35 Hz の律動波が検出されるという[37]。

　最近 Knake ら（2006）は，70 例の難治性てんかん患者を対象としてそれぞれ多チャネルの脳磁図

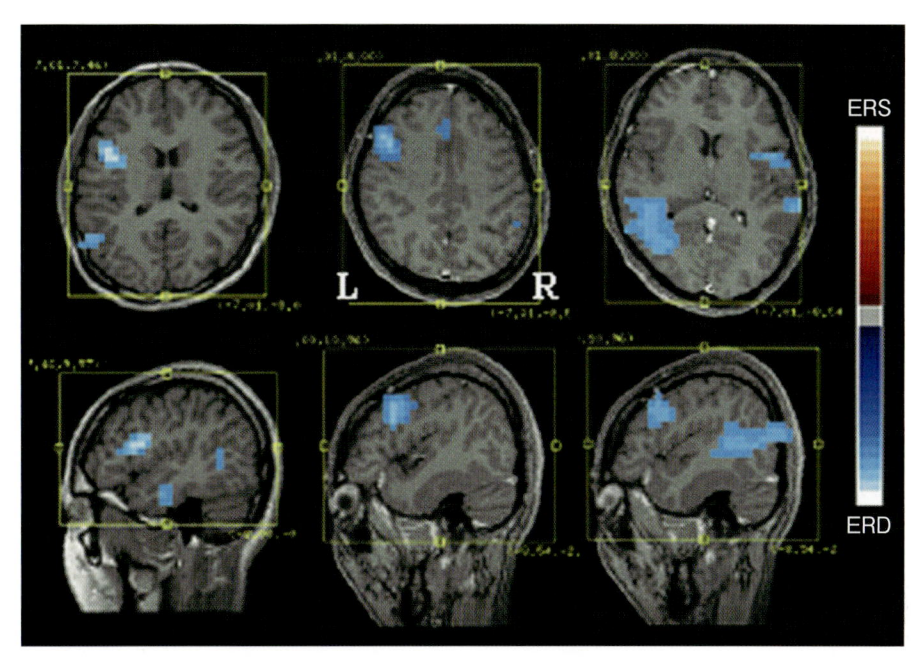

図 C-16 てんかん患者の術前検索として，黙読中の脳磁図記録から synthetic aperture magnetometry (SAM) によって 25〜50 Hz 帯域成分の脱同期化 (ERD) が起こる部位を画像化したもの
優位（左）半球の前頭部と側頭部に活動増加部位が同定される。(Hirata et al, 2004[8])より引用）

と脳波を同時記録した結果，56％の症例では脳波でも脳磁図でも棘波を検出できたが，13％の症例においては，脳磁図では検出されたが脳波では検出されなかった（**表 C-1**）[17]。Knowlton ら (2006) は 49 例の局在関連性てんかん患者において，ECoG と脳磁図の同時記録によって比較した。その結果，61％の症例で ECoG と脳磁図でともにてんかん原性焦点を検出できたが，14％の症例では，ECoG では検出できたが脳磁図では検出できなかった[18]。

3) てんかん原性焦点の周辺皮質の機能検索

てんかん原性焦点が同定できても，外科的に切除する場合，その部分および周辺皮質の脳機能が当然重要になってくる。その検索には，多チャネル脳波計または脳磁図を用いた誘発反応，事象関連反応および運動関連活動の記録，さらに経頭蓋磁気刺激法を含めた電気生理学的手法，および PET あるいは SPECT による脳血流賦活試験，fMRI および近赤外線スペクトロスコピー (NIRS) といった血流動態原理に基づく脳機能イメージング，などの非侵襲的検査法が用いられる。そしてもちろん ECoG 記録を行う場合には，侵襲的な皮質活動の記録も可能である[27]。とくに，てんかん原性焦点あるいは器質性疾患が中心溝付近にある場合には，脳磁図が威力を発揮する（**図 B-15, 16, 19 頁**）。それは，中心溝の前壁と後壁にはそれぞれ重要な運動および体性感覚中枢が存在し，しかもそれから生じる電流発源は大部分が表面に対して接線方向に向いているからである。また言語優位半球については，従来から Na-アミタールの頸動脈内注射による Wada 法が用いられてきたが，近年は言語課題施行中の脳機能画像によって優位半球の同定が可能になってきた。とくに，脳磁図を用いた事象関連脱同期化（前述）が応用され，平田ら (2004) はてんかん患者が言語課題遂行中に synthetic aperture magnetometry (SAM) を応用して，95％の症例で Wada 法の結果との間に一致をみた（**図 C-16**）[8]。同じく渡辺らは，NIRS を用いて高い率で言語優位半球を同定した[36]。

2 つの皮質部位間における機能連関は，脳波あるいは脳磁図のコヒーレンスを用いるか，あるいは MRI を用いた diffusion tensor tractography (DTT)，さらに一定部位の磁気刺激によって他の部位に誘発される電位反応を記録するといっ

た，非侵襲的技法によって検索可能である（→ B-XV 章の 7 「皮質領域間機能連関」，252 頁参照）．これに関連して，最近松本ら（2004，2007）は，皮質電極の刺激によって機能的に結合した部位の皮質電極から誘発電位を記録する方法（皮質皮質誘発電位 cortico-cortical evoked potential）を発表した（図 B-259，260，255 頁）[21,23]．

3　片頭痛の生理学的検索

片頭痛は特徴的な症状を示すので，その診断は臨床症候に基づいて容易に行える[15]．片頭痛はその発作間欠期においても種々の神経生理学的異常が報告されているが，片頭痛に特異的な異常ではなく，いずれも病態生理学的な意義が主体である[29,35]．とくに，痛覚誘発電位や瞬目反射の記録に際して反復刺激を与えると健常者では振幅が低下してくるが，片頭痛患者ではこの habituation が起こりにくく，しかもそれが発作中よりも発作間欠期にみられることから，脳の何らかの興奮性異常を示唆するものと考えられている[4,5]．随伴陰性変動（CNV）についても同様の現象が報告されている[3,20]．

文献

1) American Clinical Neurophysiology Society. Guidelines for long-term monitoring for epilepsy. J Clin Nourophysiol 2008；25：170-180.
2) Begum T, Ikeda A, Takahashi J, Tomimoto H, Shimohama S, Satow T, et al. Clinical outcome of patients with SREDA (subclinical rhythmic EEG discharge of adults). Intern Med 2006；45：141-144.
3) Bender S, Weisbrod M, Resch F, Oelkers-Ax R. Stereotyped topography of different elevated contingent negative variation components in children with migraine without aura points towards a subcortical dysfunction. Pain 2007；127：221-233.
4) De Marinis M, Pujia A, Colaizzo E, Accornero N. The blink reflex in "chronic migraine". Clin Neurophysiol 2007；118：457-463.
5) De Tommaso M, Marinazzo D, Stramaglia S. The measure of randomness by leave-one-out prediction error in the analysis of EEG after laser painful stimulation in healthy subjects and migraine patients. Clin Neurophysiol 2005；116：2775-2782.
6) Enatsu J, Mikuni N, Taki J, Hashimoto N, Ikeda A, Matsubayashi T, et al. Comparison between magnetometer and gradiometer for spike detection in patients with medial temporal lobe epilepsy. 15th International Conference on Biomagnetism (BIOMAG 2006. Vancouver), 2006, p 261.
7) Engel Jr J, Wiebe S, French J, Sperling M, Williamson P, Spencer D, et al. Practice parameter：temporal lobe and localized neocortical resection for epilepsy. Report of the quality standards subcommittee of the American Academy of Neurology, in association with the American Epilepsy Society and the American Association of Neurological Surgeons. Neurology 2003；60：538-547.
8) Hirata M, Kato A, Taniguchi M, Saitoh Y, Ninomiya H, Ihara A, et al. Determination of language dominance with synthetic aperture magnetometry：comparison with the Wada test. Neuroimage 2004；23：46-53.
9) Ikeda A, Terada K, Mikuni N, Burgess R, Comair Y, Taki W, et al. Subdural recording of ictal DC shifts in neocortical seizures in human. Epilepsia 1996；37：662-674.
10) Ikeda A, Yazawa S, Kunieda T, Araki K, Aoki T, Hattori H, et al. Scalp-recorded focal, ictal DC shift in a patient with tonic seizure. Epilepsia 1997；38：1350-1354.
11) Ikeda A, Taki W, Kunieda T, Terada K, Mikuni N, Nagamine T, et al. Focal ictal direct current shifts in human epilepsy as studied by subdural and scalp recording. Brain 1999；122：827-838.
12) Ikeda A, Ohara S, Matsumoto R, Kunieda T, Nagamine T, Miyamoto S, et al. Role of primary sensorimotor cortices in generating inhibitory motor response in humans. Brain 2000；123：1710-1721.

13) Ikeda A, Miyamoto S, Shibasaki H. Cortical motor mapping in epilepsy patients: information from subdural electrodes in presurgical evaluation. Epilepsia 2002; Suppl 9: 56-60.
14) Ikeda A, Matsui M, Hase Y, Hitomi T, Takahashi Y, Shibasaki H, et al. "Burst and slow complexes" in nonconvulsive epileptic status. Epileptic Disord 2006; 8: 61-64.
15) Headache Classification Subcommittee of International Headache Society. The international classification of headache disorders, 2nd edition. Cephalalgia 2004; 24(Suppl 1): 1-160.
16) Jeha LE, Najm I, Bingaman W, Dinner D, Widdess-Walsh P, Luders H. Surgical outcome and prognostic factor of frontal lobe epilepsy surgery. Brain 2007; 130: 574-584.
17) Knake S, Halgren E, Shiraishi H, Hara K, Hamer HM, Grant PE, et al. The value of multichannel MEG and EEG in the presurgical evaluation of 70 epilepsy patients. Epilepsy Res 2006; 69: 80-86.
18) Knowlton RC, Elgavish R, Howell J, Blount F, Burnco JG, Frught E, et al. Magnetic source imaging versus intracranial electroencephalogram in epilepsy surgery: a prospective study. Ann Neurol 2006; 59: 835-842.
19) Kunieda T, Ikeda A, Mikuni N, Ohara S, Sadato A, Taki W, et al. Use of cavernous sinus EEG in the detection of seizure onset and spread in mesial temporal lobe epilepsy. Epilepsia 2000; 41: 1411-1419.
20) Maertens de Noordhout A, Timsit-Berthier M, Timsit M, Schoehen J. Contingent negative variation in headache. Ann Neurol 1986; 19: 78-80.
21) Matsumoto R, Nair DR, LaPresto E, Najm I, Bingaman W, Shibasaki H, et al. Functional connectivity in the human language system: a cortico-cortical evoked potential study. Brain 2004; 127: 2316-2330.
22) Matsumoto R, Ikeda A, Hitomi T, Aoki T, Hanakawa T, Miki Y, et al. Ictal monoparesis associated with lesions in the primary somatosensory area. Neurology 2005; 65: 1476-1478.
23) Matsumoto R, Nair DR, LaPresto E, Bingaman W, Shibasaki H, Luders HO. Functional connectivity in human cortical motor system: a cortico-cortical evoked potential study. Brain 2007; 130: 181-197.
24) Mikuni N, Ikeda A, Murao K, Terada K, Nakahara I, Taki W, et al. "Cavernous sinus EEG": a new method for the preoperative evaluation of temporal lobe epilepsy. Epilepsia 1997; 38: 472-482.
25) Mikuni N, Ikeda A, Terada K, Taki W, Kikuchi H, Kimura J, et al. Frontopolar ictal epileptiform discharges on scalp electroencephalogram in temporal lobe epilepsy. J Clin Neurophysiol 1997; 14: 507-512.
26) Mikuni N, Nagamine T, Ikeda A, Terada K, Taki W, Kimura J, et al. Simultaneous recording of epileptiform discharges by MEG and subdural electrodes in temporal lobe epilepsy. Neuroimage 1997; 5: 298-306.
27) Nair DR, Burgess R, McIntyre CC, Luders H. Chronic subdural electrodes in the management of epilepsy. Clin Neurophysiol 2008; 119: 11-28.
28) Rampp S, Stefan H. On the opposition of EEG and MEG. Clin Neurophysiol 2007; 118: 1658-1659.
29) Sandrini G, Friberg L, Janig W, Jensen R, Russell D, Sanchez del Rio M, et al. Neurophysiological tests and neuroimaging procedures in non-acute headache: guidelines and recommendations. Eur J Neurol 2004; 11: 217-224.
30) Shibasaki H, Ikeda A, Nagamine T. Use of magnetoencephalography in the presurgical evaluation of epilepsy patients. Clin Neurophysiol 2007; 118: 1438-1448.
31) Tao JX, Ray A, Hawes-Ebersole S, Ebersole JS. Intracranial EEG substrates of scalp EEG interictal spikes. Epilepsia 2005; 46: 669-676.
32) Tellez-Zenteno JF, Dhar R, Wiebe S. Long-term seizure outcomes following epilepsy surgery: a systematic review and meta-analysis. Brain 2005; 128: 1188-1198.
33) Usui K, Ikeda A, Takayama M, Matsuhashi M, Yamamoto J, Satoh T, et al. Conversion of semantic information into phonological representation: a function in left posterior basal temporal area. Brain 2003; 126: 632-641.
34) Usui K, Ikeda A, Takayama M, Matsuhashi M, Satow T, Begum T, et al. Processing of Japanese morphogram and syllabogram in the left basal temporal area: electrical cortical stimula-

tion studies. Brain Res Cogn Brain Res 2005 ; 24 : 274-283.
35) Valeriani M. Is there a role of clinical neurophysiology in primary headache？ Clin Neurophysiol 2005 ; 117 : 2717-2718.
36) Watanabe E, Maki A, Kawaguchi F, Takashiro K, Yamashita Y, Koizumi H, et al. Non-invasive assessment of language dominance with near-infrared spectroscopic mapping. Neurosci Lett 1998 ; 256 : 49-52.
37) Xiao Z, Xiang J, Holowka S, Hunjan A, Sharma R, Otsubo H, et al. Volumetric localization of epileptic activities in tuberous sclerosis using synthetic aperture magnetometry. Pediatr Radiol 2006 ; 36 : 16-21.

II 睡眠時無呼吸症候群

1 概念

　睡眠時無呼吸症候群（sleep apnea syndrome, SAS）が神経学的に注目されるようになったのは近年である。従来睡眠覚醒障害の一型として，日中傾眠を特徴とする Pickwick 症候群が知られていた[2]。これは日中突然睡眠に陥る睡眠発作を特徴とするナルコレプシーに対して，それとは異なり"居眠り"を繰り返すもので，夜間の睡眠不足を原因とするものである。

　肥満や扁桃腺肥大による上気道狭窄状態で睡眠に陥ると，上気道を構成する筋の弛緩とあいまって，気道が閉塞して無呼吸状態を生ずる。その結果血中酸素飽和度（Sao_2）が低下して覚醒するが，覚醒によって呼吸が再開して Sao_2 が改善すると間もなく入眠して再び無呼吸となる。そのような状態の繰り返しで，夜間を通しての睡眠が量，質ともに不足する結果，日中の傾眠を生ずる。このような病態を閉塞性睡眠時無呼吸症候群（obstructive SAS）という。

　上気道の閉塞状態がなく，脳幹の呼吸中枢の一次的障害により睡眠時無呼吸を生ずる場合があり，これを中枢性睡眠時無呼吸症候群（central SAS）という。わが国で中枢性 SAS が注目されるようになったきっかけは，片山らによる多系統萎縮症（MSA）患者の終夜睡眠脳波の研究中にみられた突然死の報告である。中枢神経系の変性疾患における突然死は，入浴中や就寝中にまれに生ずるが，睡眠時無呼吸との関連が注目されるようになり，病因，病態の解明，治療法の選択を目的に，ポリソムノグラフィー（polysomnography）を用いた終夜睡眠記録が行われるようになった。

　ポリソムノグラフィーは従来，小児の神経系発達の研究に用いられてきた方法で，脳波，眼球運動，頤および四肢筋電図，心電図，呼吸運動を同時記録し，覚醒，浅睡眠からレム（REM）睡眠期までの脳波，身体反応を記録するものである。

オンディーヌの呪い（Ondine's curse）症候群

　ジロドゥーの戯曲「オンディーヌ」で，水の妖精オンディーヌが人間の夫騎士ハンスを不実の罪で罰し，眠っている間は呼吸をする能力を彼から奪ったという物語に拠る。

　Severinghaus と Mitchell（1962）が，延髄呼吸中枢の先天性機能障害による中枢性睡眠時無呼吸症候群（SAS）を「オンディーヌの呪い」とよび，以後小児科，神経科で使われるようになった。戯曲では，睡眠を断たれた騎士は疲労の末眠り込み死んでしまう運命をたどるが，中枢性 SAS は睡眠時突然死の原因として重要である。

　（Severinghaus JW, Mitchell RA. Ondine's curse—failure of respiratory center automaticity while awake. Clin Res 1962：10：122）

本章ではポリソムノグラフィーを中心とするSAS検査のための記録法，装置，およびSASの所見を述べる。

2 睡眠の生理と病態生理

睡眠と覚醒のリズムは，外界の明暗のサイクルに応じて，身体各器官の生理機能に明瞭な24時間の活動周期が存在する基本的な生体機能(サーカディアンリズム)のうちで，大脳活動のリズムの表れである。生体機能としては睡眠・覚醒に加えて自律神経系，内分泌系，免疫代謝系などに明らかな活動リズムが現われ，自然状況では昼夜の外環境に関連して活動は規定される。脳の睡眠覚醒リズムを調節する時計として視交叉上核が重視され，大脳とくに前頭葉基底部と延髄，橋，中脳下部の活動を規定する。意識は睡眠時に低下するが，自律機能を含んだ身体機能はサーカディアンリズムに沿って脳の覚醒レベルとは別個に各々活動する。

正常にみられる睡眠の生体反応のうち，気道とくに咽頭部の筋緊張低下と呼吸の中枢神経支配の変化の2点が気道閉塞と無呼吸の原因となる。

1) 気道の確保とその障害

上気道の広がりのサイズと壁の硬さは，いくつかの筋群の活動によって維持され，とくに咽頭部ではつぶれて閉塞しやすい構造になっている。そのためにこの部位の気道の開放は，呼気時の内向きの圧と筋収縮による気道の開放を伴う外向きの圧のバランスによって保たれている。

気道閉塞による睡眠時無呼吸は肥満人に生ずるが，体重増加は咽頭や他の上気道部の脂肪増加を伴い，咽頭部の空間のサイズと開放の度合いが減少する。扁桃肥大，口蓋，舌などの肥大，舌顎骨の変形や中隔の偏奇なども咽頭腔の狭少化をもたらし，閉塞性SASを生ずる原因になりうる。覚醒状態において患者は，気道の筋とくにオトガイ舌筋を正常人以上に活動させて気道を開き呼吸している。これは覚醒時には十分に呼吸を可能にするが，睡眠時に問題を生ずる。

non-REM睡眠では，骨格筋緊張は低下する(hypotonia)。上気道の筋活動は，持続性のものも，呼吸サイクルに関連した相動性のものも，ともに減少する。これは支配運動神経細胞の抑制によって生ずる。REM睡眠時には運動細胞はさらに抑制され，骨格筋は無緊張(atonia)となる。

閉塞性SASでは，元来ある気道狭窄状態に，non-REMおよびREM期の骨格筋活動の抑制が加わり，気道がつぶれてしまう。低酸素血症の刺激で覚醒すると，筋緊張が回復して正常パターンの呼吸に戻る。このような呼吸停止，覚醒，呼吸再開のサイクルが夜間睡眠の間繰り返される。

2) 中枢性呼吸調節の活動とその障害

延髄にある呼吸中枢は，いくつかの末梢の情報を受けて活動する。①動脈血の酸素および二酸化炭素濃度を感知する化学受容器からの情報，②肺および胸壁の機械的受容器からの情報，③高次大脳中枢からのフィードバックである。

頸動脈分岐部にある頸動脈小体(carotid body)は，動脈血の酸素，二酸化炭素，pHレベルを感知し，舌咽神経(NIX)を経て延髄へインパルスを送る。酸素濃度が低下し(hypoxia)，二酸化炭素濃度が上昇(hypercapnia)すると換気の努力を増加させる。REM期ではhypoxiaに対する求心性反応は減少し，hypercapniaに対する反応はほとんど消失する。軽症のSASでREM期にのみ無呼吸状態が生ずるのはそのためである。

中枢性SASは，必ずしも延髄呼吸中枢の神経細胞の一次的異常によるばかりとは限らない。呼吸中枢を活動させる外界の情報処理，呼吸中枢の活動を維持する脳機能の障害によっても中枢性の呼吸障害を生ずる。深昏睡時のCheyne-Stokes呼吸はその一例である。

表 C-2 睡眠時無呼吸検索のためのポリソムノグラフィー測定項目

測定項目	評価内容
脳波(EEG)	睡眠ステージ
頤筋筋電図(EMG)	REM睡眠
眼球運動(EOM)	REM睡眠他
鼻・口の空気流	外気の呼吸の評価
胸・腹部運動	呼吸運動の評価
動脈血酸素飽和度(Sao_2)	有効呼吸の評価
心電図(ECG)	自律神経機能他
いびき	いびきのノイズ量
下肢の動き	下肢運動・ミオクローヌス

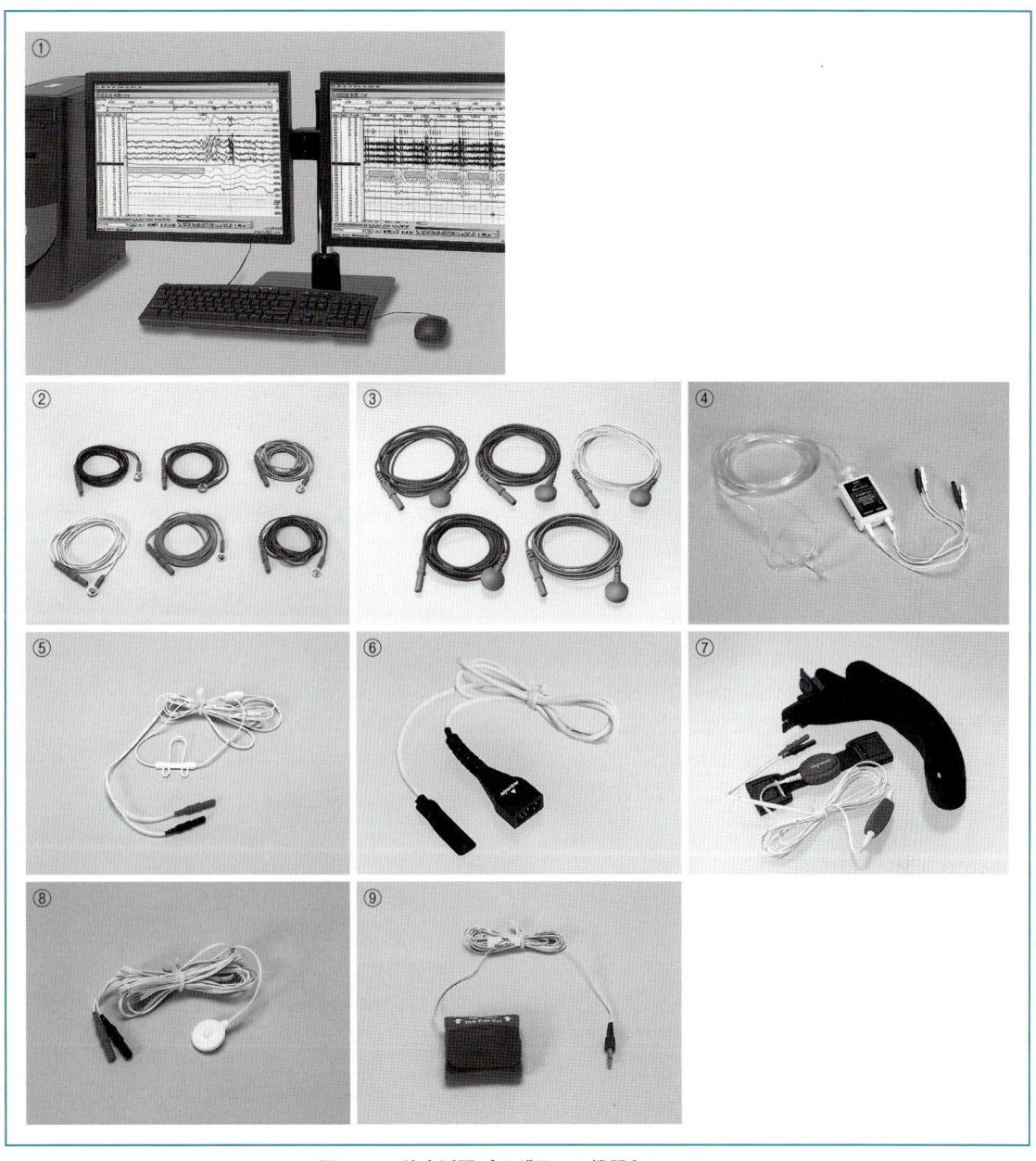

図 C-17　終夜睡眠ポリグラフの機器とセンサー
①フクダ電子 SomnoStar Pro System，②脳波電極，③筋電図，心電図電極，④フローメーター(空気流センサー)，⑤サーミスター(空気流を温度で測定)，⑥オキシメーター(血中酸素飽和度測定)，⑦胸・腹囲センサー，⑧いびきの振動センサー，⑨体位変動センサー

3　記録法，装置

　睡眠時無呼吸症候群(SAS)の評価は，睡眠中の呼吸異常とその際の睡眠ステージを脳波，筋電図，呼吸運動で，および無呼吸に伴う血中酸素飽和度の変化，心活動をその他の自律機能を同時記録して行う。脳波は睡眠ステージの診断や頭部運動のアーチファクトをチェックする目的で記録することから Central と Occipital を含む 2～4 チャンネルの誘導記録を行う。これは睡眠ステージの判定に最も有力な情報を提供する部位だからである。エアフローのセンサーは，鼻孔と口の双方の気流あるいは温度変化を検出するタイプを用い

る。いびきのセンサーは頸部に装着して振動あるいは音声を記録する。胸隔および腹壁の呼吸運動は，動きにより伸縮して電気抵抗を変えるタイプのセンサーを用いる。動脈血酸素飽和度は指先で測定するセンサーを用いる。そのほか，終夜睡眠用のビデオモニターや体位変動のセンサー，restless legs syndromeやミオクローヌスの検索も合わせて行う場合は下肢の運動のセンサーもあわせて使用する（表C-2，図C-17）。

記録は基本的に外界からのノイズを遮断し，薄暗いシールドルームで，終夜睡眠記録を行う。

これらの計測のセンサー記録および解析システムは，汎用のコンピュータに計測機器を組み込んだり，一般の神経生理検査機器システムに標準あるいはオプションとして付属して利用できる。

4 病型と所見

1) 閉塞性睡眠時無呼吸/低呼吸症候群 obstructive sleep apnea/hypopnea syndrome(OSAHS)

中高年の男性に多く，肥満により上気道の脂肪や軟部組織により上気道が狭小化して，仰臥位で就眠すると舌根が沈下して上気道が更に狭窄する。その結果いびきや呼吸停止，昼間の眠気などを訴える。

患者は呼吸困難を訴えないが，気道狭窄が続く結果，呼気の努力にもかかわらず低呼吸，または無呼吸となり，血中酸素分圧が低下して覚醒とともに呼吸中枢が刺激され，再び呼吸が復活する。その呼吸も気道狭窄に打ちかつことでいびきを発する。このように睡眠が分断され呼吸が断続する状態が特徴である。しかしこの睡眠・呼吸障害は患者自身が自覚することは少なく，パートナーに気づかれることが多い。また舌根沈下は重力によって生ずることから，仰臥位で窒息が生じても，側臥位では認めないことが多い。大量の飲酒や喫煙は睡眠時無呼吸の危険因子である。昼間の症状を呈しない程度の軽いものは頻度が多く，一定以上の気道閉塞と睡眠時無呼吸で臨床症状を認めた場合にSASと診断する。

a. 診断基準

最も広く用いられている診断基準は，米国睡眠医学会のものである[1]。これはヨーロッパおよびオーストラリアの学会の協力のもとに文献検索に

表C-3 閉塞性睡眠時無呼吸/低呼吸症候群（OSAHS）の診断基準

以下の基準 A または B および C を満たすこと。
A. 他の原因で説明し難い過剰な日中の眠気の存在
B. 他の原因で説明できない下記の項目が2つ以上存在 　―睡眠中の窒息またはあえぎ（gasping） 　―睡眠からの頻回の覚醒 　―眠ったあとすっきりしないこと（unrefreshing sleep） 　―日中の疲労 　―集中力の低下
C. 終夜の睡眠モニターで，睡眠中1時間に5回以上の窒息のイベントの存在。窒息のイベントは閉塞性の無呼吸/低呼吸あるいは覚醒を伴う呼吸努力を含む（イベントの定義は別に定める）

（米国睡眠医学会報告，1999[1]）

表C-4 閉塞性無呼吸/低呼吸イベントの定義

以下の1あるいは2，および3を満たすものを1回のイベントとする。
1. 睡眠中の安定した呼吸の基礎振幅に比べてその50％以下となる明らかな呼吸振幅の低下
2. 呼吸振幅の低下が上記の基準に達しなくても，3％以上の血中酸素飽和度低下あるいは覚醒を伴う場合
3. イベントが10秒以上続く

基づくTask Forceの作業結果である（表C-3）。まず，無呼吸発作について判断する。睡眠時無呼吸においては，胸腹部の呼吸運動が正常であっても窒息するほどの極端な気道閉塞は生じないので，胸郭運動が減少してその結果気道狭窄部の空気の流通が停止する現象がみられる。したがって無換気と低換気を質的に区切る妥当なラインを引くことができないことから，無呼吸/低呼吸イベント（apnea/hypopnea event）としてとらえる（表C-4）。無呼吸/低呼吸は呼吸の大きさは正常の50％以下，持続は10秒以上と理解すればよい。

診断基準のうち無呼吸/低呼吸イベントを最低1時間5回以上と定めた根拠は，高血圧，日中の眠気，自動車事故などの健康被害を生ずる閾値として疫学的データから得られたものである[4]。

また重症度の判定については，日中の眠気の程度と，睡眠時の無呼吸の頻度の各々について，軽度（mild），中等度（moderate），重度（severe）の3段階に分けることを米国睡眠医学会は提唱しているが，その基準はどちらかといえば，便宜的な根拠によるものである。ただし眠気の定量的評価法

として multiple sleep latency test(MSLT)がある[3]。

b. 素因と随伴症状

文献検索から得られた閉塞性 SAS の素因(predisposing factor)は**表 C-5** のようである。また本症の随伴症状(associated features)は**表 C-6** のようである。これは SAS の定義に含まれる症候以外に合併しやすい病態であり，本症の原因あるいは結果が含まれている。

c. 病態

閉塞性 SAS の発現状況は以下のようである。

表 C-5　閉塞性睡眠時無呼吸症候群の素因

1. 肥満，とくに上半身の脂肪過多
2. 男性
3. 上顎/下顎形成不全を含む頭蓋・顔面奇形
4. 扁桃肥大を含む咽頭軟部・リンパ組織増大
5. 鼻閉
6. 内分泌異常：甲状腺機能低下，肢端巨大症
7. 家族歴

(米国睡眠医学会報告，1999[1] より)

表 C-6　閉塞性睡眠時無呼吸症候群の随伴症候

1. いびき
2. 肥満
3. 全身性高血圧
4. 肺高血圧
5. 睡眠の分断化
6. 睡眠に関連した不整脈
7. 夜間狭心症
8. 胃食道逆流
9. QOL 障害
10. 不眠

(米国睡眠医学会報告，1999[1] より)

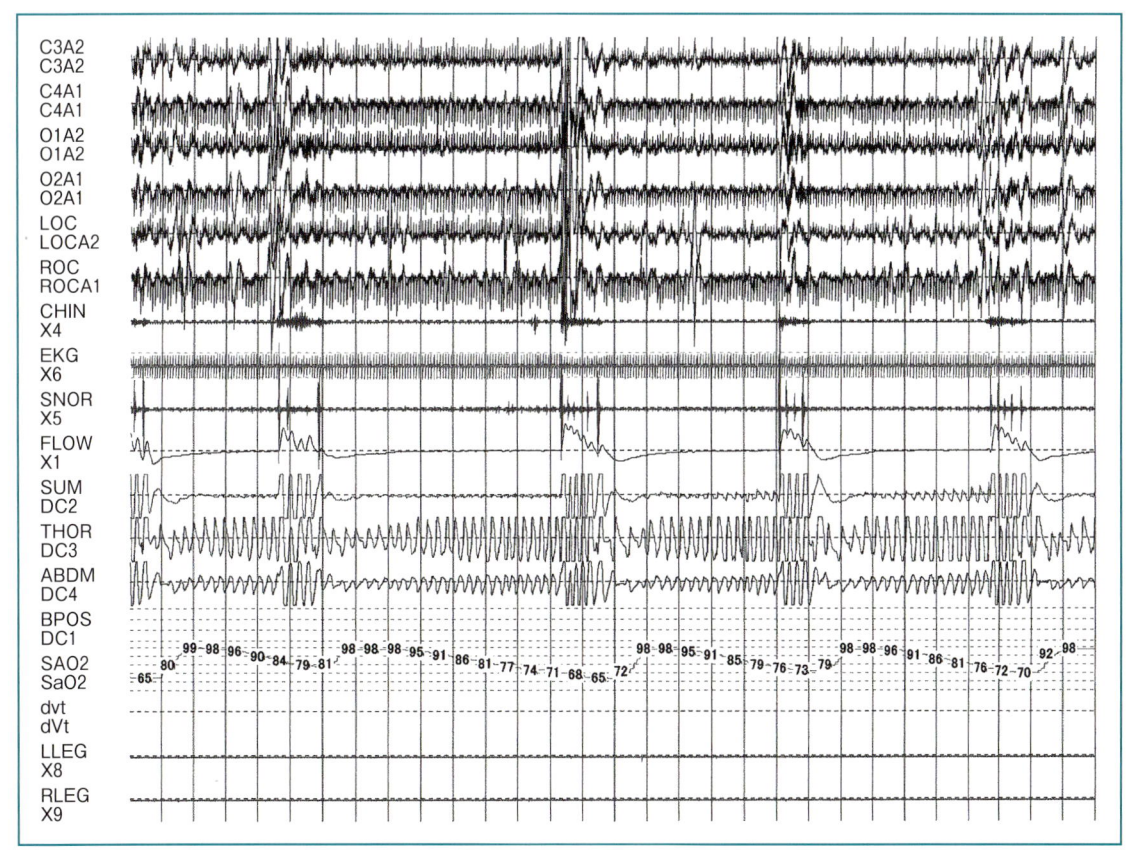

図 C-18　閉塞性 SAS のポリグラフ(60歳，男性)
記録は上から左右 central，左右 occipital の脳波，LOC＝左眼球運動，ROC＝右眼球運動，CHIN：頤筋筋電図，EKG：心電図，SNOR：いびき，FLOW：呼吸の空気流，SUM：胸部と腹部の動きの和，THOR：胸郭の動き，ABDM：腹壁の動き，SAO_2：動脈血酸素飽和度，LIEG：左下肢の動き，RLEG：右下肢の動きの同時記録。脳波，眼球運動に心電図が混入している。横軸は 1 わく/10 秒。

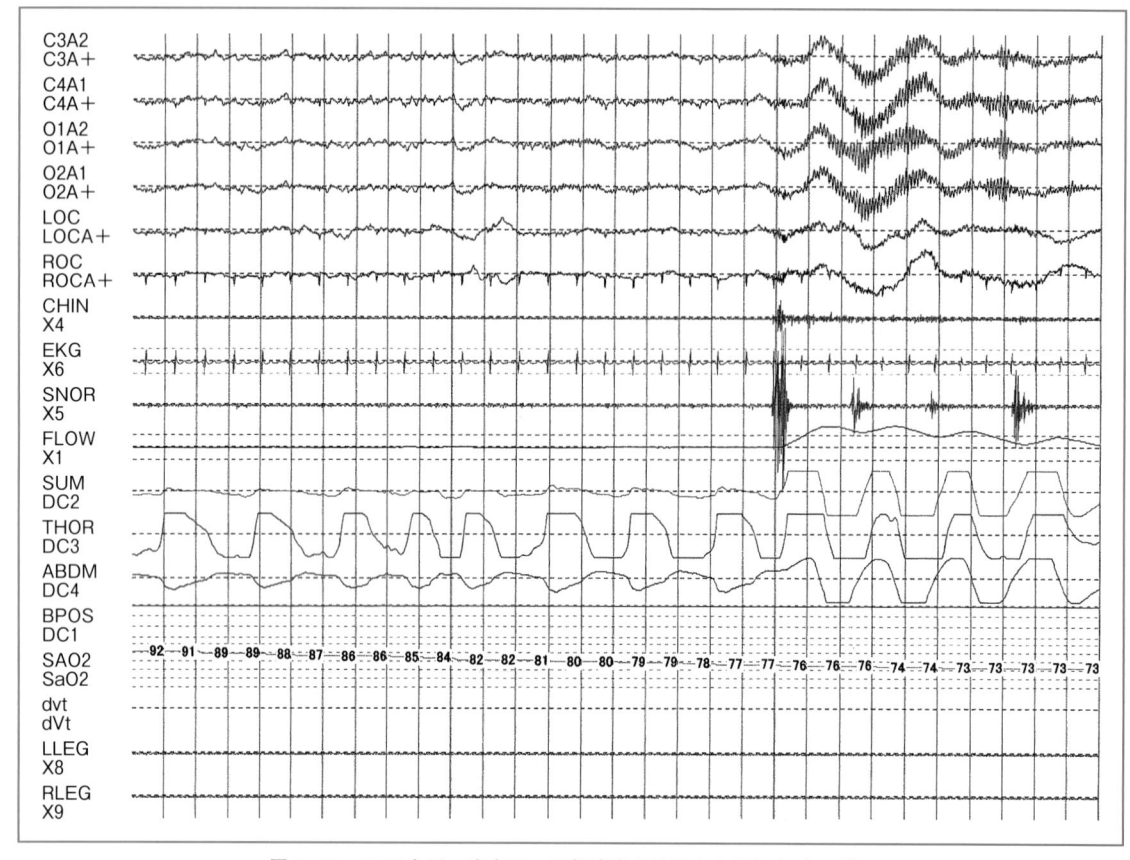

図 C-19　C-18 と同一患者で，記録速度を早めたもの(1 わく/1 秒)

睡眠により骨格筋の緊張は低下する。その結果上気道の閉塞機転が強まり，頻回に無呼吸発作(10秒以上の呼吸停止)を生じる。それによって頻回の短期的な覚醒を生じ，上気道の筋緊張が回復して呼吸が戻る。いびきを伴うが，いびきが必ずしも無呼吸を伴うわけではない。睡眠が浅く，断片的になる結果，夜間の熟睡が得られないことから，昼間の眠気を生ずる。また睡眠中不穏や窒息感を自覚したり，朝の頭痛を訴えることがある。

閉塞性 SAS を有する典型的な患者は，一般に肥満以外は健康であるが，SAS が長期間続くと不整脈や高血圧などの合併症を生ずる。とくに薬剤抵抗性高血圧では本症を考慮する必要がある[4]。

閉塞性 SAS の無呼吸発作は通常 20〜30 秒，場合によっては 2〜3 分間持続する。その間呼吸運動は停止し，呼吸の努力が増加する。この発作の間に酸素飽和度は次第に低下し，心拍は減少する，発作の終わりにおいては，脳波は α 波を含む覚醒化と体動，筋電図の増加，心拍増加が生ずる。そして正常の呼吸が戻り，酸素飽和度も覚醒時のレベルに戻る(図 C-18，19)。このようなエピソードが睡眠中繰り返し現われるのである。一晩の経過をみると睡眠時間が変わるわけではなく，睡眠の断片化(fragmentation)を生ずる。第一段階の non REM 睡眠は，正常では 10% あるいはそれ以下だが，閉塞性 SAS では 30〜50% に達する。また徐波の non-REM 睡眠(正常では全睡眠のうち 10〜20%)も著しく減少し，REM 睡眠(正常 20〜25%)も減少傾向がみられる。

軽症の SAS では，無呼吸が REM 期にのみ出現する場合があり，これは REM 睡眠における筋緊張低下によるものであろう。また仰臥位の就眠中のみに出現する場合もあり，これは舌根沈下など気道閉塞に重力が影響するためと考えられる。無呼吸もいびきも仰臥位から側臥位に体位を代えて消失する場合が多い。

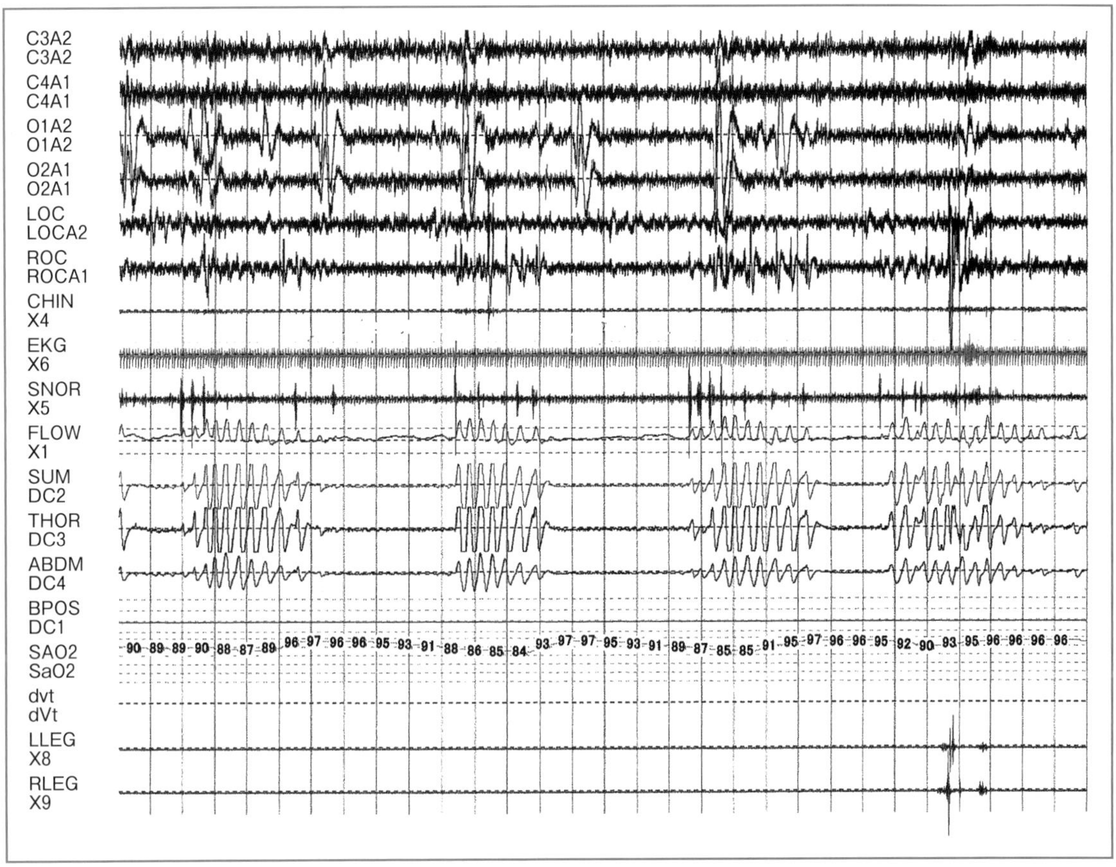

図 C-20　中枢性 SAS のポリグラフ（74 歳，男性）
記録内容と順序は図 C-18 と同じ。

2）中枢性睡眠時無呼吸症候群 central SAS

睡眠中上気道の閉塞なしに無呼吸のイベントが繰り返し生ずる状態である（**図 C-20**）。診断基準として**表 C-7** が提唱されている。

原因は呼吸中枢の障害による。延髄の呼吸中枢を障害する神経変性疾患（多系統萎縮症 MSA），先天性の呼吸中枢不全，血管障害，腫瘍，外傷などであり，閉塞性 SAS よりも著しく頻度は少ない。

表 C-7　中枢性睡眠時無呼吸/低呼吸症候群（CSAHS）の診断基準

以下の基準 A，B および C の全てを満たすこと。
A．他の原因で説明しがたい次の症候が 1 つ以上存在 ・過剰な日中の眠気 ・頻回の夜間覚醒
B．終夜の睡眠モニターで，睡眠中 1 時間に 5 回以上の中枢性無呼吸を示す
C．覚醒中の血中炭酸ガス濃度正常（$PaCO_2$＜45 torr）

（米国睡眠医学会報告，1999[1]）より）

症状としては動脈血酸素飽和度の低下，繰り返す覚醒反応，日中傾眠などである。睡眠中の呼吸抑制は健常人にも認められ，入眠期や，REM 期の一過性無呼吸や飲酒後熟睡時の無呼吸などがみられる。これらはしかし睡眠の断片化や日中傾眠など SAS の症状を伴うことはない。

中枢性 SAS の病態生理として PCO_2 に対する呼吸反応の増加を重視する立場がある[5]）。そのような患者は，常時過呼吸状態にあり，低炭酸ガス血症となり無呼吸に陥りやすく，睡眠中も無呼吸発作と覚醒過呼吸の繰り返しを生じやすいというものである。これはしかし呼吸リズムの異常の一型であり，原発性の肺胞低換気症候群や睡眠時低換気症候群との関連が問題となる[1]）。

Cheyne-Stokes 呼吸も一過性無呼吸を伴う点で SAS に似るが，これは脳血管障害の急性期，重症のうっ血性心不全，深昏睡などでみられ，意

識障害に伴う呼吸中枢の機能異常に咽頭筋群の緊張低下，気道浮腫の合併が要因と考えられる．

3) 混合性睡眠時無呼吸症候群
mixed type SAS

中枢性の SAS は純粋のもののほかに，気道閉塞機転が加わるものがあり，これは混合性 SAS と呼ばれる．また閉塞性 SAS でも無意識状態の睡眠中でも，無呼吸の初期は呼吸努力が弱く，気道閉塞に対して次第に呼吸努力が増大するかたちがみられることがあり，hypoxia, hypercapnia に対する呼吸中枢活動の異常も考えられる．このような呼吸変動量が明確な場合も，混合性無呼吸と呼ばれる．

5 閉塞性 SAS の治療

最も有効な治療は，経鼻的持続陽圧呼吸法 (continuous positive airway pressure, CPAP) である．鼻マスクを用いて陽圧をかけて咽頭圧，上気道圧を上昇させて気道を開放する．患者毎の気道閉塞の状況に応じ，適切な圧を加えると，ほぼ完全に睡眠中のいびきと無呼吸を防止できる．患者は夜間の熟睡感が得られ，日中の傾眠は消失する．また高血圧などの随伴症状も改善する．わが国の医療保険では，無呼吸/低呼吸イベントが 20 回/夜以上あり，日中眠気，睡眠の分断化がある場合適応となる．

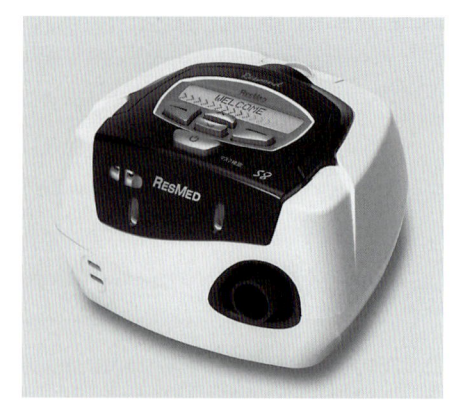

図 C-21 簡易型 CPAP 機器
(フクダ電子 S8 レスポンド)

CPAP は中等度以上の閉塞性 SAS 患者の 80% 以上に有効であるが，鼻マスクを夜間装着することが不快であるなど，コンプライアンスの低下を生じやすい．しかし CPAP 機器も使用状況の記録が本体のメモリーに保存されるなど，管理がしやすくなってきており，患者にとって実質的なメリットをもたらす使用条件を設定すればよい(図 C-21)．

また原因として肥満がある場合は，体重減少を実施し，顎部の形成不全がある場合は手術を検討する．

文献

1) Sleep-related breathing disorders in adults : recommendations for syndrome definition and measurement techniques in clinical research. The Report of an American Academy of Sleep Medicine Task Force. Sleep 1999 ; 22 : 667-689.
2) Burwell C, Robin E, Whaley R, Bickelmann A. Extreme obesity associated with alveolar hypoventilation ; a Pickwickian syndrome. Am J Med 1956 ; 21 : 811-818.
3) Carskadon MA, Dement WC, Mitler MM, Roth T, Westbrook PR, Keenan S. Guidelines for the Multiple Sleep Latency Test (MSLT) : a standard measure of sleepiness. Sleep 1986 ; 9 : 519-524.
4) Goncalves SC, Martinez D, Gus M, de Abreu-Silva EO, Bertolucic, Dutra I, et al. Obstructive sleep apnea and resistant hypertension : a case-control study. Chest 2007 ; 132 : 1858-1862.
5) Xie A, Rutherford R, Rankin F, Wong B, Bradley TD. Hypocapnea and increased ventilatory responsiveness in patients with idiopathic central sleep apnea. Am J Respir Crit Care Med 1995 ; 152 : 1950-1955.

III 精神疾患

統合失調症や躁うつ病のような精神疾患は、形態学的にも MRI で異常が認められるなど、脳に広義の器質性異常があるものと考えられているが、まだ確立された定説はない。したがって、それぞれの疾患に明らかに特異的な脳波異常は知られていないといってよい。本章では精神疾患における領域間結合の異常や種々の事象関連電位の異常について、最近のトピックを簡潔に述べる。

躁うつ病はもちろんであるが、統合失調症の場合でも患者個人間においても病像が異なり、一人の患者でも病期によって症状が変わってくるので、脳波異常がみられても臨床症候との対応はなお一層難しいものと考えられる。とくに統合失調症では、安静時あるいは課題遂行中の脳波の領域間結合の異常が注目されてきたが、結果は報告によってまちまちである。最近 Higashima ら(2007)は、14 名の統合失調症の患者を対象として、急性増悪時と治療開始後 13〜56 日(平均 36.6 日)の 2 回にわたって安静時脳波の領域間コヒーレンスを検討し、急性増悪期には左半球の前側頭部(F_7)と後側頭部(T_5)の間で β 波のコヒーレンスが低下しており、治療による症状の改善とともにコヒーレンスが増加する傾向を報告した[4]。とくに症状との対比では、陽性症状の消失とともにコヒーレンスの回復がみられたという[4]。この現象は前頭葉と側頭葉の機能結合の異常が本症の病態の一つであるという説を指示するものと考えられる。

統合失調症の思考障害の根底には、文意活動の異常や作業記憶の異常があることが指摘されており、それに関連して種々の事象関連電位(ERP)の異常が報告されてきたが、まだ一定した結論は出されていない。Ford ら(2001)は統合失調症の患者 24 名と、てんかん患者で発作間欠期に統合失調症様症状を示す群 6 名と示さない群 16 名を対象として、視覚および聴覚刺激を用いたオドボール課題により ERP を記録した。その結果、P_{300} の振幅は統合失調症の患者群および統合失調症様症状を示すてんかん患者群の双方で低下していたが、N_1 の振幅低下は統合失調症に特異的にみられたと報告した[3]。Olichney ら(1997)は文意課題を用いて ERP を記録し、統合失調症患者ではその発症年齢にかかわらず N_{400} の潜時延長を認めた[9]。Salisbury ら(2000)は統合失調症と正常対照者各 34 名を対象として、名詞が常識的な終わり方をする文章(例：The bank was closed.)とそうでない終わり方をする文章(例：The bank was steep.)を用いて N_{400} を比較したところ、患者群ではどちらの文章に対しても同様に N_{400} が出現したことから、作業記憶の維持の障害を示唆するものと解釈された[11]。なお、このような異常は統合失調症だけではなく、潜在性にうつ病と考えられる正常被検者[12]や慢性アルコール中毒患者[6]にも報告されている。

そのほかとくに幻聴をもつ統合失調症患者では聴覚刺激を用いて記録した mismatch negativity が小さくなることが注目されている。なかでも、聴覚刺激の長さおよび強度の違いを無意識に検出

する機能が低下しているという[2]。さらに，統合失調症患者ではその行動が硬くて融通が利かないことに関連して，過誤に関連した活動をfunctional MRIで検索すると，患者群では過誤の率が高いとともに，帯状回前部における過誤に関連した活動（➡B-XV章の[5]，250頁を参照）が低下していると報告されている[10]。

精神科領域では，神経症と精神病の病態生理学的検索および補助診断法としてCNVが応用されてきた．不安神経症ではCNVの発現遅延や不安定，振幅の低下などがみられ，強迫神経症ではCNVがむしろ増大することが多いといわれている．また，ヒステリーではCNVの欠如または著明な低下がみられるという．一方，統合失調症では典型的な症例ほどCNVの振幅が低下し，注意散乱効果が著明であるという．躁うつ病では，うつ病期にはCNVは低下するか，むしろ表面陽性になったりするのに対して，軽度の躁病期にはCNVは増大し，強い躁病期には逆に低下することが多いという．

文献

1) Ahn K-H, Youn T, Cho SS, Ha TH, Ha KS, Kim M-S, et al. N-methyl-D-aspartate receptor in working memory impairments in schizophrenia : event-related potential study of late stage of working memory process. Prog Neuro-Psychopharmacol Biol Psychiatry 2003 ; 27 : 993-999.
2) Fisher DJ, Labelle A, Knott VJ. The right profile : mismatch negativity in schizophrenia with and without auditory hallucinations as measured by a multi-feature paradigm. Clin Neurophysiol 2008 ; 119 : 909-921.
3) Ford JM, Mathalon DH, Kalba S, March L, Pfefferbaum A. N1 and P300 abnormalities in patients with schizophrenia, epilepsy, and epilepsy with schizophrenia-like features. Biol Psychiatry 2001 ; 49 : 848-860.
4) Higashima M, Takeda T, Kikuchi M, Nagasawa T, Hirao N, Oka T, et al. State-dependent changes in intrahemispheric EEG coherence for patients with acute exacerbation of schizophrenia. Psychiatry Res 2007 ; 149 : 41-47.
5) Hiramatsu K, Kameyama T, Saitoh O, Niwa S, Rymar K, Itoh K. Correlations of event-related potentials with schizophrenic deficits in information processing and hemispheric dysfunction. Biol Psychiatry 1984 ; 19 : 281-294.
6) Kathmann N, Soyka M, Bickel R, Engel RR. ERP changes in alcoholics with and without alcohol psychosis. Biol Psychiatry 1996 ; 39 : 873-881.
7) Niwa S, Ohta M, Yamazaki K. P300 and stimulus evaluation process in autistic subjects. J Autism Dev Disord 1983 ; 13 : 33-42.
8) 大熊輝雄．精神医学領域における脳波．大熊輝雄（著）．臨床脳波学，第5版，医学書院，東京，1999, pp 369-393.
9) Olichney JM, Igagui VJ, Kutas M, Nowacki R, Jeste DV. N400 abnormalities in late life schizophrenia and related psychoses. Biol Psychiatry 1997 ; 42 : 13-23.
10) Polli FE, Barton JJS, Thakkar KN, Greve DN, Goff DC, Rauch SL, et al. Reduced error-related activation in two anterior cingulate circuits is related to impaired performance in schizophrenia. Brain 2008 ; 131 : 971-986.
11) Salisbury DF, O'Donnell BF, McCarley RW, Nestor PG, Shenton ME. Event-related potentials elicited during a context-free homograph task in normal versus schizophrenic subjects. Psychophysiology 2000 ; 37 : 456-463.
12) Sumich AL, Kumari V, Heasman BC, Gordon E, Brammer M. Abnormal asymmetry of N200 and P300 event-related potentials in subclinical depression. J Affect Disord 2006 ; 92 : 171-183.
13) Umbricht D, Koller R, Vollenweider FX, Schmid L. Mismatch negativity predicts psychotic experiences induced by NMDA receptor antagonist in healthy volunteers. Biol Psychiatry 2002 ; 51 : 400-406.

IV 大脳半球の非突発性器質性疾患における生理学的異常

近年CTおよびMRIの普及によって、大脳半球の器質的病変は形態学的異常としてとらえられることが多いので、日常診療において脳波を検査する機会が減少しており、とくに血管障害、硬膜下血腫、腫瘍のような局所性疾患においてそうである。それに対して、神経変性疾患、炎症性疾患、および代謝性疾患のなかには比較的特異的な脳波異常を示すものがあるので、そのような場合には脳波が診断的威力を発揮する。その例としては、肝性脳症を代表とする代謝性脳症にみられる三相波、Creutzfeldt-Jakob病および亜急性硬化性全脳炎でみられる周期性同期性放電、単純ヘルペス脳炎でみられる側頭葉の徐波と周期性放電などがあげられる。また、上記の局在性器質性病変の場合でも、症候性てんかん発作を伴う場合にはやはり脳波が有効である。

1 大脳半球の広汎な病変

1) 大脳皮質が広汎に傷害される状態

大脳皮質が広汎に傷害される場合には、脳波は種々の程度の非突発性・汎発性異常(non-paroxysmal diffuse abnormality)を示す。脳炎やAlzheimer病、無酸素性脳症や代謝性脳症にしても、大脳皮質の神経細胞が広汎にしかも重篤に傷害された場合には、同部の皮質神経細胞の起電力が低下することになるので、電位の振幅が低下し、極端な場合はいわゆる平坦脳波(flat EEG)または電気的脳無活動脳波(record of electrocerebral inactivity)となる(図C-22)。

脳炎では、優位律動が不規則になったり、あるいは消失し、代わりに比較的低振幅の不規則な徐波がびまん性に出現し、原則としてそれは各部位間で同期しない(図C-23)。比較的特異的な異常として、単純ヘルペス脳炎では、全般的な異常に加えてδ波がとくに一側または両側の側頭部に出現し、同部で周期性鋭波がみられる。これはperiodic lateralized epileptiform discharges (PLEDs)と呼ばれるが、単純ヘルペス脳炎に特異的というわけではない(図C-24)。一般に、皮質神経細胞が器質性に傷害される場合は棘波などの突発性異常を伴いやすい。

代謝性脳症や中毒性脳症では、後頭部優位律動の周波数が低下したり、あるいは不規則となり、中ないし高振幅の律動性および不規則徐波が持続性に出現する(図C-25)。比較的特異的な異常として、甲状腺機能低下症では優位律動の周波数が8Hzのいわゆるslow αあるいはθ律動となること、および肝性脳症のときに出現する三相波(triphasic wave)が知られている(図C-26)。この三相波はpseudoparoxysmal activityとも呼ばれ、代謝性脳症一般にみられて疾患特異性はないが、これが持続性にあるいは頻繁に出現する場合には肝性脳症のことが圧倒的に多い。このように血液代謝異常に基づく脳波異常、とくに徐波は開眼のような注意によって抑制され、また刻々と変動することを特徴とする。

無酸素性脳症(anoxic encephalopathy)の重症例では、脳波は比較的典型的な経過を示す。まず低ないし中振幅の不規則徐波が現われ、次に

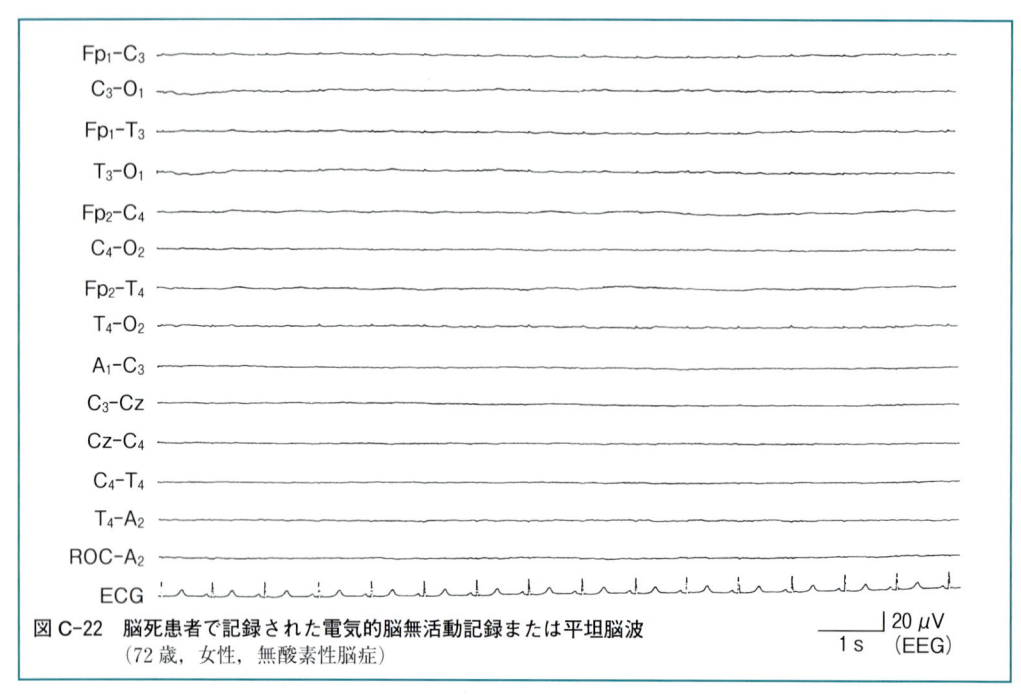

図 C-22 脳死患者で記録された電気的脳無活動記録または平坦脳波
（72歳，女性，無酸素性脳症）

ROC：右外眼角，A_2：右耳朶，ECG：心電図。縦方向の双極導出（上8チャネル）では電極間距離が通常の2倍になっている。

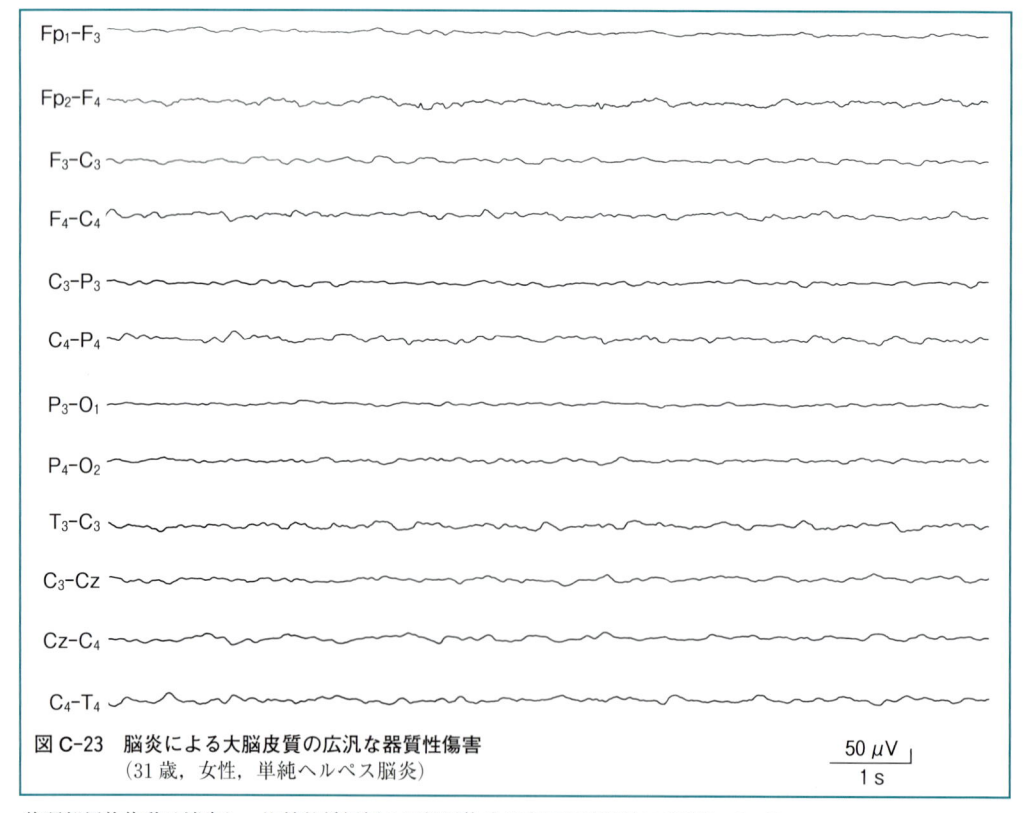

図 C-23 脳炎による大脳皮質の広汎な器質性傷害
（31歳，女性，単純ヘルペス脳炎）

後頭部優位律動は消失し，比較的低振幅の不規則徐波が広汎に持続性に出現している。

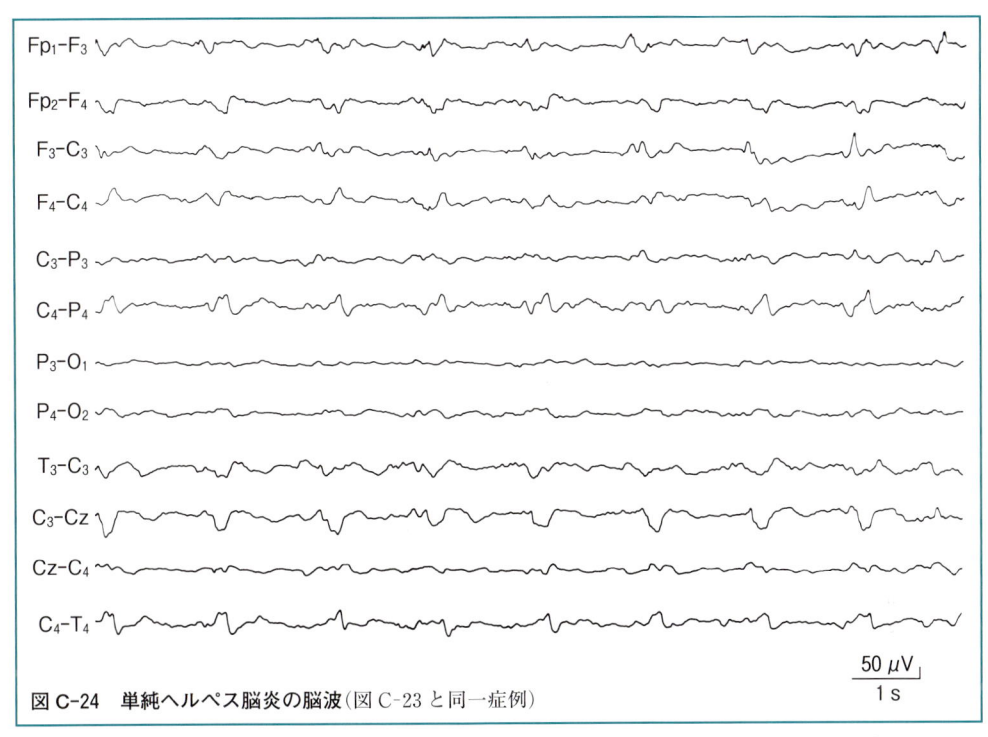

図 C-24 単純ヘルペス脳炎の脳波(図 C-23 と同一症例)

前頭部右よりに周期性鋭波が出現している。すなわち，この鋭波は前後方向では F_4，左右方向では C_z-C_4 間で位相逆転を示す。

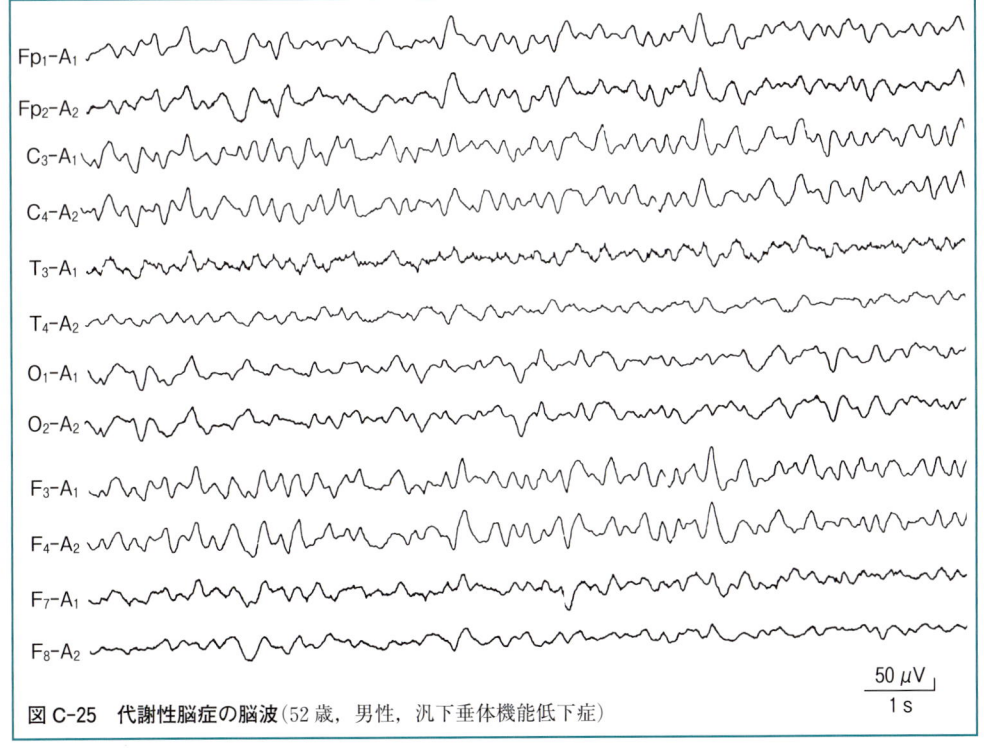

図 C-25 代謝性脳症の脳波(52 歳，男性，汎下垂体機能低下症)

後頭部優位律動はほとんど消失し，比較的高振幅の律動性および不規則徐波が前頭部優位に持続性に出現している。

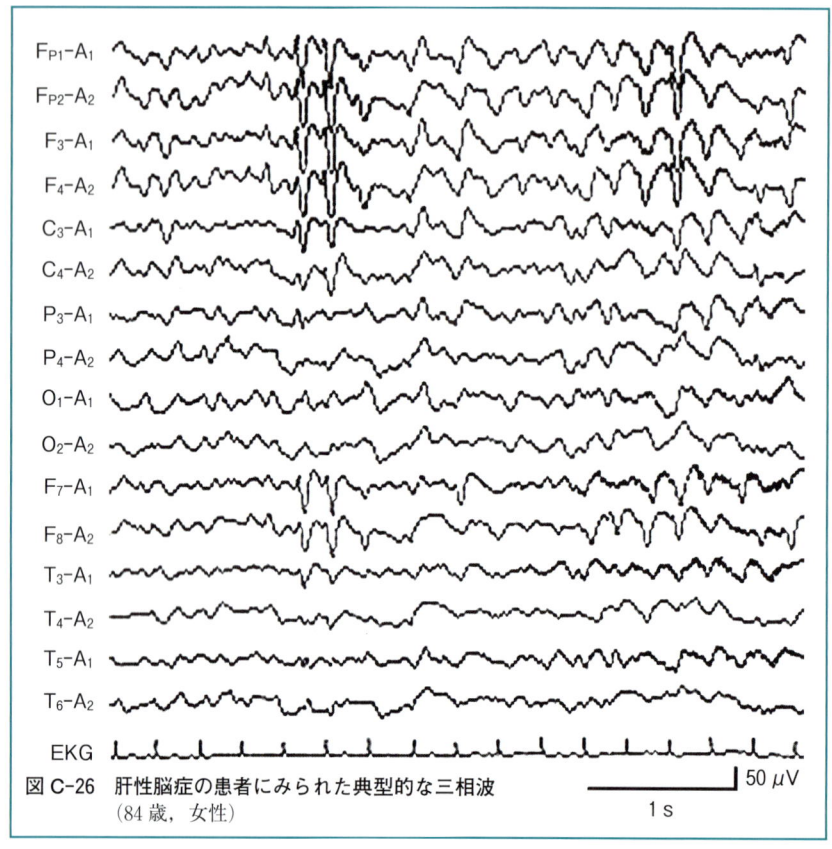

図 C-26 肝性脳症の患者にみられた典型的な三相波
（84歳，女性）

この例のように一見突発性異常あるいはバーストのように見えることがあるので，注意を要する．pseudoparoxysmal activity と呼ばれる所以である．

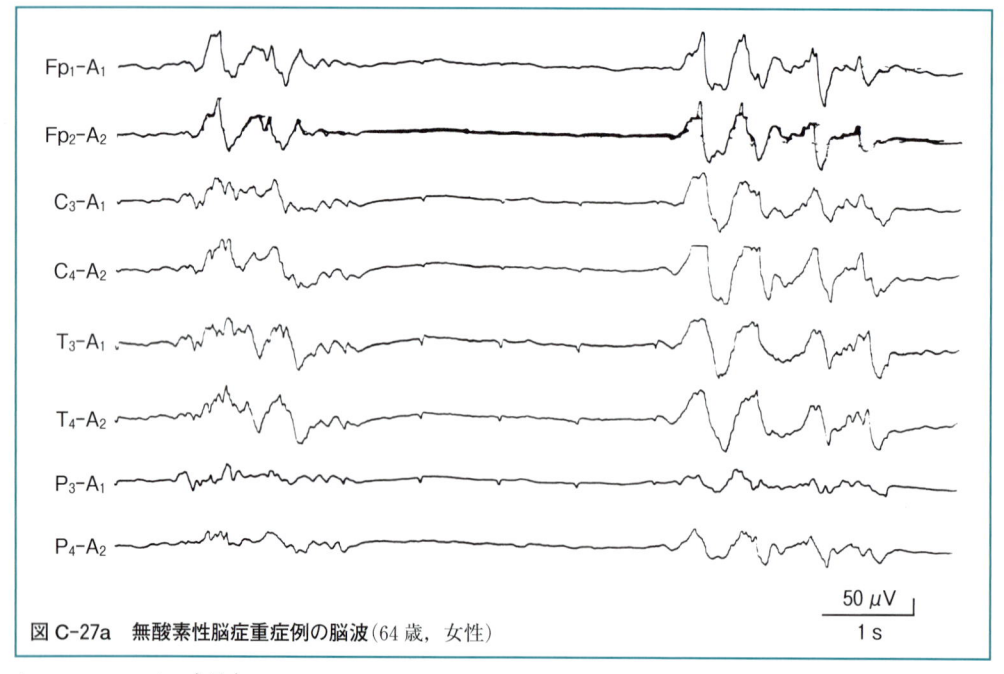

図 C-27a 無酸素性脳症重症例の脳波（64歳，女性）

burst suppression を示す．

図 C-27b　図 C-27a と同一症例の脳波(その 5 日後の記録)

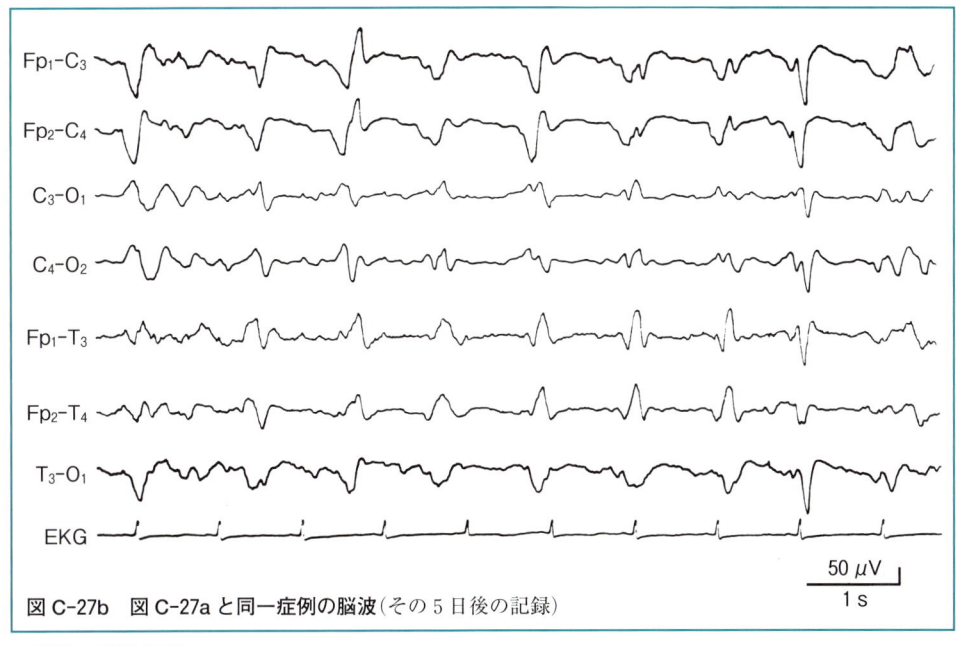

周期性同期性放電がみられる。

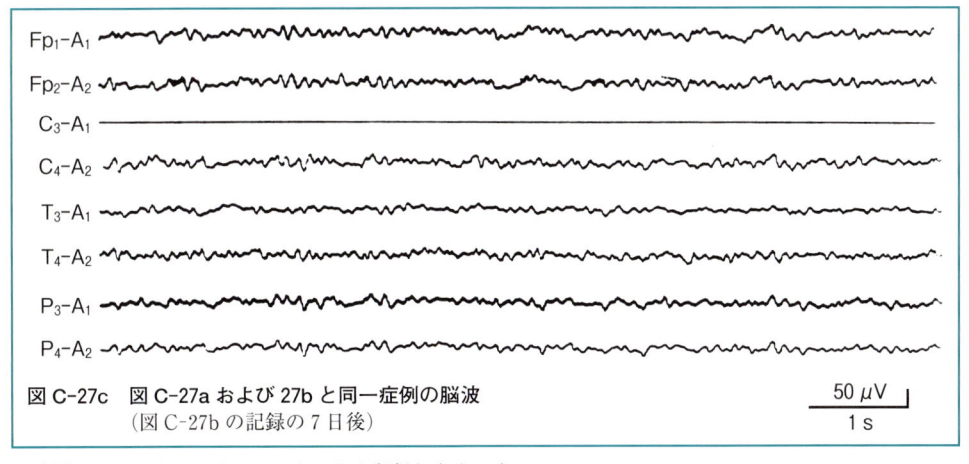

図 C-27c　図 C-27a および 27b と同一症例の脳波
　　　　　(図 C-27b の記録の 7 日後)

α 昏睡。C_3-A_1 はアーチファクトのため記録しなかった。

burst suppression(**図 C-27a**)や周期性同期性放電(**図 C-27b**)が現われる。次に α 周波数のリズムが持続性に出現するが, これは覚醒時の優位律動と異なって後頭部優位を示さず, また刺激によって抑制されない(α 昏睡, α coma)(**図 C-27c**)。そしてついに平坦化し, 電気的脳無活動脳波となる。

2) 認知症における生理学的異常

　認知症を呈する疾患には, Alzheimer 病, 血管性認知症(vascular dementia), Parkinson 病に伴う認知症, びまん性レビー小体病(diffuse Lewy body disease, DLB), および Pick 病を含むいわゆる前頭側頭葉変性症(frontotemporal lobar degeneration, FTLD)などがある。このなかで, 血管性認知症は病理学的には多発性脳梗塞や側脳室周囲白質の虚血性病変に基づくので, 脳波および血流動態画像検査で多巣性の局在性異常を示すことが多く, 他の状態との鑑別に有効である。その他の認知症を呈する変性疾患では, 病理学的には Alzheimer 病では側頭・頭頂葉に主病変が生じるのに対して, FTLD では前頭・側頭

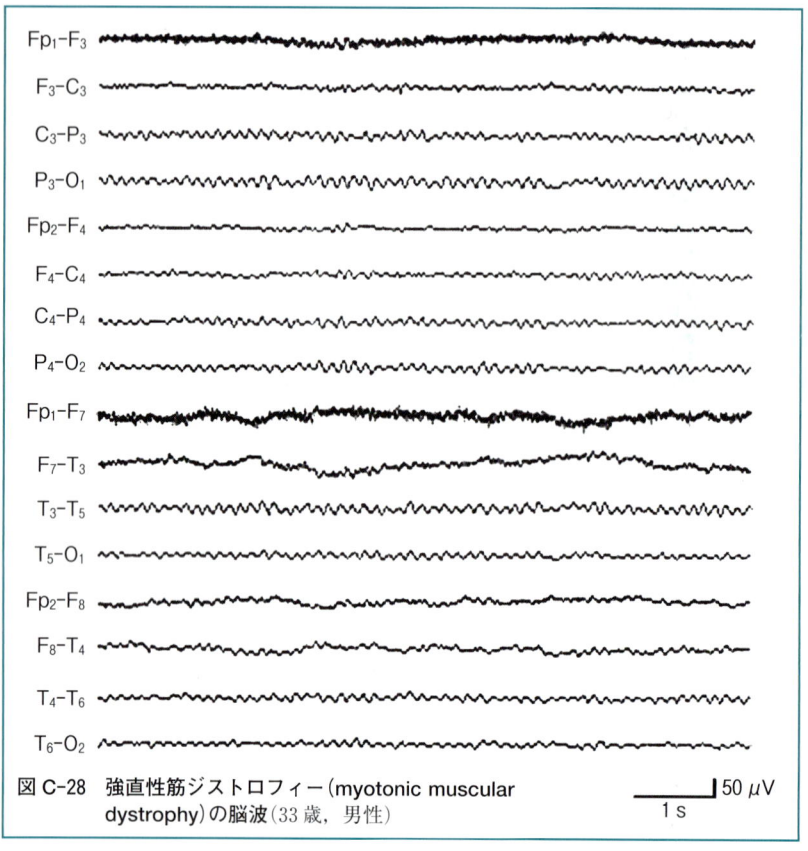

図 C-28 強直性筋ジストロフィー（myotonic muscular dystrophy）の脳波（33歳，男性）

後頭部優位律動が 7 Hz であるが，その organization は良好である。

葉に主病変を示すといった相違点がある。それに対応して，Alzheimer 病では後頭部優位律動の減少と θ 波を主体とした汎発性徐波の出現がみられ，認知症の程度に比例して脳波異常も高度となるのに対して，Pick 病を含めた前頭側頭葉変性症では脳波異常が少ないと報告されてきた[3,6]。しかし最近の報告では，脳波は認知症の程度に比例して異常を示すものの[14]，少なくとも病初期には疾患特異性はむしろ乏しいと考えられている[2,12]。

Chan ら（2004）は，年齢，性比および重症度（重症例を除く）をマッチさせた 64 例の FTLD（うち 24 例は病理学的に確認）と 20 例の Alzheimer 病の症例の脳波を比較した[2]。その結果，Alzheimer 病では 80％，FTLD では 61％に脳波異常を認め，いずれの群でも脳波異常の程度は認知症の程度に比例していたが，両疾患の間に本質的な差異は認められなかった[2]。さらに，FTLD を臨床的に前頭葉の機能異常や進行性非流暢性失語を呈する前頭葉群と，意味失語や右側頭葉萎縮を示す側頭葉群に分けたところ，両群の間に本質的な差異はなかったと報告した[2]。いずれの場合も，個々の症例については，臨床症状の増悪とともに脳波もその異常の程度が増加する。

Down 症候群では，その経過を追うと臨床的にも病理学的にも Alzheimer 病に移行しやすいことが知られている。Katada ら（2000）は多数のDown 症候群およびその他の精神発達遅滞の患者の脳波を経過を追って検討し，とくに Down 症候群では 30 歳代から後頭部優位律動が 8 Hz 以下に低下してくる場合が多いことを報告した[4]。

前述のように，認知症の症例では事象関連電位 P_{300} の潜時が延長することが知られているが，これも疾患特異的ではない。最近視覚刺激を用いた mismatch negativity（MMN）が Alzheimer 病で低下していることが報告された[15]。これは，健常な高齢者では検査のはじめは MMN が出現するが次第に低下してくるのに対して，Alzheimer 病では検査の開始時点から出現しないので，疲労現

象の結果ではないと考えられた。また Alzheimer 病では，文意の誤りの検出に関連して出現する事象関連電位 N_{400}（➡B-XV 章の 4，250 頁参照）が異常を示すが，軽度認知異常症（mild cognitive impairment, MCI）の患者で，この電位を検討することによってその後 Alzheimer 病に移行する群とそうでない群を予測することができるという報告がある[10]。

強直性筋ジストロフィー（myotonic muscular dystrophy）のような筋疾患でも精神発達遅滞を伴うことが知られている。この場合も，その程度に相応した脳波異常が認められる（図 C-28）。

3) 大脳皮質と深部灰白質がともに傷害される場合

この種の病態に相当する脳波異常として，いわゆる周期性同期性放電（periodic synchronous discharge, PSD）が知られている。これは Creutzfeldt-Jakob 病の多くの症例で少なくとも経過中の一時期にみられ，本症にかなり特徴的にみられる。0.6～1.5 s 間隔の周期性を示し，鋭波が汎発性，左右同期性に出現し，進行すると周期が延長し，かつ不規則となり，間欠期脳波が平坦化して，ついにはほとんど平坦脳波となってしまう〔図 C-29（a〜e）〕。なおこの場合，同期性とはいっても病初期には必ずしも左右同期性ではなく，むしろどちらかの半球に優位に出現することが多い（図 C-28a）。この状態ではしばしば PSD に伴って四肢に周期性ミオクローヌス（periodic myoclonus）がみられる。この場合，PSD とミオクローヌスの筋電図波形をみると，一定のパターンが繰り返し起こることが多いが，必ずしもそうではなく，変動が大きいこともある（図 C-30）。この場合，脳波上の周期性放電とミオクローヌスが同時に出現することが多いが，その時間的・空間的関連は必ずしも一定していない。また，ひとりの患者の経過を追うと，ある時期には PSD だけ出現し，ある時期には周期性ミオクローヌスだけ出現することもある。なお，ミオクローヌスだけみられる場合でも，それに jerk-locked averaging（➡B-XVIII 章，293 頁）を応用すると，そのミオクローヌスに同期して陰性鋭波が対側半球から証明されることがある（図 C-31）[13]。したがって，頭皮上脳波に PSD がみえなくても，実際には皮質で発生していることがあることはてんかんの棘波の場合と同様と考えられる。知能低下や運動障害が急速に進行する患者にこの PSD がみられた場合には，かなり疾患特異性が高い。

なお，同様の PSD は無酸素性脳症にもみられることがある（図 C-27b）。しかし，この場合は Creutzfeldt-Jakob 病のように PSD が持続性に出現することはなく，一過性である。

亜急性硬化性全脳炎（subacute sclerosing panencephalitis, SSPE）では，いわゆる PSD とは異なった形の周期性放電が特徴的に出現する。それは持続 1～3 秒の高振幅不規則徐波群または鋭波群が，4～13 秒の周期で反復出現するものである（図 C-32）。この場合も，この放電に同期して比較的緩徐なミオクローヌス（ジストニー性ミオクローヌス）がみられることが多い。この場合には，脳波と筋放電の間に時間的・空間的関係が一定に保たれていることが多い[8]。この脳波異常は疾患特異性が非常に高い。

4) 大脳半球白質が広汎に傷害される場合

一般に白質病変では脳波異常はあっても比較的程度が軽いといえる。白質が広汎に傷害される白質ジストロフィーや進行性多巣性白質脳症（progressive multifocal leukoencephalopathy, PML）では，後頭部優位律動が消失し，比較的低振幅の不規則徐波が広汎にみられる（図 C-33）。皮質傷害の場合と異なって，棘波や突発性異常が出現することは少ない。逆に，白質には皮質脊髄路および各種の感覚神経伝導路が通るので，磁気刺激による皮質脊髄路の伝導および各種感覚誘発電位の潜時が遅れることを特徴とする。脱髄疾患のなかでも，とくに慢性再発性の多発性硬化症では誘発電位の潜時延長は有力な補助診断検査となる。

5) 大脳深部正中構造の傷害および内脳水腫

第 3 脳室またはその周辺に病変がある場合や内脳水腫では，前頭部両側性に高振幅律動性 δ 波がバースト状に出現する（図 C-34）。これは，いわゆる frontal monorhythmic δ と称されるパターンである。同様の現象は，たとえば髄膜炎などで内脳水腫と同様の機転が生じた場合にもみられる（図 C-35）。

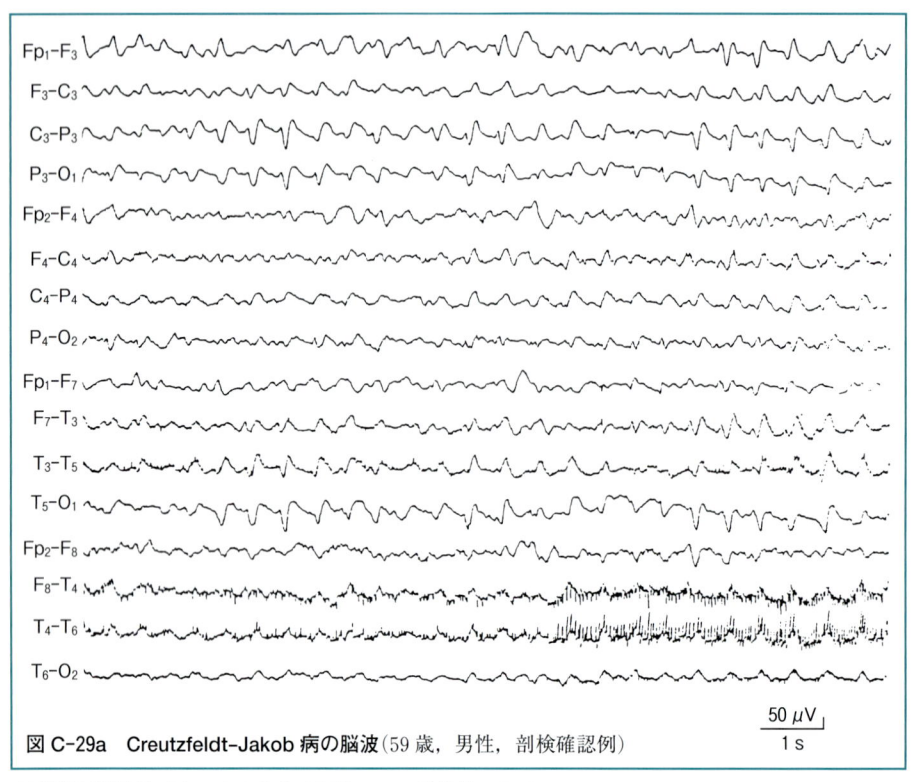

図 C-29a　Creutzfeldt-Jakob 病の脳波（59 歳，男性，剖検確認例）

周期性同期性放電（PSD）が左半球優位にほぼ連続性に出現している。

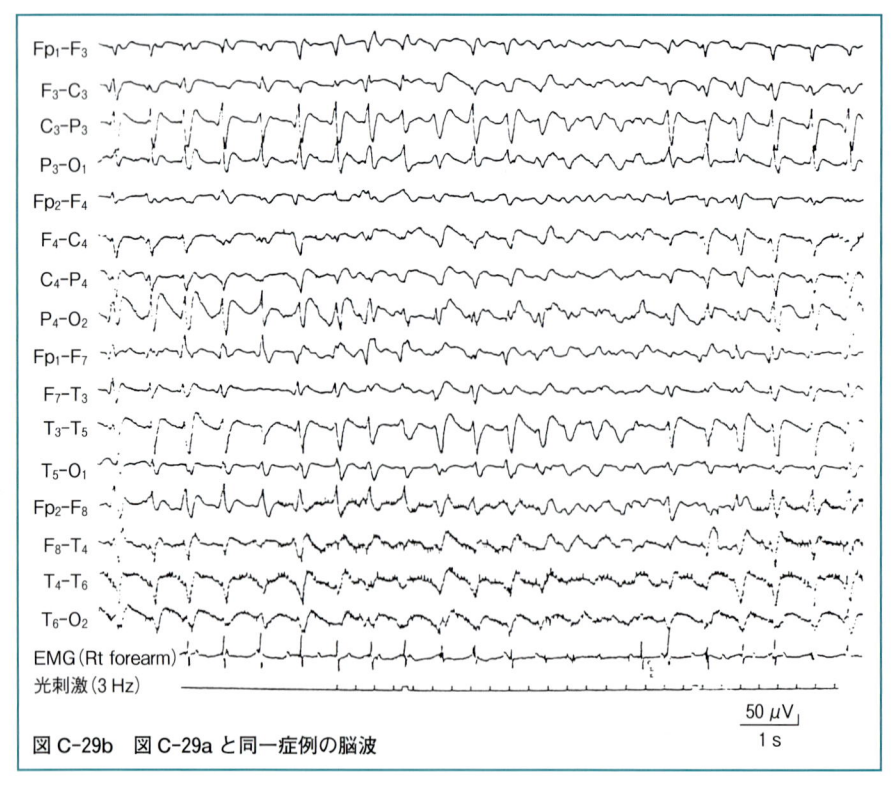

図 C-29b　図 C-29a と同一症例の脳波

PSD がより顕著になり，左右同期性に出現している。右上肢（Rt forearm）には PSD とほぼ同期してミオクローヌスがみられる（EMG）。閃光刺激はほとんど影響していない。

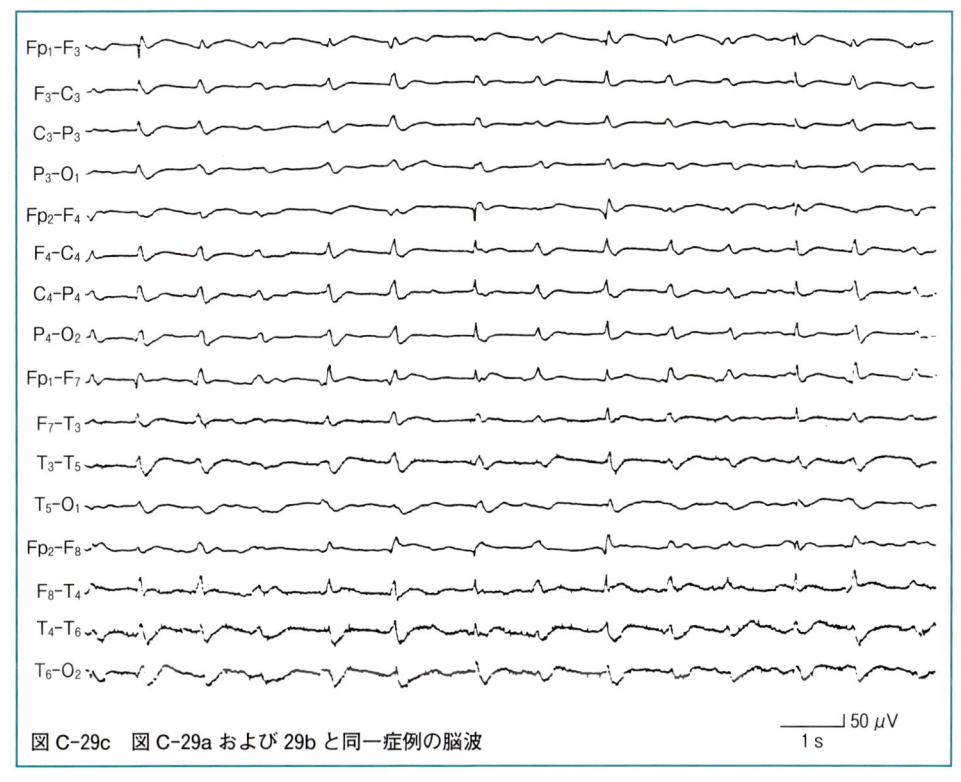

図 C-29c　図 C-29a および 29b と同一症例の脳波

PSD の出現間隔が延長し，背景脳波が低振幅となっている。

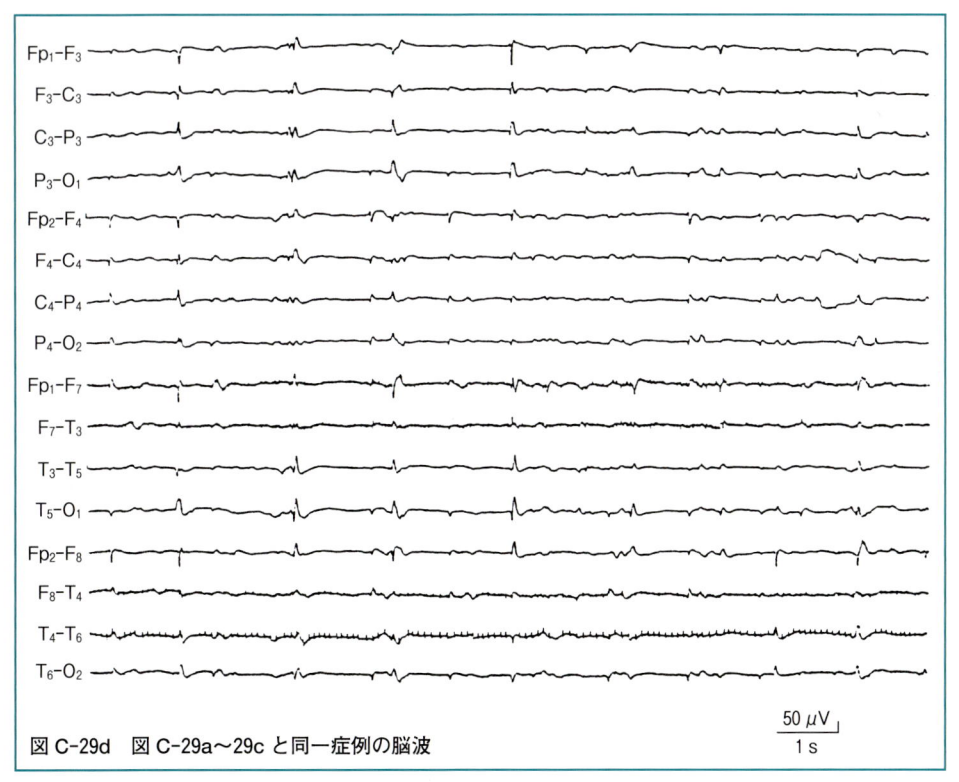

図 C-29d　図 C-29a〜29c と同一症例の脳波

PSD が不規則となり，多焦点性に棘波が出現している。

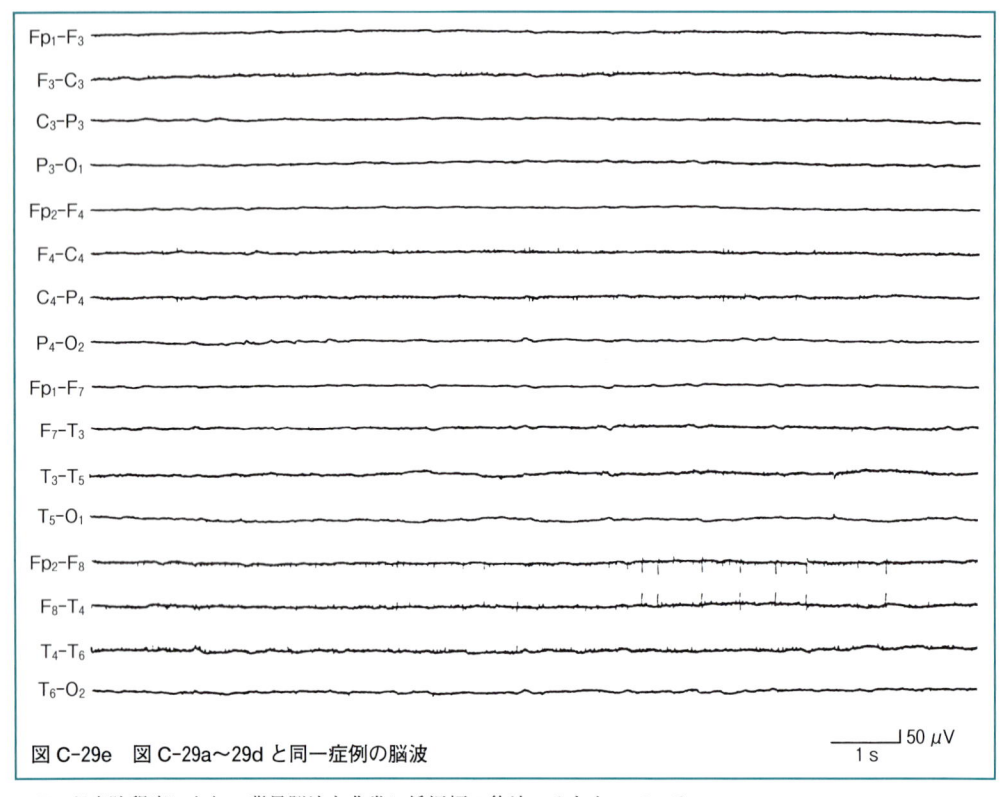

図 C-29e 図 C-29a〜29d と同一症例の脳波

PSD が痕跡程度になり，背景脳波も非常に低振幅の徐波のみとなっている。

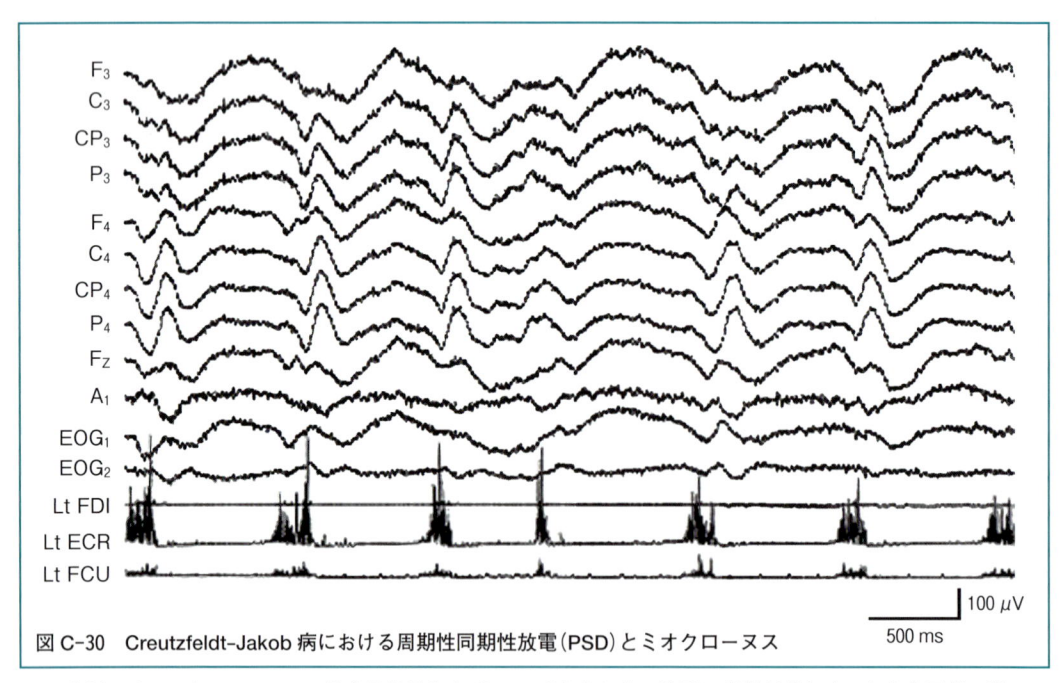

図 C-30 Creutzfeldt-Jakob 病における周期性同期性放電（PSD）とミオクローヌス

この症例では，ミオクローヌスに伴う筋放電および PSD はともにその波形に変動が著しく，しかも両者の間に一定の時間的・空間的関連は認められない．脳波の上4チャネルは左耳朶（A_1）を，あとの6チャネルは右耳朶（A_2）を基準として記録．EOG：眼電図，Lt：左，FDI：第1背側骨間筋，ECR：手首伸筋，FCU：手首屈筋．

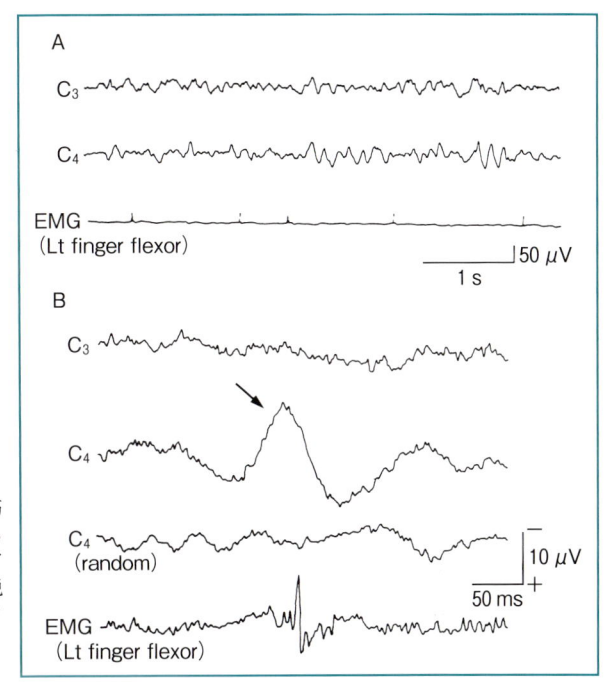

IV 大脳半球の非突発性器質性疾患における生理学的異常　345

図 C-31　Creutzfeldt-Jakob 病における jerk-locked back averaging (JLA) によるミオクローヌス関連鋭波の検出(52歳, 男性, 剖検確認例)
ポリグラフ(A)では, 左手指屈筋からミオクローヌス筋放電が頻発しているが, 脳波上それに伴う異常波はみられない。しかしそのミオクローヌスをトリガーとして JLA を行うと(B), 50〜85 ms 先行して右半球に陰性鋭波(矢印)が記録される。50回加算。random は, ミオクローヌスと無関係に加算平均した脳波を示す。(Shibasaki et al, 1981[13] より引用)

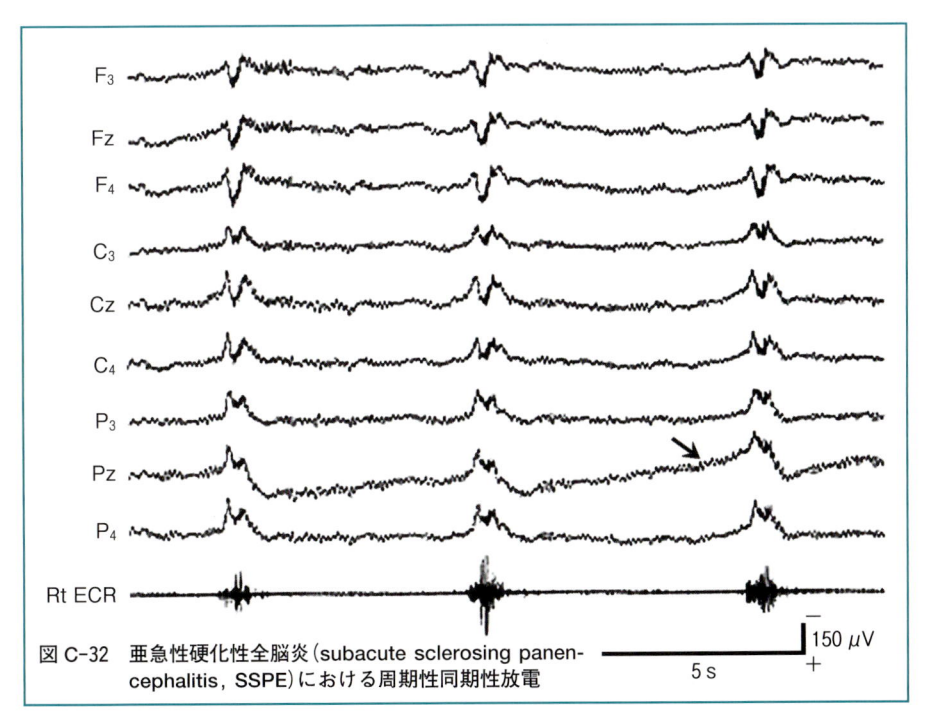

図 C-32　亜急性硬化性全脳炎(subacute sclerosing panencephalitis, SSPE)における周期性同期性放電
脳波と末梢筋の周期性活動はともに非常に恒常的で, 常に一定の関連を保っている。また, 長い時定数で記録すると, 頭頂部に周期性活動の前に表面陰性の緩電位が漸増してくるのがわかる(矢印)。基準電極：両側耳朶連結, Rt ECR：右手首伸筋。(Oga et al, 2000[8] より引用)

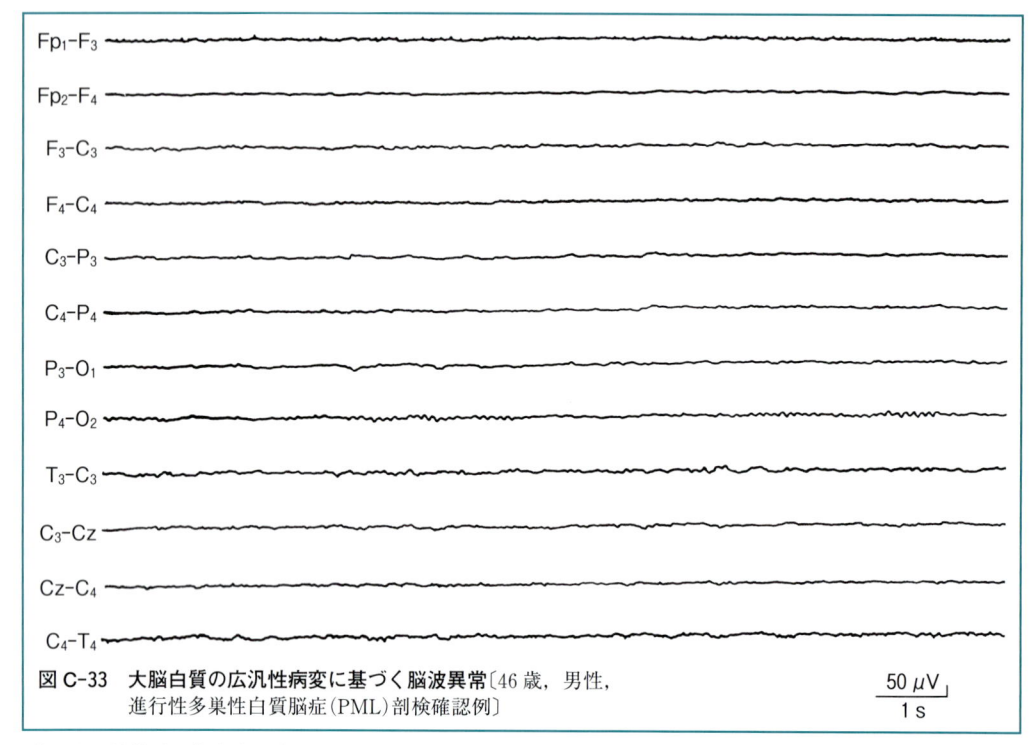

図 C-33　大脳白質の広汎性病変に基づく脳波異常〔46歳，男性，進行性多巣性白質脳症（PML）剖検確認例〕

後頭部優位律動は左半球で減少し，低振幅不規則徐波が汎発性に出現している。

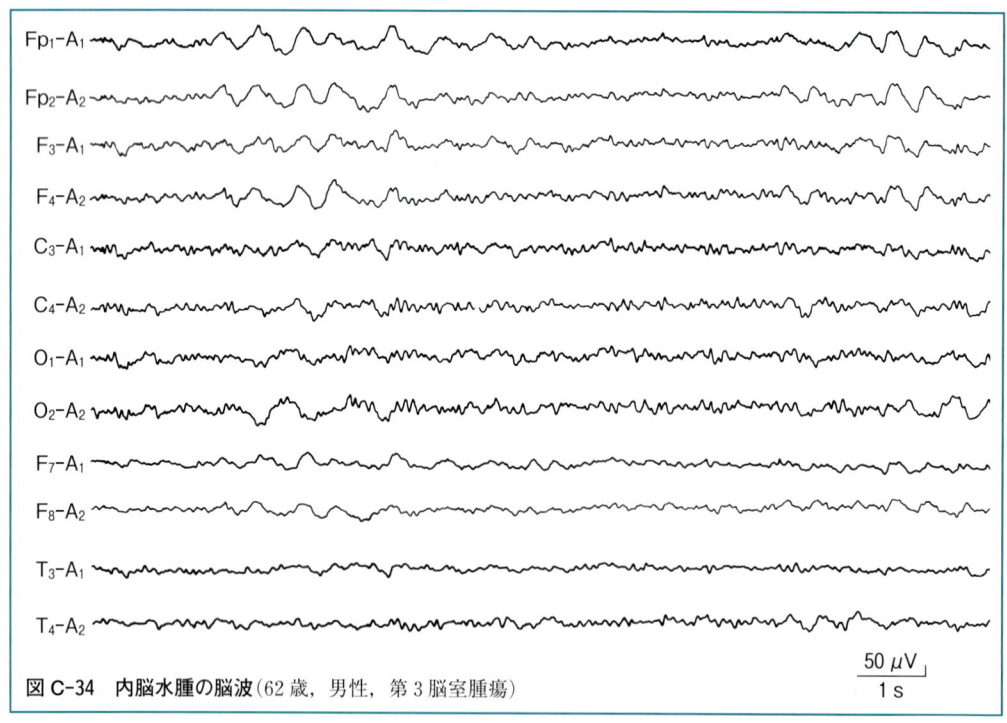

図 C-34　内脳水腫の脳波（62歳，男性，第3脳室腫瘍）

前頭部両側性に，高振幅律動性 δ 波がバースト状に出現する（いわゆる frontal monorhythmic δ）。なお，この異常波は Torkildsen 手術で消失した。

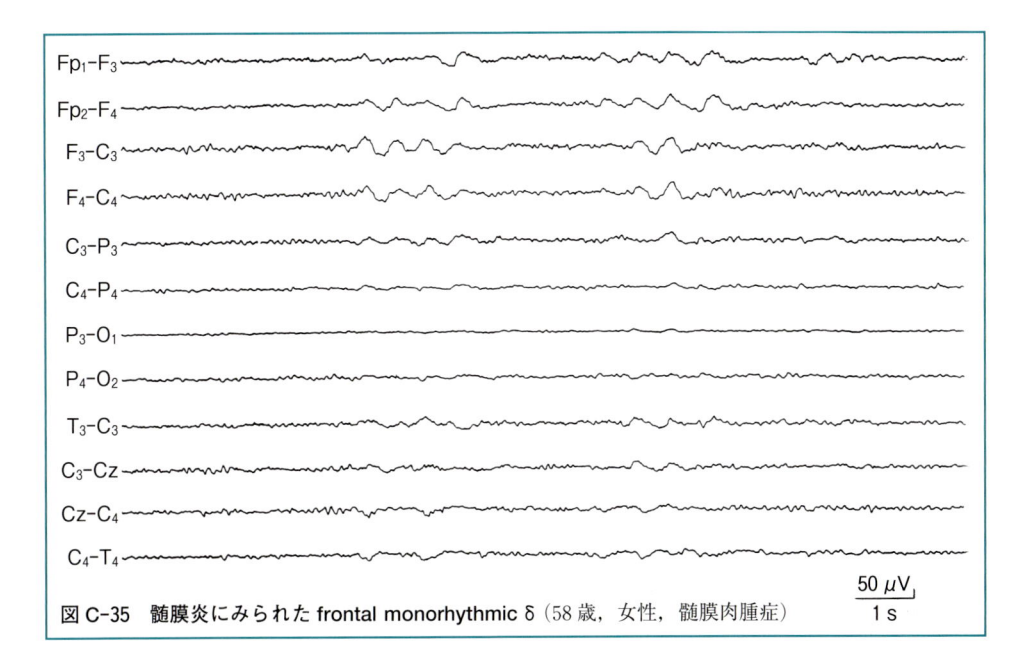

図 C-35　髄膜炎にみられた frontal monorhythmic δ（58歳，女性，髄膜肉腫症）

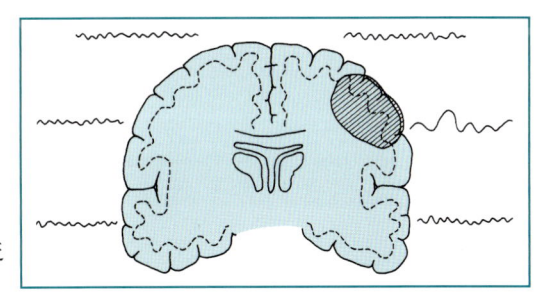

図 C-36　限局性表在性病変による脳波異常を示す模式図
徐波は限局性または焦点性，不規則，持続性で速波の重畳が乏しい。

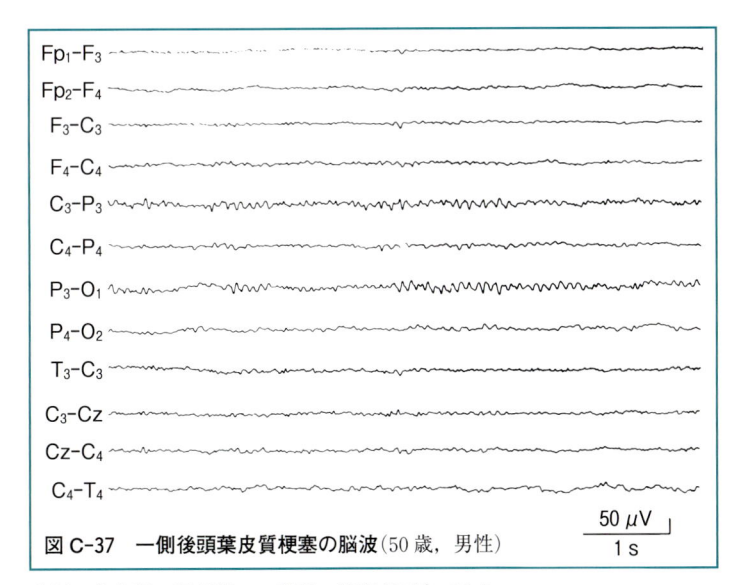

図 C-37　一側後頭葉皮質梗塞の脳波（50歳，男性）

患側の右後頭・頭頂部で α 律動の出現が不良である。

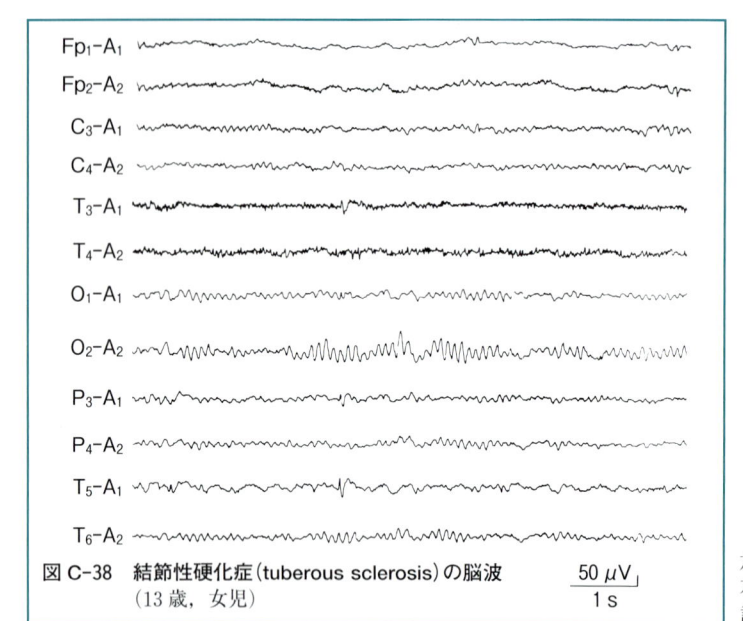

図 C-38　結節性硬化症（tuberous sclerosis）の脳波
　　　　（13 歳，女児）

左後側頭部（T_5）に速波の減少，持続性の不規則および律動性徐波に加えて，棘波を認める。

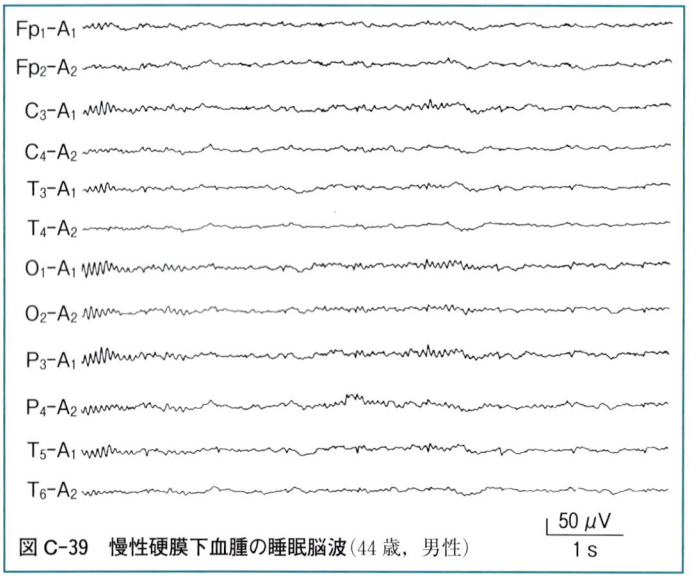

図 C-39　慢性硬膜下血腫の睡眠脳波（44 歳，男性）

患側の右側で紡錘波の出現が不良である。

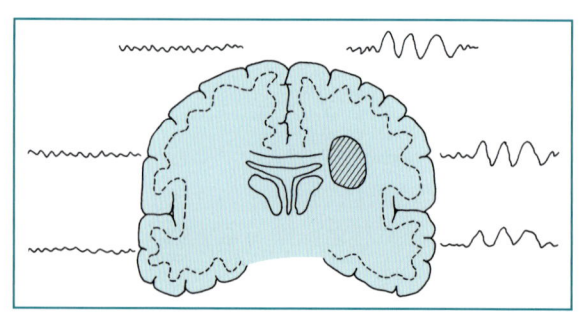

図 C-40　大脳半球深部の限局性病変による脳波異常を示す模式図

徐波は比較的高振幅で広汎に分布し，律動性でバースト状に出現し，間欠期には速波が残っている。

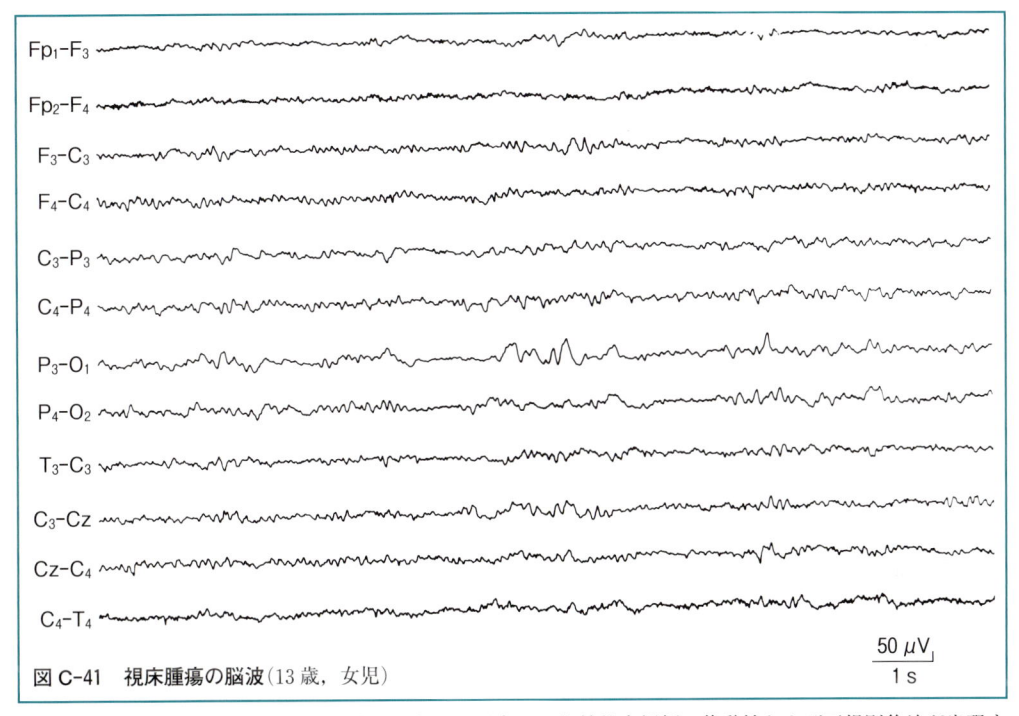

図 C-41　視床腫瘍の脳波（13歳，女児）

患側の左半球には後頭部優位律動と速波の出現が不良で，比較的高振幅の律動性および不規則徐波が出現する。また反対側の右半球にも異常がみられる。

2　大脳半球の限局性病変

1) 皮質に限局性病変がある場合

傷害部位に限局して皮質の電気発生機構が減弱するので，その部位では速波の振幅と量が減少し，代わりに徐波が出現する（図C-36）。この場合の徐波の特徴は，限局性または焦点性（両者の相違についてはB-II章の 4 「異常脳波」，40頁参照），非律動性，持続性で，速波の重畳がないかあっても少なく，開眼によって抑制されにくく，また一般に睡眠中にもみられることである。焦点性異常というと徐波が注目されることが多いが，実際には速波の局在性減少が非常に重要な意味をもつ。

同じく皮質病変といっても，病因によって多少特徴がある。虚血性病変では速波が抑制されるが，徐波は比較的少なく，棘波はほとんど出現しない（図C-37）。これに対して，たとえば結節性硬化症（tuberous sclerosis）では，限局性に速波が減少し不規則徐波が出現するほかに，しばしば同部に棘波を認める（図C-38）。これは，結節性硬化症では皮質神経細胞の萎縮のほかに著明なグリオーシスと石灰化がみられ，神経細胞が易興奮性を示すためと考えられる。また慢性硬膜下血腫のように，脳表面と記録電極の間に一種の異物が生じた場合には，患側で速波が抑制され，健側に比べて低振幅となる（図C-39）。

2) 大脳半球深部に限局性病変がある場合

大脳半球深部に限局性病変がある場合，その影響を受けて同側半球皮質の比較的広い範囲で徐波が生じる（図C-40）。この場合の徐波は比較的高振幅で，広汎に分布し，律動性でバースト状に出現し，間欠期には速波が十分に残っている。そして開眼中には出現せず，睡眠中は検出しにくくなることが多い。図B-27（35頁）に示した脳波は左半球深部の梗塞のものであるが，まさに上記の特徴を備えている。病巣が深部に位置すればするほど，影響を受ける皮質の範囲は広いわけであり，視床病変では当該半球全体に影響が現われる。さらに腫瘍や血腫によって圧迫が対側視床にまで及ぶと，反対側半球にも異常を示す（図C-41）。

脳波の発生機序のところ（→B-I章の 2 「脳電位と脳磁場の発生原理」，10頁）でも述べたように，視床には後頭部優位律動のペースメーカーと

しての働きがあるので，視床病変では優位律動が著明に乱され，律動性または不規則なδ波と律動性θ波が出現する．とくにこの一側性の律動性θ波は，比較的視床病変に特徴的といわれている．なおこのような深部病変では，皮質の電位発生機序は保たれるので，徐波の振幅は抑制されないわけである．

同じく深部病変でも多発性硬化症を代表とする脱髄性疾患のように，大脳半球白質が傷害された状態では，脳波異常の頻度は比較的高くても異常の程度は軽いことが多い．

文献

1) Bonanni L, Thomas A, Tiraboschi P, Perfetti B, Varanese S, Onofrj M. EEG comparisons in early Alzheimer's disease, dementia with Lewy bodies and Parkinson's disease with dementia patients with a 2-year follow-up. Brain 2008 ; 131 : 690-705.
2) Chan D, Walters RJ, Sampson EL, Schott JM, Smith SJ, Rossor MN. EEG abnormalities in frontotemporal lobar degeneration. Neurology 2004 ; 62 : 1628-1630.
3) Johannesson G, Hagberg B, Gustafson L, Ingvar DH. EEG and cognitive impairment in presenile dementia. Acta Neurol Scand 1979 ; 59 : 225-240.
4) Katada A, Hasegawa S, Ohira D, Kumagai T, Harashima T, Ozaki H, et al. On chronological changes in the basic EEG rhythm in persons with Down syndrome - with special reference to slowing of alpha waves. Brain Dev 2000 ; 22 : 224-229.
5) Katada E, Sato K, Ojika K, Ueda R. Cognitive event-related potentials : useful clinical information in Alzheimer's disease. Curr Alzheimer Res 2004 ; 1 : 63-69.
6) Neary D, Snowden JS, Gustafson L, Passant U, Stuss D, Black S, et al. Frontotemporal lobar degeneration : a consensus on clinical diagnostic criteria. Neurology 1998 ; 51 : 1546-1554.
7) Neshige R, Barrett G, Shibasaki H. Auditory long latency event-related potentials in Alzheimer's disease and multi-infarct dementia. J Neurol Neurosurg Psychiatry 1988 ; 51 : 1120-1125.
8) Oga T, Ikeda A, Nagamine T, Sumi E, Matsumoto R, Akiguchi I, et al. Implication of sensorimotor integration in the generation of periodic dystonic myoclonus in subacute sclerosing panencephalitis (SSPE). Mov Disord 2000 ; 15 : 1173-1183.
9) Olichney JM, Iraqui VJ, Salmon DP, Riggins BR, Morris SK, Kutas M. Absent event-related potential (ERP) word repetition effects in mild Alzheimer's disease. Clin Neurophysiol 2006 ; 117 : 1319-1330.
10) Olichney JM, Taylor JR, Gatherwright J, Salmon DP, Bressler AJ, Kutas M, et al. Patients with MCI and N400 or P600 abnormalities are at very high risk for conversion to dementia. Neurology 2008 ; 70 : 1763-1770.
11) Polich J, Corey-Bloom J. Alzheimer's disease and P300 : review and evaluation of task and modality. Curr Alzheimer Res 2005 ; 2 : 515-525.
12) Rosen I. Electroencephalography as a diagnostic tool in dementia. Dement Geriatr Cogn Disord 1997 ; 8 : 110-116.
13) Shibasaki H, Motomura S, Yamashita Y, Shii H, Kuroiwa Y. Periodic synchronous discharge and myoclonus in Creutzfeldt-Jakob disease : diagnostic application of jerk-locked averaging method. Ann Neurol 1981 ; 9 : 150-156.
14) Stigsby B, Johannesson G, Ingvar DH. Regional EEG analysis and regional cerebral blood flow in Alzheimer's and Pick's diseases. Electroenceph Clin Neurophysiol 1981 ; 51 : 537-547.
15) Tales A, Butler S. Visual mismatch negativity highlights abnormal preattentive visual processing in Alzheimer's disease. Neuroreport 2006 ; 17 : 887-890.
16) Tashiro K, Ogata K, Goto Y, Taniwaki T, Okayama A, Kira J, et al. EEG findings in early-stage corticobasal degeneration and progressive supranuclear palsy : a retrospective study and literature review. Clin Neurophysiol 2006 ; 117 : 2236-2242.
17) Taylor JR, Olichney JM. From amnesia to dementia : ERP studies of memory and language. Clin EEG Neurosci 2007 ; 38 : 8-17.

V 動作学と行動計測

動作学的検査では筋電図，筋活動によって発生する張力，運動軌跡などを用いて種々の随意運動機能と，それにかかわる脳内神経機構の検索ができる。本法は，寡動や筋固縮，不随意運動による随意運動障害の検索に有用である。また初期は運動出力の障害に検索の重点がおかれたが，神経心理学や技術の進歩に伴って，刺激の認知や，刺激の判断から運動反応全体にわたる中枢神経過程も，検索の対象となる。さらに近年は独居老人の介護支援機器として種々な行動計測が考案され，一部は実用化されている。

1 動作学的検査

近年の計測機器の発達に伴って随意運動の定量的検査が行われるようになった。対象となる随意運動は手首の屈伸，上肢の回内・回外，示指の屈伸，足関節の屈伸など比較的単純な純粋の随意運動である。Talland(1963)[14]は，ヒトの随意運動の研究に用いる独立した要素として単純反応時間，繰り返し運動の最大頻度，巧緻運動の遂行の3つを提唱した(表C-8)。

1960年代後半から，この3つの運動要素について研究が重ねられている。重要なことは，随意運動の検査においては運動神経系の出力機構のみでなく，感覚情報処理，意欲，判断，注意，疲労などが関与することとなり(図C-42)，これらを配慮して実験計画を立て，結果の解釈をしなければならない。随意運動研究の対象となる病態は，パーキンソン病の寡動，小脳性運動失調などである。さらにボタン押しなど，単純な運動の反応時間や反応の誤りを用いて種々の認知，判断能力の測定も行われる。また最近は，失行や無為など高次の行動異常も対象となりつつある。

これらの生理学的検討に加えて，さらに認知・行動の脳内機序の解明に近年発達した脳局所の活動を画像表示するPET，SPECT，fMRI，脳内ニューロン活動記録，脳磁気刺激などを組み合わせた研究の発展も期待される。ここでは運動の出力

表C-8 ヒトの運動機能の三要素(Talland, 1963)[14]

1. 単純反応時間
2. 連続した繰り返し動作の最大頻度
3. 巧緻的あるいは，複雑な運動の速度と正確さ

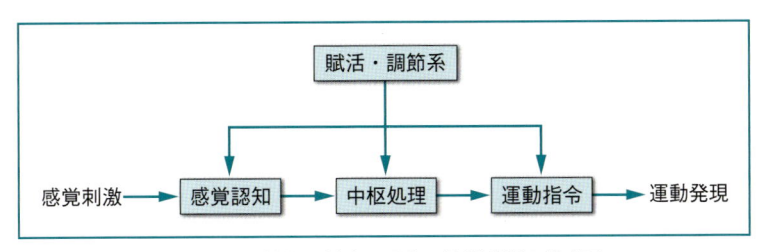

図C-42 刺激に対する反応の神経過程の模式図

表C-9　パーキンソン病における反応時間の知見

出典	反応の型	予告信号	対照 単純反応時間 (ms)	対照 選択反応時間 (ms)	パーキンソン病患者 単純反応時間 (ms)	パーキンソン病患者 選択反応時間 (ms)	パーキンソン病における遅れ
Talland(1963)	ボタン押し	−	373		371		−
		＋	381		370		−
Angel, et al(1970)	手の振り	−	328		405		＋
Cassell, et al(1973)	腕の運動	＋	288		295, 305, 316		−
Flowers(1976)	手の運動	−	260		315		＋
Heilman, et al(1976)	指の屈曲	−	377		488		＋
		＋	273		362		＋
Nakamura & Taniguchi (1980)	肘の屈曲	＋	129		140		−
Evarts, et al(1981)	手首の回旋	＋	310	420	397	458	＋
Yanagisawa, et al(1983)	足の背屈	−	273		413		＋
		＋	276		326		＋
Bloxham, et al(1984)	指の伸展	＋	447	610	565	611	＋

表C-10　パーキンソン病の反応時間と予告の効果(Yanagisawa, et al, 1989[18]より引用)

対象		症例数	反応時間(平均±S.D.ms) 予告(−)	反応時間(平均±S.D.ms) 予告(＋)	予告(＋)/(−) (%)
正常対照		13	266±31	247±28	92.8
パーキンソン病患者全体		21	*367±101	**,a 306±73	83.4
重症度 (Hoehnと Yahr)	I	5	310±62	288±43	92.9
	II	4	309±59	262±24	84.8
	III	8	**363±96	298±92	82.1
	IV	4	***502±64	***,a 386±32	76.9

＊：$p<0.05$　＊＊：$p<0.01$　＊＊＊：$p<0.001$　a：$p<0.05$, 予告(−)との比較

の計測法について述べる。

1) 反応時間 reaction time

a. 単純反応時間

音やランプ点灯による光刺激など，簡単な感覚刺激に対してボタン押しや手足の屈伸などの単純な動作で素早く反応させる作業において，刺激から反応までの時間を単純反応時間という。反応開始は，筋電図の開始，あるいは動きまたは力の変化の開始点を用いる。各々の意味は若干異なるが，どれを用いてもよい。ただし，何を用いるかは明示しなければならない。単純反応時間は，一般に感覚系や錐体路，末梢運動系（2次運動ニューロン）に障害がない場合は，中枢の運動神経系の機能を表わす重要な指標となる。すなわち運動開始の早さである。単純反応時間の遅れを示す代表的な疾患は，パーキンソン病である。従来の報告では，パーキンソン病で，反応時間に遅れがあるとする所見と差がないとする所見の双方があった（表C-9）[18]。現在は正常対照との比較で年齢を合わせ（age-matched control），中等症障害以上の患者を対象にした場合，パーキンソン病に反応時間の遅れがみられるとするのが妥当と考えられる（表C-10）。

単純反応時間に影響を与える要因には，加齢，注意力，疲労などがある。したがって，実験計画を立てる場合には，これらを考慮せねばならない。これらに関して，パーキンソン病の反応時間を例にとると，以下のような所見が得られる。

まず，正常人の加齢に伴う反応時間の変化を表

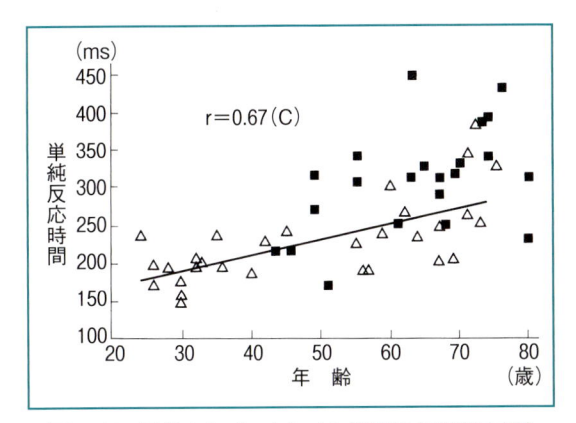

図 C-43 正常人とパーキンソン病患者の単純反応時間と年齢
加齢により正常人の反応時間は延長する。パーキンソン病の単純反応時間（■）は群として正常（△）より延長している。（Yanagisawa et al, 1989[18]より引用）

示し，パーキンソン病患者の値をそれに重ねると，図 C-43 のような結果となる[18]。正常人では，加齢とともに反応時間は延長し，パーキンソン病は正常と重なる例もあり，全体として高値を示すという所見が得られる。このグラフを得た検査では，眼前1mのスクリーンに現われる大型の図形に対して，図形の形を問わず，現われたらボタンを押すという作業を行わせている。

元来，反応時間にかかわる神経過程は，

感覚刺激→感覚認知→中枢処理→運動指令
　　→運動実行

というように，図式化できる。そのうちの脳内の神経処理過程には注意や覚醒レベルなど脳全般の活動が影響する（図 C-42 参照）。正常人の加齢による反応時間の延長には，程度の差はあっても，おそらくこれらの過程のすべてがかかわってくるだろうと推測できるが，それに関する実証的なデータはまだ少ない。

パーキンソン病では，もちろん正常と同様の加齢効果はあるが，それに加えて正常より延長している原因は何だろうか。運動開始であるから，正常に比べて初めに力が入りにくく，反応開始を検出できる時点が遅れるからだろうか？ もしそうなら，その遅れは反応開始の遅れというより有効な力を出せないという問題にかかわる。実際は，筋電図や力の大きさの増幅度を上げたり，スイッチの感度を上げて，より鋭敏に変化を検出できるように工夫しても，結果は同じである。

従来のパーキンソン病の臨床的観察からは，この反応時間の遅れは，運動神経中枢の障害による出力の遅れと推測されてきた。しかし，この反応時間は注意を喚起することによって正常よりはるかに大きく短縮し，正常に近づくという事実がある（表 C-10）[18]。

b．予告信号 cue, warning signal の効果

反応時間の計測において，実際の刺激（go signal）に先立って，これから刺激が与えられることを予告する信号を与えると，反応時間が短縮する。この短縮効果は，心理学的には準備状態の形成あるいは注意喚起によると考えられる[16]。予告信号は音，光，言葉など，十分認知でき，不快感や緊張を与えないものを用いる。

パーキンソン病では，この予告信号による反応時間の短縮が正常より大きい。しかも反応時間は，Hoehn と Yahr[9] による運動障害の重症度が重度になるほど延長するが，予告信号による短縮は，重症で予告なしの反応時間が長いほど大きく正常に近づく（表 C-44）。

このような結果は，パーキンソン病においては，注意の低下が反応時間の遅れの原因となっていることを推測させる。そしてこの所見は，パーキンソン病患者が火事場など緊急の際に，素早く振舞うことができるというエピソードなど，状況によって迅速な運動ができることと関連をもつかもしれない。パーキンソン病で注意の低下があるとすれば，その病変の座は，近年脳血流や神経心理学的所見からも注目されている前頭葉に求めることができる[21]。

c．選択反応時間

単純反応時間の実験条件において，刺激（go signal）に2通りの異なる反応を選ぶように意味付けをしてみる。たとえば，赤ランプが灯れば，手の回外，緑のランプなら回内運動を行う。あるいはスクリーン上の図形に丸が提示されればボタンを押し，四角ならば押さないというように。このような反応では単純反応に比べて，刺激を認知してから運動の方向を決めたり，運動をするかしないかを判断する脳内過程が，余分に加わることになる。

このような異なる動作の選択を含む反応におけ

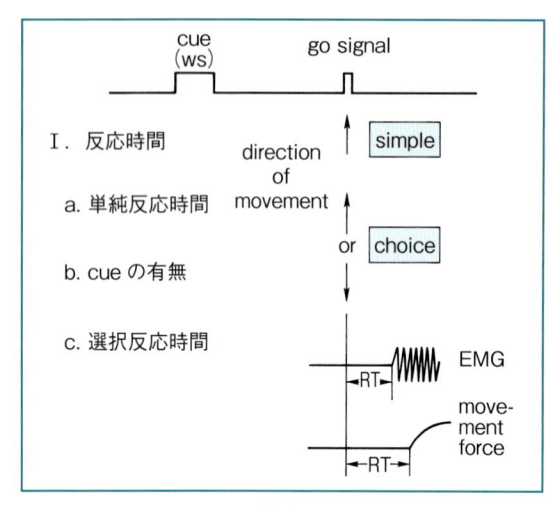

図 C-44　反応時間と計測内容
単純反応時間，選択反応時間，予告信号の提示，反応時間の計測法などを，模式的に示した（本文参照）。

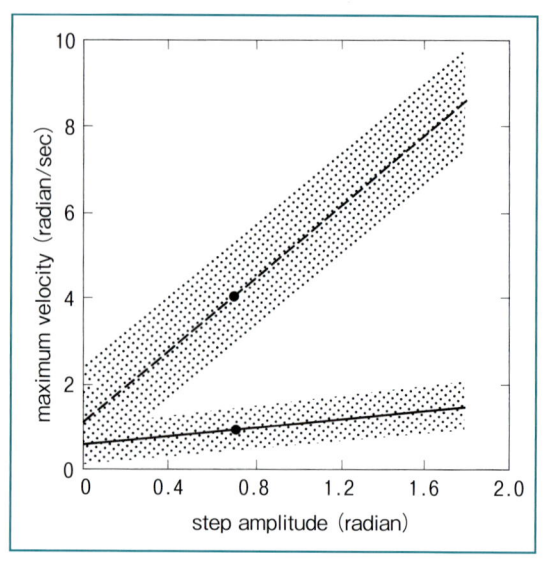

図 C-45　パーキンソン病の迅速運動における運動の大きさと速度の関係
スクリーン上の視標を追跡する運動。横軸は視標移動の大きさ，縦軸は追跡運動軌跡の最大速度を示す。点線は正常人，実線はパーキンソン病患者。（Draper & Johns, 1964[5]より引用）

る反応時間を，選択反応時間という。選択反応時間と単純反応時間の差は，したがって反応の方向を決めたり，反応をするか否か（go or no-go）を決める脳内過程に要する時間と考えることができる。この値は，パーキンソン病では正常と差がない。一方，認知症患者に選択反応時間の検査を行うと，反応時間の延長やエラーの増加がみられる。

反応時間の記録および計測法の概略を，**図 C-44** に示す。

2）随意運動の検査

a．動作時間 movement time

決められた簡単な動作の遂行に要する時間を，動作時間という。正常人は，異なる大きさの単純運動を迅速に行わせると，一定の時間に異なる大きさの出力をして運動を完成する[12]。したがって，運動の大きさや課題の遂行に要する力が大きくなるほど，大きな加速度によって目的運動を行う。これに対して，パーキンソン病では運動完成に長い時間を要し，必要とする運動の幅が大きくなっても加速度は増さない[5]（**図 C-45**）。これは，パーキンソン病の特徴的な運動障害の現われと考えられる。さらに詳しくみると1回の出力が小さく，出力を増す課題に対しても，対応できない特徴がある。これは出力の判断（scaling）の障害とする説があるが，認知ー判断ー出力の決定ー出力

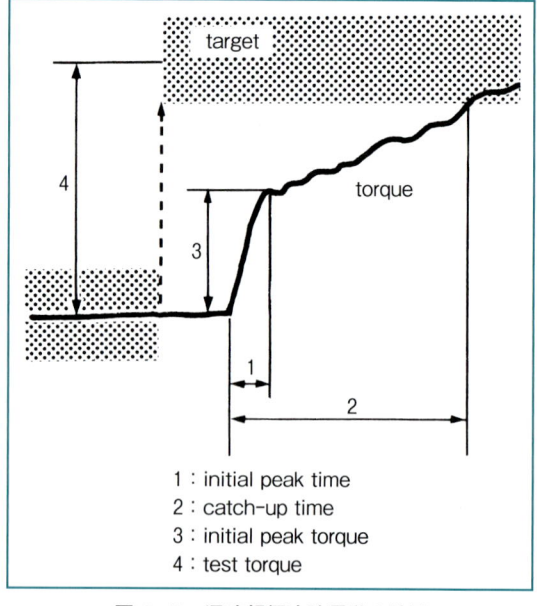

図 C-46　迅速視標追跡運動の計測
視標を階段状にジャンプさせ，追跡するカーソルの動きに種々の抵抗を負荷し（トルクで表示），1回の出力（initial peak time と initial peak torque）と視標をとらえるまでの目標到達時間（catch-up time）および負荷量（test torque）を示す。

1：initial peak time
2：catch-up time
3：initial peak torque
4：test torque

の実行のいずれの障害かを明らかにするのは今後の課題である。運動実行の簡潔な計測法を**図 C-**

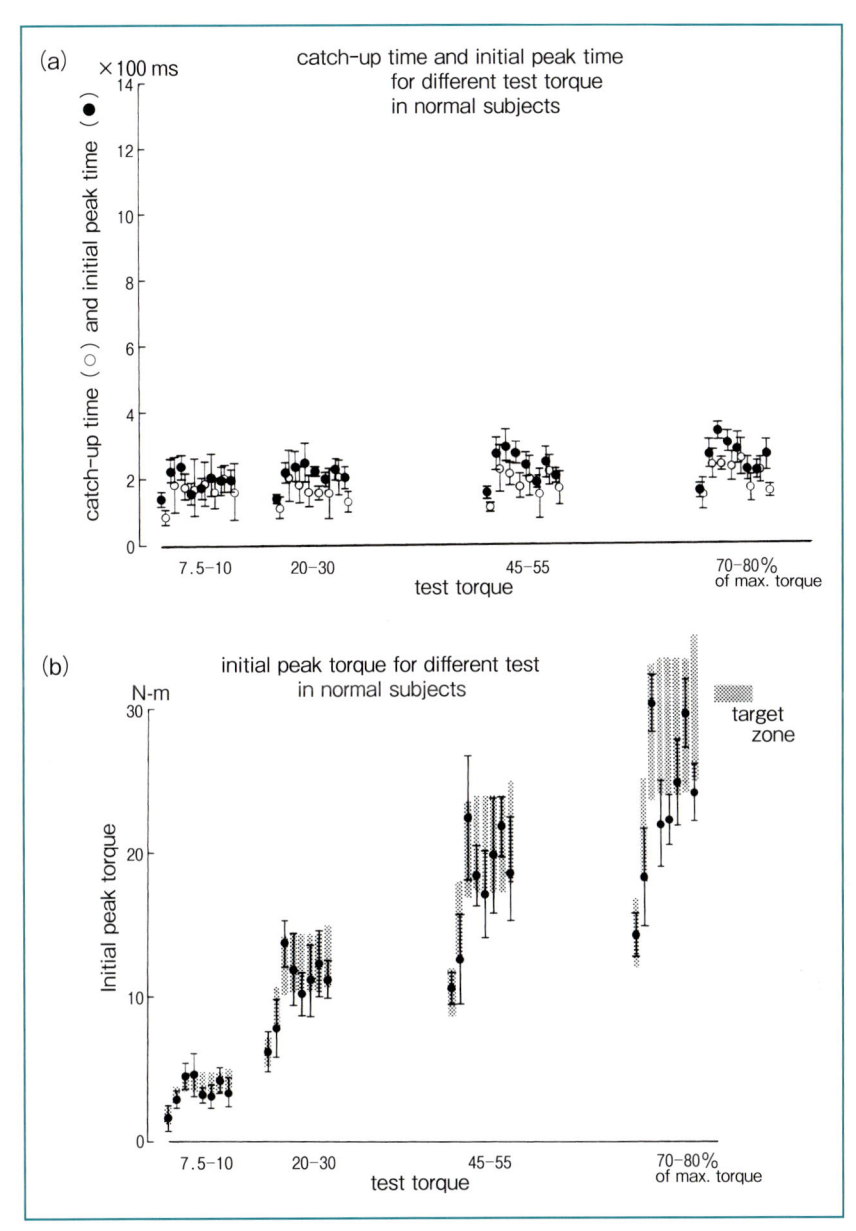

図 C-47　正常人のステップ型視標追跡
(a) 最初の出力時間(●)と目標到達時間(○)はほぼ一致する。これは出力に要する負荷(被験者の最大出力トルクで表示)が最大筋力の 10～80％ の範囲ですべて迅速に行えることを示す。
(b) いずれの負荷に対しても，最初の出力(●)で目標(target zone で表示)を正確にとらえる様子を示す。
(Yanagisawa et al, 1989[18]より引用)

46～48 に示した。

視標追跡法(後述)を用いて迅速運動を検索するには図 C-46 のような計測法を用いる。オシロスコープの画面上で一定の幅のビーム(視標)を突然シフトさせ，ジョイスティックを動かしてそのトルクを表示した線で視標の帯域に到達させる。パーキンソン病では最初の迅速運動はすばやく力を入れるがその出力は少ない。そこで最初の出力の時間(initial peak time)，最初の出力量(initial peak torque)，目標に到達する時間(catch-up time)を計測する。そしてジョイスティックを動かす抵抗の大きさを種々に変えて，目標に到達す

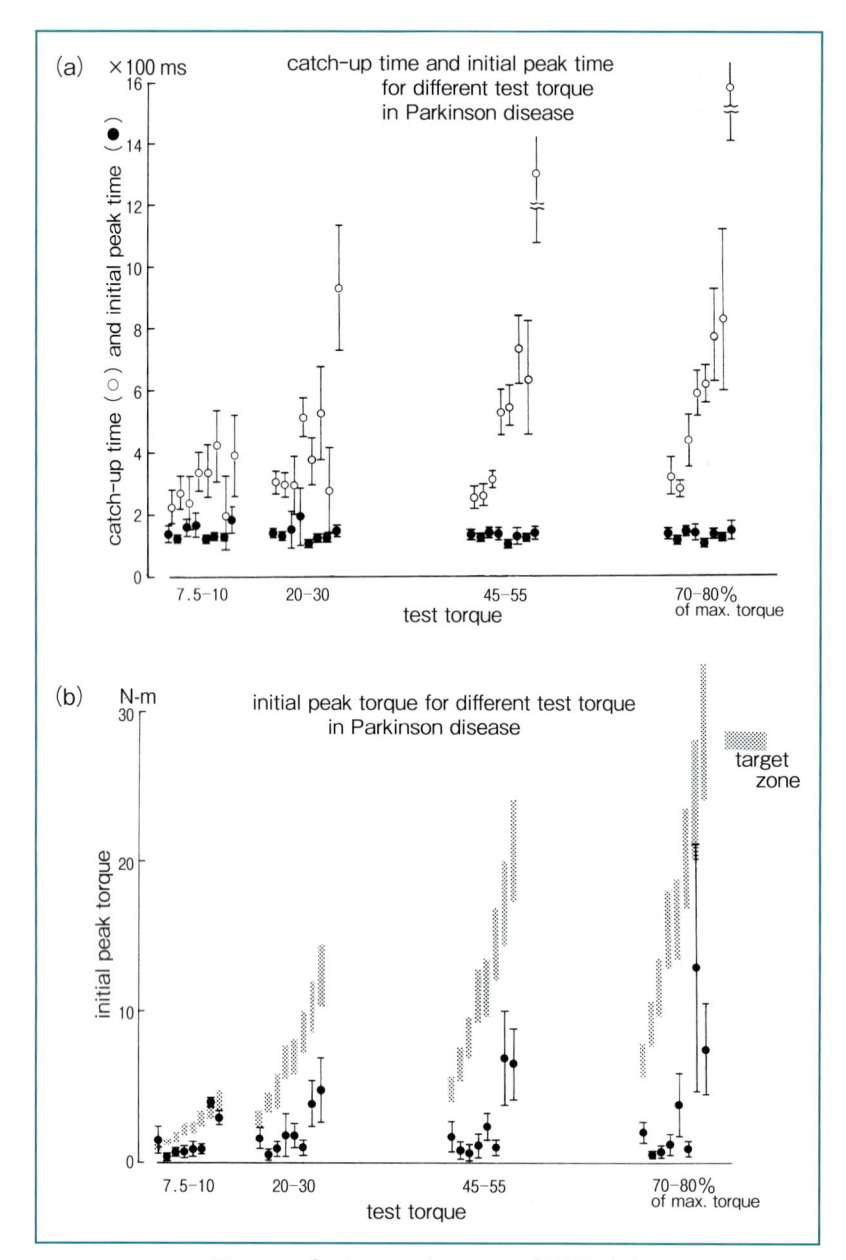

図 C-48 パーキンソン病のステップ型視標追跡
(a) 大きな出力を要する場合，1 回の出力で目標に到達できないが（目標到達時間 ○），最初の出力時間は一定である。異なるトルク（10〜80％ で 4 段階）のテストで，左側ほど重症な患者群を示す。
(b) 最初の出力で目標をとらえるのは少ない出力の場合のみ（7.5〜10，20〜30％ の一部）。軽症群（各トルクの右側）では 1 回の出力は重症群より大きいが，目標（target zone）には到達しない。
(Yanagisawa et al, 1989[18])

るのに要する力（test torque）を決める。
図 C-47 に正常人の迅速運動の出力と時間を示す。被験者の最大筋力によって発生するトルクの 10％ から 80％ までの 4 段階の出力でテストする

と，正常人ではどの出力でも最初の迅速な筋収縮で目標に到達する[12,18]。それに対してパーキンソン病では，必要とする出力が大きくなるにつれて目標への到達時間が延長し，しかし最初の力の量

と時間は少ないまま変わらない(図C-48)[18]。このように迅速運動においては，どのような出力が求められても，最初の出力が小さく，しかし短い時間で出現し，そのあと時間をかけて目標に到達する出力を出すのがパーキンソン病の特徴である。そして目標に到達する全体の動作時間の延長は，運動障害が重篤なほど著しくなる。この動作時間の延長は，筋固縮，筋力低下，眼運動障害など，パーキンソン病の動作緩徐に寄与する因子をできるだけ除外あるいは補正して検査をした結果である[18]。

一方，当然のことながら，1次運動ニューロン(大脳皮質運動野-錐体路)以下に病変がある運動麻痺では，必要運動量が増えても加速度は増加しない。パーキンソン病では，中等症までは運動麻痺は存在しない。したがって，加速度増加の欠如は麻痺では説明できない。

一方，パーキンソン病では易疲労性が認められる[5,13]。したがって，繰り返し運動でテストを行う場合は，パーキンソン病に特徴的な加速度増加能力低下の要因として，易疲労性を考えねばならないだろう。従来の報告にはこのような点が問題となるものがいくつかある(柳澤，1989[21]参照)。

b．巧緻運動の検査
i) 運動軌跡の記録

巧緻性を要する随意運動の検査として最も簡単なものは，運動軌跡の表示である。古くから行われているものに，光点の動きを写真で撮影して2次元表示する方法がある。企図振戦患者の指鼻試験の例を図C-49に示す。これは示指の先に豆ランプをつけて，指鼻試験の遂行中シャッターを開いて撮影したスチール写真である。さらに，もしこのランプを一定時間ごとに点滅させれば，動きの早さの目安も得られる。最近は，ポジションセンサーを身体の一部に装着し，その動きを3次元的に同時記録して表示する方法も開発された。このような自由空間における自然の動きや，外乱刺

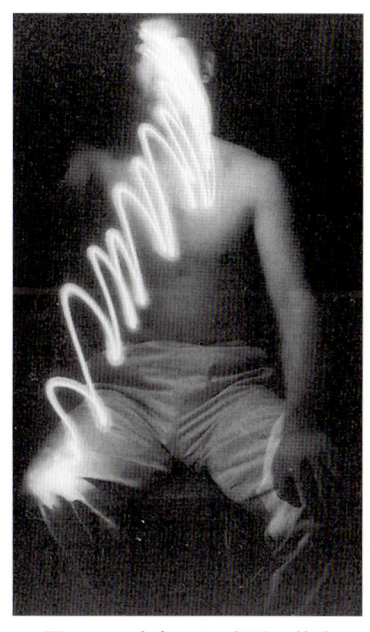

図C-49 光点による振戦の軌跡
外傷による脳幹振戦例

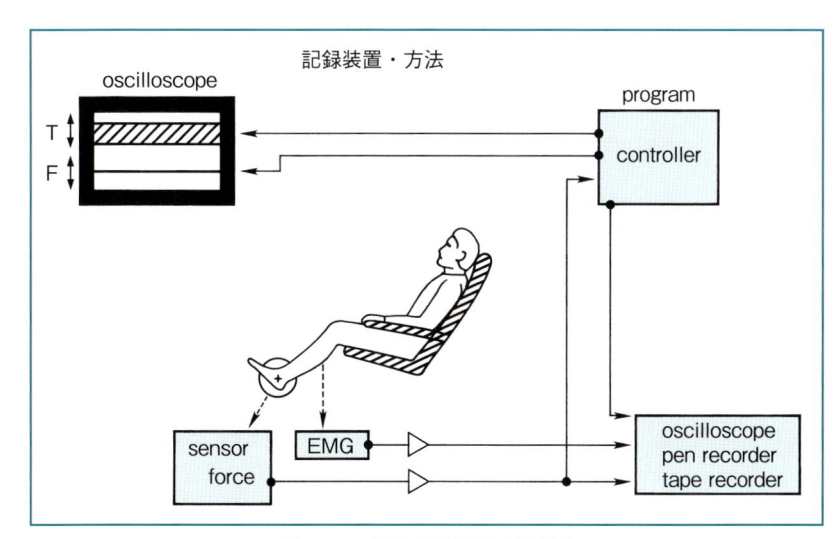

図C-50 視標追跡実験の模式図

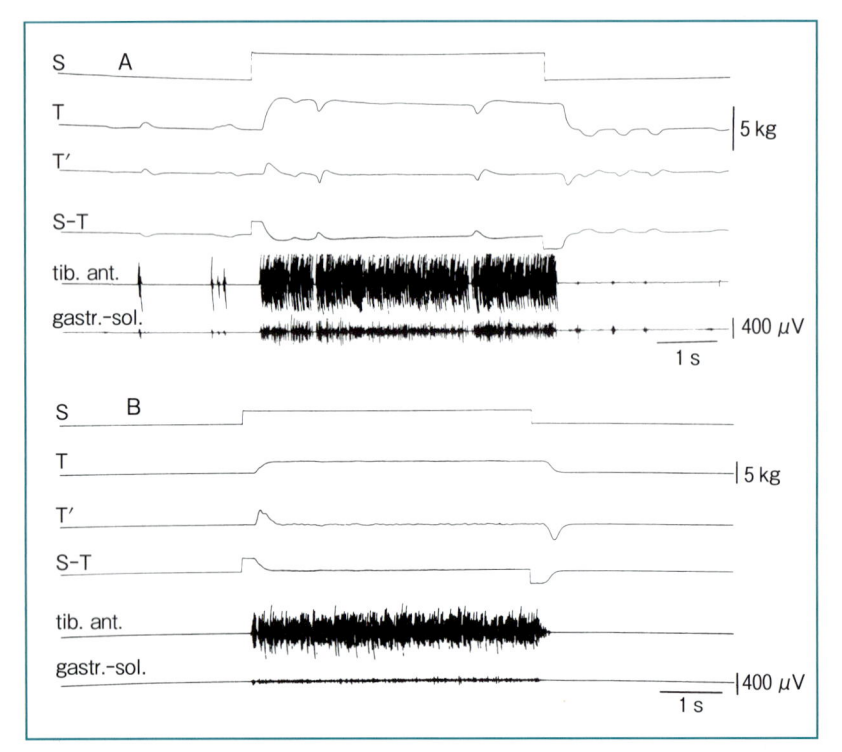

図 C-51 等尺性随意収縮を用いた視標追跡法の記録例

SLE による舞踏病。27歳，女性，ブラウン管の1ビームを視標に用い，下腿筋の等尺性収縮によるトルクを別のビームの上下移動に変換して，1cm範囲で視標の移動に一致させる作業を行わせるもの。上から視標(S)，トルク(T)，トルクの微分(速度記録)(T′)，視標とトルクの差(S-T)，前脛骨筋，下腿三頭筋の筋電図記録。A：舞踏病の著しい時期の記録。前脛骨筋の一定の収縮持続の努力で収縮の開始，終了はよいが，途中で不随意的な収縮中断が2回みられる。B：治療により舞踏病が改善した時期の記録。収縮の不随意的中断はない。(柳澤，1981[20]より引用)

激に対する反応を軌跡としてとらえる方法を用いた研究は運動の神経機序とその障害の研究法として重要であり，目的を明確にして実施する。

ii）視標追跡法

ヒトの巧緻運動を研究する方法で，現在最も優れているのは視標追跡法である。これは，オシロスコープの画面上を一定のプログラムにしたがって移動する視標(光点やビームなど)を，手や足の運動によって動く信号によって追跡し，両者の差から運動の遅れや，はずれを定量的に計測するものである(図 C-50)。従来から，手首や足首の屈伸などの単純な運動による視標追跡研究が主に行われたが，ゲームに用いるものと同じジョイスティックを使って，画面を複雑に動く視標を追跡させることもできる。

記録する項目は，標準的には視標の動き，追跡信号を動かす力，力の速度，加速度，視標と追跡信号の動きのずれ，力の発生に直接関与する筋の筋電図などである。図 C-51 にその1例を示す。追跡信号を動かす力は，等尺性収縮と等張性収縮の2つの型の筋収縮のいずれを用いるか決めたほうがよい。幅広い大きさの変化をテストするためには，画面の大きさや関節可動域を考え，関節を固定して，その関節面にかかる力をトルクで計測する等尺性収縮を用いるのがよい。また指や手首などの微妙な動きの検査には，等張性収縮を用いることができるので，等尺性収縮と比べるとよい。

随意運動については，多数の内容が計測できる。したがって，研究の目的に応じて実験計画を組み立てるべきであり，決まった方式はとくにない。従来行われてきた代表的な実験には，以下のようなものがある。

迅速運動の出力：ステップ型に瞬間移動する視

標を迅速にとらえる動作で，視標の大きさを変えて，力の出方をみる．正常人では，要求される力が大きくなるにしたがって加速度が増加して，どのような大きさの力もほぼ一定時間に出す[12]．パーキンソン病では，出力の増大すなわち加速度の増加が正常より少ない（図 C-48）．

予測制御：一定のパターンで動く視標を追跡させている途中で，1～2秒視標を消す．正常では，視標の動きを予測して追跡運動が行われる．運動障害のなかで，予測した追跡が困難な場合があり，そのような場合，予測制御の障害を疑う[2,7]．短時間の視標消失は，中枢の運動出力過程の障害を検出するが，固有感覚系に障害があっても，視覚情報の遮断は運動障害を増強させることが推測される．姿勢保持における Romberg 徴候のように．したがって四肢随意運動におけるこの点に関する検索は，今後の課題である．

c．外乱負荷に対する長潜時反射

バーを動かす視標追跡の随意運動の途中で，予告なしにバーに慣性上の負荷をかけたり，動きと逆の方向に力を加えると，本来の動きの方向の力を補強するような反応が約 90 ms の潜時で出現する．この反応は，外乱に対する随意運動としては潜時が短すぎ，ある種の反射と考えられる．M_2[10] あるいは V_2，long latency reflex（LLR）などと呼ばれる長潜時反射である．

初期には，大脳皮質を介する transcortical reflex と考えられたが，脊髄や脳幹を中枢とする長い潜時の反射も存在することから，現在その経路については明らかでないとして長潜時反射（long latency reflex）という言葉を用いる．パーキンソン病では，長潜時反射の減少がみられるという[10]．

2 行動計測と自立支援

近年独居老人の介護支援機器として，生理学的手法を用いた行動計測法が開発されつつある[17]．現在のところ遠隔健康管理システムとしては，脈拍，体動，血圧，心電図など vital sign についてのものが多い．また屋外の行動モニタリングシステムとしては，被験者の心電図，身体部位の動きの加速記録などを携帯型デジタル生体信号モニタ装置に記録し，同時に GPS（global positioning system）センサを付加して現在位置を知る方法が開発されている[15]．

さらに視覚，聴覚補助・代行装置，眼球運動や瞬目とパーソナルコンピュータを連結した意志伝達装置，切断肢の近位筋の筋電図により人工手指を駆動する人工肢，日常生活における筋力低下を補う power assist suits など，神経生理と機能回復神経学を応用した機器の開発は実用段階に入っている．

文献

1) Angel RW, Alston W, Higgins JR. Control of movement in Parkinson's disease. Brain 1970 ; 93 : 1-14.
2) Beppu H, Nagaoka M, Tanaka R. Analysis of cerebellar motor disorders by visually-guided elbow tracking movement. 2. Contribution of the visual cues on slow ramp pursuit. Brain 1987 ; 110 : 1-18.
3) Bloxham CA, Mindel TA, Frith CD. Initiation and execution of predictable and unpredictable movements in Parkinson's disease. Brain 1984 ; 107 : 371-384.
4) Cassell K, Shaw K, Stern G. A computerized tracking technique for the assessment of Parkinsonian motor disabilities. Brain 1973 ; 96 : 815-826.
5) Draper IT, Johns RJ. The disordered movement in Parkinsonism and the effect of drug treatment. Bull Johns Hopkins Hosp 1964 ; 115 : 465-480.
6) Evarts EV, Teräväinen H, Calne DB. Reaction time in Parkinson's disease. Brain 1981 ; 104 : 167-186.
7) Flowers KA. Visual 'closed-loop' and 'open-loop' characteristics of voluntary movement in patients with Parkinsonism and intention tremor. Brain 1976 ; 99 : 269-310.
8) Heilman KM, Bowers D, Watson RT, Green M. Reaction time in Parkinson's disease. Arch

Neurol 1976 ; 33 : 139-140.
9) Hoehn MM, Yahr MD. Parkinsonism : onset, progression, and mortality. Neurology 1967 ; 17 : 427-442.
10) Lee RG, Tatton WG. Long loop reflexes in man. Clinical applications. Cerebral Motor Control in Man : Long Loop Mechanisms. Desmedt JE(ed). Prog Clin Neurophysiol 1978 ; 4 : 320.
11) Nakamura R, Taniguchi R. Dependence of reaction time on movement patterns in patients with Parkinson's disease and those with cerebellar degeneration. Tohoku J Exp Med 1980 ; 132 : 153-158.
12) Schmidt RA, Sherwood DE, Walter CB. Rapid movements with reversals in direction. I. The control of movement time. Exp Brain Res 1988 ; 69 : 344-354.
13) Schwab RS, England AC, Jr, Peterson E. Akinesia in Parkinson's disease. Neurology 1959 ; 9 : 65-72.
14) Talland GA. Manual skill in Parkinson's disease. Geriatrics 1963 ; 18 : 613-620.
15) 田村俊世. ホームケアシステム編. 山越憲一編著. 健康・福祉工学ガイドブック. 工業調査会, 東京, 2001. pp266-329.
16) Teichner WH. Recent studies of simple reaction time. Psychol Bull 1954 ; 51 : 128-149.
17) 山越憲一編著. 健康・福祉工学ガイドブック. 工業調査会, 東京, 2001.
18) Yanagisawa N, Fujimoto S, Tamaru F. Bradykinesia in Parkinson's disease : disorders of onset and execution of fast movement. Eur Neurol 1989 ; 29(Suppl 1) : 19-28.
19) Yanagisawa N, Fujimoto S, Tanaka R. Visuomotor control of leg tracking in patients with Parkinson's disease or chorea, Desmedt JE (ed). Motor Control Mechanisms in Health and Disease, Raven Press, New York, 1983. pp883-888.
20) 柳澤信夫. Huntington病の運動障害. 神経進歩 1981 ; 25 : 6-22.
21) 柳澤信夫. パーキンソン病の運動障害機序―研究方法の検討を含めて―. 脳と神経 1989 ; 41 : 647-658.

VI 筋緊張の異常

　筋緊張は，神経生理学的機序によって規定される状態であるが，臨床的な用語として発達したもので，古典的な生理学教科書には概念としてとりあげられていない。一方，神経診断学では重要な所見である。筋のtoneまたはtonusは「安静状態における筋の緊張（tension）あるいは随意収縮の関与なしに認められる受動運動に対する抵抗」と定義される。

　筋緊張亢進状態として古くから注目された痙縮（spasticity），および痙縮から分離された固縮（rigidity）は，その生理学的な機序は明らかであるが，その他にも臨床的には種々な筋緊張異常がある。筋緊張の生理学的検査としては，筋伸張反応の筋電図，抵抗，トルクによる計測，H反射および長潜時反射，視標追跡法による巧緻運動，反応時間の計測などがある。

　筋トーヌスは，①触診による硬さ（硬度，consistency），②関節周囲の受動運動に対する抵抗（受動性，passivity），③関節可動域の範囲（伸展性，extensibility）によって調べる。

1 筋緊張を規定する神経機序

1）反射

　筋トーヌスは各種反射による脊髄運動ニューロンの活動によって規定される。伸張反射は筋紡錘の伸張受容器からのIa線維による支配運動細胞への単シナプス性興奮結合が基本的な回路であり，その亢進は腱反射亢進，H反射の亢進，痙縮として現れる。防御反射は，有害刺激に対して四肢を屈曲させる反射で，機序は痛覚，温度覚など有害刺激に対する受容器からの求心神経による多シナプス反射（侵害反射 nociceptive reflex）であり，その亢進状態が持続すると屈曲性対麻痺となる。

　姿勢反応は四足哺乳類にみられる，緊張性頸反射，前庭反射などの異常によって除脳固縮，除皮質固縮，弓なり緊張（opisthotonus）などの異常姿勢をとる。

2）基底核障害

　パーキンソニズムにおける筋固縮から舞踏病，バリズムにおける筋緊張低下，また特異な筋緊張異常を示すジストニーなど基底核障害では種々な筋緊張異常を呈する。基底核内の情報処理による最終出口は淡蒼球内節/黒質網様体であり，上記の各病態におけるこれらの最終出口でのニューロン活動の異常は明らかになっているが[1]，その所見と筋緊張異常を結びつける神経回路異常の全体像は不明である。

3）小脳障害

　小脳半球の急性障害は筋力低下を伴わずに筋緊張低下を生ずる。この筋緊張低下は小脳性運動失調の基本であるとGordon Holmesは考えたが[4]，その機序は不明である。

4）錐体路障害

　錐体路の急性障害（例：脳出血）は筋緊張低下を生ずる。これはいわゆるショック現象であり，常

時存在する脊髄細胞への興奮性入力の急激な遮断によると考えられる。慢性期には痙縮が進展し，これは錐体路からの下行線維のシナプスが失われたあとを反射性の感覚線維のシナプス結合が増える発芽現象(sprouting)による反射効率の増進によると考えられている。しかし痙縮の重要徴候である腱反射亢進は，ショックを生じない不全麻痺の脳血管障害では，発症数時間後にすでに出現する。

5) 二次運動ニューロン，筋の障害

脊髄運動細胞および運動神経が急性に障害されると筋緊張低下を生ずる。筋の硬度は全く失われ，重力によって骨の周囲にだらりと垂れたり，伸展性も亢進する。その機序は明らかではなく，むしろ神経支配があれば一定の筋トーヌスが保たれる機序がはたらくと考えることでよい。筋の病変では急性の場合緊張は低下し，慢性では筋線維の変性と結合織の増生により，かえって硬くなり，伸展性も低下する。

2 筋緊張異常の諸型と生理学的検索法

1) 痙縮

すばやい筋伸張に対する伸張反射の亢進状態である(velocity dependent)。機序としてIa線維を介する伸張反射の亢進が主で，客観的な指標としてはH反射の亢進を伴う。痙縮が著しい場合に，筋伸張とともに抵抗が増し，一定以上に達すると突然抵抗が消失する"折りたたみナイフ現象(clasp-knife phenomenon)"がみられることがある。この突然の伸張反射消失はG Ia線維による伸張反射がG II線維による自己筋の抑制(autogenetic inhibition)に打ち負かされるためとの説があるが実証はされていない。

脳あるいは脊髄障害による痙縮においては，動物実験の結果とヒトの知見をあわせて，以下の生理学的異常の存在が明らかである。①α運動細胞の興奮性上昇，②Ia線維による反射回路の促通，③各種抑制性インターニューロンの興奮性低下(シナプス前抑制，Renshaw抑制，Ib線維による非相反性抑制)[2]。

相反性Ia抑制は，Sherrington以来確立した四肢随意運動を円滑に行わせる相反性支配の基本的機序である。痙縮筋を支配する運動細胞に対するIa抑制は正常より減少しているというデータが多いが，それに伴って痙縮筋の拮抗筋に対するIs抑制は正常より強く，そのIa線維のブロックにより拮抗筋筋力は回復する事実があり[13]，これは治療に応用されている。

2) 固縮

古くから知られているのは動物における除脳固縮(decerebrate rigidity)である。これは持続性の伸張反射亢進状態である。上丘と下丘の間を切断すると急性に出現し，網様脊髄路の解放現象と考えられる。Sherrington以来の確立された知見として，除脳固縮ではγ運動系の機能亢進があり，後根を切断すると固縮が消失する。これをγ固縮という。

一方，パーキンソン病の固縮も後根を切断すると消失する[7]ことから，従来γ固縮と考えられてきた。しかしLeeら[5]がパーキンソン病患者ではM_2，M_3と呼ばれる長潜時反射が亢進していることを明らかにして以来，この長潜時反射がパーキンソン病の固縮に貢献するという考えもある。ただし長潜時反射の生理的意義は呼吸に関係するSBS反射(spino-bulbo-spinal reflex)しか知られておらず[8]，なお検証が必要である。

脊髄の虚血により抑制性介在ニューロンが障害されると，有痛性の激しい筋固縮が出現する。脊髄腫瘍，解離性大動脈瘤による脊髄虚血の後遺症で生ずる。病態はストリキニーネ中毒によるテタヌスに似る。筋電図では運動細胞の持続性発射による持続性放電を認め，この活動は後根を切断しても消失しないので，γ固縮と鑑別される。

3) ジストニー

ジストニーは筋緊張異常としてのジストニーと，不随意運動としてのジストニー運動(dystonic movement)，および動作時に多数筋の持続性収縮を誘発して硬い奇妙な運動となる動作性ジストニー(action dystonia)に大別される[11]。ここでは筋緊張異常としてのジストニーについて述べる。

ジストニーという用語の起源は，Oppenheimが現在DYT-1として確立された，ユダヤ家系の家族性ジストニーを初めて記載した論文で，状況により筋緊張が亢進あるいは低下する病態を

Dystonie と呼んだことにある[6]。その後ジストニーの概念は種々に変わり、固定した異常姿勢という Denny-Brown の定義が一般的に用いられるようになった[3]。

ジストニーの病態生理は、特発性ジストニーにおいて背景となる脳病変が形態的に解明されないことと相まって痙縮や固縮ほどに明解ではないが、次第に明らかにされつつある。ジストニー姿勢は障害筋の持続性筋緊張亢進であるが、脳性麻痺など線条体に器質的病変を有する症候性ジストニーにおいては、筋固縮と緊張性頚反射などの異常姿勢反射が基本である[10]。特発性ジストニーでは、筋固縮によらない自発性の持続性筋収縮、Westphal の paradoxical contraction などが目立つ[12]。DYT-1 のジストニーでは、淡蒼球ニューロン発射は減少しており、淡蒼球の深部脳刺激(DBS)でジストニーは完全に消失するが、効果の発現や DBS 中止によりもとに戻るまでに一定の時間を有すること[9]から、ジストニーの病態の基本に基底核を含む運動、筋緊張調節機構の機能的異常とそれを生ずる脳の可塑性変化が推測できる。

4) その他の筋緊張異常

筋伸張に対する抵抗亢進としてその他いくつかの病態がある。パラトニー(paratonia)は受動的に肢を動かすと筋緊張が亢進して抵抗が増す現象である。前頭葉疾患でみられ、把握反射の亢進など前頭葉性反射の一部と理解される。固縮や痙縮のように伸張反射亢進やH反射の異常は伴わない。

ポイキロトニー(poikilotonia)は筋伸張に対し、抵抗がその都度変わる病態である。古くから診断学的に知られていたが、機序、責任病変などは不明である。抵抗症(Gegenhalten)は、繰り返し筋の伸張を行うと、はじめ強い抵抗を示して次第に減弱したり、逆に次第に抵抗が増加する反応で、パラトニーの一種であり、前頭葉障害の関連が示唆される。

文献

1) DeLong MR. Primate models of movement disorders of basal ganglia origin. Trends Neurosci 1990 ; 13 : 281-285.
2) Delwaide PJ. Pathophysiological mechanisms of spasticity at the spinal cord level. Thilmann AF, et al eds. Spasticity : Mechanisms and Management. Springer, Berlin. 1993, pp296-308.
3) Denny-Brown D. The Basal Ganglia and their Relation to Disorders of Movement. Oxford Univ Press, London, 1962.
4) Holmes G. The cerebellum of man. Brain 1939 ; 62 : 1-30.
5) Lee RG, Murphy JT, Tatton WG. Long-latency myotatic reflexes in man : mechanisms, functional significance, and changes in patients with Parkinson's disease or hemiplegia. Desmedt JE(ed). Motor Control Mechanisms in Health and Disease. Raven Press, New York, 1983, pp 489-508.
6) Oppenheim H. Über eine eigenartige Krampfkrankheit des kindlichen und jugendlichen Alters (Dysbasia lordotica progressiva, Dystonia musculorum desformans). Neurol Cbl 1911 ; 30 : 1090-1107.
7) Pollock CJ, Davis L. Muscle tone in Parkinson states. Arch Neurol Psychiat 1930 ; 23 : 303-319.
8) Shimamura M, Livingston RB. Longitudinal conduction systems serving spinal and brainstem coordination. J Neurophysiol 1963 ; 26 : 208-272.
9) Vitek JL. Pathophysiology of dystonia : a neuronal model. Movement Disorders 2002 ; 17(suppl 3) : S49-S62.
10) 柳澤信夫. 本態性ジストニーと症候性ジストニー. 最新医学 1976 ; 31 : 315-324.
11) 柳澤信夫. 特発性捻転ジストニー. 神経進歩 1995 ; 39 : 488-497.
12) Yanagisawa N, Goto A. Dystonia musculorum deformans. Analysis with electromyography. J Neurol Sci 1971 ; 13 : 39-65.
13) Yanagisawa N, Tanaka R, Ito Z. Reciprocal Ia inhibition in spastic hemiplegia of man. Brain 1976 ; 99 : 555-579.

VII 不随意運動

　不随意運動は，目的に沿わない自然に生ずる運動をいう．不随意運動は大脳皮質から末梢神経に至る種々な部位の障害で出現する（表C-11）．不随意運動は責任病変によりその機序は種々である．大脳皮質病変によるてんかんの部分症状としてのミオクローヌスやepilepsia partialis continuaでは皮質の興奮性増大がgiant SEPやC反応として認められる．ニューロパチーにみられる振戦は，筋を支配する神経線維の減少により，多数の運動細胞の非同期性活動が減退したことに加えて，脊髄運動細胞の律動性興奮の機序が関与すると考えられる．

　不随意運動の異なる病型の発現機序が最も興味深く，その機序について次第に解明が進んでいるのは主として基底核障害による不随意運動である．この章では基底核性の不随意運動およびミオクローヌスについて現在の理解を述べる．

1 基底核障害による不随意運動の検査法

　不随意運動を現象的，定性的に記録する方法としては，古くから映画，ビデオなどによる映像記録が用いられてきた．これは複雑な運動を記録，保存して，病態の経過を判断するのに極めて有用であり，現在も汎用されている．しかしこの映像記録は，包括的かつ定性的であり，それによっては得られない不随意運動の定量評価，病態解析のために種々な方法が工夫，開発されてきた．

　主に振戦の定量評価としては，1951年Tuttleらはストレイン・ゲージを用い，続いて加速度計（accelerometer），圧電子器，光電装置などが開発された[15,20]．さらに複雑な運動の記録法としては，マーカーや位置記録素子（position transducer）とコンピュータを組み合わせた二次元，あるいは三次元動作記録装置が開発されたが，これらは不随意運動よりは，視標追跡法などによる随意運動試験における動作解析にもっぱら用いられている[2,17]．

　不随意運動は，骨格筋の不随意収縮によって生ずる運動であり，一般に中枢性の不随意運動を生ずる疾患では，二次運動ニューロン以下に病変を伴うことがないことから，筋電図は中枢性の活動による脊髄運動細胞の興奮を示す指標として用いることができる．

　不随意運動の表面筋電図記録は，HoeferとPutnam（1940）以来各種不随意運動の診断や病態解析に用いられてきた．

　さらに近年，定位脳手術において，覚醒状態での基底核ニューロン活動の記録が可能になり，各種不随意運動の脳内過程の理解が進んだ．ただしこのニューロン記録は，現段階では病態の定量評価を行うには至っていない．

2 表面筋電図による病態検査

　20世紀前半，錐体外路系疾患すなわち基底核疾患の症候を，舞踏病を主とするhyperkinetic-hypotonic syndromeとパーキンソニズムのhypokinetic-hypertonic syndromeとに分ける見方

表 C-11 不随意運動の種類，病変部位と原因疾患

障害部位	不随意運動	原因疾患
運動細胞，末梢神経	線維束性収縮	運動ニューロン疾患
	ミオキミア	腫瘍，多発性硬化症，テタニーその他の代謝疾患
	片側顔面痙攣	動脈瘤，血管による顔面神経圧迫，特発性
脊髄，脳幹	ミオクローヌス	脊髄性ミオクローヌス(脊髄腫瘍，血管障害) 口蓋ミオクローヌス(口蓋振戦)(血管障害，多発性硬化症) 変性性ミオクローヌス
小脳	振戦	脊髄小脳変性症，血管障害
基底核	舞踏病	小舞踏病，Huntington 舞踏病，有棘赤血球症を伴う舞踏病
	口舌ジスキネジー	薬物性，特発性
	アテトーゼ	脳性麻痺，血管障害，Wilson 病その他の変性，代謝疾患
	ジストニー	特発性捻転ジストニー，脳性麻痺，血管障害，脳炎後遺症，Wilson 病，Hallervorden-Spatz 病ほか
	バリズム	血管障害
	振戦	Parkinson 病，Wilson 病ほか
大脳皮質	てんかん(大発作，焦点発作) ミオクローヌス	真性てんかん，症候性てんかん(脳腫瘍，血管障害，変性・代謝性疾患)
深部感覚伝達系	偽性アテトーゼ	脊髄連合変性症，多発性硬化症，血管障害，神経炎
高次の中枢あるいは不明	チック 書痙 眼瞼スパスム	顔面チック，Gilles de la Tuorette 症候群 職業性ジストニー

(柳澤信夫，1995[28]より一部改変して引用)

が一般的となった。しかしその後は，不随意運動と筋緊張異常は別の病態として扱われてきた。神経生理学的観点からは両者ともに最終共通路としての脊髄運動細胞の活動の表われであり，両者の関連を扱う視点が必要である。

1) 不随意運動の表面筋電図パターン

臨床症候に基づく各種不随意運動を表面筋電図で記録すると，不随意収縮の持続や繰り返し運動に対応する筋収縮の出現リズムに各々の特徴がみられる[33](図 C-52)。舞踏病やバリズムでは1回の筋収縮が短く，素早い運動が生ずるのに対して，アテトーゼやジストニーでは，持続が長く，ゆっくり変動する筋収縮が特徴である。

線条体の遠心系ニューロン(medium-sized spiny neuron)の変性を主病変とする Huntington 病では，若年発症ではパーキンソニズムを特徴とする場合が多く(Westphal's variant または rigid form)，成人発症では典型的な舞踏様運動のほかに緩徐なアテトーゼ運動が目立つ例が少なくない。その筋活動をみると，典型的な舞踏病より筋収縮の持続が長く拮抗筋が同期性に活動し，筋緊張亢進状態を示す[28](図 C-53)。

このようにみた不随意運動の早さ(筋収縮の短さ)と，背景にある筋緊張，そして不随意運動の出現状況の関係は図 C-54 のように表わすことができる[24]。

基底核疾患による不随意運動の臨床的特徴をあわせて表 C-12 に示す。

2) 不随意運動の定量評価

a. 素早い不随意運動と表面筋電図の対応

表面筋電図による筋放電量と発生する張力の関係については，持続性収縮について別の項で述べた(199 頁参照)。すばやい筋収縮については，正常人の筋活動では運動量と筋電図量との間によい相関が得られる[33](図 C-55)。臨床的には，不随意運動の AIMS (abnormal involuntary move-

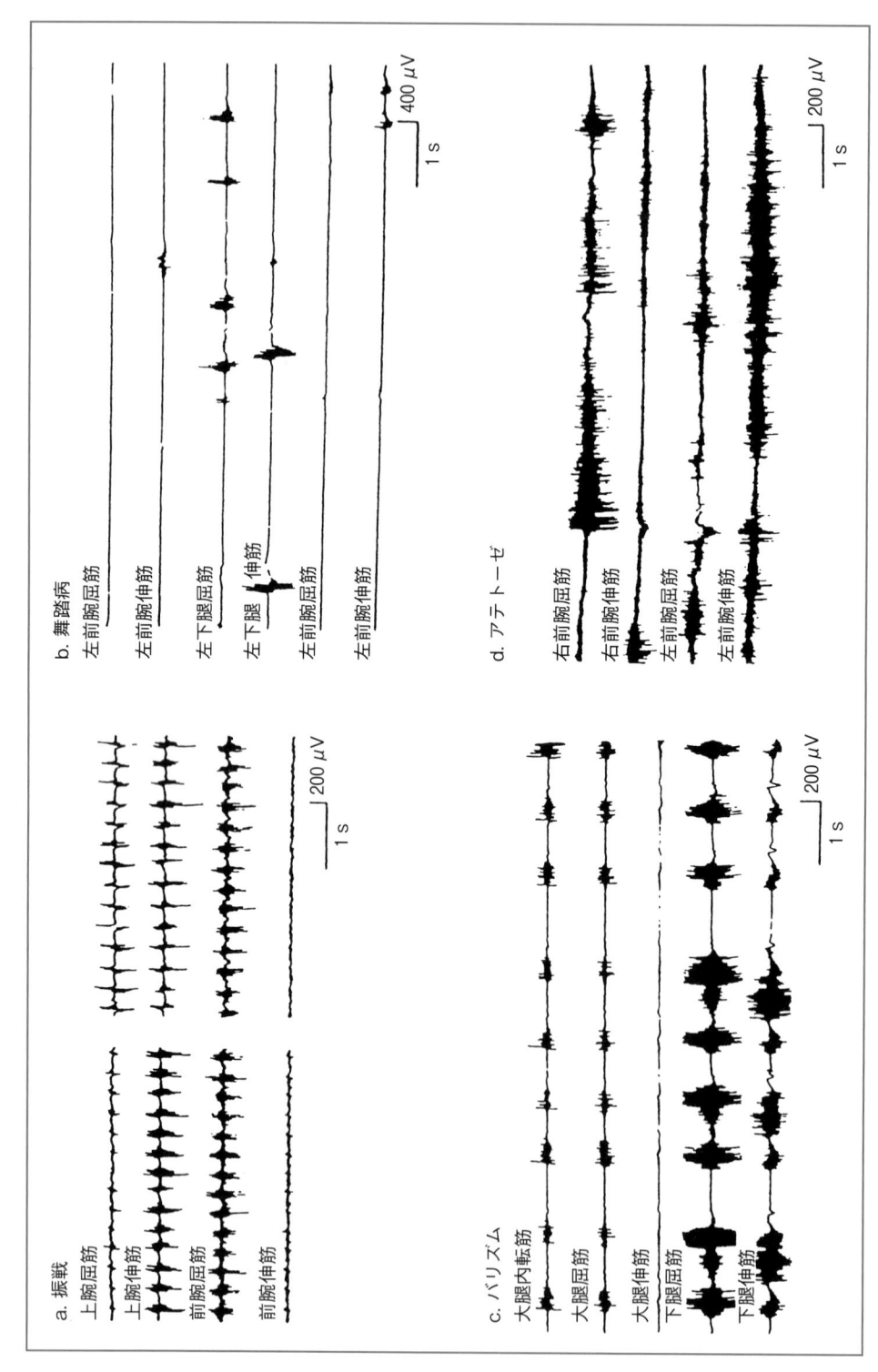

図 C-52 不随意運動の型と表面筋電図パターン
(Yanagisawa et al, 1992[33] より引用)

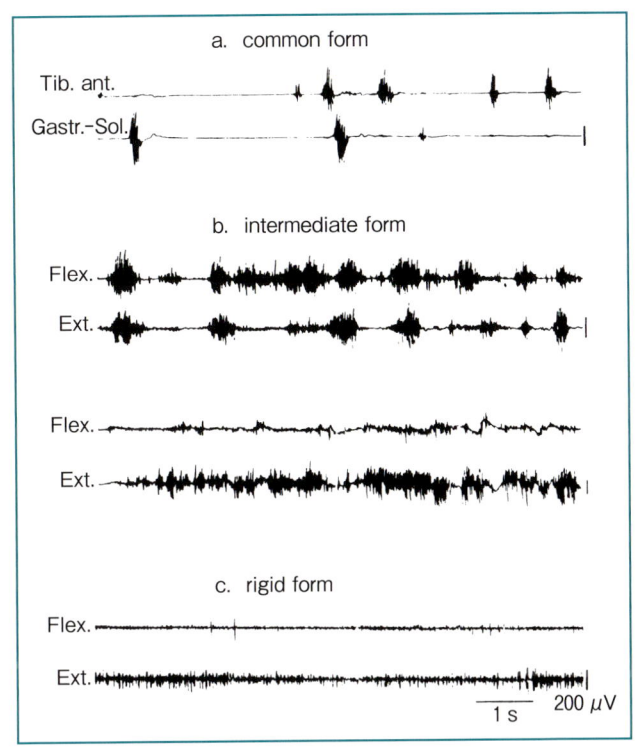

図 C-53　Huntington 病の病型と筋電図
（柳澤信夫，1995[28]）より引用）

a．定型。短かい筋収縮が各筋ランダムに出現する。
b．中間型。1回の筋収縮が定型より長く，拮抗筋（Flex，Ext.）が同期して収縮する。症状はアテトーゼ様。
c．固縮型。パーキンソニズムと同様に持続性の不随意収縮を認める。

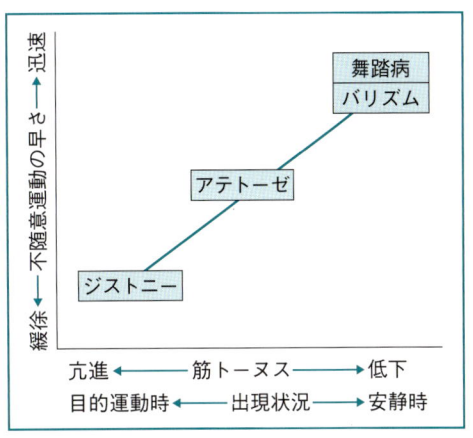

図 C-54　不随意運動の型と運動の早さ，筋緊張，および出現状況の関係
（柳澤信夫，1983[24]）より引用）

表 C-12　基底核障害による不随意運動の特徴

種類	部位	性状
舞踏病	全身のどこでも	素早い，不規則，非対称性の，無目的で奇妙な，持続の短い運動
バリズム	一側上下肢	四肢の付け根から投げ出す，ふりまわす，たたきつけるような動きを絶え間なく繰り返す
アテトーゼ	四肢遠位	指，手足をよじり，くねらせる緩徐な運動の連続
ジストニー	全身のどこでも	広範な筋群が強く持続性に収縮し，ゆっくり動く，奇妙な姿勢に固定したものをジストニー姿勢という

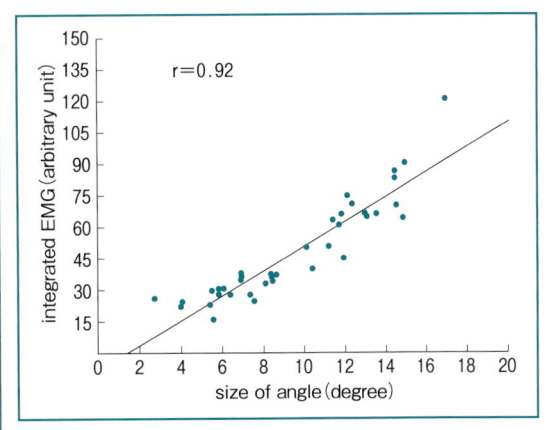

図 C-55　すばやい運動の運動量と筋電図量の関係
前脛骨筋の等張性（isotonic）収縮における関節運動の大きさ（横軸）と筋電図の積分量（縦軸）の関係。
（Yanagisawa et al，1992[33]）より引用）

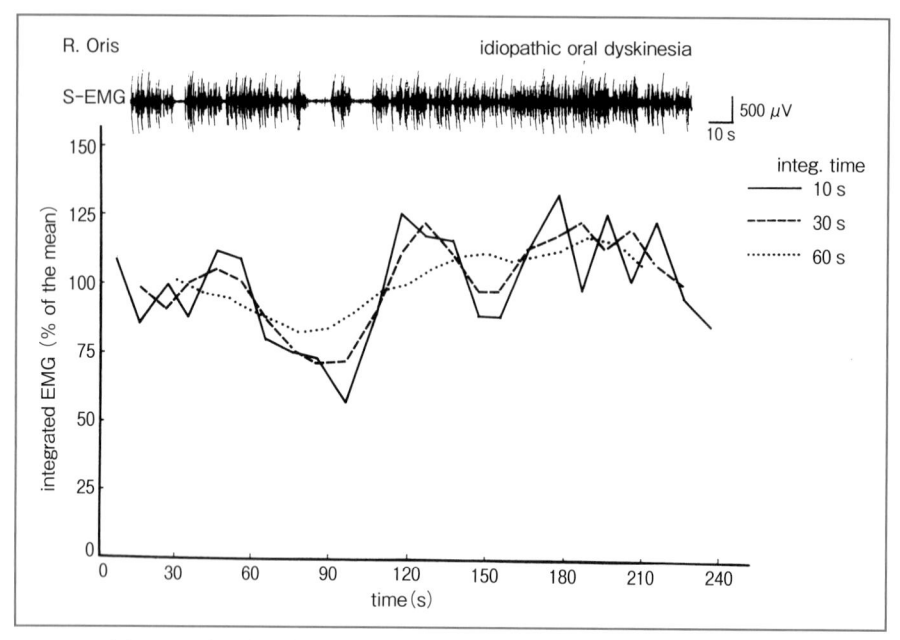

図 C-56　変動する筋放電の移動平均表示（63 歳，男性，口舌ジスキネジー）
各 10，30，60 秒の移動平均を示す．たとえば 30 秒平均は，曲線の任意の時点の値が，その時点を中心に前 15 秒，後 15 秒の合計 30 秒分の筋放電積分値を平均した値を示している．
（Yanagisawa et al, 1992[33]）より引用）

ment scale）スコアと評価対象部位の不随意活動の筋電図積分値との間にはよい相関が得られる[33]）．

なおすばやい不随意運動と持続性の筋活動が混在する病態の定量評価においては，異なる時間の筋電図積分値を移動平均として表わす方法がある[33]）（図 C-56）．これは点滴静注による治療薬の急性効果の時間経過を評価する場合などにおいて有効な方法だが，用途は限られている．

b．繰り返し運動の定量評価法

振戦における，規則的な筋活動の積分値のピーク間隔のインターバルヒストグラムとその変動は有用な評価法であり，これは後述の振戦の項で述べる．

振戦よりもやや緩徐なリズムの繰り返し運動の規則性については，2 つの計測法がある．その 1 つは自己相関（autocorrelogram）とパワースペクトルを計測する方法である．自己相関は連続する筋活動のピークが，どの周波数に合致するかの目安を与え，パワースペクトルは一定時間における繰り返し発射の頻度分布をみるものである（図 C-57）．図 C-57 ではこの口舌ジスキネジーが 1.7 Hz 周辺の繰り返し運動であることがわかる．

振戦は規則的な繰り返し筋収縮によって生ずるが，中枢神経系においては，反回抑制や神経細胞の発射による細胞膜電位などリズミカルな活動を生ずる回路や細胞の特性が存在する．とくに基底核は，大脳皮質-基底核-視床-大脳皮質回路と基底核内の直接，間接経路および視床下核が関与する回路によって，多くの閉回路が存在して，振戦のリズム形成を行う可能性がある．図 C-58 に律動性筋活動を示す基底核疾患の例を示すが，いずれも，発射頻度の分布（frequency spectrum），パワースペクトル，自己相関などを用いて計測できる．

もう一つの繰り返し運動の頻度とばらつきの計測法は，筋放電の発射間隔の変動係数（coefficient of variation, CV）を計測する方法である．これは心電図の RR 間隔の変動係数測定と同じ原理による．基底核疾患では，Parkinson 病の振戦が最も規則的で，血管障害性舞踏病やバリズムの運動の規則性が，変性性の舞踏病に比べてより明らかである[4]）．

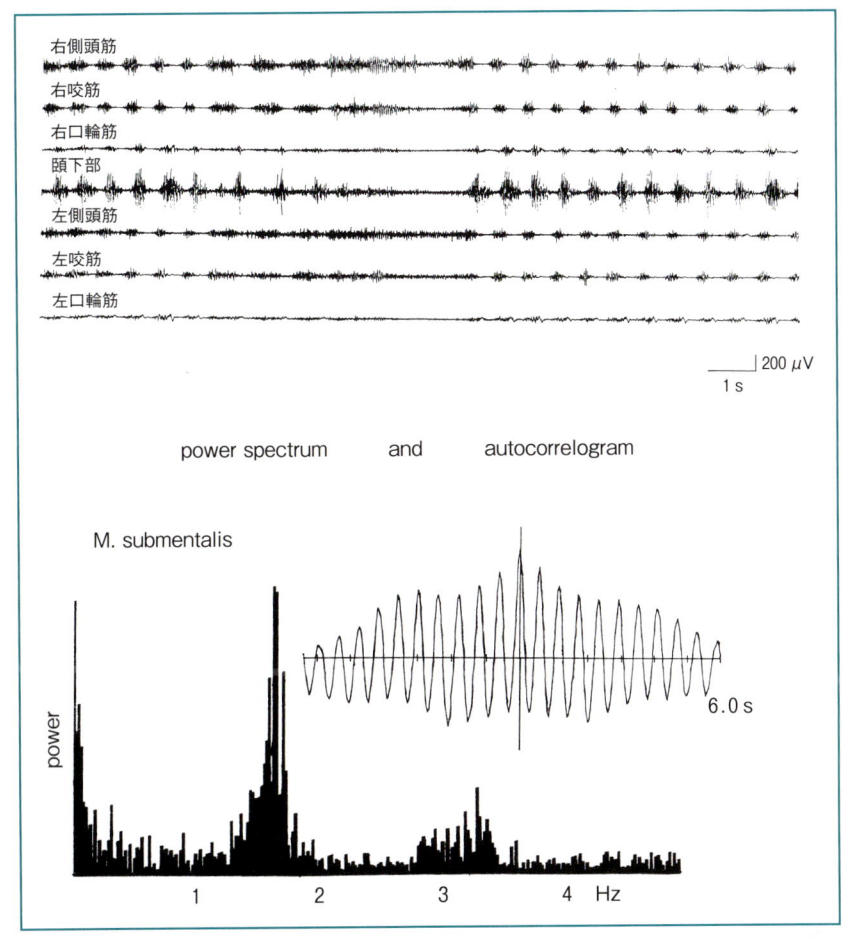

図 C-57 繰り返し運動の筋放電の時間間隔計測法(パワースペクトルと自己相関)
筋電図(上の記録)と頤下部から記録した舌筋(第4誘導記録)の筋電図積分波形の連続記録のパワースペクトル(下左)と自己相関曲線(下右)。(柳澤，1993[26]）より引用）

3 基底核性不随意運動の機序

1) 振戦

Parkinson病その他の振戦の頻度は，従来から加速度計(accelerometer)を用いて計測されてきた。より生理的な指標として，振戦を生ずる筋放電を計測する方法があり，**図 C-59**と**図 C-60**にそれを示す[25]。

まず表面筋電図を整流してさらにそれを積分する。そのようにして得た積分曲線のピークは，各群化放電における電位のピークを表わすことから，その連続するピークの間隔を計測し，インターバルヒストグラムとその標準偏差を得る(**図 C-60**)。もし群化放電のピークではなく，筋放電の立ち上がりの部位で計測するのであれば，積分曲線を微分してその変化速度を求めれば，そのピークは筋放電の立ち上がりの時点を示すので，それを計測すればよい。

振戦は基底核，脳幹，小脳，末梢神経など種々の部位の病変で出現する。さらに頻度は遅いが規則的な筋の律動性収縮による，口蓋・横隔膜・脊髄ミオクローヌスは脳幹，脊髄の病変で生ずる。律動性不随意性筋活動は，神経系の回路網の特徴によって容易に生ずることはすでに述べた。しかし責任回路の候補が多いことと相まって，いまだに各疾患の振戦の神経メカニズムには不明な点が多い。

研究が進展したParkinson病についても，MPTP中毒のサルでは視床下核で振戦に合致したニューロンの律動性活動が記録される。ヒトでも，最近視床下核の律動と対側上肢の振戦にその

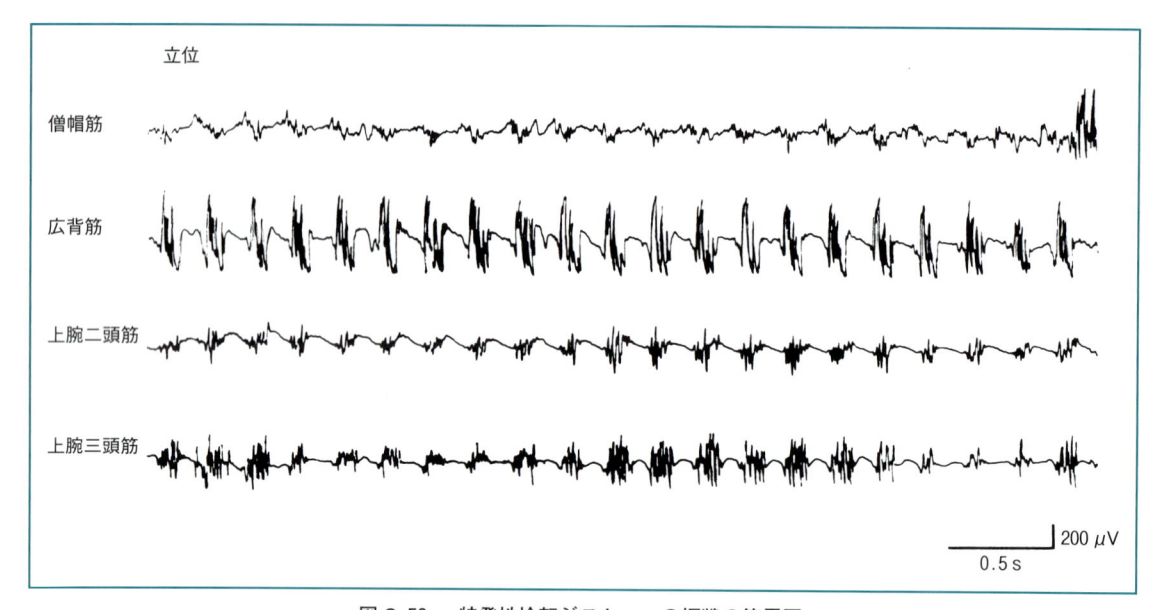

図 C-58a　特発性捻転ジストニーの振戦の筋電図
立位で躯幹と上肢にリズミカルな振戦が出現し，安静臥位で消える。（Yanagisawa et al, 1971[31]）より引用）

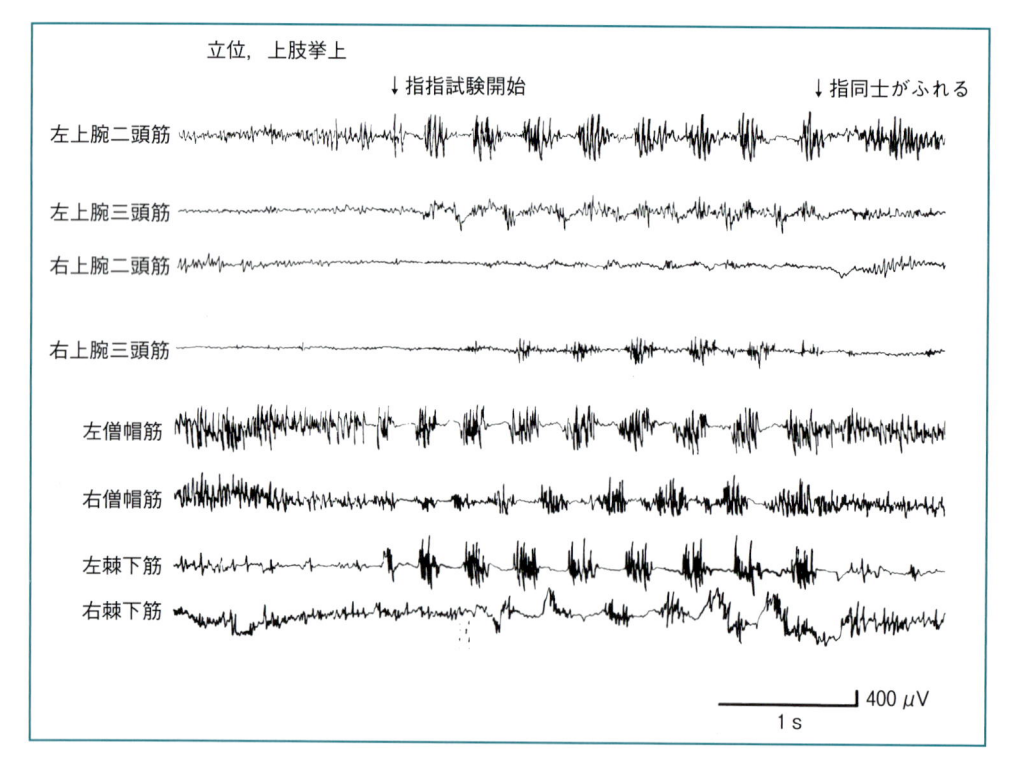

図 C-58b　Wilson 病の動作振戦の筋電図
指指試験の動作中上肢と躯幹筋に粗大な振戦がみられる。（柳澤，1975[20]）より引用）

ピーク周波数で相関がみられたという報告がある。さらに Parkinson 病では小脳系の活動亢進が認められる。また従来 β 受容体遮断薬が有効で，生理的振戦の増強状態とみられ，筋のアドレナリン β 受容体の活動亢進と理解されてきた本態性振戦は，視床 Vim 核の定位手術で消失し，また基底核のニューロン変性や小脳の異常も指摘されている。現象としての振戦の病態解析は進歩した

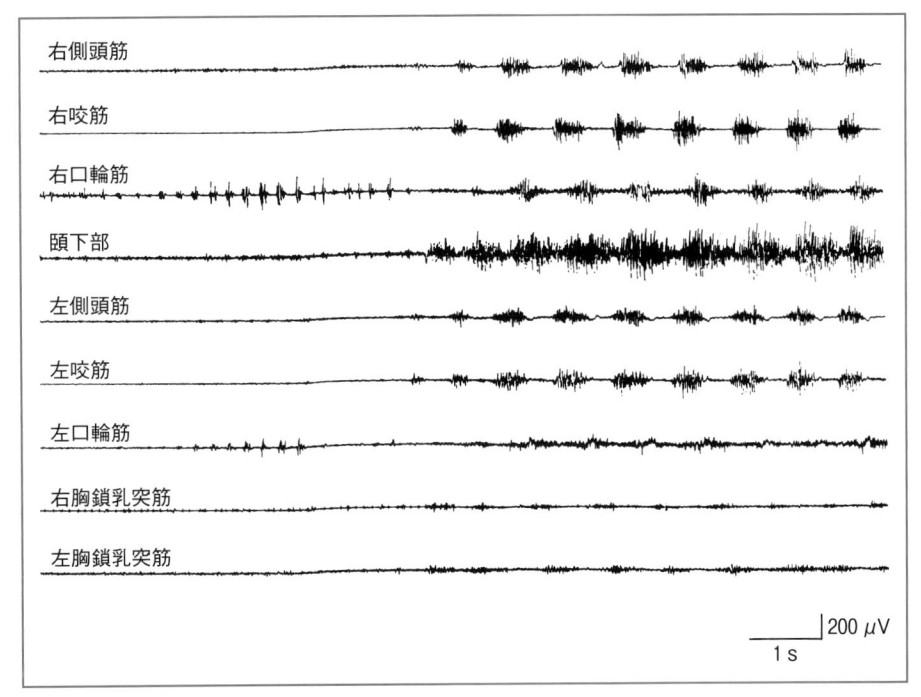

図 C-58c　薬剤性ジスキネジーの筋電図
図 C-57 と同一症例。左右口輪筋に約 4 Hz のパーキンソン振戦がみられるが，記録半ばから約 1.5 Hz のジスキネジーの筋放電にとって代られる。

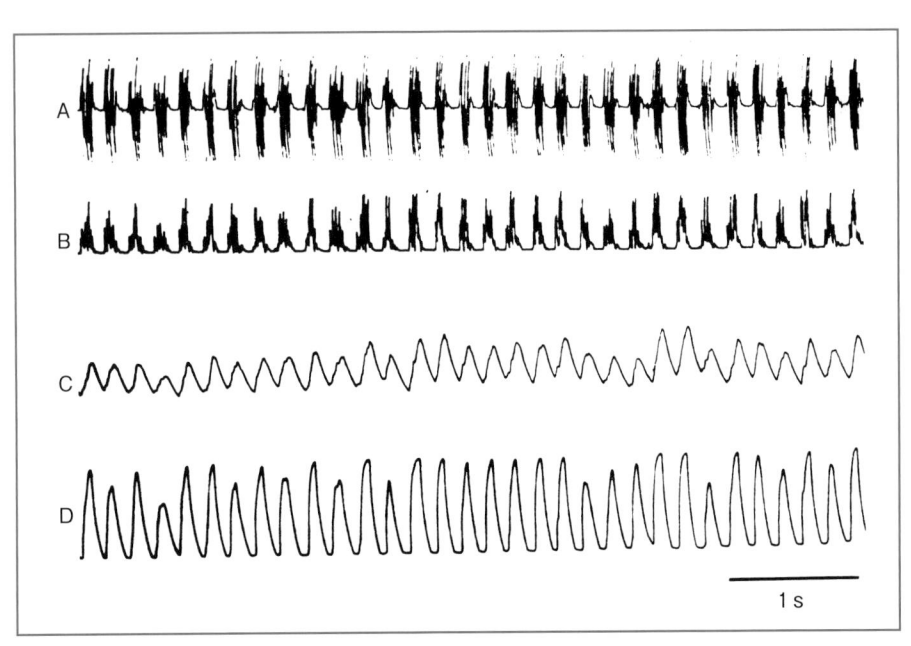

図 C-59　振戦の筋電図の放電間隔の計測法　I
筋電図(A)を整流し(B)，それを時定数 1.5～3 秒で積分し(C)，さらにそれを微分し積分曲線の速度成分をみたもの(D)。ピーク間隔を計測するときは C を，筋電図の立ち上がりを計測するときは D を用いる。どちらを用いるかは筋放電のパターンで決める。(柳澤，1993[25]より引用)

図 C-60 振戦の筋電図の放電間隔の計測法 Ⅱ
最上段は筋電図の原波形。それを整流積分した曲線のピーク間隔をコンピュータ計測によって順次計測し，一定数（ここでは 128 個）について間隔のヒストグラムを作り平均間隔と標準偏差を計算させる。（柳澤，1993[25]）より引用）

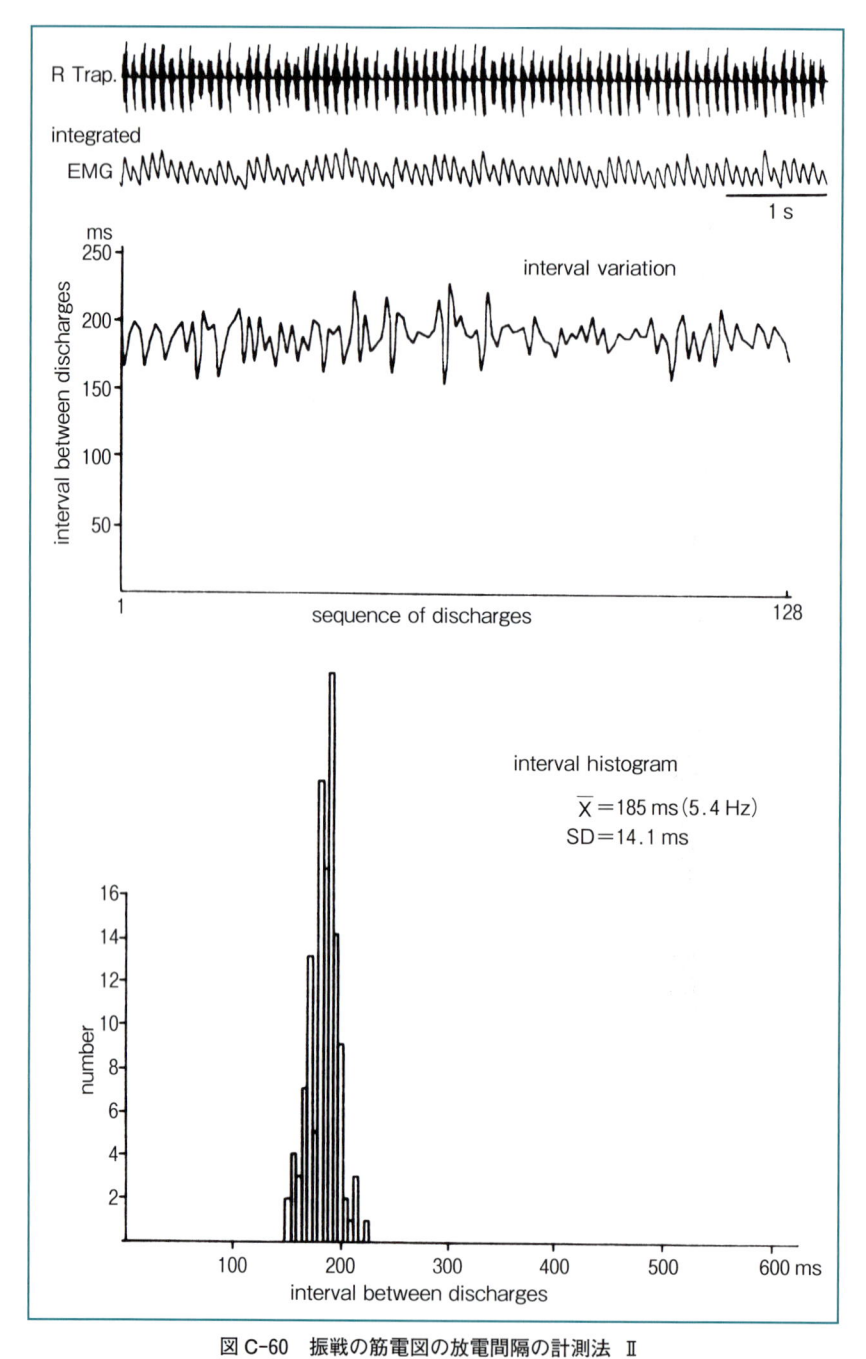

が，責任病変を含む脳内機構については不明な点が多い。

2) 舞踏病とチック

舞踏病（chorea）は，無目的な，すばやい運動が四肢や顔面にばらばらに現われる不随意運動である。そのメカニズムは不明である。図 C-52 に示すように短い筋収縮が無秩序に多くの筋に出現すること，および筋電図に対応するニューロン発射が実験的舞踏病の線条体で認められる[7]ことか

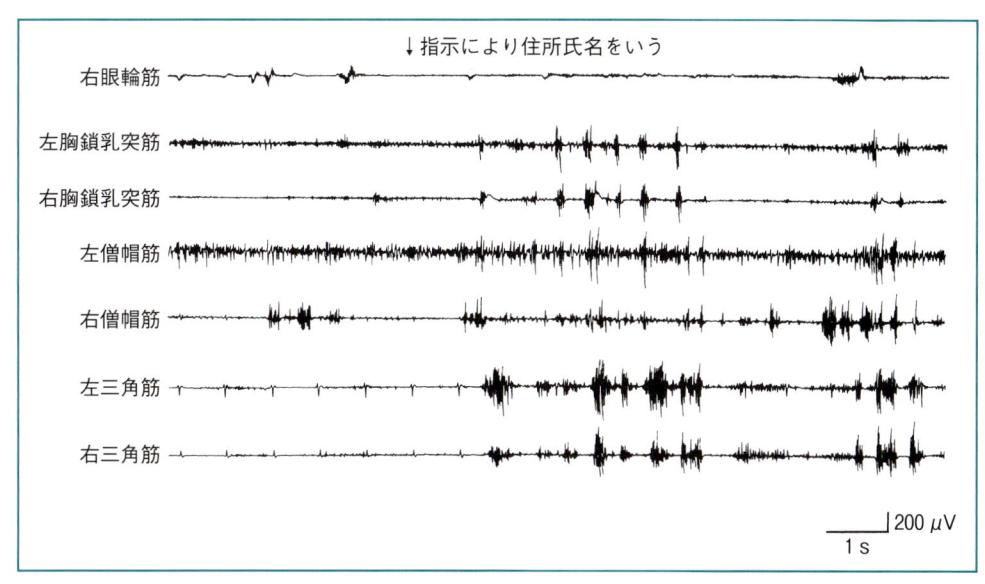

図 C-61　Tourette 症候群のチックの筋電図
肩から上肢にかけて，左右同期性かつ拮抗筋も同期活動する対称性のふるえるようなチック運動が出現する．（柳澤，1993[27]）より引用）

ら，運動発現にかかわる皮質-基底核-視床-皮質回路の活動が，最終的に異常な促通効果を大脳皮質一次運動野に及ぼす結果と考えられる．

ただ急性の舞踏病（小舞踏病）においては，不随意運動に加えて，随意収縮の短い中断が不随意的に生ずる所見（図 B-206，205頁）が注目される．これは臨床的にも milk-maid grip と古くから呼ばれる症候に対応する所見であろう．すなわち，基底核の機能として，運動の発現において，ある筋の興奮のみでなく抑制も含んだ調節機構が存在し，舞踏病はその破綻と考えることができよう．

舞踏病類似の不随意運動にチックがある．Tourette 症候群を含むチックでは，舞踏病に似たすばやい不随意運動が顔面，肩，上肢近位部に出現する．ただし運動のパターンはビクッとする瞬間的な動きであり，臨床的にはミオクローヌスに似る．手足に大きな動きが出現しない理由は，拮抗筋を含めて多くの筋が同期性に収縮する結果と考えられる[27]（図 C-61）．

Tourette 症候群では，線条体ドパミン系の異常を示すデータが蓄積され[8]，ハロペリドールなどドパミン拮抗薬が舞踏病と同様に有効なことから，舞踏病と類似の神経機序が考えられるが，不随意収縮出現の各筋間の時間関係などが今後に残された課題である．

3）バリズム

バリズムは四肢の付け根から投げ出すような粗大な不随意運動の繰り返しで，長軸周囲の捻転運動を伴う．視床下核に限局した脳血管障害の直後から対側に現れるバリズムが典型であり，筋緊張低下を伴う．その発現機序はおおまかには舞踏病に類似すると考えてよいが，臨床的にも筋電図上の所見からも類似点と相違点が存在する．

相違点の第一は，舞踏病では罹患筋の収縮が時間的にばらばらであるのに対して，バリズムでは多くの筋が同期性に，繰り返し運動が約1秒に1回と比較的リズムが規則的である（図 C-52）．

さらに拮抗筋間の活動の時間関係をみると肢位により同期性から相反性に容易に変わる奇妙な特徴がある[22]（図 C-62）．その機序は不明である．

類似点は，まず運動の早さがある．筋緊張低下の上に出現するすばやい動きは舞踏病とバリズムは似ており，1回の筋収縮の時間もほぼ同じである．随意収縮の短い中断現象も急性の舞踏病とバリズムは似ている（図 B-206, 208）．

また，バリズムは一般に脳卒中発作の直後に発症し，数週間の経過で自然に減退するが，軽症になると律動性の激しい繰り返し運動から，反復性舞踏様運動に変化する．

以前から視床下核を冒さないバリズムの存在が

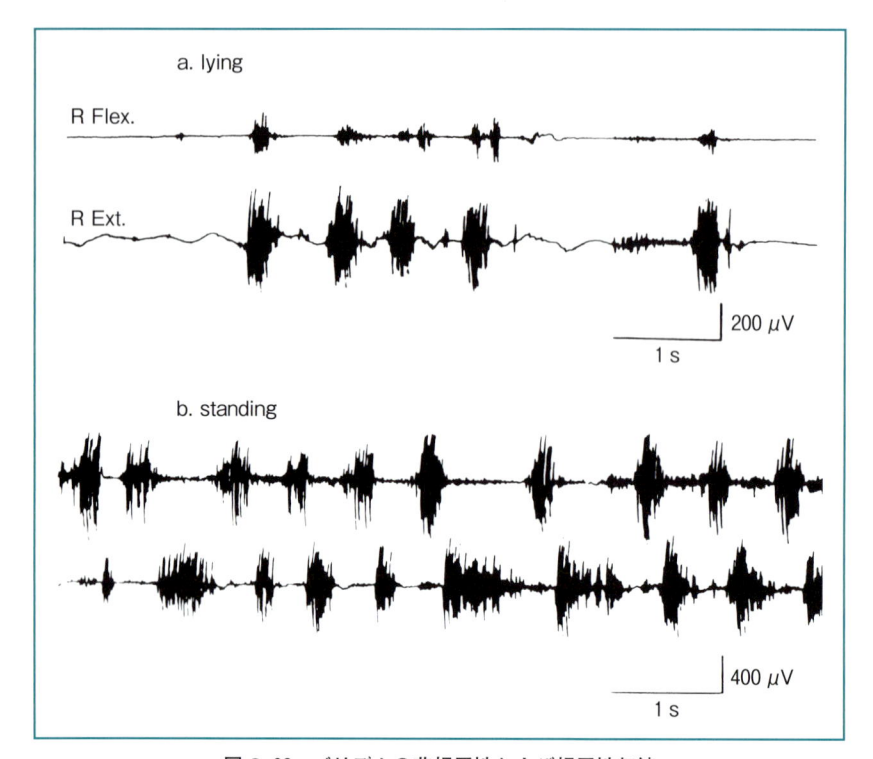

図 C-62 バリズムの非相反性および相反性収縮
安静位(a)と立位(b)で前腕の屈筋(Flex.)と伸筋(Ext.)の収縮が同期性(a)から相反性(b)に変る(62歳，男性，血管性ヘミバリズム)。(柳澤，1981[22])より引用)

指摘されていた[11]。その多くは線条体の血管障害によるものであり[19]，一方線条体血管障害による舞踏病と診断される症例群では，バリズムと同様のリズムで比較的規則的な繰り返し運動がみられる[4]。

以上の諸所見を総合すると，舞踏病とバリズムには，不随意運動として多くの共通点があり，規則性と同期性および障害される筋の範囲が，バリズムを舞踏病とは異なった運動として発現させる要素として重視すべきと考えられる。

4) アテトーゼ

アテトーゼは舞踏病より緩徐な，ジストニーより早い不随意運動と定義される。原因疾患は脳性麻痺が最も多く，責任病変は線条体の有髄線維病変である大理石状態が，20世紀前半に確立された。脳性麻痺のアテトーゼは，基本的に随意運動に際して複雑な筋活動が誘発されて，奇妙な運動となり，動作性ジストニーと類似の病態である。随意運動の努力以外でも，興奮や疼痛，精神的負荷に対する筋緊張亢進の反応として，奇妙なアテトーゼ運動が誘発される。

一方，アテトーゼ運動に似た不随意運動が深部感覚障害で出現し，偽性アテトーゼ(pseudo-athetosis)と呼ばれる。とくに視床感覚中継核の病変による偽性アテトーゼは，奇妙な再現性のない運動の連続で，手指がばらばらの姿勢とあいまって真性のアテトーゼによく似るが，その神経機序は全く異なる。

脳性麻痺によるアテトーゼは，随意運動障害を伴う。アテトーゼでみられる筋活動は，緩徐に変動する持続性の不随意収縮で，非相反性に屈筋，伸筋ともに同時に活動することから巧緻運動を大きく妨げる[13]。ただし運動遂行のプラン(筋活動の時間的，空間的組み合わせの神経支配)は保たれていることから，不随意運動に妨げられながらも目的運動はどうにか遂行できる。この様子は，動作性ジストニーにおける随意運動障害に似る。

アテトーゼあるいはジストニー型の脳性麻痺は，骨格筋の相反性支配の障害を特徴とするが，成長に伴い相反性 Ia 抑制が発達し[12]，表面筋電図上も相反性支配の確立，随意運動の改善がみら

れる[21]。

近年の定位脳手術，深部脳刺激法(DBS)ではアテトーゼを対象とすることはなく，また周産期医療の進歩により脳性麻痺が激減したことから，近年アテトーゼに対する生理学的あるいは画像の知見は新しいものがない。

5) ジストニー

ジストニーは，基底核障害として極めて興味深い病態である。ただし Oppenheim(1911)が，同一筋に状況によって Hypertonie(筋緊張亢進)と Hypotonie(筋緊張低下)が現れることから Dystonie と名づけた特異な病態は，Ashkenazi 系ユダヤ人に多発する家族性疾患である dystonia musculorum deformans，現在の理解では DYT-1 の特徴的な病態である。歴史的には，この疾患はまもなく症候群にまとめられ，筋緊張亢進を基礎に出現する姿勢異常をジストニーとする Denny-Brown の立場が重視され，一方，アテトーゼより緩徐な不随意運動をジストニーと呼び，また随意運動に際してジストニーが出現する動作性ジストニーも病態として確立された(柳澤，1995[29]，2002[30])参照)

a. ジストニー姿勢 dystonic posture

除脳固縮，除皮質固縮，緊張性頸反射，屈曲性対麻痺など，基底核のみでなく大脳皮質，脳幹，脊髄の高度の障害により，筋固縮を主徴とする原始反射姿勢が固定する状態をジストニー姿勢という。これは慢性の経過で固定した状態となるが，変動する状態では皮膚の接触刺激によってジストニー姿勢が亢進する。

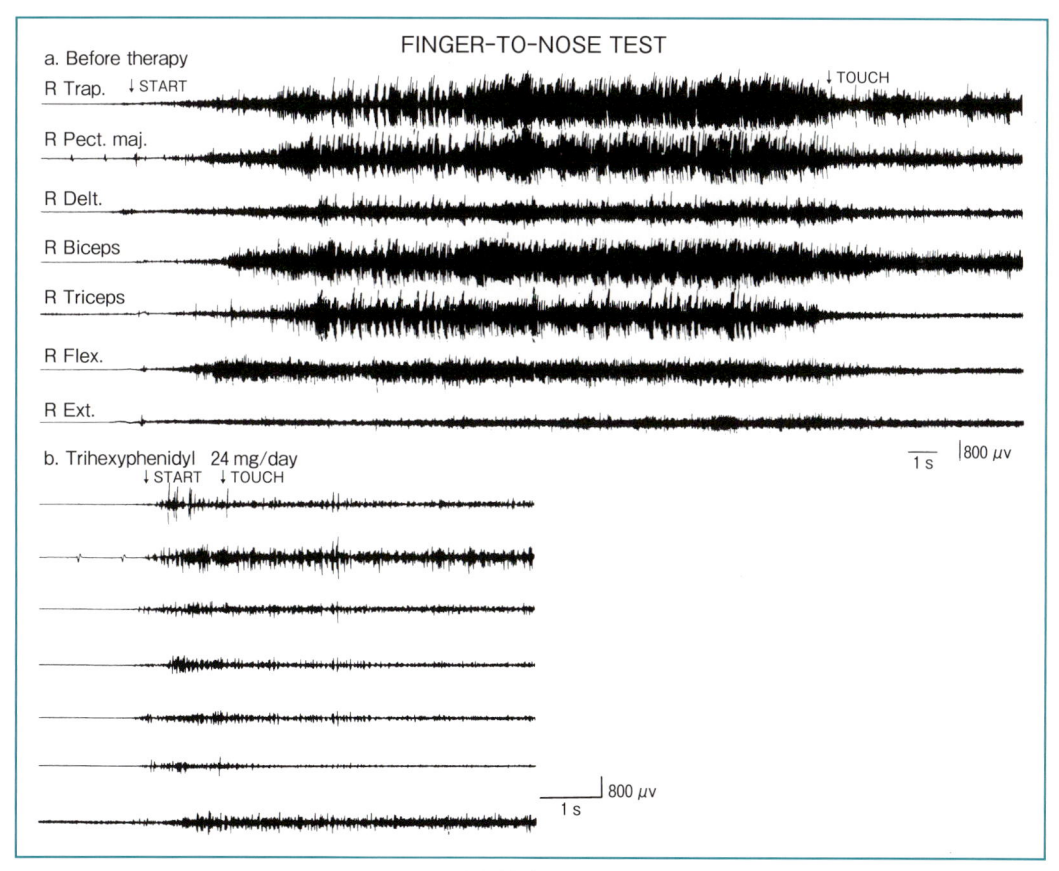

図 C-63 動作性ジストニーの筋電図
a：指鼻試験で肩から上肢の広汎な筋に群化放電を伴う持続性収縮が出現し，目的運動が妨げられる。指が鼻に触れ目的を果たすと一部(肩，上腕二頭筋)を除いて全体の力が抜ける。
b：抗コリン薬大量投与により症状が改善したのちの指鼻試験
(柳澤，1995[29]より引用)

b．ジストニー運動 dystonic movement

不随意運動としてのジストニーは，緩徐な不随意運動であり，ときに筋収縮が著しく疼痛をもたらす．広汎な淡蒼球病変でみられることがあり，基底核から視床への出力の遮断が，他の反射性運動の抑制を阻害する結果かもしれない．機序はなお不明である．

c．動作性ジストニー action dystonia

特発性捻転ジストニーや書痙その他の職業性ジストニーで出現する．随意運動の努力に際して，関連する筋群の時間的，空間的収縮の組織化によって円滑な運動が遂行できる正常状態に対して，関連筋群が広汎に持続性収縮を生じて円滑な運動を妨げる状態である（図C-63）．過剰な肢，指の使用が視床，大脳皮質の感覚受容野を拡大することにより筋収縮の拡散を生ずる機序が考えられている[1,10]．Kajiら[6]は，緊張性振動刺激（tonic vibration）により固有感覚入力を増加させることがジストニーを増悪させる所見を得ており，ジストニーの機序として感覚入力処理の異常の関与が重視される．

d．特発性捻転ジストニーの病態

特発性捻転ジストニー，idiopathic torsion dystonia あるいは dystonia musculorum deformans の中核を占めるのは Ashkenazi 系ユダヤ人にみられる DYT-1 である．この疾患では，病理学的に基底核に形態的病変を示さないことから，責任病変が不明なまま現在に至っている．しかし疾患単位として遺伝子異常を伴う症例とそうでない症例が含まれるものの，いくつかのユニークな運動症状を特徴とする疾患としてまとめることができる．その特徴は以下のようである．

①安静状態では筋緊張は低下し，随意運動や一定の肢位保持の努力で，広範な筋緊張亢進を生ずる（dystonia の語源）．②筋緊張亢進状態で固縮すなわち筋伸張反射の亢進は認めない．③全身性および局所性の異常姿勢反射亢進を認める．局所性の姿勢反射としては Westphal の paradoxical contraction や筋の伸張により遅発性に筋活動を誘発する遅発性筋反応（delayed muscular response）がみられ，これはジストニーに特徴的所見といえる[31]．全身性姿勢反射は，安静臥位での自然な姿勢から起立すると奇妙な捻転姿勢を生ずる．その姿勢は古典的な姿勢反射姿勢をとることは少なく，非対称性で躯幹の著しい側屈・前屈や捻転が目立つ．④規則的な振戦や不規則なゆれが肢あるいは全身に出現する[32]．

そしてこれらの特殊なジストニーの症候とくに異常姿勢は，淡蒼球内節のDBSで完全に消失するが[16]，他の薬物治療は効かない．DBSの効果は数週の経過で徐々にピークに達し，また刺激の中止によって徐々に症候が再発する．病態からは，不随意運動と筋緊張の変動が特徴であるが，基底核のニューロン活動の記録では，淡蒼球内節の発射は低頻度で，舞踏病に類似する[18]．

特発性捻転ジストニーは，①基底核障害としての病態の特異性，②動作性ジストニーにおける筋活動の組織化の障害と感覚受容過程の異常との関係，③特異な姿勢異常と淡蒼球DBSによる消失など，特徴的な病態を示す．それらの神経機構の解明は，随意運動や姿勢の神経機構およびそれらにおける基底核の役割を明らかにするうえで新知見を加えることが期待される．

4 ミオクローヌス

ミオクローヌス（myoclonus）は電撃的な，いわゆる「ピクッとする」不随意運動で，英語ではshock-likeと表現される．このなかには，筋収縮が突然増大した結果電撃的な運動が起こる場合と，筋収縮が瞬間的に中断したためにたとえば手が落下する場合とがある．前者を陽性ミオクローヌス（positive myoclonus），後者を陰性ミオクローヌス（negative myoclonus）と呼び，後者はアステリクシス（asterixis）と呼ばれることもある．また，ミオクローヌスはその推定発生源に基づいて，皮質性ミオクローヌス（cortical myoclonus），脳幹起源のミオクローヌス，脊髄性ミオクローヌス（spinal myoclonus），およびその他に分けられる．ミオクローヌスの診断と分類は臨床的観察によって行うことが可能であるが，電気生理学的検査はその確認と分類，および発生機序の検索に効果を発揮する．電気生理学的検査には，次のようなものがある．

1）表面筋電図によるミオクローヌスの記録

他の不随意運動と同様に，ミオクローヌスの診断には表面筋電図で筋収縮の状況を観察すること

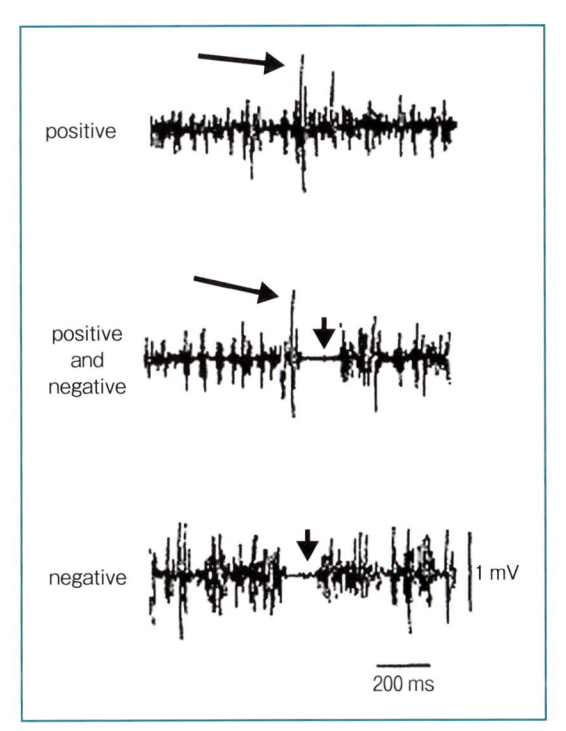

図 C-64　陽性ミオクローヌス(positive)(長い矢印)と陰性ミオクローヌス(negative)(短い矢印)を示す表面筋電図
いずれも進行性ミオクローヌスてんかんの1症例の手首伸筋から記録したもの。

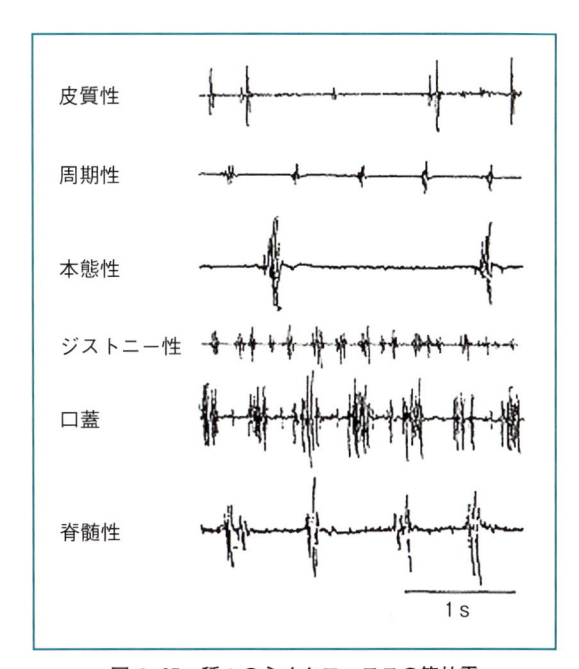

図 C-65　種々のミオクローヌスの筋放電
皮質性ミオクローヌスに伴う筋放電が最も短い。周期性ミオクローヌスは Creutzfeldt-Jakob 病の患者から記録したもの。この場合の筋放電は短いことも長いこともあり、一定しない。脊髄性ミオクローヌスはときに短い筋放電を示すこともある。

が最も基本的な情報を提供する。上記のように，多くの場合筋放電が突然起こるかあるいは瞬間的に増大して当該肢がピクッと動くが(陽性ミオクローヌス)，逆に筋放電が瞬間的に中断することもあり(陰性ミオクローヌス)，しばしば両者が混在する(図 C-64)。陽性ミオクローヌスの筋放電の持続については，とくに皮質性ミオクローヌスの場合に非常に短いのが特徴である(通常 50 ms 以下)(図 C-65)。さらに，できるだけ多数の筋から同時記録したほうが，その分布および伝播をみるのに有効である。とくに，皮質性ミオクローヌスは四肢遠位部や顔面に多くみられる。脊髄性ミオクローヌスには脊髄髄節性ミオクローヌス(segmental spinal myoclonus)と固有脊髄ミオクローヌス(propriospinal myoclonus)の2種類がある。前者では一定の髄節の支配筋に限局して起こるのに対して，後者は一定の胸髄レベルから始まって吻側および尾側の筋にそれぞれ伝播するのを特徴とする。

2) 脳波と筋電図の同時記録

多くのミオクローヌスは皮質起源であるため，脳波と筋電図の同時記録はとくに重要である。脳波上棘波(spike)または棘徐波結合が検出されれば，そのミオクローヌスは皮質起源である可能性が高い。そのなかでも，時間的にミオクローヌスと棘波が同時にみられればその可能性は一層高くなる(図 B-292)(➡B-XVIII「不随意運動に伴う脳電位－jerk-locked back averaging」，293頁を参照)。皮質性ミオクローヌスは一次感覚運動皮質の過剰興奮性に基づき，それが全汎化すると全身けいれん発作に移行するので，その検出は治療上とくに大切である。皮質性ミオクローヌスのことをてんかん性ミオクローヌス(epileptic myoclonus)と呼ぶこともあるくらいである。なお，Creutzfeldt-Jakob病および亜急性硬化性全脳炎(SSPE)の患者ではしばしば周期性ミオクローヌスまたは周期性ジストニー性ミオクローヌスがみられ，脳波上周期性同期性放電が同時にみられることが多い(➡C-IV章の1-3)「大脳皮質と深部灰白質がともに傷害される場合」，341頁を参照)

（図 C-29, 32）。

3）jerk-locked back averaging

上記の脳波・筋電図ポリグラフではミオクローヌスと棘波の時間的および空間的関係が精密には測定できない。jerk-locked back averaging はミオクローヌスをトリガーとして脳波を加算平均して、そのミオクローヌスに先行する皮質活動を検出するための検査である（図 B-297）（➡B-XVIII 章，293 頁を参照）。これによって，典型的な皮質性ミオクローヌスは，手の場合その 20〜25 ms 前に一次運動野の該当領域から棘波が出現することがわかる。なお，脳波の代わりに，あるいは脳波と同時に脳磁図を記録してこの手技を適用すれば，皮質活動の発生源をより正確に同定することができる（図 B-300，298 頁）。

4）脳波・筋電図コヒーレンス

これは脳波と筋電図の間に一定周波数帯域の律動波の相関があるかどうかを計算する方法で，コヒーレンス（coherence）と呼ばれる。健常者でも随意的筋収縮の場合には約 20 Hz のピークで相関がみられるが，皮質性ミオクローヌスではもっと高い周波数帯域で相関のピークがみられることがある。この現象は，ミオクローヌスの結果としての感覚フィードバックをみているのではなくて，運動皮質が筋活動を駆動（drive）しているものと解釈されている。上記の jerk-locked back averaging は少なくとも 50 回くらいの加算を要し，その記録に時間を要する難点があるのに対して，本法は記録時間が短くてすむ。しかし，本法は皮質起源を直接的に証明しているわけではない。

5）巨大体性感覚誘発電位の証明

皮質性ミオクローヌスの患者の大部分では，末梢神経電気刺激による体性感覚誘発電位（SEP）の皮質成分が著明に増大している（図 B-134）（B-IX 章の 2-9）-e「皮質ミオクローヌスにおける巨大 SEP の意義」，139 頁を参照）。これは，皮質性ミオクローヌスでは一次運動皮質だけではなくて一次体性感覚皮質の興奮性も過剰に増大していることを示すものである。なお，ときに閃光刺激による視覚誘発電位が巨大化していることもある。

6）皮質経由・長ループ反射の増強

健常者でも手の筋を軽く収縮させた状態でその末梢神経に電気刺激を加えると，約 45 ms の潜時でその手に筋放電が誘発される。これは一次感覚運動皮質を介した長ループ反射（transcortical long loop reflex）と考えられている。皮質性ミオクローヌスの患者ではこの反射が増強しており，筋を収縮させていない状態でも誘発されることが多い（図 B-136）（B-IX 章の 2-9）-e，138 頁を参照）。なお，この場合上記の巨大 SEP を伴うことが多い。この現象は臨床的には皮質反射性ミオクローヌス（cortical reflex myoclonus）に相当するもので，事実皮質性ミオクローヌスの患者の大部分では自発性ミオクローヌスとこの反射性ミオクローヌスが混在していることが多い。

このように，皮質性ミオクローヌスでは感覚運動皮質の興奮性が増強していることがわかるが，経頭蓋磁気刺激法を用いて運動皮質の興奮性を検査すると，短間隔皮質内抑制（short interval intracortical inhibition）が低下していることがわかる[3,5,9,14]。なお，同様の現象は局所性ジストニーでもみられるが，同じく皮質内抑制の障害であっても，両者の間にはわずかな相違があることが示された[3]。

文献

1) Byl NN, Merzenich MM, Jenkins WM. A primate genesis model of focal dystonia and repetitive strain injury: I. Learning-induced dedifferentiation of the representation of the hand in the primary somatosensory cortex in adult monkeys. Neurology 1996; 47: 508-520.
2) Hallett M, Berardelli A, Delwaide P, Freund HJ, Kimura J, Lücking C, et al. Central EMG and tests of motor control. Report of an IFCN committee. Electroencephalogr Clin Neurophysiol 1994; 90: 404-432.

3) Hanajima R, Okabe S, Terao Y, Furubayashi T, Arai N, Inomata-Terada S, et al. Difference in intracortical inhibition of the motor cortex between cortical myoclonus and focal hand dystonia. Clin Neurophysiol 2008 ; 119 : 1400-1407.
4) Hashimoto T, Yanagisawa N. A comparison of the regularity of involuntary muscle contractions in vascular chorea, with that in Huntington's chore, hemiballism and Parkinsonian tremor J Neurol Sci 1994 ; 125 : 87-94.
5) Huang YZ, Lai SC, Lu CS, Weng YH, Chuang WL, Chen RS. Abnormal cortical excitability with preserved brainstem and spinal reflexes in sialidosis type I. Clin Neurophysiol 2008 ; 119 : 1042-1050.
6) Kaji R, Rothwell JC, Katayama M, Ikeda T, Kubori T, Kohara N, et al. Tonic vibration reflex and muscle afferent block in writer's cramp. Ann Neurol 1995 ; 38 : 155-162.
7) Kanazawa I, Kimura M, Murata M, Tanaka Y, Cho F. Choreic movements in the macaque monkey induced by kainic acid lesions of the striatum combined with L-DOPA : pharmacological, biochemical and physiological studies on the neural mechanisms. Brain 1990 ; 113 : 509-535.
8) Leckman JF. The pathogenesis of Tourette syndrome : role of biogenic amines and sexually dimorphic systems active in early CNS development. Segawa M, Nomura Y (eds). Age-Related Dopamine-Dependent Disorders. Monogr Neurol Sci, vol.14, Karger, Basel, 1995, pp41-49.
9) Lefaucheur JP. Myoclonus and transcranial magnetic stimulation. Neurophysiol Clin 2006 ; 36 : 293-297.
10) Lenz FA, Byl NN. Reorganization in the cutaneous core of the human thalamic principal somatic sensory nucleus (ventral caudal) in patients with dystonia. J Neurophysiol 1999 ; 82 : 3204-3212.
11) Meyers R. Ballismus. Vinken PJ. Bruyn GW, eds. Handbook of Clinical Neurology, vol.6 , Diseases of the Basal Ganglia, North-Holland, Amsterdam, 1968, pp476-490.
12) Mizuno Y, Tanaka R, Yanagisawa N. Reciprocal group I inhibition on triceps sural motoneurons in man. J Neurophysiol 1971 ; 34 : 1010-1017.
13) Narabayashi H, Nagahata M, Nagao T, Shimazu H. A new classification of cerebral palsy based upon neurophysiological considerations. Confin Neurol 1965 ; 25 : 378-392.
14) Shibasaki H, Hallett M. Electrophysiological studies of myoclonus. Muscle Nerve 2005 ; 31 : 157-174.
15) Tuttle WW, Janney CD, Wilkerson DJ, Imig CJ. Effect of exercises of graded intensity on neuromuscular tremor as measured by strain gauge technique. J Appl Physiol 1951 ; 3 : 732-735.
16) Vercueil L, Krack P, Pollak P. Results of deep brain stimulation for dystonia : a critical reappraisal. Mov Dis 2002 ; 17 (suppl 3) : S89-S93.
17) Verrier MC, Tatton WG. Reaction time processing for normals and Parkinsonians making reaching movements avoiding obstacles in visual space. Soc Neurosci Abst 1987 ; 13 : 352.
18) Vitek JL, Chockkan V, Zhang JY, et al. Neuronal activity in the basal ganglia in patients with generalized dystonia and hemiballism. Ann Neurol 1999 ; 46 : 22-35.
19) Yahikozawa H, Hanyu N, Yamamoto K, et al. Hemiballism with striatal hyperintensity on T1-weighted MRI in diabetic patients : a unique syndrome. J Neurol Sci 1994 ; 124 : 208-214.
20) 柳澤信夫：不随意運動の病態生理．福山幸夫編．小児神経学の進歩．第4集，診断と治療社，東京，1975，pp144-189.
21) Yanagisawa N. Reciprocal reflex connections in motor disorders in man. Desmedt JE (ed). Spinal and Supraspinal Mechanisims of Voluntary Motor Control and Locomotion. Karger, Basel, Prog Clin Neurophysiol 1980 ; 8 : 129-141.
22) 柳澤信夫：ヘミバリズム．文部省特定研究「難病」班，豊倉康夫(代表)編．"難病の発症機構"，東京大学出版会，東京，1981，pp439-446.
23) 柳澤信夫．錐体外路疾患の臨床と病理．神経精神薬理 1981 ; 3 : 765-784.
24) 柳澤信夫．不随意運動, Parkinson病. medicina 1983 ; 20 : 851-857.
25) 柳澤信夫．ふるえの種類と病因, 診かた．A．振戦．萬年徹, 柳澤信夫編．ふるえの臨床―診断と治療．Churchill Livingstone Japan, 東京, 1993, pp13-23.
26) 柳澤信夫．ふるえの種類と病因, 診かた．E．ジスキネジア．萬年徹, 柳澤信夫編．ふるえの臨床―診断と治療．Churchill Livingstone Japan, 東京, 1993, pp32-33.

27) 柳澤信夫．振戦以外のふるえ．D．チック．萬年徹，柳澤信夫編．ふるえの臨床－診断と治療 Churchill Livingstone Japan，東京，1993，pp127-128．
28) 柳澤信夫．不随意運動の分類，病態，鑑別診断．精神神経薬理 1995；17：453-468．
29) 柳澤信夫．特発性捻転ジストニー．神経研究の進歩 1995；39：488-497．
30) 柳澤信夫．ジストニアとは－概念，症候，分類－．脳の科学 2002；24：811-820．
31) Yanagisawa, N, Goto A: Dystonia musculorum deformans. Analysis with electromyography. J Neurol Sci 1971；13：39-65．
32) Yanagisawa N, Goto A, Narabayashi H. Familial dystonia musculorum deformans and tremor. J Neurol Sci 1972；16：125-136．
33) Yanagisawa N, Hashimoto T. Quantitation of involuntary movement with electromyography. Clifford Rose F (ed). Parkinson's Disease and the Problems of Clinical Trials, Smith-Gordon, London, 1992, pp131-142.

VIII 運動ニューロン疾患

主な運動ニューロン疾患は，筋萎縮性側索硬化症（ALS）と脊髄性進行性筋萎縮症（SPMA）である。ALSは進行性に重症の転帰をとることから早期診断が大切な疾患である。

進行性の筋萎縮と筋力低下が複数の身体部位に存在する場合にALSは鑑別診断の対象となるが，変形性脊椎症や脊髄空洞症など脊髄を限局性に障害する疾患，多巣性運動性ニューロパチー（MMN）や慢性炎症性脱髄性多発ニューロパチー（CIDP）など慢性に多数の神経を障害するニューロパチーと鑑別しなければならない。もちろんALSの診断には，臨床神経学的診断技術による見当づけがまず行われ，電気生理学的検査は補助診断技術である。長い経過を観察すればそれだけで臨床診断は容易であるが，早期の確定診断や病態の定量評価には電気生理学的検査が有用である[3-5]。

1 筋萎縮性側索硬化症(ALS)の診断

1) 診断基準の感度と特異度

すべての疾患の診断基準は感度と特異度が問題となる。両者はあたかもトレードオフの関係にあり，感度を1（その疾患のすべての患者が含まれる）に近づければ，特異度（他疾患が除外できる確率）は低下する。電気生理学的検査所見を診断基準に加える場合（例：神経伝達速度の正常値からの解離の度合い，誘発筋活動電位の持続時間など），感度と特異度を各々Y，X軸にプロットしたreceiver operating characteristic（ROC）*の曲線を描き，望ましい感度と特異度が得られるカットオフ値を定めることもできる[4]。

2) ALSの電気生理学的診断

1969年Lambert[2]はそれまでの知見に基づいて，筋電図学的診断基準を提唱した。それは①上下肢筋で線維束自発電位（fasciculation potential）

---

receiver operating characteristic（ROC）*

信号検出理論において用いられる用語で，受信者操作特性あるいは受信者動作特性と呼ばれる。ROCカーブと呼ばれるものは，2つの独立分類因子をグラフ上にプロットするもので，近年は疾患診断の感度（sensitivity）と特異度（specificity）を表わすカーブとして用いられるようになった。ROC分析は最適モデルを選ぶ手段として，医学，放射線学，心理学などで以前から用いられてきた。近年診断基準の感度と特異度が問題となってきたが，両者はトレードオフの関係にあることから，診断上最適の条件を選ぶためにROCが用いられるようになっている。ニューロパチーやALSの診断でも381，388頁に述べているような用い方をする。

表 C-13　ALS の新しい診断基準（Awaji 基準暫定案）

神経伝導検査
(1) 感覚神経伝導検査は正常（SNAP 振幅と神経伝導速度）。ただし圧迫性ニューロパチーや合併するニューロパチーがある場合はこの限りではなく，軽度の異常所見は認められる。
(2) 病的反射など明らかな上位運動ニューロン障害が臨床所見で認められれば針筋電図基準へと進む。深部腱反射の若干の亢進のみの場合はこれに当てはまらない。
(3) 運動神経伝導速度が正常下限の 75% 以上であり，F 波最短潜時が正常上限の 130% 以下であること。
(4) 遠位潜時と遠位刺激による運動誘発電位（CMAP）陰性成分の持続時間が正常上限の 150% 以下であること。
(5) 伝導ブロック（CB）を認めないこと。CB は以下の通りに定義される。遠位刺激にて基線から陰性成分頂点までの CMAP 振幅が 1 mV ある条件で，遠位刺激と近位部刺激による陰性 CMAP 面積比が 50% 以下であること，かつ陰性成分の CMAP 持続時間が遠位刺激に比べ近位部刺激で 30% 以上延長していないこと。

針筋電図
　下位運動ニューロン病変の評価のためには電気生理学的異常と臨床所見は同様の重みを持ち，共同して使用しても構わない。
(1) 慢性脱神経所見があれば線維束自発電位（多相性が望ましい）は線維自発電位や陽性鋭波（fibs-sw）と同様の重みを持つ所見として，活動性脱神経の証拠と解釈される。
(2) fibs-sw は萎縮・脱力のある四肢筋に存在しなければならない。
(3) 慢性神経原性変化は以下の通りに定義され，項目(a)と(b)をともに満たすか，あるいは(c)か(d)を認めることが必要である。
　　(a) 定性的あるいは定量的筋電図により検出される運動単位電位の振幅増加，持続時間延長，多相波の出現。
　　(b) 運動単位のリクルートメントの低下，つまり運動単位数の低下に伴う発火頻度の増加。上位運動ニューロン障害が顕著な場合は発火頻度の増加がみられないことがある。
　　(c) 500 Hz から 5 KHz の狭いバンドパスを用い不安定で多相性の運動電位を認めること。
　　(d) 線維密度の増加は慢性の神経原性変化を示唆する。

上位運動ニューロン病変の評価
　臨床的に明らかな上位運動ニューロン徴候を認めない場合は，検査が有用となるが，適切な臨床ならびに画像所見から他の原因を除外する必要がある。
　経頭蓋磁気刺激（TMS）にて CMAP が誘発されることが必要であり，以下の所見が有用である。
(1) 中枢神経伝導時間の延長
(2) 遠位部での伝導遅延がない場合，検査筋への総潜時の延長
(3) 咽頭部発症の場合，TMS で電位が誘発可能なことは上位運動ニューロン病変を示唆する。
(4) 三重刺激試験
(5) F 波対 M 波の振幅比を含む F 波

（野寺他，2007[3]）より引用）

または線維自発電位（fibrillation potential）を認めること，②運動単位の数が減少し，高振幅，長持続時間の電位を認めること，③運動神経伝導速度は正常または正常値の 70% 以上，④感覚神経伝導が正常，という 4 条件すべてを満たすというものであった。

　その後 ALS の世界神経連合 WFN による診断基準として El Escorial 基準が制定され[1]，さらに 1998 年これが改訂され，電気生理学的検査基準に大脳磁気刺激による中枢運動伝導時間（CMCT）の延長や末梢神経伝導ブロックなどが加えられた（日本神経学会治療ガイドライン参照）。

　さらに最近国際臨床神経生理学連合（IFCN）は，より適切な電気生理学的診断基準の策定を行い，新たな Awaji 基準を提唱した[3]（表 C-13）。これは改訂 El Escorial 基準との整合性もとり，Lambert 基準の優れた点を生かし，さらに近年の知見から伝導ブロック所見と中枢運動伝導時間の評価を取り入れたものである。

　これらの基準はあくまでも他疾患との鑑別が問題となるときに重視すべきものであり，初期の ALS 確定診断には Lambert 基準が依然として有用である。

文献

1) Brooks BR. El Escorial World Federation of Neurology criteria for the diagnosis of amyotrophic lateral sclerosis. Subcommittee on Motor Neuron Diseases/Amyotrophic Lateral Sclerosis of the World Federation of Neurology Research Group on Neuromuscular Diseases and the El Escorial "Clinical limits of amyotrophic lateral sclerosis" workshop contributors. J Neurol Sci 1994 ; 124 (Suppl) : 96-107.
2) Lambert EH. Electromyography in amyotrophic lateral sclerosis. Norris FH, Kurland LT (eds). Motor Neuron Diseases : Research on Amyotrophic Lateral Sclerosis and Related Disorders. Grune & Stratton, New York, 1969, pp135-153.
3) 野寺裕之, 和泉唯信, 梶龍兒. 新しいALSの診断基準（Awaji基準）. Brain and Nerve 2007 ; 59 : 1023-1029.
4) Thaisetthawatkul P, Logigian EL, Hermann DN. Dispersion of the distal compound muscle action potential as a diagnostic criterion for chronic inflammatory demyelinating polyneuropathy. Neurology 2002 ; 59 : 1529-1532.
5) van Schaik IN, Bouche P, Illa I, et al. European Federation of Neurological Societies/Peripheral Nerve Society guideline on management of multifocal motor neuropathy. Eur J Neurol 2006 ; 13 : 802-808.

IX ニューロパチー

　ニューロパチーの電気生理学的診断には神経伝導速度測定が基本である。神経伝導速度の臨床応用は，神経学的所見から異常部位の見当づけを行い，検索部位を選び，運動または感覚神経伝導検査を行う。疼痛を伴ったり，針を用いて刺激や記録を行う場合もある侵襲的検査であることから，必要かつ十分な情報を得る適正な検査を行わなければならない。

1 神経伝導速度測定の注意事項

　神経伝導速度の検査は種々な方法で，種々な指標を用いる(表 C-14)。しかしいずれの方法においても，実際に得られる情報は蓋然的に判断し得るものであり，臨床所見とあわせて意義を持つものである。得られる所見が電気的な生体現象であることから客観性は十分にあるが，神経を電気刺激して反応が誘発されるまでの過程を基本的に理解しておかないと，判断を誤ることになりかねない。たとえば，運動神経刺激で誘発される筋電位(CMAP または M 波)は 1 回の刺激による反応であるが，感覚神経刺激によって誘発記録される電位は，数回以上の平均加算記録であり，一見して波形は類似していても，電位の意義は異なる。そのような点を念頭において判断すれば有用性は高い。とくに感覚神経については感覚の異常はもっぱら患者の主観によるものであり，客観性をもつ臨床指標に乏しいことから，電気生理学的検査の有用性は高い。

　実際の検査上の注意事項としては，B-V 章の 8 (➡95 頁)に述べたように，室温の確認，皮膚温の測定と皮膚温が低下している場合の保温(とくに指の末梢部や皮下表層を走る感覚神経の検査では注意)，適切な刺激電極部位の設定，異なる部位で刺激する場合における電極間距離の厳密に正確な測定(1 mm レベルまで)，潜時測定の条

表 C-14　末梢神経伝導検査

方法	計測内容	意義
運動神経伝導検査 (運動神経に沿って 2 点刺激による誘発 CMAP 記録)	1. 最大伝導速度(MCV) 2. CMAP 振幅・面積 3. CMAP 持続時間 4. CMAP 遠位潜時 　(distal latency) 5. F 波潜時	刺激 2 点間の大径運動線維の活動 運動線維の全体の活動 異なる直径の線維の障害度合 刺激点より筋までの神経筋活動 刺激点より近位の運動神経活動
感覚神経伝導検査 (順行性，逆行性)	1. 最大伝導速度(SVC) 2. 頂点伝導速度	刺激された感覚神経のうち大径線維活動 刺激された感覚神経の最多数の線維の伝導速度

件，振幅の測定法の記載などである．

これらの神経伝導検査の条件は，それによって薬物の治療効果，病勢の進行または回復状況を判断する場合はとくに厳密に一定であることが求められる．

2 閾値電気緊張法 threshold electrotonus

神経線維を興奮させる電気刺激として用いられるのは矩形波パルスである．矩形波パルスの幅と興奮閾値の間には一定の関係があり，これは古典的に強さ時間曲線として表示される（図 B-72，82 頁）．神経線維の走行に沿って 2 カ所に電極を置き，一方を陰極，他方を陽極にして弱い直流電流を流すと，電極直下のみでなく近傍の神経線維の膜を通して電流が流れる．長い期間の直流通電によって膜内外に生じた電位変化によって生ずる興奮性の変化を，electrotonus（電気緊張）と呼ぶ（Fulton：Textbook of Physiology, 15th ed, 1940）．

electrotonus は人工的な膜電位変化であるが，当然膜内外のイオンの出入りを伴い，跳躍伝導を生ずる興奮の閾値を変化させる．

Bostock と Burke ら[6,7]は，この threshold electrotonus を用いて神経線維の興奮性の異常を検出する方法を提案し，種々のニューロパチーにおける異常を明らかにすることを試みた．

1）原理

膜を脱分極あるいは過分極させる直流弱刺激（electrotonus 刺激）を与え，その開始から一定時間をおいて短持続パルス刺激を与えて神経にインパルスを発生させるのに要する刺激閾値を調べると，図 C-66 のような曲線が描かれる．この図は 100 ms の electrotonus 刺激を与えた所見であるが，この曲線は，脱分極，過分極とともに K$^+$ チャネルの出入りと膜のインピーダンスを規定する構造によって決まると考えてよい．electrotonus をかけた初期から後期にかけてのインパルス発射閾値の変化は脱分極と過分極で異なり，また electrotonus 刺激を切ったあとはリバウンドで安静時の閾値を超えて逆方向にわずかに変化する．この様子は神経細胞における発火後の過分極（afterhyperpolarization）に似る．神経線維に異常があれば，この electrotonus 負荷による興奮閾値の変化が正常と異なることが予測され，種々のニューロパチーや運動ニューロン疾患，電解質異常などで調べられている．主な所見は表 C-15 に示すようである．

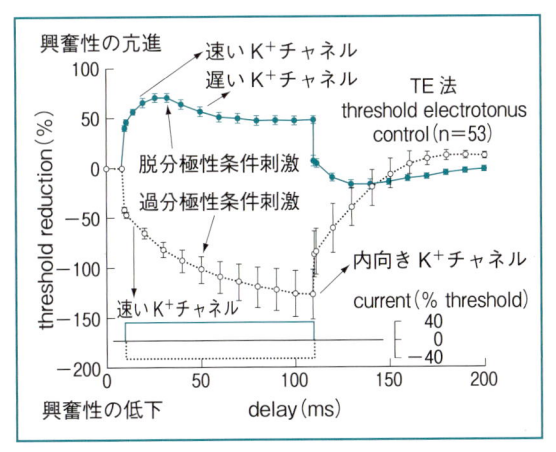

2）ニューロパチーにおける異常

末梢神経における脱髄は，絶縁体としての髄鞘が失われることにより，ランビエ絞輪の荷電イオンの流れに依存する通常の電気刺激に対するインパルス発生の閾値が上昇する一方，持続性の electrotonus 刺激での膜電位の変化は大きくなることが予測される．実際に脱髄を主病変とする Charcot-Marie-Tooth 病 1 型では，正常よりも threshold electrotonus 法でのカーブは外側にシフトする（fanning out と呼ぶ）．図 C-67 にその例を示すが，過分極刺激による閾値の増大は electrotonus による膜電位の低下（過分極）と，それを生ずるイオンチャネル（K$^+$ チャネル）の異常によると理解される．

一方慢性炎症性脱髄性多発ニューロパチー（CIDP）では，通常の短持続矩形波パルスによる神経刺激により最大 CMAP（M 波）を誘発するのに正常より著しく強い刺激を必要とするが，threshold electrotonus では正常と有意差はないとされる[8]．

threshold electrotonus 法は，古くから行われてきた強さ時間曲線を応用した新しい検査法である．各種のニューロパチーにおける軸鞘，軸索の形態変化に加えて，活動電位の発生や膜電位の維

図 C-66　threshold electrotonus の表示法
（野寺，梶，2004[17]より引用）

表 C-15　threshold electrotonus 法の臨床応用と主要所見

疾患	主な所見	報告者
筋萎縮性側索硬化症	K チャネル機能障害	Bostock ら(1995)
	持続性 Na 電流増加	Mogyoros ら(1998)
脊髄性筋萎縮症	持続性 Na 電流増加	Kanai ら(2003)
慢性炎症性脱髄性多発ニューロパチー	脱分極時 Na 電流低下	Cappelen-Smith ら(2000)
	髄鞘抵抗低下	Sung ら(2003)
多巣性運動ニューロパチー	随意収縮による過分極	Kaji ら(2000)
Charcot-Marie-Tooth 病	髄鞘抵抗低下	Nodera ら(2004)
Isaacs 症候群	持続性 Na 電流増加	Maddison ら(1999)
		Kiernan ら(2001)
Guillain-Barré 症候群	Na チャネル機能障害	Kuwabara ら(2002)
糖尿病性ニューロパチー	持続性 Na 電流低下	Misawa ら(2004a)
	一過性 Na 電流低下	Misawa ら(2004b)
	インスリン治療による Na 電流回復	Kitano ら(2004)
低カリウム血症	過分極	Kuwabara ら(2002)
高カリウム血症	脱分極	Kiernan ら(2002)

(桑原, 2004[12]より引用)

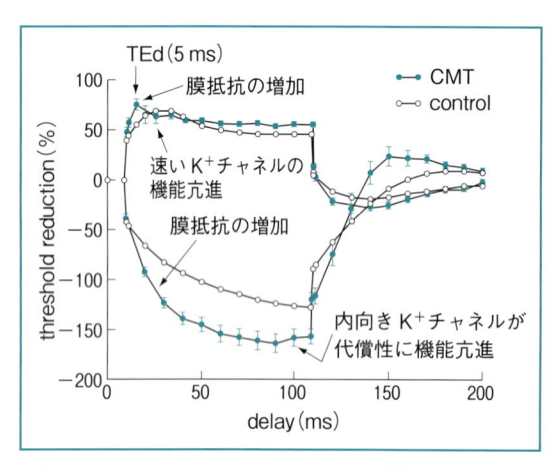

図 C-67　Charcot-Marie-Tooth 病 1 型の threshold electrotonus 異常
(野寺, 梶, 2004[17]より引用)

表 C-16　超音波検査で評価可能な末梢神経疾患

手根管症候群
肘部管症候群
慢性炎症性脱髄性多発根神経炎
多巣性運動ニューロパチー
Charcot-Marie-Tooth 病(1A 型)
遺伝性圧脆弱性ニューロパチー
ガングリオンによる圧迫性神経障害
上腕骨骨折に伴う橈骨神経障害
腕神経叢損傷
Morton 病
頸部手術に伴う副神経障害
ハンセン病
末梢神経腫瘍

(松岡他, 2006[13]より引用)

持にかかわるイオンチャネルの理解が進むのに伴って，その意義が注目される新しい検査法でる．

3　末梢神経の超音波検査

臨床的に末梢神経障害を客観的指標を用いて表示する方法の一つに，超音波を用いて神経を描出する方法がある[4,13]．横断像は神経横断面のエコー輝度の変化で神経束の性状を，縦断像は神経と周辺組織の境界のエコーの差から神経の太さの情報をもたらす in vivo の優れた形態検査である．
超音波検査の利点は次の 3 つである．

① 電気生理学的検査が困難な末梢神経近位部の形態評価ができる．ただし本検査も身体部位の条件により困難な部位もあり，近位部では MRI と相補的な検査となる．描出しうる末梢神経は，頸部神経根，腕神経叢，迷走神経，副神経，上肢神経(正中，尺骨，橈骨の各神経)，下肢神経(坐骨，大腿部，脛骨，総腓骨の各神経)などである．

② 病変部位が推定される神経部位の形態を調べる．手根管症候群，肘部管症候群では神経伝導ブロックを電気生理検査で検索し，超音波で神経肥厚の程度を評価する．

③ 臨床および電気生理検査で異常と判定される末

梢神経疾患において，形態異常を調べる。慢性炎症性脱髄性多発ニューロパチー（CIDP），Charcot-Marie-Tooth 病 1 型などの脱髄性ニューロパチーで神経肥厚の評価が有用である[14]。超音波検査で評価しうる末梢神経疾患は表 C-16 のようである。

4 慢性炎症性脱髄性多発ニューロパチー chronic inflammatory demyelinating polyneuropathy（CIDP）

慢性炎症性脱髄性多発ニューロパチーは頻度が多い多発ニューロパチーであり，自己免疫性の末梢性脱髄疾患である。そして免疫グロブリンの静注療法が有効なことから，他の筋力低下を進行性に生ずる運動ニューロンあるいは末梢神経疾患との鑑別が必要であり，臨床および電気生理学的診断が極めて重要である。

1）臨床診断基準
① 進行性に階段状，または寛解・増悪を繰り返す，対称性の近位および遠位の末梢性筋力低下および感覚障害が一肢以上（上肢または下肢または両者）に 2 カ月以上にわたって進行する。
② 全肢における腱反射の消失または低下，そして大部分の症例で，髄液の蛋白細胞解離，神経生検所見，あるいは免疫治療への反応で診断が確かめられる。

2）電気生理学的診断基準
CIDP の診断において電気生理学的検査は重要な意義を持つ。いくつかの診断基準が提唱されており主なものを列挙する。

a．Albers と Kelly の基準（1989）[2]

運動神経において少なくとも以下のうち 3 つが存在。
1．肘における尺骨神経，膝における腓骨神経の単独障害を除いて，2 つまたはそれ以上の神経において正常下限の 75％ 以下の伝導速度低下。
2．手首における正中神経の単独障害を除いて，2 つまたはそれ以上の神経において，正常上限の 130％ 以上の遠位潜時（distal latency, DL）の延長。
3．1 つまたはそれ以上の神経において，明らかな活動電位の持続延長（temporal dispersion, TD）あるいは近位対遠位刺激の活動電位振幅比が 0.7 以下。
4．1 つまたはそれ以上の神経において，F 波潜時が正常上限の 130％ 以上の延長。

b．米国神経学会 American Academy of Neurology の基準（1991）[1]

A．必須条件

神経伝導検査において主な所見が脱髄であり，以下の 4 つのうち 3 つを満たさねばならない。
1．2 つ以上の神経において伝導速度（CV）が低下。
　a．活動電位振幅が正常下限の 80％ 以上の場合は，CV が正常下限の 80％ 以下。
　b．活動電位振幅が正常下限の 80％ 以下であれば CV が正常下限の 70％ 以下。
2．以下の 1 つまたはそれ以上の運動神経で，部分的な伝導ブロック（CB）または活動電位振幅の異常な持続延長（TD）の存在：腓骨神経で踵部と腓骨頭下の間，正中神経で手首と肘の間，または尺骨神経で手首と肘下部の間。
　部分的伝導ブロックを示唆する基準：近位部と遠位部刺激で活動電位持続の変化が 15％ 以下かつ陰性ピークまでの電位面積（-P）またはピーク間（peak to peak, P-P）の振幅が 20％ 以上減少。
　異常な持続延長（TD）と伝導ブロックを示唆する基準：近位部と遠位部の刺激で，電位持続が 15％ 以上の変化，および P 面積または P-P 振幅で 20％ 以上の減少。
3．2 つ以上の神経において遠位潜時（DL）が延長。
　a．活動電位の振幅が正常下限の 80％ 以上の場合は，正常上限の 125％ 以上。
　b．活動電位振幅が正常の 80％ 以下の場合は正常上限の 150％ 以上。
4．2 つ以上の神経において，F 波が欠如または F 波の最短潜時（10〜15 施行で）の延長。
　a．電位振幅が正常下限の 80％ 以上なら正常

上限の120%以上。
　　b．電位振幅が正常下限の80%以下なら，正常上限の150%以上。
B．支持する所見
1．感覚神経伝導速度（SCV）が正常下限の80%以下
2．H反射欠如。

c．Nicholasらの基準（2002）[15]

次のいずれか一つを満たす。
1. 少なくとも3つの神経で伝導ブロック（CB）または活動電位の持続延長（TD）が存在し，そのうち一つ以上の神経で脱髄を示唆する伝導異常所見を認める。
2. 2つの神経でCBまたはTD（CB/TD）を認め，他の1つ以上の神経で伝導異常所見を認める。
3. CB/TDが1つの神経に存在し，他の2つ以上の神経で伝導異常所見を認める。
4. CB/TDを認めないが，3つの神経に伝導異常所見を認める。

　以上の各基準から明らかなように，電気生理学的には，①神経伝導速度低下（CMAP，F波による），②神経伝導ブロック（CB），③CMAPを指標にした遠位潜時（DL）の延長，④CMAPの持続延長（TD）など，臨床症状に対応して運動神経の伝導障害を認める。
　Rochester Medical Centerにおいて神経学および病理学的にCIDPを検討した結果[18]では，2000年以前のCIDPの電気生理学的診断基準は感度が0.43から0.52，特異度は糖尿病性ニューロパチーおよび筋萎縮性側索硬化症に対して0.91から1.0と感度が低く，Nicholasら（2002）の基準では感度は0.61とわずかに上昇したのみであった。彼らは1つ以上の運動神経における遠位神経刺激による複合筋活動電位（distal CMAP）の持続時間が感度，特異度に対する効果をレシーバー操作特性（receiver operating characteristic, ROC）を用いて検討した。その結果，DCMAPの持続時間（最初の陰性電位の立ち上がりから最後に陰性電位が基線に戻るまでの時間を500 μV/cmの感度で測定）を9 ms以上とする基準を従来

の基準に加えると，特異度の減少はわずかで感度が上昇することを見出した。たとえば上記のNicholasらの基準にこれを加えると感度は0.87，ALSとの鑑別の特異度0.85，糖尿病0.94と満足すべき診断基準となることが示された。

5 多巣性運動性ニューロパチー
multifocal motor neuropathy（MMN）

　MMNは四肢とくに上肢の遠位部から，非対称性に，筋萎縮，筋力低下が出現し，緩徐に進行する疾患で，感覚障害はなく，上位運動ニューロンの徴候もない。2カ所以上の末梢神経を冒し，電気生理学的検査では複数部位の伝導ブロックを特徴とし，免疫グロブリン静注療法が有効である。
　鑑別診断としては，筋萎縮性側索硬化症（ALS）が最も重要であり，ALSは有効な治療法が存在しないのに対して，MMNは高容量の免疫グロブリン静注療法が有効である。MMNの診断は複数部位の伝導ブロックによって確定される。伝導ブロックは，神経の走行に沿って2カ所の刺激で誘発される最大のCMAPの振幅あるいは活動電位の面積に差があり，一方CMAPの時間的持続の増大（temporal dispersion）が目立たないことが特徴である。伝導ブロックの程度については明確な基準はなく，いくつかの現行の診断基準では一定でない。
　ヨーロッパ神経学連合（European Federation of Neurological Societies, EFNS）と末梢神経学会（Peripheral Nerve Society）の合同チーム（Task Force）は，1980〜2004年のMedlineと2004年のCochrane LibraryにおけるMMNの論文検索結果から，MMNの臨床診断と伝導ブロックの基準をまとめた[20]。
　表C-17，18にその臨床診断基準と電気生理学的基準を示す。この診断基準によればMMNの確実な診断は，臨床基準の1，2および7〜11と電気生理学的基準の1および3を少なくとも1カ所の神経で認めることで得られるとされる。
　なおKajiらは，MMNの患者で繰り返し運動による疲労と筋力低下が目立ち，その際に一過性の伝導ブロックを生ずることを明らかにした[10]。その機序としては，threshold electrotonusで調べることができる，Na^+とK^+チャネルの異常に

表 C-17 多巣性運動性ニューロパチー（MMN）の臨床診断基準（EFNS）[20]

必須基準（両者ともに存在すべき）
1. 1カ月以上かけて緩徐あるいは階段状に進行する，非対称性の四肢の脱力あるいは2カ所以上の神経支配域の運動症状[a]
2. 下肢のわずかな振動覚の異常以外に客観的感覚異常はない。

支持する臨床基準
3. 主に上肢障害[b]
4. 障害肢の腱反射低下または消失[c]
5. 脳神経障害なし[d]
6. 障害肢の筋痙攣または線維束性収縮

除外基準
7. 上位運動ニューロン徴候
8. 著明な球麻痺症状
9. 下肢の軽微な振動覚低下以外の感覚障害
10. 発症数週間以内に対称性の広汎な筋力低下
11. 検査で髄液総蛋白 1g/l 以上

a) 通常6カ月以上
b) 発症時下肢障害が目立つ例が約10%
c) 上肢腱反射軽度亢進の場合がある。
d) 舌下神経麻痺の報告あり。

表 C-18 多巣性運動性ニューロパチー（MMN）の伝導ブロックの電気生理学的基準[20],[a]

1. 運動神経伝導ブロックが確実に存在（definite）
   - 2点刺激間隔の長さを問わず，誘発筋電位（CMAP）の面積が，遠位刺激よりも近位刺激で50%以下になること（正中，尺骨，腓骨神経）。
   - そして遠位部位刺激によるCMAPの陰性ピークの振幅が正常下限の20%以上かつ1mV以上（基線から陰性ピークまで）あること。および近位部刺激によるCMAPの開始から陰性ピークまでの時間の延長が30%またはそれ以下であること。
2. 運動神経伝導ブロックを推定（probable）
   - 上肢の長い距離間の検索で，CMAPの陰性面積の減少が30%以上であり，近位部刺激のCMAPの開始から陰性ピークまでの時間が30%あるいはそれ以下の延長であること。
   - またはCMAPの陰性面積の減少が50%以上，（確定診断基準に同じ）かつ近位部刺激のCMAPの開始から陰性ピークまでの時間の延長が30%以上であること。
3. 伝導ブロックが存在する上肢部位で感覚神経の伝導速度が正常かつ活動電位振幅が正常

a) 伝導ブロックの所見を，神経の絞扼や圧迫を生じやすい部位以外で認めなければならない。

よる軸索の過分極が重視されている[16]。

なおMMNはGM$_1$ガングリオシドに対するIgM抗体が90%以上に認められ，免疫グロブリンの静注療法が有効なことから自己免疫性ニューロパチーであり，慢性炎症性脱髄性多発ニューロパチー（CIDP）の亜型と考えられる。そして腕神経叢における神経肥厚が，超音波検査やMRIのガドリニウム増強で診断される。

6 糖尿病性ニューロパチー
diabetic neuropathy

糖尿病の合併症として，網膜症，腎症とともに多く，ニューロパチーのうちで最も頻度が多い疾患である。障害の型は感覚および自律神経を冒す多発ニューロパチーと，脳神経や腓骨神経を冒す単ニューロパチーに大別される。臨床的に明らかな多発ニューロパチーは，年齢および糖尿病の罹患期間に相関し，インスリン依存症の男性に多い。

糖尿病性多発ニューロパチーは，遠位優位の対称性感覚運動障害が基本であり，その末梢神経病変は小径線維の脱落から始まり，進展すれば大，小径有髄線維および無髄線維のいずれもが脱落し，軸索および髄鞘の病変は各々独立に進む[5]。そして神経伝導速度の遅延はほぼ神経線維の脱落の程度に対応する[9]。

神経障害は遠位から始まるので，アキレス腱反射の消失と内果の振動覚低下が早期から感度の高い臨床診断徴候となる。

電気生理学的な所見では，2神経以上における伝導速度低下が感度，特異度ともに80%以上と最も適切であるとされる[19]。Dyckらのデータでは，1神経以上とすれば特異度が，また3神経以上とすれば感度が各々50%台に低下することから，2神経以上という基準が意味をもつ。検査すべき神経は臨床症候に合わせて選べばよい。一般に糖尿病性ニューロパチーでは上肢よりも下肢，運動よりも感覚神経に異常が出やすい。

また糖尿病変性ニューロパチーでは早期からF波の潜時延長が高頻度で認められる[3,11]。

文献

1) Ad Hoc Subcommittee of the American Academy of Neurology AIDS Task Force. Research criteria for diagnosis of chronic inflammatory demyelinating polyneuropathy(CIDP). Neurology 1991 ; 41 : 617-618.
2) Albers JW, Kelly JJ. Aquired inflammatory demyelinating polyneuropathies : clinical and electrodiagnostic features. Muscle Nerve 1989 ; 12 : 435-451.
3) Andersen H, Stålberg E, Falck B, et al. F wave latency, the most sensitive nerve conduction parameter in patients with diabetes mellitus. Muscle Nerve 1997 ; 20 : 1296-1302.
4) Beekman R, Visser LH. High-resolution sonography of the peripheral nervous system : a review of the literature. Eur J Neurol 2004 ; 11 : 305-314.
5) Behse F, Buchthal F, Carlsen F. Nerve biopsy and conduction studies in diabetic neuropathy. J Neurol Neurosurg Psychiatry 1977 ; 40 : 1072-1082.
6) Bostock H, Cikurel K, Burke D. Threshold tracking techniques in the study of human peripheral nerve. Muscle Nerve 1998 ; 21 : 137-158.
7) Burke D, Kiernan MC, Bostock H. Excitability of human axons. Clin Neurophysiol 2001 ; 112 : 1575-1585.
8) Cappelen-Smith C, Kuwabara S, Lin CS, et al. Membrane properties in chronic inflammatory demyelinating polyneuropathy. Brain 2001 ; 124 : 2439-2447.
9) Dyck PJ, et al. Longitudinal assessment of diabetic polyneuropathy using a composite score in the Rochester Diabetic Neuropathy Study Cohort. Neurology 1997 ; 49 : 229-239.
10) Kaji R, Bostock H, Kohara N, et al. Activity-dependent conduction block in multifocal motor neuropathy. Brain 2000 ; 123 : 1602-1611.
11) Kohara N, Kimura J, Kaji R, et al. F-wave latency serves as the most reproducible measure in nerve conduction studies of diabetic polyneuropathy : multicenter analysis in healthy subjects and patients with diabetic polyneuropathy. Diabetologia 2000 ; 43 : 915-921.
12) 桑原聡. 電気生理学的検査法の進歩－ヒト軸索イオンチャンネルの *in vivo* 分析. 金澤一郎, 柴崎浩, 東儀英夫編. 神経内科の最新医療. 先端医療技術研究所, 東京, 2004, pp215-219.
13) 松岡直輝, 郡山達男, 松本昌泰. 末梢神経の超音波検査. 日本脳神経超音波学会偏. 脳神経超音波マニュアル. 日本脳神経超音波学会, 大阪, 2006, pp285-287.
14) Matsuoka N, Kohriyama T, Ochi K, et al. Detection of cervical nerve root hypertrophy by ultrasonography in chronic inflammatory demyelinating polyradiculoneuropathy. J Neurol Sci 2004 ; 219 : 15-21.
15) Nicholas G, Maisonobe T, Forestier N, et al. Proposed revised electrophysiological criteria for chronic Inflammatory demyelinating polyradiculoneuropathy. Muscle Nerve 2002 ; 26 : 232-237.
16) Nodera H, Bostock H, Izumi Y, et al. Activity-dependent conduction block in multifocal motor neuropathy. Neurology 2006 ; 67 : 280-287.
17) 野寺裕之, 梶龍兒. 臨床的軸索機能検査法. 金澤一郎, 柴崎浩, 東儀英夫編. 神経内科の最新医療. 先端医療技術研究所, 東京, 2004, pp232-237.
18) Thaisetthawatkul P, Logigian E, Herrmann DN. Dispersion of the distal compound muscle action potential as a diagnostic criterion for chronic inflammatory demyelinating polyneuropathy. Neurology 2002 ; 59 : 1526-1532.
19) The DCCT Research Group. Factors in development of diabetic neuropathy : baseline analysis of neuropathy in feasibility phase of the Diabetes Control and Complications Trial(DCCT). Diabetes 1988 ; 37 : 476-481.
20) van Schaik, Bouche P, Illa I, et al. European Federation of Neurological Societies/Peripheral Nerve Society guideline on management of multifocal motor neuropathy. Eur J Neurol 2006 ; 13 : 802-808.

X 神経筋接合部の異常

神経筋接合部の障害による筋力低下の代表に重症筋無力症とLambert-Eaton症候群がある。いずれもアセチルコリンを伝達物質とする化学物質（chemical transmission）の障害であるが，その診断には電気生理検査が必須である。環境温度や運動などの条件で変化する物質過程を，運動神経の連続刺激に対する誘発筋電図で計測するというユニークな検査であり，興味深い。

1 神経筋伝達の機序

神経線維の末端が筋に接合する部位を神経筋接合部という。神経筋接合部のおおまかな構造は図B-34（44頁参照）に示したが，神経筋伝達にかかわる微細な構造の模式図を図C-68に示す。電気的興奮が神経末端に到達すると，シナプス前膜にある電位依存症Caチャネルが開き，Caイオンが細胞外から神経終末に流入する。終末に入ったCaはシナプス小胞の細胞膜への接着をうながし，その結果小胞から膜を通してアセチルコリン（Ach）がシナプス間隙に放出される。シナプス小胞が膜に接着する部位をactive zoneと呼ぶ。Achはシナプス後膜の受容体に結合して，シナプス後膜の脱分極を生ずる。これを終板電位（end plate potential, EPP）と呼び，興奮性のEPPをEPSP（excitatory postsynaptic potential）と呼ぶ。EPSPが一定レベルに達すると，接合部の後シナプス膜にある電位依存症Naチャネルが開き，筋の活動電位（スパイク）が発生する。この活動電位は筋線維に沿って伝播する（図B-37，46頁参照）。

2 重症筋無力症

重症筋無力症（myasthenia gravis, MG）は自己抗体が神経筋接合部のアセチルコリン受容体に結合して，これを破壊あるいは機能を障害することにより，神経インパルスの伝達を阻害して筋収縮を抑制して筋力低下を生ずる疾患である。自己抗体は基本的に胸腺の細胞異常によって産生され，大多数の症例で胸腺腫あるいは胸腺肥大を伴う。

1）診断法

歴史的に，①神経筋伝達を改善させる抗コリンエステラーゼ薬投与（薬理検査），②運動神経連続刺激による誘発筋電位変化（Harvey-Masland試験）および単一線維筋電図（single fiber EMG, SFEMG）（電気生理検査），および③流血中の抗体検出（血清検査）が主な診断検査法である。

最も古典的なエドロフォニウム静注テストは簡便で，外来およびベッドサイドで容易にできるが，感度および特異度ともに，電気生理検査および血清検査に劣る。

アセチルコリン（Ach）受容体抗体の検査は，基本的にAchニコチン受容体に対するIgG抗体を検出する。これは胸腺腫を伴うMGにおいてほぼ100％陽性に検出される。そして成人の全身型MGではほぼ90％の感度を有するが，小児および眼型MGの感度は約50％と低い。

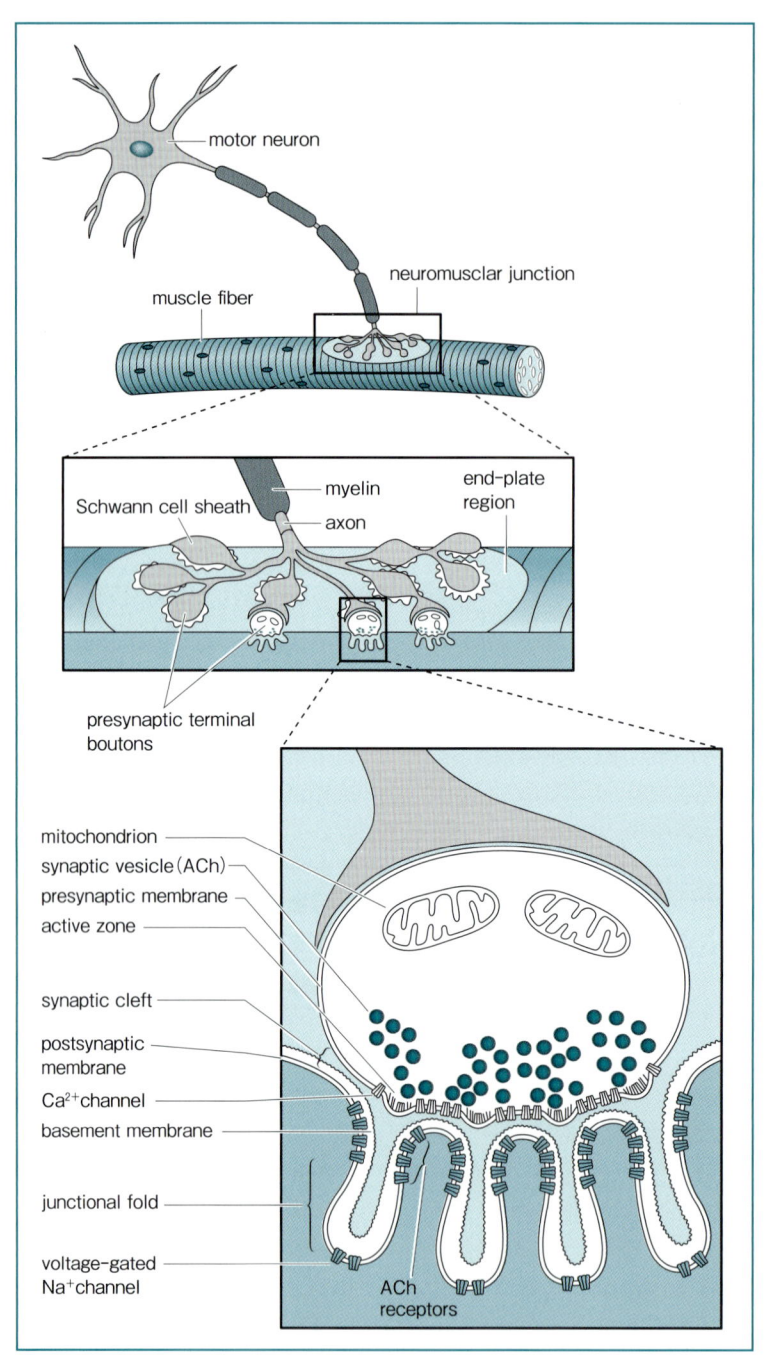

図 C-68　神経筋接合部の微細構造
(Kandel, Siegelbaum, 2000[3] より引用)

2）電気生理学的検査

a. 連続運動神経刺激試験（Harvey-Masland 試験）

　Harvey-Masland 試験という名称は日本で汎用されるが，国際的には respettive nerve stimulation（RNS）と呼ばれる．神経刺激の強度は，複合筋電位（CMAP）が最大となる刺激の 10〜20％増の刺激がよい．CMAP の量は厳密には活動電位の面積が正確であるが，従来の知見および疾患の性状が電位の形状に与える影響を考えると，peak to peak の振幅を計測することでよい．ただし連続神経刺激により生ずるテタヌス様の持続筋収縮は表面電極と筋の位置関係を変える可能性

があるので，2つの表面電極の位置は一定距離（手筋では3cm以上）離して設置する．また活動電位の減衰は10％以上を陽性とすればよいので，2～5Hzの低頻度刺激でよい．重症筋無力症のHarvey-Masland試験の手続きは以下の点に留意して行う．

①皮膚温は30～32℃で行う．冷たいと電位減少が目立たなくなる．
②遠位および近位筋の複数の部位で検査する．筋力低下の目立たない部位では電位の減衰は目立たず，一般に遠位筋の方が陽性所見を得やすい．
③運動の影響．繰り返し運動で筋力が低下するのがMGの特徴である．神経刺激の直前に繰り返し運動を行わせると，連続神経刺激によるとCMAP減衰がより顕著になる場合があり，誘発手技として用いることができる．

Harvey-Masland試験の刺激法と判定法は以下のように行う．

①最大CMAP誘発の10～20％増の神経刺激を与える．
②2～5Hzで10～20発の連続記録を行う．
③個々のCMAPの形が基本的に変わらないことを確かめたうえで第4刺激と第1刺激のCMAPの振幅比を得る（図B-171，175頁参照）．
④CMAPのM4/M1比で10％以上の減衰を陽性とする．

なお，以上のような診断基準を用いると，感度は成人の全身型で75％，眼型で50％である．特異度はそれほど高くなく，Harvey-Masland試験での減衰反応は，Lambert-Eaton症候群およびALSを含む運動ニューロン疾患でも認められることがある．

b．single fiber EMG（SFEMG）

MGでは，単一筋線維のレベルにおいても，Ach受容体の遮断が生ずることから，B-Ⅳ章SFEMGの項で述べたように，個々の神経筋伝達の興奮過程の不全による興奮潜時のずれ（jitter）と，興奮の不全によるblockingが認められる．これらの単一筋線維レベルにおける神経筋伝達障害の所見は，Harvey-Masland試験におけるwaning現象と同じ機序によると考えられる．SFEMGにおけるjitter現象は，診断上感度が高く，全身型MGでは95％以上，眼型では顔面筋でテストすれば同程度の感度で診断できる．ただし，jitter現象も連続神経刺激試験のwaningと同様にMGに特異的ではない．Lambert-Eaton症候群，ALS，多発筋炎などでもjitter現象は認められる．ただし高度のjitterはMGに特徴的とみなされる．

SFEMGはHarvey-Masland試験よりもMGの診断に感度は高い所見が得られている[2]が，高度な技術を要する検査であり，診断上の目的では，Harvey-Masland試験や，薬理学的検査で確実に診断できないときに行う．また治療効果の判定に臨床症候よりも有用な指標になりうるか否かは今後の課題である．

3 Lambert-Eaton 症候群（筋無力症様症候群）

筋無力症様症候群（myasthenic syndrome）はLambert-Eaton筋無力症様症候群（LEMS）とも呼ばれ，重症筋無力症が繰り返し運動で筋力が低下するのに対して，はじめ弱い筋力が繰り返し運動によって増強する特徴をもつ．LEMSの60％は肺の小細胞癌を合併しており，傍腫瘍症候群の一型に位置づけられる．診断は，末梢神経の高頻度刺激によるCMAP（M波）の記録（Harvey-Masland試験）で，振幅の増大が特徴であり，第2刺激以下のいずれかの反応が第1刺激に対する反応の2倍以上（100％）の増大をLEMSの診断基準（gold standard）とする．

1）病態機序

LEMSでは，骨格筋を支配する神経終末のアセチルコリン（Ach）を放出するシナプス前部位（active zone）の活動が阻害されて，神経インパルスによって放出されるAchの単位量（quantum）が減少することによって筋収縮が阻害される．その機序は，運動神経終末のactive zone（P/Qタイプ）にあるCa^{++}チャネルが，流血中の抗体によって阻害されることによる（図C-68）．

肺小細胞癌合併の症例では，肺の腫瘍細胞に存在する電位依存性（voltage-gated）Ca^{++}イオンチャネルに対する免疫反応がまず生じ，それによって流血中に抗体が出現すると考えられている．肺

小細胞癌合併症例では，多くの場合癌の治療によってLEMSの症状も著しく改善する[1]。

2) 電気生理学的診断基準

図B-46（56頁）に示したように，典型的なLEMSでは，高頻度連続神経刺激により特徴的なCMAPの増大（waxing）を示す。一方重症筋無力症でも，連続神経刺激によりいったんCMAPが減衰（waning）したのち増大（waxing）し，第一反応よりも振幅が増大することが珍しくない。LEMSの連続神経刺激による診断基準については，以下のように考えられている。運動後および高頻度神経刺激（50 Hz）によるCMAPの増大が，基準値（安静状態でのCMAP最大値を得る刺激の1.2倍で1回刺激をした場合の反応）の100%（2倍）以上の場合を陽性とする診断基準が従来の考え方であった。それに対して，Ohら（2005）[4]は，34例のLEMSと重症筋無力症患者の538試験を比較して，運動後あるいは50 Hzの連続神経刺激によるCMAP増大の程度を調べた。LEMSでは，従来の基準（gold standard）である100%増ではLEMSの感度は85%であった。それに対して60%増を正常の上限とする基準では，LEMSは97%が陽性，重症筋無力症は陽性が1%以下であった。したがって60%増加を基準とすればLEMSの重症筋無力症に対する鑑別診断の感度は97%，特異度は99%となった。この所見はあくまでも，運動や連続神経刺激によるwaxingの度合いがLEMSでどの程度であるかを知るうえで参考となる所見であり，160%を基準として厳格に採用すべきという意味にとるべきではない。

文献

1) Flink MT, Atchisn WD. Ca^{2+} channels as targets of neurological disease：Lambert-Eaton syndrome and other Ca^{2+} channelopathies. J Bioenerg Biomembr 2003；35：697-718.
2) Gilchrist JM, Massey JM, Sanders DB. Single fiber EMG and repetitive stimulation of the same muscle in myasthenia gravis. Muscle Nerve 1994；17：171-175.
3) Kandel ER, Siegelbaum SA. Signaling at the nerve-muscle synapse：directly gated transmission. Kandel ER, Schwartz JH, Jessel TM(eds). Principles of Neural Science, 4th ed. McGraw-Hill, New York, 2000, pp187-206.
4) Oh SJ, Kuroiwa K, Claussen GC, et al. Electrophysiological diagnostic criteria of Lambert-Eaton myasthenic syndrome. Muscle Nerve 2005；32：515-520.

XI 筋疾患――チャネル病

筋疾患への生理学的アプローチは，疾患によって大きく異なる。筋線維が変性，消失し，組織が脂肪や結合織に置き換えられる筋ジストロフィーでは，針筋電図で記録される電場電位としての単一運動単位の波形が低振幅，短持続を示す以外特段の特徴は認められない。神経筋伝達にも特別な異常を認めないことから，運動神経刺激による複合筋活動電位（compound muscle action potential, CMAP）（M波）も，振幅や面積が正常より小さいという当然の所見が得られるのみである。

それに対して筋活動電位の発生と筋収縮に異常を生ずるミオトニアや周期性四肢麻痺については，近年膜電位の変化から活動電位発生にかかわる電位依存性（voltage-gated）イオンチャネルの異常が，膜構造の異常を生ずる遺伝子変異とともに明らかにされてきた。

表 C-19 神経系の主なイオンチャネル病

イオンチャネル	疾患
Na^+チャネル	熱性けいれんを伴う家族性全身性てんかん 高カリウム血性周期性四肢麻痺 低カリウム血性周期性四肢麻痺2型（hypoPP-2） 先天性パラミオトニア
K^+チャネル	良性乳児性てんかん Andersen-Tawil症候群 発作性運動失調1型
Ca^{++}チャネル	脊髄小脳失調症6型 家族性片麻痺性片頭痛 発作性運動失調2型 低カリウム血性周期性四肢麻痺1型（hypoPP-1） Lambert-Eaton症候群 悪性高体温症
Cl^-チャネル	先天性ミオトニア

1 イオンチャネルと細胞興奮

細胞レベルのイオンチャネルの異常が疾患を生ずるのは神経系と筋であり，心疾患と神経・筋疾患が主である。主な神経・筋疾患を表 C-19 に示す。中枢神経疾患はてんかん，片頭痛および特殊な運動失調症であり，疾患のタイプとしては機能的異常である。筋疾患はミオトニアと周期性四肢麻痺であり，これも機能異常に属する。ミオトニアの最大疾患である筋緊張性ジストロフィーは，筋のジストロフィー変化を基本にする遺伝疾患であり，これはチャネル病には属さない。

神経細胞と神経線維および筋細胞は，静止状態で細胞内がほぼ-80 mVに荷電するイオン分布があり（分極状態），それは細胞膜のイオンに対する絶縁性と透過性により実現している（図 C-69）。そして細胞の興奮は，イオンの膜を通しての移動によって細胞膜が脱分極し一定のレベル（閾値）に達すると，膜のイオンを通過させる穴（pore）が開き，細胞外のナトリウムイオン（sodium ion, Na^+）が濃度勾配に沿って一挙に細胞内に流入して活動電位が発生し，次いでカリウムイオン（potassium ion, K^+）が細胞外に流出して，膜電位は静止電位よりいったんさらに過分極して（afterhyper-

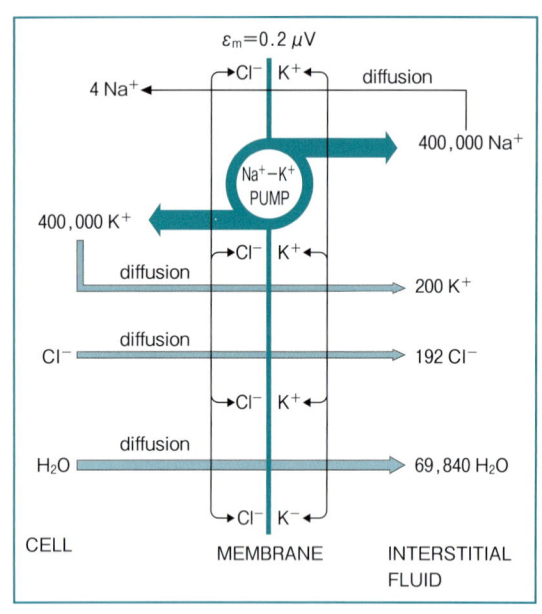

図 C-69　膜電位を構成するイオンの膜内外の分布
（Woodbury, 1965[7]）より引用）

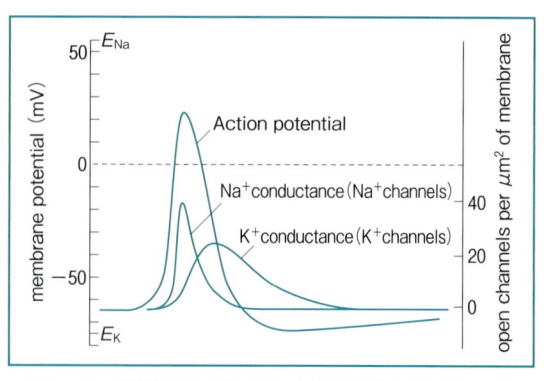

図 C-70　活動電位を発生させる電位依存性イオンチャネル開放の時間経過
イオンの通過しやすさをコンダクタンスで示している。
（Koester, Siegelbaum, 2000[3]）より引用）

polarization），そののちに静止状態に戻る（**図 C-70**）。

有髄神経線維では，このイオンの出入りと膜の興奮は細胞膜を髄鞘がおおっていないランビエ絞輪で生じ，次々にランビエ絞輪の部分が興奮して，興奮が神経線維に沿って伝播する（跳躍伝導）ことにより，80 m/秒という早さで興奮伝導が行われる。筋線維では，神経筋接合部（neuromuscular junction）で神経末端からの伝達物質アセチルコリン（Ach）が分泌されてこの部位で筋線維を脱分極させ（EPSP），その部位の筋に電気的興奮（スパイク）を発生させる。そのスパイクは筋線維に沿って伝播する（**図 B-37**）。筋線維の電気的興奮はその部位の細胞内成分（sarcolemma）の構造変化を生じ，物理的な短縮を生じて筋収縮とそれによる張力の発生を生ずる（electro-mechanical coupling，あるいは excitation-contraction coupling）。

神経や筋の細胞における膜内外のイオンの出入りは，各イオンごとにそれを通す穴（pore）が膜に存在し，その穴が開閉して濃度勾配によりイオンが出入りする。膜電位が閾値に達すると，突然その穴が開く。このようにイオンを通す膜構造は，電位依存性（voltage-dependent あるいは voltage-gated）イオンチャネル（細い経路，水路の意）と呼ばれる。このイオンに対する膜の透過性の変化は，HodgkinとHuxleyによって発見され，Na$^+$やK$^+$の conductance の変化として知られてきた[3]。Hodgkinらはイカの巨大神経線維を用いた実験で，この膜の興奮過程とイオンの膜透過性の変化を研究したが，その形態と機序は現在まで詳細に研究され，神経線維，骨格筋に共通した細胞興奮と伝播の基本的過程と理解されている。膜電位が閾値を超えたときに発生するスパイクにおけるイオンの流れはほぼ自動的に生ずるが，脱分極のピークに達してから安静位の分極膜電位に戻るイオン過程の主役は，細胞内に高濃度に存在するK$^+$イオンの外向きの移動である（outward flux）。そしていったん安静膜電位をさらに超える過分極（afterhyperpolarization）を経て安静時の電位に戻る（**図 C-70**）。

近年進展した分子構造の研究により，Na$^+$チャネルをはじめK$^+$，Ca^{++}，Cl$^-$のチャネルを構成する分子構造の異常をきたす遺伝子が数多く発見され，イオンチャネルの異常によって生ずる疾患とその機序の研究が進んだ。神経および筋のイオンチャネル病として知られているものに，心疾患としては，心筋のNa$^+$チャネル（SCN5A）の異常およびK$^+$チャネル（KvLQT1，hERG，mink K）の異常によるQT延長症候群があり，神経・筋疾患としては周期性四肢麻痺，各種のミオトニア，片頭痛，発作性運動失調，発作性ジスキネジアなどの発作性障害がある（**表 C-19**）。これらのうちで，遺伝子異常によるチャネルの構造異常と症状の生理学的機序が比較的よく解明されている

のはミオトニアと周期性四肢麻痺である。ミオトニアは筋の興奮性持続が基本であり，周期性四肢麻痺はいくつかの異なる機序による筋の興奮性低下である。

ここではイオンチャネル病としてのミオトニアと周期性四肢麻痺の発症機序の現段階における理解と電気生理学的所見を述べる。

2 筋のイオンチャネル病

イオンチャネル病の分子構造異常とミオトニア，麻痺の発症機序の関係はなお不明な点があり，きれいに整理されていない。以下に述べる生理学的機序は現在までに明らかにされた事項に基づいたもので，症候や運動，寒冷などの誘発因子とともに疾患を理解するうえで役立つものとしてとらえるべきである。

1) 先天性ミオトニア myotonia congenita(MC)

MCには常染色体優性遺伝を示すThomsen病と劣性遺伝を示すBecker病がある。いずれも，Cl^-チャネルの遺伝子$CLCN_1$の変異があり，筋細胞のsarcolemmaのCl^-のコンダクタンスgcl（レジスタンス抵抗の逆でイオンの通りやすさ）の低下を生ずる[5]。正常のCl^-コンダクタンスは高く，これは筋線維の興奮後の再分極に重要な役割を果たしている。筋の興奮のあとt-tubulesにK^+イオンが蓄積する過程があり，正常の高いgclのもとでは再分極過程に影響を与えないが，gcl低下の状態ではt-tubulesのK^+イオン濃度が高まり，脱分極とその結果筋の興奮性上昇をもたらす。

Thomsen病では，小児期にミオトニアが出現し，下肢がより著しく冒され，筋肥大を生ずる。Becker病は10歳代に発症するが，ミオトニアの症状，筋肥大はThomsen病より著しいことが多く，30～40歳まで緩徐に進行する。両型とも運動によってミオトニアは減少するが(warm-up現象)，その機序は明らかでない。Becker病では，安静状態からの起き上がりにみられる一過性の脱力や，遠位筋の軽度の筋力低下を伴う症例がある。

2) 先天性パラミオトニア paramyotonia congenita(PC)とカリウム惹起性ミオトニア potassium-aggravated myotonia

チャネル病として分子機序の解明が最も進んでいるNa^+チャネルの異常を示す疾患である[6]。骨格筋のNa^+チャネルはSCN4Aと呼ばれ，分子構造として4つの分野(domain)から成り立っている。4ドメインともにS4と呼ばれる膜電位のセンサーを有する。筋線維の興奮に際しては，分子構造が変化してイオンチャネルが開き，高濃度分布を示す膜外のNa^+イオンが細胞内に流入して脱分極が生ずる。閾値を越えて興奮を生ずるイオンチャネルの開放は，急速に閉じてK^+チャネルの開放による再分極を可能にする。スパイク発生後のNa^+チャネルの閉塞は急速な不活性化(fast inactivation)と呼ばれる。それによっていったん生じたスパイクからの次の興奮にそなえた静止状態(resting state)が確保される。SCN4Aの変異は不活性化の遅れや不十分を生じ，筋興奮の繰り返し継続によりミオトニアが生ずる。

PCではT1313MやR1448Cというアミノ酸置換の変異があり，Naチャネルの早い不活性化が不十分なためにミオトニアを生じ，また寒冷負荷(筋冷却)や運動によってミオトニアと脱力発作が誘発される[2]。ミオトニアという筋緊張と脱力がともに生ずることからparadoxical myotoniaあるいはparamyotoniaと呼ばれる。この発作は顔面(とくに眼瞼)，舌，手に多くみられる。このミオトニア，脱力の発作時には筋細胞内にNaイオンが多く蓄積され，MRIによって検出される。

カリウム惹起性ミオトニア(potassium-aggravated myotonia)はPCと同じSCN4Aの変異でG1306Aとその他のアミノ酸置換による。Naチャネルの早い不活性化の不十分による興奮性持続を基礎として，経口カリウム負荷による血清カリウム値上昇により筋の脱分極，興奮持続によるミオトニアを生ずるが脱力は目立たない。

3) 高カリウム血性周期性四肢麻痺 hyper PP

Na^+チャネルのSCN4A遺伝子のT704M変異が多くの症例で認められる。スパイク発生後のNa^+チャネル不活性化が長時間障害されることにより脱分極状態が続き，脱分極性不活性化(depolarization inactivation)による脱力を生ずる。激

表 C-20　周期性四肢麻痺のチャネル異常と電気生理学的所見

臨床表現型	先天性パラミオトニア	先天性ミオトニア	K惹起性ミオトニア，ミオトニア＋PP	高K血性PP	低K血性PP-1
チャネル変異	Na	Cl	Na	Na	Ca
遺伝子	T1313M または R1448C		G1306A または 1693T	T704M	R528H
電気生理学的所見					
針筋電図のミオトニー放電	＋	＋	＋	＋ or －	－
CMAP変化					
短期運動後	減少	一過性減少	不変	増加	不変
長期運動後	減少	一過性減少または不変	不変	減少	減少
運動によるミオトニー	増加 paradoxycal myotonia	減少			

PP：周期性四肢麻痺，CMAP：複合誘発筋電位　　　　　　　　　　　（Fournier ら，2004[1])の所見まとめ)

しい運動後の安静や経口的カリウム負荷で脱力発作が誘発される[4]。発作は10数分から1時間持続する。脱力のないときにはミオトニアを認めることがあり，これは脱分極持続による筋興奮持続によると考えられる。ミオトニアは低カリウム血性PPでは認めることはないので，重要な鑑別点である。

脱力発作時には細胞外カリウムが増加して血清カリウムは高値を示す。心電図でも高カリウム血性のテント状T波を示すが，心障害をきたすことはない。運動後の運動神経刺激による筋電位(CMAP)の変化はPPおよびミオトニアの各型に特有のものがあり，これは後述する。

4) 低カリウム血性周期性四肢麻痺 hypo PP

周期性四肢麻痺では最も頻度が多いタイプであるが，チャネル病としては2型に分けられる。原因となる遺伝子異常は，まず骨格筋のCa⁺⁺チャネルのα-サブユニットの遺伝子CACNA1Sの異常が発見された。続いて後にhypo PPの約10％にNa⁺チャネル SCN4A の遺伝子変異が存在することが明らかとなった。現在 Ca⁺⁺チャネル異常による病型を1型(hypo PP-1)，Naチャネル異常による病型を2型(hypo PP-2)と呼ぶ。

Hypo PP-1型は，Ca⁺⁺チャネルの活性化障害により，またhypo PP-2型はNa⁺チャネルの活性化障害により麻痺を生ずると考えられるが，詳細な機序は不明である。

脱力発作は，運動後の安静あるいは炭水化物(甘味)の大食後に誘発される。発作は高カリウム血性(hyper)PPよりは長時間で，一般に数時間から1日以上続く。発作中腱反射は消失し，また近位筋のミオパチーは伴うこともあるが，hyper PPと異なり，ミオトニアは合併しない。

診断は，臨床経過，電気生理所見，遺伝子診断などによる。臨床症状とくに麻痺の持続，ミオトニア合併の有無と発作時の血中カリウム濃度が重要な鑑別点である。

心電図ではT波の低下またはU波がみられ，hyper PP のテント様の高T波と対照的である。筋電図では，神経刺激によって誘発される複合筋活動電位(CMAP)の低下，針筋電図での発作中の随意運動活動電位の低下，筋線維性収縮(fibrillation)電位，陽性鋭波(positive sharp wave)を認める。

繰り返し運動による発作誘発(McManis test)は70〜80％の症例で陽性である。運動後筋活動電位の振幅または面積が40％以上減少すればPPの可能性が極めて高い[4]。

なおチャネル病としての一次性周期性四肢麻痺と甲状腺機能亢進症その他の二次性周期性四肢麻痺との鑑別は，神経学的診断法に従って行う。

ミオトニア，周期性四肢麻痺の鑑別における exercise test を含む鑑別のための電気生理学的所見を**表 C-20** に示す[1]。

5) Andersen-Tawil 症候群

チャネル病としては珍しい K⁺ チャネルの遺伝子(KCNJ2)異常による疾患で，周期性四肢麻痺，心室性不整脈と long QT 症候群を示す心異常，および低身長，眼間離開(hypertelorism)，下顎発達不良，指奇形などの骨格異常を 3 主徴とする稀少疾患である．周期性四肢麻痺の発作時の血清 K 濃度は，低下，または正常，時に上昇することもある．

電気生理学的特徴は症例が少ないために明らかでない．遺伝子診断は可能だが，10〜20% は KCNJ2 遺伝子の変異は陰性であり，他の異常の存在が示唆される[5]．

文献

1) Fournier E, Arzal M, Sternberg D, et al. Electromyography guides toward subgroups of mutations in muscle channelopathies. Ann Neurol 2004 ; 56 : 650-661.
2) Fournier E, K Viala, H Gervais, et al. Cold extends electromyography distinction between channel mutations causing myotonia. Ann Neurol 2006 ; 60 : 356-365.
3) Koster J, Siegelbaum SA. Propagated signaling : the action potential. Kandel ER, Schwartz JH, Jessel TM. Principles of Neural Science. 4th ed, McGraw-Hill, New York, 2000, pp150-170.
4) McManis PG, Lambert EH, Daube JR. The exercise test in periodic paralysis. Muscle Nerve 1986 ; 9 : 704-710.
5) Ryan AM, Matthews E, Hanna MG. Skeletal-muscle channelopathies : periodic paralysis and nondystrophic myotonias. Current Opinion Neurology 2007 ; 20 : 558-563.
6) 迫田俊一，樋口逸郎．Na チャネルミオトニー．Annual Review 神経．2007，中外医学社，東京，pp247-253.
7) Woodbury JW. The cell membrane : ionic and potential gradients and active transport. Ruch TC, Patton HD, Woodbury JW, et al. (eds.). Neurophysiology. 2nd ed, Saunders, Philadelphia, 1965, pp1-25.

XII 術中モニター

本章では術中モニターのなかで用途の多い脳機能モニター，聴覚機能モニター，および脊髄機能モニターを取り上げ，各々の検査法の目的と種類，それぞれの特徴と注意点を簡潔に述べた。

1 脳機能の術中モニター

頸動脈手術，心肺バイパスによる心臓手術，脳外科的手術，および低血圧が生じることが予想される麻酔中などに，脳機能をモニターするために頭皮上電極による脳波モニターが有効である。この場合には，通常の脳波検査と異なり，頭部全体をカバーする必要はないので，必要に応じて少数の電極で記録することが可能である。また，全身麻酔の麻酔深度のモニターを目的とした脳波の応用については，用いる麻酔薬の種類によって脳波に及ぼす影響が異なるという問題点はあるが，すでに実用化されつつあり，今後の発展が期待される。

2 聴覚機能の術中モニター

聴神経鞘腫の手術をはじめとする後頭蓋窩手術において，聴神経または橋が過度の牽引や圧迫，虚血，あるいは過熱や冷却などの危険に曝される場合に，短潜時聴覚誘発電位が用いられる（➡B-XI章「聴覚機能の生理学的検査」，161頁)[1]。

3 脊髄機能の術中モニター

1) 体性感覚誘発電位によるモニター

脊椎側彎の手術や脊髄手術，さらに心・大動脈手術に際して，術中に起こる可能性がある外傷性または虚血性脊髄傷害の発生を検出するために，下肢刺激による SEP は有効である[3,7]。それは，全身麻酔下で対麻痺が起こっても，麻酔から覚醒するまでは発見できないからである。ここで，とくに心・大動脈手術においては，頭皮上から記録した皮質反応に異常が認められても，それが脊髄傷害に起因するのか，術中に発生するかもしれない大脳半球傷害に起因するのか判定困難である。そのような場合，頭皮上 SEP と同時に，頸髄または上部胸髄レベルで硬膜外電極を用いて後索を上行する活動電位を記録すると，脊髄機能と脳機能を別々に，しかも同時にモニターすることができる（図 C-71)[5,7]。なおこの方法では，脊髄機能のモニターとはいっても，単に後索の伝導をモニターしているわけであって，前脊髄動脈によって灌流される領域，すなわち脊髄視床路や皮質脊髄路の機能は検査できないことを忘れてはならない。

2) 皮質脊髄路伝導のモニター

運動皮質を頭の外から電気刺激して，該当する下肢筋から表面電極で運動誘発電位を記録することによって，皮質脊髄路の伝導をモニターすることができる。経頭蓋磁気刺激法も応用可能ではあ

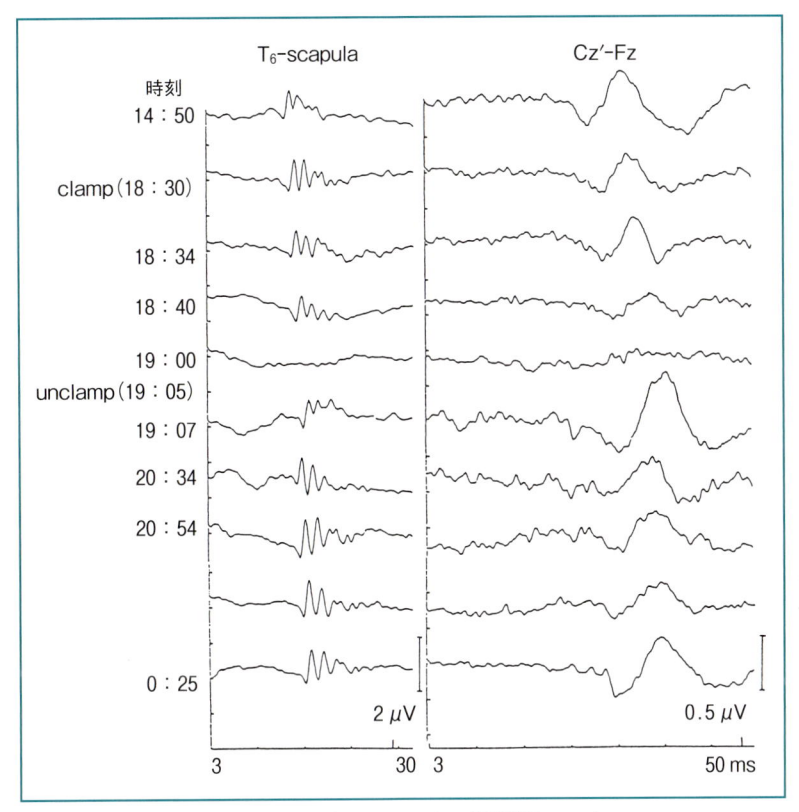

図 C-71 下行大動脈瘤の手術中における脳・脊髄機能モニター
腓骨神経膝部電気刺激による SEP。左側は第6胸椎硬膜下電極（T_6）から肩甲骨（scapula）を基準にして記録したもの。右側は頭皮上記録。大動脈にクランプ（clamp）をかけた後皮質電位が一過性に消失しているが，同時に脊髄 SEP も消失しており，インパルス伝導が第6胸髄より尾側で障害されたことがわかる。（友田ら，1987[6]）より引用）

るが，刺激装置が手術室では使用しにくいので，全身麻酔中には電気刺激のほうが実用的である。

3）硬膜外電極による脊髄上行路または下行路伝導機能のモニター

頸椎または腰椎，または両レベルの硬膜外腔に電極を入れ，末梢神経刺激による髄節性（segmental）および伝導性（conductive）誘発電位による体性感覚路のモニター，または脊髄の直接電気刺激による伝導性脊髄電位の記録がとくにわが国で発達し，整形外科領域で用いられている[3,4]。皮質脊髄路の伝導モニターには，上述のように運動皮質の電気刺激によって誘発された電位を硬膜外電極で記録する方法と，硬膜外電極を吻側で直接電気刺激して尾側から記録することによって，脊髄下行路の伝導をモニターする方法を用いることも可能である。

文献

1) Colletti V, Fiorino FG, Carner M, Cumer G, Giarbini N, Saccheto L. Intraoperative monitoring for hearing preservation and restoration in acoustic neuroma surgery. Skull Base Surg 2000；10：187-195.
2) Deuschl G, Eisen A (eds). Recommendations for the Practice of Clinical Neurophysiology： Guidelines of the International Federation of Clinical Neurophysiology, as Supplement 52 to

Electroencephalography and Clinical Neurophysiology (2nd ed), Section 3-2 Intraoperative monitoring, Elsevier, Amsterdam, 1999, pp133-148.
3) Husain AM. Neurophysiologic intraoperative monitoring during aortic surgery. J Clin Neurophysiol 2007;24:309.
4) Iwasaki H, Tamaki T, Yoshida M, Ando M, Yamada H, Tsutsui S, et al. Efficacy and limitations of current methods of intraoperative spinal cord monitoring. J Orthop Sci 2003;8:635-642.
5) Jameson LC, Sloan TB. Monitoring of the brain and spinal cord. Anesthesiol Clin 2006;24:777-791.
6) Nuwer MR (ed). Handbook of Clinical Neurophysiology, vol.8, Intraoperative Monitoring of Neural Function, Elsevier, Amsterdam, 2008.
7) 友田宏幸, 平田郁雄, 柴崎浩, 伊藤翼, 十時忠秀. 心・大血管手術中の脊髄・大脳誘発電位変化―主として低血圧に伴う変化について―. 臨床脳波 1987;29:302-308.
8) Winnerkvist A, Anderson RE, Hansson LO, Rosengren L, Estrera AE, Huynh TT, et al. Multilevel somatosensory evoked potentials and cerebrospinal proteins : indicators of spinal cord injury in thoracoabdominal aortic aneurysm surgery. Eur J Cardiothorac Surg 2007;31:637-642.

XIII 精神・神経疾患の生理学的治療

近年中枢神経系を電気生理学的に刺激することによって，薬物治療に抵抗する種々の精神・神経疾患を治療しようとする試みが注目されている。大脳皮質に対しては，反復経頭蓋磁気刺激法(rTMS)によって当該皮質に可塑性変化を起こし，同部の機能を調節しようとするものである。また深部灰白質に対しては，慢性電極を埋め込んで高頻度反復刺激を持続的に与え，過剰な神経活動を抑制することにより種々の運動障害を治療しようとするものである。なかでもパーキンソン病および本態性振戦では深部脳刺激法(DBS)としてすでに実用化されている。本章ではrTMSとDBSの最近の進歩と将来の展望を述べた。

1 経頭蓋磁気刺激法による治療の試み

大脳皮質に磁気刺激を反復して与えると，シナプスレベルで可塑性変化を生じて，刺激セッションが終わった後にもその部分の皮質機能に変化が残ることが知られている。その効果は，刺激の強さと頻度によって異なる。一般に，運動閾値下の弱い刺激を低頻度で与えると，同部の皮質機能を抑制すると考えられている。これを神経・精神疾患の治療に応用しようというアプローチは，1996年Pascual-Leoneらによる薬剤抵抗性のうつ病に対する試みに始まり[30]，現在までに外傷後ストレス症候群，幻聴，耳鳴り，慢性疼痛，てんかん，失語症，運動異常症などの多数の疾患あるいは症状に対して応用されてきた。とくに精神疾患に対しては，プラセボ効果との区別が困難な場合があるので，まだ確立された治療法としては認められていない。さらに最近では，強迫神経症，薬剤誘発性ジスキネジー，脳卒中急性期の機能回復に対する応用なども試みられている。

たとえば，正常者の運動前野に相当する部位に閾値下刺激を低頻度で与えると，その直後に一次運動野の機能が抑制される[3]。この事実に基づいて，Muraseら(2005)は局所性ジストニーの代表疾患である書痙患者を対象として，外側運動前野背側部に運動閾値の85％の強さの磁気刺激を5秒に1回の頻度で20分間(計250回)与えると，対照として他の部位を刺激した場合に比較して，書字中のペン圧が低下し，軌跡の追跡動作および書字が改善することを認めた[26]。これは，書痙では運動前野から一次運動野の介在ニューロンへ投射する抑制性入力が増強しているために，一次運動野内の抑制性介在ニューロンの働きが抑制され，その結果錐体路細胞への抑制効果が減弱するため，錐体路細胞の興奮性が増強しているという仮説に基づく。その場合に，反復磁気刺激で運動前野からの抑制性投射を抑制すると，一次運動野内の抑制性介在ニューロンの機能が脱抑制の結果回復して，同部の錐体路細胞の活動亢進を元に戻すことによってジストニーが軽減するものと解釈される。

反復磁気刺激法は，Tergauら(1999)の報告以来難治性てんかん患者の治療にも応用されている[36]。その後，動物における実験的てんかんおよ

びヒトのてんかん患者において，てんかん原性焦点となる皮質を反復電気刺激するとてんかん性発射が抑制されることが報告された[18,41,42]。木下ら（2005）は，新皮質に焦点を有する部分てんかん患者に，運動閾値の90%の強さの経頭蓋磁気刺激を0.9 Hzの頻度で15分間ずつ日に2回与え，それを5日間続けた結果，症例によっては発作回数が多少減少した[19]。Fregniら（2006）は皮質形成異常（cortical dysplasia）を伴った難治性てんかん患者21例を対象として，てんかん焦点に対する反復磁気刺激の効果を二重盲検法によって検討した[8]。すなわち，最大出力の70%の刺激強度の磁気刺激を1 Hzの頻度で20分間与え，それを5日間連続し，その後2カ月間にわたって発作頻度および脳波上のてんかん性放電を追跡した。その結果，反復磁気刺激を与えた12例では，sham刺激を与えた9例に比較して発作頻度が有意に減少し，その効果は約2カ月続いた。なお，脳波上のてんかん性放電は刺激群で4週間後まで減少した。また，てんかん性機序を介するものと想定される皮質ミオクローヌスの症例においても，低頻度反復磁気刺激を運動前野に与えるとミオクローヌスが軽減したという報告もある[12]。今後，症例の選択および刺激法の改良など，さらに検討されるべき問題である。

また，種々の原因による慢性疼痛に対する運動皮質の刺激効果が注目されている。この場合には運動閾値より低い刺激強度で，10〜20 Hzの頻度で数10分間反復刺激を続ける方法が用いられる。その機序はまだ明らかではないが，一次運動皮質から視床への投射を介するものと想定されている。なお，硬膜上電極を埋め込んで刺激すると効果がより大きいといわれている[23]。

2 深部脳刺激法 deep brain stimulation

難治性振戦の治療を目的として，従来は定位脳手術によって視床中間腹側核（nucleus ventralis intermedius thalami, Vim）を破壊する方法が用いられていたが，効果の持続が短く，種々の合併症が起こりやすいこと，そしてその理由で両側性に破壊術を施しにくいことから，その使用には制約があった。これに対して，1980年代半ばにフランスのBenabidらが50 Hzの高頻度電気刺激の有効性を唱え始め，1991年にその長期効果を実証して以来，深部脳刺激療法が盛んに用いられるようになった[1,2]。現在，刺激部位は疾患によって異なるが，パーキンソン病および本態性振戦ではその有効性が確立されてすでに広く用いられている。そしてそのほかにも，ジストニー，Tourette症候群，難治性てんかん，強迫神経症，難治性うつ病などにもその応用が試みられている。

1) 深部脳刺激の方法

深部脳刺激の具体的な術式は別の専門書[10]にゆずる。まず定位脳手術によって標的となる構造を同定しなければならないが，そのためにはMRIを参考にしながら，同部からニューロン活動を記録して，その特徴的なパターンに基づいて各構造の境界領域を判定する。そして，標的が確認されたら，そこに刺激電極を慢性に植え込んで，鎖骨付近の皮下に置いたパルス発生装置のスイッチを入れることによって，皮下を通したリード線を介して約50 Hzの高頻度で標的部位を持続性に刺激する。

2) パーキンソン病の深部脳刺激療法

パーキンソン病では，黒質緻密層のドパミン作動性神経細胞の変性脱落の結果として，黒質から線条体へのドパミン作動性投射の活動が減弱するため，線条体からいわゆる直接経路（direct pathway）を介して淡蒼球内節へ投射するGABA作動性抑制性入力が減弱した結果，淡蒼球内節の神経活動が増強する。さらに，いわゆる間接経路（indirect pathway）では視床下核の神経活動が増加しており，同部から淡蒼球内節へ投射するグルタミン酸作動性興奮性入力が増強した結果，やはり淡蒼球内節の神経活動を増強することになる。その結果淡蒼球内節から視床へのGABA作動性抑制性入力が増加し，視床から運動野への興奮性投射が抑制され，運動皮質の興奮性を低下させ，そのために無動や運動緩慢が生じるものと考えられている（図C-72）[4]。そこで，現在パーキンソン病に対しては淡蒼球内節または視床下核を標的とした慢性高頻度電気刺激が用いられている。最近では，この2つの部位のなかでは視床下核のほうが有効性が高く，その結果抗パーキンソン剤の投

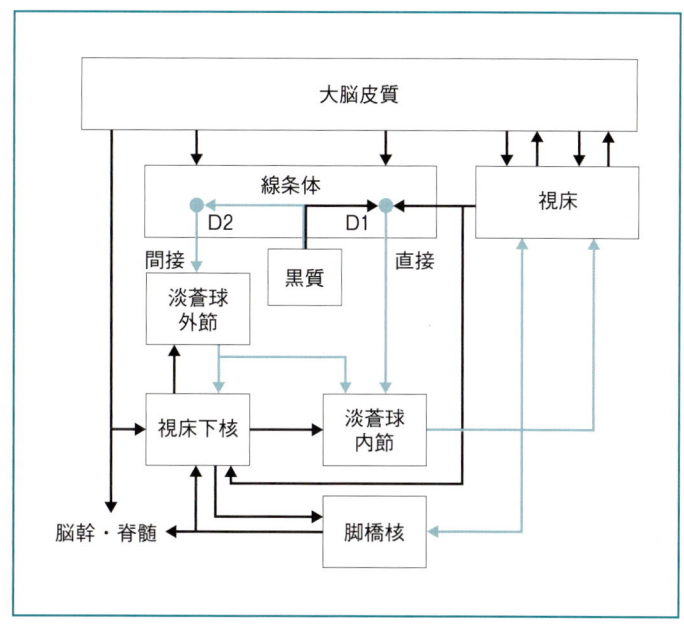

図 C-72　基底核を中心とした運動調節経路を示す模式図
色の矢印：抑制性，黒の矢印：興奮性。
(DeLong & Wichmann, 2007[4]より引用)

与量を減らすことができ，しかも合併症が少ないため，淡蒼球内節よりも多く用いられている。その効果は運動緩慢，固縮（強剛），振戦および姿勢保持障害のすべての面で有効であるが，ドパミン剤の長期投与によって生じたジスキネジーに対しても有効である[5,17]。深部脳刺激の効果発現の生理学的機序は完全には解明されていないが，増強された状態の神経活動が同部の刺激によって抑制される結果と考えられている。

パーキンソン病に対する本法の適用にあたっては，まず症例の選択が極めて大切である。すなわち，比較的若い患者で，ドパミン治療に反応し，認知障害を伴わず，そしてその他には何も医学的問題を抱えていない患者が適応となる。ただし年齢については，高齢者でも全身健康状態がよければ適応となりうる。発症からの病期とその刺激療法の効果との関連については，発症から平均6.8年という比較的早期の患者に対しても視床下核の刺激が有効であるという報告がある[34]。本刺激法による合併症としては，手術自体や器具に関連した問題と，刺激治療に直接関連した問題がある。後者のなかでは，視床下核の刺激によってジスキネジーが生じることがあるが，これは刺激条件を変更することによって対応が可能である。そのほか，同じく視床下核の刺激によって情動異常，とくにうつ状態がかなりの頻度で報告されているが，その因果関係はまだ完全には実証されていない。いずれにしても，術前に全く精神症状がない患者であれば，一般には著明な情動障害は起こりにくく，またたとえ起こってもジスキネジーの場合と同様に刺激条件の変更によって対応可能と考えられている。

3）本態性振戦の深部脳刺激療法

本態性振戦は内科的治療に抵抗性の場合が多いので，深部刺激療法が功を奏した場合にはその日常生活改善度は著しいものがある。本症はしばしば左右非対称性であるので，振戦と反対側の視床Vim核が標的となるが，最近視床の下部白質後部の刺激でも有効であるという報告がある[21,27]。とくに従来の破壊術に比べて，しびれ感，構音障害，認知障害などの合併症が生じにくいという点と，効果の持続が長い点，また両側性に適用可能であることから，非常に有効な治療法である。

4）その他の疾患における深部脳刺激療法

特発性全身性ジストニーは薬物治療に抵抗性のものが多い。そのような患者のなかには，DYT1

遺伝子の突然変異の有無にかかわらず，淡蒼球内節の両側深部脳刺激療法が有効である場合がある[9,38]。患者の大部分が小児であること，両側性治療が必要であることから，従来の破壊術に比べて深部刺激は特にその適用性が高い。また，向精神薬の長期投与による薬剤誘発性（遅発性）ジストニーの症例にも，両側淡蒼球内節の刺激療法が有効であるとの報告がある[7]。パーキンソン病の場合とは逆に，全身性ジストニーでは淡蒼球内節の神経活動はむしろ減弱し，その結果視床中継核への抑制が低下して運動皮質への興奮性入力が増加していることが想定されるが，そのような状態で淡蒼球内節の高頻度刺激がなぜ効果を発揮するかについては，まだ明確な説明はなされていない。

Tourette症候群は常染色体優性遺伝によって小児に起こる疾患で，チック（tic）と汚言（coprolalia），および注意障害や強迫性性格を主徴とするが，しばしば薬剤に抵抗性を示す。最近，本症に対して視床正中中心核・傍線維束複合（centromedian-parafascicular complex）の高頻度電気刺激の効果が注目されているが，淡蒼球内節および内包前脚の刺激も効果があると報告されている[25,28,35]。

最近，難治性てんかんの症例で，種々の脳部位の間欠的高頻度刺激によって発作頻度が低下したという報告がある。しかし，Limら（2007）は難治性の一次性または二次性の全身けいれん発作を呈する4例（18〜45歳）の患者において，両側視床前核に電極を留置して90〜110Hzの電気刺激を2〜4週間与え，その後平均44カ月追跡した結果，発作回数は35〜76%減少したが，単に電極を設置するだけで刺激を行わなくても発作が44〜94%減少したことを報告した[22]。すなわち，刺激自体のほかにプラセボ効果や薬剤投与の変化などの種々の要素が関係してくる可能性があり，てんかんに対する本法の効果はまだ確立されてはいない。最近注目されるのは，てんかん原性焦点には発作に先行して神経活動の変化が現われるので，その変化を検出して同部に高頻度刺激を与えることによって発作を予防する試みがなされている。

そのほか，強迫神経症に対して内包前脚と腹側尾状核の刺激が有効であったという報告がある[40]。さらに，難治性のうつ病においては脳梁膝下部の帯状回の刺激が有効であったとの報告もあるが，これらの有効性については今後さらに確認されるべきである[11]。

3 その他の刺激療法

上記の低頻度反復経頭蓋磁気刺激法による効果は実際には非常に弱いので，ある程度の効果を得るには刺激時間を長くする必要があり，それでも得られた効果の持続が短い。そこで，最近開発されたtheta burst stimulation（TBS）は，短い刺激時間で比較的長い効果が得られるので注目されている。この方法では，収縮期運動閾値の80%の刺激強度を用いて，50Hzの頻度（すなわち20ms間隔）で3回磁気刺激を与え，そのバーストを200msごとに繰り返して与える方式である。言い換えると，50Hzの刺激3発を1バーストとして，このバーストを5Hzの頻度で反復するわけである。これによると，少なくとも運動皮質に関しては20〜190秒といった短い刺激セッションで効果が得られることが示された[13,15]。その機序について，Huangら（2007）は6名の健常者にn-methyl-d-aspartate（NMDA）受容体拮抗剤を投与した前後で，運動野の磁気刺激による誘発筋電図（motor evoked potential, MEP）を指標としてTBSの効果を二重盲検法によって検討した[14]。その結果，プラセボ投与では持続性TBSはMEPを抑制し間欠的TBSはMEPを増加させたのに対して，NMDA受容体拮抗剤投与後はその効果が消失した。すなわち，TBSの効果発現にはNMDA受容体を介した可塑性変化が生じているものと想定される。TBSの臨床応用もすでに始まっており，Edwardsら（2006）はDYT1遺伝子変異の保因者でジストニーを呈する群と呈していない群の間で運動皮質に対するTBSの効果を比較したところ，正常対照群およびジストニーを呈さないDYT1変異群に比較して，ジストニーを呈した群ではTBSの抑制効果がより長く持続することを見出した[6]。このことから，同じ遺伝子変異をもっていても，運動皮質の可塑性変化を受けやすいヒトにジストニーが起こりやすい可能性が示唆された。今後の発展が期待される手法である。

経頭蓋直流電気刺激法（transcranial direct current stimulation）は，生理的食塩水に浸したスポンジ電極によって2mAの直流で数秒から数分間脳に電気刺激を与えるもので，その後約1時間にわたって一次運動野の興奮性を変化させるといわれている。この方法も，すでにパイロット研究として慢性疼痛，うつ病，脳卒中慢性期，およびてんかん患者に試みられているが，電極が大きくて刺激部位を正確に規定できないので，脳を限局性に刺激することは困難である[29]。

文献

1) Benabid AL, Pollak P, Hommer M, Gaio JM, de Rougemont J, Perret J. Treatment of Parkinson tremor by chronic stimulation of the ventral intermediate nucleus of the thalamus. Rev Neurol 1989 ; 145 : 320-323.
2) Benabid AL, Pollak P, Gervason C, Hoffmann D, Gao DM, Hommel M, et al. Long-term suppression of tremor by chronic stimulation of the ventral intermediate thalamic nucleus. Lancet 1991 ; 337 : 402-406.
3) Chen WH, Mima T, Siebner HR, Oga T, Hara H, Satow T, et al. Low-frequency rTMS over lateral premotor cortex induces lasting changes in regional activation and functional coupling of cortical motor areas. Clin Neurophysiol 2003 ; 114 : 1628-1637.
4) DeLong MR, Wichmann T. Circuits and circuit disorders of the basal ganglia. Arch Neurol 2007 ; 64 : 20-24.
5) Deuschl G, Schade-Brittinger C, Krack P, Volkmann J, Schafer H, Botzel K, et al. A randomized trial of deep-brain stimulation for Parkinson's disease. N Engl J Med 2006 ; 355 : 896-908.
6) Edwards MJ, Huang YZ, Mir P, Rothwell JC, Bhatia KP. Abnormalities in motor cortical plasticity differentiate manifesting and nonmanifesting DYT1 carriers. Mov Disord 2006 ; 21 : 2181-2186.
7) Franzini A, Marras C, Ferroli P, Zorzi G, Bugiani O. Long-term high-frequency bilateral pallidal stimulation for neuroleptic-induced tardive dystonia. Report of two cases. J Neurosurg 2005 ; 102 : 721-725.
8) Fregni F, Otachi PTM, do Valle A, Boggio PS, Thut G, Rigonatti SP, et al. A randomized clinical trial of repetitive transcranial magnetic stimulation in patients with refractory epilepsy. Ann Neurol 2006 ; 60 : 447-455.
9) Goto S, Yamada K, Shimazu H, Murase N, Matsuzaki K, Tamura T, et al. Impact of bilateral pallidal stimulation on DYT1-generalized dystonia in Japanese patients. Mov Disord 2006 ; 21 : 1785-1787.
10) Halpern C, Hurtig H, Jaggi J, Grossman M, Won M, Baltuch G. Deep brain stimulation in neurologic disorders. Parkinson Rel Disord 2007 ; 13 : 1-16.
11) Hardesty DE, Sackeim HA. Deep brain stimulation in movement and psychiatric disorders. Biol Psychiatry 2007 ; 61 : 831-835.
12) Houdayer E, Devanne H, Tyvaert L, Defebvre L, Derambure P, Cassim F. Low frequency repetitive transcranial magnetic stimulation over premotor cortex can improve cortical tremor. Clin Neurophysiol 2007 ; 118 : 1557-1562.
13) Huang YZ, Edwards MJ, Rounis E, Bhatia KP, Rothwell JC. Theta burst stimulation of the human motor cortex. Neuron 2005 ; 45 : 201-206.
14) Huang YZ, Chen RS, Rothwell JC, Wen HY. The after-effect of human theta burst stimulation is NMDA receptor dependent. Clin Neurophysiol 2007 ; 118 : 1028-1032.
15) Ishikawa S, Matsunaga K, Nakanishi R, Kawahira K, Murayama N, Tsuji S, et al. Effect of theta burst stimulation over the human sensorimotor cortex on motor and somatosensory evoked potentials. Clin Neurophysiol 2007 ; 118 : 1033-1043.
16) Iwata NK, Ugawa Y. The effects of cerebellar stimulation on the motor cortical excitability in neurological disorders : a review. Cerebellum 2005 ; 4 : 218-223.
17) Katayama Y, Oshima H, Kano T, Kobayashi K, Fukaya C, Yamamoto T. Direct effect of subthalamic nucleus stimulation on levodopa-induced peak-dose dyskinesia in patients with Parkin-

18) Kinoshita M, Ikeda A, Matsumoto R, Begum T, Usui K, Yamamoto J, et al. Electric stimulation on human cortex suppresses fast cortical activity and epileptic spikes. Epilepsia 2004 ; 45 : 787-791.
19) Kinoshita M, Ikeda A, Begum T, Yamamoto J, Hitomi T, Shibasaki H. Low-frequency repetitive transcranial magnetic stimulation for seizure suppression in patients with extratemporal lobe epilepsy - a pilot study. Seizure 2005 ; 14 : 387-392.
20) Kinoshita M, Ikeda A, Matsuhashi M, Matsumoto R, Hitomi T, Begum T, et al. Electric cortical stimulation suppresses epileptic and background activities in neocortical epilepsy and mesial temporal lobe epilepsy. Clin Neurophysiol 2005 ; 116 : 1291-1299.
21) Kitagawa M, Murata J, Kikuchi S, Sawamura Y, Saito H, Sasaki H, et al. Deep brain stimulation of subthalamic area for severe proximal tremor. Neurology 2000 ; 55 : 114-116.
22) Lim SN, Lee ST, Tsai YT, Chen IA, Tu PH, Chen JL, et al. Electrical stimulation of the anterior nucleus of the thalamus for intractable epilepsy : a long-term follow-up study. Epilepsia 2007 ; 48 : 342-347.
23) Lima MC, Fregni F. Motor cortex stimulation for chronic pain. Systematic review and meta-analysis of the literature. Neurology 2008 ; 70 : 2329-2337.
24) Mima T, Oga T, Rothwell J, Satow T, Yamamoto J, Toma K, et al. Short-term high-frequency transcutaneous electrical nerve stimulation decreases human motor cortex excitability. Neurosci Lett 2004 ; 355 : 85-88.
25) Mink JW, Walkup J, Frey KA, Como P, Cath D, DeLong MR, et al. Patient selection and assessment recommendations for deep brain stimulation in Tourette syndrome. Mov Disord 2006 ; 21 : 1831-1838.
26) Murase N, Rothwell JC, Kaji R, Urushihara R, Nakamura K, Murayama N, et al. Subthreshold low-frequency repetitive transcranial magnetic stimulation over the premotor cortex modulates writer's cramp. Brain 2005 ; 128 : 104-115.
27) Murata J, Kitagawa M, Uesugi H, Saito H, Iwasaki Y, Kikuchi S, et al. Electrical stimulation of the posterior subthalamic area for the treatment of intractable proximal tremor. J Neurosurg 2003 ; 99 : 708-715.
28) Neimat JS, Patil PG, Lozano AM. Novel surgical therapies for Tourette syndrome. J Child Neurol 2006 ; 21 : 715-718.
29) Nitsche MA, Doemkes S, Karakose T, Antal A, Liebetanz D, Lang N, et al. Shaping the effects of transcranial direct current stimulation of the human motor cortex. J Neurophysiol 2007 ; 97 : 3109-3117.
30) Pascual-Leone A, Rubio B, Pallardo F, Catala MD. Rapid-rate transcranial magnetic stimulation of left dorsolateral prefrontal cortex in drug-resistant depression. Lancet 1996 ; 348 : 233-237.
31) Passard A, Attal N, Benadhira R, Brasseur L, Saba G, Sichere P, et al. Effects of unilateral repetitive transcranial magnetic stimulation of the motor cortex on chronic widespread pain in fibromyalgia. Brain 2007 ; 130 : 2661-2670.
32) Rossini PM, Rossi S. Transcranial magnetic stimulation. Diagnostic, therapeutic, and research potential. Neurology 2007 ; 68 : 484-488.
33) Satow T, Mima T, Yamamoto J, Oga T, Begum T, Aso T, et al. Short-lasting impairment of tactile perception by 0.9 Hz-rTMS of the sensorimotor cortex. Neurology 2003 ; 60 : 1045-1047.
34) Schupbach WMM, Maltere D, Houeto JL, Tezenas du Montcel S, Mallet L, Welter ML, et al. Neurosurgery at an earlier stage of Parkinson disease. A randomized, controlled trial. Neurology 2007 ; 68 : 267-271.
35) Shahed J, Poysky J, Kenney C, Simpson R, Jankovic J. GPi deep brain stimulation for Tourette syndrome improves tics and psychiatric comorbidities. Neurology 2007 ; 68 : 159-160.
36) Tergau F, Naumann U, Paulus W, Steinhoff BJ. Low-frequency repetitive transcranial magnetic stimulation improves intractable epilepsy. Lancet 1999 ; 353 : 2209.
37) Theodore WH, Hunter K, Chen R, Vega-Bermudez F, Boroojerdi B, Reeves-Tyer P, et al. Transcranial magnetic stimulation for the treatment of seizures. A controlled study. Neurology

2002 ; 59 : 560-562.
38) Vidailhet M, Vercueil L, Houeto JL, Krystkowiak P, Lagrange C, Yelnik J, et al. Bilateral, pallidal, deep-brain stimulation in primary generalised dystonia : a prospective 3 year follow-up study. Lancet Neurol 2007 ; 6 : 223-229.
39) Volkmann J. Deep brain stimulation for the treatment of Parkinson's disease. J Clin Neurophysiol 2004 ; 21 : 6-17.
40) Wichmann T, DeLong MR. Deep brain stimulation for neurologic and neuropsychiatric disorders. Neuron 2006 ; 52 : 197-204.
41) Yamamoto J, Ikeda A, Satow T, Takeshita K, Takayama M, Matsuhashi M, et al. Low-frequency electric cortical stimulation has an inhibitory effect on epileptic focus in mesial temporal lobe epilepsy. Epilepsia 2002 ; 43 : 491-495.
42) Yamamoto J, Ikeda A, Kinoshita M, Matsumoto R, Satow T, Takeshita K, et al. Low-frequency electric cortical stimulation decreased interictal and ictal activity in human epilepsy. Seizure 2006 ; 15 : 520-527.

XIV 心因性疾患

本章では心因性疾患の補助診断としての生理学的検査法について述べる。とくに体性感覚，視覚，聴覚の心因性脱失に対しては，それぞれの誘発電位の特徴を理解して所見の解釈に注意すれば，有効に応用できる。近年心因性運動障害と診断される頻度が増加している。症例によっては，jerk-locked back averaging 法を応用することによって，一見不随意運動と見える現象に意図の関与を証明できることがある。

1) ヒステリーの補助診断

完全な片側感覚脱失を示し，臨床的にヒステリーが考えられるとき，当該肢刺激によるSEPが全く正常であれば，その臨床診断を積極的に支持する。もちろんこの場合，もしその感覚脱失が温痛覚のみの脱失である場合には，ちょうど脊髄空洞症のときにそうであるように（図 B-84, 94頁），通常の電気刺激では異常は認められないので注意を要する。この場合には，CO_2 レーザー光線を用いた温痛覚受容器の選択的刺激による誘発電位が有効である。そのほか，ヒステリー性盲の場合，視覚誘発電位が参考になることはいうまでもない。

2) 心因性運動障害

psychogenic movement disorders

心因性運動障害は最近その症例あるいは診断の頻度が増加してきており，世界的に注目されている[3]。なかでも，心因性不随意運動（psychogenic involuntary movements）は日常診療でも頻繁に遭遇するものである。そのなかで最も多いのは心因性振戦（psychogenic tremor）であり，臨床的に，突然発症，他に注意を向けると減少する（distractibility），振戦の振幅と周波数が変動しやすい，間欠的に起こる，振戦の動きと方向が時によって一定しない，などの特徴を示す[1]。このような場合には，表面筋電図あるいは加速度計でその振戦を記録して，特徴を客観的にとらえることが重要である[4]。

いま一見不随意に見える運動が意図的に生じている場合には，もしその運動をトリガーとして同時記録した脳波あるいは脳磁図を逆行性に加算平均できれば，運動準備電位の早期成分あるいは後期成分が記録されることがある。ただし，この場合はミオクローヌスやチック，あるいは舞踏運動のように，各運動がある程度急峻に起こる場合に限られる。緩徐な運動では，一定したトリガーを得ることが困難なために，正確な加算平均が困難である。寺田ら（1995）は，いわゆる心因性ミオクローヌス（psychogenic myoclonus）と診断された症例において，一見不随意運動と考えられるその運動を基準にして jerk-locked back averaging（➡B-XVIII章，293頁参照）を適用し，その運動に先行して陰性緩電位を認めた[2]。図 C-73 にその一例を示す。一般に，同様の緩電位は不随意運動や他動的運動に伴うことはないので，この所見はその運動に運動皮質の随意的機構が関与していることを示唆するものである。すなわちこの方法は，いまある運動が意図的に行われているかそう

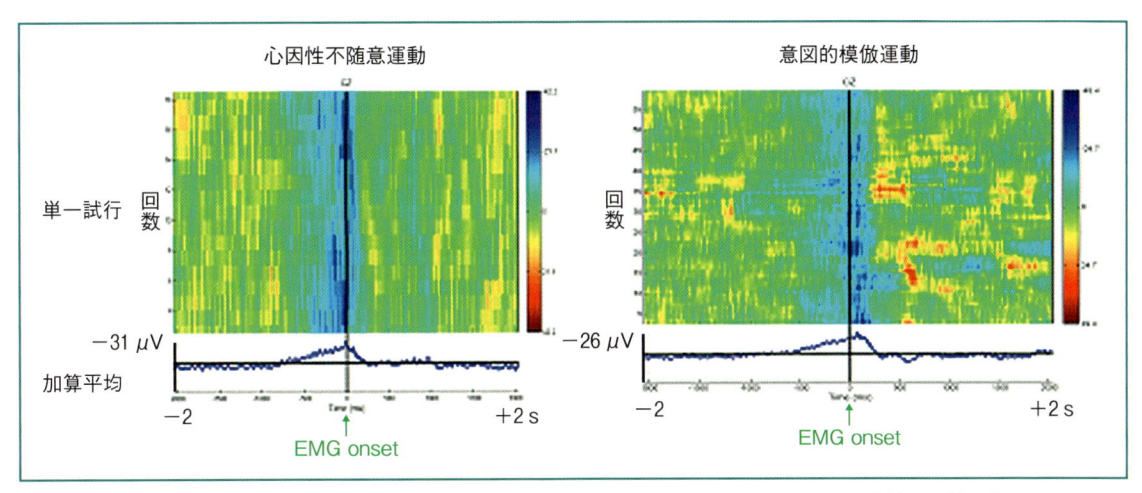

図 C-73 心因性と考えられる体幹のミオクローヌス様不随意運動に先行する陰性緩電位（左図）
右図は同じ運動を真似た場合。背部の筋から記録した筋電図の立ち上がり時点(EMG onset)を基準として，単一試行脳波を下から試行回数順にカラー表示してある（赤色は表面陽性電位，青色は表面陰性電位）。下段にはそれぞれ加算平均波形を示す。心因性運動に先行して，意図的運動の場合と同様に，ほぼ毎回表面陰性の緩電位が出現していることがわかる。（NIHのZoltan Mari氏が2004年の第8回国際パーキンソン病運動障害学会に発表したもの）

でないかの判定の一助となりうる。ただし，運動準備電位は正常者でもまれに記録できないこともあるので，いまある不随意運動に先行してこの電位が証明できないからといって，それだけで心因性疾患を完全に否定することはできない。また，前述のように，亜急性硬化性全脳炎では周期性不随意運動の前に陰性緩電位が徐々に上昇してくる現象がみられることがあるが，これは極めて例外的である（図 C-32，345頁）。

前述のように，電場あるいは磁場ではなくて，その運動に先行する律動性活動の変動に注目すれば，動かそうとする意図を運動関連脱同期化としてとらえることができる。この場合には，加算平均することなく，単一の運動についても再現性が確認できる可能性があるので，有力な方法として注目されている。

文献

1) Jankovic J, Vuong Kd, Thomas M. Psychogenic tremor : long-term outcome. CNS Spectr 2006 ; 11 : 501-508.
2) Terada K, Ikeda A, Van Ness PC, Nagamine T, Kaji R, Kimura J, et al. Presence of Bereitschaftspotential preceding psychogenic myoclonus : clinical application of jerk-locked back averaging. J Neurol Neurosurg Psychiatry 1995 ; 58 : 745-747.
3) Voon V, Lang AE, Hallett M. Diagnosing psychogenic movement disorders - which criteria should be used in clinical practice ? Nat Clin Pract Neurol 2007 ; 3 : 134-135.
4) Zeuner KE, Shoge RO, Goldstein SR, Dambrosia JM, Hallett M. Accelerometry to distinguish psychogenic from essential or parkinsonian tremor. Neurology 2003 ; 61 : 548-550.

和文索引

①頭にギリシア文字，算用数字・時計文字の付く用語は和文索引の冒頭にまとめて掲載した．
②その他の用語は五十音電話帳方式（カタカナ・ひらがな・漢字の順）によって配列した．
③ページ数の後のfは図中の項目，tは表中の項目を示す．
④ゴシック体のページ数は主要掲載ページを示す．
⑤重要語句には対応する欧文を付した．

α coma［α 昏睡］ 24, 339
α 運動細胞 100
α 運動線維 83
　── の閾値 183
α 昏睡（α coma） 24, 339
α 線維の逆行性伝導による反射波
　　93
α（アルファ）波 9, 27, 260
　──，正常成人の覚醒脳波における
　　37
α 律動，正常成人の覚醒脳波における 37
α-γ coactivation［α-γ 協調］ 100
α-γ linkage［α-γ 連合］ 100
α-γ 協調（α-γ coactivation） 100
α-γ 連合（α-γ linkage） 100
β 受容体遮断薬負荷試験 229
β 帯域パワーの rebound 現象 261
β（ベータ）波 9, 27
β（ベータ）受容体遮断薬，本態性振戦に対する 203
γ 運動細胞 100
　── 運動細胞の活動性増大 183
δ（デルタ）波 10, 27
　──，単純ヘルペス脳炎における
　　335
θ（シータ）波 10, 27
　──，正常成人の覚醒脳波における
　　37
　──，低振幅非律動性 37
　── のバースト 314
μ（ミュウ）波 260
2 相性 47
3 相性 47
3 相性波形 151
6 Hz phantom 棘徐波（phantom spike & wave） 314
8 の字コイル 170
14 & 6 Hz 陽性棘波（14 & 6 Hz positive spike） 314
14 & 6 Hz positive spike［14 & 6 Hz 陽性棘波］ 314

あ

アーチファクト（artifact） 15f, 33
　──，MRCP における 271
　──，電極のりによる 50
　──，誘発筋電図における 177
アキレス腱反射の消失 389
アステリキシス（asterixis） 376
アセチルコリン（Ach） 44, 83
　── 受容体抗体検査，MG の診断における 391
　── による発汗誘発試験 230
アテトーゼ 206, 374
　── における随意収縮 209
アテトーゼ型脳性麻痺 185
アポクリン腺 229
アマクリン細胞 146
アルコール性小脳失調症にみられる重心動揺 211
アルコールブロック，伸筋神経の
　　183
アルソー波（arceau 波） 32
亜急性硬化性全脳炎（subacute sclerosing panencephalitis, SSPE）
　　341
　── におけるミオクローヌス
　　377
亜急性連合性脊髄変性症（subacute combined degeneration of spinal cord） 136
足首背屈運動 270
足踏み 203
圧電子器 364
安静時
　── の異常筋放電 58
　── の活動電位 53
安静時心拍変動（CV R-R） 228
安静時振戦，パーキンソン病における 203
安静時の筋放電
　──，正常筋電図における 56
　──，表面筋電図記録における
　　202
安静時脳波（resting EEG） 26

い

イオンチャネル 44
　── と細胞興奮 395
イオンチャネル病 395t
イオン透過性 45
インク描きオシログラフ 9
インターバル・ヒストグラム 206
インチング（inching）法（伝導ブロック検査） 87
位相逆転（phase reversal） 30, 40
位置記録素子（position transducer）
　　364
居眠り 325
易疲労性，パーキンソン病における
　　357
異常眼球運動 224
異常筋電図 57
異常姿勢 376
異常脳波 40
意志は脳のどこで決定されるか
　　287
意識障害時の音の聞き分け 249
意識障害における閃光刺激の利点
　　148
遺伝性視神経萎縮症（Leber病）
　　158
閾値電気緊張法（threshold electrotonus） 385
痛み 234
　── に伴う情動 234
一次運動野 278
一次感覚運動皮質を介した長ループ反射（transcortical long loop reflex） 378
一次感覚運動野 275
一次性周期性四肢麻痺，チャネル病としての 398
一次体性感覚野（SI） 126, 232
一側視神経の病変の検索 156
陰極線オシロスコープ 4, 43
陰極閉鎖刺激（cathodal closing stimulation） 82
陰性運動現象（negative motor phe-

和文索引

nomena) 283
陰性ミオクローヌス(negative myoclonus) 298, **376**

う

ウィルソン病の筋固縮 207
うつ病 333
埋め込み電極(釣り針電極) 50
上側頭回聴覚領(Heschl's gyrus) 163
運動異常症に対する磁気刺激法 403
運動関連脱同期化 260
―― と運動関連脳電位の機序の違い 263
―― の単一施行による検出 288
運動関連脳電位(movement-related cortical potential, MRCP) 4, 269
――, 随意的筋弛緩(陰性運動)に伴う 283
―― と運動関連脱同期化の機序の違い 263
―― の MRCP の正常波形 273
―― の記録法 270
―― の各成分の発生源 275t
―― の成分の名称 274t
運動緩慢(akinesia) 285
運動軌跡の記録 357
運動機能の三要素 351t
運動後電位(reafferente Potentiale, RAP) 269
運動後の安静 398
運動細胞の活動性の指標 182
運動視 159
運動準備電位後期成分(late BP) 273, 278
運動準備電位(Bereitschaftspotential, BP) 274
運動準備電位早期成分(early BP) 273
運動神経細胞変性における高振幅電位 62
運動神経(最大)伝導速度(motor nerve conduction velocity, MCV) 83
――, Guillain-Barré 症候群の 91f
――, 脱髄における 89
―― の基準値(正常値) 87t
運動神経線維 81
運動神経伝導検査 81
―― における異常所見 89
運動前陰性緩電位 273

―― の振幅 281
運動前野 275
運動前陽性電位(premotion positivity, PMP) 269, **279**
運動単位(motor unit) 44
―― の構成 45f
―― の波形 56
―― の波形観察手技 54
―― の発射順序(recruitment order) 54
―― の発射パターン 50, **76**
―― の発射パターン, 随意収縮における 54
―― の発射頻度 57
―― のリクルートメントパターンの模式図 55f
―― 波形の異常 62
―― 波形の解析, コンピューター加算による 68
運動電位(motor potential, MP) 269, **279**
運動ニューロン疾患 381
―― でみられる高振幅電位 62
―― における多相性電位 66
運動皮質の興奮性 169
運動誘発電位(motor evoked potentials, MEP) 169

え

エクリン腺 229
エドロフォニウム静注テスト, MG の診断における 391
映像記録, 不随意運動の 364
鋭波 29
円形コイル 170
円盤電極 15
延髄外側症候群(Wallenberg 症候群) 125
遠位潜時(distal latency) 84
遠隔電場 SEP 123
遠隔電場電位(far-field potential) 111, 161
遠心系ニューロン(medium-sized spiny neuron) 365
遠心性線維 81

お

オシログラフ, インク描き 9
オシロスコープ, 陰極線 4, 43
オドボール課題(oddball paradigm) 237
オンディーヌの呪い(Ondine's curse)症候群 325

オンライン心電図除去法 306
汚言(coprolalia) 406
黄斑部(fovea) 226
音刺激 26
音圧レベル(sound pressure level, SPL) 161
温痛覚 SEP 124
温痛覚認知 234
温度眼振 225
温度眼振検査(caloric test) 167
温度の影響, 伝導速度に対する 95
温熱性発汗 230

か

カクテルパーティー効果 232
カスケード方式 53
カリウム惹起性ミオトニア(potassium-aggravated myotonia) 397
下顎発達不良 399
下肢刺激 SEP 137
下垂体腫瘍 157
下方向き眼振(down beat nystagmus) 224
加算平均装置, Dawson の 109
加算平均法(averaging) 109, 110, 145
―― の原理 111f
加速度計(accelerometer), 振戦における 369
加速度計測 197
加齢による P_{300} 頂点潜時の延長 238
過呼吸(hyperventilation) 26
――, 賦活法としての 311
―― 試験 229
―― による徐波化 23
過誤に関連した(を反映する脳)活動 (error-related activity) 250, 334
過分極 11
回転性眼振(rotatory nystagmus) 225
外括約筋筋電図 230, **231**
外傷後ストレス症候群に対する磁気刺激法 403
外套針(sheath) 52
外乱に対する姿勢反応 214
外乱負荷に対する長潜時反射 359
顔の認知 233
角膜網膜電位 223
覚醒脳波 37
蝸牛電図(electrocochleogram) 161
活動(activity) 27

活動電位(action potential) 10, **44**
滑動性追従眼球運動(smooth pursuit eye movement) 226
活動電極(active electrode) 25
── ,誘発電位記録における 112
活性電極(刺激電極,関電極) 85
干渉波 57
干渉波形(interference pattern) 54
── と recruitment の異常 68
汗腺 229
完全盲 153
肝性脳症における三相波 335
杆体 146
寒冷昇圧試験 229
寒冷の筋電図所見への影響 53
換気カプセル法 230
感覚運動連関(sensori-motor integration) 252
感覚神経機能の客観的・計量的検査 109
感覚神経線維 81
感覚神経伝導速度(sensory nerve conduction velocity, SCV) 116
── の正常値 119
感覚レベル(sensation level, SL), 聴覚刺激強度としての 161
感度(sensitivity),較正(脳波記録)に際しての 27
関節運動覚 SEP 126
関電極(活性電極,刺激電極) 85
観念運動性失行(ideomotor apraxia) 265
観念性失行(ideational apraxia) 265
眼窩内髄膜腫 157
眼間離開(hypertelorism) 399
眼球運動に伴う MRCP 270
眼球運動によるアーチファクト 33
眼球運動麻痺 224
眼球クローヌス(opsoclonus) 225
眼瞼スパズム,Meige 症候群の 197
眼電図(electrooculogram) 223
── の記録内容 224t
眼輪筋反射(瞬目反射) 196
顔面筋の単一運動単位 57
顔面スパズム 60

き

気道閉塞による睡眠時無呼吸 326
記憶に関連する脳活動(記憶関連電位,memory-related potential) 249
記録紙送り速度(paper speed) 27
記録装置,筋電図の 47
記録電極 86
起立血圧試験(Schellong 試験) 229
起立による筋交感神経活動の増強 102
基準(不関)電極(reference electrode) 25, 85
基準電極の活性化(activation of the reference electrode) 25, 32
基線(baseline) 27
基礎律動(basic rhythm) 28
基底核疾患
── による不随意運動の臨床的特徴 365
── の診断 197
基底核傷害
── における MRCP 285
── における筋緊張の異常 361
── における表面筋電図 203
── による不随意運動の検査法 364
基底核性不随意運動の機序 369
基本的駆動波(fundamental driving) 26
機能連関(functional connectivity) 252, 264
偽性アテトーゼ(pseudo-athetosis) 374
逆向変性(retrograde degeneration) 148
逆問題 20
逆行性(antidromic)記録法 116
逆行性加算平均法(reversed averaging, back averaging, opisthochronic averaging) 269
── ,MRCP における 273
逆行性感覚神経伝導速度 119
逆行性発火(antidromic firing) 93
求心性インパルス 14
求心性線維 81
急降下爆撃機音(dive bomber's sounds) 43, 58
急性脊髄灰白質炎(ポリオ) 108
球後視神経炎 147
巨大 SEP 196
── ,皮質ミオクローヌスにおける 138
巨大体性感覚誘発電位の証明 378
虚血性病変における脳波 349
共通基準導出(common reference derivation) 25
共同運動の発生機序の検索 287
強直性筋ジストロフィー(myotonic muscular dystrophy) 341
強迫神経症
── における CNV 増大 252
── に対する磁気刺激法 403
── に対する内包前脚と腹側尾状核の刺激 406
鏡像運動(mirror movement) 288
局在関連性てんかん(localization-related epilepsy) 41
局在関連性発作 311
局所性ジストニー
── における CNV 252
── における HFO 267
── における短間隔皮質内抑制 378
── に対する磁気刺激法 403
局所電場電位(local field potential) 11, 304
棘徐波結合,ミオクローヌスにおける 377
棘徐波バースト 29, 311
棘徐波複合 314
棘波(spike) 11, 29, **41**, 139, 314
── ,ミオクローヌスにおける 377
極性(polarity) 52, 114
近視 148
近赤外線スペクトロスコピー(near-infrared spectroscopy, NIRS) 302, 321
近接電場電位(near-field potential) 111
金フォイル電極 145
筋萎縮性側索硬化症(amyotrophic lateral sclerosis, ALS) 64, 108, 381
筋緊張異常における表面筋電図 197
筋緊張亢進(Hypertonie) 375
筋緊張症(ミオトニー)におけるミオトニー放電 57
筋緊張性ジストロフィーにおける刺入電位 57
筋緊張低下(Hypotonie) 375
筋緊張の異常 361
筋原性パターン(myogenic pattern) 62
筋交感神経活動 102
筋ジストロフィー 67
── における jitter 73
筋疾患 395
筋・神経の構造 44
筋線維(筋細胞) 44
筋線維密度 73
筋電計 47

筋電図 43
　——，運動ニューロン疾患の特徴的所見 54
　——，電極の移動による波形の変化 56f
　—— 記録装置の構成 47f
　—— 検査室の条件 53
　—— と脳波の同時記録 293
　—— によるアーチファクト 33
　—— の記録装置 47
　—— の記録の順序 53
　—— の所見の記載法 70
　—— の電極 47
筋電図序説 43
筋の伸張反応，表面筋電図記録における 202
筋放電の発射間隔の変動係数(coefficient of variation, CV) 368
筋放電量の積分値 203
筋紡錘活動 100
筋紡錘発射記録，微小電極法による 102
筋紡錘発射と運動反応 100
筋無力症様症候群(Lambert-Eaton症候群)，肺癌に伴う 108
筋無力症様症候群(myasthenic syndrome) 393
緊張(tension) 361
緊張性頸反射 76, 361, 375
緊張性振動刺激(tonic vibration) 376
緊張性振動反射(tonic vibration reflex, TVR) 189
緊張性迷路反射 76

く

クランプ(cramp) 59
クリック音刺激の組み合わせ 237
クローヌス 184
　—— の機序 101
クロナキシー 4
グループII求心性インパルスによる反射 191
矩形波電気刺激 82, 177
矩形波パルス 385
駆動(drive) 265
繰り返し運動
　—— による発作誘発(McManis test) 398
　—— の最大頻度 351
　—— の定量評価法 368
空間的対応(retinotopic organization) 153
空間的要素，脳波における 29

空腹時の脳波記録 23
屈曲性対麻痺 361, 375
屈曲反射(flexor reflex) 191
屈曲反射検査，H反射を用いた 185
屈筋反射求心神経(flexor reflex afferents, FRA) 185
屈折異常 148, 156
群化放電(grouping discharge) 66, 203
　—— と筋紡錘発射の関係 101f
　—— と振戦 202

け

けいれんの発生機序の検索 148
形態視 159
経頭蓋磁気刺激(法)(transcranial magnetic stimulation, TMS) 170, 302
　—— による運動皮質の興奮性検査 172
　—— による治療の試み 403
経頭蓋直流電気刺激(法)(transcranial direct current stimulation, TES) 172, 407
経鼻的持続陽圧呼吸法(continuous positive airway pressure, CPAP) 332
痙縮(spasticity) 179, 183, 361, 362
　—— における随意収縮 209
痙性斜頸 252
痙性麻痺
　——，脊髄障害による 185
　—— におけるIa抑制 183
　—— における相反性Ia抑制のアンバランス 184f
軽度認知異常症(mild congnitive impairment, MCI) 341
頸静脈洞マッサージ 229
頸動脈手術における脳機能モニター 400
警告刺激(warning stimulus) 250
血管性認知症(vascular dementia) 339
結節性硬化症(tuberous sclerosis)における脳波 349
腱(tendon) 189
腱反射亢進 179, 361
幻聴
　—— に対する磁気刺激法 403
　—— をもつ統合失調症患者に対する聴覚刺激 333
言語に関連する脳活動 250
言語優位半球 321

限局性(localized)，異常脳波の分類としての 40t

こ

コヒーレンス(coherence) 252, 263
コンタクトレンズ電極 145
コンダクタンス 397
コントラスト 148
ゴニオメーター 199
呼吸性アルカローシス 311
固縮(rigidity) 361, 362
　—— における随意収縮 209
固定潜時の陽性頂点 123
固有脊髄ミオクローヌス(propriospinal myoclonus) 377
勾配(gradient) 40
巧緻運動の検査 357
甲状腺機能低下症 335
　—— に伴う運動失調症にみられる重心動揺 211
交感神経活動 102
交感神経性筋ジストロフィー 103
交感(神経)性皮膚反応(sympathetic skin response, SSR) 103, 230
交叉性非対称(crossed asymmetry) 153
交絡(interaction) 172
光電装置 364
行動計測 351
　—— と自立支援 359
抗けいれん剤による徐波 23
抗コリンエステラーゼ薬投与，MGの診断における 391
咬筋のT波 189
咬筋反射 197
後期皮質成分(late cortical components) 111
後根神経節細胞 135
後索・内側毛帯系 123
後頭蓋窩手術におけるBAEP 167
後頭部優位律動(posterior dominant rhythm) 28
後頭葉病変 158
後方言語領域 252
格子縞反転刺激 149
格子縞模様(checkerboard) 148
高カリウム血症性周期性四肢麻痺(hyper PP) 397
高周波振動(high frequency oscillations, HFO) 265
高周波数刺激 26
高周波帯域 261
高周波フィルター(low pass filter,

和文索引　417

high frequency filter) 16
――，較正(脳波記録)に際しての 27
高振幅電位(high amplitude potential) 62
――，各種疾患による 63
――，末梢神経障害における 64
――の single oscillation 64
高地のシミュレーションによる筋交感神経活動の増強 102
高頻度刺激(frequent stimulus) 237
高頻度電気刺激 404
硬度(consistency) 361
硬膜外電極による脊髄上行路または下行路伝導機能のモニター 401
較正(calibration) 27
較正電位 52
興奮収縮連関 44
興奮性活動 284
興奮性シナプス後電位(excitatory post-synaptic potential, EPSP) 10, 284
興奮伝導 81
国際 10-20(電極配置)法(International 10-20 System) 24
混合性睡眠時無呼吸症候群(mixed type SAS) 332

さ

サーカディアンリズム 326
サンプル間隔(ordinate period) 114
サンプル周波数(sampling rate) 114
作業記憶の維持の障害 333
細胞外電流 12
細胞内電流 12
最大上刺激(supramaximal stimulation) 85
雑音(noise) 109
皿電極 15
三叉神経のニューロパチー 189
三相波(triphasic wave) 335
残尿測定 230

し

シールドルーム 17
シナプス後電位 10
――，PSTH から得られた 78
シャント効果(shunt effect) 18
シングルフォトン断層法(single photon emission computed tomography, SPECT) 302
ジアゼパムによる低振幅速波 23
ジスキネジア 204
ジストニー 207
――，筋緊張異常としての 362
――，特異な筋緊張異常を示す 361
――，不随意運動としての 375
――における随意収縮 209
――における皮質内抑制の低下 284
――における不随意収縮の誘発 209
ジストニー運動(dystonic movement) 376
――，不随意運動としての 362
ジストニー姿勢(dystonic posture) 363, 375
ジストニー性ミオクローヌス 341
自然睡眠 26
自然脳波(spontaneous EEG) 23
刺激過敏性陰性ミオクローヌス 139
刺激過敏性ミオクローヌス 196
――の発生機序の検索 148
刺激関連電位(stimulus-related potential) 111, 232
刺激コイルによる刺激法 171
刺激電極間距離，近位部と遠位部の 85
刺激電極(関電極，活性電極) 85
刺激の波及 96
刺入時のミオトニー放電 43
刺入電位(insertion activity) 53
――，異常筋電図における 57
――，正常筋電図における 56
肢節運動失行(limb-kinetic apraxia) 263
姿勢振戦 203
姿勢反応 361
――，外乱に対する 214
姿勢保持 197
姿勢保持時の記録(表面筋電図) 203
視運動性眼振(optokinetic nystagmus, OKN) 225
視覚刺激
――の特性と VEP 158
――を用いた mismatch negativity(MMN) 340
視覚誘発電位(visual evoked potential, VEP) 109, 145, 148
――，ヒステリー性盲における 410
視空間問題 244

視交叉上核，脳の睡眠覚醒リズムと 326
視床核 14
視床神経細胞の律動形成 14
視床中間腹側核(nucleus ventralis intermedius thalami, Vim) 404
視標追跡課題を用いた脳磁図の記録 20
視標追跡法 358
視神経炎 147
――における図形反転刺激 VEP 156
視神経膠腫 157
視神経傷害の診断 156
視神経の圧迫 156
――，腫瘍による 157
視神経の虚血性病変(障害) 156, 158
視放線 158
視眼運動反射(visuo-ocular reflex) 225
視力障害における閃光刺激の利点 148
自己相関(autocorrelogram) 206, 368
自動律動(auto-rhythmicity) 13
自発眼球運動 224
自発放電(spontaneous discharge) 53
自律神経系の検査 227
自律神経検査の功罪 229
自律性膀胱(autonomic bladder) 230
事象関連脱同期化(event-related desynchronization, ERD) 260
事象関連電位(event-related potential, ERP) 4, 111, 232
――の異常，統合失調症における 333
事象関連同期化(event-related synchronization, ERS) 261
持続時間(duration)，筋電図における 56
持続性筋収縮，強い 59
持続性収縮 207
持続性部分てんかん(epilepsia partialis continua)，JLA の良い適応としての 298
時間的分散(temporal dispersion) 133, 153
時間的要素，脳波における 29
時定数(time constant) 16
――，較正(脳波記録)に際しての 27
――，筋電図記録における 52

磁気共鳴機能画像法(functional magnetic resonance imaging, fMRI) 302
磁気刺激 5
  ── の電極と装置 170
磁流(magnetic flow) 12
色覚 159
色彩認知 233
軸索変性 132
舌の突出運動 270
失語症に対する磁気刺激法 403
室温，筋電図検査室の 53
失行 351
尺骨神経刺激 96
手根管症候群 98
主陽性頂点(major positive peak) 151
腫瘍による視神経の圧迫 157
受動性(passivity) 361
受動的起立 102
周期(period) 27
周期性ジストニー性ミオクローヌス 377
周期性四肢麻痺 397
周期性同期性放電(periodic synchronous discharge, PSD) 339, 341, 377
周期性ミオクローヌス(periodic myoclonus)，PSD に伴う 341
周波数(frequency) 27
周波数応答(frequency response) 16, 113
終板 44
終板電位(end plate potential, EPP) 391
終末潜時(terminal latency) 84
重症筋無力症(myasthenia gravis, MG) 68, 106, 391
  ── における jitter 73
重畳法 109
重心検査 4
重心動揺記録 210
重心動揺計 210
重心動揺の周波数 211
重心変動 197
  ── の記録法 210
  ── の度合い 211
重積(summation)，EPSP の 172
術中モニター 400
瞬目運動 145
  ── によるアーチファクト 33
瞬目反射(眼輪筋反射) 196
  ──，片頭痛における 322
  ── における反射波と神経経路 196

順行性(orthodromic)記録法 116
順行性感覚神経伝導速度 117
書痙 252, 376
  ── に対する磁気刺激法 403
書字 203
徐波(slow wave) 27
  ──，大脳半球深部に限局性病変がある場合の 349
  ── の許容量，正常成人の覚醒脳波における 37
徐波化
  ──，過呼吸による 23
  ──，空腹時(低血糖時)または低カルシウム血症の過呼吸による 27
徐波バースト 311
除脳固縮 361, 375
除脳状態 154
除皮質固縮 361, 375
小細胞系(parvocellular system) 159
小脳橋角部腫瘍 164
小脳系障害における MRCP 287
小脳障害
  ──，平衡障害としての 211
  ── における筋緊張の異常 361
小脳性運動失調 351
小脳性振戦 203
小発作(petit mal) 311
床反力 197, 215
症候性ジストニー 363
焦点性(focal)，異常脳波の分類としての 40t
焦点性異常 349
焦点性運動発作 41
焦点性感覚発作 41
焦点の決定法 30
衝動性眼球運動(saccadic eye movement) 226
上腕神経叢外傷 127
情動，痛みに伴う 234
食事(最終)の時刻，脳波記録前の 23
職業性ジストニー 376
心因性運動障害(psychogenic movement disorders) 410
心因性疾患 410
心因性振戦(psychogenic tremor) 410
心因性不随意運動(psychogenic involuntary movements) 410
心因性ミオクローヌス(psychogenic myoclonus) 410
心血管反射計測法 228
心室性不整脈 399

心臓手術における脳機能モニター 400
心電図(による)アーチファクト 33
  ── 除去法 113
伸張反射 361
  ── の亢進 207
伸展性，extensibility 361
芯(core)電極 52
信号・雑音比(signal-to-noise ratio) 111
侵害刺激受容器(nociceptor) 103
侵害受容 234
侵害反射(nociceptive reflex) 361
神経筋接合部 44f
  ── の異常 391
神経筋単位(neuromuscular unit, (NMU) 44
神経筋伝達(neuromuscular transmission) 83
神経筋伝達試験(Harvey-Masland 試験) 105
神経・筋の構造 44
神経血管カップリング(neurovascular coupling) 304
神経原性パターン(neurogenic pattern) 62
神経再支配(reinnervation) 63, 73
神経再支配電位(reinnervation potential) 59
神経性血圧調節の指標 103
神経伝導速度検査
  ──，ニューロパチーにおける 384
  ── における一般的注意事項 95
  ── の適応と意義 98
  ── に必要な装置 82
神経伝導速度用刺激電極 85f
振戦 203, 369
  ── と群化放電 202
  ── におけるインターバルヒストグラムとその変動 368
  ── にみられる皮質筋コヒーレンス 265
  ── のように見える皮質性ミオクローヌス 139
振幅(amplitude) 43, 76
  ──，筋電図における 56
深部感覚障害，平衡障害としての 211
深部脳刺激(法)(deep brain stimulation, DBS) 5, 172, 376, 404
進行性多巣性白質脳症(progressive multifocal leukoencephalopathy, PML) 341
進行性ミオクローヌスてんかん

（progressive myoclonus epilepsy）　139, 196, 287
　　── を示す疾患群　297
迅速運動の出力　358

す

ストリキニーネによる棘波　11
ストレイン・ゲージ　364
スパイク　396
スパイク電位　81
スパスム（spasm）　59
スピーカー，筋電図記録における　43
すくみ足，パーキンソン病の　215
吸い込み口（sink），電流の　12
図形 ERG　147
図形刺激（pattern stimulation）　148
図形刺激 VEP
　── における異常判定基準　153
　── の適応　156
図形特異反応　146
図形反転刺激（pattern reversal stimulation）　109, 145, **148**
図形反転刺激 VEP の正常波形　151
頭蓋骨欠損による速波，鋭波　24
睡眠時の音の聞き分け　249
睡眠時無呼吸症候群（sleep apnea syndrome, SAS）　325
睡眠深度分類，Rechtschaffen & Kales による　38
睡眠の断片化（fragmentation）　330
睡眠脳波　37
睡眠薬による徐波　23
錐体　146
錐体路障害における筋緊張の異常　361
錐体路伝導検査　169
随意運動
　── に伴う脳電位　269
　── による MEP の変化　173
　── の記録（表面筋電図）　203
　── の記録方法　270
　── の定量的検査　351
　── の抑制機構　283
随意収縮
　── における異常　62
　── における運動単位の発射パターン　54
　── の状態　209
随意収縮時の活動電位　53
随意収縮時の筋放電，正常筋電図における　56

随伴陰性変動（contingent negative variation, CNV）　250
　──，片頭痛における　322
髄膜炎　341
数唱問題　244

せ

正弦波模様　149
正常筋電図所見，単極同心電極による　56
正常脳波　37
正中神経 SEP の早期皮質成分の発生機序　128
正中線ペースメーカー説　13
生理的振戦　203
成人覚醒脳波　37
成人睡眠脳波　37
精神運動発作　41, 314
精神疾患　333
精神性発汗　230
静止期（silent period）　139
静止振戦　203
静的反応（static response）　100
脊髄運動神経細胞　44
脊髄機能の術中モニター　400
脊髄球脊髄反射（spino-bulbo-spinal reflex, SBS 反射）　191
脊髄空洞症　62, 125
脊髄腫瘍　62
　── の高位診断　62
脊髄小脳変性症にみられる重心動揺　211
脊髄障害
　── における SSR の異常　230
　── による痙性麻痺　185
脊髄上行路または下行路伝導機能のモニター，硬膜外電極による　401
脊髄髄節性ミオクローヌス（segmental spinal myoclonus）　377
脊髄性進行性筋萎縮症（spinal progressive muscular atrophy, SPMA）　64, 381
脊髄性ミオクローヌス（spinal myoclonus）　376
脊髄反射の相反性結合　181
接触抵抗，電極と皮膚との　15
接線　13, 32
接地電極（ground electrode）　24, 37
摂食動作　203
舌運動電位（glossokinetic potential）　270
舌筋の単一運動単位　57

絶縁性伝導（isolated conduction）　82
先天性パラミオトニア（paramyotonia congenita, PC）　397
先天性ミオトニア（myotonia congenita, MC）　397
　── における刺入電位　57
尖頂樹状突起（apical dendrite）　10
　── の興奮（脱分極）部位と細胞内外の電流の方向　12
閃光刺激（flash stimulation, intermittent photic stimulation）　26, 145, 148
　── に対して敏感な症例　316
閃光刺激 VEP
　── における異常判定基準　153
　── の正常波形　150
　── の適応　153
潜在性視神経病変の検出　157
潜在性テタニー　60
潜時（latency）　83, 111
潜時遅延　132
線維自発電位（fibrillation potential）　58, 382
線維束（自発）電位（fasciculation potential）　59, 381
線維束性収縮（fasciculation）　59
線条体血管障害による舞踏病　374
選択的注意（selective attention）　232
選択反応時間　353
全視野刺激（full-field stimulation）　148
全身けいれん発作　311
全身性姿勢反射　376
全身麻酔の麻酔深度のモニター　400
全般（性）発作（generalized epilepsy）　41, 311
前庭系障害，平衡障害としての　211
前庭反射　361
前頭側頭葉変性症（frontotemporal lobar degeneration, FTLD）　339
前頭葉疾患でみられるパラトニア　363
前葉障害にみられる重心動揺　211
前方言語領域　252
漸減（waning）現象　68
　──，連続刺激による　106, 108
漸増電流（三角波）　82

そ

双極子(dipole) 45
双極同心型電極(bipolar concentric electrode) 48
双極導出(bipolar derivation) 25, 272
早期皮質成分(early cortical components) 111
—— の発生機序,正中神経SEPの 128
相互相関 206
相殺(cancel out) 109
相反性反射結合 181
—— の検査法 182f
相反性抑制 202
相貌失認(prosopagnosia) 233
掃引の速さ(sweep speed) 52
躁うつ病 333
増幅器(amplifier) 15
—— の基本的原理 16f
—— の周波数応答 16, 113
増幅度,筋電図記録における 52
足底圧センサー 215
速波(fast wave) 27
—— の局在性減少 349
側頭葉てんかん 314
側頭葉と頭頂葉の境界領域(temporo-parietal junction) 236
測定過大(hypermetria) 226
外側中継核,ペースメーカーとしての 13

た

多相性電位(polyphasic potential) 62, 65
——, 運動ニューロン疾患における 66
——, ミオパチーにおける 66
—— にまぎらわしい電位 66
多極針電極 48
多系統萎縮症(MSA)
—— における起立性低血圧 229
—— における突然死 325
多元誘導表面筋電図 204
多焦点性 316
多巣性運動性ニューロパチー(multifocal motor neuropathy, MMN) 388
多発梗塞性認知症患者におけるP300 243f
多発神経発射(multi-unit activity) 304
多発性筋炎 67, 68
多発性硬化症(multiple sclerosis, MS) 109, 132
—— におけるBAEP 165
—— における図形反転刺激VEP 156
—— における潜在性後索病変の検出 137
多発ニューロパチー 125
多発ユニット活動(multi-unit activity) 11
多用途脳波計 198
代謝性疾患における脳波 41
代謝性チャネル 44
代謝性脳症 335
体位性発汗 230
体性感覚系 233
体性感覚刺激(somatosensory stimulus) 191
体性感覚神経伝導検査 116
体性感覚誘発電位(somatosensory evoked potential, SEP) 109, 119
—— によるモニター 400
体性感覚誘発磁図(SEF) 233
体性局在(somatotopic organization) 130
大細胞系(magnocellular system) 159
大脳磁気刺激 176
大脳深部正中構造の傷害 341
大脳ニューロン活動,行動中の 169
大脳半球深部に限局性病変がある場合 349
大脳皮質大型錐体神経細胞 10
大脳皮質が広汎に傷害される状態 335
大脳皮質刺激によるMEP 175
大脳皮質刺激による神経細胞興奮 171
大脳皮質神経細胞の結合様式 172f
大脳皮質に限局性病変がある場合 349
大発作(grand mal) 311
脱髄疾患 132
—— における図形反転刺激VEP 156
脱髄性ニューロパチーにおける複合筋活動電位 88
脱髄における運動神経伝導速度 89
脱同期化(desynchronization) 15, 260
脱分極 11
脱分極性不活性化(depolarization inactivation) 397
脱抑制(disinhibition) 184
脱力発作 398
単一運動単位
—— の活動電位 48
—— の波形の観察 52
単一筋線維の活動電位 48
単一試行によるP300 245
単極同心型電極(monopolar concentric electrode) 48
—— による正常筋電図所見 56
単極導出(monopolar derivation) 26
単極針電極 50
単シナプス反射 181
単純反応時間 352
単純部分発作 314
単純ヘルペス脳炎 335
単神経炎 62
単相性 47
炭水化物(甘味)の大食後の脱力発作 398
探査電極(exploring electrode) 25
——, 誘発電位記録における 112
淡蒼球病変によるジストニー運動 376
短間隔皮質内抑制(short interval intracortical inhibition) 378
短潜時聴覚誘発電位 400
短潜時誘発電位(short latency EP) 10, 111
—— の種類 112f
短ループ反射 191
断眠(sleep deprivation) 26

ち

チック(tic) 372, 406
チャネル病 395
遅発性筋反応(delayed muscular response) 376
中心視力 159
中枢運動伝導時間(central motor conduction time, CMCT) 170, 173
—— の有意な延長 173
—— の評価 175
中枢性運動障害における相反性神経支配の検索 186
中枢性睡眠時無呼吸症候群(central SAS) 325, 331
中枢伝導時間の延長 137
中潜時誘発電位(middle latency EP) 111
中毒

和文索引 421

―― における頂点潜時延長　156
―― における脳波　41
中毒性脳症　335
中脳病変　165
注意(attention)とCNV　251
注視眼振　224
長時間脳波・ビデオモニター(long-term video-EEG monitoring)　318, 320
長潜時・長ループ反射(long-latency long-loop reflex)　139
長潜時反射(long latency reflex, LLR)　191
長潜時誘発電位(long latency EP)　111
長ループ反射　191
張力測定装置　199
頂点潜時延長　156
跳躍伝導　385
蝶形骨針電極(sphenoidal electrode)　15, 314
聴覚機能の術中モニター　400
聴覚系　233
聴覚刺激，幻聴をもつ統合失調症患者に対する　333
聴覚失認(auditory agnosia)　167
聴覚皮質　163
聴覚誘発電位(auditory evoked potential, AEP)　161
―― の正常波形と各頂点の推定発生源　162f
聴覚誘発脳磁図(AEF)　163, 233
聴覚レベル(hearing level, HL)　161
聴神経鞘腫　164

つ

釣り針電極(埋め込み電極)　50
積み木問題　244
痛覚過敏症　103
痛覚刺激　26
痛覚誘発電位，片頭痛における　322
使いすて貼付電極　86
強さ時間曲線(strength-duration curve)　43, 82, 385

て

テタニー　60
テタヌス刺激　105
デジタル脳波計(digital electroencephalograph)　17
デュワー(dewar)　18

てんかん　311
―― に対する磁気刺激法　403
―― の術前検索としてのfMRIと脳波の同時記録　305
てんかん患者
―― にみられる脳波異常　311
―― の術前検索としてのMRCP　271
てんかん原性焦点(epileptogenic focus)　267, 316, 320
―― の周辺皮質の機能検索　321
てんかん性ミオクローヌス(epileptic myoclonus)　377
てんかん発作
――，非典型的な　314
――，賦活による　26
てんかん発作後の徐波　24
手の運動電位(MP)記録のための　272
低カリウム血性周期性四肢麻痺(hypo PP)　398
低活動性膀胱(hypotonic bladder)　231
低呼吸　328
低周波数刺激　26
低周波帯域　261
低周波フィルター(high pass filter, low frequency filter)　16
低身長　399
低振幅　132
低振幅β波，正常成人の覚醒脳波における　37
低振幅短持続電位(low amplitude, short duration potential)　62, 67
――，ミオパチーにおける　57
低頻度刺激(novel stimulus)　238
抵抗症(Gegenhalten)　363
点頭てんかん　314
伝導ブロック(conduction block)　134, 156
――，MMNの診断における　388
伝導ブロック検査(インチング inching法)　87
電位依存性(voltage-gated)イオンチャネル　395
電位持続時間(duration)　43
電位積分装置　198
電位波及(potential spread)　96
電気緊張(electrotonus)　385
電気痙攣療法　170
電気刺激SEP　123
―― による傷害部位診断　126
電気生理学的検査法，主な　3
電気的脳無活動脳波(record of electrocerebral inactivity)　335

電極(electrode)
――，筋電図の　47
――，脳波の　15
―― の移動による波形の変化(筋電図)　56f
―― の管理　50
―― の種類　49f
―― の接触不良　33
―― の持ち方　53f
―― の模式図　50f
電極間距離の計測　95
電極配置法(electrode placement)　24
電極部位の名称　26
電子(electron)　302
電導性，大脳皮質周辺組織の　18
電場電位(field potential)　56
電流双極子(electric current dipole)　12
―― の方向　32
―― の方向と電場の分布の相違　13
電流発生源
―― の解析　19
―― の方向と電位の頭皮上分布の関係　32

と

トリガー fiducial point　114
トリガーパルスの求め方　271
トルク　213
トルコ鞍部腫瘍　157
等価電流双極子(equivalent current dipole, ECD)　20
等尺性随意収縮，表面筋電図記録における　202
等電圧分布図の作成(mapping)　113
統合失調症　333
糖尿病性ニューロパチー(diabetic neuropathy)　389
―― におけるSSR消失　230
頭頂部陽性電位　128
頭頂葉と側頭葉の境界領域(parietal-temporo junction)　236
頭部外電極(noncephalic electrode)　113
同期化(synchronization)　15, 261
同心型針電極　43
同名半盲　153
動機付け(motivation)とCNV　251
動作学的検査　351
動作時間(movement time)　354
動作振戦　203

動作性ジストニー(action dystonia)
　　　　　　　　　362, 375, **376**
動的反応(dynamic response)　100
導出電極　48
導出法(derivation, montage)　24
　── の例，16チャネル脳波計用
　　　　　　　　　25
特発性ジストニー　363
特発性全身性ジストニーに対する深
　　部脳刺激療法　405
特発性全般性てんかんにおける
　　HFO　267
特発性捻転ジストニー(idiopathic
　　torsion dystonia, dystonia mus-
　　culorum deformans)　207, 376
独居老人の遠隔健康管理システム
　　　　　　　　　359
突発性(paroxysmal)，異常脳波の
　　分類としての　40t
突発性異常　29
突発性異常波，賦活による　26
突発性・局所性異常　41
突発性・局所性異常脳波　314
突発性大脳機能異常　311
突発性・汎発性異常　41
突発性・汎発性異常脳波　311

な

ナルコレプシー　325
内果の振動覚低下　389
内耳性難聴の補充現象(loudness re-
　　cruitment)　167
内側縦束(medical longitudinal fas-
　　ciculus, MLF)　224
内脳水腫　341
　── に対するシャント術前後の
　　　　BAEP　167
内分泌性ミオパチー　68
内包障害　183
中指の伸展運動　270
波(wave)　27
難治性てんかん(medically in-
　　tractable epilepsy)　316
　── に対する磁気刺激法　403

に

ニトログリセリン　102
ニューロパチー　384
　── における異常　385
ニューロン記録，定位脳手術にお
　　け　364
二次性全汎化(secondary generali-
　　zation)　311

二次体性感覚野(second somatosen-
　　sory areas, SII)　126, 130, 232
二重円錐型(double cone)コイル
　　　　　　　　　170
二重刺激法　178
日中傾眠　325
入眠時過剰同期(hypnagogic hyper-
　　synchrony)　39
尿毒症性脳症におけるミオクローヌ
　　ス　297
尿流測定(uroflowmetry)　230
認知機能を反映する脳活動　232
認知症
　── とうつ病との鑑別　244
　── における生理学的異常　339
　── の電気生理学的評価法　232

ね・の

捻転姿勢　376
ノルアドレナリン負荷試験　229
ノルエピネフリン　102
脳炎における脳波　41, 335
脳幹起源のミオクローヌス　376
脳幹聴覚誘発電位(BAEP)の臨床応
　　用　164
脳幹聴覚誘発電位(brainstem audi-
　　tory evoked potentials, BAEP)
　　　　　　　　　161, **162**
脳幹反射　196
脳機能イメージング(法)　302
　── の神経生理学における位置づ
　　　　け　304
脳機能の術中モニター　400
脳外科的手術における脳機能モニタ
　　ー　400
脳血管障害
　── における脳波　41
　── によるアテトーゼ　206
脳硬膜下血腫における脳波　41
脳死の判定におけるBAEP　166
脳磁図(magnetoencephalogram,
　　MEG)　10, 302
　── の意義，術前検索における
　　　　　　　　　320
　── の記録，視標追跡課題を用い
　　　　た　20
　── の記録法の原理　17
脳磁図記録装置に用いられるセンサ
　　ー　17f
脳磁場(magnetic field)　12, 302
　── の発生原理　10
脳腫瘍における脳波　41
脳出血における筋緊張の異常　361
脳性麻痺

　── におけるIa抑制　185
　── によるアテトーゼ　206, 374
　── の筋固縮　207
脳電位　302
　──，大脳半球の局在性病変にお
　　　　ける　243
　── の発生原理　10
脳膿瘍における脳波　41
脳波　9, 302
　── と筋電図の同時記録　293
　── と脳磁図の比較　18t
　── の記録法　23
　── の記録法の原理　15
　── の自動判読　29
　── の電極(electrode)　15
　── の年齢による変化　38
　── の判読の手順　28
　── の判読は職人芸である？　34
　── の判読法　27
　── の歴史　9
脳波記録法　271
脳波・筋電図コヒーレンス，ミオク
　　ローヌスにおける　378
脳波計(electroencephalograph)
　　　　　　　　　15
　── のペンの振れる方向　17f
脳波モニター　400
脳梁性失行(callosal apraxia)　263

は

ハンチントン病におけるLLR低下
　　　　　　　　　194
バビンスキー徴候　76
バリズム　206, **373**
　── における筋緊張低下　361
　── における持続性の随意収縮
　　　　　　　　　209
バルビタール
　── によるoscillatory potentials
　　　　の消失　147
　── による低振幅速波　23
　── による紡錘波　10
パーキンソニズムにおける筋固縮
　　　　　　　　　361
パーキンソン症候群におけるCNV
　　　　　　　　　252
パーキンソン病
　── におけるLLR亢進　195
　── における安静時振戦　203
　── における随意収縮　209
　── における単純反応時間の遅れ
　　　　　　　　　352
　── のMyerson徴候　197
　── の下肢の姿勢振戦に伴う身体

和文索引　423

前後の揺れ　211
── の寡動　351
── の筋固縮　207
── の深部脳刺激療法　404
── のすくみ足　215
パイパーリズム　43
パラトニー(paratonia)　363
パワースペクトル　368
はためき様眼球動揺(flutter-like oscillations)　224
波及(spread)，刺激および誘発電位の　95
背景(setting)　27
背景脳波(背景活動，background activity)　27
肺癌に伴う筋無力症様症候群(Lambert-Eaton 症候群)　108
排尿筋─外括約筋協調不全(detruser-external sphincter dyssynergia, DSD)　231
廃用性筋萎縮　67
白質ジストロフィー　341
橋病変　165
発芽現象(sprouting)　362
白金製硬膜下電極　15
発汗試験　229
発汗によるアーチファクト　33
発射間隔変動法(時実)　76
発射頻度の分布(frequency spectrum)　368
針筋電図　52
針電極　15
反回性 Renshaw 抑制　178
反回副行路(recurrent collateral)　14
反響仮説(resonance hypothesis), Hagbarth らの　193
反射結合の検査と判定　183
反射性陰性ミオクローヌス　139
反射性局所性発汗　230
反射性筋収縮　207
反射性膀胱(reflex bladder)　231
反射性ミオクローヌス(誘発ミオクローヌス)　139
反射電位の計測法　179
反跳眼振(rebound nystagmus)　224
反応時間(reaction time)　352
── にかかわる神経過程　353
反復経頭蓋磁気刺激法(rTMS)　403
反復放電(repetitive discharge)　59, 66
反復誘発筋電図法　186
半球性(hemispheric)，異常脳波の分類としての　40t
半側顔面スパスム(hemifacial spasm)　59
汎自律神経失調症(pandysautonomia)における起立性低血圧　229
汎発性(diffuse)，異常脳波の分類としての　40t

ひ

ヒステリー性盲　154
ヒステリー性聾　167
ヒステリーの補助診断　410
ヒョレア(舞踏病，chorea)　204
── における持続性の随意収縮　209
ビタミン B_{12} 欠乏　136
ピロカルピン　229
びまん性レビー小体病(diffuse Lewy body disease, DLB)　339
皮質 AEP　163
── の臨床応用　167
皮質筋コヒーレンス(cortico-muscular coherence)　265
皮質経由自動制御ループ(transcortical servo-loop)　193
皮質経由・長ループ反射の増強　378
皮質経由反射(transcortical reflex)　191
皮質神経細胞の電位分布　13
皮質性ミオクローヌス(cortical myoclonus)　376
── における HFO　266
── における巨大 SEP　138
皮質脊髄路伝導のモニター　400
皮質電図(electrocorticogram, ECoG)　318
皮質反射性ミオクローヌス(cortical reflex myoclonus)　139, 154, 196, 378
皮質反射説　193
皮質皮質間コヒーレンス(cortico-cortical coherence)　263
皮質皮質誘発電位(cortico-cortical evoked potential)　322
皮質律動波　260
皮質領域間機能連関(cortico-cortical functional connectivity)　252
皮質聾(cortical deafness)　167
皮膚温　53
皮膚感覚線維　124
皮膚交感神経活動　103
肥大筋線維の splitting　74
非同期性(asynchrony)　39
非突発性(non-paroxysmal)，異常脳波の分類としての　40t
非突発性異常　28
非突発性・局所性異常　41
非突発性・汎発性異常(non-paroxysmal diffuse abnormality)　41, 335
被検者の情報
──，脳波記録前　23
──，脳波判読前　27
微小終板電位(miniature endplate potential)　61
微小神経電図(法)(microneurography)　100, 227
微小電極法による筋紡錘発射記録　102
鼻咽頭電極(nasopharyngeal electrode)　15, 314
光過敏性てんかん　153
光過敏性ミオクローヌス　153
光駆動波(photic driving)　26
光けいれん反応(photoconvulsive response)　316
光刺激 ERG　146
光受容器(photoreceptor)　146
光ミオクローヌス反応(photomyoclonic response)　316
左頭頂葉の働き　283
表面筋電図　197
──，複雑な運動の　209
── によるミオクローヌスの記録　376
── の記録部位　201
── の記録方法　199
── の診断的意義　208
── の積分記録　199f
── パターン，不随意運動の　365
表面電極　85
標的刺激(target stimulus)　237
描記装置(writing system)　15
頻度抑制曲線(frequency depression curve)　186

ふ

フェニレフリン　102
プロカインブロック　183
不安神経症における CNV の発現遅延　252
不活性化(fast inactivation)　397
不関(基準)電極　85
不規則徐波　335
不減衰伝導(decrementless conduction)　82

不随意運動 203, 364
　── における表面筋電図 197
　── に伴う脳電位 293
　── の表面筋電図パターン 365
　── の誘発，ジストニーにおける 209
符号問題 244
噴き出し口(source), 電流の 12
賦活(activation) 26
部分てんかん(partial epilepsy) 41
舞踏病(ヒョレア, chorea) 204, 372
　── における筋緊張低下 361
副交感神経過敏 229
腹話術師効果(ventriloquist effect) 234
複合(complex) 27
複合筋活動電位(compound muscle action potential, CMAP) 83, 176
　── の波形分析 88
複雑部分発作 314
分極状態 395
文法的不適合(semantic incompatibility) 250

へ

ペースメーカー 13
ペニシリンによる棘波 11
ペンチレンテトラゾールによる棘波 11
ペンの慣性(pen inertia, damping) 27
ペンの配列(pen alignment) 27
平均基準電極(average reference electrode) 26
平衡型基準電極(balanced reference electrode) 113
平衡障害 211
　── の検査法 210
平坦脳波(flat EEG) 335
閉塞性睡眠時無呼吸/低呼吸症候群(obstructive sleep apnea/hypopnea syndrome, OSAHS) 328
閉塞性睡眠時無呼吸症候群(obstructive SAS) 325
　── の随伴症候 329t
　── の治療 332
片頭痛 396
　── の生理学的検索 322
片側感覚脱失，ヒステリーにおける 410
片側視野刺激(hemi-field stimulation) 148

片麻痺およびその回復過程の検索 285
変性疾患における脳波 41
変動係数(coefficient of variation, CV) 228
弁別比(discrimination ratio, in-phase rejection ratio) 16

ほ

ボタン押しの組み合わせ 237
ポイキロトニー(poikilotonia) 363
ポジションセンサー 197
ポジトロン断層法(positron emission tomography, PET) 302
ポリオ(急性脊髄灰白質炎) 108
ポリグラフ 198
ポリソムノグラフィー(polysomnography) 325
歩行 203
歩行解析 197
歩行検査 209, 214
補足運動野 275
方向依存性(anisotropy) 254
法線 13, 32
防御反射 361
紡錘回(fusiform gyrus) 233
紡錘波(sleep spindle) 37
　──, バルビタールによる 10
　── の非対称(asymmetry) 38
傍正中橋網様体(paramedian pontine reticular formation, PPRF) 224
傍脊柱筋の神経原性パターン 62
傍脊柱刺激(paraspinal stimulation) 134
膀胱機能検査 230
膀胱内圧測定 230
膀胱の超音波検査 230
発作性運動失調 396
発作性ジスキネジア 396
発作性疾患(paroxysmal disorders) 311
本態性振戦 203
　── の深部脳刺激療法 405

ま

膜電位 396
末梢運動伝導時間(peripheral motor conduction time, PMCT) 173
末梢神経障害
　── におけるSSRの異常 230
　── における高振幅電位 64

　── における多相性電位 65
末梢神経伝導速度測定の基礎と原理 81
末梢神経の超音波検査 386
全か無(か)の法則〔all-or-none law(principle)〕 10, 82
慢性アルコール中毒患者 333
慢性炎症性脱髄性多発ニューロパチー(chronic inflammatory demyelinating polyneuropathy, CIDP) 387
　── における複合筋活動電位 88
慢性疼痛に対する磁気刺激法 403

み

ミオキミア(myokymia) 59
ミオクローヌス(myoclonus) 376
　── と jerk-locked back averaging(JLA) 293, 378
　── における皮質内抑制の低下 284
　── にみられる皮質筋コヒーレンス 265
ミオクローヌス関連棘波 297
ミオクローヌスてんかん 109, 316
ミオトニー放電(myotonic discharge) 57
　──, 刺入時の 43
ミオトニア 397
ミオパチー 64, 67
　── における多相性電位 66
　── における低振幅短持続電位 57
ミトコンドリア脳筋症 297
ミノール法 230
ミュウ(μ)波 260
右ねじの法則 13
耳鳴りに対する磁気刺激法 403
脈拍によるアーチファクト 33

む

無為 351
無呼吸 328
無酸素性脳症(anoxic encephalopathy) 335
　── における脳波 41
　── にみられる PSD 341
無抑制括約筋弛緩(uninhibited sphincter relaxation, USR) 231
無抑制膀胱(uninhibited bladder) 231

め

命令刺激(imperative stimulus) 250
命令刺激後陰性変動(post-imperative negative variation, PINV) 252
迷走神経反射の試験 229
免疫グロブリン静注療法,MMN における 388

も

モジュール型筋電計 82
もやもや病での徐波化 27
網膜 145
網膜色素変性症 147
網膜神経節細胞 146
網膜電図(electroretinography, ERG) 145
網膜皮質時間(retino-cortical time) 147

や

薬剤性血管障害性パーキンソニズム 203
薬剤抵抗性高血圧と閉塞性睡眠時無呼吸症候群 330
薬剤の脳波への影響 23
薬剤誘発性ジスキネジーに対する磁気刺激法 403
薬剤誘発性(遅発性)ジストニーに対する深部脳刺激療法 406

ゆ

有髄線維の伝導速度 82
有痛性クランプ 60
有痛性ニューロパチー 103
誘発眼球運動 225
誘発神経電図 116
誘発睡眠 26
誘発電位(evoked potential, EP) 109
────の記録法 112
────の種類 111
────の頂点の命名法 114
────の歴史 109
誘発反応(evoked response) 109
誘発ミオクローヌス(反射性ミオクローヌス) 139
指奇形 399
指鼻試験 203
弓なり緊張(opisthotonus) 361

よ

予期(expectation)とCNV 251
予告信号(cue, warning signal) 353
予測制御 359
容積伝導電位(volume conducted activity) 56
容積導体(volume conductor) 45
陽性鋭波(positive sharp wave) 59, 398
陽性頂点,固定潜時の 123
陽性ミオクローヌス(positive myoclonus) 298, **376**
陽電子(positron) 302
抑制性活動 284

抑制性シナプス後電位(inhibitory PSP, IPSP) 11

ら

ラスター方式 53
ランビエ絞輪 396
卵円孔電極(foramen ovale electrode) 314

り

リズム(律動, rhythm) 10, **27**
リクルートパターン(recruitment pattern) 53
律動性θ波,一側性の視床病変における 350
律動性活動の周波数成分 260
律動性(ほぼorganizationと同義) 28
律動波の機序 13
律動(リズム, rhythm) 10, **27**
立体視 159
瘤波(vertex sharp transients, V波) 37
両耳側半盲 153
両側同期性突発性異常波 311
両方向性伝導(two-way conduction) 82, 116
緑内障 147
臨床神経生理学の将来展望 4

れ

レジスタンス 397
連結放電(coupled discharge) 66
連続神経刺激法(repetitive nerve stimulation, RNS) 105

欧文索引

①ゴシック体のページ数は主要掲載ページを示す．
②重要語句には［ ］に対応する和文を付した．

A

a 波 146
abnormal involuntary movement scale（AIMS）スコア 368
accelerometer［加速度計］，振戦における 369
action dystonia［動作性ジストニー］ 362, **376**
action potential［活動電位］ 10
activation of the reference electrode［基準電極の活性化］ 25
activation［賦活］ 26
active electrode［活性電極］ 25, 52
―――，誘発電位記録における 112
active zone 391
activity［活動］ 27
Adrian 4, 9, 13, 43
AEF［聴覚誘発脳磁図］ 233
AEP（auditory evoked potential）［聴覚誘発電位］ 161
――― の正常波形と各頂点の推定発生源 162f
afterhyperpolarization［後過分極］ 180, 396
AIMS（abnormal involuntary movement scale）スコア 368
air-puff による刺激 119
akinesia［運動緩慢］ 285
Albers と Kelly の基準（CIDP）（1989） 387
all-or-none law（principle）［全か無（か）の法則］ 10, 82
ALS（amyotrophic lateral sclerosis）［筋萎縮性側索硬化症］ 381
Alzheimer 病 340
――― 患者における P_{300} 243f
――― におけるミオクローヌス 297
amplifier［増幅器］ 15
amplitude［振幅］ 43, 56
amyotrophic lateral sclerosis（ALS）［筋萎縮性側索硬化症］ 381

anastomosis 98
Andersen 13
――― の facultative thalamic pacemaker theory 14, 15f
Andersen-Tawil 症候群 399
anisotropy［方向依存性］ 254
anoxic encephalopathy［無酸素性脳症］ 335
antidromic firing［逆行性発火］ 93
antidromic［逆行性］記録法 116
apical dendrite［尖頂樹状突起］ 10
arceau 波［アルソー波］ 32
artifact［アーチファクト］ 33
Aschner 試験 229
Ashby 77
Ashkenazi 系ユダヤ人 376
asterixis［アステリクシス］ 376
asymmetry［紡錘波の非対称］ 38
asynchrony［非同期性］ 39
atonia 326
attention［注意］と CNV 251
auditory agnosia［聴覚失認］ 167
auditory evoked potential（AEP）［聴覚誘発電位］ 161
――― の正常波形と各頂点の推定発生源 162f
auto-rhythmicity［自動律動］ 13
autocorrelogram［自己相関］ 368
automatic decomposition EMG 68
autonomic bladder［自律性膀胱］ 231
average reference electrode［平均基準電極］ 26
averaging［加算平均法］ 109
Awaji 基準 382
axial 型 gradiometer 17

B

back averaging（reversed averaging, opisthochronic averaging）〔逆行性加算平均法〕 269
background activity［背景活動，背景脳波］ 27
BAEP（brainstem auditory evoked potentials）［脳幹聴覚誘発電位］ 161, 162
―――，昏睡患者における脳幹機能の客観的評価 166
balanced reference electrode［平衡型基準電極］ 113
baseline［基線］ 27
basic rhythm［基礎律動］ 28
Becker 病 397
Bell 178
Bell 現象 316
benign adult familial myoclonic epilepsy 139
Bereitschaftpotential（BP）（readiness potential）［運動準備電位］ 269, 273, **274**
Berger, Hans 4, 9
bifid response［W 波形］ 153
Biot-Savart の法則 18
bipolar concentric electrode［双極同心型電極］ 48
bipolar derivation［双極導出］ 25
Bishop 13
blocking 現象 73
blood oxygenation level dependent（BOLD）効果 303
BP（Bereitschaftpotential, readiness potential）［運動準備電位］ 269, 273, **274**
――― と CNV の関係 277
brain-computer interface 288, 303
brainstem auditory evoked potentials（BAEP）［脳幹聴覚誘発電位］ 161, **162**
Bremer 13
Broca 野 252
Bronk 4, 43
Buchthal, F 43
burst suppression 339

C

C 線維 103
C reflex［C 反射］ 139, 196
c 波 146

C 反射(C reflex) 139, 196
calibration[較正] 27
callosal apraxia[脳梁性失行] 263
caloric test[温度眼振検査] 167
canal paresis 225
cancel out[相殺] 109
catch-up time 355
cathodal closing stimulation[陰極閉鎖刺激] 82
Caton, Richard 9
center of foot pressure 210
central distal axonopathy 135
central motor conduction time (CMCT)[中枢運動伝導時間] 170, 173
central SAS[中枢性睡眠時無呼吸症候群] 325, 331
centromedian-parafascicular complex[視床正中中心核・傍線維束複合]の高頻度電気刺激, Tourette 症候群に対する 406
Charcot-Marie-Tooth 病 1 型 385
checkerboard[格子縞模様] 148
cherry-red spot-myoclonus syndrome 297
Cheyne-Stokes 呼吸 331
―, 深昏睡時の 326
chorea[ヒョレア, 舞踏病] 204, 372
chronic inflammatory demyelinating polyneuropathy(CIDP)[慢性炎症性脱髄性多発ニューロパチー] 387
CIDP(chronic inflammatory demyelinating polyneuropathy)[慢性炎症性脱髄性多発ニューロパチー] 387
Ciganek 109
Cl⁻ チャネル 397
CMAP(compound muscle action potential)[複合筋活動電位] 83
―の波形分析 88
CMCT(central motor conduction time)[中枢運動伝導時間] 170, 173
CNV(contingent negative variation)[随伴陰性変動] 250
―, 精神疾患における 334
―, 片頭痛における 322
― と BP の関係 277
CO₂ レーザー光線 124
coefficient of variation(CV)[変動係数] 228, 368
coherence[コヒーレンス] 263
common reference derivation[共通基準導出] 25
complex[複合] 27
compound muscle action potential (CMAP)[複合筋活動電位] 83
―の波形分析 88
condensation 161
conduction block[伝導ブロック] 134, 156
consistency[硬度] 361
contingent negative variation (CNV)[随伴陰性変動] 250
continuous positive airway pressure (CPAP)[経鼻的持続陽圧呼吸法] 332
Cook 10
coprolalia[汚言] 406
cortical deafness[皮質聾] 167
cortical myoclonus[皮質性ミオクローヌス] 376
cortical reflex myoclonus[皮質反射性ミオクローヌス] 139, 196, 378
cortical reflex negative myoclonus 139
cortical silent period(CSP) 172
cortico-cortical coherence[皮質皮質間コヒーレンス] 263
cortico-cortical evoked potential [皮質皮質誘発電位] 252, 322
cortico-cortical functional connectivity[皮質領域間機能連関] 252
cortico-muscular coherence[皮質筋コヒーレンス] 265
corticothalamic reverberating circuits 13
coupled discharge[連結放電] 66
CPAP(continuous positive airway pressure)[経鼻的持続陽圧呼吸法] 332
cramp[クランプ] 59
Creutzfeldt 13
Creutzfeldt-Jakob 病
―にみられる PSD 341
―におけるミオクローヌス 297, 377
crossed asymmetry[交叉性非対称] 153
Crow-Fukase 症候群 127
CSP(cortical silent period) 172
―の延長 173
cue(warning signal)[予告信号] 353
CV(coefficient of variation)[変動係数] 228, 368
CV R-R[安静時心拍変動] 228

D

D 波(direct wave) 171
damping (pen inertia)[ペンの慣性] 27
Davis 10
Dawson 109
DBS(deep brain stimulation)[深部脳刺激(法)] 172, 376, 404
decomposition technique 54
decrementless conduction[不減衰伝導] 82
deep brain stimulation(DBS)[深部脳刺激(法)] 172, 376, 404
delayed muscular response[遅発性筋反応] 376
Dempsey 13
Denny-Brown 43, 59, 363
depolarization inactivation[脱分極性不活性化] 397
derivation(montage)[導出法] 24
desynchronization[脱同期化] 15, 260
desynchronize 203
detrusor-external sphincter dyssynergia (DSD)[排尿筋―外括約筋協調不全] 231
dewar[デュワー] 18
diabetic neuropathy[糖尿病性ニューロパチー] 389
diffuse[汎発性], 異常脳波の分類としての 40
diffuse Lewy body disease (DLB) [びまん性レビー小体病] 339
diffusion fMRI 303
diffusion tensor tractography (DTT) 254, 321
digital electroencephalograph[デジタル脳波計] 17
dipole[双極子] 45
direct wave[D 波] 171
discrimination ratio(in-phase rejection ratio)[弁別比] 16
disinhibition[脱抑制] 184
distal latency[遠位潜時] 84
distractibility 410
distributor neuron 14
dive bomber's sounds[急降下爆撃機音] 58
DLB(diffuse Lewy body disease) [びまん性レビー小体病] 339
double cone(二重円錐型)コイル 170
double discharges 103

double segmental loop　194
Dovy　10
down beat nystagmus［下方向き眼振］　224
Down 症候群　340
drive［駆動］　265
DSD（detruser-external sphincter dyssynergia）［排尿筋－外括約筋協調不全］　231
DTT（diffusion tensor tractography）　254, 321
Du Bois Reymond　4
Duchenne　43
duration［（電位）持続時間］　43, 56
dynamic causal modeling　255
dynamic response［動的反応］　100
dystonia musculorum deformans（idiopathic torsion dystonia）［特発性捻転ジストニー］　375, 376
dystonia の語源　376
dystonic movement［ジストニー運動］　376
── ，不随意運動としての　362
dystonic posture［ジストニー姿勢］　375
DYT-1　375, 376

E

early BP［運動準備電位早期成分］　273
early cortical components［早期皮質成分］　111
early receptor potential（ERP）　146
early recruitment　54, 68
Eccles　14
ECD（equivalent current dipole）［等価電流双極子］　20
ECoG（electrocorticogram）［皮質電図］　318
effective connectivity　255
Ekstedt　72
El Escorial 基準　382
electric current dipole［電流双極子］　12
electro-mechanical coupling　396
electrocochleogram［蝸牛電図］　161
electrocorticogram（ECoG）［皮質電図］　318
electrode［電極］，脳波の　15
electrode placement［電極配置法］　24
electrodecremental pattern　320

electroencephalograph［脳波計］　15
electron［電子］　302
electrooculogram［眼電図］　223
electroretinography（ERG）［網膜電図］　145
electrotonus 刺激　385
electrotonus［電気緊張］　385
Elektrenkephalogram　9
end plate potential（EPP）［終板電位］　391
endplate noise　61
EP（evoked potential）［誘発電位］　109
epilepsia partialis continua［持続性部分てんかん］，JLA の良い適応としての　298
epileptic myoclonus［てんかん性ミオクローヌス］　377
epileptogenic focus［てんかん原性焦点］　316
EPP（end plate potential）［終板電位］　391
EPSP（excitatory post-synaptic potential）［興奮性シナプス後電位］　10, 391
equivalent current dipole（ECD）［等価電流双極子］　20
Erb　43
ERD（event-related desynchronization）［事象関連脱同期化］　260
ERG（electroretinography）［網膜電図］　145
Erlanger　4, 43
ERP（early receptor potential）　146
ERP（event-related potential）［事象関連電位］　111, 232
── の異常，統合失調症における　333
error-related activity［過誤に関連した（を反映する脳）活動］　306, 334
ERS（event-related synchronization）［事象関連同期化］　261
Evarts　169
event-related desynchronization（ERD）［事象関連脱同期化］　260
event-related potential（ERP）［事象関連電位］　111, 232
event-related synchronization（ERS）［事象関連同期化］　261
evoked potential（EP）［誘発電位］　109
evoked response［誘発反応］　109

excitation-contraction coupling　396
excitatory post-synaptic potential（EPSP）［興奮性シナプス後電位］　10, 391
expectancy wave　232
expectation［予期］と CNV　251
exploring electrode［探査電極］　25
── ，誘発電位記録における　112
extensibility［伸展性］　361
extension　41

F

F 波　4, 92
── による α 線維の伝導速度　94
── による近位運動神経伝導検査　92
── の潜時　93, 94
Fabry 病の発汗低下　103
facial myokymia　59
facultative thalamic pacemaker theory, Andersen の　14, 15f
familial cortical myoclonic tremor　139
familial essential myoclonus and epilepsy　139
fanning out　385
far-field potential［遠隔電場電位］　111, 161
fasciculation［線維束性収縮］　43, 59
fasciculation potential［線維束（自発）電位］　59, 381
fast inactivation［不活性化］　397
fast ripples　267
fast wave［速波］　27
fibrillation　43
── 電位の記録　53
fibrillation potential［線維自発電位］　58, 382
field potential［電場電位］　56
flash stimulation［閃光刺激］　148
flat EEG［平坦脳波］　335
flexor reflex［屈曲反射］　191
flexor reflex afferents（FRA）［屈筋反射求心神経］　185
flutter-like oscillations［はためき様眼球動揺］　224
fMRI（functional magnetic resonance imaging）［磁気共鳴機能画像法］　302
fMRI-constrained source analysis　306

focal[焦点性]，異常脳波の分類と
　　しての　40
footswitch　215
foramen ovale electrode[卵円孔電
　　極]　314
Forbes　10
fovea[黄斑部]　226
FRA(flexor reflex afferents)[屈筋
　　反射求心神経]　185
fragmentation[睡眠の断片化]　330
frequency[周波数]　27
frequency depression curve[頻度
　　抑制曲線]　186
　——，筋緊張異常の指標としての
　　　　189
frequency spectrum[発射頻度の分
　　布]　368
frequency response[周波数応答]
　　　　16
frequent stimulus[高頻度刺激]
　　　　237f
Friedreich 失調症　134, 158
frontal monorhythmic δ　341
frontotemporal lobar degeneration
　　(FTLD)[前頭側頭葉変性症]
　　　　339
full-field stimulation[全視野刺激]
　　　　148
functional connectivity[機能連関]
　　　　252, 255, 264
functional imaging　304
functional magnetic resonance
　　imaging (fMRI)[磁気共鳴機能画
　　像法]　302
fundamental driving[基本的駆動
　　波]　26
fusiform gyrus[紡錘回]　233
Fuster　10

G

GABA 作動性抑制性介在ニューロ
　　ン　266
Galvani　43
Gasser　4, 43
Gastaut　109
Gegenhalten[抵抗症]　363
generalized epilepsy[全般発作]
　　　　41
giant spike　62
Gibbs　10
glossokinetic potential[舌運動電位]
　　　　270
Golgi 器官　100
gradient[勾配]　40

gradiometer　17
grand mal[大発作]　311
Grass　10
Grinker　10
ground electrode[接地電極]
　　　　24, 37
ground projection　24, **37**
grouping　74
grouping 現象　65
grouping discharge[群化放電]　66
Guillain-Barré 症候群
　——における複合筋活動電位　88
　——の運動神経伝導速度　91f
　——の発汗過多　103

H

H/M 閾値比　179
H/M 最大値比　179
H 反射　4, 176, **178**
　——記録のガイドライン，1973 年
　　の　177
　——と M 波　177
　——と M 波の発現経路　176f
　——による痙縮(spasticity)の定
　　量評価　179
　——の回復曲線(recovery curve)
　　　　180
　——の亢進　361
　——の頻度抑制曲線(frequency
　　depression curve)　186
　——誘発法　178
　——を用いた屈曲反射検査　185
habituation　196, 322
Hagbarth　189
Halliday　109
Hammond　192
HAM(HTLV-I-associatedmyelopa-
　　thy)における潜在性後索病変の
　　検出　137
hand motor potential　280
hand somatosensory potential　280
Hans Berger　4, 9
harmonic　112
Harvey　10
Harvey-Masland 試験[神経筋伝達
　　試験]　68, 105
　——，MG の診断における　391
head position indicator　18
hearing level (HL)[聴覚レベル]
　　　　161
hemi-field stimulation[片側視野刺
　　激]　148
hemifacial spasm[半側顔面スパス
　　ム]　59

hemispheric[半球性]，異常脳波の
　　分類としての　40t
Henneman の size principle　54
Heschl's gyrus[上側頭回聴覚領]
　　　　163
HFO(high frequency oscillations)
　　[高周波振動]　265
high amplitude potential[高振幅電
　　位]　62
high frequency filter(low pass fil-
　　ter)[高周波フィルター]　16
　——，較正(脳波記録)に際しての
　　　　27
high frequency oscillations(HFO)
　　[高周波振動]　265
high pass filter(low frequency fil-
　　ter)[低周波フィルター]　16
Hill　10
HL(hearing level)[聴覚レベル]
　　　　161
Hobart　10
Hoffmann　178
HTLV-I-associated myelopathy
　　(HAM)における潜在性後索病変
　　の検出　137
Huntington 病　365
hyper PP[高カリウム血性周期性四
　　肢麻痺]　397
hypercapnea，REM 期における
　　　　326
hyperkinetic-hypotonic syndrome
　　　　364
hypermetria[測定過大]　226
hypertelorism[眼間離開]　399
Hypertonie[筋緊張亢進]　375
hyperventilation[過呼吸]　26
hypnagogic hypersynchrony[入眠
　　時過剰同期]　39
hypo PP[低カリウム血性周期性四
　　肢麻痺]　398
hypokinetic-hypertonic syndrome
　　　　364
hypotonia　326
hypotonic bladder[低活動性膀胱]
　　　　231
Hypotonie[筋緊張低下]　375
hypoxia，REM 期における　326
hypsarrhythmia　314

I

I 波(indirect wave)　171
Ia 抑制
　——，痙性麻痺における　183
　——，脳性麻痺における　185

430　欧文索引

Ib 抑制　178
ictal recording　318
ideational apraxia［観念性失行］　265
ideomotor apraxia［観念運動性失行］　265
idiopathic torsion dystonia(dystonia musculorum deformans)［特発性捻転ジストニー］　376
imperative stimulus［命令刺激］　250
in-phase rejection ratio(discrimination ratio)［弁別比］　16
in-phase signal　15
inching(インチング)法(伝導ブロック検査)　84, 87
incomplete synchronization　62
incomplete synchronization potential　66
indirect wave［I 波］　171
inhibitory PSP (IPSP)［抑制性シナプス後電位］　11
inion　24
initial peak time　355
initial peak torque　355
insertion activity［刺入電位］　53
──, 正常筋電図における　56
inter-potential interval (IPI)　72
interaction［交絡］　172
interference pattern［干渉波形］　54
intermittent photic stimulation［閃光刺激］　26
International 10-20 System［国際10-20(電極配置)法］　24
IPI (inter-potential interval)　72
IPSP (inhibitory PSP)［抑制性シナプス後電位］　11
isolated conduction［絶縁性伝導］　82

J

Jackson 発作　41
Jannetta の手術　60
Jasper　10
jerk-locked back averaging (JLA)　293, 410
──, ミオクローヌスと　293, 378
── における加算平均法　295
── による皮質ミオクローヌスの検索　297
── の問題点　296
Jewett　109
jitter (現象)　72

──, MRCP における　271
JLA (jerk-locked back averaging)　293, 410
──, ミオクローヌスと　293, 378
── における加算平均法　295

K

K⁺ チャネルの遺伝子異常　399
K 曲線　76
kinetic unit　77
Kugelberg-Welander 病　64

L

L-threo-DOPS　102
Lafora 病　137f, 297
lambdoid waves　37
Lambert 基準　382
Lambert-Eaton 症候群(筋無力症様症候群, LEMS)　106, 393
──, 肺癌に伴う　108
Lance-Adams 症候群　297
late BP［運動準備電位後期成分］　273
late cortical components［後期皮質成分］　111
late recruitment　54, 68
latency［潜時］　83, 111
Leber 病(遺伝性視神経萎縮症)　158
LEMS (Lambert-Eaton 筋無力症様症候群)　106, 393
Lennox　10
Li　10
limb-kinetic apraxia［肢節運動失行］　263
Linsley　43
Lloyd　181
LLR (long latency reflex)［長潜時反射］　191, 359
── が亢進する状態　195
── が低下する状態　194
── の発生機序　191
local field potential［局所電場電位］　11, 304
local luminance response　146
localization-related epilepsy［局在関連性てんかん］　41
localized［限局性］, 異常脳波の分類としての　40t
long-latency long-loop reflex［長潜時・長ループ反射］　139
long-term video-EEG monitoring［長時間脳波・ビデオモニター］　318

long latency EP［長潜時誘発電位］　111
long latency reflex (LLR)［長潜時反射］　191, 359
long QT 症候群　399
Loomis　10
loudness recruitment［内耳性難聴の補充現象］　167
low amplitude(short duration potential)［低振幅短持続電位］　62, 67
low frequency filter(high pass filter)［低周波フィルター］　16
low pass filter(high frequency filter)［高周波フィルター］　16

M

M 波　83, 92
── と H 反射　177
── と H 反射の発現経路　176f
── の閾値　183
M 反応(M 波)　176
macro EMG　49, 74
macro 運動単位電位(macro MUP)　76
macro MUP［macro 運動単位電位］　76
Magendie　178
magnetic field［脳磁場］　12
magnetic flow［磁流］　12
magnetoencephalogram (MEG)［脳磁図］　10
magnetometer　17
magnocellular system［大細胞系］　159
major positive peak［主陽性頂点］　151
Martin-Gruber 吻合　98
Matthews　9
MC (myotonia congenita)［先天性ミオトニア］　397
McArdle 病のクランプ　60
MCD (mean consecutive difference)　73
MCI (mild cognitive impairment)［軽度認知異常症］　341
McManis test［繰り返し運動による発作誘発］　398
MCV (motor nerve conduction velocity)［運動神経(最大)伝導速度］　83
── の正常値　86
mean consecutive difference

（MCD） 73
medical longitudinal fasciculus (MLF)［内側縦束］ 224
medically intractable epilepsy［難治性てんかん］ 316
medium-sized spiny neuron［遠心系ニューロン］ 365
MEG（magnetoencephalogram）［脳磁図］ 10
Meige 症候群の眼瞼スパスム 197
memory-related potential［記憶に関連する脳活動（記憶関連電位）］ 249
MEP（motor evoked potentials）［運動誘発電位］ 169
―― の変化，随意運動による 173
Merton 170
MG（myasthenia gravis）［重症筋無力症］ 391
microneurography［微小神経電図（法）］ 100, 227
middle latency EP［中潜時誘発電位］ 111
mild congnitive impairment（MCI）［軽度認知異常症］ 341
milk-maid grip 373
miniature endplate potential［微小終板電位］ 61
mirror movement［鏡像運動］ 288
――, 聴覚刺激を用いた 333
mismatch negativity（MMN） 245, 249
――, 視覚刺激を用いた 340
mixed type SAS［混合性睡眠時無呼吸症候群］ 332
MLF（medial longitudinal fasciculus）［内側縦束］ 224
MLF 症候群 224
monopolar concentric electrode［単極同心型電極］ 48
monopolar derivation［単極導出］ 26
montage（derivation）［導出法］ 24
Morison 10
Morton 170
motivation［動機付け］と CNV 251
motor evoked potentials（MEP）［運動誘発電位］ 169
motor nerve conduction velocity（MCV）［運動神経（最大）伝導速度］ 83
motor potential（MP）［運動電位］ 269, 279
motor unit［運動単位］ 44

―― の構成 45f
movement-related cortical potential（MRCP）［運動関連脳電位］ 269
――, 眼球運動に伴う 270
―― の臨床応用と適応 285
movement time［動作時間］ 354
MP（motor potential）［運動電位］ 269, 279
MRCP（movement-related cortical potential）［運動関連脳電位］ 269
MS（multiple sclerosis）［多発性硬化症］ 132
―― における図形反転刺激 VEP 156
MSA［多系統萎縮症］
―― における起立性低血圧 229
―― における突然死 325
MSLT（multiple sleep latency test） 329
mu 波 32
Müller 細胞 146
multi-sensory convergence 237
multi-unit activity［多発神経発射, 多発ユニット活動］ 11, 304
multifocal motor neuropathy（MMN）［多巣性運動性ニューロパチー］ 388
multiple sclerosis（MS）［多発性硬化症］ 132
multiple sleep latency test（MSLT） 329
myasthenia gravis（MG）［重症筋無力症］ 391
myasthenic syndrome［筋無力症様症候群］ 393
myeloneuropathy 135
Myerson 徴候, パーキンソン病の 197
myoclonus［ミオクローヌス］ 376
myogenic pattern［筋原性パターン］ 62
myokymia［ミオキミア］ 59
myotonia congenita（MC）［先天性ミオトニア］ 397
myotonic discharge［ミオトニー放電］ 57
myotonic muscular dystrophy［強直性筋ジストロフィー］ 341

N

n-methyl-d-aspartate（NMDA）受容体拮抗剤 406
N_{2a} 279

N_{2b} 279
N_{-10} 279
N_{20} 128
N_{400} 250, 341
N_{+50} 280
N_{+160} 281
Na-アミタールの頸動脈内注射 321
Na^+ チャネルの異常 397
Näätänen 245
nasion 24
nasopharyngeal electrode［鼻咽頭電極］ 314
near-field potential［近接電場電位］ 111
near-infrared spectroscopy（NIRS）［近赤外線スペクトロスコピー］ 302
negative motor phenomena［陰性運動現象］ 283
negative myoclonus［陰性ミオクローヌス］ 376
negative slope（NS′）［運動準備電位後期成分］ 273, 278, 281
Neminsky 9
nerve potential 61
neurogenic pattern［神経原性パターン］ 62
neuromuscular transmission［（神経筋伝達］ 83
neuromuscular unit（NMU）［神経筋単位］ 44
neuronal ceroid lipofuscinosis 297
neurovascular coupling［神経血管カップリング］ 304
Nicholas らの基準（CIDP）（2002） 388
NIRS（near-infrared spectroscopy）［近赤外線スペクトロスコピー］ 302, 321
―― の原理 303
NMDA（n-methyl-d-aspartate）受容体拮抗剤 406
NMU（neuromuscular unit）［神経筋単位］ 44
nociceptive reflex［侵害反射］ 361
nociceptor［侵害刺激受容器］ 103
noise［雑音］ 109
non-paroxysmal diffuse abnormality［非突発性・汎発性異常］ 335
non-paroxysmal［非突発性］, 異常脳波の分類としての 40t
non-REM 睡眠（期） 37, 326
―― の皮質間連絡中断 254
noncephalic electrode［頭部外電極］

432　欧文索引

novel stimulus［低頻度刺激］　113, 238
novelty-related brain response　238
NS´（negative slope）［運動準備電位後期成分］　281, 278, 273
nucleus ventralis intermedius thalami（Vim）［視床中間腹側核］　404
Nyquist 周波数　114

O

obstructive SAS［閉塞性睡眠時無呼吸症候群］　325
obstructive sleep apnea/hypopnea syndrome（OSAHS）［閉塞性睡眠時無呼吸/低呼吸症候群］　328
oddball paradigm［オドボール課題］　237
OKN（optokinetic nystagmus）［視運動性眼振］　225
OKP（optokinetic pattern）　225
one-and-a half 症候群　224
opisthochronic averaging（reversed averaging, back averaging）［逆行性加算平均法］　269
opisthotonus［弓なり緊張］　361
opsoclonus［眼球クローヌス］　225
optokinetic nystagmus (OKN)［視運動性眼振］　225
optokinetic pattern（OKP）　225
ordinate period（sampling rate）［サンプル間隔］　114, 149, 238
organization（ほぼ律動性と同義）　28
orthodromic［順行性］記録法　116
OSAHS（obstructive sleep apnea/hypopnea syndrome）［閉塞性睡眠時無呼吸/低呼吸症候群］　328
oscillatory potentials　146
out-of-phase signal　15
over shoot　228
overdamping　27

P

P$_{3a}$　238
P$_{3b}$　238
P$_{22}$　129
P$_{25}$　128
P$_{-50}$　279
P$_{100}$　153
P$_{300}$　237
　──，単一試行による　245
　──　潜時の延長　244
　──　の発生機序　241
　──　波形の安定性　246f
P$_{+90}$　281
P$_{+300}$　281
pad　15
pandysautonomia［汎自律神経失調症］における起立性低血圧　229
paper speed［記録紙送り速度］　27
paradoxical contraction, Westphal の　202, 208, 363, 376
paradoxical lateralization　151
paradoxical myotonia　397
paramedian pontine reticular formation（PPRF）［傍正中橋網様体］　224
paramyotonia congenita（PC）［先天性パラミオトニア］　397
paraspinal stimulation［傍脊柱刺激］　134
paratonia［パラトニー］　363
Parkinson 病　285
　──　における振戦　369
　──　に伴う認知症　339
paroxysmal depolarization shift（PDS）　11, 12f
paroxysmal disorders［発作性疾患］　311
paroxysmal［突発性］，異常脳波の分類としての　40t
partial epilepsy［部分てんかん］　41
parvocellular system［小細胞系］　159
passivity［受動性］　361
pattern offset　148
pattern onset　148
pattern reversal stimulation［図形反転刺激］　148
pattern stimulation［図形刺激］　148
PC（paramyotonia congenita）［先天性パラミオトニア］　397
PDS（paroxysmal depolarization shift）　11, 12f
peak to peak amplitude　76
pen alignment［ペンの配列］　27
pen inertia（damping）［ペンの慣性］　27
Pennybacker　43, 59
period［周期］　27
periodic lateralized epileptiform discharges（PLEDs）　335
periodic myoclonus［周期性ミオクローヌス］，PSD に伴う　341
periodic synchronous discharge（PSD）［周期性同期性放電］　341
peripheral motor conduction time（PMCT）［末梢運動伝導時間］　173
peristimulus time histogram（PSTH）　76, 77, 176
perturbation paradigm　191
PET（positron emission tomography）［ポジトロン断層法］　302
petit mal［小発作］　311
Pfurtscheller　260
phantom spike & wave［6Hz phantom 棘徐波］　314
phase reversal［位相逆転］　30
Phillips　192
photic driving［光駆動波］　26
photoconvulsive response［光けいれん反応］　316
photomyoclonic response［光ミオクローヌス反応］　316
photoreceptor［光受容器］　146
Pick 病　339
Pickwick 症候群　325
PINV（post-imperative negative variation）［命令刺激後陰性変動］　252
Piper　4, 43
planar 型 gradiometer　17
PLEDs（periodic lateralized epileptiform discharges）　335
PMCT（peripheral motor conduction time）［末梢運動伝導時間］　173
　──　の測定法　175f
PML（progressive multifocal leukoencephalopathy）［進行性多巣性白質脳症］　341
PMP（premotion positivity）［運動前陽性電位］　269, 279
poikilotonia［ポイキロトニー］　363
polarity［極性］　52
polyphasic potential［多相性電位］　62, 65
polysomnography［ポリソムノグラフィー］　325
position transducer［位置記録素子］　364
positive myoclonus［陽性ミオクローヌス］　376
positive occipital sharp transients of sleep（POST）　37
positive sharp wave［陽性鋭波］　59, 398
positron［陽電子］　302
positron emission tomography

(PET)［ポジトロン断層法］ 302
post-imperative negative variation (PINV)［命令刺激後陰性変動］ 252
post-inhibitory rebound (post-anodal exaltation) 14
post-tetanic exhaustion 107
posterior dominant rhythm［後頭部優位律動］ 28
POST (positive occipital sharp transients of sleep) 37
poststimulus 78
posttetanic facilitation 108
potassium-aggravated myotonia［カリウム惹起性ミオトニア］ 397
potential spread［電位波及］ 96
power assist suits 359
PPI (psychophysiological interaction) 255
PPRF (paramedian pontine reticular formation)［傍正中橋網様体］ 224
praxis movement 283
premotion positivity (PMP)［運動前陽性電位］ 269, **279**
presynaptic inhibition 178
progressive multifocal leukoencephalopathy (PML)［進行性多巣性白質脳症］ 341
progressive myoclonic ataxia 287
progressive myoclonus epilepsy［進行性ミオクローヌスてんかん］を示す疾患群 297
propriospinal myoclonus［固有脊髄ミオクローヌス］ 377
prosopagnosia［相貌失認］ 233
PSD (periodic synchronous discharge)［周期性同期性放電］ 341
pseudoathetosis［偽性アテトーゼ］ 374
pseudoparoxysmal activity 335
PSTH (peristimulus time histogram) 76, 77, 176
psychogenic involuntary movements［心因性不随意運動］ 410
psychogenic movement disorders［心因性運動障害］ 410
psychogenic myoclonus［心因性ミオクローヌス］ 410
psychogenic tremor［心因性振戦］ 410
psychophysiological interaction (PPI) 255

push-pull 増幅器 10, **15**

R

R-R 間隔 228
railroad nystagmus 225
RAP (reafferente Potentiale)［運動後電位］ 269
rarefaction 161
reaction time［反応時間］ 352
readiness potential (Bereitschaftspotential, BP)［運動準備電位］ 269
reafferente Potentiale (RAP)［運動後電位］ 269
rebound 260
rebound nystagmus［反跳眼振］ 224
receiver operating characteristic (ROC) 381
record of electrocerebral inactivity［電気的脳無活動脳波］ 335
recovery curve［H 反射の回復曲線］ 180
recruitment order［運動単位の発射順序］ 54
recruitment pattern［リクルートメントパターン］ 53
recurrent collateral［反回副行路］ 14
recurrent inhibitory mechanism 14
reference electrode［基準電極］ 25
reflex bladder［反射性膀胱］ 231
reinnervation potential［神経再支配電位］ 59
reinnervation［神経再支配］ 73
REM 睡眠（期） 37, 326
Renshaw 10
Renshaw 抑制 180
repetitive discharge［反復放電］ 59, 66
repetitive nerve stimulation (RNS)［連続神経刺激法］ 105, 392
resonance hypothesis［反響仮説］, Hagbarth らの 193
resting EEG［安静時脳波］ 26
retino-cortical time［網膜皮質時間］ 147
retinotopic organization［空間的対応］ 153
retrochiasmatic lesion 156
retrograde degeneration［逆向変性］ 148
reversed averaging (back averaging, opisthochronic averaging)［逆行性加算平均法］ 269
Reymond, Du Bois 4
rhythm［律動，リズム］ 10, **27**
Richard Caton 9
rigid form 365
rigidity［固縮］ 361
rigidospasticity 207
RNS (repetitive nerve stimulation)［連続神経刺激法］ **105**, 392
ROC (receiver operating characteristic) 381
Romberg 徴候 213
rotatory nystagmus［回転性眼振］ 225
rTMS［反復経頭蓋磁気刺激法］ 403

S

saccadic eye movement［衝動性眼球運動］ 226
sampling rate (ordinate period)［サンプル周波数］ 114, 149, 238
SAM (synthetic aperture magnetometry) 321
SAS (sleep apnea syndrome)［睡眠時無呼吸症候群］ 325
SBS 反射 (spino-bulbo-spinal reflex)［脊髄球脊髄反射］ 191
scaling 354
Schellong 試験［起立血圧試験］ 229
SCN4A 397
SCV (sensory nerve conduction velocity)［感覚神経伝導速度］ 116
second harmonic driving 26
second somatosensory areas (SII)［二次体性感覚野］ 130
secondary generalization［二次全汎化］ 311
SEF［体性感覚誘発脳磁図］ 233
segmental spinal myoclonus［脊髄髄節性ミオクローヌス］ 377
segmented response 191
selective attention［選択的注意］ 232
semantic incompatibility［文法的不適合］ 250
sensation level (SL)［感覚レベル］，聴覚刺激強度としての 161
sensitivity［感度］，較正（脳波記録）に際しての 27
sensori-motor integration［感覚運動連関］ 252

sensory nerve conduction velocity (SCV) [感覚神経伝導速度] 116
SEP (somatosensory evoked potential) [体性感覚誘発電位] 119, 265
——, 遠隔電場 123
——, 温痛覚 124
——, 関節運動覚 126
——, 術中モニターとしての 400
——, 電気刺激による 123
—— が真に効力を発揮する状態 132
—— 記録用電極配置法 121f
—— における正常波形 121
setting [背景] 27
Severinghaus 325
SFEMG [single fiber EMG] 72
——, MG の診断における 393
sheath [外套針] 52
Sherrington 10
short duration potential (low amplitude) [低振幅短持続電位] 62, 67
short interval intracortical inhibition [短間隔皮質内抑制] 378
short latency EP [短潜時誘発電位] 111
shunt effect [シャント効果] 18
Shy-Drager 症候群 102
SI [一次体性感覚野] 126, 232
sialidase 欠損症 297
signal-to-noise ratio [信号・雑音比] 111
SII (second somatosensory areas) [二次体性感覚野] 130, 232
silent area 232
silent period [静止期] 139
silent period-locked averaging 298
single fiber EMG (SFEMG) 72
——, MG の診断における 393
single oscillation 54
——, 高振幅電位の 64
single photon emission computed tomography (SPECT) [シングルフォトン断層法] 302
sink [吸い込み口], 電流の 12
size principle 53
——, Henneman の 54
SL (sensation level) [感覚レベル], 聴覚刺激強度としての 161
sleep apnea syndrome (SAS) [睡眠時無呼吸症候群] 325
sleep deprivation [断眠] 26
sleep spindle [紡錘波] 37

slow α variant 37, 38f
slow wave [徐波] 27
SMON (subacute myelo-optico-neuropathy) 134
smooth persuit eye movement [滑動性追従眼球運動] 226
somatosensory evoked potential (SEP) [体性感覚誘発電位] 119
somatosensory stimulus [体性感覚刺激] 191
somatotopic organization [体性局在] 130
sound pressure level (SPL) [音圧レベル] 161
source (噴き出し口), 電流の 12
spasm [スパスム] 59
spasticity [痙縮] 179, 361
SPECT (single photon emission computed tomography) [シングルフォトン断層法] 302
sphenoidal electrode [蝶形骨針電極] 314
spike [棘波] 41
——, ミオクローヌスにおける 377
spinal myoclonus [脊髄性ミオクローヌス] 376
spinal progressive muscular atrophy (SPMA) [脊髄性進行性筋萎縮症] 381
spino-bulbo-spinal reflex (SBS 反射) [脊髄球脊髄反射] 191
splitting, 肥大筋線維の 74
SPL (sound pressure level) [音圧レベル] 161
SPMA (spinal progressive muscular atrophy) [脊髄性進行性筋萎縮症] 381
spontaneous discharge [自発放電] 53
spontaneous EEG [自然脳波] 23
spread [波及], 刺激および誘発電位の 95
sprouting [発芽現象] 362
SQUID (Superconducting QUantum Interference Device) 17
SREDA (subclinical rhythmic EEG discharge of adults) 313
SSPE (subacute sclerosing panencephalitis) [亜急性硬化性全脳炎] 341
SSR (sympathetic skin response) [交感性皮膚反応] 103, 230
Stålberg 49, 72
stance 215

stand out 41
static response [静的反応] 100
Stenberg 課題 249
stimulus-related potential [刺激関連電位] 111
strength-duration curve [強さ時間曲線] 43, 82
string galvanometer 43
structural equation modeling 255
subacute myelo-optico-neuropathy (SMON) 134
subacute combined degeneration of spinal cord [亜急性連合性脊髄変性症] 136
subacute sclerosing panencephalitis (SSPE) [亜急性硬化性全脳炎] 341
subclinical rhythmic EEG discharge of adults (SREDA) 313
subharmonic driving 26
summation [重積], EPSP の 172
Superconducting QUantum Interference Device (SQUID) 17
supramaximal stimulation [最大上刺激] 85, 93
supraspinal reflex 191
sustained hand grip 法 229
Sutton 232
sweep speed [掃引の速さ] 52
swing 215
sympathetic skin response (SSR) [交感 (神経) 性皮膚反応] 103, 230
synchronization [同期化] 15, 62, 261
synthetic aperture magnetometry (SAM) 321

T

T 曲線 76
T 波 189
target stimulus [標的刺激] 237
TBS (theta burst stimulation) 406
temporal dispersion [時間的分散] 133, 153
temporal spectral evolution 260
temporo-parietal junction [側頭葉と頭頂葉の境界領域] 236
tendon [腱] 189
tension [緊張] 361
terminal latency [終末潜時] 84
TES [経頭蓋直流電気刺激 (法)] 172
test torque 356

theta burst stimulation (TBS) 406
third harmonic driving 26
Thomsen 病 397
threshold electrotonus[閾値電気緊張法] 385
tic[チック] 406
time constant[時定数] 16
――, 較正（脳波記録）に際しての 27
TMS(transcranial magnetic stimulation)[経頭蓋磁気刺激(法)] 170, 172
tone 361
tonic unit 77
tonic vibration[緊張性振動刺激] 376
tonic vibration reflex (TVR)[緊張性振動反射] 189
tonotopic organization 163
tonus 361
Tourette 症候群 373
―― に対する視床正中中心核・傍線維束複合(centromedian-parafascicular complex)の高頻度電気刺激 406
transcortical long loop reflex[一次感覚運動皮質を介した長ループ反射] 378
transcortical reflex[皮質経由反射] 191, 359
transcortical servo-loop[皮質経由自動制御ループ] 193
transcranial direct current stimulation[経頭蓋直流電気刺激(法)] 407
transcranial magnetic stimulation (TMS)[経頭蓋磁気刺激(法)] 170, 172
transient myoclonic state with asterixis in elderly patients 300

triphasic wave[三相波] 335
triple stimulation technique 288
tuberous sclerosis[結節性硬化症]における脳波 349
TVR(tonic vibration reflex)[緊張性振動反射] 189
two-way conduction[両方向性伝導] 82

U

underdamping 27
uninhibited bladder[無抑制膀胱] 231
uninhibited sphincter relaxation (USR)[無抑制括約筋弛緩] 231
Unverricht-Lundborg 病 297
uroflowmetry(UFM)[尿流測定] 230
USR(uninhibited sphincter relaxation)[無抑制括約筋弛緩] 231

V

V 波(vertex sharp transients)[瘤波] 37
Valsalva 試験 228
vascular dementia[血管性認知症] 339
ventriloquist effect[腹話術師効果] 234
VEP(visual evoked potential)[視覚誘発電位] 148
―― の記録電極配置図 149f
vertex 24
vertex sharp transients(V 波)[瘤波] 37
vicinity potential 280
Vim(nucleus ventralis intermedius thalami)[視床中間腹側核] 404

visual evoked potential (VEP)[視覚誘発電位] 148
visual fixation 226
visuo-ocular reflex[視眼運動反射] 225
voltage-gated[電位依存性]イオンチャネル 395
volume conducted activity[容積伝導電位] 56
volume conductor[容積導体] 45

W

W 波形(bifid response) 153
Wada 法 321
WAIS の言語課題 244
Wallace 10
Wallenberg 症候群[延髄外側症候群] 125
Walter 10, 232
waning(漸減)現象 68
warm-up 現象 397
warning(cue)[予告信号] 353
warning stimulus[警告刺激] 250
wave[波] 27
waxing 現象 107
Wernicke 野 252
Wernicke-Mann の姿勢 183
West 症候群 316
Westphal の paradoxical contraction 202, **208**, 363, 376
Westphal's variant 365
Williston 109
writing system[描記装置] 15

X

x 波 146
XY 記録計 210